CAMBRIDGE LIBRARY COLLECTION

Books of enduring scholarly value

Classics

From the Renaissance to the nineteenth century, Latin and Greek were compulsory subjects in almost all European universities, and most early modern scholars published their research and conducted international correspondence in Latin. Latin had continued in use in Western Europe long after the fall of the Roman empire as the lingua franca of the educated classes and of law, diplomacy, religion and university teaching. The flight of Greek scholars to the West after the fall of Constantinople in 1453 gave impetus to the study of ancient Greek literature and the Greek New Testament. Eventually, just as nineteenth-century reforms of university curricula were beginning to erode this ascendancy, developments in textual criticism and linguistic analysis, and new ways of studying ancient societies, especially archaeology, led to renewed enthusiasm for the Classics. This collection offers works of criticism, interpretation and synthesis by the outstanding scholars of the nineteenth century.

Claudii Galeni Opera Omnia

Galen (Claudius Galenus, 129–c. 199 CE) is the most famous physician of the Greco-Roman world whose writings have survived. A Greek from a wealthy family, raised and educated in the Greek city of Pergamon, he acquired his medical education by travelling widely in the Roman world, visiting the famous medical centres and studying with leading doctors. His career took him to Rome, where he was appointed by the emperor Marcus Aurelius as his personal physician; he also served succeeding emperors in this role. A huge corpus of writings on medicine which bear Galen's name has survived. The task of editing and publishing such a corpus, and of identifying the authentic Galenic texts within it, is a hugely challenging one, and the 22-volume edition reissued here, edited by Karl Gottlob Kühn (1754–1840) and published in Leipzig between 1821 and 1833, has never yet been equalled.

Cambridge University Press has long been a pioneer in the reissuing of out-of-print titles from its own backlist, producing digital reprints of books that are still sought after by scholars and students but could not be reprinted economically using traditional technology. The Cambridge Library Collection extends this activity to a wider range of books which are still of importance to researchers and professionals, either for the source material they contain, or as landmarks in the history of their academic discipline.

Drawing from the world-renowned collections in the Cambridge University Library, and guided by the advice of experts in each subject area, Cambridge University Press is using state-of-the-art scanning machines in its own Printing House to capture the content of each book selected for inclusion. The files are processed to give a consistently clear, crisp image, and the books finished to the high quality standard for which the Press is recognised around the world. The latest print-on-demand technology ensures that the books will remain available indefinitely, and that orders for single or multiple copies can quickly be supplied.

The Cambridge Library Collection will bring back to life books of enduring scholarly value (including out-of-copyright works originally issued by other publishers) across a wide range of disciplines in the humanities and social sciences and in science and technology.

Claudii Galeni Opera Omnia

Volume 16

Edited by Karl Gottlob Kühn

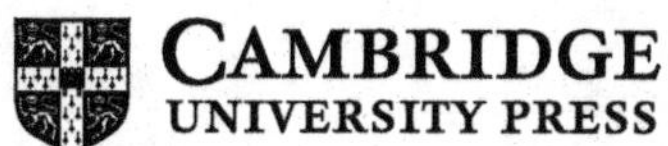

CAMBRIDGE UNIVERSITY PRESS

Cambridge, New York, Melbourne, Madrid, Cape Town,
Singapore, São Paolo, Delhi, Tokyo, Mexico City

Published in the United States of America by Cambridge University Press, New York

www.cambridge.org
Information on this title: www.cambridge.org/9781108028424

This edition first published 1821-3
This digitally printed version 2011

ISBN 978-1-108-02842-4 Paperback

MEDICORVM GRAECORVM
O P E R A
Q V A E E X S T A N T.

EDITIONEM CVRAVIT

D. CAROLVS GOTTLOB KÜHN

PROFESSOR PHYSIOLOGIAE ET PATHOLOGIAE IN LITERARVM VNIVERSITATE LIPSIENSI PVBLICVS ORDINARIVS ETC.

V O L V M E N XVI.

CONTINENS

C L A V D I I G A L E N I T. XVI.

L I P S I A E

PROSTAT IN OFFICINA LIBRARIA CAR. CNOBLOCHII

1 8 2 9.

ΚΛΑΥΔΙΟΥ ΓΑΛΗΝΟΥ

ΑΠΑΝΤΑ.

CLAVDII GALENI

OPERA OMNIA.

EDITIONEM CVRAVIT

D. CAROLVS GOTTLOB KÜHN

PROFESSOR PHYSIOLOGIAE ET PATHOLOGIAE IN LITERARVM VNIVERSITATE LIPSIENSI PVBLICVS ORDINARIVS ETC.

TOMVS XVI.

LIPSIAE

PROSTAT IN OFFICINA LIBRARIA CAR. CNOBLOCHII

1829.

PRAEFATIO.

Qui hoc ipso volumine continetur, Galeni commentarius in Hippocratis de humoribus libellum a me e bibliothecae reg. Parisiensis codice graece nunc primum editur. Cujus quidem codicis apographum mecum benevole communicavit Generosissimus Eques DE MERCY, medicae facult. Paris. D. et medicinae graecae Professor, cujus insignem erga me humanitatem abhinc decem annos celebravi, cum in programmate, quo panegyris academica ob summos in arte medica honores in FR. AUG. LANDMANNUM conferendos indicebatur, specimen commentariorum illorum ederem. Cum autem ejusmodi libelli academici vix ultra angustos limites illius literarum universitatis, in qua in publicum prodierunt, divulgari soleant, nec ego hoc programmate *Opuscula* mea *academica* onerare velim, liceat huc transferre, quae olim de hoc codice ad lectores retuli, iisque inserere, quae antea editis addi posse puto.

Librum περὶ χυμῶν, qui inter Galenicos reperitur (to. III. ed. Chart. p. 150—153.), a Galeno haud conscriptum esse inter omnes constat, nec opus est, ut ea repetam, quae hac de re ACKERMANNUS in Fabric. *bibl. graec.* to. V. p. 449. (in Lips. Galeni edit. t. I. p. CLXIII.)

recte monuit. Diverſus autem ab edito hocce libello extabat in bibliotheca Coislin., de quo expoſuit MONTEFALCONIUS in catal. illius bibliothecae, P. II. p. 448., cujus tamen initium, quod tamen alias fieri ſolet, non additur. In bibliotheca Caes. Vindob. continetur alius quoque codex, isque inter graecos XXVIII., inſcriptus *Γαληνοῦ περὶ χυμῶν ἐκ τῶν Ἱπποκράτους*, de quo NESSELIUS P. III. p. 39. expoſuit. Cujus quidem initio, a NESSELIO deſcripto: *Κόσμος ἐκ δ' στοιχείων συνέστηκε, πυρὸς, ἀέρος, γῆς, ὕδατος· συνέστηκε δὲ ὁ κόσμος ὁ μικρὸς ἐκ δ' χυμῶν* etc. ſi reliqua reſponderint, omnino diverſus eſt uterque libellus exiſtimandus. Sed nec hunc verum Galeni puto foetum.

In Hippocratis de humoribus librum aliquoties commentatus eſt Galenus. Nam *comment. II. in libr. III. Hippocr. epidem.* text. I. p. 578. to. XVII. ed. Lipſ. narrat, intra paucos dies confectum ſubito eſſe commentarium in Hippocratis laudatum libellum: *μετὰ δὲ τοῦτο τοῦ περὶ χυμῶν ἐξήγησιν ἐποιησάμην διὰ ταχέων ἐν ἡμέραις ὀλίγαις, ἐπειγομένου πρὸς ἀποδημίαν παρακαλέσαντος αὐτὸ γραφῆναι.* Ab hoc brevi commentario, qui graece cum latina NIC. VIGOREI verſione hoc titulo prodiit: *Ἱπποκράτους περὶ χυμῶν. Hippocr. Coi lib. de humorib. Galeni in eund. libr. comm. graece nunc prim. in lucem edit. idque c. lat.* N. Vigorei *interpr.* Lutet. 1555. 4., a me nondum viſus, diverſi omnino ſunt tres commentarii copioſiores, qui nunc primum graece mea opera prodeunt. Quos quidem ab ipſo GALENO *de facult. natur.* II. c. 8. to. II. p. 107—125. *ed. laud.* et *de plac. Hipp. et Plat.* VIII. 5. to. V. p. 679. ſſ. laudari auctor quidem eſt GRUNERUS *cenſur. libr. Hippocr.* p. 113., ſed ego in utroque loco nihil horum reperire potui. Legi in FABRICII

bibl. graec. to. II. p. 568., exſtare verſionis latinae, a RASARIO factae, editionem, hoc titulo inſignem: GALENI *in* HIPP. *libr. de humor. comm. III. Ejusd. ſex reliqui comm. in VI. de morb. vulgarib. libr. itemque VII. et VIII. latin. donat* Jo. BPT. RASARIO *interprete.* Ven. 1562. 8., quae num eadem ſit, qua CHARTERIUS uſus eſt, nunc definire haud poſſum. Nam hic, qui alias ſemper nominare ſolet verſionum ſuarum auctores, de hujus verſionis auctore penitus ſilet. Nec mihi haec contigit felicitas, ut oculis meis RASARII verſionem luſtrare atque cum Charteriana conferre poſſem, quoniam omnes, quas de illo libro adii, publicae et hujus urbis et exterae bibliothecae eo carent. Nam quamquam ex Amiciſſimi Viri DE MERCY literis cognoveram, hanc RASARII verſionem in Reg. bibl. Paris. exſtare, tamen Vir ille Eruditiſſimus me certiorem non fecit, an Raſarii verſio cum Charteriana conveniat, nec ne.

Sunt autem, qui hos tres in Hippocratis libellum de humoribus commentarios a Galeno conſcriptos eſſe propterea negent, quoniam pag. 37. locus ex Thaletis libro ſecundo περὶ ἀρχῶν in iis occurrat, quum ipſe Galenus in Hippocratem *de nat. hum.* to. XV. p. 69. fateatur, ſe ſententiam de rerum omnium ex aqua ortu ex libro Thaletis oſtendere haud poſſe. Hos autem libros περὶ ἀρχῶν a Thalete vere conſcriptos eſſe, MENAGIUS ad *Diogen. Laërt.* I. 27. p. 16. propterea negat, quoniam praeter Galenum (*comm. in Hippocr. de humor.* p. 37. to. XVI.) nemo illorum meminerit. Sed ſi hoc argumentum rem extra omnem dubitationem poneret, ſatis magnam librorum, qui non niſi ſemel et ab uno tantum ſcriptore laudati ſunt, copiam ab antiquis, quibus tribui ſolent, auctoribus omnino non ſcriptam, ſed a recentioribus confictam fuiſſe

concedere deberemus. JAC. MENTELIUS, medicus quondam Parifienfis, qui fpecimen codicis fui, tres illos Galeni commentarios continentis, cum Menagio communicaverat, *l. c.* exhibitum, eosdem inter genuinos Galeni libros referendos effe cenfuit. Potuiffe enim putat Galenum, confcripto prius commentario in Hippocratem *de nat. hum.*, ferius nactum effe Thaletis de elementis librum, e quo in commentarium primum in Hippocratem *de humor.* locum illum de omnium rerum ex aqua transtulerit origine. Utroque autem Galeni loco accuratius confiderato, patebit, alterum alteri minime contradicere. Etenim Galenus *to. XV. p.* 69. nihil aliud dicit, quam hoc: operae pretium non effe, eorum quaerere nomina, qui primi ejusmodi fententias abfurdas protulerint: nam omnes quidem hoc credere, etiamfi e fcriptis Thaletis non conftet, eum aquam unicum habuiffe elementum. Atque hoc veriffime dixit. Nam in eo loco, quem in comm. in Hippocr. de humoribus p. 37. ex Thalete affert, non negatur, plura effe *στοιχεῖα*, fed aqua dicitur *πρῶτον καὶ ὡσανεὶ μόνον στοιχεῖον*, quoniam reliquis omnibus admixtum eft, quia per aquam ex reliquis elementis fiunt omnia *τὰ ἔγκοσμα*. Thaletis fententiam recte intellexiffe Galenum e fequentibus apparet.

Codex mftus, cujus apographum exhibeo, fignatus no. CLXIII, olim CXXIV., bombycinus eft, foliaque habet 144. formae maximae, fcriptus Patavii anno 1560. *ἐκ τοῦ κατορθώματος τοῦ ἐνδόξου ἀνδρὸς Θεοδωρίκου τοῦ Φλορεντίνου* ab Andr. Tarmario, Epidaurio, qui et tefte MONTEFALCONIO in *Palaeograph.* p. 94., Darmarium fefe interdum vocat. Hunc codicem mftum contulit Generofiffimus DE MERCY cum duobus exemplis, altero in bibliotheca facultatis medicae Parifienfis affervato, tantum co-

dicis bibliothecae regiae apographo, altero bibliothecae Coislinianae No. 163. et utriusque varias lectiones diligenter notavit, illas ſiglis M. R ſive Ms. R., has M. Sg. ſive Sg. ſuoque exemplo una cum locis et Hippocratis, ad quos Galenus in commentariis hiſce reſpexit et Galeni ipſius, qui ſuos libros quavis occaſione commemorat. Quae quidem omnia in exemplum, quod typis exſcribi debebat, Carolus Guil. Fickelius, medicae artis diſcendae ſtudioſiſſimus et ſuae graecae linguae cognitionis aſſidua ſcriptorum antiquorum, inprimis medicorum lectione in dies magis augendae admodum cupidus, transtulit, interpoſito ſubinde ſuo ipſius de variis Galeni locis judicio. Mirum omnino mihi videtur, Charterium, quod non niſi latinam illorum commentariorum verſionem exhibuerit, hac uti excuſatione, id graeci textus penuria factum eſſe. Nam bibliotheca regia, cujus codices mſtos excuſſit, quatuor horum commentariorum exempla continet, no. 2156. olim Trichetianum, 2158. 2177. quondam domini de Gaignieres, quod ſi omnino ad hos commentarios pertinet, de quo aliquem dubitandi locum eſſe catalogi auctores affirmant, non niſi fragmentum illorum offert, denique no. 2760. olim Tellerianum, cui accedit latina Nic. Vigorei, medici Melodunenſis, interpretatio, unde concludo hunc Tellerianum codicem non niſi brevem Galeni commentarium, de quo in antecedentibus dictum eſt, continere. Omnes hi codices cum ſint chartacei, differunt ab eo, cujus apographum Generos. de Mercy mecum communicavit, qui bombycinus eſt. Idem cum alio ejusdem bibliothecae codice locum habere videtur, e quo verba quaedam Celeb. Coray ad Hippocr. *de aëre, aqua et loc.* to. II. p. 147. attulit, emendavitque. Hic enim codex, no. 5491. ſignatus, duas affert voces, a Corayo correctas,

ſic, ut emendatione opus non ſit. Jac. Mentelii ſupra laudatus codex differre quoque a meo apographo mihi videtur. Nam in illo de Thalete loco p. 37. lin. 12. pro *Θαλῆς μὲν* liber Mentel. habet *Θαλῆς μὲν οὖν*, lin. 16. pro *πολυθρύλητα* Ment. *πολυθρύλλητα*, et pro *ὕδωρ εἶναι* inverſo ordine *εἶναι ὕδωρ*, denique lin. 17. omiſit Mentel. *τε* poſt *σύγκρισιν*.

Codex, cujus apographum typis exſcribendum curavi, multas easque, inprimis verſus finem, offert lacunas. Quapropter optandum eſt, ut alii codices integriores inveniantur. Exſtare in bibliotheca Ambroſiana, quae Mediolani eſt, codicem commentariorum III. Galeni in Hippocr. de humor. legi quidem, ſed nihil certi de eo habeo. De hoc igitur codice et quatuor allatis bibl. reg. Paris. exemplis, an iisdem aut vitiis aliisve laborent videant, qui illos manibus tractare poterunt. — Addita meo exemplo ſunt plura, quae a Galeno minime profecta eſſe poſſunt. Religioſe ea ſervavi, ne mihi vitio vertatur, quod codicem manuſcriptum non ita, uti vere eſt, exhibuerim; ut autem tanquam ſpuria primo ſtatim intuitu agnoſcantur, uncinis illa includenda, latinamque interpretationem literis obliquis exſcribendam curavi. In hiſce laciniis, Galeno adſutis, interdum loca occurrunt, ſive auctoris ipſius, ſive deſcribentium vitio ita corrupta, ut ſenſus nullus inde elici poſſet. Quamobrem horum interpretatio ad verbum facta eſt.

Scribebam Lipſiae nund. vernal. A. R. S. CIƆIƆCCCXXIX.

CONTENTA TOMI XVI.

*) Commentariis his uti non licet, quos falsarius saeculi XVI e libris Galeni aliorumque medicorum compilaverit, cf. notas bibliographicas vol. XX adnexas.

ΓΑΛΗΝΟΥ ΤΩΝ ΕΙΣ ΤΟ ΠΕΡΙ ΧΥΜΩΝ ΙΠΠΟΚΡΑΤΟΥΣ ΥΠΟΜΝΗΜΑΤΩΝ ΤΟ Α.*

Ed. Chart. VIII. [508.]

Διεφώνησαν πρὸς ἀλλήλους οἱ παλαιοὶ ἐξηγηταὶ περὶ τούτου τοῦ συγγράμματος. ὁ μὲν γὰρ Ζεῦξις καὶ Ἡρακλείδης ὅλως ἀπὸ τῶν γνησίων Ἱπποκράτους βιβλίων τὸ περὶ χυμῶν ἀποβάλλουσιν· ὧν ὁ μὲν Ζεῦξις καὶ μετ' αὐτοῦ Ἡρακλείδης εἰς πάντα τὰ βιβλία Ἱπποκράτους γέγραφε· Γλαυκίας δὲ καὶ ἄλλοι Ἱπποκράτειον μὲν τοῦτό φασιν εἶναι, ἀλλὰ μὴν οὐ

HIPPOCRATIS DE HUMORIBUS LIBER ET GALENI IN EUM COMMENTARII TRES. I.

[508] Prooemium. Maxima fuit inter priſcos Hippocratis interpretes de libro, qui de humoribus inſcribitur, diſſenſio. Zeuxis enim et Heraclides, qui in omnia Hippocratis opera commentarios conſcripſerunt, ipſum eſſe a veris Hippocratis libris omnino rejiciendum exiſtimant. Glaucias autem et alii hunc quidem librum ad Hippocra-

*) Vide pag XI.

Ed. Chart. VIII. [508.]

τοῦ μεγάλου, οὗπέρ εἰσιν οἱ ἀφορισμοὶ τά τε ἄλλα περὶ ὧν ἡμεῖς ἐν τῷ περὶ δυσπνοίας διήλθομεν. τοῦτο μὲν βούλονται οἱ περὶ Διοσκορίδην καὶ Ἀρτεμίδωρον, τὸν ἐπικληθέντα Καπίτωνα, οἳ πολλὰ περὶ τὰς ἀρχαίας γραφὰς ἐκαινοτόμησαν. εὑρίσκομεν δὲ καὶ ἄλλους τινὰς, ὧν οὐ ῥᾴδιον γνῶναι τὴν δόξαν. οὗτοι μὲν γὰρ τὰ μὲν εἶναι, τὰ δὲ οὐκ εἶναι Ἱπποκράτους ἐνταῦθά φασι. πολλὰ γάρ ἐστιν εὑρεῖν εἰς βραχυλογίαν ἐσχάτην ἐσφιγμένα, τινὰ δὲ πλεῖον ἢ ἔθος τοῦ παλαιοῦ ἐκτεταμένα. διὸ ὅσα αὐτῶν τάξιν ἔχειν καὶ τῇ ἑρμηνείᾳ τοῦ αὐτοῦ παλαιοῦ λελεγμένα θεωροῦσι, ταῦτα μὲν οὕτως ἐξηγοῦνται, ὡς ἀληθῆ καὶ γνήσια· ὅσα δὲ ἢ συγκεχυμένα ἢ μὴ τάξεως ἐχόμενα ἢ ἄλλως πως προτιθέμενα, ταῦτα εἶναι παρεμβεβλημένα πάντως λέγουσι. τινὲς μὲν γὰρ καὶ πάνυ παλαιῶν βιβλίων ἀνευρεῖν ἐσπούδασαν, πρὸ τριακοσίων ἐτῶν γεγραμμένα. ἅπερ ἐγὼ παρὰ τοῖς πρώτοις ἐξηγησαμένοις κατανοῆσαι προὐθέμην, ὅπως ἐκ τῶν

tem auctorem referunt, non ad magnum tamen illum, cujus ſunt aphoriſmi et caetera, de quibus nos in libris de difficultate reſpirationis diſſeruimus: quam etiam ſententiam Dioſcorides et Artemidorus, cognomento Capito qui dicebatur, a quibus multa in veterum ſcriptis innovata ſunt, habuerunt: alios vero etiam comperias, quorum non facile ſit pernoſſe ſententiam. Ii enim quaedam eſſe Hippocratis, quaedam non eſſe hoc in libro concedunt, propterea quod multa ad ſummam redacta brevitatem, quaedam longiore explicata oratione quam eſſet in ſenis noſtri more poſitum invenirent. Quamobrem quae ordine et ea dicendi ratione, qua uti ipſe ſolet, propoſita eſſe perſpiciunt, ea illi ita explanant, ut vera atque propria: quae confuſa et ſine ordine aut alio modo quodam dicta intuentur, ea interjecta eſſe prorſus contendunt. Quidam etiam perveteres invenire libros vel trecentos jam abhinc annos deſcriptos magno ſtudio ſunt conati, ut quae depravata eſſe videbantur emendarent. Quae omnia apud eos, qui primi in hunc librum explanationes ediderunt, eſſe animadvertenda exiſtimavi, ut plurimorum et proba-

Ed. Chart. VIII. [508. 509.]

πλείστων καὶ ἀξιοπιστοτάτων εὕροιμεν τὰς γνησίας γραφάς. καί μοι τὸ πρᾶγμα κρεῖττον τῆς ἐμῆς εὑρέθη ἐλπίδος. διὰ τοῦτο συνεπῆλθέ μοι θαυμάζειν τὴν τόλμαν τῶν ὑπομνηματογραφούντων, οἳ ὀφείλοντες διδάσκειν τὰ χρησιμώτατα τοῖς ἀρχομένοις μανθάνειν τὴν ἰατρικὴν τέχνην τἄλλα πάντα μᾶλλον ποιοῦσι καὶ πολλὰ φλυαροῦσιν. ἀλλὰ ἐπεί τινες λέγουσι τουτὶ τὸ σύγγραμμα εἶναι ἢ Θεσσαλοῦ τοῦ υἱέος τοῦ Ἱπποκράτους ἢ τοῦ Πολύβου τοῦ γαμβροῦ, ὧν αἱ γραφαὶ τῆς Ἱπποκράτους τέχνης εἰσὶ καὶ οὐ πόῤῥω αὐτῶν οὐδ' ὅσα δοκεῖ μὲν Εὐρυφῶντος εἶναι, φέρεται δὲ ἐν τοῖς Ἱπποκράτους, ἐάν μοι σχολὴ γενήσεταί ποτε πλείων, συγγράψω ὑπόμνημα ἐξηγούμενον ὅσα γνήσια καὶ ὅσα νόθα τῶν βιβλίων. ὡς καὶ περὶ τῶν βιβλίων τῶν ἐπιδημιῶν ἐν τῷ περὶ δυσπνοίας ἐποίησα, ὧν τὸ μὲν πρῶτον καὶ τὸ δεύτερον καὶ τρίτον οὐ μόνου ὑφ' Ἱπποκράτους συγκεῖσθαι δοκεῖ τοῖς ἄριστα περὶ τούτων ἐγνωκόσιν, ἀλλὰ καὶ τῇ τῶν πραγμάτων θεωρίᾳ καὶ οἰκειότητι συνῆφθαι πρὸς ἀλ-

tiſſimorum librorum ope adjuti veras lectiones inveniamus, ac res melius quam ſperaram mihi ſucceſſit. Quocirca ſubit mihi audaciam eorum, qui commentarios conſcribunt, admirari, qui quum debeant utiliſſima quaeque docere eos, qui nuper ad medicinam perdiſcendam animum adjungunt, alia potius faciunt omnia atque in nugis multum operae temporisque conſumunt. Sed quoniam ſunt qui velint hunc librum a Theſſalo Hippocratis filio aut a Polybo ejus genero confectum eſſe, quorum uterque ſuis in ſcriptis artem et ſen- [509] tentiam Hippocratis ſequutus eſt, neque remota ab his cenſentur, quae ab Euryphonte ſunt litterarum conſignata monimentis, ſi unquam majus otium nanciſcar, commentarium profecto conficiam, in quo qui veri quique ſpurii libri Hippocratis ſint exponam, quemadmodum de libris qui ſunt de morbis vulgaribus in commentariis de difficultate reſpirationis fecimus, quum explicaremus, primum librum, ſecundum et tertium non ſolum ab Hippocrate confectos exiſtimari ab iis, qui ſunt in hiſce rebus praeſtantiſſimi, ſed etiam rerum tractatione et proprietate inter ſe connexos

Ed. Chart. VIII. [509.]

λῆλα. τὸν αὐτὸν δὲ τρόπον ἔχειν δέδεικται καὶ τὰ κατὰ τὸ τέταρτον καὶ τὸ ἕκτον. ὡμολόγηται γὰρ οὖν ἤδη καὶ ταῦτα συνθεῖναι Θεσσαλὸν τὸν Ἱπποκράτους υἱὸν, τὰ μὲν αὐτοῦ τοῦ πατρὸς ἐν διφθέραις τισὶν ἢ δέλτοις εὑρόντα ὑπομνήματα· προσθέντα δὲ καὶ αὐτὸν οὐκ ὀλίγα. τὸ δὲ πέμπτον καὶ ἕβδομον οὐκ ἄν τίς μοι δοκεῖ τῆς Ἱπποκράτους γνώμης οἰκείας ἀξιῶσαι, κατ᾽ ἐμὴν δὲ γνώμην, οὐδὲ τὸ τέταρτον. τούτων δὲ οὕτως ἐχόντων ἀρκτέον ἤδη τῆς ἐξηγήσεως.

α΄.

Τὸ χρῶμα τῶν χυμῶν, ὅκου μὴ ἄμπωτίς ἐστι τῶν χυμῶν ὥσπερ ἀνθέον.

Τὰ μὲν πλεῖστα τῶν ἀντιγράφων οὕτως ἔχει τὴν ἀρχὴν τῆς ῥήσεως, ἔνια δὲ ἀντὶ τούτων τάδε· τὸ χρῶμα τῶν χυμῶν, ὅπου οὐκ ἔστι ταραχὴ αὐτῶν, ὥσπερ τῶν ἀνθῶν

judicari, eandem quoque rationem esse eorum, quae in quarto sextoque habentur, demonstratum est, quos sane libros a Thessalo, Hippocratis filio compositos esse constat inter omnes, qui quum patris commentarios quibusdam in membranis aut tabulis exaratos comperisset, non pauca ipse de suis adjunxit. Quintum autem et septimum nemo, opinor, est qui dignos vera ac propria Hippocratis mente atque sententia judicaturus videatur, atque, ut ego quidem censeo, ne quartum quidem. Sed haec missa faciamus et jam ad libri nobis propositi explanationem aggrediamur.

I.

Color humorum, ubi non reflui sunt humores, similis efflorescit.

In plurimis veteribus libris ita ut nos attulimus hujus orationis initium scriptum invenimus; in quibusdam vero loco eorum, quae hic vides, haec scripta sunt: *Color humorum, ubi nulla est ipsorum perturbatio, ut in*

Ed. Chart. VIII. [509.]
ἐν διαδοχῇ τῶν ἡλικιῶν ὑπαλλάττεται. ἐμοὶ δὲ δοκεῖ οὐκ εἶναι τοῦτο τῆς Ἱπποκράτους ἑρμηνείας, ἀλλὰ συγκείμενον μετὰ διασκευῆς, ἵνα τοῦτο βιβλιαρίδιον, ὅπερ κατ᾽ αὐτὸ μικρόν ἐστι, μεῖζον φαίνηται. ἐν γὰρ τῷ κατὰ τοὺς Περγάμου τε καὶ Ἀλεξανδρείας βασιλέας χρόνῳ, πρὸς ἀλλήλους ἀντιφιλοτιμουμένους περὶ κτήσεως τῶν βιβλίων, ἡ περὶ τὰς ἐπιγραφὰς καὶ διασκευὰς αὐτῶν ἤρξατο γίγνεσθαι ῥᾳδιουργία τοῖς ἕνεκα τοῦ λαβεῖν ἀναφέρουσιν ὡς τοὺς βασιλεῖς ἀνδρῶν ἐνδόξων συγγράμματα· ὥσπερ ἐν τῷ περὶ φύσεως ἀνθρώπου καὶ περὶ διαίτης ὀξέων νοσημάτων καὶ ἄλλων πολλῶν πεποιῆσθαι σημαίνουσα. εὐκαταφρόνητον γὰρ τοῦτο εἶναι τις δόξας διὰ τὴν σμικρότητα εἰσήνεγκε πολλὰ, ὡς μέγα γίγνεσθαι. Διοσκορίδης δὲ εἰκάζει εἶναι τὴν προκειμένην ῥῆσιν Ἱπποκράτους τοῦ Θεσσαλοῦ υἱέος. δύο γὰρ υἱοὶ οὗτοι γεγόνασι τοῦ μεγάλου Ἱπποκράτους, Θεσσαλὸς καὶ Δράκων, ὧν ἑκάτεροι πάλιν Ἱπποκράτεις ἐγέννησαν. ταῦτα μὲν τὰ κατὰ τὴν ῥῆσιν εἰρημένα. προσήκει δὲ που καὶ ἡμῖν ἐπισκέψασθαι περὶ αὐτῶν, ἑκάστην τῶν λέξεων

floribus, in aetatum ſucceſſione commutatur. Sed hoc mihi non videtur eſſe Hippocraticae dicendi rationis proprium, imo vero potius affixum ab alio, ut hic libellus, qui per ſe ipſe parvus eſt, major videretur. Quo enim tempore Pergameni Alexandrinique reges inter ſe de libris ſibi comparandis certatim contendebant, eo ipſo tempore ab iis, qui pecuniarum cauſa ad reges clarorum hominum ſcripta afferebant, et inſcriptiones et conſectiones librorum depravari coeperunt, quemadmodum in libro de natura humana et de ratione victus in morbis acutis et aliis plerisque uſu veniſſe demonſtravimus. Nam quum hunc librum ob parvitatem deſpici facile poſſe quispiam exiſtimaret, multa plerisque in locis, ut magnus redderetur, interjecit. Dioſcorides autem exiſtimat hanc dictionem eſſe Hippocratis Theſſali filii, ſi quidem magnus Hippocrates duos habuit filios, Theſſalum et Draconem, quorum uterque filium nomine Hippocratem ſuſcepit. Atque haec quidem de ipſa dictione. Nunc vero par eſt

Ed. Chart. VIII. [569.]

ἰδίᾳ προειρησαμένοις. τὸ χρῶμα, φασὶ, τῶν χυμῶν τὰ τῶν κράσεων γνωρίσματα ἐκ τοῦ χρώματος γίγνονται. τὸ αὐτὸ τὴν ποσότητα τῆς βλάβης σημαίνει, ὥσπερ εἰ τὸ ἕλκος ξηρὸν ᾖ πάντως τῇ ἀῤῥωστίᾳ τῆς τρεφούσης τὸ σῶμα δυνάμεως, χρόα οὐδεμία διὰ παντὸς αὐτῷ γενήσεται. ἀλλὰ παρά τε τοῦ διαφερόντως ἔχειν τὰ σώματα πρὸς ἄλληλα τοῖς χυμοῖς καὶ παρὰ τὸ ποσὸν τῆς βλάβης ὑπαλλαχθήσεται. καὶ τότε τῶν χολωδῶν ἐπικρατούντων ὠχρὸν ἔσται τὸ χρῶμα. τῶν δὲ μελαγχολικῶν ἤτοι πελιδνὸν ἢ κατὰ τὸ ἕτερον τῶν σημαινομένων χλωρόν. τὸ γὰρ χλωρὸν σημαίνει ἐνίοτε ταυτὸν τῷ ὠχρῷ, ἐνίοτε δὲ τὸ οἷον ἰῶδες τῇ χρόᾳ. καὶ ἡ μὲν μείζων βλάβη πελιδνὸν ἐργάζεται, ὅπερ ἔσται πλησίον τοῦ μέλανος, ἡ ἐλάττων δὲ ἐρυθρὸν καὶ χλωρόν. τοῦτο δὲ φαίνεται μὲν ἐν ἑκάστῳ τῶν ἐν τῷ σώματι μορίων ἐναργῶς, ἐναργέστερον δὲ ὁρᾶται κατὰ τὸ πρόσωπον. ἡ δὲ τῆς χρόας μεταβολὴ μοχθηροτάτη μέν ἐστιν ἡ ἐπὶ τὸ μέλαν, ὡς ἂν ἀποψυχομένου τοῦ αἵματος, ὥσπερ ὅταν ἐκτὸς ἐκχυθὲν

ut ſingula verba ſeorſum expendamus. *Color*, inquit, *humorum.* Notas ex quibus temperamentum noſcimus ſuppeditat color, idem noxae magnitudinem indicat, ut ſi ulcus omnino ſiccum ſit propter ejus facultatis, qua corpus alitur, imbecillitatem, non unus in eo color erit perpetuo, ſed pro humorum, qui in corpore ſint, varietate magnitudineque noxae variabitur, ut exempli cauſa, ſi amarae bilis humor in corpore redundarit, color pallidus apparebit, ſi humor ſit melancholicus, tum aut lividus aut in alterutra viridis ſignificatione, quum viride modo idem quod pallidum, modo idem quod aeruginoſum ſignificet, ut interdum major noxa lividum colorem, qui prope ad nigrum accedit, minor rubrum et viridem efficiat, hoc cum in ſingulis corporis partibus clare, tum vero in facie evidentius perſpicitur; ſiquidem peſſima coloris commutatio habetur, quae ad nigrum tendit, utpote refrigerato jam ſanguine, ut facere ſolet, quum foras effuſus in grumos coit, moderatior vero, quum ad viride vergit, id quod diuturnis in morbis ſaepe cernitur ſed tamen in

Ed. Chart. VIII. [509.]

θρομβωθῇ, μετριωτέρα δὲ ἐπὶ τὸ χλωρόν. καὶ τοῦτο ἐν μὲν κεχρονισμένοις νοσήμασι πολλάκις ὁρᾶται, ὀλιγάκις δὲ ἐν ἀρχῇ. διὸ τότε καὶ κινδυνωδέστατόν ἐστιν, ὥς φησιν Ἱπποκράτης. ὅταν γὰρ τὸ χρῶμα ξύμπαντος προσώπου ἠλλοιωμένον ᾖ, τότε κακὸν νόμιζε καὶ ὀλέθριον εἶναι. συνυπάρχει μέντοι καὶ ἄλλα σημεῖα, ὡς φεύγειν τὴν αὐγὴν τοὺς ὀφθαλμοὺς, ὃ δι' ἀσθένειαν γίνεται τῆς ὀπτικῆς δυνάμεως. οὕτω δὲ καὶ τὸ δάκρυον δι' ἀῤῥωστίαν τῆς καθεκτικῆς δυνάμεως. οὕτω δὲ καὶ διαστρέφεσθαι, ὅπερ γίγνεται σπωμένων τῶν κινούντων αὐτοὺς μυῶν, τῆς ἀρχῆς τῶν νεύρων καμνούσης. καὶ μὴν τὸ γενέσθαι τινὰ τῶν ὀφθαλμῶν τοῦ κατὰ φύσιν ἐλάττω ὀλέθριον ἅμα εἶναι δοκεῖ. νεκροῦσθαι γὰρ δηλοῖ τὴν διοικοῦσαν αὐτὸν δύναμιν καὶ τὰ λευκὰ τῶν ὀφθαλμῶν ἐρυθρὰ φαίνεσθαι, ὡς ὅταν πελιὰ ἢ μέλανα φλέβια ἐν ἑαυτοῖς ἔχουσι. φαίνεται μὲν γὰρ ἐρυθρὰ τὰ φλέβια διὰ πλῆθος ἤ τινα φλεγμονὴν τῶν κατὰ τῶν ἐγκέφαλον, μελαίνεται δὲ καὶ πελιδνοῦται ψυχόμενα, ψύχεται δὲ νεκρούμενα, καὶ διὰ τοῦτο ὀλέθρια τὰ τοιαῦτα χρώματα

principiis perraro, quocirca eo tempore maximum periculum impendere ſignificat, ut ſcriptum relipuit Hippocrates. Etenim quum totius corporis color immutatus ſit, tum et malum et perniciosum putandum eſt, ad hoc tamen alia quoque ſigna accedunt, ut quum oculi lucem refugiunt, in cujus rei cauſa eſt imbecillitas ejus facultatis, quae ad aſpectum pertinet, ut quum propter infirmitatem retentricis ſacultatis lacrymas emittunt, ut quum diſtorquentur, quod laborante nervorum origine muſculi oculos moventes convellantur, ut quum alter oculus minor quam ſuapte natura eſſet reddatur, quod facultatem ipſum gubernantem inde eſſe extinctam intelligamus. Jam vero in malis etiam habendum eſt, quum alba oculorum eſſe rubra videntur, ſicut quum venulae in eis aut lividae aut nigrae ſunt, nam ut rubrae propter plenitudinem aut inflammationem quandam partium ad cerebrum pertinentium videntur, ſic nigreſcunt et livent, dum refrigerantur, refrigerantur vero dum extinguuntur: quocirca ſit

Ed. Chart. VIII. [509.]

διὰ παντός ἐστιν. οὐ μὴν ἀλλὰ καὶ τοῦ προσώπου εὔχροια καὶ τὸ λίαν σκυθρωπὸν πονηρὸν εἴωθεν εἶναι. ἐπειδὴ πολλάκις νομίζουσιν οἱ ἰατροὶ τὴν εὔχροιαν τοῦ προσώπου ἤτοι γε τῆς αἱμοῤῥαγίας κρισίμου τῆς ἐκ τῶν ῥινῶν ἢ παρωτίδων εἶναι δηλωτικὴν, καὶ δὴ ἐξαπατᾶσθαι αὐτοὺς συμβαίνει, μάλιστα δὲ ὅταν ἅμα σκυθρωπότητι πολλῇ γένηται. εὐχροεῖν γὰρ ἐν νοσήμασιν ὁμοίως τοῖς ὑγιαίνουσιν ἄριστα οὐκ ἐνδέχεται, ἀλλ᾽ ὑπὸ θερμασίας πολλῆς ἐξέρυθροι γεγονότες ὅμοιοι τοῖς εὐχροοῦσι φαίνονται. ἐξέρυθρον δὲ εἰς μελαγχολίαν ἐστὶν ἐπιτήδειον, ἧς σημεῖον ἐπίδηλον ἡ σκυθρωπότης ἐστὶν ὅταν δὲ καὶ λίαν αὐτῇ παρῇ, πολὺ δήπου μᾶλλον. ὥστε ὅταν εὐανθὲς μὲν φαίνηται τὸ πρόσωπον, ὁ δὲ ἄνθρωπος ᾖ λίαν σκυθρωπὸς, ἐμφαίνεται σαφῶς τις εἶναι κατὰ τὸν ἐγκέφαλον ἱκανῶς θερμὴ διάθεσις ἐκκαίουσα τὸ αἷμα καὶ διὰ τοῦτο γεννῶσα τὴν μέλαιναν χολήν. γίνεται δὲ καὶ ἐνίοτε θερμοτάτη αἴσθησις ἀήθης ἐν τῇ ἕξει τοῦ σώματος τῶν θερμῶν ἐπικρατούντων χυμῶν, ψυχροτάτη δὲ τῶν ψυ-

ut hujusmodi colores perpetuo perniciosi censeantur. Verum enimvero bonus faciei color si multum moestitiae adjunctum habeat, in malis esse consuevit, putant enim persaepe medici faciei bonum colorem significare aut sanguinis e naribus eruptionem criticam aut abscessus secundum aures futuros, et tamen falluntur, praesertim vero si habeat multam moestitiam conjunctam. Neque enim usu venit ut aegroti ita bono colore sint sicut ii qui optime valent, sed magna vi caloris valde rubri effecti, hoc consequuntur ut similes iis, in quibus bonus est color esse videantur; nam quod valde rubrum est, idem est ad melancholiam pronum, cujus apertum signum est moestitia, quae si multa sit, id ipsum multo magis confirmat. Quamobrem quum facies florida videatur, aegrotus vero mirum in modum moestus sit, tum calidam admodum affectionem, quae sanguinem exurat ideoque atram bilem gignat, in cerebro esse plane constat. Interdum vero etiam calidissimus sensus nobis insuetus in habitu corporis exoritur, quum humores calidi caeteris excellunt, ut etiam frigi-

χρῶν, καὶ λευκότεροι μὲν ἐπὶ τῆς τοῦ φλέγματος, ὠχρότεροι δὲ ἐπὶ τῆς χολῆς φαίνονται πλεονεξίας· εἰ δὲ καὶ ἀκρατεστέρα ποτ' εἴη, ξανθότεροι. τὸ γὰρ χρῶμα τῶν χυμῶν ἐστιν, οὐ τῶν στερεῶν τοῦ ζώου μορίων. ὅταν δὲ οἱ χυμοὶ εἰς βάθος μὴ ὑποχωρήσωσιν, ὅπερ συμβαίνει αὐτοὺς ἢ διὰ κρύος ἢ ῥῖγος ἤ τι πάθος ψυχικὸν, οἷον φόβον ἢ λύπην ἰσχυρὰν ἢ ἀρχομένην αἰδῶ. τούτων δὲ παρόντος μηδενὸς οὐκ ἄν ποτε βαδίσαιεν εἰς τὸ βάθος οἱ χυμοὶ, ὥστε οὐδὲ ἐπικαύσαιεν ἄν ποτε τὸ δέρμα, βιαιότερον ὁρμήσαντες ἐπ' αὐτὸ, χωρὶς πάθους τῆς ψυχῆς καὶ θάλπος ἄμετρον ἔξωθεν περιστῆναι τὸ ζῶον. διὸ καλῶς εἶπεν, ὅκου μὴ ἄμπωτίς ἐστι τῶν χυμῶν. ὀργισθέντων μὲν γάρ ποτ' ἰσχυρῶς ἢ θυμωθέντων, ἢ τὴν ἐκ τῆς αἰδοῦς οἷον ἄμπωτιν τὴν τῶν χυμῶν ἀναφερομένην, μὴ πρόσεχε τὸν νοῦν τῇ χρόᾳ. εἰ δὲ μὴ βιαζόμενον εἴη τὸ περιιστάμενον ἔξωθεν ἢ ψυχρὸν ἢ θερμὸν ἤ τι πάθος ὧν ἀρτίως εἴρηται γεγενημένον, ἀληθής ἐστιν

dissimus, quum frigidi dominantur, atque ubi pituita redundat in corpore, candidiores, ubi bilis, pallidiores homines videntur, siqne purior bilis sit, flaviores. Color enim ab humoribus, non a solidis animantis partibus provenit, quum humores se in intimas corporis partes receperunt, id quod eis contingit aut propter frigus aut rigorem aut aliquam animi perturbationem, quo in numero sunt timor, magna tristitia aut pudoris initium; si horum nihil adsit, humores in intimas corporis partes se nunquam recipient, sicut neque unquam facto in cutim impetu violentius eam adurent, nisi animum occupet aliqua perturbatio [510] aut calor immodicus extrinsecus animal obsideat. Proinde recte dictum ab Hippocrate est: *Ubi est humorum reciprocatio.* Etenim in iis, qui vehementer commoti sunt aut ira perciti aut pudore affecti, veluti reciprocantibus humoribus, seque intro trahentibus, animum ad colorem adhibere non oportet. Quod si nulla vis frigoris aut caloris aut nulla perturbatio earum, quas nunc dixi, ambientem nos aërem infestum habeat, certe

Ed. Chart. VIII. [510.]

ἢ ἐκ τῆς χροιᾶς τοῦ δέρματος διάγνωσις τῶν χυμῶν. ἐνίοτε μὲν γάρ οἴεταί τις τῶν ἰατρῶν καὶ τῶν μὴ τυχόντων τὸ αἷμα ἐν τῷ σώματι πλεονάζειν, σφαλεὶς τῇ τοῦ χρώματος μεταβολῇ, οὐ μὴν πλεονάζει γε, ἀλλ' ἐκ τῆς τοῦ περιέχοντος ἡμᾶς ἀέρος θερμασίας τοῦτο γίνεται, ἢ ἐκ θυμοῦ ἢ καὶ πυρετοῦ. ἔστιν ὅτε καὶ μειούμενον αὐτὸ εἶναι νομίζει, οὐκ ἔστι δὲ, ὅπερ εἴωθε συμβαίνειν, ὅτε πρὸς τῆς ψυχρότητος ὠθούμενον εἰς τὰ ἔνδον ἀποκεχώρηκεν. τοῦτο δὲ ἔνεστί σοι εἰδέναι πολλάκις ἐπὶ τῆς θαλάττης, ἣ ἐν κλύδωνι μείζων, ἐν γαλήνῃ δὲ οὖσα πολὺ μείων εἶναι φαίνεται. ὅταν οὖν τὸ σῶμα λευκότερον ἑαυτοῦ γεγονὸς ἄνευ τοῦ πάθους τινὸς, τότε ὡς ἐπὶ τὸ πολὺ τὸν φλεγματικὸν ἐπικρατεῖν ἐνδείκνυται χυμὸν, τὸ δὲ ὠχρότερον ἢ ξανθότερον τὸν χολώδη. οὕτω καὶ ἡ ἐπὶ τὸ ἐρυθρότερον ἐκτροπὴ τοῦ κατὰ φύσιν αἷμα πλεονάζειν. ἡ δὲ ἐπὶ τὸ μελάντερον τὴν μέλαιναν χολὴν δηλοῖ. εὑρήσεις δὲ καὶ ὧν ἡ χρόα οἷον μόλιβδόν ἐστι καὶ αὖθις οἷόν τις μίξις ἔοικεν ἐκ λευκοῦ καὶ πελιδνοῦ. τὰ μὲν οὖν τοιαῦτα

humores ex colore cutis vere dignofcentur. Fit enim interdum ut medici, atque hi quidem non vulgares, redundare fanguinem in corpore arbitrentur, falfi nimirum coloris mutatione, et tamen non redundat, fed illa coloris commutatio aut ab aëris nos ambientis calore aut ab iracundia aut etiam a febre profecta eft. Quandoque etiam effe imminutum fanguinem putant, nec tamen id verum eft: id quod ufu venit, quum is a frigore compulfus in partes intimas fe recepit; potes autem id ipfum in mari perfaepe contemplari, quod quum agitatur, majus, quum tranquillum eft, minus multo videtur. Quum igitur corpus fe ipfo albidius fit factum, neque ulla adfit perturbatio, tunc pituitofum humorem abundare plerumque indicat, quum vero fit pallidius aut magis flavum, biliofum. Sic etiam fi ad rubicundius vergat quam naturae ftatus ferat, redundare fanguinem, fi ad nigrius, atram bilem fere fignificat, funt etiam quorum color plumbum imitetur, alii quorum ceu mixtio ex albo et livido quaedam,

Ed. Chart. VIII. [510.]

χρώματα τὸν ὠμὸν ἐπικρατεῖν χυμὸν σημαίνουσι, τὸν ἐν εἴδει μὲν ὑπάρχοντα φλέγματος, ἧττον δὲ ὑγρὸν ὄντα τοῦ συνήθους ὀνομαζομένου φλέγματος. τὸν τοιοῦτον χυμὸν, ὃν Πραξαγόρας ὑαλώδη καλεῖν. τὸ δὲ αἷμα ἐν μεθορίῳ τῶν χολωδῶν χυμῶν καὶ τούτων ἐστίν. ὧν τινές εἰσι πρὶν ἀκριβῶς τὴν τροφὴν αἱματωθῆναι οἷον ἡμίπεπτοί τινες, οἱ δ' ἄπεπτοι πάντως, οἱ δ' ὀλίγον ἀποδέοντες αἵματός ἰδέας. ἕτεροι δὲ ἔσχατοι τῆς αἱματώσεως, ἀμετρία θερμότητος ἑπόμενοι, καὶ τούτων αὐτῶν οἱ μὲν ὀλίγον ἀποκεχωρηκότες αἵματος, οἱ δὲ πλέον, οἱ δὲ πλεῖστον. καὶ τότε, εἰ δεῖ κενῶσαι, ἔνεστί σοι χρῆσθαι φλεβοτομίᾳ μετὰ τούτων διορισμῶν ἐπὶ τῶν ὀλίγον ἀπεχόντων ἐφ' ἑκατέρῳ θαῤῥοῦντι χρῆσθαι φλεβοτομίᾳ, ἐπὶ δὲ πλέον εὐλαβέστερον, ἐπὶ δὲ τῶν πλεῖστον οὐδ' ὅλως. ἐν ᾧ καὶ χρόας τοῦ αἵματος μεταβολὴν ἔνεστι τεκμήρασθαι πολλάκις, καὶ ποτὲ μὲν τοῦ ῥέοντος αἵματος, ποτὲ δὲ καὶ τοῦ κάμνοντος αὐτοῦ. ἀλλὰ καὶ ἡ λειποθυμία ἐπὶ πολλῶν παθῶν ὅρος ἐστὶ κενώσεως

atque hujusmodi quidem colores crudum abundare humorem declarant, qui in genere ille quidem pituitae continetur, minus tamen quam quae consueto vocabulo pituita appellatur humidus est, huncque humorem Praxagoras vitreum nominat; at sanguis in medio horum et biliosorum est, eorum autem aliqui, prius quam alimentum sit accurate in sanguinem conversum vel ut semicocti sunt, alioqui omnino incocti, alii a forma sanguinis parum absunt, aliqui rursus velut postremi ad gignendum sanguinem excessum caloris consequuntur, quorum alii parum absunt a sanguine, alii plus, alii plurimum, quo sane tempore si vacuatione opus sit, tunc secare venam poteris, hac adhibita distinctione, ubi parum in utramque partem recesserint, audacter mitti sanguis poterit, ubi plus, cautius agendum, ubi plurimum, plane abstinendum; qua in re saepe coloris sanguinis mutationem intueri oportet, ac modo profluentis sanguinis, modo vero etiam aegrotantis hominis. Sed et animi defectio solet esse in multis affecti-

Ed. Chart. VIII. [510.]
καὶ ὁ τόνος τῆς ῥύσεως τοῦ αἵματος ὁ κλάζων καὶ οἱ σφυγμοὶ τρεψόμενοι καὶ ἄλλα πολλὰ, περὶ ὧν ἀκριβέστερον δέδεικται ἐν τοῖς περὶ φλεβοτομίας. νῦν δὲ ἰστέον, εἰ ἕκαστον μόριον ἐξ ὁμοιοτάτου κατὰ τὴν οὐσίαν ἑαυτῷ τρέφεται χυλοῦ καὶ τοῦτον ἑαυτῷ παρασκευάζειν πέφυκε καὶ τοῦ χρώματος αὐτοῦ μεταλαμβάνειν, ἀλλοιοῦν καὶ μεταβάλλειν ἡ τοῦ αἵματος γένεσις ἔργον τῆς ἥπατος σαρκός. μετέχει μὲν οὖν καὶ ἡ καρδία τοῦ τοιούτου χρώματος, ἀλλ' οὐκ εἰς ὅσον ἧπαρ, ὑγρότερον γάρ ἐστι τὸ σπλάγχνον τοῦτο τῆς καρδίας καὶ διὰ τοῦτο ἐρυθρότερόν τε καὶ μαλακώτερον. ἡ δὲ ξηροτέρα καὶ θερμοτέρα τοῦ ἥπατος ὑπάρχει. οὐδὲ τὸ ἴδιον αὐτῆς αἷμα τοιοῦτόν ἐστιν, οἷόν περ τὸ τοῦ ἥπατος. ἀλλ' ὅσῳ θερμότερον τὸ σπλάγχνον, τοσούτῳ ξανθότερον, ὅπερ ἴδιον αἵματος ξηροτέρου, καθάπερ τοῦ ὑγροτέρου τὸ ἐρυθρόν. καὶ αἵματος μὲν ὑγροῦ τὴν κρᾶσιν, ἐρυθροῦ δὲ τὴν χρόαν ἡ πρώτη μὲν ἐν ἥπατι γένεσις, ὀχετοὶ δὲ παράγοντές τε καὶ διανέμοντες αὐτὸ τῷ σώματι παντὶ φλέβες. αἵματος δὲ ξανθοῦ καὶ λεπτοῦ καὶ πνευματώδους ἡ μὲν πρώ-

bus evacuationis terminus itemque fluentis sanguinis tenor labascens et pulsus commutati atque alia multa, quae nos in libro de venae sectione sumus diligentius prosequuti. Nunc autem non est ignorandum, si quaeque pars succo alitur, qui sui simillimam habeat essentiam eisque sibi natura comparatum, eum ut sibi succum, alterando et immutando paret, sanguinem ex carne jecoris esse ortum habiturum; cor etiam hoc eodem est praeditum colore, sed non adeo, ut jecur, quod humidius corde ideoque rubicundius molliusque extitit, cor vero est jecore siccius atque calidius, neque proprius ipsius sanguis est sanguini jecoris similis, sed quo calidius viscus viscere, eo flavior sanguis videtur, qui color ita est siccioris sanguinis proprius, sicut ruber humidioris; cujus quidem sanguinis temperatura humidi et colore rubri prima generatio in jecore est ejusque ductus, a quibus derivatur et in totum corpus distribuitur, venae sunt. At flavi sanguinis ac tenuis

Ed. Chart. VIII. [510.]
τη γένεσις ἐν τῇ καρδίας ἀριστερᾷ κοιλίᾳ. διανέμουσι δὲ καὶ παράγουσιν εἰς ὅλον τὸ ζῶον αἱ ἀρτηρίαι, καὶ διὰ τοῦτο καὶ τὸ θυμοειδὲς τῆς ψυχῆς ἐνδείκνυται ἐν τῇ καρδίᾳ κατῳκίσθαι. διὸ ἐν τοῖς νοσήμασι τεκμαίρεσθαι δεῖ τὸν πλεονάζοντα χυμὸν τῇ χρόᾳ, πλὴν εἴ τινες ὑποχωρήσαιεν εἰς τὸ βάθος τοῦ σώματος. τὸ γὰρ χρῶμα τῶν χυμῶν, φησὶν, ἐοικὸς ἀνθέων, ὁκόσων μὴ ἄμπωτίς ἐστιν. ἐπὶ τούτων οὖν μάλιστα ὑπονοστησάντων καὶ μὴ κεχυμένων ὁμαλῶς ἐπιβλέπειν δεῖ ὥρην καὶ χώραν καὶ ἡλικίαν καὶ νόσους καὶ τὸν λυποῦντα κενοῦν χυμὸν, καὶ μὴ ἄλλον τινὰ πρὸ αὐτοῦ, ὡς φλέγματος πλεονάζοντος τοῦτο κενώσεις. χολῆς δὲ ξανθῆς εἴτε μελαίνης ἐνοχλούσης ἀφεκτέον μὲν τοῦ φλέγματος, τὴν λυποῦσαν δὲ χολὴν κενωτέον. οὕτω κἂν αἷμα πλεονάζῃ ἢ τοῦ αὐτοῦ ὀῤῥὸς, ἐκείνου ποιητέον τὴν κένωσιν. ἔχει μὲν γὰρ καὶ αὐτὸς ἕκαστος τῶν πλεοναζόντων ἐν τῷ σώματι χυμῶν ἴδια γνωρίσματα, οἷον εἰ τύχῃ καθ' ὅλον μὲν τὸ σῶμα τῆς χρόας ὠχροτέρας γεγενημένης, ὡς ἐν ἰκτέροις, οὐχ ὑποχω-

et spirituosi prima generatio in sinistro cordis ventriculo consistit huncque sanguinem in totum corpus arteriae comportant atque dispensant, quae etiam res facit ut iracundiae sedem in corde sitam esse, nobis persuadere debeamus. Itaque in morbis facere conjecturam ex colore oportet, ut humorem in corpore redundantem cognoscamus, nisi humores in imas corporis partes se receperint: *Color enim*, inquit, *similis humoribus efflorescit, quum nulla est reciprocatio.* Itaque in iis, qui intro maxime recesserunt, nec sunt per totum corpus aequabiliter diffusi, spectanda sunt haec, anni tempus, regio, aetas et morbus et humor noxius, neque alius ante illum evacuandus est, ut si exempli causa pituita redundet, eam evacuabis, si bilis flava aut atra infestum hominem habeat, pituitam non attinges, sed bilem infestam educes. Simili quoque modo quum sanguis redundarit aut ejus serum, ejus erit facienda evacuatio. Unus enim quisque humor in corpore redundans propriis notis distinguitur, ut si in toto corpore flavus sit factus color, ut in morbo arquato

Ed. Chart. VIII. [510.]

ρούσης δὲ διὰ ἕδρας τῆς χολῆς ἢ τινων ἐξανθημάτων ἐν ὅλῳ τῷ σώματι γεγενημένων χολωδῶν, κατὰ μέρος δήξεως, ἐν τῇ γαστρὶ, προσούσης δὲ καὶ ἄσης καὶ ἀσιτίας καὶ δίψης τοῦ στόματός τε πικρουμένου ἢ κατά τι μέρος ἐρυσιπέλατος ἢ τριταίου πυρετοῦ κατέχοντος τὸν ἄνθρωπον ἢ τῶν καυσωδῶν τοῦ πικροχόλου. πλεονάζει γὰρ ἐν ἅπασι ταύτοις ἡ ξανθὴ χολὴ, καὶ διὰ τοῦτο κενωτέον αὐτὴν ἐκείνοις τοῖς φαρμάκοις ὅσα δι' αὐτὴν τὴν ἐνέργειαν ὀνομάζουσι χολαγωγά. προσέχειν δὲ χρὴ τὸν νοῦν οὐ μόνον τοῖς ἐπιτυχοῦσιν, ἀλλὰ καὶ τοῖς ἀγαθοῖς ἰατροῖς, διότι εἴωθε τὰ καταγνωρίσματα μὴ καλῶς ἐσκεμμένα φέρειν ἀπάτην. διὸ Ἱπποκράτης ἐν τοῖς ἀφορισμοῖς καλῶς συμβουλεύων ἕτερον ἡμᾶς γνώρισμα, τὴν εὐφορίαν, ἐδίδαξεν, ἵνα κἂν τούτῳ θαῤῥῶμεν ἐν ταῖς νόσοις ὀρθῶς κενώσαντος. καὶ μὴν ἀλλὰ ἐπὶ τῆς μελαίνης χολῆς πλεοναζούσης τὸ χρῶμα τοῦ σώματος βλέπειν χρή· καὶ γὰρ κἀπὶ ταύτης ἡ καθ' ὅλον σῶμα χρόα πρὸς τὸ μελάντερον τρέπεται, ὅσα τε πάθη διὰ τὴν πλεονεξίαν αὐτῆς γίνεται, φανερῶς διδάσκει τὸ πλῆθος τῶν χυ-

accidit, neque bilis per ſedem excernatur, aut aliquae puſtulae bilioſae per totum corpus eruperint et particulatim, ſi ventriculi morſus aut cibi faſtidium aut appetentiae vacuitas adſit ſitisque torqueat osque amareſcat aut ignis ſacer aliquam corporis partem obſideat aut homo tertianam febrem aut ardentem ex bili habeat: in quibus ſane omnibus flava bilis abundat, erit bilis iis medicamentis, quae ab actione bilem educentia nominantur, evacuanda, quo in loco non modo vulgares, ſed praeſtantiſſimi etiam medici animum advertere diligenter debent, ſiquidem hae notae non accurate perpenſae in errorem inducere homines ſolent. Quamobrem in aphorismis Hippocrates nobis recte conſulens, aliam notam tribuit, attendendum eſſe: *quum aegri facile tolerant*, ut hac freti recte fieri evacuationem intelligamus. Atque in atrae quidem bilis exuperantia ſpectare colorem par eſt, quando in hac quoque totius corporis color in nigriorem mutatur, imo vero affectus omnes, qui ab ejus exceſſu oriuntur, humoris

μῶν, καθάπερ ἐλέφας καὶ καρκίνος καὶ τεταρταῖος πυρετὸς καὶ σπλὴν μέγας καὶ κυρσοὶ μελαινόμενοι καὶ ἡ μελαγχολία καλουμένη καὶ πᾶσα παραφορὰ διανοίας ἡ θρασεῖα καὶ θηριώδης. ἀλλὰ καὶ ἐν γυναιξὶν ἐνδείκνυται τὸν πλεονάζοντα χυμὸν τὸ χρῶμα τῶν καταμηνίων, ὧν τὰ γνωρίσματα γέγραφεν Ἱπποκράτης. νῦν δὲ ὅπερ ἐπὶ τῆς ξανθῆς χολῆς εἴρηκα, τοῦτό μοι ἐπὶ τοῦ φλέγματος νόει, οἷον τοὺς ὄγκους οἰδηματώδεις, ἐξανθήματά τε καὶ σύμπαν τοῦ σώματος τὸ χρῶμα κατὰ τὴν ἰδέαν τοῦ χυμοῦ. καὶ τοὺς ἀμφημερινοὺς πυρετοὺς καὶ τὴν ἀργίαν καὶ νωθρότητα τῆς διανοίας, ἔτι τε καταλήψεις ὑπνώδεις καὶ βάρη τῆς κεφαλῆς, ὀξυρεγμίας τέ τινας, ὅταν ἐν τῇ γαστρὶ πλεονάζῃ τὰ τοιαῦτα. περὶ δὲ τοῦ αἵματος τί χρὴ λέγειν; αὐτὸ γὰρ οὐχ ἓν ἦν ἀκριβῶς, ἀλλ' ἐξ ἐναντίων τε καὶ διαφερόντων συγκείμενον μερῶν. ἔστι μὲν ἐν αὐτῷ τὸ οἷον ἰχὼρ αἵματος καὶ οἷον ἰλύς τις καὶ τρύξ. καὶ μέντοι καὶ ἶνας ἀμφερομένας τῷ αἵματι σαφῶς ἔστι θεάσασθαι, καὶ τούτων ἐξαιρεθεισῶν οὐ πήγνυ-

copiam perſpicue indicant, ut elephas, ut cancer, ut quartana febris, ut lien magnus et varices nigreſcentes et quae melancholia nominatur et omnis inſania immanis, temeraria et fera. Jam vero etiam, qui humores in muliebri corpore abundent, menſtruorum indicat color, atque eorum notas Hippocrates litterarum monimentis conſignavit. Nunc vero, ut de flava bile dictum eſt nobis, ita de pituita dici poſſe exiſtimabis, ut oedematoſi tumores poſtulaeque et totius corporis color humoris formae reſpondeant, quem etiam ſequantur quotidianae febres, mentis pigritia et torpor, propenſiones in ſomnum, capitis gravitates et acidi quidam ructus, ſi quando talia in ventre redundarint. At de ſanguine quorſum attinet dicere? is enim non eſt unum quid accurate, ſed ex contrariis differentibusque conſtat partibus, eſtque in eo velut liquor ſanguinis ac velut limus quidam et faex. Imo vero etiam velnti ſibras ineſſe ſanguini clare licet intueri, quibus ſublatis ſanguis non concreſcit. Ac ſanguis a fibris ſe-

Ed. Chart. VIII. [510. 511.]
ται τὸ αἷμα καὶ χωρισθὲν τῶν ἰνῶν καὶ χροιᾷ καὶ σύστασει διαφέρει. τὸ μὲν γὰρ ἐρυθρὸν ἀκριβῶς φαίνεται, τὸ δὲ ξανθότερον τούτου, τὸ δὲ μελάντερον. ἔστιν ὅτε [αὐτῷ] καὶ σαφῶς ἀπανθεῖ τι λευκὸν αὐτῷ καί ποτε πελιδνὸν ἅπαν ἐφάνη. καὶ πολλάκις ἐγγὺς τῷ μέλανι καθάπερ τις πορφύρα κατακορής. τούτων μὲν οὖν οὕτως ἐχόντων φανερὸν γίνεται ὅτι πολλάκις ἐν αὐτῷ πλεονεκτεῖ τὸ παχὺ καὶ μέλαν ὡς τὴν χρόαν τοῦ παντὸς σώματος μελαντέραν φαίνεσθαι καὶ τὰς οὐλὰς μελαίνεσθαι καὶ κυρσοῦσθαι τὰς ἐν τοῖς σκέλεσι φλέβας αἷμα τινὶ πελιδνῷ χρώματι. ποτὲ δὲ ξανθὸν, ὡς καὶ τρίχες σημαίνουσι καὶ ἔμετοι καὶ διαχωρήματα καὶ τἄλλα, ἔστιν ὅτε καὶ ἐρυθρὸν ἢ λευκὸν, ὡς καὶ ταῦτα ἔκ τε τῶν τοῦ σώματος ὅλον χρωμάτων καὶ τριχῶν ἐμέτων τε καὶ διαχωρημάτων φαίνεται. ἀλλὰ ἐκεῖνό γε διορίσασθαι προσήκει ὅπερ οἱ καλούμενοι ἰατρολόγοι παρέλειπον, ὥσπερ ἐν φαινομένοις μέρεσι τοῦ σώματος ἐνίοτε μὲν ἅπασιν ἡ αὐτὴ φαίνεται κρᾶσις πρὸς τὸ χρῶμα, ὡς ἐν ἰκτέροις τε καὶ ἐλε-

cretus et colore et effentia differt, ut quidam accurate ruber, quidam flavior, quidam nigrior videatur, quandoque etiam quidam candor in eo efflorefcit, quandoque totus effe lividus confpicitur, ac faepe prope ad nigrorem accedit. Quae quum ita fint, planum eft in eo redundare faepenumero craffum nigrumque humorem, propter quem totius corporis color nigrior appareat, cicatricesque nigrefcant et venae in ruribus contracto livido colore in varices convertantur. Quandoque vero fuperat flavus humor, quem et vomitus et dejectiones et alia fignificant, interdum vero ruber aut albus, ut ex totius corporis colore capillisque et vomitibus et alvi excrementis deprehenditur. Sed quod omiferunt ii, qui verbo tenus medici vocantur, eft a nobis hoc loco diftinguendum, quemadmodum, inquam, in corporis partibus, quae fub afpectum cadunt, modo in omnibus eadem apparet temperatura, quod ad colorem pertinet, [511] ut in morbo ar-

φαντιάσει καὶ τοῖς ὑδέροις, ἔτι τε καχεξίαις καὶ ἐν ἡπατικαῖς καὶ σπληνικαῖς ἀχροίαις. ἐνίοτε δὲ ἕν τι μόριον ἤτοι πικρόχολον ἢ φλεγματικὸν ἢ μελαγχολικὸν ὑποδεξάμενον χυμὸν, αὐτὸ μόνον ἐξαλλάττεται τὴν κρᾶσιν. οὕτως ἐγχωρεῖ καὶ τὸν ἐγκέφαλον ἐνίοτε μὲν ἅπαντος τοῦ κατὰ τὰς φλέβας αἵματος μελαγχολικοῦ γινομένου τῷ κοινῷ λόγῳ τῆς βλάβης καὶ αὐτὸν βλαβῆναι. συμβαίνει δὲ ὅταν ἀπαθοῦς μένοντος τοῦ καθόλου τοῦ ἀνθρώπου αἵματος ἀλλοιωθῆναι τὸ κατὰ μόνον ἐγκέφαλον καὶ τοῦτο διττῶς ἢ ῥυέντος εἰς αὐτὸν ἑτέρωθεν ἢ γεννηθέντος ἐν τῷ τόπῳ τοῦ μελαγχολικοῦ χυμοῦ. οὗτος δὲ γεννᾶται ὑπὸ πολλῆς θερμασίας ἐγχωρίου κατοπτώσης ἤτοι τὴν ξανθὴν χολὴν, ἤ τι παχύτερον καὶ μελάντερον αἷμα. τούτου διάγνωσίς σοι γενέσθω τόνδε τὸν τρόπον. ἐπισκέπτου πρῶτον τὴν τοῦ σώματος ἕξιν ὁποία τίς ἐστι καὶ μέμνησο ὅτι οἱ μὲν ἁπαλοὶ καὶ λευκοὶ καὶ πίονες ἥκιστα μελαγχολικὸν ἴσχουσι χυμὸν, οἱ δὲ ἰσχνοὶ καὶ μελάντεροι καὶ δασεῖς καὶ φλέβας εὐρείας ἔχοντες πρὸς τὴν τοῦ τοιούτου χυμοῦ γένεσιν ἐπιτηδειότατοι ὑπάρχουσιν.

quato et elephantiafi et aqua inter cutem et malo habitu et iis colorum vitiis, quae a jecinore lieneque orta funt, modo unius folum partis, in qua vel biliofus vel pituitofus vel melancholicus humor inhaeferit, temperatura permutatur, ita etiam in cerebro accidat, ut interdum omnis, qui venis continetur, fanguis melancholicus fiat et communi noxa cerebrum quoque offendatur, interdum vero, ut fanguis, qui in toto hominis corpore fit, illaefus maneat et ille folus, qui in cerebro eft, alteretur, idque dupliciter, ut vel aliunde in ipfum confluat, vel in ipfo melancholicus humor fit genitus, qui quidem gigni folet, quum magna interni caloris copia flavam bilem aut craffiorem nigrioremque fanguinem affavit, id quod dignofces hoc modo. In primis corporis habitum, qualis fit, intuebere, ac memento molles, candidos pinguesque melancholicum humorem minime continere, graciles, nigriores, hirfutos, quique latas venas habent, eos effe ad hujusmodi humorem gignendum aptiffimos. Ufu etiam inter-

Ed. Chart. VIII. [511.]

ἔσθ' ὅτε καὶ οἱ ἐξέρυθροι τὴν χρόαν ἄνθρωποι μεταπίπτουσιν ἀθρόως ἐπὶ τὴν μελαγχολικὴν κρᾶσιν καὶ οἱ ξανθοὶ καὶ μάλιστα ὅταν ἐν ἀγρυπνίαις καὶ πόνοις τύχωσι προδιῃτημένοι. σκεπτέον δὲ καὶ πότερον ἐπέσχηταί τις αἱμοῤῥοῒς ἢ καί τις ἄλλη αἵματος συνήθης κένωσις ἢ καταμήνια ταῖς γυναιξὶ καὶ ὁποίαις ἐχρήσατο τροφαῖς. διώρισται δὲ περὶ αὐτῶν ἐν τῷ πρώτῳ τῶν περὶ τῶν ἐν ταῖς τροφαῖς δυνάμεων. εἰ μὲν οὖν ἐν τῇ τοιαύτῃ διαίτῃ πρὸ τοῦ νοσεῖν ὁ ἄνθρωπος εἴη γεγενημένος, ἔξεστι κἀκ ταύτης στοχάζεσθαι τί πλέον· εἰ δὲ ἐν εὐχύμοις ἐδέσμασιν, ὅρα περὶ τῶν γυμνασίων αὐτοῦ, λύπης καὶ ἀγρυπνίας καὶ φροντίδος. προστίθεσθαι δὲ χρὴ τούτοις καὶ τὴν ὥραν τοῦ ἔτους καὶ γεγενημένην καὶ οὖσαν κατάστασιν καὶ χωρίον καὶ τὴν τοῦ κάμνοντος ἡλικίαν, περὶ ὧν μετ' ὀλίγον ἐροῦμεν. νῦν δὲ αὐτάρκης ὁ λόγος ἐπὶ παραδείγματος ἐξετασθείς. ἔστω δὴ τὸν μὲν ἄνθρωπον ἀπύρετον ὑπάρχειν, ἐν ὄγκῳ δὲ μείζονι τὰς φλέβας αὐτῷ καὶ τὸ σύμπαν σῶμα ἐρυθρότερον. σκεπτέον

dum venit, ut praerubro colore homines in melancholicam temperaturam affatim cadant itemque flavi, praesertim vero, si in vigiliis ac laboribus prius vitam duxerint. Illud etiam spectandum est, sintne ullae haemorrhoides suppressae aut ulla alia consueta sanguinis evacuatio aut in mulieribus menstrua retenta purgatio et quibus homo alimentis usus sit, quae res nobis est in primo de facultatibus alimentorum definita atque distincta. Itaque si in hoc vitae genere versatus homo est prius quam in morbum incideret, tibi erit integrum etiam ex hoc majorem quampiam sumere conjecturam; si vero boni succi alimentis usum illum compereris, habeto rationem exercitationum, tristitiae, vigiliarum curarumque, ad haec accedat oportet anni tempus praeteritaque et praesens constitutio itemque regio et aegrotantis aetas, de quibus paulo post verba a nobis fient, nunc autem satis ad rem indicandam erit exemplum, quod subjungam. Ponamus igitur vacare febre hominem venasque majorem in tumorem elatas esse corpusque universum esse rubicun-

Ed. Chart. VIII. [511.]
οὖν εἰ μηδὲν τούτῳ τῶν θερμαινόντων αἰτίων ἐπλησίασεν αὐτῷ. εἰ γάρ τοι φαίνοιτο, βέλτιον ἀναβάλλεσθαι τὴν διάγνωσιν ἄχρι περ ἂν ἡ ἐξ ἐκείνου ἐν ὅλῳ τῷ σώματι καταστῇ, ἵνα ἐν ἡσυχίᾳ πασῶν τῶν ἔξωθεν ὑπάρχῃ κινήσεων. εἰ γὰρ ἐν ἐκείνῳ τῷ καιρῷ φαίνοιτο τοιοῦτος, αἷμα πλεονάζει τῷ ἀνθρώπῳ. τοὐντεῦθεν ἐπισκέπτεσθαι τἄλλα, καὶ πρῶτον μὲν ὅσα μεγίστην ἔχει δύναμιν, εἶθ' ἑξῆς τὰ λοιπά. εἰσὶ δὲ τάδε, βάρος, τάσις, ὄκνος πρὸς τὰς κινήσεις. εἶτα τὰ κατὰ τοὺς σφυγμοὺς ἀγρυπνίας τε καὶ ὕπνους, ὀρέξεις τε καὶ ἀνορεξίας καὶ τἄλλα τοιαῦτα. μετὰ δὲ ταῦτα μή τις συνήθης ἔκκρισις ἐπίσχηται, μὴ γυμνάσιον ἠμέληται, μὴ πλείω καὶ πολύτροφα σιτία συνεχῶς προσενήνεκται, μὴ μετὰ τροφὴν ἀήθεσι χρῆται λουτροῖς. ἐπὶ τούτοις ἅπασι καὶ τὰ παρὰ τῆς χώρας καὶ ὥρας καὶ τῶν ἄλλων, ὡς ἔφην. εἰσὶ δέ τινες, οἳ νομίζουσι τὸ χρῶμα δηλοῦν μὴ μόνον τὸ ποιὸν, ἀλλὰ καὶ τὸ ποσὸν τῆς οὐσίας. οὐκ ἀληθὲς δὲ τοῦτο. οὐδενὶ γὰρ αὐξανομένῳ κατὰ τὴν οὐσίαν ἐπιτείνεται τὸ πρό-

dius, ſpectandum erit, num ulla cauſa ex iis, quae calefaciendi vim habent, ad corpus acceſſerit; ſi ulla adfuiſſe videatur, praeſtiterit rejicere in aliud tempus eam dignotionem, donec motus ex illa excitus in toto corpore conquieverit, ut ſit in omnium externarum motionum ceſſatione conſtitutum, ac ſi eo tempore homo talis videatur, ſcito ſanguinem redundare, hinc autem alia perpendenda ſunt, atque in primis quae maximam vim habent, tum deinceps reliqua, cujusmodi ſunt gravitas, tentio et ſegnities ad motus, deinde quae ad pulſus, vigilias, ſomnos, appetentias, cibi faſtidia ac caetera hujus generis pertinent. Poſt haec vero, utrum ſuppreſſa ſit ulla conſueta excretio, num omiſſa exercitatio, num plura et valentis materiae alimenta continenter ingeſta ſint, num a cibo inſuetis balneis uſus ſit, ut interim non negligas, quae ad anni tempus, regionem et alia, uti diximus, referuntur. Quidam tamen ſunt qui putent colorem non modo qualitatem, ſed etiam eſſentiae quantitatem indicare,

Ed. Chart. VIII. [511.]
σθεν χρῶμα. οὕτω γὰρ ἂν ἥ τε χιὼν ἐγίνετο λευκοτέρα καὶ ἡ πίττα μελανωτέρα καὶ ὁ χρυσὸς ξανθότερος. ἕτερον μὲν οὖν ἐστι προφανῶς αὔξησις οὐσίας ἀλλοιώσεως. αὐξάνεται μὲν γὰρ κατὰ τὸ ποσὸν, ἀλλοιοῦται δὲ κατὰ τὸ ποιόν. ἔστι δὲ τόπου τὸ χρῶμα ποιᾶς οὐσίας, οὐ πόσης γνώρισμα. τοσοῦτον ἄρα καὶ τοιοῦτον ἐστὶ τὸ τῶν χρωμάτων πλεονέκτημα. περὶ ὧν ἡμεῖς ἰδίᾳ τὴν πραγματείαν πεπονήκαμεν. καὶ ἐδείκνυμεν ὅτι πολὺ προέχει πρὸς τὴν θεραπείαν καὶ διάγνωσιν τῶν νοσημάτων ἡ τῶν χρωμάτων ἔννοια, μάλιστα δὲ ἐν τῷ προσώπῳ, ἐν ὄμμασιν, ἐν τῇ γλώττῃ καὶ ἐν τοῖς οὔροις. διότι σφάλλονταί τινες περὶ τῶν ὀφθαλμῶν, ἡγοῦντες ἐξ αὐτῶν χροιᾶς βέβαιον τεκμήριον κράσεως ὅλου τοῦ σώματος λαμβάνεσθαι, ὅτε ἔξεστι τῶν μόνων ὀφθαλμῶν. καὶ δὴ ἐν τοῖς τοῦ ἥπατος κακοπραγίαις ἡ τῆς γλώττης ἀλλοιοῦται χρόα καὶ ἡ παντὸς τοῦ σώματος. οὕτω καὶ ἐπὶ τοῦ τὰς πλευρὰς ὑπεζωκότος ὑμένος, ἐπειδὰν φλεγμαίνῃ, τὸ πτύελον κεχρωσμένον ἐστίν. διόπερ ἐὰν μὲν χολωδέστερον ᾖ

ſed falluntur, quum in nulla re, quae per eſſentiam augeatur, priſtinus color mutetur, ita enim et nix candidior et pix nigrior et aurum magis flavum redderetur, ex quo plane patet, incrementum eſſentiae aliud eſſe, quam alterationem; incrementum enim ad quantitatem, alteratio ad qualitatem pertinet, color vero qualitatis eſſentiae, non quantitatis eſt indicium; tanta igitur ac talis eſt colorum praerogativa, de quibus eſt a nobis conſcripta tractatio ac demonſtratum ipſorum notitiam magno nobis eſſe et ad curationem et ad dignotionem morborum adjumento, praeſertim vero ad hoc valere eos colores, qui in facie, in oculis, in lingua atque urinis conſpiciuntur, quanquam decipi quosdam videmus, qui quum in oculos intuentur, firmum ſe nactos eſſe totius corporis temperaturae argumentum ex oculorum colore arbitrantur, quum tamen inde ſolum oculorum cognoſcere temperaturam eis concedatur. Imo vero etiam in jecoris vitiis linguae et totius corporis color vitiatur, ac ſi inflammatione tentetur membrana coſtas ſuccingens, ſputum colore inficitur, atque

Ed. Chart. VIII. [511.]

τὸ αἷμα, ξανθὸν ἢ ὠχρὸν ἐστι τὸ πτύελον, ἐὰν δὲ φλεγματικώτερον, ἀφρῶδές τε καὶ λευκὸν, ἐὰν δὲ μελαγχολικώτερον, ἤτοι μέλαν ἢ πελιδνὸν, ἐὰν δὲ μηδὲν τούτων, ἐρυθρόν. ἔστιν ὅτε καὶ λεπτὰ καὶ ἁλικὰ καὶ κεχρωσμένα ἀκρήτῳ χρώματι, ὡς αὐτός που φησί. τί λέγω δὲ περὶ χρόας τῶν οὔρων; εἰ γὰρ μὴ εἶεν εἷς ἐμοῦ λόγος περὶ αὐτῶν, νὴ Δία πολλὰ γράφειν ἦν ἀναγκαῖον ἐνθάδε. ἀλλὰ μὲν οὐ χρεὼν τὰ αὐτὰ παραγράφειν καὶ διαμηκῦναι τὸν λόγον, τοσοῦτον προσθήσω, ὅπερ τῆς προγνωστικῆς τέχνης ἐστίν. οὔσης οὖν τῆς τετάρτης ἡμέρας ἐπιδήλου, καθάπερ αὐτὸς ἐδήλωσε, καὶ σημαινούσης ὁποία τις ἡ ἑβδόμη γενήσεται, πᾶν ὅ τι περ ἂν ἐν αὐτῇ πρώτῃ φανῇ σημεῖον ἀξιόλογον πέψεως, τὴν ἐσομένην κρίσιν ἐπὶ τῆς ἑβδόμης δηλοῖ, καὶ τότε ἐρυθρὰ νεφέλη μὴ πρότερον γεγραμμένη καὶ πολὺ μᾶλλον αὐτῆς ἡ λευκὴ ἐπιφανεῖσα σημαίνει τὴν κρίσιν. ἔτι δὲ μᾶλλον ἐναιώρημα λευκὸν, ὁμαλὸν καὶ συνεστηκός. εἰ δὲ κίνησις τῆς νόσου πάνυ ὀξὺς εἴη καὶ ἡ μεταβολὴ τῆς χρόας καὶ ἡ τῆς συστά-

ita ut ſi bilioſior ſanguis ſit, flavum aut pallidum ſputum ſit, ſi pituitoſior, ſpumeum et album, ſi magis melancholicus, nigrum aut lividum, ſi nihil horum ſubſit, rubrum: interdum vero etiam tenuia ſalſaque et colore ſincero infecta ſputa fiunt, ut ipſe quodam in loco memoravit, neque tamen inde ſacere de temperamento totius corporis conjecturam debemus. Age vero quid de urinarum colore dicemus? niſi enim unum ego de urinis librum conſcripſiſſem, certe multa de eis mihi eſſent hoc loco afferenda neceſſario. Verum nihil opus eſt eadem huc transferre et longiorem orationem inſtituere, tantum addam, quod ad praeſagiendi rationem valeat. Quum igitur quartus dies, ut ipſe nos docuit, index ſit et qualis ſeptimus ſit futurus nunciet, omne quodcunque in eo primo notabile concoctionis ſignum apparuerit, futuram ſeptimo die criſin ſignificat, ac tunc non modo rubra quaedam nubes apparet, quae viſa prius non eſſet, ſed etiam multo magis ſuſpenſum album, aequale et cohaerens. Si vero velox admodum ſit morbi motus, tunc coloris conſiſtentiaeque mu-

Ed. Chart. VIII. [511.]

σεως ἱκανῶς δηλοῖ τὴν μέλλουσαν ἔσεσθαι κρίσιν. τὸ γοῦν λεπτὸν οὖρον, εἰ συμμέτρως γένηται πολὺ καὶ τὸ λευκὸν ἢ ὠχρὸν ἐν τοιούτῳ νοσήματι τὴν κρίσιν προσημαίνει. ἔστι δὲ καὶ ἄλλα οὕτως σημαίνοντα τὰς μελλούσας κρίσεις, ὡς τὰ οὖρα, τὰ διαχωρήματα, τὰ πτύσματα καὶ τὰ κατὰ τὰς κρισίμους ἡμέρας ἐπιγενόμενα, περὶ ὧν ἐν τοῖς περὶ κρίσεως καὶ κρισίμων ἡμερῶν δέδεικται. Ἱπποκράτης δὲ ἐν τοῖς ἀφορισμοῖς ποῦ μνημόνευσεν μόνον τῆς ἐρυθρᾶς νεφέλης, ὡς ὀλίγακις συμβεβηκυίας, ὅτε λευκαὶ φαίνονται ὡς ἐπὶ τὸ πολὺ, ὅπερ ἐστὶν ἐνεργέστερον τῆς πέψεως σημεῖον. ἡμεῖς δὲ εἴπομεν ὅτι κατὰ τὸν Ἱπποκράτην τὸ ἐρυθρὸν χρῶμα σωτήριον μὲν ἐστὶν, χρονιώτερον δὲ, ὡς ἐν τῷ προγνωστικῷ λέγει. εἰ δὲ εἴη τὸ οὖρον ὑπέρυθρον καὶ ἡ ὑπόστασις ὑπέρυθρος καὶ λεία, πολὺ χρονιώτερον μὲν τοῦτο τοῦ πρώτου, σωτήριον δὲ κάρτα. προσέθηκε δὲ κάρτα, τουτέστι λίαν, ἵνα σημάνῃ τὴν βεβαίαν σωτηρίαν δηλοῦσθαι. ἐγὼ δὲ μήκους φειδόμενος ἐνταυθοῖ καταπαύσω τὸν περὶ οὔρων λόγον. καὶ

tatio ſatis poteſt futuram criſin indicare. Itaque ſi urina tenuis fiat modice craſſa, ſique alba fiat pallida, in hujusmodi morbo jam criſin praenunciabit, ſed alia quoque ſunt, quae non ſecus quam urinae futuras criſes ſignificant, ut alvi excrementa, ſputa et quae in criticis ſupervenire diebus ſolent, de quibus nos in commentariis de criſibus deque criticis diebus diſſeruimus. Hippocrates vero in aphoriſmis quodam in loco rubrae nubis ſolum mentionem fecit, utpote quae raro contingat, quod fere nubeculae albae appareant, eſtque id evidentius concoctionis indicium, nos autem docuimus, ex Hippocratis ſententia, rubrum colorem ſalutarem eſſe illum quidem, ſed tamen diuturniorem fore morbum indicare, ut eſt in libro praeſagiorum ſcriptum his fere verbis: *Si urina ſubrubra ſit ſedimentumque ſubrubrum leneque, erit haec multo quam prior diuturnior, admodum tamen ſalubris,* quo in loco addidit admodum ut firmum ſalutis ſignum inde exiſtere declararet. Nunc autem his omiſſis occaſio nos monet, ut de humoribus diſſeramus. Hoc igitur prius

Ed. Chart. VIII. [511.]

μηδὲν λέξω περὶ τῶν ὑδάτων καὶ οἴνων καὶ τῶν ἄλλων ὅσα ἢ φάρμακον ἢ τροφαὶ τοῖς ἀνθρώποις εἰσὶν, ἢ τοῖς φαρμάκοις καὶ τροφαῖς ἀναμίγνυνται ἔστιν περὶ χυμῶν εἰπεῖν. ἰστέον οὖν πρῶτον ὅτι χυμὸς καὶ χυλὸς οὐ ταυτόν ἐστιν, ὁ χυμὸς γὰρ ὑγρότης τίς ἐστιν ἐν τῷ τοῦ ζώου σώματι εὑρισκομένη, χυλὸς δὲ ὑγρότης ἐστὶν ἥπερ ἐν τοῖς καρποῖς οὓς φάγομεν ἢ καὶ θλίβομεν εὑρίσκεται. τούτων οὕτως ἐχόντων περὶ χυμῶν εἰπεῖν χρή. ὅτι ὡμολόγηται πάντα τὰ σώματα ἐκ τεττάρων τινῶν γενῶν συμπαγῆναι, ἀνάλογον ἐχόντων τῶν χυμῶν, ἅπερ στοιχεῖα πάντες ὀνομάζουσιν, ὡς καὶ Ἱπποκράτης καὶ Πλάτων φασὶν, ἐκ γῆς, πυρὸς, ὕδατος καὶ ἀέρος. στοιχεῖον δὲ ἐλάχιστον μέρος ἐκείνου τοῦ πράγματος, οὗπερ ἂν ᾖ στοιχεῖον καλοῦσι. τούτων δὲ τῶν στοιχείων ἀνάλογον εἰσὶν, ὡς ἔφην, οἱ τέσσαρες οἱ ἐν ἡμῖν χυμοὶ, ἤγουν τὸ αἷμα, τὸ φλέγμα καὶ χολὴ ἑκατέρα, ἥ τε ξανθὴ καὶ μέλαινα. οὗτοι δὲ χυμοὶ ὅταν μέτρῳ ἀλλήλοις κεκραμένοι τυγχάνωσι, κατὰ φύσιν ὑγιαίνομεν. ἐλλείποντος δέ τινος ἢ πλεονά-

intelligendum eſt, humorem et ſuccum non idem eſſe, humor enim eſt humiditas quaedam, quae in corpore animantis continetur, ſuccus humiditas eſt, quae in iis fructibus, quibus veſcimur aut quos exprimimus, invenitur. Quod quum ita ſit, de humoribus dicendum eſt, conſtare nimirum inter ſapientes homines omnia corpora ex quatuor quibusdam generibus, quae proportione humoribus reſpondent quaeque elementa omnes vocant, eſſe conſtituta, eaque fuit Hippocratis Platonisque ſententia, conſtant enim e terra, igne, aqua et aëre. Elementum porro vocant minimam illius rei, cujus elementum ſit, partem, hiſce autem elementis proportione reſpondent, ut dixi, quatuor humores, qui ſunt in nobis, hoc eſt ſanguis, pituita, bilis utraque, tum flava tum atra. Quum autem hi humores inter ſe apta menſura ſunt ſecundum naturam temperati, tunc recte valemus, quum vero aut deeſt quidpiam aut redundat aut in alienum locum commigrat, aegrotamus. Nunc vero ſcire quid cauſae ſit cur aqua

ζοντος ἢ μεταστάντος εἰς ἀλλοτρίαν χώραν νοσοῦμεν. διὰ τί δὲ ὑγραίνει τὸ ὕδωρ, καίει τὸ πῦρ, ἢ διὰ τί ῥεῖ μὲν τὸ ὕδωρ, ἄνω δὲ φέρεται τὸ πῦρ, ἑδραιοτάτη δὲ καὶ βαρυτάτη τῶν στοιχείων ἡ γῆ, πρὸς τὰς τῶν νόσων ἰάσεις οὐδὲν συντελεῖ. μόνον γὰρ ἀρκεῖ τῷ φυλάξαντι τὴν ὑγιείαν καὶ τὰς νόσους ἰασομένῳ ἐπίστασθαι, διά τε τὴν εὐκρασίαν τοῦ θερμοῦ καὶ ψυχροῦ καὶ ξηροῦ καὶ ὑγροῦ τὴν ὑγιείαν ὑπάρχειν τοῖς ζώοις. ἐπὶ δὲ τούτων δυσκρασίαις τὰς νόσους γίγνεσθαι. οὕτως καὶ εἰδέναι ὅτι ἐκ τεττάρων στοιχείων ἅ τε τῶν φυτῶν ἐστι γένεσις, οἵ τε ἐξ αὐτῶν καρποὶ καὶ τὰ σπέρματα. τροφὴ δὲ ταῦτα πάντα προβάτοις καὶ ὑσὶν αἰξί τε καὶ βουσὶ καὶ τοῖς ἄλλοις ζώοις, ὅσα πόας ἢ καρποὺς δένδρων ἢ ἀκρέμονας ἢ ῥίζας ἐσθίει. τοῖς δὲ ἀνθρώποις αὐτά τε ταῦτα τροφαὶ τὰ ζῶα καὶ γεννᾶται ἐν αὐτοῖς ἐκ τούτων αἷμα καὶ φλέγμα καὶ χολαὶ διτταί. πλεῖστον μὲν αἷμα διὸ καὶ φαίνεται μόνον ἐν φλεψὶν, ὀλίγον δὲ τῶν ἄλλων ἑκάστου. καὶ τουτὶ τὸ αἷμα τῆς γενέσεως ἡμῶν ὡς ὕλη, τὸ συγκείμενον μὲν ἐκ τῶν τεσσάρων χυμῶν, κατ' ἐπικράτειαν

humectet, ignis adurat aut aqua fluat et ignis in ſublime feratur firmiſſimaque et [512] graviſſima omnium elementorum ſit terra, nihil ad morbos curandos facit, ſatis enim eſt ei, qui tueri valetudinem velit ac morbos profligare, ſi ſciat, ex apta caloris, frigoris, ſiccitatis et humiditatis temperie bonam valetudinem exiſtere, ex horum intemperie morbos oriri, atque etiam ſi intelligat, ex quatuor elementis ſtirpes gigni earumque fructus et ſemina procreari, haecque omnia eſſe pecudum, ſuum, caprarum, boum et caeterorum animantium alimenta, quae aut herbas aut arborum baccas aut ramos aut radices depaſcuntur, hominibus vero et haec ipſa animalia nutrimento eſſe et ex eis gigni in humanis corporibus ſanguinem, pituitam et geminas biles ac ſanguinem quidem plurimum ideoque ipſum ſolum in venis apparere, alia vero pauciora procreari. Caeterum hic ſanguis eſt ortus noſtri veluti materia conſlatque e quatuor humoribus, ſed hoc nomen a dominio duxit. Nolim autem quenquam cogi-

Ed. Chart. VIII. [512.]

δὲ ὠνομασμένον οὕτως. μὴ νοῦν δὲ μὴ τὰ σώματα ἐκ τῶν στοιχείων ἁπλῶς γεγονέναι. ἐκεῖνα γὰρ δυνάμει μέν ἐστιν ἐν τοῖς σώμασιν, ἐνεργείᾳ δὲ οὐκ ἔστιν, ἀλλὰ τὰ ἐξ αὐτῶν γεγονότα διὰ μέσων τῶν τροφῶν αἷμα καὶ φλέγμα καὶ ἡ ξανθὴ καὶ μέλαινα χολή. ὡς εἶναι μὲν πυρὶ ἀνάλογον τὴν ξανθὴν χολὴν, μέλαιναν δὲ τῇ γῇ. τὸ δὲ φλέγμα τῷ ὕδατι καὶ διὰ τούτων θερμὴ μὲν καὶ ξηρὰ τὴν δύναμίν ἐστιν ἡ ξανθὴ χολὴ, καθάπερ τὸ πῦρ. ψυχρὰ δὲ καὶ ξηρὰ ἡ μέλαινα παραπλησίως τῇ γῇ. τὸ δὲ φλέγμα ψυχρὸν καὶ ὑγρὸν ὥσπερ τὸ ὕδωρ. τὸ δὲ ἀερῶδες στοιχεῖον ὁρᾶται μόνον ἐν τοῖς τῶν ζώων σώμασι, πλησίον τῆς ἑαυτοῦ φύσεως, ὡς ἐν ταῖς ἀναπνοαῖς καὶ κατὰ τοὺς σφυγμοὺς ἔστιν ἰδεῖν. ἐκ τούτων δὲ συνίσταται τὰ πρῶτα σώματα, μυελὸς καὶ σὰρξ καὶ νεῦρον καὶ ὀστοῦν, ἕτερά τε πολλά. Ἱπποκράτης δὲ ἐν τῷ περὶ φύσεως ἀνθρώπου κατεσκεύασε τοὺς τέτταρας χυμοὺς ἐν ἡμῖν εἶναι. ὑπερβάλλοντας δὲ ποσότητι καὶ ἀλλοιουμένους κατὰ ποιότητα νόσων αἰτίους γίγνεσθαι. εἶτα δὲ δείκνυσι τὸ φλέγμα ἐν τῷ χειμῶνι πλεονάζον. τοῦ δὲ ἦρος τὸ

tare corpora et quatuor elementis abſolute eſſe conflata, quandoquidem illa, ut poteſtate ſint in corporibus, actu tamen nullo modo inſunt, ſed quae ex ipſis, intercedentibus alimentis, gignuntur, ut ſanguis, pituita et flava atraque bilis, ut flava bilis igni, atra terrae, pituita aquae proportione reſpondeat, ob eamque cauſam calida ſiccaque poteſtate ſit flava bilis ſicut ignis, frigida et ſicca atra ſicut terra, pituita vero frigida et humida ut aqua, aëreum vero elementum in ſolis corporibus animantium cernitur, juxta ſuam naturam, ut in reſpirationibus et pulſibus licet intueri, atque ex his ipſis prima conſtant corpora, ut medulla et caro et nervi et oſſa et alia quam plurima. Hippocrates autem in libro de natura hominis quatuor in nobis eſſe elementa comprobavit, quorum excedens modum copia atque vis et immutata qualitas morbis cauſam affert, tum oſtendit pituitam hieme, ſanguinem vere, flavam bilem aeſtate, atram autumno

Ed. Chart. VIII. [512.]
αἷμα καὶ τοῦ θέρους τὴν ξανθὴν χολὴν, ὡς καὶ τοῦ φθινοπώρου τὴν μέλαιναν. μετὰ ταῦτα δὲ εἶπε περὶ τῆς κατὰ τὰς ὥρας διαφορᾶς καὶ ἐδίδαξεν ἐν αὐταῖς δυνάμει περὶ τῶν ἡλικιῶν καὶ χώρων. τὸν αὐτὸν γὰρ λόγον ἐν ἡλικίαις ὁ παῖς ἔχει τῇ τοῦ ἦρος ἐν ὥραις· ὡσαύτως δὲ ὁ μὲν νεανίσκος τῇ τοῦ θέρους, ὁ δὲ παρακμάζων τοῦ φθινοπώρου καὶ τελευταῖος ὁ γέρων τῇ τοῦ χειμῶνος. ὁμοίως δὲ καὶ τῶν χωρῶν ἡ μὲν εὔκρατος τῇ τοῦ ἦρος, ἡ δὲ θερμὴ τῇ τοῦ θέρους, ἡ δὲ ἀνωμάλως ἔχουσα κατὰ τὴν θερμότητα καὶ ψυχρότητα, πλεονεκτοῦσα δ' ὅμως ψυχρότητι καὶ ξηρότητι τῇ τοῦ φθινοπώρου, ἡ δὲ ὑγρὰ καὶ ψυχρὰ τῇ τοῦ χειμῶνος. ἰστέον δ' ὅτι τὰ νοσήματα πάντα ἐν πάσαις ὥραις γίνεται καὶ τοῦτο διώρισται παρ' Ἱπποκράτει. μᾶλλον δὲ ἔνια κατ' ἐνίας, [ὡς τοῦ μὲν ἦρος τὰ μελαγχολικὰ καὶ τὰ μανικὰ καὶ τὰ ἐπιληπτικὰ καὶ αἵματος ῥύσεις, καί τι κυνάγχαι καὶ κόρυζαι καὶ βρόγχοι καὶ λέπραι καὶ λειχῆνες καὶ ἀλφὴν καὶ θύματα καὶ τὰ ἀρθριτικά. τοῦ δὲ θέρους ἔνια δὲ τούτων καὶ πυρετοὶ συνεχεῖς καὶ καῦσοι καὶ

redundare. Ad haec vero addidit, quae ad temporum anni differentiam pertinent et in horum tractatione de aetatibus quoque et regionibus poteſtate quadam egit. Eandem enim rationem in aetatibus puer, quam in anni temporibus ver habet, eandem juvenis quam aeſtas, eandem ſenex quam autumnus, eandem poſtremo decrepitus quam hiems; ſimilis eſt ratio regionum, temperata enim veri, calida aeſtati, quae in calore et frigore inaequalis eſt, in frigore tamen et ſiccitate exſuperat, autumno, humida et frigida hiemi reſpondet. Scire autem convenit, omnia quidem genera morborum in omnibus temporibus naſci, idque jam definivit Hippocrates, potius tamen quosdam morbos in quibusdam temporibus exoriri: [*quemadmodum vere melancholia, mania, morbus comitialis, ſanguinis profluvia et aliqua ex parte cynanchae, gravedines, raucedines, leprae, lichenes, vitiligines albae, efflorefcentiae et articulorum morbi. Aeſtate autem ex his nonnulli et febres continentes et ardentes et*

Ed. Chart. VIII. [512.]
τριταῖοι πυρετοὶ καὶ ἔμετοι καὶ διάῤῥοιαι καὶ ὀφθαλμίαι καὶ ὤτων πόνοι καὶ στομάχου ἑλκώσεις καὶ σηπεδόνες αἰδοίων. τοῦ δὲ φθινοπώρου καὶ τῶν θερινῶν πολλὰ καὶ πυρετοὶ τεταρταῖοι καὶ πάνητες καὶ σπλῆνες καὶ ἱδρῶτες καὶ φθίσεις καὶ στραγγουρίαι καὶ λειεντερίαι καὶ δυσεντερίαι καὶ ἄσθματα καὶ ἴλαιοι καὶ ἐπιληψίαι καὶ τὰ μανικὰ καὶ τὰ μελαγχολικά. τοῦ δὲ χειμῶνος πλευρίτιδες, περιπνευμονίαι, λήθαργοι, βράγχοι, βῆχες, πόνοι στηθῶν, πλευρῶν, ὀσφύος, κεφαλαλγίαι, ἴλιγγοι καὶ ἀποπληξίαι.] ἀλλὰ περὶ τούτων τε καὶ περὶ τῶν ἡλικιῶν ἐπὶ πλέον λεχθήσεται ἡμῖν μετ᾽ ὀλίγον. νῦν δὲ οὐ δύνασαι θαυμάζειν τὴν ἐκείνων ἄνοιαν ἢ περὶ τοῦ ἀνθρωπίνου σώματος λέγοντες πῶς σύγκειται καὶ διεπλάσθη ἀπὸ τῆς ἀρχῆς ἔνια ἐν αὐτῷ φασιν κατά τινα τύχην ἄτεχνον καὶ ἄλογον, οὐ κατὰ πρόνοιαν τοῦ σοφοῦ δημιουργοῦ διαπλάττεσθαι [ἀμυδρᾷ νὴ Δία πρὸς τὴν πίστιν ὧν λέγουσιν ὁμοιότητι χρώμενοι, ὡς ἔνια κατὰ τὸν βίον ὑπὸ τύχης ὅμοια γίνεται τῶν κατὰ τὰς τέχνας.

tertianae, vomitus, alvi dejectiones, oculorum inflammationes et aurium dolores et ventriculi ulcerationes et pudendorum putredines. Autumno autem et aestivorum morborum multi et febres quartanae et panetes et lienis morbi et sudores et tabes et urinae stillicidia et lienteriae et dysenteriae et asthmata, volvuli, morbus caducus, mania et melancholia. Hieme autem pleuritides, peripneumoniae, lethargi, raucedines, tusses, dolores pectoris, costarum, lumborum, capitis, vertigines et apoplexiae.] De quibus paulo post, ut etiam de aetatibus disseremus. Nunc autem subit mihi illorum admirari stultitiam, qui de humano corpore loquentes, ut quomodo conflatum sit et ab initio conformatum declarent, quaedam in eo inesse ajunt forte quadam artis ac rationis experte et non sapientis opificis providentia conformata, [*obscura profecto quem dicunt similitudine utentes, sicuti nonnulla in vita similia sunt iis, quae arte efficiuntur.*

Ed. Chart. VIII. [512.]
ὁρῶν γὰρ τοῖς τὸ σχῆμα παραπλήσιον εἶναι προσώπῳ τινὸς ζώου καὶ πατάξας πέτραν ἀπέρρηξεν αὐτῆς τηλικοῦτον, ὡς τὸ καταλειπόμενον ἐοικέναι τοῦ ζώου ἐκείνου μορφῇ. καὶ ἄλλα τοιαῦτα λέγουσιν ἅπαξ ἐν μακρῷ χρόνῳ καθ' ὅσα τὴν οἰκουμένην γεγονότα. τῆς δέ γε τῶν τέκνων φύσεως ἣν ἅπαντες ἄνθρωποι φύσει ποιοῦνται καὶ τῆς πρὸς αὐτὰς ὁμοιοτάτης ἡμῶν διαπλάσεως παντάπασιν ἐπιλανθάνονται. καίτοι γε ὃ τὰ ξύλα καὶ τέμνων καὶ πρίων καὶ συμπηγνὺς ἀπεργάσηται σκίμποδα, πάντα ἐπιτήδεια τὰ μόρια ἔχοντα πρὸς τὴν χρείαν ἧς ἕνεκα πήγνυται, γεγονότα, τεχνίτην φασὶν εἶναι τὸν τοιοῦτον.] ἐὰν δὲ ἤτοι τοὺς δεξιοὺς πόδας τοῖς ἀριστεροῖς ἀνίσους ἀπεργάσηται κατὰ τὸ μῆκος ἢ πάχος ἢ σχῆμα διαφέροντας, ἄτεχνον εἶναί φασι. καὶ πολύ γε μᾶλλον ἂν τὸ κατασκευαζόμενον ἐκ πολλῶν μερῶν ᾖ συγκείμενον. καὶ τοῦτο μὴ βλέπουσιν ἐν ἀνθρωπίνῳ σώματι, ἐν ᾧ πάντες οἱ σοφοὶ τῶν ἰατρῶν καὶ φιλοσόφων ἐθαύμασαν τὴν τέχνην τῆς φύσεως. οὐ γὰρ ὡς οἴεταί τις ἔξωθεν

Videns enim figuram similem esse faciei animalis cujusdam et percutiens petram tantum ejus abrupit, ut, quod relictum est, ad formam animalis illius accederet. Et alia hujusmodi semel intra toto longum tempus in orbe terrarum facta esse dicunt. Infantum autem naturae erat omnes homines fiunt et simillimae ad illas nostrae conformationis omnino obliviscuntur. Quamquam qui ligna caedit, serraque dividit et coagmentat, scamnellum conficiet, omnes ad usum, cujus causa coagmentatum est, necessarias partes habens, talem dicunt artificem esse.] Quum tamen faber, si lecticam fecerit dextrosque pedes sinistris aequales fabricatus sit, artifex, si vero pedes vel longitudine vel crassitudine vel figura diversi sint, imperitus et non artifex appelletur, illi tamen hoc in humano corpore non animadvertunt, in cujus fabricatione omnes tum philosophi, tum medici sapientissimi naturae artem sunt admirati, siquidem non est hoc, ut quispiam

Ed. Chart. VIII. [512.]

ὁρῶν σύγκειται τὸ σῶμα ἐκ μερῶν δέκα ἢ δώδεκα ἢ εἴκοσιν, ἀλλ' ἐξ ὀστέων πλειόνων ἢ διακοσίων καὶ μυῶν πολὺ πλειόνων. εἰς ἕκαστον δὲ τῶν ὀστῶν μὲν ἀφικνεῖται τὸ τρέφον ἀγγεῖον. τῶν δὲ μυῶν οὐ τοῦτο μόνον, ὃ καλοῦσι φλέβαν, ἀλλὰ καὶ ἀρτηρία καὶ νεῦρα, ὅσα τε πάντα ἐστὶν ἀκριβῶς τὰ κατὰ τὸ δεξιὸν μέρος τῆς κατὰ θάτερον. ὥς τ' οὖν ὠστοῦν ὀστὸν καὶ μῦς μυῒ καὶ φλὲψ φλεβὶ καὶ νεῦρον νεύρῳ καὶ ταῖς ἀρτηρίαις ἀρτηρίαι. αὕτη δὲ διανομὴ οὐ δικαιοσύνην μόνον ἐν τῇ κατασκευῇ τοῦ σώματος ἐνδείκνυται σαφῶς, ἀλλὰ καὶ δύναμιν ἄκραν καὶ πρόνοιαν τοῦ κατασκευάσαντος αὐτό. μετὰ ταῦτα δὲ σκόπει οὐ μόνον τὸ πλῆθος ἰσάριθμον τῶν ὀστῶν καὶ μυῶν καὶ τῶν ἄλλων μορίων, ἀλλὰ καὶ τῶν αὐτῶν ὑπαρχόντων αὐτοῖς, μέγεθος θέσεως, συνθέσεως, ἀριθμοῦ καὶ σχήματος, ὅλης τε τῆς διαπλάσεως, ἅπερ φαίνεται πανταχοῦ φυλαττόμενα. [ἔτι δὲ δυοῖν ὀφθαλμῶν ὑπαρχόντων ἡμῖν οἴστω ἴσων ἑκατέρῳ τὸ πλῆθος τῶν μορίων ἐστὶν, οὔτε κατὰ σχῆμα παραλλάττων, οὔτε κατὰ τὸ μέγεθος ἢ τὴν θέσιν ἢ τὴν διάπλασιν, ἀλλὰ καὶ τὸ κρυ-

fortasse parum accurate intuens existimabit, ex decem aut duodecim aut viginti partibus constitutum, sed ex pluribus ossibus et musculis quam ducentis, deinde in ossa singula vasculum ipsa alens pervenit, in musculos vero non modo pertinet id vasculum, cui venae nomen est, sed etiam arteria atque nervus, omniaque quae in dextra parte sunt, in altera etiam ut musculi, ut venae, ut arteriae, ut nervi, ut ossa inter se prorsus aequalia perspiciuntur, quae sane dispositio non modo justitiam in corporis nostri fabricatione, sed etiam summam potestatem et providentiam conditoris nostri aperte demonstrat; ad haec vero specta ossium, musculorum et aliarum partium magnitudinem, situm, compositionem, numerum, figuram, totam denique conformationem, quae cuncta ubique servari constat. [*Praeterea duo oculi ossi sunt aequales, utrique est partium multitudo neque figura varians neque magnitudine aut situ aut conformatione, quin*

Ed. Chart. VIII. [512.]

σταλοειδὲς ὑγρὸν ἴσον ἀκριβῶς ἐν ἑκατέρῳ καὶ τῷ ὑαλοειδὲς ὁμοιότητα κατά τε χρόαν καὶ σχῆμα καὶ σύστασιν, ἤγουν τὴν κατὰ τὴν μαλακότητα καὶ σκληρότητα διαφοράν. τῶν δὲ ὑμένων καὶ χιτώνων οὐδεὶς ἑτέρως ἔχων ἐν ἑκατέρῳ τῶν ὀφθαλμῶν ἐστιν, ἀλλ' ἀκριβῶς ἴσων τὸ μῆκος καὶ τὸ πάχος καὶ ἡ λεπτότης. καθάπερ καὶ ἡ χρόα καὶ σύστασις οὐδὲ βραχὺ παραλλάττει, οὕτω δὲ καὶ τῶν μυῶν ἀριθμὸς ἴσως.] τὴν δὲ αὐτὴν εὑρήσεις διαμονὴν ἀπάτην ἐν ἅπασι τοῖς ὀργανικοῖς τοῦ σώματος μορίοις, καθ' ἕκαστον γὰρ αὐτῶν τὰ δεξιὰ τοῖς ἀριστεροῖς τῶν ἀριθμῶν ἴσων ἔχει τῶν μορίων, ἅμα τῷ μεγέθει καὶ τῷ πάχει καὶ τῇ φύσει πάντως ἀπαράλλακτον. ὥσπερ οὖν ἐπὶ τῶν ἀνθρωπείων παθῶν ποιούμεθα τὰς κρίσεις, οὕτω χρὴ κἀπὶ τῶν θείων ποιεῖσθαι καὶ θαυμάζειν τὸν τοῦ σώματος ἡμῶν δημιουργόν. [εἰ δὲ ἐκ τοῦ μὴ βλέπειν αὐτὸν οὐδὲ εἶναι φήσομεν πρὸς τὸ ἀσεβὲς εἶναι τοῦτο, ἔτι γελοῖόν ἐστιν. εἰ ναῦς ἢ οἰκεία ἄριστα κατεσκευασμένη, ἀγνώστου δὲ ὄντος τοῦ τεχνίτου, νομίζομεν ἄνευ τῆς τέχνης αὐτὴν γεγονέναι, ἢ κατὰ τύχην

imo cryſtalliformis humor exquiſite aequalis in utroque et vitreocoloris, figurae, denſitatisque ſimilitudine reſpondet, mollitie autem et duritie recedit. Nulla autem membrana aut tunica aliter ſe habens in utroque oculo eſt, ſed omnibus eadem eſt longitudo, craſſities et tenuitas. Quemadmodum autem et color et compoſitio ne minimum variat, ſic etiam muſculorum numerus eſt aequalis.] Atque hanc quidem diſtributionem in omnibus corporis partibus, quae organicae nominantur, comperies, nam dextrae ſiniſtraeque habent aequalem numerum, magnitudinem, craſſitudinem ac naturam, quae nullo modo varietur. Ut igitur de humanis affeetibus judicia facimus, ſic facere de divinis par eſt et effectorem noſtri corporis admirari. [*Propterea autem, quod illum non conſpicimus, eundem negare non ſolum impium, ſed et ridiculum eſt. Si navis eſt domus optime conſtructa, opifice ejus haud cognito, num eam aut ſine arte aut caſu non ita ſaepe*

Ed. Chart. VIII. [512.]
ὀλιγάκις ἐπιτυγχάνουσαν τοῦ σκοποῦ, ἀργείαν δὲ καὶ μὴ τὸ οὐκεῖν τῆς τοῦ σώματος ἡμῶν κατασκευῆς αἰτίαν εἶναι.] ἔστι δὲ ἄλλο, ὅπερ μᾶλλον θαυμάζειν εἴωθα, ὅτι συγχωροῦσί τινες χυμούς τινας ἐν ἡμῖν εἶναι, οὐ μὴν τέσσαρας αὐτοὺς εἶναι καὶ ἐξαλλάττεσθαι πρὸς τὴν ὄψιν καί τι πρὸς τὴν γεῦσιν καὶ πρὸς τὴν ἁφὴν, αἷμα γινόμενα τὰ σιτία, ὅτι δὲ καὶ κατὰ ἀλήθειαν οὐκέτι τοῦτο ὁμολογοῦσιν, ἀλλὰ πάντα τοιαῦτα εἶναι ἀπάτας τῶν ἡμετέρων αἰσθήσεων νομίζουσιν. οἱ δέ τινες εἶναι μὲν ἐν αὐτῇ βούλονται φύσει τὰς ποιότητας, ἀμεταβλήτους δὲ καὶ ἀτρέπτους καὶ τὰς φαινομένας ταύτας ἀλλοιώσεις ἐν αὐτῇ τῇ διακρίσει καὶ συγκρίσει γίνεσθαί φασι. καίτοι πρῶτος μὲν ἁπάντων ὧν ἴσμεν ἰατρῶν τε καὶ φιλοσόφων Ἱπποκράτης ἀποδεικνύειν ἐπεχείρησε τέτταρα εἶναι τὰ στοιχεῖα καὶ τέτταρας εἶναι τοὺς χυμοὺς καὶ τέτταρας εἶναι τὰς πάσας δραστικὰς εἰς ἀλλήλας ποιότητας, ὑφ᾽ ὧν γίνεται καὶ φθείρεται πάντα ὅσα γένεσίν τε καὶ φθορὰν ἐπιδέχεται. καὶ περὶ τούτου ἔχεις τὸ ἡμέτερον γράμμα τὸ ἐπιγε-

fine suo potiri, casum autem fortuitum constructionis corporis nostri causam esse dicamus?] Sed aliud est, quo majore admiratione me afficere consuevit; sunt nonnulli, qui in nobis quosdam esse humores illi quidem concedunt, sed tamen non esse quatuor eis placet et cibos in sanguinem versos, ad adspectus, gustatus et tactus judicium permutari, id autem re vera esse non concedunt, sed haec omnia esse nostrorum sensuum fallacias arbitrantur. Alii vero in ipsa natura esse qualitates fatentur, sed ejusmodi, ut neque mutari, neque alterari queant, alterationes autem, quae in eis apparent, eas ex secretione concretioneque existere contendunt. Hippocrates primus omnium et medicorum et philosophorum, quorum nomen ad nos pervenit, aggressus est demonstrare, quatuor esse elementa et quatuor item humores et quatuor esse omnes qualitates, quae inter se mutuo agerent, a quibus quae ortum interitumque nanciscuntur, omnia fiunt et corrumpuntur, ac de his nostrum habes commentarium, cujus

Ed. Chart. VIII. [512.]

γραμμένον περὶ τῶν καθ' Ἱπποκράτην στοιχείων καὶ τὰ εἰς τὸ περὶ φύσεως ἀνθρώπου τοῦ αὐτοῦ ὑπομνήματα. ἐν οἷς καὶ τὴν τοῦ Ἀναξαγόρου καὶ τὴν τῶν ἄλλων πολλῶν ψευδῆ δόξαν ἐπιδείκνυμεν. κεράννυσθαι δὲ δι' ἀλλήλων ὅλας τὰς ποιότητας δι' ὅλων καὶ ὁ αὐτὸς Ἱπποκράτης ἁπάντων ὧν ἴσμεν πρῶτος ἔγνω καὶ τὰς ἀρχὰς τῶν ἀποδείξεων, αἷς ὕστερον Ἀριστοτέλης ἐχρήσατο, παρ' ἐκείνῳ πρότερον εὑρίσκομεν γεγραμμένας. Ζήνων τε ὁ Κιττιεὺς ὅς τὰς ποιότητας, οὕτω καὶ τὰς οὐσίας δι' ὅλου κεράννυσθαι ἐνόμιζεν. ἀλλὰ περὶ τοιαύτης τῆς δόξης οὐ χρὴ νῦν διορίσασθαι. ἐπεὶ δὲ τὰ τῶν ἐναίμων ζώων μόρια ἐκ τοῦ τῆς μητρὸς αἵματος γέγονε καὶ τοῦτο μετέχει φλέγματος καὶ διττῶν χολῶν, διὸ τινὲς ἐξ αἵματος μόνον τὴν γένεσιν ἡμῶν εἶναι, τινὲς δὲ ἐκ τεττάρων χυμῶν λελέχασι. κἂν γὰρ ἕτερος λόγος ἔχει τι πιθανὸν, ἀληθέστερον ὅμως ἐστὶ τοὺς τέσσαρας χυμοὺς ὕλην εἶναι τῆς τοῦ ἀνθρώπου φύσεως,

index eſt, de elementis ex Hippocratis ſententia, et item commentarios, quos in librum ipſius de natura hominis edidimus, in quibus et Anaxagorae et aliorum multorum falſam fuiſſe ſententiam demonſtravimus. Jam vero idem Hippocrates princeps omnium eorum, quorum nomen fama ad nos pertulerit, totas per totas mutuo miſceri qualitates cognovit et principia demonſtrationum, quibus poſtea Ariſtoteles uſus eſt, apud ipſum prius monumentis mandata literarum comperimus. Zeno autem Citieus ut qualitates, ita etiam ſubſtantias totas per totas miſceri exiſtimavit. Sed non eſt hoc loco de ejusmodi opinione diſputandum. Quoniam autem animantium, quae ſanguine praedita ſunt, partes ex ſanguine matris factae ſunt isque ſanguinis eſt pituitae et bilis utriusque particeps, inde factum eſt, ut quidam noſtrum ortum ex ſolo ſanguine, alii vero ex quatuor elementis conſtare voluerint, quamvis enim utriusque ſectae ſit probabilis ratio, eſt tamen verior ſententia, qua quatuor elementa eſſe naturae hu-

Ed. Chart. VIII. [512.]

[ἀπόδειξις δὲ αὕτη τὰ μόρια τοῦ σώματος ἢ ὁμοιομερῆ ἐστιν ἢ ἀνομοιομερῆ, καὶ ὁμοιομερῆ μὲν εἰσι καὶ σὰρξ καὶ νεύρων. ἀλλ' ἡ μὲν σὰρξ ἔναιμός τε καὶ μαλακὴ καὶ θερμὴ, τὸ δὲ νεῦρον ἄναιμόν τε καὶ σκληρὸν καὶ ψυχρὸν, οὐ μὴν οὔτε ἐκείνη μαλακὴ καὶ θερμὴ τελέως ἐστὶν οὔτε τὸ νεῦρον σκληρὸν καὶ ψυχρὸν, ἀλλὰ τὸ αἷμα τῆς σαρκὸς μαλακώτερον καὶ θερμότερον, τὸ δὲ ὀστοῦν τοῦ νεύρου σκληρότερον καὶ ψυχρότερον. τοῦτ' αὐτὸ ἐν τοῖς ἄλλοις μορίοις ἐστὶν εἰδέναι ὡς ἕτερον ἑτέρου ψυχρότερον καὶ θερμότερον καὶ μαλακώτερον καὶ σκληρότερον. διότι εἰς γένεσιν τοῦ ἐμβρύου ἡ φύσις εἰς τὸ πηγνύναι τὰ σκληρότερα σώματα εἷλκεν ἐκ τοῦ αἵματος τῆς μήτρας τὸ παχύτερον αὐτοῦ. εἰς δὲ τὸ ποιεῖσθαι τὰ μαλακώτερα τὸ ὑγρότερον καὶ εἰς τὰ θερμότερα τὸ θερμότερον καὶ πάλιν εἰς τὰ ψυχρότερα τὸ ψυχρότερον. εἶπον δὲ αὐτοὶ τὸ αἷμα φαίνεσθαι ἕν τι, διδάσκει δὲ ὁ λόγος οὐχ ἓν ὑπάρχειν αὐτό. ἔνεστι δέ μοι χρῆσθαι τῇ τοῦ γάλακτος ὁμοιότητι· ὥσπερ γὰρ τὸ γάλα ἓν φαίνεται, οὐχ ἓν δέ ἐστιν, ἀλλὰ τὸ μὲν ἄκρως ὀρῶδες καὶ λεπτὸν

manae materiam affirmatur. [*Hae ratio demonſtrat, partes corporis humani aut ſimilares aut diſſimilares eſſe. Et ſimilares quidem ſunt caro et nervi: caro tamen ſanguine perfuſa et mollis et calida, at nervus ſanguinis expers; durus et frigidus. Illa vero non penitus mollis et calida, uti nec nervus omnino durus et frigidus, ſed ſanguis carne mollior et calidior; os autem nervo durius et frigidius eſt. Id ipſum quoque in aliis partibus conſpici poteſt, quarum altera frigidior et calidior, mollior et durior quam altera eſt. Quam ob cauſam embryonis procreandi cauſa natura ad duriora corpora compingenda ex uteri ſanguine craſſiorem attrahit partem: ad molliores autem producendas humidiora et ad calidiores calidiora et rurſus ad frigidiores frigidiora. Sunt qui dicant, ſanguinem apparere unum quid, ratio autem docet, eum non unum eſſe. Liceat mihi lactis ſimilitudine uti. Sicuti enim lac unum apparet, non unum vero eſt, ſed ſummo ſeroſum et tenue in ipſo et farinae triticeae ma-*

Ed. Chart. VIII. [512.]

ἐν αὐτῷ, τὸ δὲ ἄκρως πυρῶδες καὶ παχὺ καὶ ταῦτα ἕως ἐκέκρατο πρὸς ἄλληλα μέσον ποιεῖται τὸ γάλα τυροῦται καὶ ὀροῦ. διακριθέντα δὲ τὴν ἰδίαν ἕκαστον ἰδέαν ἐνδείκνυσι καὶ τὸ γάλα οὐχ ἓν ἀκριβῶς, ἀλλ' ἐκ διαφερόντων συγκεῖσθαι, οὕτω καὶ ἐν τῷ αἵματι τὸ μὲν οἷον ἰχὼρ αἵματος ἀνάλογον ὀρῷ γάλακτος, τὸ δὲ οἷον ὕλης τις καὶ τρὺξ ἀνάλογον τῷ τυρῷ. τοῦτο δὲ γνῶς ἢ τὰς φλέβας ἐκτέμοις. τὸ μὲν τοῦ τινὸς ξανθὸν αἷμα ῥυήσεται, τοῦ δὲ ἐρυθρὸν, τοῦ δὲ λευκότερον, τοῦ δὲ μελάντερον, ὃ δηλοῖ τὸ αἷμα αὐτὸ ἐξ ἐναντίων συγκείμενον τυγχάνειν. κἂν δὲ δοῦναι ἐθέλεις τὸ φάρμακον ἑκατέρων τὸ σῶμα τοιοῦτον ἐκκενώσει χυμὸν, ὁποῖον ἕλκειν πέφυκεν.] ἀλλὰ πρὸς τοὺς λέγοντας αἷμα μόνον εἶναι τὸν ἄνθρωπον ἢ ἓν ὁτιοῦν ἄλλο, τοσοῦτον Ἱπποκράτης εἰπὼν ἠρκέσθη, δεικνύειν ἀξιώσας μὴ μεταβάλλειν τὴν ἰδέαν τὸν ἄνθρωπον, μήτε γινόμενον παντοῖον, ἀλλά τινα ὥραν ἐνιαυτοῦ ἢ τῆς ἡλικίας τοῦ ἀνθρώπου, ἐν ᾗ ὥρᾳ αἷμα μόνον καὶ ἓν φαίνηται, ἵνα δὲ κατασκευάζῃ διττὰς χολὰς μιγνυμένας εἶναι τῷ αἵματι διὰ παντὸς καὶ

ximopere simile et crassum et haec quamdiu invicem mixta sunt, medium quid efficiunt, lac, idque in caseum redigitur serumque. Discreta autem suam quodvis formam monstrat. Lac igitur non unum exquisite, sed e diversis compositum apparet, idemque in sanguine contingit; ichor enim sanguinis sero lactis respondet, crassamentum vero caseo. Hoc cognito venas incidas. Sanguis hujus flavus effluet, illius ruber, nunc albidior, nunc nigrior; id quod testatur sanguinem e diversis constare. Ubi autem exhibere velis medicamentum, utrorumque corpus talem evacuabit humorem, qualem attrahere potuit.] Hippoorates autem adversus eos, qui hominem esse solum sanguinem aut unum aliud quodvis dicerent, hoc satis esse existimavit, ut ab eis peteret ostenderent hominem, qui formam non mutaret, nec varius redderetur, tum vero aliquod anni tempus aut aetatem hominis proferrent, in qua solum et unum esse sanguinem appareat. Ut vero probaret duas biles esse cum sanguine conjunctas perpetuo itemque pituitam, quae

Ed. Chart. VIII. [512. 513.]

τὸ φλέγμα τὰ κατὰ φύσιν ἐν ταῖς ἡλικίαις τε καὶ ὥραις φαινόμενα διῆλθεν. καὶ τὸ περὶ φαρμάκων προσέθηκεν. διὸ ἐκ τῶν τεττάρων χυμῶν καὶ τὴν γένεσιν καὶ τὴν αὔξησιν καὶ τὴν θρέψιν εἶναι φησὶ τοῖς σώμασιν ἡμῶν, καίτοι ἑώρα πολλὴν τῶν σωμάτων ἡμῶν ποικιλίαν, οὐκ ἂν γενομένην, εἴπερ εἷς ἦν ὁ στοιχειώδης χυμός. Ἱπποκράτης δέ φησιν ὅτι οἱ ἓν εἶναι λέγοντες ἢ στοιχεῖον ἢ χυμὸν τὰς ἀρχὰς τῆς ἰατρικῆς ἀναιροῦσιν, ἰατρὸς γάρ ἐστιν ὑπηρέτης τῆς φύσεως. ἡ δὲ φυσιολογία περὶ τῶν ἐν γενέσει καὶ φθορᾷ καὶ ὅλως ἐν μεταβολῇ σωμάτων ἐστίν. εἰ δὲ ἓν ἐστι τὸ ὄν, ἀνῄρηται πάντα ταῦτα καὶ συναναιρεῖται ἡ ἰατρική. ἔπειτα δὲ καὶ οἱ τρόποι τῶν ἰάσεων πολλοὶ καὶ πολυειδεῖς, οὗτοι πρὸς τῶν ἓν ἡγουμένων εἶναι τὸ ὂν ἀνατρέπονται. ἢ γὰρ οὐδ' ὅλως πείσεταί τι τὰ σώματα ἡμῶν ἢ εἴπερ πάσχει, καθ' ἕνα τρόπον πείσεται, ὥστε καὶ τὸ ἰώμενον ἓν ἔσται, ὥς φησιν Ἱπποκράτης. εἰ δὲ τοῦτο οὕτως ἔχει, ἀπώλωλε δηλονότι σύμπασα ἰατρική. χρὴ γὰρ εἴπερ τι

ſecundum naturam in aetatibus annique temporibus apparent, memoravit, proinde noſtra corpora ex quatuor gigni humoribus itemque augeri et ali ſcriptum reliquit, quippe qui intelligeret magnam corporum noſtrorum varietatem, ſi eſſet unus humor, ceu unum elementum, fieri nullo modo potuiſſe. Itaque ait eos, qui unum eſſe elementum aut humorem ſtatuunt, evertere principia medicinae. Medicus enim naturae miniſter eſt, naturae autem contemplatio in iis potiſſimum corporibus [513] verſatur, quae oriuntur et occidunt, quaeque, ut uno verbo complectar, mutationi ſunt obnoxia, ſed ſi id quod eſt, unum ſit, haec ſublata erunt omnia et cum eis medicina tolletur. Praeterea vero multae ac multiplices ſunt medendi rationes, quae ſane evertuntur ab iis, qui omnia eſſe unum ponunt, propterea quod noſtra corpora vel nihil omnino patientur, aut ſi patiantur, uno ſolum modo patientur, atque ita una erit modo curatio, ut etiam cenſuit Hippocrates; quod ſi ita eſt, omnis nimirum medicina ſublata

Ed. Chart. VIII. [513.]

ἄλλο καὶ τοῦτο συγκεχωρεῖσθαι τοῖς ἰατροῖς, ὡς πολλαὶ μὲν αἱ τῶν νοσούντων ἰδέαι, πολλαὶ δὲ αἱ τῶν ἰαμάτων, ὃ μὴ συγχωρῶν τις ἀναιρεῖ τὰς ἀρχὰς τῆς ἰατρικῆς. Ἱπποκράτης δὲ ἀπὸ τῶν ποιοτήτων ὀνομάζειν εἴωθε τὰ στοιχεῖα ἐν τῷ περὶ φύσεως ἀνθρώπου, θερμὸν μὲν καλῶν οὔτε τὴν ποιότητα μόνην οὔτε τὸ κατὰ ἐπικράτειαν αὐτῆς ὁμωνύμως ὀνομαζόμενον, ἀλλὰ τὸ μετέχον ἄκρας θερμότητος σῶμα. ψυχρὸν δὲ ἐν ᾧ ψυχρότης ἄκρα, ξηρὸν δὲ ἐν ᾧ ξηρότης. τὸ μὲν οὖν ἐξ ἀέρος καὶ πυρὸς καὶ ὕδατος καὶ γῆς ἅπαντα τὰ ζῶα ἔχειν τὴν γένεσιν οὐδεὶς ἀμφισβητήσειε νοῦν ἔχων. οὐ μὴν ὅτι τροφὴ ταῦτα ἐστὶ τοῖς ζώοις ἅπασιν, οὔθ᾽ ὡς ἐκ τούτων ἡμῖν οἱ χυμοὶ γεγόνασιν, οἱ κατὰ φύσιν ἐν τῷ σώματι φαίνονται. ἀλλ᾽ ὅμως γίνονται καὶ ἐκ τούτων τῶν χυμῶν ἕκαστον τῶν ὁμοιομερῶν ἐγένετο. συνιόντων δὲ τούτων ἀλλήλοις τὸ πρῶτον καὶ ἁπλούστατον ὄργανον ἀποτελεῖται, ὃ φύσις μιᾶς ἕνεκεν ἐνεργείας ἐγένετο. τούτων δ᾽ αὖθις ἀλλήλοις συντεθειμένων ἕτερον ὄργανον μεῖζον γεννᾶται,

eſt. Enimvero, ſi quid aliud, hoc etiam medicis concedendum eſt, multas eſſe morborum ſpecies ac multas itidem remediorum, quod qui non concedit, is medicinae principia tollit. Hippocrates autem in libro de natura hominis a qualitatibus nominare elementa conſuevit, ac calidum vocat, neque ſolam qualitatem, neque quod ab ejus exuperantia homonyme dicitur, ſed corpus quod ſummae caliditatis particeps eſt, frigidum vero id, in quo ſumma frigiditas, ſiccum, in quo ſiccitas, quibus quidem ſit rebus ut nemo ſanae mentis dubitare poſſit quin omnia animantia ex aëre, igne, aqua et terra ortum ducant, neque in controverſiam revocare haec eſſe omnium animantium cibos, ſicut neque hoc, humores, qui noſtris in corporibus ſecundum naturam apparent, ex eis eſſe genitos, imo vero etiam ex iis humoribus ſingulae partes, quae ex ſimilibus inter ſe partibus conſtant, ſunt generatae, hisque primum inter ſe conjunctis, primum ſimpliciſſimumque efficitur inſtrumentum, quod unius actionis cauſa natura molita eſt, his rurſus inter ſe compa-

Ed. Chart. VIII. [513.]

κἀκείνων αὖθις ἀλλήλοις ἐμπεπλεγμένων ἡ τοῦ παντὸς σώματος φύσις συνίσταται, ὡς ἐν τοῖς ἀνατομικοῖς βιβλίοις λέγεται. νῦν δὲ φαμὲν τὰ ἴδια καὶ προσεχῆ τοῦ σώματος ἡμῶν στοιχεῖα τοὺς τέσσαρας εἶναι χυμούς. τὰ δὲ κοινὰ πάντων ὑγρὸν καὶ θερμὸν καὶ ξηρὸν καὶ ψυχρὸν, ἵνα ἀπὸ τῶν ποιοτήτων ὀνομάζωμεν τὰ στοιχεῖα τῷ παλαιῷ ἑπόμενοι, καὶ ἐκεῖναι μόναι τέτταρες ποιότητες ὑποκειμένην οὐσίαν ἀλλοιοῦσαι τῆς εἰς ἄλληλα μεταβολῆς τῶν στοιχείων εἰσὶν αἰτίαι καὶ φυτῶν καὶ ζώων δημιουργαί. τὸ μὲν οὖν μεταβάλλειν εἰς ἄλληλα τὰ στοιχεῖα, ὡς γίνεσθαι τοὺς χυμοὺς, πολλοὶ τῶν φυσικῶν συγκεχωρήκασι, καὶ τοῦτο μὲν διὰ τὴν ἐνάργειαν. Θαλῆς μὲν εἰ καί περ ἐκ τοῦ ὕδατος φησὶ συνεστάναι πάντα, ἀλλ' ὅμως καὶ τοῦτο βούλεται. ἄμεινον δὲ καὶ αὐτοῦ τὴν ῥῆσιν προσθεῖναι ἐκ τοῦ δευτέρου περὶ τῶν ἀρχῶν ἔχουσαν ὧδέ πως. τὰ μὲν οὖν πολυθρύλητα τέτταρα, ὧν τὸ πρῶτον ὕδωρ εἶναι φαμὲν καὶ ὡσανεὶ μόνον στοιχεῖον τίθεμεν, πρὸς σύγκρισίν τε καὶ πή-

ctis, alterum majus inſtrumentum efficitur, illis item inter ſe connexis univerſi corporis exiſtit fabricatio. Sed nunc propria et proxima noſtri corporis elementa eſſe quatuor humores, affirmamus, omnium vero communia, humidum, ſiccum, calidum et frigidum, ut ducto a qualitatibus nomine elementa ex Hippocratis ſententia nominemus. Atque hae quidem ſolae quatuor qualitates ſubjectam ſubſtantiam immutantes in cauſa ſunt cur inter ſe elementa commutentur, eaedemque plantas et animalia efficiunt. Elementa porro inter ſe mutari, ut humores procreentur, multi eorum, qui phyſici vocati ſunt, evidentia nimirum ducti ac perſuaſi conceſſerunt, ac Thales, quamvis ex aqua velit conſtare omnia, tamen hoc etiam ipſum conceſſit; praeſtiterit fortaſſe ejus verba ſubjungere, quae in ſecundo de principiis ita fere ſcripta ſunt: *Haec autem,* inquit, *pervulgata quatuor, quorum longe principem eſſe aquam ſtatuimus et fere ſolum eſſe elementum affirmamus, ad concretionem, compactionem et conſtitutionem eorum, quae hac mundi ſede continentur, inter ſe*

γνυσιν καὶ σύστασιν τῶν ἐγκοσμίων πρὸς ἄλληλα συγκεράννυται. πῶς δὲ, ἤδη λέλεκται ἡμῖν ἐν τῷ πρώτῳ. ἐναργῶς ἐνταῦθα δῆλός ἐστι ὡς ἀξιοῖ εἰς ἄλληλα μεταβάλλειν τὰ στοιχεῖα. Ἱπποκράτης δὲ ἐκ τοῦ προδεδεῖχθαι τὴν οὐσίαν ἀλλοιοῦσθαι πᾶσαν, εἶδε ἀνατρεπόμενον, ὡς ἡ φαινομένη τῶν σωμάτων ἀλλοίωσις οὐκ ἔστι διάκρισίς τις καὶ σύγκρισις, ὡς καὶ Ἐπικούρῳ καὶ Δημοκρίτῳ ἤρεσκεν. καὶ τὸ μὴ εἶναι ἀμετάβλητα τὰ τέσσαρα, ὡς Ἐμπεδοκλῆς ἐνόμιζε καὶ διὰ τοῦτο ὀρθῶς τὴν τῶν πάντων φύσιν ἐκ θερμοῦ καὶ ψυχροῦ καὶ ὑγροῦ καὶ ξηροῦ συνίστασθαί φησι καὶ τέτταρας ἐν ἡμῖν ἀεὶ χυμοὺς ὑπάρχειν. ταῦτα γὰρ εἰς ἄλληλα δρᾷ καὶ τὸ δρᾷν οὐκ ἐκ κατακρίσεως καὶ συγκρίσεως ἔχει, ἀλλ' ἐκ τοῦ πάσχειν τε καὶ ἀλλοιοῦσθαι δι' ὅλης αὐτῆς τὴν οὐσίαν, ἐκ τούτων δὲ γίνονται οἱ χυμοί. περὶ οὗ πράγματος κακῶς ἔλεγον οἱ πολλοὶ τῶν παλαιῶν, μᾶλλον δὲ Ἐρασίστρατος, ὃς περὶ τὰ ἄλλα ἄριστος ἔδοξε, περὶ τούτου δὲ οὐδὲν εἶχεν εἰπεῖν ἀλλ' οὐδὲ μέχρι τοῦ μετρίου πιθανόν· ἡγεῖται γὰρ ἄχρηστον ὅλως τὸ ἐπίστασθαι, ὅπως τὰ σιτία

commiſcentur, quomodo autem id fiat, eſt a nobis ſuperiore libro declaratum: hoc loco plane patet, Thaleti placere elementa inter ſe commutari. Hippocrates vero ex eo, quod probatum eſſet prius omnem ſubſtantiam alterari, vidit reſutatam illam eſſe ſententiam, qua ſtatuebatur corporum alterationem, quae apparet, concretionem ſecretionemque eſſe, ut Epicuro ac Democrito placuit, et hanc, non eſſe expertia mutationis quatuor elementa, ut Empedocles exiſtimavit. Itaque recte cenſuit naturam omnium ex calido, frigido, humido ſiccoque conſtare et quatuor humores in nobis ſemper reperiri. Quum enim haec mutuo ac viciſſim agant, certe actio non ex ſecretione et concretione exiſtit, ſed ex eo, quod ſubſtantia per ſe tota patiatur atque alteretur; ex his autem humores generantur, qua de re quum male ſint loquuti plerique veteres, tum vero peius etiam Eraſiſtratus, qui quum in caeteris rebus fuerit praeſtantiſſimus, de hac re nihil habuit quod vel mediocriter probabile eſſet quod affer-

d. Chart. VIII. [513.]
ατὰ τὴν γαστέρα πέττεται καὶ πῶς διὰ πέψεως οἱ χυμοὶ αἱ πῶς ἐν ταῖς φλεψὶν ἡ χολὴ, καὶ νομίζει τῆς κενώσεως όνης φροντιστέον, ἀμελητέον δὲ τῆς γενέσεως τοῦτο δὲ σαφῶς εἶπεν αὐτὸς ἐν τῷ τρίτῳ περὶ τῶν πυρετῶν, ἐξαπατᾶται δὲ, ὡς καὶ πρὸς Πλάτωνός τε καὶ Ἀριστοτέλους ἀποδέδεικται, ἀλλὰ ἡμεῖς νῦν, ὅπερ ἤδη πολλάκις εἴπομεν, οὐ τὰ καλῶς ἀποδεδειγμένα τοῖς παλαιοῖς λέγειν προὐθέμεθα, μήτε τῇ γνώμῃ μήτε τῇ λέξει τοὺς ἄνδρας ἐκείνους ὑπερβαλέσθαι δυνάμενοι. ἀποδέδεικται γὰρ ἐκείνοις τοῖς ἀνδράσιν ἀλλοιουμένης τῆς τροφῆς ἐν ταῖς φλεψὶν ὑπὸ τῆς ἐμφύτου θερμασίας, ὅτι αἷμα μὲν ὑπὸ τῆς συμμετρίας τῆς κατὰ αὐτὴν γίνεται, οἱ δ' ἄλλοι χυμοὶ διὰ τὰς ἀμετρίας. καὶ γὰρ τῶν ἐδεσμάτων ὅσα μέν ἐστι θερμότερα, φύσει χολωδέστερα, τὰ δὲ ψυχρότερα φλεγματωδέστερα. καὶ τῶν ἡλικιῶν ὡσαύτως χολωδέστεραι μὲν αἱ θερμότεραι φύσεις, φλεγματωδέστεραι δὲ αἱ ψυχρότεραι. οὕτω δὲ καὶ τῶν ἐπιτηδευμάτων καὶ χώρων καὶ ὡρῶν καὶ πολλῷ μᾶλλον τῶν φύσεων αὐτῶν. καὶ νοσήματα τὰ μὲν ψυχρὰ τοῦ φλέγματος ἔκγονα, τὰ

ret, prorſus autem eſſe inutile putat ſcire quomodo cibi in ventriculo concoquantur et quomodo ex concoctione humores gignantur et quomodo bilis in venis exiſtat, ac ſolius evacuationis habendam eſſe rationem, humorum vero ortum eſſe negligendum exiſtimat, id quod ipſe in tertio de febribus perſpicue ſcriptum reliquit, ſed fallitur, ut jam Plato atque Ariſtoteles demonſtrant. Verum nos, ut jam ſaepe diximus, non hoc nobis propoſuimus, ut quae veteres recte ſcripta reliquerunt ea nunc pertractemus, ut qui illos nec ſententia, nec dicendi ratione ſuperare valeamus; viri enim illi demonſtrarunt, quum alimentum in venis a nativo calore alteratur, ſanguinis originem ex mediocri calore exiſtere, aliorum humorum, ex eodem immodico; nam et edulia, quorum eſt natura calidior, bilioſiora ſunt, quorum vero frigidior eſt, pituitoſiora; eadem aetatum eſt ratio. Magis enim bilioſae calidiores natura cenſentur, pituitoſiores vero frigidiores. Idem in vitae inſtitutis itemque regionibus, anni temporibus, ac

Ed. Chart. VIII. [513.]
δὲ θερμὰ τῆς ξανθῆς χολῆς, καὶ ὅλως οὐδὲν εὑρίσκεται τῶν ἁπάντων ὃ μὴ τούτῳ τῷ λόγῳ μαρτυρεῖ. ἀλλὰ ταῦτα γὰρ μὴ ὡς ἀποδείξεις ὑφ' ἡμῶν εἰρῆσθαι νομίζεις μᾶλλον ἢ περὶ τῆς τῶν ἄλλως γινωσκόντων ἀναισθησίας ἐνδείξεις. ἃ μηδὲ τὰ πρὸς ἁπάντων ὁμολογούμενα καὶ καθ' ἑκάστην ἡμέραν φαινόμενα γινώσκουσι. τὰς δ' ἀποδείξεις αὐτῶν κατ' ἐπιστήμην ἐξ ἐκείνων δεῖ λαμβάνειν τῶν ἀρχῶν ὧν ἤδη καὶ ἐν ἄλλοις εἴπομεν, ὡς τὸ δρᾷν καὶ τὸ πάσχειν εἰς ἄλληλα τοῖς σώμασιν ὑπάρχει κατὰ τὸ θερμὸν καὶ ψυχρὸν καὶ ξηρὸν καὶ ὑγρόν. καὶ ἐκ τούτων συμμετρίας τε καὶ ἀμετρίας ἡ ὑγεία τε καὶ ἡ νόσος συνίσταται, καὶ τὰ ἰάματα τῶν νούσων εἰσὶν ἐκ τῶν ἐναντίων. ἀλλὰ δοκοῦσίν μοι οἱ σοφισταὶ καὶ πολλοὶ τῶν ἰατρῶν καὶ τούτων τῶν ἐνδόξων, ὡς Ἐρασίστρατος, τοῦτο ἀγνοεῖν τὸ νόσημα εἶναι, ὅταν ἐν τῷ σώματι διάθεσίς τις βλάπτει τὴν ἐνέργειαν μὴ κατὰ συμβεβηκός τι, ἀλλὰ πρώτως καὶ κατ' αὐτήν. πῶς οὖν ἔτι διαγνωστικός τε καὶ ἰατρὸς τῶν νούσων ἔσται, ἀγνοῶν ὅλως

multo magis in ipſis naturis cernitur, morbi quoque frigidi a pituita originem trahunt, calidi a flava bile, ad ſummam nihil usquam invenies, quod hanc non confirmet ſententiam. Verum exiſtimato haec a me res demonſtrandi cauſa potius dicta eſſe quam ut inſcitiam et ſtupiditatem eorum indicem, qui aliter ſentiunt, nec ea quidem norunt, de quibus inter omnes convenit, quaeque quotidie uſu venire perſpicimus; demonſtrationes enim harum rerum a ſcientia profectae ex iis ſunt petendae principiis, quae alibi ſunt a nobis pertractata, ut eſſe corporibus attributum, ut inter ſe agant et patiantur, id ex calido, frigido, ſicco et humido exiſtere et ex horum mediocritate et immoderatione ſanitatem morbumque conſtare et morborum remedia e contrariis duci. Mihi tamen et ſophiſtae et medici complures, atque hi quidem egregii, inter quos Eraſiſtratus cenſetur, id videntur ignorare, morbum tum appellandum eſſe, quum in corpore quaedam affectio eſt, quae non ex accidenti, ſed primo et per ſe actionem laedit. Quis igitur aut cognoſcere aut

Ed. Chart. VIII. [513.]

αὐτὰς τίνες τέ εἰσι καὶ πόσαι καὶ ποῖαι; ταῦτα δὲ οὐκ ἔφυγεν οὐδὲ Ἱπποκράτην, οὐδὲ Πραξαγόραν, οὐδὲ Φιλότιμον, οὐδὲ Ἀριστοτέλην. [καὶ μὴν ἡ μέλαινα χολὴ τοιοῦτός ἐστι χυμὸς, ἣ πλεονεκτεῖν εἴωθε τῶν μὲν ὡρῶν τοῦ ἔτους ἐν φθινοπώρῳ μάλιστα, τῶν δὲ ἡλικιῶν ἐν ταῖς μετὰ τὴν ἀκμήν.] ἆρ' οὖν οἱ ἀπ' Ἐρασιστράτου τῶν ἄλλων ἀνέγνωσάν τι τῶν Ἱπποκράτους συγγραμμάτων, οὔτε τὸ περὶ φύσεως ἀνθρώπου βιβλίον, ἵν' οὕτως ἀργῶς παρέλθοιεν τὴν περὶ τῶν χυμῶν ἐπίσκεψιν; ἢ γινώσκουσι μὲν, ἑκόντες δὲ παραλείπουσι καλλίστην τῆς τέχνης θεωρίαν; ταῦτα οὖν ἅπαντα πρός τε τὰς διαγνώσεις τῶν νοσημάτων καὶ τὰς ἰάσεις μεγίστην παρεχόμενα χρείαν, ἥνπερ ἐπήδησεν ὁ γενναῖος Ἐρασίστρατος τελέως καὶ καταφρονεῖν προσεποιήσατο τῶν παλαιῶν. καίτοι καλὸν εἰδέναι τήν τε γένεσιν τῶν χυμῶν ἁπάντων [καὶ ὅτι μοι δοκοῦσιν οἱ πλεῖστοι τῶν παλαιῶν ἰατρῶν αὐτὸ μὲν τὸ κατὰ φύσιν ἔχον τοῦ τοιούτου χυμοῦ καὶ διαχωροῦν κάτω καὶ πολλάκις ἐπιπολάζον ἄνω μέλαινα

ſanare morbos poterit, quum prorſus eos qui, quanti qualesque ſint ignoret? haec tamen neque Hippocrates, neque Praxagoras, neque Philotimus, neque Ariſtoteles ignorarunt. [*Quin etiam bilis atra talis humor eſt. Haec enim anni tempeſtatibus, autumno maxime et aetatibus, quae aetatis florem excipiunt, abundare ſolet.*] An igitur Eraſiſtratus quum nullos alios libros Hippocratis evolvit, tum vero eum, qui de natura hominis inſcriptus eſt, non vidit, ut tanta negligentia humorum tractationem ſilentio praeteriret? an hoc novit ille quidem, ſed data opera pulcherrimam artis contemplationem praetermiſit? et tamen haec omnia, quae ad morbos cognoſcendos atque curandos maximum uſum afferunt, vir egregius Eraſiſtratus praeteriit, ac veteres non eſſe flocci faciendos ſibi perſuaſit, quamquam praeſtiterit et humorum omnium ortum noſſe [*et quia mihi plurimi veterum medicorum id, quod in tali humore naturale eſt et verſus inferiora ſece-*

Ed. Chart. VIII. [513.]

καλεῖν χυμὸν οὔτι μέλαιναν χολήν. τὸ δὲ ἐκ συγκρίσεώς τινος καὶ σηπεδόνος ἢ τὴν ὀξεῖαν μεθιστάμενον ποιότητα, μέλαιναν ὀνομάζει χολήν. ἀλλὰ περὶ μὲν οὖν ὀνομάτων οὐ χρὴ διαφέρεσθαι, ἀλλὰ τοῦτο καλὸν εἰδέναι, ὅπερ ἐστὶ καὶ ἀληθὲς κατὰ τὴν τοῦ αἵματος γένεσιν, ὅσον ἂν ἱκανῶς παχὺ καὶ γεῶδες ἐκ τῆς τῶν σιτίων φύσεως ἐμφερόμενον τῇ τροφῇ μὴ δέξηται καλῶς τὴν ἐκ τῆς ἐμφύτου θερμασίας ἀλλοίωσιν, τοῦτο ὁ σπλὴν εἰς ἑαυτὸν ἕλκει. τὸ δὲ ὀπτηθὲν, ὡς φάναι, καὶ συγκαυθὲν τῆς τροφῆς, τουτέστιν ἐν αὐτῇ τὸ θερμότατον καὶ γλυκύτατον, οἷον τό τε μέλι καὶ τὸ ὑπημελὴ ξανθὴ γενόμενον χολή. διὰ τῶν χολοδόχων ἀγγείων ἐκκαθαρθὲν, λεπτὸν δέ ἐστι τοῦτο καὶ ὑγρὸν καὶ ῥητὸν, οὐχ ὥσπερ ὅθεν ὑπεροπτηθὲν ἐσχάτως ξανθὸν καὶ πτυλῶδες καὶ παχὺ γένηται ταῖς τῶν ὠῶν λεγίτης.] ὅμοιον καὶ αὕτη ἡ φύσις τῶν χυμῶν καθαρτικὸν ὄργανον ἓν ἐποίησεν οἷον τὸ αἷμα πρὸς τοῦ σπληνὸς καὶ τῆς ἐπὶ τῷ ἥπατι κύστεως καθαίρεται. τὸ δὲ ἱκανῶς παχὺ καὶ γεῶδες καὶ τελέως διαπεφευγὸς τὴν ἐν τῷ ἥπατι μεταβολὴν, ὁ σπλὴν εἰς ἑαυτὸν

dit, ſaepe quoque verſus ſuperiora redundat, atrum humorem, neutiquam atram bilem vocare ſolent. Quod autem ex concretione quadam et putredine ortum eſt et in acidum degeneravit, atram appellat bilem. Sed de nominibus diſſentire haud oportet, ſed hoc ſcire juvat, quod quoad ſanguinis originem verum ſit. Quod ſatis craſſum et terreum e ciborum natura nutritioni illatum non bene caloris innati mutationem recipit, hoc lien attrahit. Coctum autem quod dicunt et quaſi combuſtum ex alimentis, hoc eſt in illis calidiſſimum et dulciſſimum, veluti mel lactisque flos (leg. καὶ ἡ πιμελή*), fitque flava bilis. Quod per vaſa biliſera expurgatur, tenue eſt et humidum, non uti ſupra modum torrefactum extreme flaveſcens et craſſum fit, ſimile vitello ovorum*] et ſcire unum inſtrumentum ad purgandos humores accommodatum eſſe a natura conſtructum, ut ſanguis tum a liene tum ab ea veſica,

Ed. Chart. VIII. [513. 514.]

ἕλκει. φλέγματος δὲ οὐδὲν ἐδημιούργησε φύσιν ὄργανον καθαρτικὸν, ὅτι ψυχρὸν καὶ ὑγρόν ἐστι καὶ οἷον ἡμίπεπτος τροφή τις, διὸ οὐ κενωτέον τὸ τοιοῦτον, ἀλλὰ ἐν τῷ σώματι μένον δεῖ ἀλλοιοῦσθαι. [οὗτοι δὲ χυμοὶ γίνονται ἐκ τῶν ἐσθιομένων καὶ πινομένων, ἅπερ ἀλλοιοῦσθαι πέφυκε.] διττὴ δέ ἐστιν ἀλλοίωσις κατὰ γένος, ἡ μὲν εἰδοποιὸς, ἣ πρώτως καὶ κυρίως ἀλλοίωσις ὀνομάζεται, ἡ δὲ καταθραύουσα καὶ συνάγουσα τὰ τοῦ σώματος ἡμῶν μόρια. τὴν δὲ τῶν σιτίων ἐν πρώτῳ γένει φαμὲν περιέχεσθαι. οὐδὲν γὰρ δύναται μεταβάλλειν ἐξ εἴδους εἰς εἶδος, ἄνω τοῦ θερμανθῆναι καὶ ψυχρανθῆναι καὶ ξηρανθῆναι καὶ ὑγρανθῆναι. οὐ μὴν ἐξ ἄλλου τινὸς ἢ ἐκ τοῦ θερμοῦ καὶ ψυχροῦ καὶ ξηροῦ καὶ ὑγροῦ τὰς εἰς ἕτερον εἶδος οὐσίας ἀλλοιώσεις τε καὶ μεταβολὰς ἐδείχθη δεχόμενα τὰ πάθη τοῦ σώματος σύμπαντα. καὶ κατὰ τοῦτο τὰς πρώτας τε καὶ στοιχειώδεις εἰδοποιοὺς ποιότητας ἔφαμεν ἐν τῷ περὶ στοιχείων καὶ ἐν τοῖς περὶ

quae jecori adhaeret, expurgatur, eum vero, qui fit admodum craffus terreusque et eam mutationem, quae in jecore fit, prorfus fugerit, lien in fe trahit, quo vero pituita expurgaretur, nullum inftrumentum eft molita natura, ea enim frigida humidaque eft ac veluti femicoctum alimentum, proinde non evacuandum, fed in corpore manens alterari debet. [*Hi autem humores gignuntur ex efculentis potulentisque, quae alterari folent.*] Duplex autem eft genus alterationis, ut quae fpeciei procreatrix eft, quae primo et proprie nominatur alteratio et item quae contundere et contrahere corporis noftri partes dicitur, primo genere continetur alimentorum alteratio, propterea quod nihil de fpecie in aliam verti fpeciem poteft, nifi calefiat, refrigeretur, ficcefcat et humectetur. Eft autem demonftratum omnes affectus corporis non aliunde quam ex calido et frigido et ficco et [514] humido alterationes et mutationes in aliud fubftantiae genus accipere atque hac ratione ducti primas qualitates

Ed. Chart. VIII. [514.]

φυσικῶν δυνάμεων εἶναι τέτταρας, ὑγρότητα, ξηρότητα, θερμότητα, ψυχρότητα. ἃς οἱ πλεῖστοι τῶν ζητησάντων ἐσφάλθαι μοι δοκοῦσιν ἐν τῷ τὴν πλεονεκτοῦσαν ἁπλῶς ἐπισκέπτεσθαι. καίτοι πολὺ διάφορόν ἐστιν ἢ ὡς πρὸς τὴν ὅλην φύσιν ἀποβλέποντες ἢ ὡς πρὸς ἀνθρώπους μόνους ὑπὲρ θερμοῦ καὶ ψυχροῦ καὶ ξηροῦ καὶ ὑγροῦ διαιρεῖσθαι. εἰ γὰρ πρὸς τὴν ὅλην φύσιν ἀποβλέψῃς, διχῶς ἕκαστον τούτων λέγεται, τὸ μὲν ἁπλῶς, τὸ δὲ ἐν ἐπικρατείᾳ. τῶν μὲν στοιχείων ἕκαστον ἁπλῶς ἄνθρωπος καὶ ὄνος καὶ βοῦς κατ' ἐπικράτησιν, ζητοῦμεν δὲ ἡμεῖς οὐχ ἁπλῶς ἢ πλέον ὑγρόν ἐστιν ἐν τῇ θαλάττῃ τοῦ ξηροῦ. τοῦτο μὲν γὰρ ἐναργῶς ὁρῶμεν. ἀλλ' ἡ πρὸς ἄνθρωπον. ποιοῦσι δὲ ἔμπαλιν οἱ πλεῖστοι τῶν ἰατρῶν καὶ τοσοῦτον ἀμαθεῖς εἰσιν, ὡς μηδὲ τὸ πᾶσιν ὁμολογούμενον συγχωρεῖν κοινὸν ὑπάρχειν πᾶσι τοῖς τοῦ ζώου μορίοις, ὅσα χυμῶν τινῶν ἐστι γεννητικὰ χρησίμων ἤτοι γε ἑτέροις μορίοις ἢ εἰς τὴν τοῦ γένους

ſpeciei procreatrices et quae veluti elementa ſint, eſſe quatuor in libro de elementis deque facultatibus naturalibus, ut humiditatem, ut ſiccitatem, ut caliditatem et frigiditatem affirmavimus. Ac mihi quidem plurimi eorum, qui in iis perquirendis ſunt verſati, videntur erraviſſe, quod eam, quae excelleret, abſolute conſiderarunt, quum tamen permagni referat, an ad naturam univerſam animum adjungamus, an hominis ſolius habeamus rationem, ut quid de calido, frigido, humido ſiccoque diſtinguamus. Nam ſi univerſam naturam reſpicias, unumquodque horum dupliciter dicetur, abſolute et per exſuperantiam, ut unumquodque elementum abſolute, homo vero, aſinus et bos per exſuperantiam intelligatur, nos vero non abſolute perveſtigamus, ſitne plus humidi quam ſicci in mari, quando id evidenter perſpicimus, ſed utrum ita ſit ad hominis comparationem, contra tamen quam plurimi medici faciunt, atque adeo ſtulti ſunt ut ne id quidem concedant, de quo inter omnes conſtat, hoc eſſe commune omnium animantis partium, quae ad humores

Ed. Chart. VIII. [514.]

διαδοχὴν ἢ εἰς τὴν τοῦ κυουμένου τροφὴν, περιττὸν ὑπάρχειν τὸν χυμὸν ἐκεῖνον τῆς τροφῆς τοῦ γεννῶντος αὐτὸν μορίου. οὐ γὰρ τὸ γινώσκειν ἐς ὅ τι χρήσιμος ὁ χυμὸς ἔσται τὸ ζῶον τὴν γένεσιν αὐτοῦ ποιεῖται τὸ μόριον, εἴ γε μὴ μέλλει νοῦν ἕξειν τῶν τοιούτων ὁποίων ἀξιοῦμεν ἔχειν τοὺς πολιτικοὺς ἄνδρας, ἀλλὰ ὁ μὲν δημιουργήσας τὸ ζῶον ἐκεῖνον ἔχει τὸν νοῦν, αὐτὸ δὲ τὸ μόριον, ὡς ἐδείχθη, διοικεῖται δυνάμεσι φυσικαῖς ἄλλαις τε τισὶν καί τοι ἀλλοιωτικῇ, καθ' ἣν ὁμοιοῖ τὴν τροφὴν αὐτῷ. ἐπιζητήσειε δ' ἄν τις διὰ τί ἐνχρονίζον τοῖς ἀγγείοις τοῦ σπέρματος τὸ αἷμα λευκὸν γίνεται. ἀλλὰ τῶν ἐν τοῖς περὶ τῶν φυσικῶν δυνάμεων ἀποδεδειγμένων ἀναμνησθέντα τινὰ ῥᾳδίως ἐξευρήσειν ἡγοῦμαι. δέδεικται γὰρ ἐν ἐκείνοις ὡς πᾶν μόριον ἐν αὐτῷ τὴν τροφὴν ἐξομοιοῖ, ὥστε λευκοὶ τῶν ἀγγείων χιτῶνες ὑπάρχοντες εἰς τὴν ὁμοίαν ἑαυτοῖς ἰδέαν ἀλλοιοῦσι τὸ αἷμα. νῦν δὲ τάχα ἔροιτό τις διὰ τί τῶν ἄλλων ἀγγείων οὐδὲ καθ' ἓν ὁρᾶται τοῦτο γινόμενον· ᾧ πρόχειρον ἀποκρίνασθαι διότι

aliquos gignendos aut ad ufum aliarum partium aut ad propagationem generis aut ad foetum alendum utiles, vim habent, ut ille humor fit quaedam veluti redundantia alimenti partis illius a qua ipfe generatur: neque enim pars ideo humorem gignit, quia norit quam ad rem is humor ufui futurus fit animanti, alioqui tali effet mente atque intelligentia praedita, qualem in iis arbitramur ineffe oportere qui remp. gerunt; fed eam mentem atque intelligentiam habet animantium opifex, ipfa vero pars, ut demonftravimus, cum aliis naturalibus potentiis, tum vero alteratrice, qua fibi alimentum affimilat, regitur et gubernatur. Quaerat autem quispiam hoc loco, quid caufae fit, cur fanguis, quum in vafis feminis diutius moratur, exalbefcat. Sed fi quis eorum, quae in libris de facultatibus naturalibus funt a nobis demonftrata meminerit, eum facile hoc effe inventurum arbitror; illic enim oftendimus omnem partem alimentum fibi fimile reddere. Itaque quum vaforum tunicae candidae fint, fanguinem in formam fibi ipfis fimilem commutant. Quaeret autem for-

Ed. Chart. VIII. [514.]

μηδὲ ἐπὶ πλεῖον οὕτως ἐν ἄλλῳ χρονίζει. εἰ δέ γε ἐχρόνιζεν καὶ μὴ διαίρηται καὶ ταχέως διακενοῦται, ἦν ἂν οὖν καὶ ἄλλοθι τοῦ ζώου τοσοῦτον εὑρεῖν χυμόν. καίτοι καὶ ἡ καθ' ἕκαστον τῶν ἀγγείων ὑγρότης σύμφυτος, ᾗ κατὰ αὐτῶν τοὺς χιτῶνας ἑξῆς τρέφεται, τοιαύτη τίς ἐστίν. διὸ κατὰ τὰς ἕλικας τῶν ἀγγείων τοῦ αἵματος αὐτὸ τὸ αἷμα οἷον λιμνάζον αἴτιον ἐστὶν ὡς τὸν σπερματικὸν χυμὸν ἀθροίζεσθαι. νῦν δὲ ὅτι οἵ τε χυμοὶ καὶ ὅλως ἡ τοῦ σώματος κρᾶσις ἀλλοιοῖ τὰς ἐνεργείας τῆς ψυχῆς ὡμολόγηται τοῖς ἀρίστοις ἰατροῖς τε καὶ φιλοσόφοις. ἐγὼ δὲ δι' ἑνὸς ὑπομνήματος φανερὸν πεποίηκα. καθ' ὃ ταῖς τοῦ σώματος κράσεσιν ἀπέδειξα ἀκολουθούσας τὰς τῆς ψυχῆς δυνάμεις. διὸ ἐκ τῆς τῶν χυμῶν περιουσίας πλεῖσται δυσκρασίαι τοῖς ἀνθρώποις γίνονται, ὧν καθ' ἕκαστον μόριον εἰσὶν ὀκτώ. καὶ αὗται πᾶσαι γίνονται ἢ κατὰ ψιλὰς καὶ μόνας τὰς ποιότητας ἢ καὶ μετά τινὸς χυμοῦ. διὰ ταῦτα τὴν μὲν τὰ ξη-

taſſe aliquis cur in nullo alio vaſe id fieri perſpiciatur, eſt in promptu reſponſio, non ita diu in vaſe ſanguinem commorari; nam ſi tam diu moraretur, ac non difflueret citoque evacuaretur, profecto etiam in aliis animantis partibus ejusmodi reperire humorem liceret, quamquam in uno quoque vaſe nativa humiditas, a qua tunicae vaſorum nutriuntur, hujusmodi eſſe videatur, quocirca in flexibus vaſorum ſanguis ipſe veluti ſtagnans, in cauſa eſt ut ſpermaticus humor cumuletur. Nunc vero animi quoque actiones ab humoribus et omnino a corporis temperatura immutari, inter optimos medicos praeſtantiſſimosque philoſophos convenit, ac nos uno commentario id probavimus, in quo vires animi eſſe corporis temperaturae conſequentes demonſtravimus, atque inde fit ut ex humorum redundantia plurimae in hominibus intemperies oriantur, quarum octo obſidere ſingulas partes ſolent eaeque aut ex nudis ſolisque qualitatibus, aut etiam cum humore aliquo fieri ſolent. Proinde intemperiem, quam ſiccitas excitavit, humectare oportet, quam humiditas, exiccare, quam calor, refrigerare, quam frigus denique, cale-

Ed. Chart. VIII. [514.]

ρότητα δυσκρασίαν ὑγραίνειν τι, τὴν δὲ κατὰ ὑγρότητα ξηραίνειν. οὕτω δὲ καὶ τὴν κατὰ θερμότητα ψύχειν, τὴν δὲ κατὰ ψύξιν θερμαίνειν. ὁμοίως δὲ καὶ τὰς συνθέτους ἤτοι θερμαίνειν καὶ ξηραίνειν ἢ ὑγραίνειν καὶ θερμαίνειν ἢ ψύχειν καὶ ὑγραίνειν ἢ ξηραίνειν καὶ ψύχειν. μηδὲ ἀμελητέον ἐστὶ τῶν τροφῶν ὅτι ἐκ τούτων γίνονται οἱ χυμοὶ καὶ ὅτι τὴν ἀρετήν τε καὶ κακίαν δοκοῦσι φέρειν. τοῦτο γὰρ καὶ Πλάτων ἔοικε γράφειν ἐν τῷ Τιμαίῳ κατὰ τήνδε τὴν ῥῆσιν· πειρατέον μὴ ὅποι τις δύναται καὶ διὰ τροφῆς καὶ διὰ ἐπιτηδευμάτων, μαθημάτων τε φυγεῖν μὲν κακίαν, τοὐναντίον δὲ ἑλεῖν ἀρετήν. ὥσπερ ἐπιτηδεύματα καὶ μαθήματα κακίας μὲν ἀναιρετικὰ, γεννητικὰ δὲ ἀρετῆς ἐστιν, οὕτω καὶ ἡ τροφή. [λέγει δὲ αὐτὸς ἐνίοτε τροφὴν οὐ μόνον τὴν ἐπὶ σιτίοις, ἀλλὰ καὶ σύμπασαν τῶν παίδων δίαιταν. ἀλλὰ νῦν οὐκ οἴονται φάναι κατὰ τὸ δεύτερον σημαινόμενον εἰρῆσθαι τὴν τροφήν. οὐ γὰρ τοῖς παισὶν, ἀλλὰ τοῖς τελείοις ποιεῖν κελευόμενος ἔφη, πειρατέον μὴ ὅποι τις δύναται καὶ τὰ λοιπά] ἐπιτηδεύματα

facere: eadem eſt ratio compoſitarum, ut vel calefacias et exſicces, vel humectes et calefacias vel refrigeres et humectes vel ſicces et refrigeres. Jam vero non eſt parva cura nutritioni adhibenda, quando ex ea humores gignuntur et eadem virtutem ac vitium in nobis parere exiſtimatur, idem ipſum autem Plato quoque videtur in Timaeo ſcriptum reliquiſſe ad hunc fere modum: *danda*, inquit, *opera eſt, ut pro virili parte nutritione, inſtitutis ac diſciplinis vitium fugiamus et virtutem adipiſcamur; ut enim inſtituta diſciplinaeque vitia tollunt virtutemque pariunt, ita etiam facit nutritio.* [*Dicit autem ille interdum non ſolum victus rationem, ſed omne puerorum regimen nutritionem. Nunc vero non putant ſecundo ſignificatu dictam eſſe nutritionem. Non enim pueris, ſed et adultis eam praeberi jubet, periclitandum, non quo quis poſſit etc.*] Appellat autem inſtituta quae in gym-

Ed. Chart. VIII. [514.]

δὲ λέγει τὰ κατὰ γυμναστικὴν καὶ μουσικὴν μαθήματα καὶ τὰ κατὰ γεωμετρίαν καὶ ἀριθμητικήν. τροφὴν δὲ οὐχ οἷόν τε ἄλλην τινὰ νοεῖν παρὰ τὴν ἐκ τῶν σιτίων καὶ ῥοφημάτων καὶ πομάτων, ἐξ ὧν ἐστι καὶ οἶνος, ὑπὲρ οὗ πολλὰ διῆλθεν ὁ Πλάτων ἐν τῷ δευτέρῳ τῆς Νομοθεσίας. καὶ ἡμεῖς ἐν τῷ εἰς τὸν Τίμαιον ὑπομνήματι καὶ ἰδίᾳ ἐν τοῖς περὶ τῆς ἐν ταῖς τροφαῖς δυνάμεως καὶ ἐν τῷ περὶ εὐχυμίας τε καὶ κακοχυμίας. ἐπειδὴ οὖν ἡ τροφὴ καλὴ ἢ κακὴ πολλὰ ταῖς τῆς ψυχῆς ἐνεργείαις λυμαίνεται καὶ ὀνινᾶται καὶ ἀβλαβεῖς σώζει καὶ καλοὺς κἀγαθοὺς χυμοὺς ποιεῖ, δίκαιον οὖν αὐτοῖς ἐστιν αὐτῆς οὐκ ἀμελῆσαι. μάλιστα πειρατέον ἐστὶ μὴ περισσοὶ μήτε δριμεῖς μήτε ὀξεῖς μήτε θερμοὶ καὶ δάκνοντες μήτε παχεῖς, μήτε παχεῖς ἅμα καὶ ὠμοὶ καὶ ῥύοντες καὶ γλίσχροι καὶ πληθωρικοὶ χυμοὶ, μήτε ὠμοὶ καὶ ἐστηριγμένοι εἶεν. ταῦτα γὰρ πάντα νόσους τοῦ διὸς φέρει. πρῶτον μὲν γὰρ ἡ περιττότης τὴν ποδάγραν καὶ πολλὰ τῶν ἀθριτικῶν, τήν τε κεφαλαλγίαν, τὴν καρδιαλ-

nasticis, musicis, geometricis arithmeticisque versantur, nutritionem vero nullam aliam licet intelligere praeter eam, quae ex cibis, sorbitionibus ac potionibus constat, inter quas etiam vinum est, de quo in secundo de legibus libro multa Plato memoravit et nos disseruimus in eo commentario, quem in Timaeum edidimus et separatim quoque in commentariis, qui sunt de facultatibus alimentorum et in libello, quem de bonitate vitioque succorum inscripsimus. Quoniam igitur bona et mala nutritio magno est animi functionibus incommodo vel usui et easdem integras incolumesque conservat et bonos ac praestantes humores gignit, par est eam non esse negligendam, praecipue autem conandum est ne humores supervacanei sint in corpore, neque acres, neque acidi, neque calidi, neque mordaces, neque crassi, neque crassi simul ac crudi, neque fluentes, neque glutinosi, neque plethorici, neque etiam crudi et impacti, siquidem haec omnia morborum omnia genera afferre solent, atque in primis quidem redundantia podagram et multa genera morborum, qui ad

Ed. Chart. VIII. [514.]

γίαν καὶ τἄλλα πολλὰ εἴωθεν ἐπιφέρειν. ἀλλὰ καὶ τὰς φλέβας ῥήσσει. τοσαῦτα δὲ καὶ τούτων πλείονα πολλῷ ποιοῦσιν. ἀλλὰ ἐπὶ μὲν οὖν ποδαγρικῶν ἐναργῶς φαίνεται, ὡς ἐπιῤῥέοντος αὐτοῖς τινὸς ἐπὶ τοὺς πόδας χυμοῦ περιττοῦ συνίσταται τὸ πάθος. εἰ δὲ οὗτος μὴ ἐπιῤῥέει, πρόδηλον ὡς οὐδὲ τὸ πάθος ἔσται ποτέ. οὐκ ἐπιῤῥεύσεται δὲ ἂν διὰ παντὸς ἀπέριττον, ἐὰν γυμνάζηται τὰ μέτρια καὶ πέπτῃ καλῶς τὴν τροφὴν ὁ ἄνθρωπος. ὅθεν ἀργίαι τε καὶ ἀδηφαγίαι βλάπτουσιν αὐτοὺς, βλάπτουσι δὲ καὶ αἱ τῶν ἰσχυρῶν καὶ πολλῶν οἴνων πόσεις. πληροῦσι γὰρ ἑτοίμως οὗτοι τὸ νευρῶδες γένος, [ὥσπερ καὶ αἱ συνουσίαι.] αἱ δὲ κεφαλαλγίαι γίνονται μὴ μόνον, ὡς ἔφην, διὰ πλῆθος τῶν ὑγρῶν κατειληφὸς τὴν κεφαλὴν, ἀλλὰ καὶ διὰ θερμότητα μόνην, ἐνίοτε δὲ καὶ διὰ τὴν ξανθὴν χολὴν, ἤτοι γε ἐν τῇ κεφαλῇ περιεχομένην ἢ ἐν τῇ γαστρὶ καὶ διά τινα ἔμφραξιν τοπικὴν ἢ πνεύματος φυσιώδους ἐν αὐτῷ τῷ μορίῳ τὴν γένεσιν ἔχοντος, ἢ καὶ διὰ ἄλλας αἰτίας πολλὰς, ἃς οὐ χρὴ

articulos pertinent itemque capitis et cordis dolorem et alia multa invehere mala consuevit, imo vero etiam venas rumpit, ac totidem et item plura his multo afferunt alia; et in podagra id ipsum evidenter perspicimus, morbum oriri, quum supervacaneus aliquis humor ad pedes confluit, qui nisi illuc conflueret, ne morbus quidem is unquam hominem corriperet, non confluet autem, si homo excrementis perpetuo vacet, si modicis utatur exercitationibus, si alimentum probe concoquat, unde desidia et edacitas eum laedunt, laedit etiam potentis ac copiosi vini potus, siquidem hujusmodi vina nervosum genus prompte replent, [*quemadmodum etiam concubitus.*] Capitis autem dolores non modo, ut dixi, excitantur, quia magna humorum vis caput occupavit, sed etiam ex solo calore, interdum vero ex flava bile, quae vel in capite vel in ventriculo continetur et propter obstructionem alicujus loci aut ob flatulentum spiritum, qui in ipsa parte gignatur, aut aliis multis de causis, quas memorare non

Ed. Chart. VIII. [514.]

εἰς τὸ παρὸν διελθεῖν. ὅταν δὲ πλήθους ἠθροισμένου κατὰ τὰς φλέβας λεπτός μέν τις ὀῤῥὸς αὐτῷ συῤῥέων εἰς τὴν γαστέρα τὰς καρδιαλγίας ἐργάζεται, προσλαμβάνων ἐπὶ τὸ κατ' αὐτὴν στόμα πάντων σχεδὸν αἰσθητικώτατον τῶν μορίων. ἀλλὰ καὶ ἔστιν ὅτε καὶ ἐμβαλλουσῶν εἰς τὰς κοιλίας τῶν νεφρῶν φλεβῶν, καθ' ἃς ἀναστόμωσις γίνεται ἢ ῥῆξις ὑπὸ πάχους καὶ πλήθους τυγχάνει τῶν κατ' αὐτὰς χυμῶν καὶ ἡ ῥῆξις ἀκριβοῦς αἵματος ἐργάζεται κένωσιν. ἡ δὲ ἀναστόμωσις οὐκ ἀθρόως αἷμα προχέουσα καὶ μάλιστα ὅταν ᾖ βραχὺ, κατ' ὀλίγον δὲ τὸ λεπτότερον διηθοῦσα τὸ ὅλον οὖρον ὕφαιμον ἐργάζεται. ὥσπερ δὲ ταῦτα τὸ πλῆθος ποιεῖ καὶ τὸ πάχος τῶν χυμῶν, οὕτω καὶ ἀλλοιοῦν τοὺς σφυγμοὺς δύναται, ὃ γλισχρότης καὶ δριμύτης οὐχ ἧττον ἐργάζεται. εὐλαβοῦ δὲ τὴν δριμύτητα ὅπου τρέφειν ἐθέλεις, ἐρεθίζει γὰρ πρὸς ἀπόκρισιν. τοὐναντίον δὲ ἡ γλισχρότης, διὸ τὰ μὲν θᾶττον κατὰ τὴν διαχώρησιν ὁρμήσει, τὰ δὲ βραδύτερον. ὁ αὐτὸς δὲ δριμὺς χυμὸς καὶ λεπτὸς αἴτιόν ποτε

eſt hujus loci ac temporis. Caeterum, quum magna humorum copia in venis coacervata eſt et quum ipſa tenue quoddam ſerum in ventriculum confluit, tum cordis dolor excitari ſolet isque os ſtomachi occupat, quod fere omnium partium maxime ſentiendi facultate praeditum eſt. Uſu etiam interdum venit ut venae, quae in renes inſeruntur, quarum oſcula aperiuntur, propter humorum, qui in ipſis continentur, craſſitudinem et copiam rumpantur ac ruptionem ſinceri ſanguinis evacuatio conſequatur; quum vero oſcula aperiuntur, ſanguis non confertim effundatur, praeſertim ſi copioſus non ſit, ſed paulatim tenuior percoletur et totam urinam ſanguine tinctam reddat, quumque copia et craſſitudo humorum haec faciat, ſic etiam immutare pulſus poteſt, id quod tenacitas et acrimonia non ſecus facit. Atque acrimoniam quidem, ubi alere opus ſit, cavebis, ſiquidem ea ad excretionem ſtimulat; contra vero facit tenacitas, quod in cauſa eſt, ut quaedam celerius, quaedam ſerius ad dejectionum prope-

Ed. Chart. VIII. [514. 515.]

ἐστι τῶν ἐπιπολῆς ἑλκώσεων ἐν τῇ λειεντερίᾳ. μάλιστα δὲ ὅταν ἐν τάχει τῶν ἐσθιομένων ἡ διαχώρησις γίγνηται τοιούτων οἷα κατεπόθη. ἔστιν ὅτε καὶ ἑλκεῖ τὸν κερατοειδῆ ἡ δριμύτης, ὥσπερ καὶ ἐν ταῖς ὀδύναις ὀφθαλμῶν. ξύει δὲ καὶ τὰ ἔντερα ἐν τῇ δυσεντερίῃ, καὶ τοῦτο μὲν τὰ πρῶτα, [ὕστερον δὲ ἀναβιβρώσκει ὡς ἕλκους τε καὶ τότε ἀληθῶς γίνεται δυσεντερία.] οὐ μὴν ἀλλὰ φευκτέον τὴν ἄμετρον θερμότητα καὶ δακνότητα, αἷς ἕπεται παραφροσύνη καὶ ἀγρυπνία καὶ ἡ τοῦ πνεύμονος φλεγμονὴ καὶ τἄλλα πολλὰ νοσήματα. οὕτω δὲ καὶ οἱ σπασμοὶ καὶ παλμοὶ καὶ τὸ οἷον τῶν ὑποζυγίων ἐοικὸς οὖρον ὠμοῦ εἴδη εἰσί. καὶ κάκισται τῶν νόσων ἐν αἷς ἀμφότεροι πλεονάζουσιν οἱ εἰρημένοι χυμοί. καὶ τὸν ἡμιτριταῖον ποιεῖν εἰώθασι. καὶ τὰ φύματά τε καὶ ἐξανθήματα γεννῶνται καθαιρούσης το βάθος τοῦ σώματος τῆς φύσεως. ὥσπερ ἐνίοτε δι' ἐκκρίσεως, οὕτω καὶ διὰ ἀποθέσεως ἐπὶ τὸ δέρμα. τοὺς μὲν γὰρ λεπτοτέρους τε καὶ

rent, quin etiam acer et tenuis humor cauſa interdum eſt ut ſuperficies in laevitate inteſtinorum ulceretur, ac tum maxime quum ea, quae ingeſſeris, mox dejiciuntur talia, qualia devoraveris, quandoque etiam corneam ulcerat acrimonia, ut in oculorum doloribus accidit, jam vero radit etiam in dyſenteriis ipſa inteſtina idque primum facit, [515] [*ſerius autem corrodit veluti ulcus et tunc fere fit dyſenteria.*] Sed et immodicus calor et morſus vitandi ſunt, quando ex iis delirium, vigiliae, pulmonis inflammatio et alia pleraque genera morborum conſequuntur, ita etiam convulſiones ac palpitationes et urina, quae jumentorum lotio ſimilis ſit, crudi et craſſi humoris ſunt ſpecies, ac peſſimi cenſentur morbi, in quibus ambo humores ante dicti redundant, ac ſemitertianam febrem ſolent afferre. Et vero etiam tubercula et puſtulae excitantur, quum natura partes corporis intimas expurgat, ut nonnunquam per excretionem, ſic etiam per depoſitionem ad cutim, ſubtiliores enim dilutioresque humores extenuans, per halitum digerit, ex craſſioribus autem cuti ac

Ed. Chart. VIII. [514.]

ὑδατωδεστέρους χυμοὺς διαφοροῖ λεπτύνουσα. τῶν δὲ παχυτέρων ἐμπλαττομένων τῷ δέρματι καὶ μᾶλλον κατὰ τὴν ἐπιδερμίδα πυκνὴν οὖσαν ἐξανθήματα γίνονται. καὶ τοῦτο μᾶλλον συμβαίνει ἐκείνοις, ὅσοις πυκνότερόν τε καὶ σκληρότερόν ἐστι τὸ δέρμα. δυσχερὴς γὰρ ἡ δι᾽ αὐτοῦ γίνεται τῶν χυμῶν παχυτέρων τε καὶ γλισχροτέρων διέξοδος· ἀλλὰ καὶ τὰ ἀλγήματα κατὰ τὸν νῶτον μεθιστάμενα καταῤῥέων ποιεῖ χυμὸς, ἐνίοτε μὲν καὶ μόνος, ὡς τὰ πολλὰ δὲ καὶ μετὰ φυσώδους καὶ παχέος πνεύματος. αὐτὸν δὲ τὸν παχὺν χυμὸν εὔλογόν ἐστιν ἐμφράττοντα τὰς διεξόδους τοῦ πνεύματος τὴν ἐπιληψίαν ἐργάζεται, ἑαυτὴν κλονούσης τῆς ἀρχῆς τῶν νεύρων ὑπὲρ τοῦ διώσασθαι τὰ λυποῦντα. ἔμφραξις μὲν γὰρ τῶν πόρων ἐξαίφνης ὑπὸ παχέος ἢ γλίσχρου χυμοῦ γένοιτ᾽ ἂν, μᾶλλον δὲ τῶν πάντων τὴν ὠμότητα φεύγειν χρή. ὁ δὲ ὠμὸς χυμὸς ἰδίως ὀνομάζεται, ὃς τοιοῦτός ἐστιν ὁποῖον φαίνεται τὸ τοῖς οὔροις ὑφιστάμενον ἐνίοτε καὶ πύῳ παραπλήσιον. διαφέρει δὲ ὅτι τὸ πῦον δυσω-

magis etiam pelliculae, quae denſior eſt, inhaerentibus, puſtulae oriuntur, idque illis potius accidit, quorum denſior ſit cutis et durior, ſiquidem per eam craſſiores tenacioresque humores difficilius pertranſeunt; ſed et dorſi dolores locum mutantes ex humore defluente fiunt, qui interdum ſolus ſit, magna tamen ex parte flatuoſum craſſumque ſpiritum conjunctum habeat eſtque conſentaneum hunc craſſum humorem, quum vias ſpiritus *obſtruit*, comitialem morbum afferre, novorum principio ſe ipſum quatiente, ut quae noxia ſunt excutiat, meatuum enim obſtructio a craſſo tenacique humore repente fit, ſed cruditatem maxime omnium fugere nos oportet, crudus enim humor proprie nominatur is, qui talis eſt, quale videtur eſſe id, quod in urinis puri ſimile interdum ſubſidet, ab eo tamen differt, quia pus graveolens eſt et glutinoſum. Crudus vero humor habet quidem craſſitudinem et colorem illi ſimilem, ſed neque graveolens eſt, neque glutinoſus, ac tale quidem eſt id,

Ed. Chart. VIII. [515.]

δες καὶ γλισχρόν ἐστιν, ὁ δὲ ὠμὸς ἔοικεν αὐτῷ κατὰ τὸ πάχος καὶ τὴν χρόαν μόνον, οὔτε δυσώδης ὢν οὔτε γλίσχρος. τοιοῦτον δέ ἐστί που τὸ μήπω πεφθὲν ἐν κοιλίᾳ τε καὶ φλεψίν· εἰσὶ γὰρ τῶν ὠμῶν χυμῶν δύο τρόποι, ὧν ἕτερος μὲν λεπτὸς καὶ ὑδατώδης ἐστὶν, ἕτερος δὲ παχύς τε καὶ γλίσχρος ἐν τοῖς μορίοις στηριζόμενοι. καὶ τὸν μὲν λεπτόν τε καὶ ὑδατώδη χρὴ κενοῦν πρὶν ἂν πρὸς τῆς πυρετώδους θερμασίας ἀναθερμαίνηται καὶ κεντῇ καὶ δάκνῃ. τὸν δὲ παχὺν καὶ γλίσχρον δεῖ πέττειν καὶ ῥυώδη ποιεῖν πρὶν φαρμακεύεσθαι, ἐπεὶ τὰ σώματα χρὴ ὅκου τὶς βούλεται καθαίρειν, εὔροα ποιεῖν, ὥς φησιν Ἱπποκράτης. ἀναγκαῖον οὖν, ἐπειδάν τις πλείω λαμβάνῃ τὰ σιτία, ἀναρπάζεσθαι πλεῖστον ὠμὸν χυμὸν εἰς τὸν ὄγκον τοῦ ζώου διὰ πολλὰς αἰτίας, ὅτι τε ἐν τῇ γαστρὶ καὶ φλεψὶ φαυλότερον πέττεται τὸ πλέον ὅτι τε πλέον εἰς τὸν ὄγκον ἀνέρχεται διὰ τὸ πλέον ὑπάρχειν, ὅτι τε πρωϊαίτερον ἢ χρὴ, διὰ τὸ συγχωρεῖν μὲν τὴν γαστέρα ταῖς φλεψὶ, τὰς φλέβας δὲ ἄλλοις ἅπασι τοῖς τοῦ ζώου μορίοις ἐπισπᾶσθαι τὸ μήπω κατειρ-

quod ventriculo ac venis nondum concoctum continetur. Sunt porro crudorum humorum duo genera, eorum alter tenuis et aqueus eſt, alter craſſus et glutinoſus, eſtque is in partibus corporis impactus, tenuem vero e aqueum evacuare oportet priusquam a calore febris caleſiat pungatque ac mordeat, ac craſſum et glutinoſum concoquere et fluidum reddere prius, quam medicamento purges, hoc enim ſcitum eſt: *Corpora, quum purgare quis velit, fluida eſſe facienda*, ut cenſuit Hippocrates. Quum igitur homo ſe cibis largius expleverit, neceſſe eſt crudi humoris plurimum in corpus animantis rapi, idque multis de cauſis et quod deterius in ventriculo venisque concoquatur id, quod plus eſt et quod plus in corporis molem ſubit, quia plus ſit et quod citius quam par eſt, propterea quod ventriculus venis, venae autem caeteris omnibus animalis partibus permittunt ut quod nondum confectum eſt rapiant, hunc autem humorem, qui crudus

Ed. Chart. VIII. [515.]

γασμένον. τά γε μὴν πολλὰ τῶν παίδων ἀδηφαγοῦντα πλεῖστον ἀθροίζει τὸν ἰδίως ὀνομαζόμενον ὠμὸν χυμὸν, ἐξ οὗ ῥᾳδίως ὁ λίθος γεννᾶται, τούτου μὲν ὕλης ἔχοντος λόγον, ἐξ οὗ ὁ λίθος γεννᾶται, ποιητικοῦ δὲ αἰτίου τῆς θερμασίας. γίνεται δὲ καὶ ἐκ ῥινῶν καὶ στόματος ἐν περιόδοις ἀτάκτοις τε καὶ τεταγμένοις ἔκκρισις ὠμῶν χυμῶν ἐκκαθαίρουσα τὸν ἐγκέφαλον. οἳ τῷ αὐτῷ τρόπῳ ἀπὸ τοῦ πύου διαφέρουσι. τῆς μὲν οὖν θεραπευτικῆς μάλιστα σύστασιν ἐχούσης ἐν τοῖς χυμοῖς προσήκει αὐτοὺς οὔτε γλισχροὺς εἶναι οὔτε παχεῖς οὔτε πολλοὺς οὔτε ἐπὶ πλέον θερμοὺς ἢ ψυχροὺς, οὔτε δακνώδεις οὔτε σηπεδονώδεις, οὔτε δηλητηρίους. αὐξηθέντες γὰρ αἴτιοι καθίστανται νοσημάτων καὶ ἀλγημάτων. ἴσμεν γὰρ ὅτι ἐκ τῶν χυμῶν οἱ πόνοι γίνονται ἑξαχῶς ἤτοι ἐκ τῆς θερμασίας ἢ ψυχρότητος ἢ παχύτητος ἢ γλισχρότητος ἢ δακνότητος ἢ καὶ πλήθους, ὅταν ὑπὲρ μέτρον αὐξηθέντες τῆς κενώσεως χρήζουσιν. αὐξάνονται δὲ ποτὲ μὲν ὑπὸ τῆς αὐτῆς αἰτίας ἥπερ αὐτοὺς ἐγέννησε τὸ πρῶτον. σκοπὸς δὲ τότε ὁ τῆς ἰάσεως αὐτῶν διττὸς,

proprie nominatur, plerique pueri propter crapulam plurimum coacervant, ex quo facile calculus gignitur, quum is humor ſit ceu materia, ex qua fiat lapis, efficiens vero cauſa, calor cenſeatur, fit etiam ex naribus et ore in circuitibus ordinatis et inordinatis humorum crudorum excretio, qua cerebrum expurgatur, qui ſane humores a pure, ut diximus, differunt. Quum igitur curandi ratio potiſſimum in humoribus verſetur, certe eos neque tenaces eſſe, neque craſſos, neque multos, neque nimis calidos, neque frigidos, neque mordaces, neque corruptelae obnoxios, neque veneni naturam imitantes expediet; etenim quum aucti ſint, morbos gignunt et dolores invehunt. Ac dolores ex humoribus excitari ſex modis planum eſt, aut ex calore aut ex frigore aut ex craſſitudine aut ex tenacitate aut ex mordacitate aut ex copia, denique quum inquam ſupra modum aucti ſunt et evacuationem poſtulant; augentur autem interdum eadem ex cauſa, a qua geniti ab initio ſunt, quo ſane tempore duplex eſt nobis

Ed. Chart. VIII. [515.]

ἀλλοίωσίς τε καὶ κένωσις, περὶ ὧν εἴπομεν ἐν τῇ περὶ τῆς θεραπευτικῆς μεθόδου πραγματείᾳ. οὐ γὰρ ἐδικαίωσα πάντα μεταφέρειν εἰς τόνδε τὸν λόγον τὰ τελέως ἐν τοῖς ἄλλοις γεγραμμένα. ἀλλὰ καὶ ἐν ἀφορισμοῖς δέδεικται, πληθωρικοῦ ὄντος τοῦ σώματος διὰ φλεβοτομίας, κακοχύμου δὲ διὰ καθάρσεως κενωτέον, καὶ οὐκ εἶναι χαλεπόν σοι διακρῖναι κακοχυμίαν ἀπὸ πλήθους αἵματος, εἰ ἔχεις ἐσκεμμένα τὰ περὶ πλήθους ἀπ' ἐμοῦ ἤδη γεγραμμένα. κἀκεῖνο δὲ οὐδὲ παραλειπτέον, ὅταν κινῶνταί τε καὶ φέρωνται πάντῃ τοῦ σώματος οἱ πλεονάζοντες χυμοὶ, μηδέπω καθ' ἕν τι μόριον ἐστηριγμένοι, τηνικαῦτα πρὸς τὴν ἀπόκρισιν αὐτῶν ἡ φύσις ὁρμᾷ καὶ δεῖται τινὸς ὀρέξοντος χεῖρα καὶ ὡς ποδηγήσαντος αὐτὴν τὴν ὁρμὴν ἐπὶ τὴν γαστέρα. τοὺς δὲ καθ' ἕν τι μόριον ἐστηριγμένους χυμοὺς οὐ χρὴ κινεῖν πρὶν πεφθῆναι. τηνικαῦτα γὰρ καὶ τὴν φύσιν ἔχομεν βοηθοῦσαν τῇ κενώσει. φαίνεται γὰρ αὕτη μετὰ τὰς πέψεις διακρίνουσά τε τοὺς χυμοὺς, ἀποθεμένη

curationis propofita ratio, ut alterentur et ut evacuentur, qua de re in libris methodi medendi eft a nobis actum, neque enim par effe cenfeo, ut omnia, quae funt a me aliis in libris perfecte fcripta, in hoc libro iterentur. Quin etiam in aphorifmis oftendimus, quum corpus plethoricum eft, venae fectione, quum malis redundat humoribus, medicamento purgante evacuandum effe, addidimus quoque, haud difficulter malitiam humorum a plenitudine fanguinis poffe diftingui, fi modo in libro de plenitudine a nobis confecto es ftudiofe verfatus. Ac ne illud quidem eft omittendum, quum humores redundantes moventur et omnem in partem corporis feruntur, nec dum in aliqua parte corporis firmati funt, tunc ad eos expellendos naturam incitari et aliquo, qui velut manum porrigat et motum illum ad ventrem deducat, indigere; qui autem una in parte firmati funt priusquam concoquantur, movere non oportet, tunc enim natura quoque nobis ad evacuationem eft adjumento, haec enim poft concoctionem

Ed. Chart. VIII. [515.]

τε τὸ περιττὸν, ἐν ᾧ δὴ καιρῷ καὶ κρίσεις γίνονται. τελέως μὲν οὖν ἐκ τῆς κινουμένης οὐδὲν δεῖ ἄλλο ποιεῖν, μετριώτερον δὲ καὶ ἀσθενέστερον ἐνεργούσης τὸ λεῖπον αὐτοὺς χρὴ προστιθέναι φαρμακεύοντας. ἐν ᾧ ἰστέον ὡς αἱ μεταῤῥύσεις ἄλλοτε εἰς ἄλλο μόριον τῶν χυμῶν ὀλιγάκις γίνονται. τὰ δὲ πλείω ἡσυχάζει καθ᾽ ἓν μόριον, ἐν ᾧ πέττεται καθ᾽ ὅλον τοῦ νοσήματος τὸν χρόνον ἄχρι λύσεως. πῶς δὲ ἐξ ἄλλων τόπων εἰς ἄλλους διαδοχαὶ γίνονται νοσημάτων, κατὰ μετάστασιν τῶν ποιούντων αὐτὰ χυμῶν, ἐπὶ τῷ τέλει τοῦ βιβλίου γράψεται τελεώτερον. νῦν δὲ ὑπέρχεταί μοι θαυμάζειν ἐκείνους, οἳ βούλοντες τὸν παλαιὸν διαλέγειν περὶ τῆς μεταβολῆς τῶν χυμῶν ἐν τῇ τῶν ἡλικιῶν διαδοχῇ οὕτως ὡς εἴπομεν ἐκαινοτόμησαν τὴν γραφήν. διὰ γὰρ τὴν βραχυλογίαν μὴ τὸ ἀξίωμα τῶν νοσημάτων ἐν ὀλίγοις ῥήμασι περιεχομένων νοεῖν οἷοί τε ὄντες ἐπὶ τὴν ἐκείνην ἔννοιαν διεστράφησαν εἰ καὶ γὰρ τὸ χρῶμα ἐν ταῖς ἡλικίαις πολλάκις ἐξαλλάττεται, ἀλλ᾽ ὅμως οὐ τοῦτο βούλεται νῦν ὁ

humores excernere et quod ſuperfluit, rejicere videtur, quo ſane tempore judicationes fiunt. Quum igitur natura perfecte evacuat, nihil eſt praeterea faciendum, quum vero modice et imbecillius facit, tum quod deeſt addere debent ii, qui medicinam faciunt, qua in re illud intelligendum eſt, raro contingere ut ab uno membro ad aliud humores confluant. Saepius vero accidit ut una in parte, in qua concoquantur, toto morbi tempore usque ad morbi ſolutionem conquieſcant, quomodo autem membra aliorum membrorum morbos, qui ex humorum transmigratione fiunt, excipiant, in extremo libro accuratius exponetur. Nunc vero non poſſum non admirari eos, qui quum velint Hippocratem de mutatione humorum, quae aetate progrediente fieri ſolet, hoc loco diſſerere, hanc lectionem ita ut dixi depravarunt; quum enim illi propter brevitatem non poſſent magnitudinem ſententiarum paucis verbis contentarum intelligere, in eam ſunt opinionem diſtracti, etenim quamvis color in actatibus ſaepenumero mutetur, non tamen id nunc explicare Hippocrates voluit,

Ed. Chart. VIII. [515.]
ἰατρός. τὰ μὲν γὰρ παιδία πλεῖστον ἔχει τὸν τοῦ αἵματος χυμὸν καὶ μόνον γε τοῦτον εἶχεν ἄν, ὅσον ἐπὶ τῇ καθ' ἡλικίαν κράσει, πολλὰ δ' ἐσθίοντα, καὶ μέντοι καὶ ἀτακτότερα ὑπάρχοντα ὑποτρέφει τι, ὡς ἔμπροσθεν εἴρηται, καὶ τῶν καλουμένων ὠμῶν χυμῶν. διὰ τοῦτο τὸ χρῶμα σύμφυτον αὐτῶν φαιδρὸν, ἐρυθρόν τε καὶ οἷον ἀνθῶδες ἢ καὶ ἐκ τοῦ ἐρυθροῦ καὶ λευκοῦ μεμιγμένον εἶναι βούλεται, ἐνίοτε δὲ καὶ στίλπον, τοῦτο ἐσχηκὸς ἀπὸ τοῦ αἵματος, πνεύματός τε καὶ χρώματος ἀγαθοῦ. ὁπόταν δὲ εἰς τὴν τῶν μειρακίων ἡλικίαν ἀφίκηται, τινὰ μὲν καλῶς διαιτᾶται, βελτίονος ἀγωγῆς ἐπιτυγχάνοντα καὶ οὕτως αὐτοῖς τὸ αἷμα πλεονάζει μόνον. ἐξ οὗ πρόδηλον ἡμῖν τὸ χρῶμα ἀνάλογον εἶναι τῷ χυμῷ ἐπικρατοῦντι. ἔνια δὲ τῶν μειρακίων πολὺ χεῖρον ἢ οἱ σμικροὶ παῖδες. καὶ τοίνυν νοσεῖ ταῦτα συνεχῶς τε καὶ σφοδρῶς διὰ τὴν ὠμότητα τῶν χυμῶν ἥνπερ ἀθροίζουσι. τοῖς ἐφεξῆς δὲ τῇδε τῇ ἡλικίᾳ καὶ μάλιστα τοῖς κῶς διαιτωμένοις ὁ πικρόχολος ὑποτρέφεται χυμός. ὥστε

nam et pueri plurimum habent humoris ſanguinei et quod ad temperaturam aetatis pertinet, eum ſolum haberent, ſed quum multa comedant eaque nullo ordine ſervato, ideo ſuboriuntur etiam in eis aliqua ex parte, ut ante diximus, humores, qui crudi nominantur; proinde fit ut nativus eorum color nitidus ruberque ſit et veluti floridus, aut etiam ex albo et rubro commixtus, interdum vero etiam ſplendidus, quod ipſum a ſanguine ſpirituque et bono colore conſequitur. Quum vero ad adoleſcentiam pervenerunt, quidam eorum meliorem educationem nacti, recta victus ratione utuntur, ob eamque cauſam ſanguis ſolus in eis exuperat, unde plane conſtat colorem exuperanti humori proportione reſpondere, alii vero multo pejus educantur quam quum in pueritia adhuc eſſent, ideoque hi continenter aegrotant et vehementius conflictantur, cujus rei cauſa eſt cruditas humorum, quae in ipſis coacervatur. Quae hanc aetatem excipit, praeſertim mala victus ratione adhibita, amarae bilis humo-

ἐν αὐτοῖς πλεονάζειν οὐχ αἷμα μόνον, ἀλλὰ κἀκεῖνον, ὅσπερ ὠχρὰ καὶ ξανθὴ χολὴ ὀνομάζεται. ἐν δὲ τοῖς ἄλλοις ἀνάλογον αἱ μεταβολαὶ γίνονται, ἃς οὐχ οἷόν τε ὁρίσαι βεβαίως, ὡς ἐν τῇ παρακμῇ τῶν ἡλικιῶν γεννῆσαι τὸν μελαγχολικὸν χυμὸν, ἢ ἐν ἄλλῳ χρόνῳ τὸ φλέγμα καὶ οὕτως ὑπαλλάττεσθαι τὸ χρῶμα. τοῦτο γοῦν ἐμοὶ οὐ πιθανόν ἐστι, τὸν παλαιὸν νῦν περὶ τῆς τῶν ἡλικιῶν διαδοχῆς καὶ ἐν αὐταῖς ὑπαλλαγῆς τε καὶ μεταβολῆς χρωμάτων εἰπεῖν, ἀλλὰ περὶ χρωμάτων λέγειν, ἅπερ ἑκάστοτε ἐν τῷ τῶν νοσούντων σώματι θεωροῦνται, καὶ ἃ δεῖ τὸν ἰατρὸν ἐπιβλέπειν, ὡς αὐτὸς ἐν τῷ προγνωστικῷ παρεκέλευσε τόνδε τὸν τρόπον· πρῶτον μὲν, φησὶ, σκέπτεσθαι χρὴ τὸ πρόσωπον τοῦ νοσέοντος, εἰ ὅμοιόν ἐστι τῶν ὑγιαινόντων καὶ πάλιν τὸ χρῶμα τοῦ ξύμπαντος προσώπου χλωρόν τε ἢ μὴ μέλαν ἐὸν καὶ πελιόν. καὶ μετ᾽ ὀλίγον· ἢ τὸ χρῶμα τοῦ ξύμπαντος προσώπου ἠλλοιωμένον ᾖ. καὶ πάλιν· ἢν δὲ καμπύλον ἢ πελιὸν ἢ ὠχρὸν βλέφαρον ἢ χεῖλος ἢ ῥὶς γέ-

rem gignit, ut in ea redundet non ſanguis ſolum, ſed illa etiam, quae pallida flavaque bilis nominatur; in aliis ad eandem rationem mutationes fiunt, quae non poſſunt firmiter definiri, ut in aetate declinante melancholicum humorem ſubire aut alio in tempore pituitam, ita ut color quoque commutetur. Sed mihi non ſit veriſimile, Hippocratem modo de ſucceſſione aetatum deque earum mutatione et colorum variatione verba facere, ſed de iis coloribus, quos quotidie in corporibus aegrotantium intuemur quosque ſpectare medicum oportet, ut ipſe in libro praeſagiorum ad hunc modum praecepit: *Inprimis*, inquit, *aegri faciem ſpectare convenit, ſitne ea bene valentium faciei ſimilis*; deinde, *totius quoque*, in- [516] quit, *faciei color attendendus, viridisne ſit et non niger et lividus*; tum paulo poſt: *an totius faciei ſit immutatus color*; ad haec: *ſitne reflexa an livida an pallida palpebra aut labrum aut naſus.* Praeterea vero in ſexto de

νηται. καὶ ἐν τῷ ἕκτῳ τῶν ἐπιδημιῶν· οἱ δὲ πρὸς τὴν χεῖρα νοτιώδεες, οἱ δὲ ἔξωχροι, οἱ δὲ πελιοὶ καὶ τὰ ἄλλα τοιαῦτα. οὕτως περὶ πτυέλου καὶ οὔρου καὶ κόπρου καὶ τῶν λοιπῶν. εἴπερ οὖν τὸ χρῶμα τῶν χυμῶν σκέπτεσθαι τὸν ἰατρὸν δεῖν, εἴτε αἱματῶδες ἢ ὠχρὸν ἢ ξανθὸν ἢ λευκὸν ἢ μέλαν ἐστὶν, ἵνα σαφῶς διαγινώσκῃ τὸν ἐν τῷ σώματι πλεονάζοντα χυμὸν, εἴπερ εἴωθεν ἕπεσθαι τῷ ἐνυπάρχοντι χυμῷ τὸ χρῶμα. καλῶς δὲ προσέθηκεν, ὅκου μὴ ἄμπωτίς ἐστιν, ὡς εἴπομεν, διότι τῶν χυμῶν ταραττομένων διά πάθος τι οὐχ οἷόν τέ ἐστι περὶ χρώματος αὐτῶν ὑγιῶς καὶ ἀμέμπτως κρίνειν. ὥσπερ γὰρ ἡ θάλασσα τὴν ἑαυτῆς φύσιν ἀκριβῶς οὐ φαίνεται σώζειν, ὅταν αὐξάνηται ἢ μειοῦται, ὅτι γίνεται πάντως ἐν ταῖς ἀμπώσεσι καὶ ὑπὸ τῶν ἀνέμων συγκεχυμένη πορφυροῦται, οὕτως οἱ χυμοὶ ἐν τῷ σώματι ὑπονοστήσαντες καὶ μὴ κεχυμένοι οὐ δύνανται τῇ ὄψει καταλαμβάνεσθαι. ὅταν δὲ μὴ ἄμπωτίς ἐστι, τουτέστιν ὅταν ὁμαλῶς ἐν ὅλῳ τῷ σώματι εἶεν κεχυμένοι, τότε

vulgaribus morbis libro, *alii*, inquit, *ad manum humecti, alii praerubri, alii praepallidi, alii lividi*, et caetera generis ejusdem. Sic de ſputo, de urina, de alvi dejectionibus deque aliis ipſe cenſuit. Admonet igitur medicum, videat, ſitne color ſanguineus, an pallidus, an flavus, an albus, an niger, ut plane noſcat, quisnam humor redundet in corpore; ſiquidem color eum humorem, qui inſit in corpore, conſequi conſuevit. Recte autem fecit, quum addidit, ubi reciprocatio non ſit, propterea quod quum humores ſunt aliquo affectu perturbati, non eſt nobis integrum, de coloribus ab illis excitatis recte et vere judicare. Ut enim mare quum creſcit quumque decreſcit, quod fieri omnino ſolet in reciprocationibus et purpuraſcit ventisque agitatum accurate naturam ſuam non videtur ſervare, ſic humores, quum intra corpus ſe receperint et non fuſi ſint, ſenſu oculorum percipi non poſſunt; quum vero nulla reciprocatio eſt, hoc eſt, quum in toto corpore ſunt aequabiliter fuſi, tunc color qualis ſit hu-

Ed. Chart. VIII. [516.]

τὸ χρῶμα σημαίνει σοι ὁποῖος ἂν χυμὸς ᾖ ὁ λυπῶν καὶ πλεονάζων, ἵνα εἰ καί τις ὑπὸ τοῦ ἰατροῦ κένωσις ἐπιτηδεύοιτο, τῶν λυπούντων αὕτη γένοιτο, καθάπερ καὶ αὐτὸς ἐν ἄλλοις παρακελεύεται τὸν λυποῦντα κενοῦν χυμὸν καὶ μὴ τὸν ἄλλον τινὰ πρὸ αὐτοῦ. καὶ πῶς τοῦτο ποιήσεις κἀν τῷ περὶ φύσεως ἀνθρώπου φησί. τὸ δὲ ἀνθῶν τριττῶς ἐξηγοῦνται, ἢ ὡς τὸ χρῶμα τῶν χυμῶν ἐοικὸς, ἢ τῷ τῶν ἀνθῶν χρώματι, καὶ ἢ ἐρυθρὸν ἢ λευκὸν ἢ φαιὸν ἢ πελιδνὸν ἢ ὠχρὸν ἢ ξανθὸν ἢ μέλαν, καὶ ξυνελόντι φάναι παραπλήσιον τῇ χρόᾳ τῶν ἀνθῶν καὶ τὴν ἰδίαν φύσιν σώζει οἱ χυμοὶ μὴ εἰς τὸ βάθος τοῦ σώματος λάθωσι καὶ μὴ ὑπονοστήσωσιν· ἢ καὶ τὸ χρῶμα τῶν χυμῶν εἴη ἀνθηρὸν, τουτέστι καλὸν κἀγαθὸν, ὡς ἐν ταῖς ἐπιδημίαις γέγραπται. ὅταν δὲ πληροῦνται σημεῖον αὖθις τὸ σῶμα ἀνθηρὸν γίνεται, ὅπερ ἐστι πάσης ἀνατρέψεως σημεῖον. γίνεται γὰρ ἀνθηρὸν τὸ σῶμα κατά τε γυμνάσια, ὡς ἡμεῖς ἐν τοῖς ὑγιεινοῖς εἴπομεν, καὶ ἐν τοῖς ἔχουσι

mor noxius et redundans nobis indicat, ut ſi aliquam evacuationem medicus moliatur, noxium humorem educat, ut ipſe ſexcentis in locis noxium humorem et non alium prius eſſe evacuandum praecepit, id autem qua ratione faciendum ſit, in libro de natura hominis ſcriptum eſt. Quod vero ait Graece ἀνθέον, tripliciter exponunt, vel ut color, qui in corpore efflorescit, colori humorum ſimilis ſit, vel ut color humorum ſimilis ſit colori florum ſitque aut ruber aut albus aut fuſcus aut lividus aut pallidus aut flavus aut niger aut, ut ſummatim dicam, ſimilis colori florum propriamque naturam ſervet et humores in imis corporis partibus non lateant et non retroceſſerint, vel ut color humorum ſit floridus, hoc eſt pulcher et bonus, ut in libris de morbis vulgaribus ſcriptum comperimus. *Quum*, inquit, *replentur*, *hoc rurſus ſignum eſt*, *corpus floridum redditur*, quod omnis eſt refectionis indicium; floridum vero corpus efficiunt exercitationes, ut eſt a nobis in commentariis de tuenda valetudine demon-

Ed. Chart. VIII. [516.]

τὴν ἐξ αἵματος χρηστοῦ τὴν ἀνάτρεψιν, [ἢ καὶ τρίτον ὅκου μὴ ἄμπωτίς ἐστιν ὥσπερ τῶν ἀνθῶν, διότι τὰ ἄνθη ἢ ξηρασμένα ἢ ἄλλως πως ἠλλοιωμένα τὴν ἰδίαν χροιὰν οὐ φυλάττει οὕτω καὶ οἱ χυμοὶ ὅταν ἄμπωτίς ἐστι τὸ χρῶμα αὐτῶν οὐ σημαίνει ἀληθῶς καὶ ἀμέμπτως τὸν πλεονάζοντα καὶ λυποῦντα χυμόν.] ἔστι γοῦν τοῦτο σημεῖον, ὃ πρὸς θεραπείαν τῶν νοσημάτων καὶ πρόγνωσιν τῶν μελλόντων ἔσεσθαι καὶ φυλακὴν τῆς παρούσης ὑγιείας ἀναφέρεται. [ὅτι δὲ σημεῖόν ἐστιν αὐτὸς δείκνυσι προστιθεὶς] τὴν ἐχομένην ῥῆσιν, ἔχουσαν τόνδε τὸν τρόπον.

β'.

Ἀκτέα ἢ ῥέπει τῶν συμφερόντων χωρίων, πλὴν ὧν οἱ πεπασμοὶ ἐκ τῶν χρόνων.

Κελεύει νῦν κατὰ τὰς ῥοπὰς τῶν χυμῶν τὰς κενώσεις ποιεῖσθαι. οὕτω καὶ ἐν τοῖς ἀφορισμοῖς, ἃ δεῖ ἄγειν ὅκου

ſtratum et item quum probus ſanguis corpus reficit, [*vel etiam in tertio, quum humores a partibus exterioribus ad interiores revocantur, ut ſit in floribus; quare flores ſive arefacti, ſive alio modo mutati, ſuum ipſorum colorem non ſervant, ſic etiam humores quando ab exterioribus ad interiora convertuntur illorum color non ſignificat vere et ſine culpa redundantem humorem.*] Prima explanatio praeſtat caeteris. Quod igitur hac ſententia continetur, ad morborum curationem, futurorum praeſagitionem et praeſentis ſanitatis tutelam pertinet. [*Quod autem ſignum ſit, ipſe exponit.*] Sed videamus jam quae ſubjunxerit ad hunc fere modum.

II.

Ducendi qua repunt per loca conferentia, his exceptis, quorum maturationes e temporibus contingunt.

Jubet hoc loco ut pro humorum inclinationibus evacuationes faciamus. Sic etiam in aphoriſmis ſcriptum eſt:

Ed. Chart. VIII. [516.]

ἂν μάλιστα ῥέπει ἡ φύσις διὰ τῶν ξυμφερόντων χωρίων. σημαίνει δὲ κατὰ τήνδε τὴν ῥῆσιν, ὡς ἡμεῖς εἴπομεν, τὰ μήτε κρινόμενα μήτε κεκριμένα ἀρτίως. διδάσκει οὖν ταῦτα ἀκτέα διὰ τῶν συμφερόντων χωρίων, τουτέστι κένωσιν ποιητέον ἢ διὰ τὰ ἔντερα ἢ διὰ τὴν γαστέρα ἢ διὰ τὴν κύστιν ἢ καὶ μήτραν ἐν γυναιξὶν, ἤτοι σύμπαν τὸ δέρμα δι' ἱδρώτων ἢ καὶ διὰ ὑπερῴαν τε καὶ ῥῖνα, ἢ διὰ αἱμοῤῥοΐδας ἢ ὅταν καθ' αἱμοῤῥαγίαν ἡ κρίσις γένηται. τότε γὰρ κάλλιστόν ἐστιν, εἰ κατὰ εὐθὺ τοῦ πεπονθότος μορίου τοῦτο τυγχάνει. κακὸν δὲ εἰ εἰς τοὐναντίον, δεῖ οὖν τὸν ἰατρὸν προσέχειν τῇ ῥοπῇ τῆς φύσεως καὶ εἰ αὐτὴ διὰ συμφερόντων γένηται χωρίων, ὑπηρετεῖν αὐτῇ. εἰ δὲ ἐναντίως, κελεύειν καὶ ἀντισπᾷν, ὡς μετ' ὀλίγα Ἱπποκράτης κελεύσει. ἐὰν γὰρ ἐν τῷ ἐγκεφάλῳ νόσος ᾖ, ἐπεὶ διτταὶ ῥοπαὶ ἐπιτήδειαι, ἡ μὲν κατὰ τὴν ὑπερῴαν, ἣ καὶ βελτίων ἐστὶν, ἡ δ' ἑτέρα εἰς τραχεῖαν ἀρτηρίαν ἥπερ οὐκ ἀγαθή. σκέπτου δὴ ἀκριβῶς καὶ προκινήσας ὅλον τὸ σῶμα ὅπου ἂν ἡ φύ-

quae educere oportet, quo maxime natura vergit, per commoda loca educatio. His autem verbis significat, ut nos exposuimus, quae nec judicantur, neque perfecte judicata sunt, ea autem esse educenda locis commodis nos docet, hoc est, ut evacuationem faciamus aut per intestina aut per ventrem aut per vesicam aut per uterum in mulieribus aut per totam cutem sudoribus aut per palatum aut per nares aut per haemorrhoidas aut quum fluxu sanguinis fiat judicatio, quae res solet esse optima, quum e directo ad locum affectum fit, mala vero, quum in contrarium. Debet igitur medicus animadvertere quo naturae impetus feratur, sique ipsa ad loca commoda repat, ei erit auxiliandum, si vero ad contraria, prohibere ac revocare et retrahere inclinationem, ut paulo post jubebit Hippocrates, oportebit. Nam si morbus cerebrum occupet, quoniam duae sunt commodae inclinationes, altera ad palatum, quae quidem est praestantior, altera in asperam arteriam, quae non proba est, rem considerare diligenter debebis, et quum universum corpus prius

Ed. Chart. VIII. [516.]

σις ῥέπει, ταύτῃ ἄγε. ἐξ οὗ δῆλον ὅτι ἡ φύσις τὸν κενωθησόμενον δηλοῖ χυμὸν καὶ τὸν τόπον, δι' οὗ χρὴ κενοῦν αὐτόν. ἀμέλει καὶ τὸν κατὰ τὸ ἧπαρ φλεγμηνάντων ὅταν πεφθῶσι τὴν ἀποκάθαρσιν ποιούμεθα, διὰ μὲν τῆς κάτω γαστρὸς, ὅταν ἐν τοῖς σιμοῖς αὐτῶν γένηται τὸ πάθημα, μάλιστα μὲν εἰ φύσις τοῦτο διὰ τῶν διαχωρημάτων προδηλοῖ, διὰ οὔρων τε ὅταν ἐν τοῖς κυρτοῖς καὶ χρὴ σὲ ἐπὶ τῶν ἄλλων ὁμοίως ἐπισκέπτεσθαι τόν τε πλεονάζοντα χυμὸν καὶ τὸν πεπονθότα τόπον, ἐξ οὗ καθάπερ αἰτίας ὁρμᾶται τὸ νόσημα. ταῦτα γάρ σοὶ καὶ τὸν κενωθησόμενον ἐνδείξεται χυμὸν καὶ τὸν τρόπον τῆς κενώσεως καὶ τὸν τόπον, δι' οὗ χρὴ κενοῦσθαι καὶ πρὸς τούτοις ἅπασι τὸν καιρόν. καὶ ἐν ἀρχῇ μὲν τοὺς ὀρώδεις καὶ λεπτοὺς χυμοὺς κενοῦν δύνασαι, ἀναμένειν τε δεῖ τὴν πέψιν τῶν παχέων καὶ γλίσχρων, οἷον τοῦ φλέγματος καὶ τῆς χολῆς τῆς μελαίνης. καὶ τοῦτο ἐστιν ὃ λέγει, πλὴν οἱ πεπασμοὶ ἐκ τῶν χρόνων. ὧν γὰρ ἀναμένειν δεῖ τὸν πεπασμὸν, τούτους χρὴ λεπτύνειν

evacuaris, quo natura feratur, per eam partem educito; quae res facit, ut intelligamus humorem, qui evacuandus ſit, a natura nobis indicari et locum, per quem evacuare ipſum oporteat, commonſtrari. Age vero quum inflammatio jecur obſideat ſimulacque concocta inflammatio ſit, purgationem adhibemus, ac per inferiora quidem, quum ea in ſimis jecoris ſit partibus, praecipue autem ſi natura id ipſum alvi dejectionibus prius indicet, per urinas vero, quum in gibbis. In caeteris quoque ſimili modo ſpectabimus et humorem redundantem et affectum locum, ex quo tanquam e cauſa quadam morbus emanat, etenim haec et quis evacuandus humor ſit et modum evacuationis et locum, per quem fiat et ad haec omnia, tempus etiam opportunum indicabunt, nam inter initia tenues ſeroſosque humores licebit evacuare, at ſi craſſi glutinoſique ſint, cujusmodi ſunt pituita et atra bilis, concoctionem exſpectabis, atque hoc eſt, quod ait: *niſi quorum maturationes ex temporibus exſpectantur*; nam quorum eſt

τοῖς φαρμάκοις, ἵνα τὰ σώματα εὔροα εἶεν. [τὰ γὰρ σώματα, φησὶν αὐτὸς, ὅκου ἄν τις βούληται καθαίρειν, χρὴ εὔροα ποιεῖν,] ὡς ἀλύπως τε καὶ πᾶς ὁ βλάπτων καὶ λυπῶν ἐκκενωθῇ χυμός. ἵνα δὲ τοῦτο γένοιτο, πρῶτον μὲν δεῖ σκέψασθαι, εἰ ἐπιτηδείως ὁ κάμνων ἔχει πρὸς τὴν τοιαύτην κάθαρσιν. οἱ γὰρ ἐξ ἀπεψιῶν πολλῶν ἢ γλίσχρων ἢ παχέων ἐδεσμάτων, ὡσαύτως δὲ καὶ οἷς ὑποχόνδρια διατεταμένα πεφύσηται ἢ ὑπερβαλλόντως ἐστὶ θερμὰ καὶ πυῤῥώδη τὰ οὖρα καί τις αὐτόθι τῶν σπλάγχνων φλεγμονὴ, πάντες οὗτοι πρὸς τὰς καθάρσεις ἀνεπιτήδειοι τυγχάνουσιν. ἢ ὃ λέγει πλὴν οἱ πεπασμοὶ ἐκ τῶν χρόνων σημαίνει ἐν χρονίοις νοσήμασι τὴν πέψιν τῶν χυμῶν διαμένειν ἰατρὸν δεῖν, ὅπου τὸ νόσημα τοῦτο συγχωρεῖ. ἐν δὲ τοῖς ὀξέσιν οὐ μόνον μὴ τὴν πέψιν μενητέον, ἀλλὰ καὶ κατ' ἀρχὰς εὐθὺς ἢ καὶ περὶ τὴν πρώτην τῶν ἡμερῶν χρῆσθαι τῷ καθαρτικῷ φαρμάκῳ, ὃ φαρμακεύειν αὐτὸς καλεῖ ὅταν ὀργᾷ. τοῦτο γάρ ἐστιν αὐτοῦ παράγγελμα, ὅτε φησὶν ἐν τοῖς ἀφορισμοῖς, πέ-

exſpectanda concoctio, eos medicamentis attenuare, ut corpora fluida ſint, oportet. [*Corpora enim*, inquit, *quo quis velit purgare*, *bene fluentia facere oportet*,] ut et ſine moleſtia et omnis noxius et infectus humor evacuetur, quod ut fiat, ſpectare inprimis decet, an aegrotus ſit ad ejusmodi purgationem idoneus. Qui enim cruditatibus ex multis aut glutinoſis aut craſſis eduliis abundant, quibus item hypochondria ſunt flatibus diſtenta, aut urina ſupra modum calida et ignea, aut aliqua eſt ibi viſcerum inflammatio, ii profecto omnes ſunt ad purgationes inepti. Vel quod ait: *niſi quorum maturationes ex temporibus exſpectantur*, ſignificat debere medicum in diuturnis morbis humorum exſpectare concoctionem, quum id morbus concedat; in acutis vero, non modo eſſe exſpectandam concoctionem, ſed etiam ſtatim in principio vel etiam primo die, purgante medicamento, quod ipſe appellare ſolet *medicari quum materia turget*, utendum eſſe. Hoc enim ejus praeceptum eſt, quum in aphoriſmis ait, concocta medicari

Ed. Chart. VIII. [516. 517.]

πονα φαρμακεύειν καὶ κινέειν, μὴ ὠμὰ μηδὲ ἐν ἀρχῇσιν, ἢν μὴ ὀργᾷ. [1] περὶ ὧν ἐν τῷδε τῷ λόγῳ ἕξομεν εἰπεῖν, οὐ γὰρ δεῖ μεταφέρειν ἐνθάδε τὰ μέλλοντα λεχθήσεσθαι, νῦν δὲ ὅπερ τοῖς ἐξηγηταῖς παρέχει πράγματα διαλύσομεν. φασὶ γὰρ τουτὶ τὸ γράμμα οὐκ εἶναι Ἱπποκράτους, διότι σολοικίζει. εἰπὼν γὰρ τὸ χρῶμα τῶν χυμῶν προστίθησιν ἀκτέα ᾗ ῥέπει. ἐγὼ γὰρ ἀξιῶ μὴ τῇ λέξει κρίνειν, μηδὲ ἀποκρίνειν δεῖν τὰ τῶν παλαιῶν καὶ εὐδοκίμων ἀνδρῶν συγγράμματα, ἀλλὰ μᾶλλον τοῖς νοήμασι καὶ ταῖς ἐννοίαις καὶ πρὸς τὸ γὰρ ταύτας κεχωρισμένας ἀλλήλων εἶναι, ὡς μὴ συνεχομένας τυγχάνειν, [2] εἶτα δὲ [3] ἴσμεν πόσα σφάλματα οἱ βιβλιογράφοι ποιοῦσι καὶ πόσα ἐκαινοτόμησαν οἱ περὶ τὸν Διοσκορίδην καὶ τὸν Ἀρτεμίδωρον. τελευταῖον δὲ ἐάσας

ANNOTATIONES.

1. πέπονα — μὴ ὀργᾷ repetita inveniuntur lib. I. aph. XXII. 2. πρὸς τὸ γὰρ — τυγχάνειν omiſſa in textu. 3. pro εἶτα δὲ vocem γὰρ ponendam cenſeo; iſta enim verba ſunt ab ſtructura ceterorum verborum alieniſſima.

et movere non cruda, neque in principiis, niſi turgeant: de quo nos in hoc etiam ſumus libro dicturi; neque mehercule par eſt ut quae poſt dicenda ſunt hoc loco afferamus; nunc vero, quod faceſſere interpretibus negotium ſolet, explicemus. Ajunt illi, hunc librum non eſſe Hippocratis, quia ſoloeciſmum hic facit: nam quum dixerit, *color humoribus ſimilis*, addit, *ducenda*, *quo vergunt*, mea autem ſententia eſt, libros qui ad priſcos et praeſtantes viros referantur, non eſſe probandos aut reprobandos habita ſolum ratione verborum, ſed potius ſententiarum et intelligentiae. Nam praeterquam quod hae ſunt diſtractae diviſaeque inter ſe ſententiae, ut haec a ſuperiore non ducatur, quis ignorat quot errata librarii committant, et quot innovarint Dioſcorides et Artemidorus? [517] Poſtremo autem, ut haec omnia miſſa faciamus, in

Ed. Chart. VIII. [517.]

πάντα ταῦτά φημι καὶ [1] ἐν ταῖς ἄλλαις τοῦ παλαιοῦ βίβλοις ἄλλα παραπλήσια καὶ ὅμοια κατὰ τὴν λέξιν εὑρίσκεσθαι ἁμαρτήματα, ὥστε οὐ δεῖν δι' ἑνὸς τούτου ἀπαγορεύεσθαι τὸ βιβλίον. ἐν γὰρ τοῖς ἀφορισμοῖς οὐκ ἀκριβῶς εἶπε τὸν καῦσον ὑπὸ τῆς παραφροσύνης λύεσθαι. καὶ ἐν τῷ περὶ ἀγμῶν [2] εἴρηκε τὸν ἰατρὸν τῶν ἐκπτώσεων καὶ καταγμάτων ὡς ἰθυτάτας τὰς κατατάσεις ποιεῖσθαι καὶ ἐν τῷ πορῥητικῷ τὰ ἐπὶ [3] ταραχώδεσιν, ἀγρύπνησιν οὖρα ἄχροα, μέλανα, ἐναιωρούμενα, ἐφ' ἱδρῶτι φρενιτικά. ἀλλ' ἐν ἐκείνῳ τῷ βιβλίῳ πολλὰς ἔστιν εὑρίσκειν τὰς ῥήσεις σολοικώδεις, ὡς καὶ διὰ τούτων [4] εἰκὸς ὑποπτεύειν [5] τινὰς αὐτὸ οὐκ εἶναι γνήσιον Ἱπποκράτους. ἀλλὰ καὶ ἐν τῷ προγνωστικῷ, ὃ πάντες Ἱπποκράτους εἶναί φασι, μέμφομαι ὡς περιττὰ τὸ δὶς ἢ τρὶς τῆς ἡμέρας καὶ τῆς νυκτὸς ἅπαξ, ὅσα τ' ἄλλα πρὸς τούτοις ἔγραψεν ἐν ἐκείνῃ τῇ ῥήσει, ἧς ἀρχή· ἀλλὰ χρὴ κατὰ τὸ πλῆθος τῶν εἰσιόντων ὑποχωρέειν. καὶ ἐν τῷ

1. *Corrector* καὶ parentheseos notis inclufit, ideoque voluerit expungi. 2. *Corr.* ἀκμὸν recte mutavit in ἀγμῶν. 3. *Corr.* ἐπὶ pro ἔπη. 4. *Corr.* τοῦτο. 5. διοπτεύειν quod eft *explorare, infpicere*, corruptum ratus conjecit ὑποπτεύειν effe recipiendum.

aliis ipfius fenis libris alia pleraque dictionis vitia reperi confirmo: ut ob hanc unam caufam liber non fit Hippocrati abjudicandus: nam neque fatis recte in aphorifmis *ardentem febrem a delirio folvi* confcripfit itemque in libro de fracturis quum ait: *Medicum luxationum ac fracturarum quam directiffimas extenfiones efficere*; et in praedictionibus, ubi fcriptum eft: *Urinae in turbulentis ac vigilibus decolores, nigrae, fublime petentes, atque in fudoribus phreniticae.* Verum eo in libro licet multas ejusmodi orationes, in quibus foloecifmus fit, reperire, ideoque verifimile fit nonnullos fufpicari eum non effe verum Hippocratis. Sed etiam in libro praefagiorum, quem omnes effe Hippocratis confitentur, tanquam fupervacaneum reprehendo, quod ait, bis aut ter in die et femel in nocte et caetera quae poftea adfcripfit in illa oratione, cujus initium eft: *fed pro copia ingefti cibi dejiciat.* Et eodem

Ed. Chart. VIII. [517.]
αὐτῷ βιβλίῳ ἐκτρέπει τὴν τάξιν οὐ μετὰ πολύ. μέμφονται τοιγαροῦν αὐτῷ καὶ τὴν ἀμέλειαν ἐν τῷ δευτέρῳ περὶ διαίτης ὀξέων νοσημάτων, ἔνθα περὶ πυριῶν γράφει. ἔστι δὲ καὶ σόλοικος πάντως ἡ ἑρμηνεία ἐν τῷ περὶ τῶν κατὰ ἰητρεῖον, ὅπου εἶπεν· τὰ δὲ μὴ μέλλοντα ἀποπίπτειν κακίω ταχέως ἀποπεσόντων. τὰ δὲ ὡς μήτε πιέζειν μήτε ἀποπίπτειν. καὶ μὴν καὶ ἐκεῖνος ὁ ἀφορισμὸς φανερῶς ἡμάρτηται οὗ ἡ ἀρχὴ, ἧσιν [1] ἐν τοῖς οὔροισιν. καὶ τί χρὴ μηκύνειν ταῦτα, ὅταν καὶ τοῦτο σύνηθες τοῖς Ἀττικοῖς, ὧν τῇ διαλέκτῳ χρῆται κατά τι καὶ Ἱπποκράτης, θέσαι τὰ πληθυντικὰ ἀντὶ τῶν ἑνικῶν; ἐμοὶ δὲ ἀρκεῖ νῦν τοσοῦτον εἰρηκέναι καὶ προσέτι εἰπεῖν ὡς τοιαῦτα πάντα παραλείψω, μήτε ἀναγκαῖα μέρη τῆς προκειμένης πραγματείας ὄντα, μέγεθός τε τοῖς ὑπομνήμασιν ἄμετρον μὴ βουλομένου σου [2] παρέξοντα.

Corr. οἷσιν dedit pro ἧσιν. 2. *Corr.* μὴ—σου ſejungi vult.

---

in libro paulo poſt ordo immutatus eſt. Sed eidem quoque vitio verto negligentiam, in ſecundo de ratione victus in morbis acutis, quum de fomentis diſſerit; nec effugere ullo modo poteſt, quin ſoloeciſmus ſit, quod habetur in libro de officina medici, ad hunc modum: *τὰ δὲ μέλλοντα ἀποπίπτειν, κακίω ταχέως ἀποπεσόντων;* quae vero futurum eſt ut decidant, pejora cito decidentibus, ea ut neque comprimant, neque decidant. Jam vero in illa quoque ſententia vitium perſpicue deprehenditur, cujus hoc eſt initium: *quibus in urinis*, etc. Sed quid opus eſt prolixa oratione haec perſequi, quum Attici quoque, quorum lingua Hippocrates aliqua ex parte utitur, numerum multitudinis pro numero ſingulari ponere conſueverint; mihi ſatis eſt, haec modo attuliſſe ac praeterea addere, me eſſe, quae hujusmodi erunt, praetermiſſurum et quod minime ſint ad hoc inſtitutum accommodata et quod effectura ſint ut hi commentarii, contra quam tu velle videaris, ad immoderatam prolixitatem perducantur.

Ed. Chart. VIII. [517.]

γ.

Οἱ πεπασμοὶ ἔξω ἢ[1] εἴσω ῥέπουσιν ἢ ἄλλῃ ὅπῃ[2] δεῖ.

Εἰπὼν πλὴν ὧν οἱ πεπασμοὶ ἐκ τῶν χρόνων, εἰκότως ἐδείκνυε πῆ ῥέπουσιν οἱ πεπασμοί. ἐπειδὴ γὰρ ἐκέλευσεν ἀκτέα ἃ μὴ κρινόμενα ἢ μὴ τελέως, ὡς ἡμεῖς εἴπομεν, νῦν αὐτός τι βούλεται σαφῶς λέγειν. ὅταν οὖν ἡ πέψις γεγένηται, τότε οἱ χυμοὶ ἔξω ἢ εἴσω ῥέπουσιν ἢ διὰ ἄλλων χωρίων συμφερόντων ἢ καὶ ἀσυμφόρων. τοῦτο γὰρ οὐκ εἶπε διὰ τὸ σαφὲς εἶναι. διὸ δεῖ ἀεὶ μανθάνειν ὅσα μὲν τῇ φύσει ὁλοκλήρως καὶ ἀνελλιπῶς καὶ ἀρτίως κινουμένῃ κρίνονται καὶ μιμεῖσθαι αὐτὴν μὴ[3] ἐγχωροῦσαν κρίσει. καὶ δίδασκε πῶς ἐπιχειρούσῃ[4] ἄλλα ἐνδεῶς κινουμένῃ βοηθήσεις. τοιαῦτα γὰρ συμβουλεύει νῦν Ἱπποκράτης, ὡς καὶ ἀλλαχόθι εἰπὼν, τὰ κρινόμενα καὶ τὰ ἀρτίως κεκριμμένα μὴ κινέειν.

1. *Corr.* ἢ addit. 2. ἡ ἄλλῃ *corr.* pro οἱ ἄλλοι. 3. *Corr.* partic. μὴ delet. 4. *Corr.* placet ἐπιχειρούσῃ.

III.

Maturationes foras aut intro repunt aut alio quo oportet.

Quum dixerit nisi quorum maturationes e temporibus existunt, merito quorsum concoctiones vergant, hic subjunxit: quoniam enim jussit, *educenda esse vel quae non perfecte judicata sunt*, ideo hoc loco, quid intelligat, ipse perspicue declarat, quum est humorum facta concoctio, tunc humores intro aut foras vergunt aut per alia loca commoda aut incommoda, quod ipse, quia planum est, omisit, prodeunt; quocirca semper videndum est, quaecunque judicentur, quum natura aut absolute et perfecte aut imperfecte movet; deinde vero imitanda est natura, quum adjudicationem non aggreditur; tum vero ipse nos docuit, quomodo esse ipsi naturae adjumento possimus, quum illa quidem conatur rem inchoatam relinquit; atque haec quidem sunt, quorum nos hic monet Hippocrates, sicut etiam alibi fecit, his verbis: *quae judicantur et integre judicata sunt, ne moveas;* hoc praeceptum nobis

Ed. Chart. VIII. [517.]
τοῦτο μέν σοι φύσεως ὁλοκλήρως κινουμένης παράγγελμά ἐστιν. τὸ δὲ ἐφεξῆς τοῦτο κινουμένης μὲν ἐπὶ κρίσιν, ἀλλὰ ἐνδεῶς, διὰ τοῦτο παρακέλευσεν αὐτῇ συνεργεῖν. ἃ δεῖ ἄγειν ταῦτα ἄγειν ὅπη ἂν μάλιστα ῥέπει διὰ τῶν συμφερόντων χωρίων.[1] βούλεται μὲν γὰρ ἡ φύσις τηνικαῦτα τὸ λυποῦν ἀπώσασθαι, μὴ δυναμένη δὲ ἐπιθεῖναι τῷ ἔργῳ τὸ τέλος ὑπ' ἀῤῥωστίας ἡμῶν[2] βοηθῶν δεῖ· καὶ αὐτὸς μὲν ἐν τῷ περὶ διαίτης ὀξέων νοσημάτων τοὺς πλευριτικοὺς θεραπεύων, κατὰ τὴν ῥοπὴν τῶν χυμῶν κενοῖ. ἰστέον[3] δὲ ὅτι πέψις τίς ἐστι τῶν παρὰ φύσιν ὁ πεπασμὸς τῶν νοσημάτων. αὕτη δὲ ἡ πέψις εἰς τὴν τοῦ πέττοντος οὐσίαν ἀγωγή τίς ἐστι τοῦ πεττομένου. ὅταν οὖν τὸ σῶμα ἔχῃ κατὰ φύσιν καὶ τὸ πεττόμενον οἰκείαν ἔχει φύσιν τῷ πέττοντι, τότε μεταβολὴ πάσης τῆς οὐσίας πεττομένης ἢ τοῦ πλείστου μέρους αὐτῆς

1. ὅπη — χωρίων leguntur lib. V. aph. XX. 2. ἡμῶν et quae fequuntur habet liber de victus ratione X. 3. ἰστέον et reliqua inveniuntur in lib. fec. de morbis popularibus XLIV.

fervandum dedit, quum natura integre movet, quod vero deinceps addidit: *quum natura ad judicationem moliendam aggreditur, fed eam non abfolvit*, valet ut nos moneat, eidem ut auxilium afferamus, ut quum ait: *quae educere oportet, quo maxime vergere videbuntur, per vias commodas ducito;* eodem enim tempore natura id quod noxium eft vult expellere. Sed quia prae imbecillitate rem perficere non poteft, noftro indiget auxilio, atque ipfe quidem in libro de ratione victus in morbis acutis, quum lateris dolorem curat, evacuationem pro humorum inclinatione molitur. Sciendum autem eft morbi maturationem effe concoctionem quandam eorum, quae praeter naturam funt; ipfam vero concoctionem effe deductionem quandam ejus, quod concoquitur, in naturam concoquentis. Quum igitur corpus naturalem ftatum confervat et naturae familiaritas inter id quod concoquit et id quod concoquitur intercedit, tunc omnis aut certe maximae partis ejus materiae, qua concoquitur, fit mutatio, mini-

Ed. Chart. VIII. [517.]

γίνεται. βραχυτάτου περιττεύοντος ἡμιπέπτου. παρὰ φύσιν δὲ διακειμένων, τὸ μὲν ἐξομοιούμενον ὀλίγον γίνεται, τὸ δὲ ἡμίπεπτον περίττωμα πολύ. καθάπερ δὲ ἐπὶ τῶν ὑγιαινόντων σωμάτων τὰ περιττώματα τὴν πέψιν ἐδείκνυτο, κατὰ τὸν αὐτὸν τρόπον ἐπὶ τῶν νοσούντων ἐνδείξεται. πρῶτον μὲν οὖν κατὰ τὴν γαστέρα τὰ περιττώματα κάτω διαχωρούμενα τὴν ἀπεψίαν τε καὶ πέψιν ἐκ τῆς ἑαυτῶν ἰδέας ἐνδείκνυται. τῶν δὲ κατὰ θώρακα καὶ πνεύμονα τὰ μετὰ βηχὸς [1] ἀναγόμενα. τῶν δὲ κατὰ τὸν ἐγκέφαλον τὰ διὰ ῥινῶν ἐκκρινόμενα. τὰ δὲ κατὰ τὰς φλέβας, τὰ μετὰ τῶν οὔρων ἀπερχόμενα. πῶς δὲ γνωρίσωμεν τὸν πεπασμὸν ἡμεῖς ἤδη μυριάκις εἴπομεν. νῦν δὲ κεφαλαιωδῶς λέξομεν. ὅλου γοῦν τοῦ νοσήματός εἰσι καιροί τινες ὡς ἡ ἀρχὴ καὶ ἀνάβασις καὶ ἀκμὴ καὶ παρακμή. ὅταν γε μέλλωσιν οἱ κάμνοντες σώζεσθαι. κείσθω τοίνυν τὰ πρῶτα τὴν ἀρχὴν φλεγμονῆς ζητεῖσθαι. ἔστιν οὖν ἡ ἀρχὴ ἐν ἐκείνῳ παντὶ τῷ χρόνῳ, καθ᾽ ὃν τὸ μόριον ἀνακείμενον τῷ μεγέθει τοῦ

1. *Corr.* vocem διχῶς ejecit ac fubftituit βηχός.

maque pars femicocta fupereft; quum vero praeter naturam affectio corpus obfidet, tum quod redditur exiguum admodum eft; excrementum vero femicoctum permultum. Ut enim in corporibus benevalentibus excrementa concoctionem indicant, fic etiam in aegrotantibus facient. Ac primum quidem eorum, quae ventre continentur, cruditatem et concoctionem indicant fua forma dejectiones, quae per alvum excernuntur, eorum quae in pectore atque pulmone, quae per tuffim exfcreantur; eorum quae in cerebro, quae per nares emittuntur; eorum quae in venis, quae cum urinis fecedunt. Ut autem cognofci poffit maturatio, nos plus millies jam diximus et tamen nunc quoque rem fummatim complectemur. Totius igitur morbi funt quaedam tempora, ut principium, ut incrementum, ut ftatus, ut declinatio, quum aegroti fuperftites funt futuri. Pofitum autem fit inprimis, ut principium alicujus morbi, utpote inflammationis inquiramus. Itaque principium in toto eo tempore erit, in quo pars morbi ma-

πάθους αἱματώδους οὐσίας πληροῦται. ὅταν δὲ τὸ ἐπιῤῥέον παύσηται, τὸ δὲ ἐν τῷ φλεγμαίνοντι τόπῳ ὑπάρχον ἄρξηται σήπεσθαι, οὗτος[1] ἐστὶ δεύτερος χρόνος ὁ τῆς αὐξήσεως τῆς φλεγμονῆς. ὅταν δὲ εἰς πῦον[2] γίνεται, μεταβολὴ καὶ οἱ πόνοι μέγιστοι καταλαμβάνουσι, καλεῖται ἀκμὴ τοῦ πάθους τοιοῦτος ὁ καιρός. εἰ δὲ[3] ἐκπτΐακηται ἢ διαφορῆται τὸ ῥεῦμα, ὅ τε ὄγκος ἐλάττων γένηται τότε τῆς παρακμῆς ἀρχή ἐστιν. ἀλλὰ ἐπὶ τοῦ πυρετοῦ ταυτὸ τοῦτο συμβαίνει. θετέον δὲ ἀρχὴν τὸν τῆς ἀπεψίας τῶν λυπούντων χυμῶν χρόνον, ὅταν δὲ ἄρξηται πέττεσθαι, παύεται μὲν ἡ ἀρχὴ, ἥκει δὲ ὁ δεύτερος καιρὸς ὁ τῆς ἀναβάσεως ὀνομαζόμενος[4]. ὁπότε δὲ ἡ πέψις συντελεῖται, ὁ τῆς ἀκμῆς, εἶτα ἑξῆς ὁ τῆς παρακμῆς. ταῦτα δὲ πάντα ἀκριβῶς ἐδήλωσα ἐν τῇ περὶ κρίσεων πραγματείᾳ, ἔνθα[5] καὶ τὰ γνωρίσματα τῆς πέψεως τῆς ἀμυδρᾶς καὶ τὰ τῆς παντελοῦς ἀπε-

1. *Corr.* οὗτος pro οὕτως. 2. *Corr.* verb. ποῖον spurium delevit atque reposuit πῦον. 3. *Corr.* particul. δὲ expunxit. 4. imo ὀνομαζομένης, hoc enim est ad vocem ἀναβάσεως referendum. 5. πραγματείᾳ et ἔνθα commate interpunxi, nam haec verba sunt proprie ita intelligenda: *in illo opere de crisibus, in quo* etc.

gnitudini subjecta, sanguinea impletur materia. Quum vero influxus cessarit, idque quod in parte inflammata insit, putrefieri inceperit, hoc secundum tempus est et inflammationis incrementum; quum vero pus conficitur et dolores maximi hominem corripiunt, id morbi tempus status appellatur, si vero fluor suppuretur aut digeratur, tumorque minor fiat, tunc est declinationis initium. Id ipsum quoque in febribus usu venit; ac principium statuendum est illud tempus, in quo noxii humores crudi sunt: quum vero concoqui incipiunt, cessat tum principium et secundum tempus, quod incrementum appellatur, adventat. Quum efficitur concoctio, status est, quem excipit declinatio. Haec omnia nos in libris de crisibus sumus accurate persequuti, ubi et obscurae concoctionis et perfectae et evidentis et item ejus, quae omnino cru-

Ed. Chart. VIII. [517.]
ψίας καὶ τὰ τῆς ἐναργοῦς καὶ τὰ τῆς τελείας παραδεδώκαμεν. ὧν τὰ μὲν ἐξ οὔρων, τὰ δὲ ἐκ τῶν διαχωρημάτων, τὰ δὲ ἐκ τῶν πτυσμάτων λαμβάνονται. καὶ ἔστιν ἴδια ἢ τῶν κατὰ τὴν γαστέρα πέψεων ἢ τῶν κατὰ τὰς φλέβας ἢ τῶν ἀναπνευστικῶν ὀργάνων. διὸ αὐτὸς ἐν τῷ πρώτῳ τῶν ἐπιδημιῶν εἶπε, πεπασμοὶ ταχύτητα κρίσεως[1] καὶ ἀσφάλειαν ὑγιεινὴν σημαίνουσιν, ὠμὰ δὲ καὶ ἄπεπτα καὶ ἐς κακὰς ἀποστάσιας τρεπόμενα ἢ ἀκρισίας ἢ πόνους ἢ χρόνους ἢ θανάτους ἢ τῶν αὐτῶν ὑποστροφάς. ἐπεὶ γὰρ ἀξιοῖ τὰ καλῶς ὑπὸ τῆς φύσεως γινόμενα μιμεῖσθαι τὸν ἰατρὸν, οἱ πεπασμοὶ δὲ ἔργον αὐτῆς εἰσιν, εὔδηλον ὅτι καὶ τάχος κρίσεως καὶ ἀσφάλειαν καὶ ὑγίειαν δηλώσουσι. καὶ ἡμεῖς δὲ συνεργοῦντες αὐτοῖς ἐργασόμεθα πεπασμούς. ὡς δὲ πέψεις γίνονται τῶν νοσοδῶν αἰτίων ὑπὸ τῆς φύσεως κρατουμένων, οὕτω καὶ αὐτῆς μὴ κρατούσης ἀκρισίαι καὶ πόνοι καὶ τὰ λοιπὰ, ἃ διηρίθμησεν αὐτὸς, ὡς χρονίζειν τὰ νοσήματα, ὡς

1. Eadem haec leguntur lib. II. Epid. 1 — 4.

ditas eſt, notas expoſuimus, earum autem quaedam ex urinis, quaedam ex alvi dejectionibus, quaedam ex ſputis ſumuntur, ſuntque propriae concoctionum, quae vel in ventriculo vel in venis vel in organis reſpirationis fiunt: quamobrem factum eſt, ut ipſe in primo de vulgaribus morbis libro hanc ſententiam attulerit: *maturationes judicationis celeritatem et ſalubrem tutelam indicant; cruda vero, quae ſunt et incocta in abſceſſus malos aut judicationis vacuitates aut dolores aut temporum productiones aut mortem aut recidivas ſe vertunt.* Quum vero jubeat debere medicum imitari naturam recte agentem, eſt autem maturatio naturae actio, certe planum eſt, cum celeritatem judicationis et ſecuritatem et bonam valetudinem judicari tum vero a nobis naturam ſimul adjuvantibus maturationes procurari et quemadmodum, ſi cauſae morborum effectrices a natura vincantur, concoctiones fiunt, ita ſi ipſa eas non ſuperet, nulla judicatio fit, ſed dolores et caetera conſequuntur, quae ipſe annumeravit,

Ed. Chart. VIII. [517. 518.]

θάνατον[1], ὡς τῶν νούσων ὑποστροφαί. τοῦτο μὲν ἰστέον ὅτι[2] ἡ ὅλη πέψις τοῦ νοσήματος ἐν τῇ τῶν χυμῶν ἀλλοιώσει γίνεται. καὶ γὰρ ἡ φύσις[3] διατέταται διὰ στερεῶν σωμάτων, ἥπερ[4] ἐκείνων ἐστὶ δύναμις καὶ πέψις τῶν χυμῶν ἀπὸ τῶν στερεῶν ὑγιαινόντων συμβαίνει. ὅταν δὲ ταῦτα νοσῇ, ἤδη τουτὶ τὸ νόσημα καθ' ἕξιν ἐστὶ καὶ κινδυνῶδες. αἴτιον τούτου ὅτι οὐχ οἷόν τε θεραπευθῆναι πρὶν αὐτὰ τὰ στερεὰ σώματα τὴν οἰκείαν δύναμιν ἀνακτήσωσιν. αὕτη δὲ ἡ δύναμις ἐν συμμετρίᾳ τῶν τεττάρων στοιχείων, ἤτοι ποιοτήτων ἢ χυμῶν κεῖται. ἀλλὰ πῶς χρὴ τὰς τῶν στερεῶν σωμάτων νόσους ἰάσασθαι, λέλεκται ἐν τῇ θεραπευτικῇ μεθόδῳ. μέμνησθε δὲ ὅτι λέγει αὐτὸς ἐν τῷ ἕκτῳ τῶν ἐπιδημιῶν, πᾶν, φησὶ,[5] τὸ ἐκπνέον[6] ἀνυπόστροφον. ἑωυτὸς[7]

1. *Corr.* ἀθάνατοι pro θάνατος, ſed cur in ejus conjecturam diſcedam, cauſam non video. Noſter autem auctor fortaſſe voluerit his ſuis ipſius verbis intelligi: *aegrotos, ſi natura ipſa cauſas morborum effectrices non ſuperet aut recidivis exerceri jactarique aut aliquo diuturno morbo affici, quo tandem conſumantur.* Qua ipſa ex cauſa conjecturali vocem θάνατος recepi. 2. particulam ὅτι addendam putavi ſententiae totius facilius intelligendae cauſa. 3. *Corr.* φύσις pro φύσα. 4. *Corr.* ἥπερ pro εἴπερ. 5. *Corr.* φησὶ pro φύσει. 6. *Corr.* ἐκπνέον pro ἐκποιέων. 7. *Corr.* ἑωυτός pro ἑωφθός.

cujusmodi ſunt: produci morbos, mortem ſequi et morbos reverti; hoc autem intelligendum nobis eſt, univerſam morbi concoctionem in humorum [518] alteratione effici; eſt enim extenta per ſolida corpora natura, quae facultas illorum eſt et humorum concoctio a ſolidis bene valentibus proficiſcitur; quumque illae aegrotant, jam morbus is in habitu eſt et periculoſus. Cauſa eſt, quia priusquam ſolidae partes propriam vim recuperarint, nulla eis poteſt adhiberi curatio; illa porro vis in quatuor elementorum aut qualitatum aut humorum apta menſura conſiſtit, caeterum quomodo ſolidae partes curandae ſint, jam in libris methodi medendi expoſuimus. Illud enim haerere nobis in memoria debet, quod ipſe in ſexto de morbis vulgaribus libro literis prodidit: *omne*, inquit, *quod*

γὰρ πεπασμὸς καὶ κρίσις ἅμα, διότι ἐν τοῖς κορυζώδεσι καὶ βραγχώδεσιν ἀπὸ τῶν ἐκ τῆς κεφαλῆς κατάῤῥων, ὅταν πεφθῆ ἐπιγινομένου[1] τοῦ πυρετοῦ, τότε ἔλπιζε τὴν κρίσιν τοῦ νοσήματος βεβαίαν γεγονέναι καὶ μηκέτι ὑποτροπιάσαι τὸν ἄνθρωπον[2]· διὰ τοῦτο ἴσμεν ἐν τῷ προγνωστικῷ[3] τὰ οὖρα τῶν παιδίων εἶναι ὀλέθρια τὰ ὑδατώδη, ἤγουν ἄπεπτα, διότι τάχιστα ἐπ' αὐτῶν πέττεται πάντα διὰ ῥώμην τῆς ἀλλοιωτικῆς δυνάμεως. αἱ δὲ πέψεις παχύνουσιν οὐ τὸ[4] οὖρον μόνον, ἀλλὰ καὶ διαχωρήματα τοῖς εὖ πεττοῦσι κατὰ γαστέρα καὶ πτύσματα περιπνευμονικοῖς καὶ πλευριτικοῖς καὶ φλέγματα ἐν κατάῤῥοις καὶ κορύζας καὶ λήμας ἐν ὀφθαλμίαις καὶ πῦον ἐν ἕλκεσιν. οὖρον γοῦν τὸ ὑδατῶδες ἐν παιδίοις ὡς μηδεμίαν μεταβολὴν ἴσχον ἐπὶ τὸ παχύτερον, ὀλέθριον γίνεται σημεῖον. πῶς δὲ ταυτὸ τοῦτο ἐν ἄλλοις γένοιτο νῦν οὐ χρὴ λέγειν. τῷ δὲ λεγομένῳ ἔξω ἢ εἴσω πρόσεχε τὸν νοῦν ἀκριβῶς, ἵνα μὴ τὸ ἐναντίον ποιῇς. ἐν

1. *Corr.* ἐπὶ pro ἀπὸ ante γινομένου. 2. *Corr.* vult. νοῦν omitti atque ἄνθρωπον recipi. 3. Haec leguntur lib. II. prognost. XXXIII. 4. *Corr.* οὐ τὸ et καί delet.

ſuppurat, non revertitur; ipſa enim concoctio et judicatio ſimul. Quia in iis quos gravedo et raucedo ex deſtillatione a capite male habet, quum concoctio facta ſit et febris acceſſerit, tum et firmam morbi judicationem fuiſſe et hominem non eſſe iterum aegrotaturum ſpera; proinde in libro praeſagiorum legimus, urinas puerorum, quae aqueae ſint, hoc eſt incoctae, perniciosas eſſe, quando pueri propter alterantis facultatis robur omnia celerrime concoquunt. Caeterum concoctiones non modo urinam, ſed etiam alvi dejectiones craſſas reddunt in iis qui recte in ventriculo concoctionem obeunt, itemque ſputa in pulmonis coſtarumque inflammationibus, atque etiam pituitam in deſtillationibus ac gravedinibus et in lippitudinibus et pus in ulceribus; ita fit ut urina aquea in pueris, utpote quae nullam ſit nacta mutationem, ut craſſior fieret, mortiferum ſignum cenſeatur; quomodo autem idem in caeteris accidat, non eſt nunc narrandi locus. Quod

Ed. Chart. VIII. [518.]

γὰρ τοῖς κόποις εἰ ὠμοὶ εἶεν οἱ χυμοὶ, οὐ δεῖ τοῖς ἐμέτοις χρῆσθαι. οὐ γὰρ ὅταν κοπώδεις διαθέσεις πλεονάζουσιν, ἀλλ᾽ ἐπειδὰν μόνοι λυπῶσιν οἱ χυμοὶ, χρὴ αὐτοὺς ἐμέτοις κενοῦν. οὐδεὶς γὰρ κίνδυνος ἀντισπασθῆναι τηνικαῦτα βιαίτερον[1] ἔσω τῶν κατὰ σάρκα περιττωμάτων. ὅταν δὲ καὶ τὰ ὠμὰ καὶ τὰ δακνώδη πλεονάζῃ, χρεὼν ἐστιν ἑκατέρας τὰς ἀντισπάσεις φυλάττεσθαι ἔξω τῶν ὠμῶν, ἔσωθεν δὲ τῶν δακνωδῶν. φέρει δὲ ἔξω τὰ γυμνάσια καὶ τρίψεις καὶ λουτρὰ καὶ θάλπος καὶ ὅσα τοὺς χυμοὺς τοὺς ἐν τῷ βάθει τοῦ ζώου εἰς τὴν πανταχόθεν κίνησιν ἐξορμᾷ. εἴσω δὲ τὰ ἀποτρέποντα τῆς ἔξωθεν φορᾶς. ἅπαντα οὖν ταῦτα φυλακτέον ἐστὶν, οὔτε τοὺς ἔξω χυμοὺς ἀντισπᾶν ἔσω καλὸν οὔτε τοὺς ἔνδον ἔξω, ἀλλὰ τοὺς μὲν ἔξω διαφορεῖν ἀτρέμα, τὰ γὰρ ἰσχυρότερον τοῦτο δρῶντα καὶ τῶν ἔνθοδεν ἀντισπᾶταί

1. *Corr.* βιαίτερον pro δ᾽ ἕτερον.

autem ipſe ait, *intro aut foras*, diligenter advertendum eſt, ne fortaſſe contra facias: nam ſi verbi cauſa in laſſitudinibus crudi humores ſint, vomitus non erit imperandus; quia non tum uti vomitu debent homines, quum affectiones a laſſitudine exortae abundant, ſed quum ſoli humores ſint noxii, tum vomitu evacuare eos convenit, tunc enim nullum periculum impendet, ne intro violentius revellatur aliquid eorum excrementorum, quae in carne inhaereſcunt; quum vero cruda et mordacia redundant in corpore, utraque revulſio vitanda eſt, ne cruda foras feras, ne mordacia intro revellantur; foras autem ferunt exercitationes, frictiones, balnea, fomenta calida et item omnia, quae humores, qui alte in corpore animantis merſi ſunt, ad motum in omnem partem irritant; intro vero ferunt, quaecunque vetant, ne foras quid feratur; quae omnia vitanda ſunt, ut neque accommodatum eſt, humores, qui extra ſunt, intro; neque eos, qui intus ſunt, foras revocare, ſed qui extra ſint, per halitum digerere ſenſim expedierit; ſiquidem quae vehementius id faciunt, etiam aliquid attrahunt ex iis, qui intus conſi-

Ed. Chart. VIII. [518.]
τι, τοὺς δὲ ἔνδον λεπτύνειν τε καὶ συμπέττειν καὶ τότε ἐκκενοῦν ὅπη δεῖ, ὡς αὐτὸς κελεύει.

δ'.

Corrector. Καὶ ταῦτα μὲν περαινῶ. τῷ πλήθει τῶν ἀνθρώπων, ὁκόσοισιν ἐξ ἀνάγκης εἰκῇ τὸν βίον διατελέειν ἐστίν, καὶ τὰ λοιπὰ μέχρι τοῦ, γίνεται δὲ καὶ τοιάδε πλησμονή.[1]

Corrector. Ταῦτα ἅπερ εἰς τεσσαράκοντα στίχους σχεδὸν ἐξήκει, φανερόν ἐστιν εἶναι πρός τινος ἐξαπατᾶν καὶ μηκύνειν τὸ βιβλίον βουλομένου προσκείμενα, ὡς ἄνω ἤδη εἰρήκαμεν. πρῶτον μὲν γὰρ τὸ παράγγελμα αὐτὸ τὸ περὶ κενώσεως καὶ τῆς τῶν χυμῶν ῥοπῆς, κοινόν τέ ἐστι καὶ πᾶσι τοῖς ἀνθρώποις ἐφαρμόζει. τὰ δὲ τῷ πλήθει μόνον, ὅπερ τὸν βίον ἐξ ἀνάγκης εἰκῇ διατελεῖ, ἔπειτα δὲ τὰ

1. Corr. in margine ex 3 περὶ διαίτης ὀξ. 44.

flunt, qui vero ſunt intus, ii attenuandi concoquendique ſunt et tunc per quam viam expediat, ut ipſe jubet, erunt educendi.

IV.

Haec ego praeſcribo ei hominum multitudini, qui neceſſitate coacti vitam temere ducunt et caetera, quae ſequuntur uſque ad eum locum. Ejusmodi autem oritur ſatietas.

Quae hoc loco habentur, quae ad quadraginta fere verſus pertinent, eſſe adjecta ab aliquo, qui ut jam ſupra diximus, facere fucum et majus volumen hoc reddere volebat, plane conſtat. Primum enim praeceptum, quod de evacuatione et humorum inclinatione Hippocrates nobis dedit, commune eſt et ad omnes homines accommodatur; haec vero ſoli multitudini, quae compulſa neceſſitate te-

Ed. Chart. VIII. [518.]
λεγόμενα ὡς ἐπὶ τὸ πολὺ ψεύδη τυγχάνουσι καὶ μὴ[1] ἄξια Ἱπποκράτους.

ε'.

Εὐλαβείη.

Ἐν τῇδε μόνῃ τῇ λέξει παράγγελμά τι πρὸς ἰατρικὴν χρησιμώτατον περιέχεται. σημαίνει γὰρ ἡμᾶς δεῖν μηδὲν ὑπερορᾷν καὶ μηδὲν εἰκῇ ποιεῖν καὶ μηδὲν προπετῶς, μήτε ἀπερισκέπτως συγκατατίθεσθαι. διὸ οὐ δεῖ ἐν τῇ ἰατρικῇ πιστεύειν ἁπλῶς τοῖς παλαιοῖς εἴ τι εἰρήκασιν, ἀλλὰ βασανίζειν τῇ τε πείρᾳ καὶ τῷ λόγῳ πρότερον καὶ ἰδεῖν πότερον ἀληθές ἐστιν ἢ ψεῦδος. οἱ δὲ μὴ τοῦτο ποιοῦντες πάνυ[2] σφάλλονται καὶ τοὺς ἄλλους ἐξαπατῶσι καὶ ξυμβαίνει τοῦτο μάλιστα τοῖς ὁσημέραι περιτρέχουσιν ἐν ταῖς πόλεσιν ἰατροῖς, ἀλόγῳ τριβῇ μόνῃ χρωμένοις, σὺ γοῦν μὴ ὑπερόρα τινός, οὐδὲ

1. πρέποντα τῇ του haec in margine m. ſ. deſunt in S. g.
2. *Corr.* πάνυ uncis incluſit.

mere vitam degat; deinde quae dicuntur, falſa ſunt multis partibus plura et minime digna Hippocratis ſententia.

V.

Cautio.

In hoc uno verbo praeceptum ad medicinam utiliſſimum continetur; indicat enim nihil eſſe nobis negligendum nihilque temere faciendum, nulli denique rei proclivius aut inconſiderate aſſentiendum; quocirca in medicina non par eſt priſcis fidem ſimpliciter adhibere, ut ſi quid illi dixerint, ſtatim credamus, ſed prius experientia et ratione, verumne illud ſit, an falſum, perpendendum eſt, quod qui non faciunt, nae illi vehementer errant et in errorem alios inducunt; id quod uſu potiſſimum venit iis medicis, qui quotidie in civitatibus hac illac circumcurſant, ac ſola experientia experte rationis

εἰκῆ καὶ ἀβασανίστως πίστευε ταῖς εἰρημέναις τῶν θεραπευτικῶν δυνάμεσιν, ὅπερ καὶ ἐν ἅπασι ποιητέον ἐστίν. αὐτίκα μὲν ἐν τῷ πάνυ ἀξιολόγῳ βοηθήματι ἐν φλεβοτομίᾳ ἀμέμπτως παραφυλάξεις τὸ ῥητὸν, ὡς μήτε εἰκῆ μήτε προπετῶς ἐργάζεσθαί τι, ἀλλὰ πρῶτον ἐπισκέπτου τοὺς σκοποὺς εἰρημένους ἡμῖν πολλάκις καὶ ἴσθι αὐτοὺς αὐξομένους ἐνδείκνυσθαι πλείονα κένωσιν, ἐκλυομένους δὲ καθαίρειν εἰς τοσοῦτον, εἰς ὅσον ἐμειώθησαν. πρὸ δὲ τοῦ διαιρεῖν τὴν φλέβα κάλλιόν ἐστι τὰ τοιαῦτα πάντα ἐπισκέπτεσθαι, τὸ μέγεθος τοῦ νοσήματος ἅμα τῇ ῥώμῃ τῆς δυνάμεως, τὴν ἡλικίαν καὶ ὁποία ἡ φυσικὴ κρᾶσις τοῦ ἀνθρώπου. εἶθ' ὥραν τοῦ ἔτους εἰ ἐαρινὴ καὶ εἰ τὸ χωρίον εὔκρατον φύσει. καὶ εἰ κίνδυνος μέγας ἐφεδρεύει, οἷον περιπνευμονίας ἢ συνάγχης ἢ πλευρίτιδος ἤ τινος ἄλλου ὀξέος ἢ σφοδροῦ νοσήματος· καὶ εἰ διαιρεῖν τὴν φλέβα δεῖ τῶν αἱμοῤῥοΐδων

utuntur; proinde tu nihil negligito, neque temere, neque inconſiderate fidem adhibeto veteribus in iis, quae de facultatibus eorum dixerunt, quae ad curationem pertinent, quod cum eſt in omnibus obſervandum, tum vel maxime in eo remedio, quod admodum praeſtans inſigneque eſt, quod venae ſectione perficitur, integre ſententiam hanc ſervabis, ut nihil temere nihilque inconſiderate, ſed prius perſpicias ea propoſita de quibus nos ſaepe diſſeruimus, ac ſcias, quum ea augentur, nobis indicare majore opus eſſe evacuatione, quum minuuntur, tantum eſſe de evacuatione detrahendum, quantum illa ſint imminuta. Priusquam enim venam ſeces, praeſtiterit haec omnia intueri magnitudinem morbi ſimulque robur virium aegrotantis itemque aetatem et naturale ejus quem curas temperamentum, ad haec vero etiam anni tempus, verumne illud ſit nec ne et utrum locus ſit ſuapte natura temperatus; deinde vero utrum magnum periculum immineat, cujusmodi eſt inflammationis pulmonis aut anginae aut doloris lateris aut alterius acuti aut vehementis morbi ſuſpicio et utrum ſecanda vena ſit, quum haemorrhoides ſup-

ἐπισχομένων· ἢ ἐπὶ ταῖς γυναιξὶ τῆς ἑαυτῶν καθάρσεως. ἐπὶ μὲν οὖν τοῖς ἔργοις τῆς ἰατρικῆς εὐλαβείῃ δεῖ χρῆσθαι, ἵνα μηδὲν εἰκῇ ποιεῖσθαι συμβαίνῃ, πλὴν γὰρ τὸν κίνδυνον οὐ σμικρὸν ἐπιφέρειν, ἔτι δὲ καὶ ὄνειδος μέγα ἕπεται. καὶ τοῦτο εἴωθε τοῖς ἰατροῖς ὡς εἰπεῖν πᾶσι τὴν ὕβριν προσνέμειν καὶ ποιεῖν τοὺς ἀνθρώπους μὴ πιστεύοντας ἂν γινώσκεσθαι ὑπὸ τῶν ἰατρῶν [1] τὰ τῶν νοσούντων πράγματα, ὥστε μὴ τολμᾶν ἐπιτρέπειν σφᾶς αὐτοὺς τοῖς ἰατροῖς. διὸ καλῶς εἶπεν ὁ σοφὸς Ἱπποκράτης, ἄριστον εἶναι τὸν ἰατρὸν τὴν πρόνοιαν ἐπιτηδεύειν.

στ'.

Ἀπειρίη.

Πολλοὶ τῶν ἐξηγητῶν διαιροῦσιν, ἵνα σημαίνῃ τὴν ἀπειρίαν, τουτέστι μηδεμίαν πεῖραν, ὡς λέγειν αὐτὸν τυγχάνειν πολλάκις τὸν ἰατρὸν μὴ ἔμπειρον εἶναι ἢ τοῦ φαρμάκου ἢ

1. 16. progn. II.

pressae sunt; et in mulieribus, quum ipsarum est cohibita purgatio. Itaque in medicina facienda, adhibenda cautio est, ne quid temere fiat: nam praeterquam quod non mediocre periculum haec res neglecta affert, magnum etiam dedecus parit, haecque res medicis fere omnibus notam turpitudinis inurit, estque in causa, ut homines putent res aegrotantium a medicis non cognosci, atque ita se illorum fidei credere non audeant. Quamobrem vir sapiens Hippocrates dixit, quem optimum esse censuit medicum uti providentia.

VI.

[519] *Infinitio.*

Plerique ex interpretibus ita distinguunt, ut hoc verbum significet experientiae vacuitatem, hoc est nullam experientiam; ut dicat, saepenumero contingere, medi-

Ed. Chart. VIII. [519.]

τῆς κράσεως τῆς φυσικῆς τοῦ κάμνοντος ἢ τῶν ἄλλων ὧν ἐν τῇ ἰατρικῇ χρεία πολλή· ἄλλοι[1] δὲ τὸ ἄπειρον τῆς τέχνης ἀκούωσι, καθάπερ ἐν τοῖς ἀφορισμοῖς εἶπεν·[2] ὁ βίος βραχὺς, ἡ δὲ τέχνη μακρή. ἄλλοι δὲ οὕτω γράφουσιν, ὡς ξυνιέντες εὐλαβείῃ ἀπειρίᾳ, τουτέστιν ἄπειρα, καὶ τοῦτο μᾶλλον ἀρέσκει μοι. προστίθησι γὰρ δυσπειρίη ἵνα γνῶμεν τὴν πεῖραν εἶναι χαλεπήν τε καὶ σφαλεράν.

ς'.

Δυσπειρίη.

Ὅτι ἡ πεῖρα ἐπισφαλής ἐστιν οὐδεὶς ἀγνοεῖ, τοῦτο δὲ πάσχει διὰ τὸ ὑποκείμενον περὶ ὃ ἡ τέχνη ἐστίν. οὐ γὰρ δέρματα καὶ ξύλα καὶ πλίνθοι, ὥσπερ τῶν ἄλλων τεχνῶν ὕλη τῆς ἰατρικῆς ἐστιν, ἐν οἷς ἔξεστι πειρᾶσθαι ἄνευ κιν-

1. ἄλλοι — μακρὴ addit *corr.* 2. lib. I. aph. I.

cum non esse peritum aut medicamenti aut naturalis temperamenti ejus, qui morbo laborat aut aliarum rerum, quarum in medicina usus est plurimus; alii vero sic accipiunt, ac si velit artis infinitatem significare, in quam sententiam scripsit in aphorismis haec: *vita brevis, ars longa.* Alii scribunt hanc vocem, ut sit cum superiore conjuncta ad hunc modum: *cautio infinita*; idque non est plane contemnendum, praesertim quum subjungat, difficultas experientiae; ut experientiam difficillimam et periculosam esse intelligamus.

VII.

Experiendi difficultas.

Periculosam esse experientiam nemo est qui nesciat; id quod ei accidit propter materiam, in qua ars versatur; neque enim ut caeterarum artium, sic medicinae materiae sunt coria, ligna et lateres, in quibus licet

Ed. Chart. VIII. [519.]

δύνου, ἀλλ' ἐν ἀνθρωπείῳ σώματι, ἐφ' οὗ πειρᾶσθαι τῶν ἀπειράστων οὐκ ἀσφαλές.[1] μάλιστα μὲν[2] δυναμένης τῆς πείρας εἰς ὄλεθρον ὅλου τοῦ ζώου τελευτᾶν. διὸ εἰς τὰ ἔργα τῆς τέχνης, ὅπως καλῶς συνθήσομεν φάρμακα καὶ τὰ ὑπὸ τῶν ἔμπροσθεν γεγραμμένα κρίνομεν. εἰς πεῖραν ἄγειν δεῖ καὶ χρήσιμον τοῦτο τὸ σκέμμα. ἔστι γὰρ ἐν τῇ ἰατρικῇ ὡς δύο σκέλη ἐμπειρία τε καὶ λόγος, καὶ ὅσοι συνετοί τε ἅμα καὶ ἀληθείας ὄντως φίλοι, οὗτοι τάδε παρὰ τῆς φύσεως ἡμῖν δοθέντα κριτήρια τῶν κατὰ τὸν βίον πράξεων, ἐμπειρίαν καὶ λόγον φυλάττουσιν. ἐπ' ἐνίων μὲν ἴσον[3] ἑκάτερον συντελοῦν εἰς τὴν τέχνην, ἐπ' ἐνίων δὲ πλέον θατέρου θάτερον, ἀεὶ μέντοι πρὸς τὸ τέλειον ἑκάτερον ἑκατέρου δεόμενον. πρὸς γοῦν τὸν ἐρωτήσαντα διὰ τί τόδε τινὶ τῷ πυρέττοντι συνεχώρησας ὕδατος πιεῖν ψυχροῦ, δύο εἰσὶν ἀποκρίσεις. ἡ μὲν ἑτέρα γένεσιν καὶ φύσιν τοῦ πυρετοῦ διδάσκουσα καὶ περὶ τοῦ τῶν νόσων καιροῦ διεξιοῦσα[4] καὶ

1. lib. 8. *κατὰ τόπους* 10. 2. *Corr.* *μὲν* pro *δέ*. 3. *Corr.* *ἴσον* pro *εἰς ὤν*. 4. *Corr.* *διεξοῦσαν*.

multa experiri ſine periculo, ſed in humano corpore ſita eſt, in quo experiri ea, quae longo uſu non probaris, non eſt tutum, praeſertim quum experientia in totius perniciem animantis deſinere poſſe videatur. Ideo in medicina facienda, ut medicamenta rite conficiamus et de iis, quae a veteribus ſunt literarum prodita monimentis, ſententiam feramus, experientia opus erit, haecque ipſa tractatio eſt perutilis; quum medicinae data ſint fere duo crura, quibus incedat, experientia et ratio, et quicunque prudentia ſapientiaque praeſtant, ac veritatis ſtudium vere colunt, ii judicandi inſtrumenta nobis a natura ad cognitionem earum rerum, quae in vita geruntur attributa, rationem inquam experientiamque, cuſtodiunt, quae quibusdam in rebus parem utilitatem ad artem pertractandam afferunt, in quibusdam altera majori uſui eſt quam altera; ſemper tamen ad rei perfectionem altera alterius operam requirit. Quamobrem ſi quis de te quaerat, cur

Ed. Chart. VIII. [519.]

κατὰ τὸν αὐτὸν τρόπον ὕδατος ψυχροῦ φύσιν ἐξηγουμένη καὶ κατασκευάζουσα, ὡς τῷ τοιῷδε νοσήματι κατὰ τὸν τοιόνδε καιρὸν εὔλογόν ἐστιν ἴαμα γίνεσθαι τὸ ὕδωρ τὸ ψυχρόν. ἡ δὲ ἑτέρα τῶν ἀποκρίσεων οὐδενὸς τούτων τῆς φύσεως ἀφαψαμένη καταφεύγει πρὸς τὴν πεῖραν, ἐν τοιῷδε νοσήματι καὶ καιρῷ τὸ ψυχρὸν ὕδωρ ἑωρᾶσθαι φάσκουσα πολλάκις ὠφελεῖν. οἱ δὲ ἐμπειρικοὶ καλούμενοι ἰατροὶ ποιοῦσι τῆς ἐμπειρίας εἴδη τρία. τὸ μὲν πρῶτον αὐτοὶ περιπτωτικὸν καλοῦσι, τὸ δεύτερον αὐτοσχέδιον, τὸ δὲ τρίτον μιμητικόν. ἀλλὰ περὶ τούτων οὐκέτι ὁμοίως παρὰ πᾶσιν ὡμολόγηται, ἀλλὰ οἱ μὲν τὴν ἐμπειρίαν μόνην ἀρκεῖν φασι τῇ τέχνῃ, τοῖς δὲ καὶ ὁ λόγος οὐ σμικρὰ δοκεῖ συντελεῖν. Λύκος μὲν γὰρ εἰς ἐμπειρίαν καὶ τήρησιν ἀναπέμπει πάντα καὶ οὐδαμῶς προστίθησι πίστιν ἀποδεικτικήν. τοὐναντίον δὲ δοκεῖ ποιεῖν ὁ Ἱπποκράτης,[1] ὃς τὰς ἀποδείξεις παντα-

1. Corr. in margine; δοκεῖ ποιεῖν Ἱπποκράτης. In manufcr. autem leg. ποιεῖν ὁ ξηρομωνιακός.

huic aut illi homini febricitanti aquam frigidam potui dederis, duae tibi fuppetent refponfiones: altera, quae doceat febris originem atque naturam, quaeque de temporibus morborum differat, eodemque modo frigidae naturam, quae fit, exponat; tum vero in tali morbo et ejusmodi tempore aquae frigidae potionem effe confentaneum aptumque remedium confirmet; altera vero nihil horum attingens, ad ufum experientiamque confugit, aitque fe perfae e vidiffe in ejusmodi et morbo et tempore aquae frigidae potum profuiffe. Caeterum medici, qui ab experientia empirici vocati funt, tria effe experientiae genera voluerunt, quorum unum cafu, alterum confulto, tertium imitatione fieri ajunt; de iis tamen non jam ita inter omnes convenit; imo vero funt qui ad artem fatis effe experientiam contendant; alii vero non parum ad eam ipfam rem conferre etiam rationem placeat. At Lycus ad experientiam et obfervationem refert omnia, neque unquam ullam probationem demonftrativam adjungit, quum tamen Hippocrates contra facere videatur, ut qui

Ed. Chart. VIII. [519.]

χοῦ πειρᾶται προστιθέναι, κατ' ἐμὴν δὲ δόξαν καὶ διὰ τῆς ἐμπειρίας καὶ διὰ λόγου εὑρεῖν δεῖ τὰ πάντα εἰ οἷόν τέ ἐστιν, ὁ δὲ διὰ ἐκείνης μόνης οὗτος τηρητικὸς καὶ ἐμπειρικός τις ὀνομασθήσεται. ὁ δὲ διὰ λόγου ἢ μεθόδου τινὸς λογικός τε καὶ μεθοδικός. τοῦτο δὲ ποιητέον ὅτι μήτε ἐκείνην ἱκανὴν εἶναι πάντα μήτε μόνον εὑρίσκειν τὸν λόγον. οὐ μὴν χρὴ συγκεχυμένως τοῦτο ποιεῖσθαι, ἀλλὰ ἰδίᾳ μὲν τὴν ἐμπειρικὴν διδασκαλίαν, ἰδίᾳ δὲ τὴν λογικὴν, ἵνα ὅσην ἑκατέρα δύναμιν ἔχει σαφῶς εὑρεθῇ. ἀλλ' ἐν πάσῃ πείρᾳ κίνδυνος σφαλῆναι παρὰ τὸ ἀδιόριστον. διχῶς δὲ τοῦτο ἀδιόριστον γίνεται· τὸ μὲν τῷ[1] μὴ τεμεῖν τὸ κοινὸν εἰς τὰς ἐν αὐτῷ πάσας διαφορὰς, τὸ δὲ τῷ μὴ σκέψασθαι τοῖς τρέπουσιν αἰτίοις τίνα μὲν[2] προηγουμένως ἢ πρώτως ἢ ὅπως ἂν καλεῖν θέλῃς,[3] τίνα δὲ κατὰ συμβεβηκὸς ἠκολούθησε. διὸ πεῖραν δεῖ ποιεῖν μετὰ τῶν οἰκείων διο-

1. Corr. τῷ pro τὸ recepit. 2. Corr. μὲν uncinis inclusit. 3. de aliment. facultate VI.

omnibus in locis afferre demonſtrationes conetur, atque, ut ego quidem puto, ſi id fieri a nobis poſſit, experientia et ratione invenienda ſunt omnia; qui vero illa ſola nititur, is obſervator empiricusque vocatur; qui ratione aut methodo quadam, is et rationalis et methodicus nominatur. Incumbendum autem in hoc eſt, quia neque illa ſatis eſt ad omnia invenienda neque item ratio ſola id praeſtare poſſe videtur; id tamen non eſt confuſe faciendum, ſed ſeparatim adhibenda eſt diſciplina ab experientia profecta; ſeparatim vero ea, quam ſuppeditat ratio; ut quam utraque vim habeat aperte perſpicias. Verum in omni experientia periculum eſt ne propterea quod non ſit adhibita diſtinctio erremus; id autem fit duobus modis, tum quod id, quod commune eſt, in ſuas differentias non ſit diſtributum, tum quod in cauſis rem immutantibus non attendamus quae praecipue aut primo aut ut appellare liceat, quaeque fortuito ſint conſecutae: ideo periculum de rebus faciendum eſt, adhibitis ſuis pro-

Ed. Chart. VIII. [519.]

ρισμῶν, μάλιστα μὲν ἐν τῇ τῶν τροφῶν κρίσει. ἕκαστον γὰρ μόριον αὐτὸ κατ' αὐτὸ ἔστω γευόμενον καὶ ὀσμώμενον πρότερον ἢ δῷς[1] εἶτα καὶ διὰ τῆς ἐδωδῆς πειρώμενον. ἡ μὲν γὰρ ὄσφρησις καὶ ἡ γεῦσις ὁποῖόν τινα τὸν χυμὸν καὶ τὸν ἀτμὸν ἔχει τὸ μόριον διδάσκουσαι συνενδείκνυνται τούτοις εὐθέως καὶ τὴν ὅλην κρᾶσιν αὐτοῦ καὶ οὕτως ἀκριβῶς ἡ δύναμις αὐτοῦ εὑρίσκεται καὶ ἡ σύστασις καὶ ὁ χυλὸς, ἐπειδὴ τινὰ μὲν ὑγρὸν καὶ ὑδατώδη, τινὰ δὲ παχὺν ἢ γλίσχρον ἔχει χυμὸν, ὧν καὶ αὐτῶν πάλιν ἰδίᾳ γεύεσθαι προσήκει. ἔνιοι μὲν αὐτῶν εἰσι δριμεῖς ἢ ὀξεῖς ἢ πικροί· ἔνιοι δὲ ἁλικοί τε καὶ ἁλμυροί· ἔνιοι δὲ αὐστηροὶ ἢ στρυφνοὶ ἢ γλυκεῖς ἢ ἄλλως πῶς διακείμενοι. τοῖς δὲ ἐκ πείρας ἄνευ λογικῆς μεθόδου τὰς τροφὰς καὶ τὰ βοηθήματα εὑρίσκουσιν εἰκότως τὰ πολλάκις ὠφελήσαντα μνημονεύεται καὶ εἰς χρῆσιν ἄγεται. τῶν γὰρ πλειστάκις ὡσαύτως ἑωραμένων τήρησίν τε καὶ μνήμην εἶναί φασι τὴν ἑαυτῶν ἐμπειρίαν.

1. *Corr.* ἢ δῷς pro εἶδος.

priisque diſtinctionibus, quod eſt in alimentis judicandis obſervandum vel maxime; debes enim ſingulas particulas per ſe ipſas deguſtare odorarique, priusquam cuiquam des; deinde vero etiam eſu probare. Cum enim odoratus guſtatusque cujusmodi ſuccum et odorem referat ea particula, de qua agitur, nobis indicat, tum vero etiam ſimul totam ejus temperaturam ſtatim declarat; atque hac ratione facultas ipſius et conſiſtentia et item ſuccus accurate invenitur; quaedam enim ſuccum habent humidum et aqueum; quaedam craſſum et lentum; quos etiam ſuccos ſeparatim guſtare expedierit; quando ipſorum alii acres aut acidi aut amari, alii ſalſi aut ſalſuginoſi, alii auſteri aut acerbi aut dulces aut alio modo quodam ſint affecti. Qui autem ſine methodo, quam ratio commonſtret, alimenta remediaque compererunt, merito commemorant et ad uſum traducunt ea, quae ſaepe juverunt, obſervationem enim et memoriam eorum, quae eodem modo facere ſaepe viderunt, ſuam eſſe experientiam dicunt; ſed cogni-

Ed. Chart. VIII. [519. 520.]
ἀλλ' οὐδὲν ἀσκήσουσι τὴν διάγνωσιν. ἀγνοήσαντες δὲ αὐτὴν οὐδὲ τὴν θεραπείαν εὑρίσκουσι. καίτοι γε ὁ θαυμαστὸς Ἱπποκράτης πολλὰ [1] ἐκ πείρας μᾶλλον ἢ ἐκ λόγου τινὸς ἐγνωκέναι δοκεῖ, ὡς τὰς ὀφθαλμῶν ὀδύνας λύεσθαι ἀκρητοποσίῃ ἢ λουτρῷ ἢ πυρίῃ ἢ καὶ τοῖς ἄλλοις περὶ ὧν που μνημονεύει. [2] δεῖ γοῦν τῶν πάντων ὧν ἐν τῇ ἰατρικῇ χρεία μεγάλη πειρᾶσθαι ὡς ἔχει πρὸς τὴν τοῦ κάμνοντος φύσιν καὶ οὕτω ἑαυτῷ εὑρήσει τις τὸ μέτρον ἐπὶ τῶν ἁπάντων. ὥσπερ γὰρ ἄνευ λογικῆς μεθόδου συνθεῖναι καλῶς φάρμακον ἀδύνατόν ἐστιν, οὕτως ἄνευ πείρας οὐχ οἷόν τε γνῶναι βεβαίως τε καὶ ἀκριβῶς τὴν δύναμιν αὐτοῦ. πολλάκις γὰρ μὴ παρέχοντος τοῦ φαρμάκου τὴν χρείαν, ἧς ἕνεκα αὐτῷ ἐχρησάμην οὐκ ἐξ ἐπινοίας, ἀλλ' ἐμπειρίας εὗρον, πῶς ἡ μίξις γίγνοιτο ἄν, οὐχ ἡ αὐτὴ γὰρ γέγονεν ἅπασι τοῖς συνθεῖσι τὰς τοιαύτας μίξεις. ἐνίοτε μὲν γὰρ ἐξ ὀλίγων τὸν ἀριθμὸν τῶν ἁπλῶν ἔσπευσα συνθεῖνα φάρμακόν

1. *Corr.* vocab. πολλὰ uncinis inclusit. 2. haec leg. in lib. de tuenda sanitate IX.

tionem non exercent, quumque illam ignorent, fit ut ne curationem quidem inveniant. Et tamen Hippocrates, vir admirabilis, multa potius experientia quam ratione videtur cognovisse, cujusmodi illud est: dolores oculorum meri potione aut balneo aut fomento aut etiam aliis rebus, quarum ipse meminit, curari. Itaque omnia, quorum in medicina usus magnus est, experiri oportet, ut quomodo ad naturam aegroti affecta sint cognoscamus: ita enim sibi quisque modum in rebus omnibus aptum inveniet; nam quemadmodum sine ratione conficere recte medicamentum non possumus, ita ejus scire firmiter et accurate vires sine experientia non licet. Quum enim saepe medicamentum id non fecerit, cujus causa sumptum sit, tum quomodo id confectum esset, non ratione, sed experientia deprehendi: mixtiones enim ejusmodi non eodem modo omnes conficiunt; interdum enim e paucis numero simplicibus aliquod conficere medicamentum pro-

Ed. Chart. VIII. [520.]
τι, ἐνίοτε δὲ ἐκ πλειόνων, ἔστι δ' ὅτε καὶ πλείστων ἢ πάντων τῶν ὁμογενῶν. καὶ μέντοι καὶ τῷ τινὰ μὲν ἔχειν ἄφθονα, τινὰ δὲ οὐδ' ὅλως ἢ ἐλάχιστα κατὰ τὸν καιρὸν ἐκεῖνον ἐξ ὧν[1] εἶχον περὶ τὴν σύνθεσιν ἐτραπόμην τοῦ φαρμάκου τῆς χρείας ἐπειγούσης, εἶθ' εὑρὼν αὐτὸ τῇ πείρᾳ δόκιμον, οὕτως ἐχρησάμην αὐτῷ ἀεί. χρὴ δὲ ἐπὶ τοῖς ἁπλοῖς φαρμάκοις μάλιστα ἐκ τῆς διωρισμένης πείρας ἐξευρίσκειν τὰς δυνάμεις, οὐ γὰρ ἂν σφαλείης. οὐκ ὀρθῶς δὲ δοκοῦσιν οἱ πλεῖστοι τῶν ἰατρῶν οὔτε πειραθῆναι ἁπλῶν φαρμάκων οὔτε συλλογίζεσθαι περὶ τῆς δυνάμεως αὐτῶν. χρὴ γὰρ πειραθῆναι μόνον τῶν ἀμίκτων καὶ ἔξω πάσης ἐπικτήτου ποιότητος. ἐπὶ μὲν γὰρ ἀρίστης κατασκευῆς τοῦ σώματος πρῶτον, ἐφεξῆς δὲ κἀπὶ τῶν δυσκράτων, εἶθ' οὕτως ἐπὶ τῶν ἁπλῶν νοσημάτων, συλλογίζεσθαι δὲ τὸ κατὰ συμβεβηκὸς ἀεὶ διορίζοντας τοῦ πρώτως τε καὶ κατ' αὐτό. ἢ

1. ὧν pro ὃν correxi.

peravi, interdum e pluribus; quandoque etiam et pluribus vel omnibus, quae essent generis ejusdem; ad haec vero, quia quaedam nobis copiose suppetebant, quaedam omnino desiderabantur aut paucissima admodum erant eo tempore, quum necessitas urgeret, ex iis, quae aderant, medicamentum composui, quod quum usu et experientia probatum comperissem, eo semper ita usus sum. Atque in medicamentis quidem simplicibus distincta potissimum experientia facultates inveniendae sunt, quod in ea falli nullo modo possis; ex quo patet plurimos medicos in errore versari, qui neque de simplicium medicamentorum facultatibus periculum faciunt, neque ratione eas expendere conantur; debes autem ea experiri, quum non mixta sunt et nullam adventitiam qualitatem habent adjunctam; idque primum faciendum est in optimo corporis statu, tum in iis corporibus, quae intemperata sunt; postremo in morbis simplicibus; quum id ratione expendimus, distinguendum est id, quod ex accidenti fit, ab eo, quod primo ac per se inest. Siquidem sola experientia docet

Ed. Chart. VIII. [520.]
μὲν γὰρ πεῖρα μόνη διδάσκει καὶ τὰ ὠφελοῦντα καὶ τὰ βλάπτοντα, ἀλλὰ τὸ δύσκολον αὐτῆς πολλὰς διαφωνίας ἐποίησε. καὶ διὰ τὴν αἰτίαν τήνδε διαβολὴν ἔχει ἡ τέχνη ὅλη πρὸς τῶν ἰδιωτῶν[1] μεγάλην, μηδὲ δοκεῖν ὅλως ἰατρικὴν εἶναι, ὥστε τοσόνδε διοίσουσιν ἀλλήλων οἱ χειρώνακτες, ὥστε ἃ ὁ ἕτερος προσφέρει ἡγούμενος ἄριστα εἶναι, ταῦτα νομίζειν ἤδη ἕτερον εἶναι κακά. εἰκότως οὖν εἶπε δυσπειρίην εἶναι ἐν τοῖς πράγμασι καὶ ἐν τῇ τέχνῃ ἰατρικῇ μάλιστα. ἀσκητέον γοῦν ἀκριβῶς καὶ οὐκ ὀκνητέον ἐν τοῖς ἔργοις αὐτῆς.

η΄.

Μαδαρότης.

Ἕν ἐστι τοῦτο τῶν ἐς βραχυλογίαν ἐσχάτην καὶ μὴ γνωστὴν σχεδὸν ἐσφιγμένων, εἰ μὴ τοῦτο σημαίνει, ὥσπερ

1. *Corr.* ἰδιωτῶν pro δωροκαγαθῶν.

ea, quae profunt quaeque nocent; fed ejus difficultas multas fententiarum varietates peperit; quae res fecit ut totam artem ignari magnopere calumniati fint, ac ne medicinam quidem ullo modo effe voluerint, quod viderent tantam effe inter artifices diffenfionem, ut quae alius ut optima proferret, ea effe prava alius exiftimaret: merito igitur dixit difficilem effe in rebus et in arte, praefertim vero medica, experientiam; qua re fit ut nos accurate exercere et in medicina facienda neque pigri neque focordes effe debeamus.

VIII.

Glabrities.

Hoc eft unum eorum, quae ad fummam funt redacta brevitatem et quae fere intelligi non poffunt, nifi for-

Ed. Chart. VIII. [520.]

ἐκ τοῦ χρώματος τῶν χυμῶν καὶ τῆς ῥοπῆς καὶ τῆς πέψεως στοχάζεσθαι δεῖ περὶ νοσημάτων καὶ τῆς φύσεως τοῦ νοσοῦντος. οὕτω καὶ ἐκ τῆς μαδαρότητος, ἣ πάθος ἐστὶ περὶ τὴν τῶν ὀφθαλμῶν στεφάνην καὶ περὶ τὸ τετριχωμένον τῆς κεφαλῆς καὶ τοῦ γενείου, ὥσπερ καὶ ἀλωπεκία ὀφίασίς τε καὶ φαλακρότης. τότε γὰρ τρίχες πᾶσαι[1] ῥέουσι λεπτύνονται, θραύονται, σχίζονται, αὐχμώσει κνοΐζονται[2], ὑπόξανθοι γίνονται, πολιοῦνται, ἵνα καὶ τοῦτο σημεῖον εἴη[3], ἐξ οὗ γνωρίσεις ἄν τι περὶ τὸν κάμνοντα. ἄλλοι δὲ γράφουσι μαδαρώσεις,[4] ὡς εἶναι μὴ μόνον πάθος ὀφθαλμῶν ὅταν αἱ τρίχες τῶν βλεφάρων ῥέωσιν, ἀλλὰ καὶ ταυτὸ ὅπερ φαλακρότης παρὰ τὸ μαδᾷν, ὅ ἐστι ψιλὸν εἶναι τριχῶν, ὥσπερ οἱ παῖδές εἰσι πάνυ μικροὶ, ὅτι μήπω μήτε πόρος[5] αὐτοῖς ἐστι μηδεὶς κατὰ τὸ δέρμα, μήτε λυγγιώδη[6]

1. *Corr.* πᾶσαι pro πᾶσι. 2. pro κνοΐζονται melius κονίζονται. 3. *Corr.* εἴη pro ἔγη. 4. *Corr.* μαδάρωσις. 5. *Corr.* πόρος pro πῶρος. 6. λιγνιώδη pro λυγγιώδη quod eſt: *quod ſingultu premitur.*

taſſe hoc nobis indicet, quemadmodum ex colore, quem humores gignant, et eorum inclinatione et concoctione facere licet de morbis deque natura aegrotantium conjecturam, ita etiam ex glabritie, quae affectio eſt, quae oculorum coronam et item capitis partem, quae capillo tegitur et mentum obſidet, ut etiam alopecia, ophiaſis et calvitium; tunc enim pili omnes fluunt, extenuantur, quaſſantur, ſcinduntur, ſqualent, in pulverem vertuntur, ſubflavi canique fiunt; atque ita, ut hoc quoque ſignum ſit, cujus ope quidpiam, quod ad aegrotos pertineat, poſſis agnoſcere. Sunt qui ſcribant non μαδαρότης, hoc eſt glabrities, ſed μαδάρωσις, ut non ſolum oculorum affectum ſignificet, quum pili palpebrarum fluunt, ſed idem quod calvitium, a verbo μαδᾷν ductum, quod expertem eſſe pilorum ſignificat; veluti ſunt puelli admodum parvi, quod in eorum cute nullus adhuc meatus ſit, neque etiam

Ed. Chart. VIII. [520.]

περιττώματα. ἔνεστι γὰρ καὶ ἐκ τῶν τριχῶν τὴν κρᾶσιν γνωρίζειν. ἄκουε δὴ πῶς τοῦτο ποιήσεις. γίνονται γὰρ τρίχες κατὰ τοῦτον τὸν τρόπον. τὸ ὑγρὸν ἴσχεται[1] πολλάκις ἐν τοῖς μικροτέροις πόροις, καίτοι[2] εἴσω εἰς τὸ βάθος παλινοστεῖν ἀναγκάζεται. εἰ δ' ἀναθυμίασις εἴη οἷον αἰθαλώδης καὶ παχεῖα καὶ γεώδης, κινδυνεύει μὴ σφηνωθείη ἐν ταῖς στεναῖς ὁδοῖς, ὡς μήτε ὑπονοστεῖν ἔτι μήτε κενοῦσθαι δύνασθαι. διὸ ἡ φύσις ἄλλην εὖ τέως[3] παρεσκεύασεν ἣ ταύτην ἐκ τοῦ βάθους ἀναφέρει καὶ πλήττει καὶ ὠθεῖ πρόσω, ὡς καὶ ταύτην ἑτέρα κἀκείνην ἄλλη. καὶ οὕτω ποιοῦνται τὸ σῶμα τοιοῦτον οἷον ἐκτὸς ἡ λιγνύς ἐστι. τὸ γοῦν τοιοῦτον σῶμα ὠθεῖται πρόσω σύμπαν, ἱμαντῶδες ἤδη γεγονὸς, τὸ δὲ χρῶμα αὐτοῦ ποικίλον, διὸ θρὶξ ἐστι μέλαινα ὅταν ὑπὸ ῥώμης τοῦ θερμοῦ καυθεῖσα ἀναθυμίασις γένηται λιγνύς· ξανθὴ δὲ, ὅταν ἧττον κατοπτηθῇ, ἡ δὲ λευκὴ καὶ ἐκ φλέγματος γίνεται. οὖλαι δὲ τρίχες ἢ διὰ τὴν ξηρότητα τῆς κράσεως ἢ διὰ τὸν πόρον ἐν ᾧ κατερῤίζωνται εἰώθασι

1. Corr. ἴσχεται pro οἴσκεται. 2. Corr. τι pro τοι.
3. melius εὐθέως, quam εὖ τέως.

fuliginosum excrementum; nam et ex pilis licet temperaturam corporis cognoscere; quod ut fiat, audi quae subjungam, pili hunc in modum gignuntur: humor plerumque minoribus meatibus continetur et aliquid intro ad imas corporis partes recurrere cogitur. Si vero vapor veluti fuliginosus crassusque et terreus fuerit, periculum est, ne in angustis viis impactus, nec facile intro rursus redire, nec etiam evacuari possit; quocirca natura alium statim paravit, qui hunc e profundo subiens, feriat ac prorsum pellat, ut hunc rursus alius; atque ita corpus tale conficiunt, quale est ea fuligo, quae foris cernitur; ac tale corpus totum prorsum propellitur, lori formam jam adeptum, ejusque color varius est; proinde capillus niger est, quum vi caloris deustus vapor in fuliginem abit; flavus, quum minus exustus sit; albus ex pituita efficitur; crispi autem capilli aut propter temperaturae siccitatem aut propter meatum, in quo radices agunt,

Ed. Chart. VIII. [520.]

γενέσθαι. ὅσοι δὲ ὑγρὰν καὶ ψυχρὰν χώραν οἰκοῦσιν, ἐξαυξεῖς μετρίως καὶ λεπτὰς καὶ εὐθείας καὶ πυρὰς ἔχουσιν. ὅσοι δὲ τὴν θερμὴν καὶ ξηρὰν, μέλαινας, δυσαυξεῖς, ξηρὰς, οὔλας καὶ κραύρας·[1] ὅσοι δὲ μεταξὺ τούτων συμμέτρως καὶ ἀνάλογον. ἐξαλλάττονται δὲ ἐν ταῖς ἡλικίαις καὶ κατὰ τὰς τῶν σωμάτων φύσεις καὶ χώρας, περὶ ὧν πάντων ἡμεῖς ἀκριβῶς ἐν τῇ περὶ κράσεων πραγματείᾳ διελεξάμεθα καὶ οὐ χρὴ ἐνθάδε μεταφέρειν. ἅπαντα γὰρ ἐν πᾶσιν οὐκ ἐγχωρεῖ λέγειν. τὸ γὰρ ἴδιον ἑκάστης πραγματείας χρὴ τελέως διεξέρχεσθαι, τὸ δὲ παραπῖπτον ἐπισημαίνεσθαι διὰ κεφαλαίων. καὶ γὰρ οἱ λεῖοι καὶ οἱ ὑπολευκόχρωτες, ἰθύτριχές[2] τε καὶ μελανότριχες καὶ οἱ μελανόφθαλμοι καὶ ἡσυχῇ καὶ ἐπὶ τὸ ῥάθυμον βεβιωκότες ἐδείχθησαν ἡμῖν ἧττον διαπνεόμενοι, διότι καὶ ψυχρότεροι ταῖς κράσεσίν εἰσι. καὶ διὰ τὴν αὐτὴν αἰτίαν καὶ γυναῖκες, ἃς διὰ τὴν ἔμμηνον κά-

1. Corr. ὅσοι δὲ τὴν θερμὴν καὶ ξηρὰν, μελαίνας, δυσαυξεῖς, ξηρὰς οὔλας καὶ κραύρας. Haec leg. in manuſcr. S. g. 2. Corr. ἰθύτριχες pro ἤτοι τρίχες.

fieri ſolent. Quicunque autem humidam frigidamque regionem incolunt, capillos, qui modice augeantur, gracilesque et rectos et ruſos habent; qui calidam et ſiccam, ii nigros, qui parum augeantur, ſiccos, criſpos et fragiles; qui medium inter hos tractum tenent, moderate et ad proportionem regionis; commutantur autem in aetatibus et pro natura corporum et item regionum, de quibus omnibus actum accurate eſt a nobis in libris de temperamentis; eaque non ſunt hunc in locum transferenda, quum minime par ſit omnia omnibus in libris conſcribere. Siquidem, quod ad eum locum, qui ſit in manibus, proprie pertineat, eſt perfecte pertractandum; quod vero obiter occurrit, ejus capita ſolum annotanda ſunt. Etenim glabros, albidam cutem habentes, quique rectos capillos et qui nigros et qui nigris ſunt oculis et qui in otio vixerunt, minus per halitum digeri, quia frigidiore temperatura ſunt, demonſtravimus; eandem ob cauſam mulieres, quas peſtilens conſtitutio, propter menſtruam

Ed. Chart. VIII. [520.]

θαρσιν ἧσσον[1] ἀδικεῖ λοιμώδης[2] κατάστασις. * * * * οὕτως αὐτὸς ἐν τῷ τρίτῳ τῶν ἐπιδημιῶν τὰς ἰδέας τοῦ σώματος τῶν ἁλόντων τοῖς φθινωδικοῖς νοσήμασι διηγούμενός φησιν, εἶδος[3] δὲ τῶν φθινωδέων ἦν τὸ λεῖον, τὸ φλεγματῶδες, τὸ ὑπέρυθρον, τὸ χαροπὸν, λευκοφλεγματίαι καὶ πτερυγῶδες καὶ γυναῖκες. λέγει γὰρ τὸ λεῖον, ὅπερ ἐστὶν ἄτριχον, ὃ τὴν κρᾶσιν ψυχροτέραν ἐνδείκνυται.[4] ὥσπερ δὲ τὸ λεῖον καὶ ἄτριχον τὴν ψυχροτέραν καὶ ἐπιεικῆ κρᾶσιν σημαίνει, οὕτω καὶ λάσιον τὴν θερμοτέραν καὶ θυμοειδῆ. εἰ μὲν γάρ[5] τις εἴη ἱκανῶς δασὺς τὰ στέρνα, τοῦτον οἱ φυσιογνωμονεῖν ἐπιχειροῦντες θυμικὸν ἀποφαίνονται· μηροὺς δὲ εἴπερ εἴη[6] τοιοῦτος, ἀφροδισιαστικόν. φασὶ γὰρ τῷ λέοντι ἐμφερῆ τὰ στέρνα αὐτὸν εἶναι, τράγῳ δὲ τὰ κατὰ μηρούς. οὐ μὴν χρὴ νομίζειν, εἴ τῳ δασὺς ὁ θώραξ, ὅλον ἐξ ἀνάγκης τούτῳ τὸ σῶμα θερμότερόν τε καὶ ξηρότερον ὑπάρχειν, ἀλλὰ ἐν τῇ καρδίᾳ τὸ θερμὸν εἶναι πλεῖστον, διὸ

1. *Corr.* ἧσσον pro εἰς ὄν. 2. probabilius λοιμώδης pro λειμώδης. 3. II. lib. epidemior. 70. 4. II. de temperat. 5. *Corr.* particul. γὰρ feclufit. 6. *Corr.* εἴη feclufit.

purgationem minus laedit. * * * * In hanc fententiam ipfe in tertio de vulgaribus morbis libro cum formas corporum eorum, qui tabidis morbis corripiuntur, explicaret, *genus*, inquit, *tabidorum laeve erat*, *pituitofum*, *fubrubrum*, *caefium. Leucophlegmatiae et quibus fcapulae in alarum modum prominebant*, *ac mulieres*: quo in loco appellat laeve quod vacat pilis; quod eft temperaturae frigidioris indicium; atque ut glabrum et vacans pilis frigidiorem et manfuetam naturam, fic hirfutum calidiorem, atque iracundam effe indicat. Qui enim mores ex forma corporis fe noffe profitentur, eum, qui admodum hirfuto pectore fit, animofum judicant; fin cruribus, falacem; ajunt enim illum habere pectus leoni fimile, crura vero hirco, neque tamen exiftimandum eft, fi alicui pectus pilofum fit, neceffe effe, ut totum corpus ejus ficcius fit et calidius; fed hoc, plurimum calo-

Ed. Chart. VIII. [520.]

καὶ θυμικὸν, καθάπερ εἰ ὅλον τὸ σῶμα ψιλὸν τριχῶν, ἁπαλόν τε καὶ λευκὸν τὸ δέρμα, ποιεῖ δειλοὺς καὶ ἀτόλμους καὶ ὀκνηρούς. μεταβάλλονται[1] δὲ ταῦτα καὶ κατὰ τὰς χώρας. ὅπου γὰρ ἡ γῆ μαλθακὴ καὶ ἔνυδρος καὶ ὕδατα ἔχει μετέωρα, ὥστε θερμὰ εἶναι τοῦ θέρους καὶ χειμῶνος ψυχρὰ, ἐνταῦθα καὶ οἱ ἄνθρωποι σαρκώδεις εἰσὶ καὶ ῥάθυμοι καὶ ὑπνηροί. ὅπου δὲ ἡ χώρα ἐστὶ ψιλὴ καὶ αὐώχυρος[2] καὶ τραχεῖα, ἐνταῦθα σκληροὶ καὶ εὔτονοι καὶ δασεῖς. περὶ δὲ τῶν τοιούτων εἰδέναι χρὴ ὅτι[3] τὰ ἀραιότερα καὶ δασύτερα τῶν σωμάτων[4] τὴν κρεηφαγίαν μᾶλλον ἢ τὰ τῶν ἄλλων ἀνέχονται ὡς ἂν διαπνεόμενα καὶ τὰς ταλαιπωρίας, διὰ τὸ ἧσσον[5] ἁλίσκεσθαι κόποις. καὶ ταῦτα τὰς εὐεξίας ἔχουσι χρονιωτέρας, ὡς ἂν μὴ εἰς ἄκρον ἑτοίμως ἀφικνουμένας. ἀλλὰ καὶ ἐκ τοῦ λείου καὶ δασέος σώματος τεκμαί-

1. lib. de aqua, aëre et locis haec leguntur. 2. *Corr.* quidem opinatur, verbum ἀνώχωρος legi oportere, ſed hanc opinionem eſſe vanam et inauditam, ex praecedenti vocabulo χώρα manifeſtum eſt. Imo vero commendaverim vocem ἄνυδρος, quod eſt, *aqua vacans, aridus.* 3. χρὴ et ὅτι commate interpunxi. 4. hoc leg. in lib. de ſalubri diaeta XXIX. 5. *Corr.* ἧσσον pro ἴσον.

ris in corde eſſe, proinde animoſum hominem effici, ſicut ſi totum corpus vacans pilis delicatumque ſit et alba cutis, timidi, ignavi et ſegnes homines redduntur; quamquam haec pro natura regionum mutantur: ubi enim terra mollis aquoſaque eſt et aquae ibidem ſublimes ſunt ut aeſtate calidae et hieme frigidae ſint, ibi homines carnis mole conveſtiti et pigri et ſomniculoſi ſunt; ubi vero nuda eſt regio, aquis vacans et aſpera, ibi dura, firma, hirſuta ſunt corpora: ac de his omnibus hoc intelligendum eſt, corpora, quae magis rara magisque hirſuta ſunt, facilius uſum carnium, quibus veſcantur, quam quae alterius ſunt generis, perferre, utpote quae per halitum digerantur, itemque aerumnas, quia minus in laſſitudines incidant et bona habitudine diutius perfrui, quia non ſtatim ad extremum perveniant. Jam vero ex eo, quod

ρεσθαι ἂν δύναιο περὶ χυμοῦ πλεονάζοντος. καὶ γὰρ οἱ ἁπαλοὶ καὶ λευκοὶ καὶ λεῖοι ἥκιστα μελαγχολικὸν ἴσχουσι χυμόν. οἱ δὲ ἰσχνοὶ καὶ μελάντεροι καὶ δασεῖς καὶ φλέβας εὐρείας ἔχοντες ἐπιτηδειότατοι πρὸς τὴν τοῦ τοιούτου χυμοῦ γένεσιν ὑπάρχουσι. καὶ περὶ τῶν ἄλλων χυμῶν ὁ αὐτὸς λόγος.

θ'.

Σπλάγχνων κενότης τοῖσι κάτω, πλήρωσις τοῖσι ἄνω τροφή.

Καλεῖ σπλάγχνα τά τε τρία, ἃ καὶ ἡγεμονικὰ προσαγορεύεται, τὸν ἐγκέφαλον, τὴν καρδίαν καὶ τὸ ἧπαρ, τά τε ἄλλα πάντα ὅσα ἐν τῇ ἄνω καλουμένῃ κοιλίᾳ καὶ τὰ ἐν τῇ κάτω ἔντερα περιέχεται. ἔστι δὲ ὠφέλιμον τουτὶ τὸ παράγγελμα. καὶ γὰρ ἐν τῷ ἐγκεφάλῳ τὴν λογιστικὴν, ἐν καρδίᾳ δὲ θυμοειδῆ, κατὰ δὲ τὸ ἧπαρ ἐπιθυμητικὴν ἢ φυσικὴν ἢ γεννητικὴν ἢ ὡς οἱ περὶ τὸν Ἀριστοτέλην, θρεπτικὴν

glabrum hirſutumque corpus ſit, potes de humore, qui redundat, facere conjecturam: nam et delicati et albi et glabri humorem melancholicum minus coacervant; graciles vero nigriores et hirſuti et quorum ampliores venae ſunt, ii ad illum humorem gignendum aptiores judicantur; caeterorum humorum eadem ratio eſt.

IX.

Viſcerum vacuitas, inferioribus repletio ſuperioribus, nutritio.

Appellat viſcera ea tria, quae etiam principalia nominantur, ut cerebrum, cor et jecur et item inteſtina, quae et in ſuperiore ventre, ut vocant, et inſeriore continentur. Caeterum hoc praeceptum utile eſt, ſiquidem in cerebro eam partem animi, quae rationis eſt particeps, in corde ea in qua irarum exiſtit ardor; in jecore eam, quae voluptate alitur, ſive eam naturalem, ſive, ut Ariſtoteli placet, altricem aut vegetabilem aut generatricem,

Ed. Chart. VIII. [521.]
ἢ φυτικὴν ἢ γεννητικὴν, ἀφ' ἑνὸς ἑκάστου τοὔνομα θέμενοι περιεχομένην ἴσμεν. λέγει γοῦν περὶ κενότητος τῶν σπλάγχνων, ἵνα ἐπιστάμεθα πῶς ποιητέον, ὅταν κενότης ἐνοχλῇ. τοῖς[1] μὲν κάτωθεν κειμένοις σπλάγχνοις ὠφελεῖ πλήρωσις,[2] τοῖς δὲ ἄνωθεν τροφή. ἔστι γὰρ ὅτε ἐν τῇ φύσει τε καὶ ἕξει τῶν ἀνθρώπων ἐπιπολάζει ἄνω ἡ χολὴ καὶ ὑποχωρεῖ κάτω καὶ κρεμάμενα μᾶλλόν εἰσιν ἢ ἐστηριγμένα τὰ σπλάγχνα. μεγάλη μὲν γὰρ οὖσα φύσει ἡ γαστὴρ στηρίζει τὰ σπλάγχνα, κἂν ᾖ κενὴ σιτίων. σμικρὰ δὲ ὑπάρχουσα σιτίων μὲν πληρωθεῖσα στηρίζει, κενωθεῖσα δὲ καταλείπει συνιζάνουσα, ὅθεν αἴσθησις γίνεταί[3] τισιν κρεμᾶσθαι αὐτοῖς τὰ σπλάγχνα. ἐπιπολάζει δέ τισιν ἄνωθεν ἡ ξανθὴ χολὴ, ὅτε καταφέρει αὐτὴν εἰς τὴν τῆς γαστρὸς ἔκφυσιν ἐξ ἤπατος πόρος. ἔσθ' ὅτε καί τισιν αὐτοῦ εἰς τὴν γαστέρα πορεύεται μόριόν τι, ἐν οἷς ἐπιπολάζει τὸ χολῶδες περίτ-

1. Haec leg. l. II. de victus ratione XXXI. 2. verba πλήρωσις et τοῖς commate interpunxi. 3. accentum encliticae pro legibus grammaticis in vocabulo γίνεται repoſui.

ut ab uno horum nomen trahat, appelles, contineri plane ſcimus. Itaque de inanitione viſcerum differit, ut ſciamus quomodo nos gerere debeamus, quum inanitio affligit, ac viſceribus, quae inferiore loco ſunt ſita, prodeſt repletio, iis vero, quae ſuperius, alimentum. Fit enim interdum ut et in natura et habitudine corporis humani bilis in partibus ſupernis fluctuet et ad infernas dejiciatur; ac viſcera magis ſuſpendantur aut ſtabiliantur; quum enim venter magnus eſt ſuapte natura, tum viſcera ſtabilit, licet vacans cibis ſit; etſi parvas, tum cibis refertus, ſtabilit, evacuatus vero eadem relinquit ſubſidentia, ex quo fit ut quidam ſuſpenſa ſibi eſſe viſcera perſentiant, quibusdam vero flava bilis ſurſum fluctuat; quum ipſam a jecore ad id inteſtinum, quod ventris exortum vocant, meatus defert; interdum etiam in quibusdam pars quaedam ab ipſo ad ventrem progreditur, in quibus nimirum bilioſum ſupernatat excrementum, in aliis vero deorſum omnino ſecedit, inde fit ut qui parte ſuperiore amarae

τωμα, τοῖς δ' ἄλλοις ὑπάρχεται[1] κάτω πᾶν. διὸ οἱ πικρόχολοι σφῶν αὐτῶν δυσφορώτερον φέρουσι τὰ ἄνω, οἱ δὲ φλεγματικοὶ τὸ ἐπίπαν ἀσιτίαν τὴν παρὰ τὸ ἔθος τὰ ἄνω εὐφορώτερον φέρουσιν. ἀλλὰ παρὰ καιρὸν οὐ δύνανται τὰς σφοδρὰς κενεαγγείας[2] ποιεῖν. εὐλαβητέον δὲ ὡς τὰ σπλάγχνα μὴ σφριγῶσι, μήτε διατείνονται.[3] καὶ κατὰ τὸν αὐτὸν τρόπον ἐν ὅλῳ τῷ σώματι ἀγγεῖα. μᾶλλον δὲ ἐν ποσῷ τινι[4] εἶεν χαλάσματι ἵνα, τὸ φυσικὸν εὐωδῇ πνεῦμα. ὅπερ, ὅταν τὰ σπλάγχνα πίμπλαντο, οὐχ οἷόν τε ποιεῖν.

ι'.

Ἀναῤῥοπὴ, καταῤῥοπή.[5]

Ὡς περὶ τῶν χυμῶν εἶπεν, ἀκτέα ὅκου ῥέπει οὕτω περὶ πληρώσεως καὶ τροφῆς κελεύει τὴν ῥοπὴν φυλάττεσθαι.

1. *Corr.* ὑπάρχεται ponendum cenſuit pro ὑπάρχει, ſed ego utrumque ab oratione reliqua abhorrere ratus recepi ὑποχωρεῖ. 2. *Corr.* haud inepte pro καὶ νεανίας reſtituit κενεαγγείας. 3. Haec inveniuntur in Oribaſ. Collect. l. VII. XIX. 4. *Corr.* jubet particulam τοίνυν deleri ac reponi τινι. 5. In marg. leg. ἰδοὺ ὅτι οὐχ ἑρμηνεύει ὅλην τὴν τοῦ Ἱπποκράτους γνώμην· ἀναῤῥοπῇ, καταῤῥοπῇ. S. g.

bilis homines ſunt, haec majore cum moleſtia ferant, qui vero ſuperiore parte pituitoſi ſunt, ii non effectam cibi abſtinentiam facilius fere tolerant. Verum non debent vehementes vaſorum inanitiones intempeſtive fieri et cavendum, ne viſcera et quae in toto corpore inſunt vaſa, neque immodice repleantur, neque diſtendantur; ſed potius in quadam definita relaxatione conſiſtant, ut aditus naturali ſpiritui plane pateat, qui ſane ei, quum viſcera repleta ſunt, interclusus eſt.

X.

Surſum inclinatio, deorſum inclinatio.

Quemadmodum cenſuit humores, quo vergunt, eo adducendos eſſe, ita de repletione deque alimento nobis

Ed. Chart. VIII. [521.]
οἷς μὲν γὰρ ἄνω τροφὴ ξυμφέρει, τούτοις καὶ ἡ ἀναῤῥοπή· οἷς δὲ κάτω πλήρωσις, τούτοις καὶ καταῤῥοπὴ πρέπειν ἔοικεν. ἢ καὶ τοῦτο λέγει ἁπλῶς περὶ πάντων, ὡς εἶναι ταὐτὸ τῷ, ἀκτέα ᾗ[1] ῥέπει. καὶ τῷ ἐν ἀφορισμοῖς ἃ δεῖ ἄγειν ταύτῃ ἄγειν, ὅκου ἂν μάλιστα ῥέπει ἡ φύσις. ὅπερ καὶ κάλλιον εἶναι δοκεῖ. ἀλλὰ περὶ τούτου ἤδη εἴρηται ἡμῖν ἱκανῶς.

ια'.

Τὰ αὐτόματα ἄνω καὶ κάτω, ἃ ὠφελέει καὶ βλάπτει· συγγενὲς εἶδος χώρη, ἔθος, ἡλικίη, ὅροι[2], κατάστασις νόσου, ὑπερβολὴ, ἔλλειψις, οἷσιν ὁκόσον λείπεται ἢ οὔ.

Συμβουλεύει νῦν σκέπτεσθαι ἀκριβῶς τὰ χωρέοντα αὐτομάτως ἢ κάτω ἢ ἄνω, πότερον ὠφελεῖ ἢ βλαβερά εἰσιν.

1. relativo ᾗ jota fubfcripfi. 2. velim fcribi ὧραι.

imperat, ut inclinationem obfervemus: nam quibus prodeft alimentum, quod fuperne datur, iis etiam inclinatio, quae furfum vergit, accommodata eft; quibus vero inferna repletio, iisdem quoque ad inferiora inclinatio videtur convenire. An vero id generatim de omnibus extulit? ut hoc loco idem velit, quod fupra, quum dixit, educenda qua maxime vergunt et in illo aphorifmo: *quae educenda funt, quo maxime natura vergere videbitur, ducito*; id quod effe melius videtur; fed hac de re fatis jam ante differuimus.

XI.

Quae fponte furfum ac deorfum feruntur; quae juvant ac laedunt; cognata forma, regio, confuetudo, aetas, anni tempeftas, morbi ftatus, exfuperantia, defectus, quibus quantum defit aut non.

Dat nobis hoc confilii, accurate intueamur, quae fua fponte vacuantur furfum aut deorfum, utrum profint

Ed. Chart. VIII. [521.]
πῶς δὲ τοῦτο γνῶμεν, αὐτὸς προϊὼν διδάσκει εἰπὼν, τὰ χωρέοντα μὴ τῷ πλήθει τεκμαίρεσθαι, ἀλλ'[1] ὡς ἂν χωρέει οἷα δεῖ καὶ φέρειν εὐφόρως· καὶ ἐν τοῖς ἀφορισμοῖς ἢν οἷα δεῖ, φησὶ, καθαίρεσθαι καθαίρωνται, συμφέρει τε καὶ εὐφόρως φέρουσι, τὰ δὲ ἐναντία δυσχερῶς. ἔχομεν οὖν τὸ κριτήριον τῆς ἴσης κενώσεως τὴν εὐφορίαν, τῆς δὲ ἀμέτρου καὶ δυσχεροῦς, τὴν δυσφορίαν. εἰ γοῦν ἡμεῖς, εἰ καὶ ἡ φύσις τὴν κένωσιν ποιεῖ, χρὴ θέσθαι μέτρον τι κατὰ ποσότητα καὶ κατὰ ποιότητα, ἵνα καὶ τὸν λυποῦντα ἐκκενῶμεν χυμὸν καὶ ἡ κένωσις τῷ πλήθει τοῦ λυποῦντος ἁρμόττῃ. εἰ μὲν γὰρ τὸ πλεονάζον ἐκκενοῖτο, ὁ κάμνων κουφότερος ἑαυτοῦ καὶ εὐφορώτερος γενήσεται· εἰ δὲ καί τι τῶν[2] κατὰ φύσιν ἐκκρίνοιτο, ἀνάγκη καταλύεσθαι καὶ ἀῤῥωστεῖν τὴν δύναμιν αὐτοῦ. ἀλλὰ εἰ ἐκκενοῖτο οἷα δεῖ καὶ τοῦτό[3] γε μετ' εὐφορίας, τότε ἤτοι ἄνω ἤτοι κάτω γένοιτο ὠφέλι-

1. Haec reperiuntur I. aph. XXV et XXVI. 2. *Corr.* τι τῶν pro τοι τὸν. 3. accentum ob imperitiam aut negligentiam omiſſum repoſui in ultima ſyllaba verbi τοῦτο. Hoc ipſum feci verbo ὠφέλιμον mox ſequenti ad quod eſt enclitica ἐστὶν addita.

an obſint, quod quomodo cognoſci a nobis poſſit, ipſe poſtea declarabit, quum dicet: *quae dejiciuntur, non multitudine aeſtimanda ſunt, ſed ſi qualia oportet et aeger facile ferat*; et item in aphoriſmis quum ait, *ſi*, inquit, *qualia purgari oportet, purgentur et confert et facile ferunt, contraria vero difficulter.* Nobis igitur ſuppetit ratio judicandi, quum moderata evacuatio fit, ſi facile aeger ferat; contra vero, ſi immoderatam et moleſtam eſſe evacuationem, quum aeger difficulter toleret, cenſeamus. Itaque ſive nos, ſive natura evacuationem moliatur, eſt in quantitate et qualitate modus quidam ſtatuendus; quo noxius humor vacuetur et multitudini humoris noxii evacuatio conveniat. Si enim educatur id quod redundat, certe aegrotus ſe ſactum eſſe leviorem ſentiet et facilius morbum perferet. At ſi quid eorum, quae naturae accommodata ſunt, ſimul excernatur, ejus vires et diſſolvi

Ed. Chart. VIII. [521.]

μόν ἐστιν· εἰ δὲ οὔτε οἷα δεῖ οὔτε εὐφόρως, βλάπτει. διὸ κελεύει διὰ παντὸς ὅσα καλῶς ὑπὸ τῆς φύσεως αὐτῆς γίνεται, ἃ νῦν αὐτόματα καλεῖ, ταῦτα μιμεῖσθαι τὸν ἰατρόν. εἰ γὰρ διὰ τῶν[1] ἄνω κενοῦνται οἷα δεῖ, τουτέστι τὰ λυποῦντα αὐτομάτως καὶ ξυμφέρει τε καὶ εὐφόρως ὁ κάμνων φέρει, ταυτὸ τοῦτο κελεύει ποιητέον τῷ ἰατρῷ εἰ κενοῦν ἐθέλῃ, ἵνα ἡ κένωσις γένοιτο τῶν λυπούντων χυμῶν καὶ μετὰ παντοίας εὐφορίας. ἀλλὰ τὰς τούτων διαγνώσεις ἡμεῖς εἴπομεν ἡνίκα τὸν ἀφορισμὸν ἐξηγούμεθα, οὗ ἡ ἀρχὴ ἐν τῇσι[2] ταραχῇσι τῆς κοιλίας καὶ τοῖσιν ἐμέτοισι, τοῖσιν αὐτομάτως γενομένοισιν. καὶ ὅτε ἐκεῖνον οὗ ἀρχὴ τὰ χωρέοντα μὴ τῷ πλήθει. ἑκάτερος δὲ αὐτῶν ἐν τῷ πρώτῳ γέγραπται βιβλίῳ. ταῦτα οὖν παραβάντες σκεπτόμεθα ἅπερ αὐτὸς προσέγραψεν ἃ συνενδείκνυται ποιητέον τὴν κένωσιν,

1. *Corr.* praefert διὰ τῶν; in manuſcr. autem legitur διὰ τόν. Quae hic praecedunt etiam leguntur I. aph. II. 2. ἐν τῇσι et quae ſequuntur reperies I. aph. II.

et infirmas effici neceſſe eſt; verum ſi qualia oportet vacuentur, idque ita fiat, ut facile feratur, tunc ſive per inferiora, ſive per ſuperiora hoc accidat, proderit. At ſi nec qualia oportet, evacuentur, nec facile ferat aegrotus, tunc ea res laedere conſuevit; proinde cenſet perpetuo, ut quaecunque ab ipſa natura recte ſiunt, quae modo ſponte fieri dixit, ea medicus imitetur; etenim ſi per ſuperiora qualia oportet, hoc eſt quae noxia ſunt, ſua ſponte evacuentur, hocque proſit et aeger facile ferat, monet idem eſſe medico faciendum, ſi velit evacuare, ut noxii humores evacuentur et id ipſum ita fiat, ut omnis facilitas ferendi aegroto comparetur. Caeterum has notas expoſuimus nos, quum aphoriſmum illum explicaremus, cujus initium eſt: *in perturbationibus ventris et vomitus* et quum illum etiam declaremus, cujus hoc eſt initium: *quae dejiciuntur, non multitudine aeſtimanda ſunt.* Uterque eſt in primo aphoriſmorum libro; quare haec miſſa facientes, quae ipſe adſcripſit, perpendamus, quae quidem

Ed. Chart. VIII. [522.]

ἢ καὶ μὴ δεῖν κενοῦν ἢ καθαίρεσθαι. πρῶτον μέν ἐστι τὸ εἶδος τὸ συγγενὲς, τουτέστι κοινὴ φύσις τῶν ἁπάντων ἀνθρώπων, καὶ ἡ διὰ τῶν[1] καθ' ἕκαστον. δεῖ οὖν τὸν ἰατρὸν σκοπεῖν ποία κρᾶσις φυσικὴ καὶ εἰ εὐφόρως ἢ δυσχερῶς φέρει τὰς κενώσεις καὶ καθάρσεις, καὶ θεωρεῖν ἐν νόσῳ εἰ ἐξαλλάττεται. τοῦτο δὲ ἐκ τῶν ἐνεργειῶν τε καὶ ἐκ τοῦ προσώπου γνωρίσειας ἂν, εἰ ὅμοιόν ἐστι τῷ τοῦ αὐτοῦ ὑγιαίνοντος, ὡς ἐν τῷ προγνωστικῷ φησι. [2]σκέπτεσθαι δὲ χρὴ ὧδε ἐν τοῖς ὀξέσι νοσήμασι πρῶτον μὲν τὸ πρόσωπον τοῦ νοσέοντος, εἰ ὅμοιόν ἐστι τοῖς τῶν ὑγιαινόντων. μάλιστα δὲ εἰ αὐτὸ ἑαυτῷ, οὕτω γὰρ ἂν ἦ ἄριστον. διὰ δὲ τὸ μὴ προγινώσκειν ἡμᾶς ἅπαντας τοὺς ἀνθρώπους ὅπως εἶχον φύσεως, ἀλλὰ ἐξαίφνης πολλάκις ἐπὶ τοὺς ἀγνώστους καλεῖσθαι τὴν ἀρχὴν ἀπὸ τῶν κοινῶν ποιούμεθα. αὐτίκα γὰρ οἷς μήτε ῥὶς ὀξεῖα μήτε ὀφθαλμοὶ κοῖλοι μήτε τὰ λοιπὰ ἀπὸ τοῦ παλαιοῦ γεγραμμένα εἶεν, οὐκ ἐρωτῶμεν οὐ-

1. *Corr.* τῶν pro τὸν. 2. Haec ipſa inveniuntur in prognoſt. II.

ſimul indicant aut faciendam eſſe evacuationem aut non eſſe evacuandum aut purgandum; principem autem locum obtinet forma congenita, hoc eſt communis omnium hominum natura et cujusque propria; quocirca ſpectare medicus debet, qualis ſit naturalis temperatura, utrum facile an difficulter evacuationes purgationesque ferat; et videre, an in morbo commutetur, id autem tum ex actionibus tum ex facie cognoſcitur, ſi ſimilis ſit ſibi ipſe, quum bona valetudine frueretur, ut ipſe in praeſagiis faciendum eſſe monuit. *In acutis*, inquit, *morbis ita ſpecta inprimis aegri faciem, ſi faciei bene valentium ſimilis ſit, praeſertim vero ſibi ipſa, ſiquidem ita fuerit optima.* Verum quia nos omnium hominum naturam prius cognoſcere non potuimus, ſed ſaepe etiam repente ad ignotos homines viſendos vocamur, ideo a communibus initium ducimus: nam in quibus neque nares acutas, neque oculos concavos, neque caetera, quae ibi ſunt ab Hippocrate memorata, perſpicimus, in iis neminem de

Ed. Chart. VIII. [522.]

δένα περὶ νοσοῦντος. εἰ δὲ ταῦτα παρεῖεν,[1] τηνικαῦτα ἐρωτῶμεν ὅπως διέκειτο κατὰ φύσιν ἔχων. ὅτι δὲ καὶ ἡ τῆς χώρας ἰδέα μεγάλα συντελεῖ πρὸς τὴν θεραπείαν τε καὶ πρόγνωσιν τῶν ἐσομένων δέδεικται πολλάκις ἡμῖν, καὶ αὐτὸς ἐν τῷ περὶ ἀέρων καὶ ὑδάτων καὶ τόπων βιβλίῳ διδάσκει τίνα καθ' ἑκάστην ὥραν πλεονάζει νοσήματα. καὶ γὰρ ἡ γένεσις τούτων τοῖς ἐπιχωρίοις σύντροφος ὅ τε ἀπ' αὐτῶν κίνδυνος ἥττων, ὡς ἂν οἰκείων ὄντων. περὶ δὲ τοῦ ἔθους τί χρὴ λέγειν; ὅταν αὐτὸς οὐκ ὀλιγάκις φησὶν ἡμᾶς εἰς πολλὰ ἐξ αὐτοῦ ὠφελεῖσθαι καὶ ἐν τῷ προγνωστικῷ εἰπὼν, ἐπὶ γαστέρα δὲ κεῖσθαι ᾧ μὴ σύνηθές ἐστι καὶ ὑγιαίνοντι οὕτω κοιμᾶσθαι, παραφροσύνην σημαίνει ἢ ὀδύνην περὶ τὴν κοιλίαν. καὶ προσέτι ὀδόντας πρίειν ἐν τῷ πυρετῷ ὁκόσοις μὴ σύνηθές ἐστιν ἀπὸ παίδων, μανικὸν καὶ θανατῶδες. ὅτι δὲ κἀκ τῆς ἡλικίας ὠφελεῖσθαι συμβαίνει οὐ μικρῶς, ἔκ τε τῶν ἀφορισμῶν μαθήσει, ἐν οἷς περὶ τῶν ἡλικιῶν διαλέγεται καὶ ἡμεῖς τὰς ἐξηγήσεις ἐγράψαμεν. διαι-

1. παριὲν ſuſpectum ratus correxi ac παρεῖεν recepi.

aegrotante quidquam interrogamus, at ſi illa adſint, tum quaerimus quomodo affectus eſſet, quum in naturali eſſet ſtatu. Regionis vero formam eſſe magno uſui ad morbi curationem et ad futura praeſagienda eſt a nobis ſaepenumero demonſtratum; atque ipſe in libro de aëre, aquis et locis qui in quaque regione morbi vigeant declarat, atque illi quidem cum indigenas corripiunt, tum vero quia familiares ſint, minus periculoſi habentur. De conſuetudine autem quid attinet dicere? praeſertim quum ipſe ſaepenumero dicat eam nobis multis in rebus eſſe fructuoſam. Sed et in praeſagiis etiam ait: *ſi quis pronus cubet, quum in bona valetudine ita cubare non conſueviſſet aut delirium aut dolor ventris portenditur;* et illud: *dentium ſtridor in febre, quibus a pueris non conſuevit, inſaniam mortemque ſignificat.* Non exiguam porro utilitatem ex aetatis duci cognitione cognoſces ex aphoriſmis, in quibus de aetatibus diſſeruit, et in quos ſunt jam a nobis conſcripti commentarii. Eſt autem quadri-

Ed. Chart. VIII. [522.]

ροῦνται δὲ αἱ ἡλικίαι γενικώτερον εἰς τέτταρας· ὑγρὰν μὲν καὶ θερμὴν τῶν παίδων, ξηρὰν καὶ θερμὴν τὴν τῶν ἀκμαζόντων, ξηρὰν καὶ ψυχρὴν τὴν τῶν παρακμαζόντων, ὑγρὰν δὲ καὶ ψυχρὰν τὴν τῶν γερόντων. τὰ δὲ παιδία οὐχ ἁπλῶς θερμὰ, καθάπερ οἱ ἀκμάζοντές εἰσιν, ἀλλὰ κατὰ τὴν ἔμφυτον θερμασίαν, ἥτις εὔκρατός ἐστιν ἐν αἵματι χρηστῷ τὴν ὕπαρξιν ἔχουσα ἢ καὶ πλεῖον ὡς πρὸς τὴν ὑγιεινὴν ἕξιν ἔχει τὸ ὑγρόν. ὅμως οὐ χρὴ ξηραίνειν αὐτὰ, ἀναυξῆ γὰρ αὐτὰ ποιήσομεν. περὶ δὲ γερόντων ἔστι ζήτημα· ἐπειδὴ τινὲς μὲν αὐτοὺς ὑγροὺς εἶναι λέγουσι, τινὲς δὲ ξηρούς. τοῦτο δὲ ἐδείχθη ἐν τοῖς περὶ κράσεων, ὅτι τοῖς μὲν αὐτοῖς στερεοῖς τοῦ σώματος μορίοις ξηροὶ τυγχάνουσι· περιττώματα δὲ ἔχοντες διὰ τὴν ψυχρότητα τῆς κράσεως πολλὰ δι' αὐτὰ ὑγροὶ λέγονται. εἴπερ γοῦν ἐκ μὲν τῆς περὶ κράσεων πραγματείας ἀναλέξαις τε καὶ μάθῃς ἐπιστημονικῶς ψυχρὰν καὶ ξηρὰν εἶναι τὴν οἰκείαν τῶν γερόντων κρᾶσιν, ἐπίκτητον δὲ ἴσχειν αὐτοὺς ὑγρότητα διὰ τὴν τῶν φλεγματωδῶν περιττωμάτων γένεσιν, εὔδηλον ἔσται

partita aetatum divisio, atque humida quidem et calida puerorum est; sicca et calida florentium; sicca et frigida declinantium; humida et frigida senum, sed pueruli non absolute calidi sunt, ut qui aetatem florentem habent, sed nativo calore, qui temperatus est et in probo sanguine consistit, quamquam autem plus humoris habeant quam ad salubrem habitum opus sit, tamen exsiccandi non sunt, propterea quod in causa hoc esset, ne augerentur et crescerent. De senibus quaestio existit, quod alii humidos, alii siccos eos esse dixerunt. Sed hoc in libris de temperamentis ostensum a nobis est, eos, quod ad membra eorum solida pertinet, siccos esse; quia vero ex frigida temperatura magna copia excrementorum in ipsis esset, ideo humidos dici. Itaque si libris de temperamentis diligenter perlectis vera scientia cognoveris frigidam et siccam esse propriam senum temperaturam, sed adjunctam habere humiditatem ex pituitosis excrementis profectam, tum plana et perspicua erit ea, quam omnes fere negle-

σοι τὸ ἀπόῤῥημα, σχεδὸν ἅπασιν ἠμελημένον. καὶ ἐν μὲν ταῖς ἡλικίαις ὁ παῖς τῇ τοῦ ἦρος ἐν ὥραις τὸν αὐτὸν λόγον· ὡσαύτως δὲ ὁ μὲν νεανίσκος τῇ τοῦ θέρους, ὁ δὲ παρακμάζων τῇ τοῦ φθινοπώρου καὶ τελευταῖος ὁ γέρων τῇ τοῦ χειμῶνος. ὁμοίως δὲ καὶ τῶν χώρων ἡ μὲν εὔκρατος τῇ τοῦ ἦρος, ἡ δὲ θερμὴ τῇ τοῦ θέρους, ἡ δὲ ἀνώμαλος κατὰ τὴν θερμότητα καὶ ψυχρότητα, πλεονεκτοῦσα δ' ὅμως ψυχρότητι καὶ ξηρότητι τῇ τοῦ φθινοπώρου. ἡ δὲ ὑγρὰ καὶ ψυχρὰ τῇ τοῦ χειμῶνος.[1] διὸ κελεύει ἐν ἅπασι καὶ ὑφηγεῖται καθ' ὁντιναοῦν λόγον ἐπιβλέπειν καὶ ὥρην καὶ χώρην καὶ ἡλικίην. κατὰ δὲ τοὺς ἀφορισμοὺς τὰ στοιχεῖα ὑφηγήσατο διελθὼν περὶ τῶν πλεοναζόντων καθ' ἑκάστην ὥραν τε καὶ ἡλικίαν νοσημάτων. παραγράψω δέ τινας αὐτοῦ τὰς ῥήσεις ἐχούσας τόνδε τὸν τρόπον. νοσήματα δὲ πάντα ἐν πάσαις ὥραις γίνεσθαι δοκέουσι, μᾶλλον δὲ ἔνια ἐν ἐνίαις καὶ γίνεται καὶ παροξύνεται, ὡς μὲν τοῦ ἦρος τὰ μελαγχολικὰ, καὶ τὰ ἑξῆς αὐτῷ εἰρημένα· τοῦ δὲ θέρους

1. καὶ ἐν — χειμῶνος expuncta quidem plerumque, ſed in S. g. cancellata reperiuntur.

xerant, dubitatio. [*Etiam in aetatibus quidem puer ex anni temporibus cum vere comparandus, ſimiliter juvenis cum aeſtate, declinans aetas cum autumno et denique ſenectus cum hieme. Eadem autem regionum ratio eſt: temperata cum vere, calida cum aeſtate, quae autem quoad calorem frigusque inaequalis eſt, ſimulque plus frigoris et ſiccitatis habet, cum autumno, humida et frigida cum hieme.*] Quamobrem jubet et nobis auctor eſt ut in omni re tractanda et anni tempus et regionem et aetatem intueri debeamus, atque in aphoriſmis quidem, quum de morbis, qui in quoque anni tempore quaque aetate vigeant, diſſereret, nobis elementa artis tradidit. Ego vero nonnullas ejus ſententias hic afferam, quas ipſe ad hunc fere modum ſcriptas reliquit: *morbi*, inquit, *omnes in omnibus fieri temporibus videntur, quidam tamen magis in quibusdam et fiunt et irritantur, ut vere atrae biles* et caeteri, quos deinceps ſubjunxit: aeſtate

Ed. Chart. VIII. [522.]

συνεχεῖς τε πυρετοὶ καὶ τριταῖοι καὶ τἄλλα· τοῦ δὲ φθινοπώρου ἅπερ αὐτὸς διῆλθεν ἄλλα πολλὰ, χειμῶνος δὲ ἄλλα. ὥσπερ ἐφεξῆς γράφει ποῖα καὶ πόσα νοσήματα συμβαίνει ταῖς ἡλικίαις, ἅπερ ἐγὼ ἥκιστα βούλομαι παραγράψαι τοῦ μήκους φειδόμενος. κατάστασιν δὲ νόσου σκοπεῖν συμβουλεύει, ἵνα εἴδωμεν πότερον νόσημά ἐστι ὀξὺ ἢ χρόνιον ἢ μετὰ συμπτωμάτων ἢ ἄνευ[1], ἐν ἀρχῇ ἢ ἐν αὐξήσει ἢ ἐν τῇ ἀκμῇ ἢ ἐν παρακμῇ ἢ καὶ περιεστηκότι νοσήματι ὁ κάμνων ἢ καὶ θαυματώδει ἁλοὺς μὴ δυνήσεται σώζεσθαι. σημαίνει δὲ καὶ ἐκ τῶν νοσημάτων τὰς προγνώσεις γίνεσθαι τῶν μελλόντων ἔσεσθαι. ὅπερ δέδεικταί μοι διὰ πλειόνων ἔν τε τοῖς περὶ κρίσεων καὶ τοῖς εἰς τοὺς ἀφορισμοὺς ὑπομνήμασιν, ὡς ὅταν φησὶ τριταῖος ἀκριβὴς, ταχὺ κρίσιμος, τεταρταῖος δὲ χρόνιος, ἀμφότεροι δ' ἀκίνδυνοι. φρενῖτις δὲ καὶ λήθαργος ἄμφω κινδυνώδη καὶ ὀξέα. σκίῤῥος δὲ σπληνὸς ὀλέθριόν τε καὶ χρόνιον. παρέλειπε δὲ τὴν κατάστασιν

1. In manuscr. perperam leg. ἄνω, at *Corr.* hoc mutavit in ἄνευ.

continuae tertianaeque febres et alii; autumno alii multi, quos ipse narravit, hieme alii; ut etiam progrediens scribit, quales quantique morbi in aetatibus oriantur, quos ego, brevitatis studio ductus, minime esse memorandos puto. Monet autem nos ut morbi constitutionem consideremus, ut, utrum morbus acutus an diuturnus sit, utrum symptomata juncta habeat aut iis vacet, utrum in principio, an incremento, an statu, an declinatione sit, cognoscamus et utrum morbo mortifero aeger teneatur, ut superstes esse non possit, an evasurus sit, judicemus. Vult enim ipse e morbis sumi rationem praesagiendi, quid futurum sit; quod nos prolixo sermone cum in libris de crisibus, tum vero etiam in commentariis in aphorismos editis explicavimus; veluti quum ait: *tertiana exquisita cito judicatur, quartana longa est, utraque vacat periculo; phrenitis vero et veternus et periculum minantur et acuti sunt morbi.* Scirrhus vero lienis exitiosus et *diuturnus.*

Ed. Chart. VIII. [522.]

τοῦ περιέχοντος ἡμᾶς ἀέρος, ἧς μέμνηται ἐν ταῖς ἐπιδημίαις εἰπὼν, γενομένης δὲ τῆς ἀγωγῆς ὅλης ἐπὶ τὰ νότια καὶ μετὰ αὐχμῶν. καὶ πάλιν, γενομένου δὲ ἔτους ὅλου ὑγροῦ καὶ ψυχροῦ καὶ βορείου. καὶ, οὐκ ἓν εἶδος ἐπεδήμησε νοσημάτων, οὔτε μία[1] κατάστασις ἐν ὅλῳ τῷ ἔτει διὰ παντὸς ἐγένετο. τὸ δ' ὄνομα καταστάσεως ψιλὸν λεχθὲν ἄνευ τῆς προσθήκης καὶ τὴν τῆς χώρας ἰδέαν δηλοῦν δύναται καὶ παντὸς ἄλλον πράγματος. προστίθησι δὲ καὶ τὴν ὑπερβολὴν καὶ τὴν ἔλλειψιν, ἐφ' ὧν καὶ τὰ νοσήματα πολλάκις γίνονται καὶ αἴτιά εἰσιν ἐπείγεσθαι τὸν ἰατρὸν ἢ συνεργεῖν καὶ βοηθεῖν τῇ φύσει μὴ ἱκανῶς κενωσάσῃ, ἢ κωλύειν τὴν ἄμετρον κένωσιν. βλέπειν οὖν χρὴ εἰ πλεῖον τοῦ δέοντος ἢ ἧττόν ἐστι τὸ αὐτομάτως ῥέον καὶ ὁκόσοις προσήκει καὶ ὅσους βλάπτει θάτερον, ἀμφότερον γὰρ κακόν. ὥσπερ γὰρ τὸ μέσον ἐστὶν αἱρετὸν ἐν πᾶσιν, οὕτω καὶ τὸ ὑπερ-

1. *Corr.* ducit legendum *μία* pro *μή*.

Hoc autem loco aëris nos ambientis conſtitutionem praetermiſit, cujus tamen in libris de vulgaribus morbis fecit mentionem his verbis: *quum totus ille ſtatus auſtrinus et ſqualidus eſſet*; deinde vero: *quum totus annus humidus, frigidus et aquilonaris fuiſſet;* itemque: *non una ſpecies morborum vagata eſt, neque unus ſemper fuit in toto anno ſtatus.* Hoc nomen, conſtitutio, ſi per ſe ſolum et ſine additione proferatur, poteſt et regionis et cujusque rei alterius formam indicare. Jam vero exceſſum defectumque annexuit, a quibus morbi ſaepenumero gignuntur et item in cauſa ſunt cur medicus properet naturam adjuvare, quum ea non ſatis evacuet aut cur immodicam evacuationem cohibeat, quibus quidem ſit rebus ut videndum ſit plusne an minus quam par eſt fluat, quod ſua ſponte prodit et quibus alterutrum proſit, quosque offendat. Siquidem utrumque malum eſt, ut enim quod medium eſt, id in omnibus eſt rebus expetendum, ita quod redundat quodque deeſt fugiendum: nam et vir-

Ed. Chart. VIII. [522.]
βάλλον ἢ ἐλλειπὲς φευκτέον. ἀρεταὶ δὲ πᾶσαι ἐν μέσῳ συνίστανται, αἱ δὲ κακίαι ἔξω τοῦ μέσου.

ιβ'.

Κάθαρσις καὶ κένωσις ἄκη.

Κένωσιν ἁπλῶς εἴωθε λέγειν ὁ Ἱπποκράτης, ὅταν ἅπαντες οἱ χυμοὶ ὁμοτίμως κενῶνται, κάθαρσις δὲ ὅταν οἱ μοχθηροὶ κατὰ ποιότητα. κένωσις δὲ ὁμοτίμως ἁπάντων τῶν χυμῶν ἀκριβεστάτη διὰ φλεβοτομίας ἐστὶν, ἐγγὺς δ' αὐτῆς ἥ τε ἀποσχαζομένων τῶν σφυρῶν καὶ ἡ διὰ γυμνασίων ἢ τρίψεων ἢ λουτρῶν ἢ καὶ δι' ἀσιτίας, ἀλλὰ ἡ ἀσιτία οὐ κατ' αὐτὴν κενοῖ, καθάπερ ἕκαστον τῶν εἰρημένων, ἀλλ' ἡ μὲν κένωσις γίνεται διὰ τῆς διαπνοῆς, ὅτι μηδεμία τροφὴ ἀντὶ τῶν κενωθέντων εἰσάγεται. ταῦτα δὲ πάντα αὐτὸς ἑνὶ ὀνόματι ἄκη, τουτέστιν ἰάματα προσαγορεύει. ἀλλὰ εἴτε καὶ τῆς φύσεως αὐτῆς ἐκκαθαιρούσης τὸ σῶμα τῶν λυ-

tutes omnes in medio consistunt et vitia extra medium excedunt.

XII.

Purgatio, evacuatio, medela.

Solet Hippocrates absolute appellare evacuationem, quum omnes humores aequaliter evacuantur; purgationem vero, quum ii, qui prava qualitate affecti sunt, fit autem accuratissima omnium humorum, qui aequaliter educantur, evacuatio per venae sectionem, proxime ad hanc accedit, quam scarificatione malleolorum obimus, itemque ea, quae in exercitationibus aut frictionibus aut balneis aut etiam inedia versatur, quamquam inedia non per se, ut singula quae dicta sunt, evacuat, sed per quandam perspirationem, quia nullum alimentum, quo evacuata materia instauretur, introducitur, haec autem uno nomine medelam, hoc est sanationes vocat. Verum sive natura ipsa corpus eva-

Ed. Chart. VIII. [522. 523.]

πόνυντων ἡ κένωσις γίνοιτο, εἴτε ἡμῶν δόντων τὸ φάρμακον, καθάρσεις εἴωθεν ὀνομάζειν ὁ Ἱπποκράτης. ὁ δὲ Θουκυδίδης κατὰ τὴν λοιμικὴν διήγησιν ἐν τῇ δευτέρᾳ τῶν ἱστοριῶν καὶ τὰς κατὰ συμπτώματα τῷ λόγῳ τοῦ νοσήματος ὁρμὰς τῆς φύσεως γινομένας κενώσεις ἐν νόσοις καθάρσεις ὠνόμασε καὶ ἀποκαθάρσεις. ἐστὶ μὲν οὖν ἡ κάθαρσις τῶν λυποίντων κατὰ ποιότητα κένωσις. καὶ αὐτὸς ἅπασαν κένωσιν ὀνομάζει κενεαγγείαν ἐν τοῖς ἀφορισμοῖς ἀπὸ τοῦ συμβεβηκότος, ἐπειδὴ κενὰ τὰ ἀγγεῖα συμβαίνει γίνεσθαι κατὰ πάσας τὰς κενώσεις. καὶ ἐπὶ τῶν μόνων τῶν καθαιρόντων χρῆται τῷ ῥήματι φαρμακεύειν. αἱ μὲν οὖν καθάρσεις καὶ κενώσεις γίνονται ἢ διὰ[1] τῶν ἐμετηρίων[2] φαρμάκων ἢ διὰ τῶν ὑπηλάτων καὶ διὰ τῶν ἄνω καὶ τῶν κάτω. ταῦτα δὲ ἢ διὰ φαρμάκων ἢ διὰ φλεβοτομίας ἢ διὰ ἐμέτου, οὔρων, ἱδρώτων καὶ κλυστήρων. ἢ κατὰ ἀντίσπασιν ἢ καὶ παροχέτευσιν, περὶ ὧν ἐφεξῆς ὁ ἰατρὸς διαλέγε-

1. ἢ διὰ et fic deinceps leg. II. aph. XXII. 2. literam ε verbi ἐμετερίων nova manu ita fcripti velim deleri ac fcribi per η, ut legatur ἐμετηρίων.

cuet et noxiorum humorum fiat evacuatio, five id nobis medicamentum dantibus, confequatur, Hippocrates appellare purgationes confuevit. Quocirca Thucydides in peftilentia explicanda fecundo hiftoriarum libro evacuationes in morbis, quae impetu naturae per fymptomata ratione morbi contingunt, purgationes expurgationesque vocavit. Purgatio igitur eft evacuatio humorum qui fua qualitate molefti fint, atque ipfe in aphorifmis quamcunque evacuationem nominat vaforum inanitionem, idque ab eventis, propterea quod eveniat, ut in omnibus evacuationibus vafa inaniantur et verbo medicandi in iis folum utitur, quae purgant. Ac purgationes quidem et evacuationes fiunt medicamentis, quae aut vomitum cient aut alvum fubducunt aut denique per fuperiores aut per inferiores partes, haeque aut medicamentis aut venae fectione aut vomitu aut per urinas aut per fudores aut per clyfteres aut per revulfionem aut per derivationem, de quibus

Ed. Chart. VIII. [523.]

ται. ἀλλὰ τοῦτο ἰστέον ἐστὶ τὸ πρῶτον, ὅτι πολλοὶ ἑτοιμότεροι πρὸς φλεβοτομίαν εἰσὶ τῶν ἄλλων, ἔνιοι δὲ πρὸς κάθαρσιν, ὥσπερ γε καὶ ἄλλοι θᾶττον ὁτιοῦν πάθοιεν ἢ φλεβοτομίαν, ἄλλοι δ᾽ ἄλλα πάντα ἢ καταπιεῖν φάρμακον. καὶ μέντοι καί τινὲς μὲν ἀνατρέπονται τὸν στόμαχον ὑπὸ τῶν καθαιρόντων φαρμάκων, ἕτεροι δ᾽ ἀλύπως λαμβάνουσι. διὸ δεῖ σκοπεῖν ποίους τῶν ἀνθρώπων φλεβοτομήσομεν,[1] ποίοις δὲ τὸ καθαρτικὸν δώσομεν φάρμακον. ἐφ᾽ ὧν μὲν οὖν ἡ δύναμις εἴη ῥωμαλέα, κενωθέντων τῶν λυπούντων αἱ νοῦσοι παύονται· ἐφ᾽ ὧν δ᾽ ἀσθενὴς ἅμα τοῖς λυποῦσι χυμοῖς κενωμένοις, καὶ αὕτη διαλύεται. καὶ οὐ χρὴ τοῦτο ποιεῖν, μελητέον δὲ ἀεὶ ὡς εἴη ὠφέλεια μείζων καὶ πᾶς ὁ βλάπτων καὶ λυπῶν ἐκκενωθῇ χυμός· ἵνα δὲ τοῦτο γένηται, πρῶτον μὲν δεῖ προσκέψασθαι, εἰ ἐπιτηδείως ὁ κάμνων ἔχει πρὸς τὴν κάθαρσιν. οἱ[2] γὰρ ἐξ ἀπεψιῶν πολλῶν ἢ

1. Haec vid. I. aph. XXV. 2. Haec I. aph. XXIII. reperiuntur.

deinceps ipſe diſſeret, abſolvuntur. Hoc tamen inprimis ſciendum eſt plerosque paratiores ad venae ſectionem eſſe quam alios; quosdam vero ad purgationem; ut alii quidvis potius quam venae ſectionem patiantur; quidam alia omnia quam ut bibere medicamentum velint; imo vero ſunt quibus purgantia medicamenta ſtomachum ſubvertant; alii vero ſine moleſtia eadem ſumunt. Itaque videndum eſt quibus hominibus ſanguinem detrahere, quibus dare medicamentum purgans oporteat; atque in iis, quorum vires firmae robuſtaeque ſunt, ſi evacuati ſint noxii humores, morbus ceſſat; in quibus vero ſunt infirmae atque imbecilles, una cum humoribus noxiis, qui evacuentur, ipſae quoque diſſolvuntur; id quod non eſt ullo modo faciendum, ſed ſtudendum perpetuo eſt ut inde major utilitas exiſtat, omnisque noxius et moleſtus humor evacuetur; quod ut fiat, intueri prius diligenter oportet aptusne aeger ad purgationem ſit nec ne: qui enim multis cruditatibus aut glutinoſis craſſisque abundant

γλίσχρων ἢ παχέων ἐδεσμάτων, ὡσαύτως δὲ καὶ οἷς ὑποχόνδρια διατεταμένα πεφύσηται ἢ ὑπερβαλλόντως ἐστὶ θερμὰ καὶ πυῤῥώδη τὰ οὖρα καί τις τῶν σπλάγχνων φλεγμονὴ, πάντες οὗτοι πρὸς τὰς καθάρσεις ἀνεπιτήδειοι. λεπτύνειν οὖν χρὴ καὶ τέμνειν τοὺς παχεῖς καὶ γλίσχρους χυμοὺς ἐν τῷ σώματι καὶ τοὺς πόρους, δι' ὧν οὗτοι μεταλαμβάνονταί τε καὶ ἕλκονται πρὸς τῶν καθαρτικῶν φαρμάκων ἀναστομοῦν. εἰ[1] δὲ μὴ τοῦτο ποιῇς, αἱ καθάρσεις δυσχερῶς ἀπαντῶσι μετὰ στροφῶν καὶ ἰλίγγων καὶ ἄσης καὶ δυσκολίας. καὶ τοῦτ' ἔστι τὸ παρ' Ἱπποκράτει γεγραμμένον, ὅκου[2] τίς ἂν βούλεται καθαίρειν, τὰ σώματα εὔῤῥοα ποιεῖν, εἴτε δι' ἐμέτων εἴτε καὶ διὰ ὑπαγωγῆς γαστρὸς ἐθέλοις καθαίρειν. τοῦτο δὲ νόει ἐν τοῖς χρονίοις νοσήμασιν· ἐν δὲ τοῖς ὀξέσιν οὐκ ἐγχωρεῖ γενέσθαι, ἀλλὰ κατ' ἀρχὰς εὐθὺς χρὴ καθαίρειν, ἣν ὀργᾷ ὡς λεχθήσεται. ἀναμνήσω δὲ σὲ[3] νυνὶ εἰς πολλὰ καὶ μεγάλα χρησίμου πράγματος, ὅ-

1. Vid. I. aph. XXIV. 2. Ex translatione lat. verbum ὅκου in ὅτε mutandum conjeci ob idque conjunctivum repofui, quamvis non femel illa eadem verborum conjunctio in aphorifmis occurrat. 3. *Corr.* σὲ pro ἡμᾶς.

fuccis, quibus item hypochondria funt diftenta flatibus aut urina fupra modum calida et ignea aut aliqua vifcerum inflammatio, ii omnes ad purgationes inepti funt. Quamobrem glutinofos craffosque humores, qui in corpore fint, attenuare oportet et meatus eos, per quos illi a medicamento purgante traducuntur et trahuntur, aperire; quod nifi feceris, aegre et molefte purgatio procedet, ut et tormina et vertigines et anxietatem et fummam moleftiam fit allatura; idque eft, quod Hippocrates literis confignavit: *corpora quum quis purgare volet, ea fluida faciat oportet, five vomitibus, five alvi fubductione purgatio facienda fit*: quod etiam in morbis diuturnis intelligendum eft; fiquidem id in acutis ufu non venit, fed in ipfo ftatim initio purgatio adhibenda eft, fi materia turgeat, ut poftea dicetur. Nunc autem rei, ad multa magna-

Ed. Chart. VIII. [523.]

περ ἐν τῷ καθαίρεσθαι καὶ φαρμακεύεσθαι, ἃ ταυτά ἐστι συμβαίνει.[1] οὗ μεμνῆσθαι διὰ παντὸς ἀξιῶ. τοῦ σώματος ἡμῶν νόσῳ παρασκευῆς μετέχοντος ἐνίοτε ἐγγὺς τοῦ συμπληρωθῆναι, εἴ τι[2] τῶν ἔξωθεν προσίει τὴν αὐτοῦ διάθεσιν ἐξελέγχει, καὶ τοῦτό γε ἢ πυρετὸν ἀνάψαν ἢ κεφαλαλγίαν ἢ κατάῤῥουν ἢ βῆχα ἤ τι τῶν ἄλλων κινῆσαν. μετὰ ταῦτα δὲ οἱ ἄνθρωποι παρὰ τὴν παρασκευὴν τῆς νοσώδους διαθέσεως ἀσθενοῦσι μετὰ κινδύνου, ὅτε οὔτε δρόμος ἐποίησε τὴν νόσον οὔτε ἄλλη κίνησις ἰσχυρὰ οὔτε ἀκρασία οὔτε ψύξις οὔτε θάλπος οὔτε ἀφροδίσια οὔτε οἶνος οὔτε ἄλλο τῶν τοιούτων. οὐδὲν γὰρ αὐτῶν ἱκανόν ἐστι κατὰ τὴν ἑαυτοῦ φύσιν ἀσθένειαν σφοδρὰν ἐργάσασθαι, ἀλλὰ ἢ πυρετὸν ἐφήμερον ἢ ἄλλο τι ὀλιγοχρόνιον. διὸ ἰστέον ὅτι τοιαῦται οὐκ αἰτίαι, ἀλλὰ προφάσεις μᾶλλον γίνονται τῶν νοσημάτων, αὗται δὲ προφάσεις εἰσὶ πολυειδεῖς ὡς δρόμοι καὶ

1. Corr. delet συμβαίνει. 2. Corr. τε in τι mutavit.

que utilis, quod in purgatione adhibenda et in medicamentis dandis, quod quidem idem eſt, contingit, te admonebo, quam ſemper tibi haerere in memoria pervelim. Quum noſtrum corpus ad morboſam affectionem paratum ſit, ut illa in eo ſit, ut prope confecta ſit, ſi quid extrinſecus accedat, illam affectionem arguit et apertam facit, ac vel febrem accendit vel dolorem capitis aut deſtillationem aut tuſſim aut aliud quidpiam movet; deinde vero homines ex illa morboſae affectionis praeparatione cum periculo languent, quum neque curſus, neque alius validus motus, neque intemperantia, neque refrigeratio, neque calefactio, neque res venereae, neque vinum, neque aliud quid hujus generis morbum excitarit; propterea quod nihil horum ſatis eſt, ut ſuapta natura vehementem imbecillitatem gignat, ſed vel ephemeram febrem vel quid tale, quod ad exigui ſpatium temporis perduret, afferre poſſit; proinde non eſt ignorandum has non eſſe cauſas, ſed potius occaſiones morborum. Caeterum eae occaſiones ſunt multiplices, ut curſus, luctae, pancratia, res vene-

Ed. Chart. VIII. [523.]

πάλαι καὶ παγκράτια, ἀφροδίσια, τρίψις, ἔγκαυσις, ψῦξις, ἀγρυπνία, θυμοὶ, λῦπαι, φόβοι. ἐπὶ τούτων δὲ τὰ ἀφροδίσια τὸ πνεῦμα ταράττοντα διὰ τὸ μὴ ὑπὸ κακοχυμίας συνεστάναι τὴν νόσον, οὐκ αἰτεῖ τὴν κάθαρσιν. βραγχαλέους δὲ καὶ σπληνώδεις ἰάσασθαι προσήκει, λειφαίμους δὲ, τουτέστι τοὺς ἐνδεὲς ἔχοντας αἷμα καὶ πνευματώδεις καὶ ξηρὰ βήσσοντας καὶ διψώδεις οὐ χρὴ, ἀλλὰ περὶ πνευματωδῶν, ἤτοι ἐμπνευματωμένων ἐστὶν ἀπορία. ἔχουσι γὰρ πολλὰς αἰτίας ὥς τινας φανῆναι δεομένους φλεβοτομίας, τινὰς δὲ καθάρσεως, τινὰς δ᾽ ἄλλου βοηθήματος. ὅμως δὲ μηδὲν πράξεις ἄνευ διορισμοῦ, εἰ μὴ θέλοις πολλὰ κακῶς ποιεῖν κατὰ τὴν τέχνην. ἐγὼ δὲ θαυμάζω τῆς ἀκριβείας τὸν Ἱπποκράτην κἀν τοῖς ἄλλοις ἅπασιν, οὐχ ἥκιστα δὲ κἀν τῷ μὴ παραλιπεῖν εἰς ἔνδειξιν τὸν διαφέροντα σκοπὸν τοῦ καθαίρεσθαι, οὐκ ἐφ᾽ ἑνὸς μόνου ἢ δυοῖν, ἀλλ᾽ ἐπὶ πάντων ἁπλῶς τῶν νοσημάτων. οὗτος δὲ κατ᾽ αὐτόν ἐστιν ὁ ἀπὸ τῆς ἰσχύος τῆς διαθέσεως λαμβανόμενος, ὃν ἅπαντες σχε-

reae, frictiones, aeſtus, refrigeratio, vigiliae, irae, triſtitiae et timores; ex iis res venereae, quae ſpiritum perturbant, quia morbus a malitia humorum non eſt exortus, purgationem non poſtulant; raucos vero ac lienis vitio laborantes purgare convenit; in quibus autem exigua ineſt copia ſanguinis et ſpirituoſi et qui tuſſiunt, nec quidquam rejiciunt, quique ſiticuloſi ſunt, non item; ſed de ſpirituoſis aut inflatis quaeſtio eſt: ſiquidem multae cauſae ſunt, ut quidam venae ſectionem, quidam purgationem, quidam aliud denique remedium exigere videantur; nihil tamen, niſi adhibita diſtinctione, faciendum; niſi velis multos in facienda medicina errores committere. Equidem Hippocratis diligentiam cum in aliis rebus omnibus tum vel maxime in eo commendo, quod ſcopum eum, qui non in uno alterove morbo ſolum, ſed in omnibus ad purgationem indicandam praeſtet caeteris, non omiſerit. Is autem ex ipſius ſententia eſt, qui ab affectus magnitudine ſumendus eſt, quem omnes fere ne-

Ed. Chart. VIII. [523.]

δὸν παρεῖδον. ἐμπειρικοὶ δὲ ἐπὶ τῇ πληρωθικῇ καλουμένῃ συνδρομῇ κένωσιν ἑαυτοὺς τετηρῆσθαί φασιν ἄντικρυς λέγοντες, ὡς εἰς οὐδὲν ἀλλοτιοῦν περὶ τὸν κάμνοντα γιγνομένων βλέποντες ἐπὶ τὸ κενοῦν πορεύονται. καὶ τὴν φλεβοτομίαν ἐνίοτε, καίτοι μὴ παρούσης τῆς πληθωρικῆς συνδρομῆς, χρὴ παραλαμβάνειν. εἰ γὰρ ἰσχυρὸν εἴη τὸ νόσημα καὶ ῥώμη δυνάμεως οὐκ ἔστιν ὅστις οὐκ ἂν φλεβοτομήσειε τῶν ὁμιληκότων [1] τοῖς ἔργοις τῆς τέχνης. ὥσπερ δὲ ἡ φλεβοτομία διά τε πλῆθος αἵματος καὶ ἰσχυρὰν νόσον, οὕτω καὶ ἡ κάθαρσις διά τε πλῆθος ἑτέρου χυμοῦ καὶ ἰσχὺν νοσήματος. περὶ δὲ φλεβοτομίας ἐν ἑτέρῳ μοι διήρηται λόγῳ, κἀν τοῖς ἑξῆς εἰρήσεται. περὶ δὲ τῆς καθάρσεως νυνὶ δίειμι. ἔστι δὲ χρεία αὐτῆς τοῖς κάμνουσιν οὐχ ὡς τὸ λυποῦν περίττωμα καθαιρούσης μόνον, ἀλλὰ καὶ ὡς ἀντισπώσης τε καὶ κενώσης. αὐτίκα μὲν οὖν τὸν ὕδρωπα δεῖ εὐθὺς κατ᾽ ἀρχὰς θεραπεύειν. ὅταν μὲν οὖν συστῇ,

1. Eadem de re verba fecit lib. IV. meth. medendi VI.

glexerunt: atque empirici quidem ajunt, ſe obſervaſſe, evacuationem tum denique faciendam eſſe, quum ſuus ille plethoricus concurſus, ut vocant, factus ſit, ac perſpicue fatentur ſe in nihil aliud, quod aegroto accidat, intueri; ſed ita ad evacuationem accedere et tamen fit interdum, quum non adſit plethoricus concurſus, ut mittendus ſanguis ſit. Si enim morbus vehemens ſit viresque aegroti robuſtae, nemo erit, qui in medicina facienda ſit exercitatus, qui non eſſe miſſurus ſanguinem videatur: ac quemadmodum ſanguis propter magnam ipſius copiam et morbi magnitudinem mittitur, ſic purgatio propter alterius cujusdam humoris redundantiam et morbi robur adhibebitur. De venae autem ſectione eſt a nobis in alio libro diſputatum et idem deinceps diſſeretur; nunc vero de purgatione loquemur, hac autem opus habent aegroti, non modo quia humorum redundantia, quae noxia eſt, expurgetur; ſed etiam ut avertatur et evacuetur, atque hydropi quidem ſtatim in principio adhibenda curatio eſt;

Ed. Chart. VIII. [523.]

πρότερον δεῖ προστιθέναι ἅπερ διὰ τῆς ἕδρας τὸ φλέγμα ἄγωσιν, ἔπειτα δὲ τὰ διὰ τῶν ἐμέτων κενωτικά. ἔτι δὲ τοῖς ἀποφλεγματισμοῖς χρηστέον τοῖς τὸ φλέγμα ἐκ τῆς κεφαλῆς ἐξάγουσιν, ὅταν δὲ ὁ φλεγματικὸς χυμὸς εἰς ὅλον τὸ σῶμα ἀναδοθῇ, τότε χρὴ τὸ σῶμα τῇ καθόλου ἐκκαθαίρειν φαρμακίᾳ, ἀλλὰ καὶ τὰ τμητικὰ φάρμακα χρησιμεύουσιν, ὡς τὸ πάχος διαλυθῇ τῶν χυμῶν καὶ τὰ οὖρα διαχωρῇ. οὕτω δὲ καὶ τὸν καλούμενον ἴκτερον κατὰ πάντας τρόπους θεραπεύομεν, διὰ τῆς φαρμακίας, δι' ἐμέτων, διὰ οὔρων, δι' ὑπερώας, διὰ ῥινῶν καὶ ἑνὶ λόγῳ διὰ τῶν ἄνω καὶ κάτω. ὅπερ ἐν τοῖς σφοδροῖς καὶ ἰσχυροῖς νοσήμασιν ἅπασι σχεδὸν ἐκ κακοχυμίας γινομένοις φαίνεται ποιητέον. τριχῶς γὰρ ἕκαστον νόσημα ἰσχυρὸν γίνεται ἢ διὰ τὸ κύριον μορίου πεπονθότος ἢ διὰ τὸ μέγεθος τῆς διαθέσεως καὶ διὰ κακοήθειαν αὐτοῦ. καὶ τούτων ἁπάντων ἐμνημόνευσεν ὁ παλαιὸς ἐν τῷ περὶ ἑλκῶν, ὅπου περὶ καθάρσεώς φησι

ubi vero conſtiterit, inprimis addenda erunt quae pituitam per ſedem educant; deinde utemur iis, quae excita vomita evacuant, tum uſus eorum erit accommodatus, quae ad evocandam ex ore pituitam valent, ut a capite pituita detrahatur; at ubi humor pituitoſus in totum ſit corpus diſtributus, tum corpus erit eo expurgandum medicamento, quod illi univerſo expurgando ſit, quamquam ad craſſos humores incidendos et ut urina procedat, etiam medicamenta, quae incidendi vim habent, erunt nobis uſui atque adjumento. Eodem quoque modo morbum quem regium appellant, omnibus admotis remediis curamus, ut purgatione, vomitibus, provocata urina, per palatum, per nares et uno verbo per ſuperiora et per inferiora, id quod in omnibus fere vehementibus valentibusque morbis, quos malitia humorum procreavit, eſſe faciendum videtur. Caeterum morbus omnis tribus modis magnus efficitur aut propter ejus partis, quae affecta eſt, nobilitatem aut propter affectus magnitudinem aut propter ipſius malitiam: horum omnium Hippocrates in libro de ulceribus mentionem fecit, quo in loco de purgatione

τάδε. κάθαρσις γὰρ τῆς κάτω κοιλίας, φησὶ, συμφέρει τοῖς πλείστοισι τῶν ἑλκέων καὶ ἐν τρώμασιν καὶ[1] ἐν κεφαλῇ ἐούσῃ καὶ ἐν κοιλίῃ καὶ ἐν ἄρθροισι καὶ τὸ ὀστοῦν σφακελίσαι κίνδυνος. * * * * συμβουλεύει γοῦν Ἱπποκράτης καθαίρειν καὶ τὸν πλεονάζοντα κενοῦν χυμόν· καὶ τοῦτο ποιήσεις ποτὲ μὲν τῇ τοῦ αἵματος ἀφαιρέσει, ὅταν οὗτος ὁ χυμὸς κρατῇ, ποτὲ δὲ ἤτοι ξανθῆς ἢ μελαίνης χολῆς ἢ φλέγματος ἀγωγὸν δώσῃς φάρμακον. μάλιστα δὲ τῆς κακοχυμίας συμπαρούσης ἢ πλήθους ἢ φλεγμονῆς ἢ ἕρπητος ἤ τινος ἑτέρου τοιούτου, ὥστε ὠφελίμους εἶναι τὰς καθάρσεις ἐν τῷ τῶν νοσημάτων μεγέθει καὶ ἐφ᾽ ὧν ἡ περιουσία τῶν χυμῶν ἐστι παμπόλλη. εἰσὶ δέ τινες οἳ ᾠήθησαν πρὶν οὕτω[2] κενῶσαι τὸ πλεονάζον ἢ διὰ φλεβοτομίας ἢ διὰ καθάρσεως, ὅτι δεῖ θερμαίνουσι χρῆσθαι καὶ οὕτω διαφορεῖν, ἀλλ᾽ ἐπίσπασαν μᾶλλον ἢ κένωσαν διὰ τοῦ

1. *Corr.* quidem copulam καὶ linea ſubnotavit. 2. *Corr.* οὕτω pro τούτων.

ſcripſit haec: *purgatio*, inquit, *per alvum plurimis ulceribus confert; itemque vulneribus capitis, ventris, articulorum et iis omnibus in quibus periculum eſt, ne os corrumpatur.* * * * * Hoc igitur nobis conſilii dat Hippocrates, ut purgemus ac redundantem humorem evacuemus; idque modo ſanguinis detractione, quum is caeteros humores ſuperet, modo medicamento purgante, quum aut flava aut atra bilis aut pituita redundet, praeſertim vero ſi malitia humorum adjuncta ſit aut plenitudo aut inflammatio aut herpes aut aliud quid hujus generis: quocirca ſtatuendum eſt, purgationes eſſe perutiles et quum morbi magni ſunt et quibus permagna eſt humorum juncta redundantia. Non deſuerunt tamen, qui hanc habuerint ſententiam, priusquam ita aut ſanguinis miſſione aut purgatione educas id, quod ſupervacaneum eſt, calefacientibus utendum eſſe, atque ita diſcutiendum. Sed illi materiam ad locum affectum attrahunt potius, quam ut per cutem inaniant: perſpicuum enim eſt, tum [524] denique

Ed. Chart. VIII. [524.]

δέρματος. ἴσμεν γὰρ ὅτι δεῖ[1] μετὰ τὴν τοῦ ὅλου σώματος κάθαρσιν χρῆσθαι τοῖς τοπικοῖς βοηθήμασι καὶ φλεβοτομίᾳ χρώμεθα καὶ καθάρσει καὶ κλυστῆρσι καὶ ἀσιτίαις, ὅταν ἡμῖν τὸ πᾶν σῶμα φαίνηται[2] πληθωρικὸν καὶ κακόχυμον ὑπάρχον. εἰ δὲ μηδέτερον εἴη τούτων ἐπὶ[3] τὴν διὰ τῶν τοπικῶν ἴασιν εὐθέως ἀφικνούμεθα. ἐπειδὴ γὰρ ἡ τέχνη ἰατρικὴ ἔργον ἔχει ἁπάσας τῶν μορίων τοῦ σώματος τὰς κατὰ φύσιν ἐνεργείας σώζειν μὲν ὁπόταν διαφθείροιντο, φυλάττειν δὲ ὁπότε σώζοιντο, τούτων δ' ἑπομένων τῇ φυσικῇ τοῦ σώματος κατασκευῇ ταύτην ἀναγκαῖόν ἐστιν φυλάττειν τε παροῦσαν, ἀνακτᾶσθαι δὲ διαφθειρομένην. πρῶται μὲν τῶν ἐνεργειῶν ὑπὸ τῶν ὁμοιομερῶν μορίων ἀποτελοῦνται, αἱ δεύτεραι δὲ διὰ τῶν ὀργανικῶν. διὸ σκεπτέον τὰ ὑγρὰ τὰ περὶ τὸ σῶμα εἴ τινα τὴν ὠφέλειαν ἢ τὴν βλάβην ἐργάζεται τοῖς μορίοις αὐτοῦ. τῆς κεφαλῆς γοῦν μόνης αἰσθανόμεθά ποτε βαρυνομένης ποιεῖ ἑλκώδη τινὰ αἴ-

1. Corr. ἴσμεν pro εἰς μὲν, additis verbis ὅτι δεῖ. 2. posui conjunctivum pro indicativo. 3. Leg. lib. de venae sectione IV.

medicamentis uti, quae ad locum sint accommodata, nos debere, quum universum corpus sit expurgatum. Jam vero venae sectionem adhibemus, purgationeque et clysteribus utimur et inediam imperamus, quum universum corpus plenum aut malis affectum humoribus videtur. Si neutrum horum subsit, tum ad remedia loco imponenda statim confugimus; et quoniam hoc artis medicae officium est, omnes singularum corporis partium naturales actiones recuperare, quum illae corruptae sint; easque custodire, quum sint integrae, aeque naturalem corporis fabricationem consequantur; profecto et ipsam quum adest, tueri, et quum corrupta sit, recuperare necesse est; principes autem functiones a partibus similibus inter se perficiuntur; secundariae vero ab organicis; proinde spectandum est, qui humores sint in corpore, quamque utilitatem aut damnum partibus afferant. Itaque interdum solum caput gravitate tentari sentimus aut affectione quadam ulceris

σθησιν ἑλκούσης ἢ τῶν μυῶν τῶν κροταφιτῶν τεινομένων, ἤτοι γε ἁπλῶς ἢ μετὰ θερμασίας πλείονος. οὕτω δὲ καὶ καθ' ἧπαρ καὶ σπλῆνα καὶ γαστέρα καὶ πλευρὰς καὶ διάφραγμα βάρους αἰσθανόμεθα. πολλάκις δὲ καὶ κατὰ τὸ στόμα τῆς γαστρὸς ἤτοι βάρους ἢ δήξεως ἢ ναυτίας ἢ ἀποστροφῆς σιτίων ἢ ὀρέξεως παραλόγου γίνεταί τις αἴσθησις πρὸς τούτοις καὶ ὀδύναι καθ' ὁτιοῦν ἐρείδουσαι μόριον. τοῦτο δὲ ποιεῖ ἢ χυμῶν πλῆθος ἀθρόως ὑπενεχθὲν ἢ πνεῦμα φυσῶδες καὶ ἐνδείκνυται κένωσιν. εἰσὶ δὲ ποτὲ καὶ δυσκρασίαι ψιλαὶ ἄνευ χυμῶν, καὶ ποτὲ μετὰ χυμῶν καὶ ταῦτα πάντα κένωσιν χυμῶν λυπούντων ἢ ἀτμῶν σημαίνει. ἡ δὲ κένωσις ἀπαλλάττει τῶν νοσημάτων καὶ τῶν παθῶν τὸν ἄνθρωπον. καὶ ἀρκεῖ καθῆραι καὶ τρῖψαι καὶ λοῦσαι καὶ χρῖσαί τινι διαφορητικῷ φαρμάκῳ. ἐπισκοπεῖν δ' ἅμα τοῖσδε δεῖ καὶ τὴν ἡλικίαν τε καὶ φύσιν τοῦ κάμνοντος, ὥραν τε καὶ χώραν καὶ τἄλλα ὅσα ἤδη ἄνω λέλεκται. ἔχει δὲ

ſenſum referente conflictari; aut muſculos temporales extendi idque vel abſolute vel cum majore calore quodam: ita etiam in jecore, liene, ventriculo, coſtis ac ſepto transverſo gravitatem perſentimus, ſaepe etiam in ore ventriculi ſenſus quidam gravitatis aut morſus aut nauſeae aut averſionis ciborum aut cujusdam abſurdi appetitus oboritur; praeterea vero fixi in parte quapiam dolores: cujus rei cauſa eſt aut copia humorum quae conſertim illuc comportata eſt aut ſpiritus flatuoſus, idque evacuationem eſſe faciendam indicat. Sunt etiam interdum nudae quaedam intemperies vacantes humoribus, interdum cum humoribus conjunctae, haecque evacuationem humorum corpus affligentium aut vaporum indicant omnia; ipſaque evacuatio hominem a morbis affectibusque liberum reddit, ac ſatis eſt purgare, frictione balneoque uti et diſcutienti medicamento quodam inungere. Cum his autem ſpectanda eſt aetas naturaque aegrotantis, itemque anni tempus, regio et alia, quae ſupra memoravimus.

Ed. Chart. VIII. [524.]
δυσκολίαν ἡ ἔννοια τοῦ πεπονθότος τόπου, οὕτως[1] δὲ γνωρίζεται, ὡς οἶσθα, δεδεῖχθαι ἡμῖν ἐν τῇ ἰδίᾳ περὶ τούτων πραγματείᾳ, ἔκ τε τῶν ἐκκρινομένων καὶ τῶν ἐπιστρεφομένων τοῖς πάσχουσι μέρεσι καὶ * * τῶν ἐνεργειῶν τῆς βλάβης, ἐν οἷς περιέχεται καὶ τὰ παρὰ φύσιν χρώματα καὶ τὰ σχήματα. ὁπότε οὖν πάντα γνωρίσῃς, ἴσθι κενωτέον εἶναι. καὶ ἡγοῦ, ὅταν τὸ πρὸς δύναμιν πλῆθος συστῇ, οὐχ οἷόν τε ἰάσασθαι ταχέως αὐτὸ, συγκαταλυομένης ἐνίοτε τῇ κενώσει τῆς δυνάμεως. ἔνιοι μὲν οὖν ἐπὶ ταῖς κενώσεσιν αὐτίκα πάντων ἀπαλλάττονται τῶν ὀχληρῶν, ἀλλ' οὐδὲ ἴσασι τὰς διαθέσεις αὐτῶν οἱ ἰατροὶ πάντες, οὔτε εἰ γινώσκουσιν εὐθέως διαγινώσκειν δύνανται. * * * * μήτε γὰρ ἐκεῖ εἰσβλέπειν εἰς τοὺς ἱδρῶτας μήτε εἰς τὰς ὀσμὰς χρή. πρῶτον μὲν οὐδὲν ἐνταῦθα δεικνύουσι καὶ οὐ ταὐτόν ἐστιν ἱδρώς τε καὶ ὀσμή. ἱδρὼς γάρ ἐστιν[2] ὑγρότης λεπτὴ καὶ ἐκ τῶν χυμῶν αὐτῶν γινομένη· ὀσμὴ δὲ οἷον καπνότης

1. contra Julianum VII. At hic magis arridet οὗτος.
2. *Corr.* verba γάρ ἐστιν uncinis inclusit.

Caeterum cognitio loci affecti difficilis esse solet; cognoscitur autem affectus locus, ut scis a nobis esse in eo opere, quod de locis affectis edidimus, demonstratum, ab excretis, ab iis, quae affectis adnascuntur partibus et ab actionum noxa; ad quae aggregantur colores, qui praeter naturam sunt et figurae, quae quum omnia compereris, scito evacuationem esse admoliendam ac puta, quum ea plenitudo, quae ad vires pertinet, fuerit, sanari eam continuo non posse, quod cum ipsa evacuatione vires una interdum exsolvantur, quamquam inventi quidam sunt, qui statim post evacuationem sint ab omnibus molestiis liberati, verum neque omnes medici illorum affectiones norunt, neque si norunt, a caeteris distinguere statim possunt. * * * * Nam neque in sudores, neque in odores illic intueri oportet; inprimis enim nihil ibi indicant, ac sudor et odor non idem est, quum sudor sit tenuis humiditas quaedam et ex ipsis humoribus profici-

Ed. Chart. VIII. [524.]

τις ἐκ τῆς τοῦ χυμοῦ οὐσίας ἀναλυομένη. διὸ οὐ χρὴ πρὸς τὰ τοιαῦτα νοῦν ἔχειν, ἀλλὰ τὰ φάρμακα ἐπανορθῶσαι.[1] δέδεικται γὰρ πάντα τὰ καθαίροντα φάρμακα κακοῦσθαι τὴν γαστέρα καὶ μάλιστα αὐτῆς τὸ στόμα, διότι νευρωθέστατόν ἐστι καὶ αἰσθητικώτατον καὶ διὰ ταῦτα τὰ εὐώδη μίγνυται ὅπως μὴ μόνη καὶ ἀκραιφνὴς ἡ δύναμις ἅπτοιτο τοῦ στόματος. εἰσὶ δὲ ἃ μίγνυται σπέρματα τὴν δύναμιν τῶν φαρμάκων ἀμβλύνοντα καὶ τὴν ἐνέργειαν αὐτῶν μὴ κωλύοντα, λεπτυντικῆς καὶ τμητικῆς ὄντα δυνάμεως. δεῖ δὲ καὶ τὰ καθαρτικὰ μιγνύμενα ὁμονοεῖν ἀλλήλοις· εἰ δὲ μὴ, ἀνωμάλως ἡ κένωσις γίνεται. ἀλλ' οὐδὲ πάντας ὁπωσοῦν διακειμένους καθαρτέον, οὔτε ἐν ἁπάσῃ ὥρᾳ οὔτε ὅπῃ καὶ τύχοι αὐτίκα. πρῶτον μὲν τοὺς ὑγιαίνοντας καὶ μηδὲν περιττὸν ἔχοντας οὐ χρὴ καθαίρειν. τί γὰρ δὴ προσήκει οἰκείαν τε καὶ ἄμεμπτον καὶ μὴ νοσώδη οὐσίαν ἀφαιρεῖν; μᾶλλον δὲ βλάβη οὐ σμικρὰ, πλὴν καὶ τοῦτο ποιεῖν σὺν

1. Vid. Oribasii VII. Collect. XXV.

ſcatur; odor vero veluti fumus quidam ex humoris materia reſolutus, proinde ad haec adhibere animum non oportet, ſed corrigenda medicamenta ſunt, ſiquidem docuimus omnia medicamenta ventriculum, praeſertim vero ejus os, propterea quod maxime nervoſum ſit et ſenſu praeditum, laedere, quamobrem odorata admiſceri ſolent, ut ne ſola medicamenti facultas ventriculi os attingat, admiſcentur autem ſemina, quae vim medicamentorum obtundant, ipſorumque actionem non impediant, quaeque attenuandi atque incidendi vim habeant, praeterea vero, quae admiſcentur, ſibi invicem conſentiant, aliaque inaequaliter fit evacuatio, neque vero omnes, qui quoquomodo affecti ſint, nec quocunque tempore, nec ſtatim ubi contigerit, purgandi ſunt. Ac ſanos quidem et in quibus nihil redundat, purgare non oportet, quorſum enim decet accommodatam naturae et culpa vacantem et non morboſam materiam auferre? Imo vero praeterquam quod id cum moleſtia et labore facis, non mediocris noxa

πόνῳ. πᾶν γὰρ τὸ βίᾳ τι ποιοῦν καὶ πόνους καὶ κόπους, καί ποτε λειποθυμίας καὶ ἐκλύσεις τῶν μορίων καὶ ἄλλας δυσχερείας φέρει. κενώσεις μέντοι, ἀλλὰ καὶ οἰκεῖόν τι καὶ οὐσιῶδες ἀφαιρήσεις. εἰ δὲ ὁ ἄνθρωπος φλέγματός τε ἔχει ἢ χολῆς ἢ ἄλλην τινὰ χυμῶν πλεονεξίαν, τότε εὔκαιρον καθαίρειν. τοὺς μὲν οὖν παχεῖς χυμοὺς δεῖ λεπτύνειν καὶ τέμνειν τοὺς γλίσχρους. τοὺς δὲ ἄλλους κενοῦν καὶ δι' ἀμφοτέρων γὰρ αἱ καθάρσεις[1] καὶ τῇ φύσει καὶ τῷ φαρμάκῳ καλῶς γίνονται,[2] ῥᾷον δὲ καὶ μᾶλλον γίνεται καθαιρούμενον, ἅτε δὴ λυπηρὸν ἀπέρχεται. φυλάττειν δὲ δεῖ, ὡς εἶπον, τοὺς παχεῖς καὶ φθινώδεις τὰς ἕξεις, φυλάττειν δὲ καὶ χρὴ τὰς τῶν ὡρῶν μεταβολὰς ἐξαπιναίους, καὶ ὅσα ἄστρων ἐπιτολαὶ καὶ δύσεις μειζόνως τρέπουσι. λέγω δὲ ἀρκτοῦρον καὶ Πλειάδα καὶ τροπὰς καὶ ἰσημερίας καὶ κύνα, περὶ οὗ εἴρηκεν αὐτὸς ἐν τῷ περὶ[3] ὑδάτων, ἀέρων καὶ τόπων, οἰκή-

1. *Corr.* jubet deleri γὰρ αἱ καθάρσεις, itemque. 2. καλῶς γίνονται. 3. Liber quidem ille his verbis tantum inſcri-

conſequetur; quicquid enim per vim quidpiam facit, id dolores, labores, interdum vero etiam animi defectiones ac partium exſolutiones aliasque moleſtias invehere conſuevit. Evacuaris tu quidem, ſed quidpiam naturae accommodati et quod rei eſſentiam attingat, detraxeris. Verum ſi in homine, aut pituita aut flava bilis aut alius quispiam humor redundarit, tum erit opportuna evacuatio. Sed tamen craſſos humores attenuare ac tenaces incidere plane decet; alii vero evacuandi ſunt; utrisque enim auxiliantibus, et natura et medicamento, recte ſuccedit purgatio, eaque facilius ac melius peragitur, quum moleſta materia ſecedit. Sed ut monui, obſervare eos oportet, qui pingues ſunt, et quorum tabidus eſt habitus; temporum quoque anni repentinas mutationes, aſtrorumque ortus et occaſus, a quibus tempora valde immutantur, arcturum dico, vergilias, ſolſtitia, aequinoctia caniculamque obſervare par eſt, qua de re ipſe in libro de aëre, aqua, habitationibus, locis et regionibus, men-

σεων καὶ χώρων. πρὶν γὰρ καταστῆναι καλῶς οὐ συμφέρει κενοῦν. ἐν δὲ ταῖς κάτω φαρμακίαις αἱμοῤῥοΐδας δεῖ φυλάττεσθαι καὶ γυναικεῖον ῥοῦν αἱματώδη, καὶ ὅσοι τινὲς μώδεις εἰσὶ καὶ διαῤῥοϊκοὶ καὶ ἑλκοῦνται τὰ ἔντερα, καὶ ὅσοι ξηρὰς πάνυ τὰς κοιλίας ἔχουσιν. ἐν δὲ ταῖς ἄνω τὰς βῆχας, τὰ ἄσθματα καὶ τὰ εἴσω ἕλκη· τοῦ μὲν τοῦ πνεύμονος τὴν φθίσιν,[1] τοῦ δὲ ἥπατος σύντηξιν καὶ αἵματος πτύσιν καὶ εἴ τινα τῶν κατὰ γαργαρεῶνα ἢ φάρυγγα ἢ τράχηλον νοσημάτων ἐνοχλεῖν εἴωθε. προσέτι δὲ καὶ καρδιαλγίαι καὶ τὸ μήτε[2] κατασχεῖν σιτίων μήτ' ἂν ἐξεμέσαι. καθαίρονται μὲν οὖν οἱ φλεγματίαι ἄνω. οἱ δὲ χολώδεις κάτω καὶ μάλιστα οἷς μέλαιναν κενοῦν ἁρμόζει. οὐχ[3] ἁπλῶς δὲ δεῖ ὅταν[4] χρεία κενώσεως ἐπ' αὐτὴν παραγίνεσθαι,

ptus eſt: *de aëre, aquis et locis*, ſed translatione tenus retinui τόπων καὶ χωρῶν; licet alius quidam *corr.* haec verba probaverit.
1. *Corr.* φθίσιν pro φύσιν. 2. *Corr.* μὴ δὲ in μήτε mutavit.
3. Quorum mentionem fecit II. in VI. Epid. XXXII. 4. οὕτως magis quam ὅταν mihi placet.

tionem fecit, prius enim quam probe conſtiterint, non eſt accommodata evacuatio. Age vero in iis purgationibus, quae per inferiora fiunt obſervandae ſunt haemorrhoides, fluor muliebris, itemque omnes, qui crebra deſidendi cupiditate urgentur, quem morbum teneſmum vocant; quique alvi fluore tentantur et quorum inteſtinum ulceratur, quorum denique ſicca mirum in modum alvus eſt; in purgationibus vero, quae per ſuperiora fiunt, obſervabis tusſes, aſthmata, interna ulcera ac pulmonis quidem tabem, jecoris colliquationem, ſanguinis ſputum et ſi quem in gurgulione aut ſaucibus aut cervice morbus exercere conſuevit, huc accedunt oris ſtomachi dolores et quum cibum homines non continent, nec tamen ipſum vomitu rejiciunt. Itaque pituitoſi per ſupernas partes, bilioſi per infernas purgandi ſunt, praeſertim quibus atra bilis evacuanda eſt. Verum ubi opus evacuatione eſt, non debemus ipſam ita abſolute ſimpliciterque admovere; ſed dili-

Ed. Chart. VIII. [524.]

ἀλλὰ προσδιορισάμενον ὅπως ταύτην ποιήσομεν καὶ ὁποῖα προσῆκεν εἶναι τὰ κενωθησόμενα καὶ καθ᾽ ὅ τι[1] χωρίον ἔν τε τίνι καιρῷ καὶ μέχρι πόσου. τὸ μὲν οὖν ὡς δεῖ[2] τοιόν τε σημαίνει, τὰς ἀφόδους ἀναστομωτέον. οὐ μὴν ἁπλῶς καὶ ὡς ἔτυχεν ἀλλ᾽ ὡς δεῖ. τοῦτο δὲ σημαίνει τὸν τρόπον δι᾽ οὗ ποιησόμεθα τὰς κενώσεις, οἷον ἐπὶ τῶν κατὰ γαστέρα διὰ κλυστῆρος, διὰ βαλάνου δι᾽ ὑπηλάτου φαρμάκου καὶ καθ᾽ ἕκαστον αὐτοῦ δι᾽ ὥντινων. καὶ γὰρ κλυστῆρες πολυειδῶς συντίθενται καὶ οἱ βάλανοι καὶ τὰ φάρμακα τὰ ὑπήλατα. τὸ δὲ ὁποῖα[3] ποιὸν τῶν κενουμένων δηλοῖ, ἵνα ἴδωμεν πότερον ὑδατώδη καὶ λεπτὸν ἢ φλεγματώδη χυμὸν ἢ πικρόχολον ἢ μελαγχολικὸν ἤ τινα τούτων ἢ καὶ πάντας κενοῦν ἐστι βέλτιον. τὸ δὲ καθ᾽ ὅ τι χωρίον[4] τὸ μέλος σημαίνει τοῦ σώματος δι᾽ οὗ χρὴ κενοῦν. κἂν γὰρ ὅτι καὶ

1. voculam ὅτι commate diſtinxi. 2. *Corr.* quidem ὅπως praefert, ſed ego quod ex ſequentibus quidem apparet ὡς δεῖ orationi accommodatius duco. 3. *Corr.* ὁποῖα pro οἷα. 4. *Corr.* καθ᾽ ὅτι χωρίον pro ὅποι.

gentes expendere, quomodo ea facienda ſit et qualia futura ſint ea, quae ſumus evacuaturi, et per quem locum et quo tempore et quatenus educenda. Ac quod diximus, quomodo facienda ſit, ſignificat tranſitus aperiendos, idque non ſimpliciter et ut ſors fert, ſed ut decet, quod nobis ſignificat modum, quo ad inanitionem faciendam utamur, ut exempli gratia in iis, quae ventre continentur, per clyſteris glandisque uſum et item medicamentum, quod alvum ſubducat et haec ſingula per certa quaedam, quum et clyſter et glans et ſubducens medicamentum multis confici modis poſſint. Quod vero diximus, qualia futura ſint, quae evacuanda ſunt, intelligimus attendendam eſſe qualitatem eorum, quae evacuantur, ut noſcamus, aqueumne et tenuem, an pituitoſum, an bilioſum melancholicumve humorem praeſtet educere. Jam quod diximus, per quem locum huc pertinet, nobis ſpectandum eſſe, per quam partem evacuare oporteat, quamvis enim

Ed. Chart. VIII. [524. 525.]

διὰ κάτω κενῶσαι προσῆκεν γνῶμεν, ἀλλὰ δι' οὗ καὶ τῶν κάτω χωρίων προσδιορίσασθαι δεῖ· οἷον πότερα διὰ κύστεως ἢ διὰ γαστρὸς ἢ διὰ ὑστέρας. καὶ πάλιν ἄνω πότερα διὰ ῥινῶν ἢ διὰ στόματος. ἔστι δὲ καὶ διὰ ὅλου τοῦ σώματος κένωσις· ἥ τε[1] διὰ ἱδρώτων καὶ ἡ διὰ τῆς ἀδήλου καλουμένης διαπνοῆς, ἣ διὰ λεπτότητα τῶν γενομένων ἀόρατός ἐστιν. ὅταν γὰρ ἀῤῥωστία τις καθεκτικῆς τοῦ ζώου δυνάμεως εἰς ταὐτὸν ἀφίκηται, λεπτότητι χυμὸν ἅμα θερμῷ πυρετῷ.[2] διὰ μὲν τὴν ἀῤῥωστίαν ἀποκρίνεταί τι συνεχῶς, ἀόρατον ὑπὸ σμικρότητος ἔξω τοῦ δέρματος, ὡσανεὶ λεπτομερῶν ἀποῤῥεόντων χυμῶν, εἰ δὲ καὶ τὸ χωρίον εἴη θερμὸν καὶ ἡ ὥρα τοῦ ἔτους θερινὴ καὶ ἡ κατάστασις θερμὴ καὶ ξηρὰ, τότε δὴ καὶ μᾶλλον ἕτοιμον ἁλῶναι τὸν ἄνθρωπον τοιαύτῃ διαθέσει καὶ ἔτι μᾶλλον εἰ χολωδέστερος εἴη τῇ φύσει καὶ εἰ τὸ στόμα τῆς γαστρὸς ἔχει ἀσθενές. τὸ δὲ ἐν τίνι καιρῷ[3], σαφῶς δηλοῖ τὸν καιρὸν ἐν ᾧ δεῖ

1. Corr. ἥτε pro εἴτε. 2. Corr. πυρετῷ pro ἠρεθῶ. 3. Corr. ἐν τίνι καιρῷ pro ὅτε.

perſpectum habeamus, per inferiores partes evacuationem eſſe faciendam, tamen per quam ex inferioribus tentanda ſit, diſtinguendum eſt, ut per veſicamne, an per alvum, an per uterum, rurſus vero ſi per ſuperiora, utrum per nares an per os; eſt etiamnum evacuatio, quae per totum corpus fit, eaque aut per ſudorem efficitur aut per eam perſpirationem, quae latere ſenſum noſtrum dicitur, quae quidem propter tenuitatem eorum, quae educuntur, oculorum effugit obtuitum, etenim quum [525] ejus facultatis, quae animal continet, imbecillitas et tenuitas humorum in idem conveniunt, eſtque eis calida febris adjuncta; aliquid ſemper propter imbecillitatem quidem extra cutem excernitur, verum ſub adſpectum prae exiguitate non cadit; utpote tenues humores defluant; quod ſi etiam locus ſit calidus et anni tempus aeſtivum et caeli ſtatus calidus ac ſiccus, tunc homines in hujusmodi affectionem promptius cadent, ac magis etiam ſi natura ſint bilioſiores osque ventriculi habeant imbecillum. Praeterea vero, quod

Ed. Chart. VIII. [525.]

κενοῦν, ἆρά γε κατ' ἀρχὰς πρὶν πεφθῆναι τὴν νόσον, ὅταν, ὡς λέξει, ὀργᾷ καὶ πρὸς ἔκκρισιν ἐπείγεται τῶν ὑγρῶν ἡ διοικοῦσα τὰ ζῶα φύσις, ἢ μετὰ τὸ πεφθῆναι τοὺς λυποῦντας χυμούς. τὸ δὲ μέχρι ποῦ[1] σημαίνει τὴν ποσότητα τῶν κενουμένων, οἷς ἐστοχάσθαι δεῖ τὸν ἰατρὸν οἷον ἱδρὼς ποτε δοκεῖ ὠφέλιμος εἶναι τῷ κάμνοντι, ὅμως δὲ καὶ αὐτὸς συμμετρίας χρήζει, διὰ τὸ ἄμετρον αὐτοῦ διαλύει τὴν δύναμιν. πολλῷ[2] δὲ μᾶλλον χρὴ τὸ μέτρον σώζειν ἐπὶ τῶν ἐμουμένων καὶ διαχωρουμένων καὶ τῶν διὰ τῶν αἱμοῤῥοΐδων καὶ μήτρας κινουμένων. κενωτέον δὲ διὰ φθινοπώρου τε καὶ ἦρος ὅπῃ μὴ καὶ δοκεῖ συμφέρειν, ὡς νῦν εἶπον. χειμῶνος δὲ καὶ θέρους ἤτοι κενοῦν προσαναγκάζοι, χειμῶνος μὲν κάτω, θέρους δὲ ἄνω, ὥσπερ καὶ αὐτὸς ἐν τῷ περὶ ὑγιεινῆς διαίτης συμβουλεύει. τοῦτο δὲ ἐπειδὴ ἐν τῷ χειμῶνι φλέγμα γεννᾶται κατὰ τὴν κοιλίαν, διὰ τοῦτο ἐκκε-

1. *Corr.* μέχρι ποῦ pro ὅσα δεῖ. 2. Vid. Orib. VII. collect. XXVI.

addidimus, quo tempore fcito videndum eſſe, quo ſit tempore vacuandum, utrum in principio, antequam morbus concoctus ſit; quum inquam, ut ipſe poſt dicet, turget et ad humorum excretionem nos impellit natura, quae animantia gubernat, an poſtquam noxii humores ſint concocti. Quod denique diximus, quatenus, ſcire debes, copiam evacuationis nobis eſſe perpendendam, cujus habere rationem medicus debet, ut ſudor interdum videtur eſſe aegroto utilis et tamen ipſum quoque eſſe moderatum oportet; propterea, quod ſi immodicus ſit, vires diſſolvat; multo autem accuratius ſervare modum decet in iis, quae vomitu rejiciuntur, quaeque per alvum educuntur, ac quae per ora venarum perque uterum evacuantur. Eſt autem tentanda evacuatio autumno et vere, per quam potiſſimum partem prodeſſe videtur, ut nuper dicebam; ſi vero hieme et aeſtate evacuare aliquid cogaris, dato operam, ut hieme per inſeriora, aeſtate per ſuperiora id facias, idque ipſe in libro de ſalubri diaeta monuit, cauſa eſt, quia hieme pituita in ventre gignitur; quocirca jubet, eam

Ed. Chart. VIII. [525.]

νοῦν αὐτὸ διὰ τῶν ἐμέτων κελεύει· τοῦ θέρους δὲ τὴν ἐπιπολάζουσαν ἄνω χολὴν ἀντισπᾷν κάτω. καθαίρειν μέντοι τὸ σύμπαν σῶμα βουληθέντι σοι, θέρους μὲν διὰ τῆς ἄνω, χειμῶνος δὲ διὰ τῆς κάτω κοιλίας φαρμακευτέον, ὡς ἐν τοῖς ἀφορισμοῖς εἴρηται. τὰ μὲν[1] γὰρ εἴρηται εἴδη πλεονάζοντα ἡ κάθαρσις ἰᾶται διὰ τῶν χωρίων ᾗ ῥέπει τὴν κάθαρσιν ποιουμένοις. ἔλεγε δὲ ἀκτέα ᾗ ῥέπει, διὰ τῶν συμφερόντων χωρίων. ὅσα δὲ κωλῦσαι τε θέλεις, αὐξηθῆναι διὰ τῶν ἀντικειμένων χωρίων ἀντισπᾷν προσήκει. ἐν μέντοι ταῖς λειεντερίαις ὅταν[2] ἑλκώσεις ἐπιπολῆς ὦσιν, ὧν αἴτιόν ἐστι χυμὸς δριμὺς καὶ λεπτὸς ἢ καὶ νόσος τῆς ἄνω φαρμακίας χρήζει, διὰ τὸ μᾶλλον ἐπιπολάζειν ἢ ὑποχωρεῖν κάτω τοὺς τοιούτους χυμοὺς, ἀλλ' οὐκ ἐν χειμῶνί γε δίδοται, καθότι νῦν εἴρηται. ὅταν δὲ ὁ φλεγματικὸς χυμὸς ἐν τοῖς ἐντέροις ἐμπεπλασμένος εἴη, οὐδέποτε δεῖται τῆς ἄνω φαρμακίας, ὥσπερ ἐστὶν τοῦ ἐμετηρίου φαρμάκου. μόνα

1. τὰ μὲν γὰρ — συμφερόντων χωρίων cancellata in S. g. leguntur. 2. Eadem refpic. IV. aph. XII.

ut vomitibus evacuemus; at aeftate vult ut bilem fupernatantem deorfum retrahamus, verum fi totum evacuare corpus velis, aeftate per fuperiorem ventrem, hieme per inferiorem medicamento faciendum eft, ut in aphorifmis habes. [*Hae enim formae dicuntur frequenter obviae, (πλεονάζοντα): purgatio fanat per loca, ad quae inclinat, qui purgationem inftituit. Dixit autem, ducendum effe per commoda loca, ad quae inclinat.*] At quae prohibere voles, ne augeantur, ea per loca contraria revellere conveniet et tamen in laevitatibus inteftinorum, quum extremitate funt exulcerationes, ab acri tenuique humore exortae, licet morbus medicamentum per fuperiora poftulet, quod potius hujusmodi humores fuperfluitent, quam infra fecedant, tamen hoc hieme non eft faciendum, ut modo dicebamus; quum vero humor pituitofis adhaefit inteftinis, non eft per fuperiora purgandus, hoc eft per medicamentum vomitu purgans educendus. Eft enim na-

Ed. Chart. VIII. [525.]

γὰρ ἐμέσθαι πέφυκε τὰ κατὰ τὴν γαστέρα. τῶν δὲ ἐν τοῖς ἐντέροις περιεχομένων οὐδὲν οἴονται δι' ἐμέτου κενῶσαι. διὸ ἐν τοῖς τῆς τέχνης ἔργοις δεῖ προσέχειν ἀεὶ τὸν νοῦν ἀκριβῶς, μὴ ἁμαρτάνεις. εἰς τοῦτο δὲ οὐ μικρὸν συντελεῖ καὶ τὸ ἔθος, αὐτὸ γὰρ καὶ τρόπον τῆς κενώσεως δηλοῖ. οἱ μὲν γὰρ ἐμεῖν εἰθισμένοι φέρουσιν ἀλυπότερον τὰς διὰ τῆς ἄνω κοιλίας καθάρσεις. οἱ δὲ ἀήθεις οὐκ ἄνευ κινδύνου καὶ μᾶλλον ἐπ' ἐλλεβόρου ᾧ [1] χρήσαντο, ἐπὶ πλεῖστον οἱ παλαιοὶ καὶ μάλιστα Ἀρχιγένης, οὗ ἔτι καὶ νῦν σώζεται περὶ τῆς δόσεως τοῦ ἐλλεβόρου ἢ περὶ τοῦ ἐλλεβορίζειν τὸ βιβλίον καὶ τὸ τοῦ νοσήματος εἶδος σκοπεῖσθαι προσήκει. ἐπὶ μὲν γὰρ τοῦ φλεγματίας ὑδέρου φλέγματος ἀγωγῷ δεῖται τῷ φαρμάκῳ· πρότερον μὲν διὰ τῆς κάτω γαστρὸς, εἶτα δι' ἐμέτων, εἶτα δι' ἀποφλεγματισμῶν. δι' ὅλου γὰρ σώματος διεσπαρμένου τοῦ πλεονάζοντος ἁπάσας κενώσεις παραληψόμεθα. ἐπὶ δὲ τοῦ ἀσκίτου ὑδέρου ὑδραγόν τι

1. Haec nova manu expunguntur.

tura comparatum, ut ea ſolum, quae in ventriculo ſunt, evomantur; eorum vero, quae inteſtinis continentur, nihil eſt, quod evacuari vomitu poſſit. Quamobrem in facienda medicina mentem animumque adhibere diligenter, ne erres, oportet; hanc autem ad rem non parum facit etiam conſuetudo; ſiquidem ipſa quoque modum evacuationis declarat: nam qui vomere ſoliti ſunt, eas purgationes minore cum moleſtia ferunt, quae per ſuperiorem ventrem fiunt; inſueti vero non ſine periculo id faciunt, ac magis etiam quum helleboro vomitus cietur, quo remedii genere cum veteres plurimum uſi ſunt, tum vel maxime Archigenes, cujus liber, qui eſt de helleboro propinando inſcriptus, adhuc exſtat. Eſt etiam morbi genus ſpectandum: qui enim aquam inter cutem ex pituita habet, is medicamentum pituitae educendae poſtulat, ac primum quidem per inferiorem ventrem, deinde et per vomitus et per ea quae pituitam per os evomant. Quum enim in corpore ſit diſperſa redundantia, omnia evacuationum ge-

Ed. Chart. VIII. [525.]

δώσομεν φάρμακον, ὥσπερ κἀπὶ τῶν ἰκτερικῶν τῶν χολαγωγῶν. ἐκκαθαίρειν δὲ[1] χρὴ καὶ τούτων πολυειδῶς τὴν χολὴν ἄνω καὶ κάτω καὶ δι' οὔρων καὶ δι' ὑπερώας καὶ διὰ ῥινῶν. οὕτω δὲ κἂν ὁ μελαγχολικὸς πλεονάσῃ χυμὸς, ὡς ἐν μελαγχολίᾳ καὶ καρκίνῳ καὶ ἐλέφαντι τὸ τῆς μελαίνης χολῆς κενωτικὸν φάρμακον διδόαμεν.[2] ἐπιληψίας δὲ φλεγμαγωγοῖς καθαίρομεν. εἰσὶ μὲν καὶ ἄνευ χυμῶν δυσκρασίαι, ἐν αἷς χρὴ καὶ ψύχεσθαι καὶ θερμαίνεσθαι καὶ ξηραίνεσθαι καὶ ὑγραίνεσθαι καὶ κατὰ συζυγίαν ποιεῖν τι τούτων. κατὰ μέντοι τὰς ἐπὶ τοῖς χυμοῖς, εἰ μὲν ἑαυτῷ μόνῳ τὸ μόριον ἐνεργοίη, θαῤῥῶν ποιήσεις τὰς κενώσεις, ὡς ἂν ἡ διάθεσις ὑπαγορεύῃ, συνεπιβλέπων τὴν δύναμιν. εἰ δ' ἀναγκαῖον εἴη τὸ ἔργον αὐτοῦ πᾶσι τοῖς τοῦ ζώου μορίοις, ὥσπερ τὸ τῆς γαστρὸς ἢ τοῦ ἥπατος, οὐ μικρὰν χρὴ φροντίδα ποιεῖσθαι τοῦ τόνου τῆς δυνάμεως, μήπως

1. Corr. παρατέρηνται delevit ac rescripsit ἐκκαθαίρειν δέ.
2. Vid. l. VII. meth. medendi XIII.

nera adhibebimus; at hydropi ascitae medicamenta dabimus, quibus aqua educatur, sicut regio morbo correptis ea propinabimus, quae bilem ducant, in quibus etiam bilis multis modis expurganda est, ut per inferna, per superna, per urinas, per palatum et per nares. Eodemque modo si melancholici humores abundarint, ut in melancholia, cancro et elephantia si usu venit, medicinis utemur, quibus atrae bilis humor evacuetur, in comitiali morbo pituitam expurgantia medicamenta danda erunt. Quaedam etiam intemperies sine humoribus comperiuntur, in quibus refrigerare, calefacere, exsiccare, humectare et aliquid horum conjuncte facere oportet; in iis autem, quae ex humoribus consistunt, si pars sibi soli inserviat, tibi licebit audacter evacuare, prout affectio suadebit, viribus tamen etiam perspectis; sin ejus ministerium sit omnibus animantis partibus necessarium, cujusmodi est jecoris aut ventriculi, non parva sollicitudo de virium robore habenda est, ut ne una evacuatione magna affatim adhibita,

Ed. Chart. VIII. [525.]

καταλύσωμεν αὐτὸν, ἀθροωτέρᾳ κενώσει χρησάμενοι. ἐγκέφαλος δὲ δι' ὑπερώας καὶ ῥινῶν καὶ ὤτων, θώραξ δὲ καὶ πνεύμων διὰ τραχείας ἀρτηρίας καὶ φάρυγγος.[1] οὕτω δὲ τοῖς ἐπιπολῆς δυσκράτοις οἵων δεῖται φαρμάκων, τοιαῦτα προσοίσωμεν.[2] τοὺς δὲ ἐν βάθει προσλογιούμεθα τὸ διάστημα. τὰ δὲ καθ' ἑκάστην ἡμέραν ἀθροιζόμενα ἐκκαθαίρειν δεῖ τοῖς γυμνασίοις. ἡ δὲ διὰ τῶν βαλανείων κένωσις οὐ μεγάλη. καὶ μόνον σχεδόν τι τῶν κατὰ τὸ δέρμα κενοῖ. τὰ δὲ ἐν τῷ βάθει κατεσπαρμένα τῇ τε σαρκὶ καὶ στερεοῖς ὀργάνοις οὐκ αὐτάρκως ἐκκενοῦται διὰ τῶν βαλανείων. οὐ μὴν ἐπιτήδειος ἡ κένωσις διὰ τῶν φαρμάκων καθαρτικῶν. μεγάλως τε γὰρ δεομένοις χρήσιμοι καὶ διὰ χρόνων μακρῶν. εἰ δέ τις ἐκκενοῦν ἐθέλει εὐλαβούμενος ἀθροισθῆναι τὸ πλῆθος καὶ νοσήμασιν ἐμπεσεῖν, οὕτως ἰαθήτω, κάλλιστον τῶν ὡρῶν εἰς τοῦτο εἶναι τὸ ἔαρ, δεύτερον τὸ

1. ἐγκέφαλος — καὶ φάρυγγος cancellata reperiuntur in S. g.
2. Ead. leg. III, aph. XV.

ipſum diſſolvamus. Cerebrum autem per palatum, nares et aures; atque thorax et pulmones per tracheam ac fauces expurgentur oportet. Ita etiam qui in corporis ſuperficie laborant intemperie, iis medicamenta, quae poſtulet intemperies, adhibebimus; quibus autem in imis corporis partibus intemperies eſt, in iis ineunda eſt intervalli ratio: caeterum quae per ſingulos dies in nobis coacervantur, ea erunt exercitationibus expurganda. Ea autem quae uſu balneorum fit evacuatio, non magna eſt, ac ferme quidpiam eorum, quae cute continentur, evacuat; quae vero in profundo corpore inſunt et per carnem ſunt diſperſa, ac ſolidis partibus inhaerent, non jam ſatis a balneis evacantur; neque tamen evacuatio medicamentis facta purgantibus eſt idonea: quamquam iis, qui valde purgatione indigent et ex longis etiam intervallis accommodata eſt. Si vero quispiam evacuationem moliri velit, vereaturque ne plenitudo colligatur atque ita in morbos cadat, is ſciat praeſtantiſſimum eſſe ad evacuatio-

Ed. Chart. VIII. [525.]

φθινόπωρον. καὶ[1] γὰρ δὴ καὶ καθίσταται πολλάκις εἰς ἴσον τῷ ἦρι, περὶ πλειάδα, ὡς μήτε χαλεπῶς καθαρθῆναί τινας καὶ ἐν δέοντι τὰ τοῦ θέρους περιττώματα ἐκβάλλειν πρὶν τὸν χειμῶνα ἐπελθόντα πῆξαι. διὰ τοῦτο δὲ καὶ ἦρος καθάρσεις κάλλισται, ὅτι τὰ ἐν τῷ χειμῶνι ὑπογιγνόμενα περιττώματα ἐξάγουσι πρὶν τὸ θερμὸν κρατῆσαν ἀνακινῆσαι τὰ αὐτὰ καὶ ταράξαι. χρὴ δὲ ἐνταῦθα λογίζεσθαι[2] τὸ κοινὸν ἁμάρτημα κατὰ τὰ πλεῖστα τῶν παθῶν ἑκάστοτε γιγνόμενον ὑπὸ τῶν ἰατρῶν, κενούντων μὲν τὸ περιττὸν, ὅπως δὲ μὴ γεννᾶτο παραπλήσιον τῷ κενωθέντι, παραλειπόντων. ἔπειτα[3] ὁκόταν πίῃ ὁ κάμνων τὸ φάρμακον ἐπιῤῥοφᾶν χρὴ διδόναι. ἐν μέσῳ δὲ τῆς καθάρσεως μὴ διδόναι ῥοφήν· ἀλλὰ πολλοὶ τῶν ἰατρῶν, ὅταν κενώσωσι, τρέφουσι δαψιλῶς. ὁ δ᾽ Ἱπποκράτης ἔλασσον ἀξιοῖ διδόναι. ἡ γάρ τοι τῶν καθαρθέντων σωμάτων δύναμις ἐν τῇ καθάρσει κεκμη-

1. Vid. Orib. VII. Collect. XXVI. 2. τὸ κοινὸν — παθῶν lineis ſubnotata ſunt in manuſcr. 3. leg. l. II. de rat. vict. 12 — 13.

nem jucundum tempus ver; ab hoc autumnum: is enim ſaepenumero circa vergilias conſtitutionem veri parem ſortitur, ut quidam non aegre purgentur et id opportuno tempore faciant priusquam aeſtiva excrementa ab hieme excepta condenſentur et corporibus infigantur, et ob eam cauſam purgationes verno tempore ſunt optimae, quod excrementa hieme collecta educunt priusquam calor exſuperans ea moveat ac perturbet; quo in loco par eſt attendere commune medicorum erratum, quod in plurimis affectibus plerumque committitur: nam quod ſupervacaneum eſt, evacuant illi quidem, ſed tamen, ne ei, quod evacuatum ſit, quid perſimile gignatur, nullo modo ſibi curandum proponunt. Jam vero, quum aegrotus medicamentum bibit, ei danda ſorbitio eſt; interim vero dum fit purgatio, ſorbitionem non dabis et tamen plerique medici, quum evacuant copioſa, hominem alunt. At Hippocrates nobis auctor eſt, ut pauciora demus; propterea quod corporum, quae expurgata ſint, facultas purgatione

Ed. Chart. VIII. [525.]

κυῖα φέρειν οὐ δύναται τὴν τροφὴν, οὔτε κατεργάζεσθαι καλῶς. ἐπεὶ[1] δὲ καὶ παρὰ τὴν τοῦ ἐντέρου φύσιν τοῖς μὲν δυσχερῶς, τοῖς δὲ ῥᾳδίως διαχωρεῖται, καλῶς ἂν ἔχοι μηδὲ τούτων ἄπειρον εἶναι τὸν μέλλοντα ὀρθῶς καὶ ἄνω καὶ κάτω[2] καθαίρειν. πέφυκε γὰρ ἡ κοιλία κατὰ φύσιν τῷ ἀνθρώπῳ, τὸ στόμα κατεστραμμένον ἔχουσα, ἐν τῷ δεξιῷ πρὸς τὴν ῥάχιν εὐρύτερον ἢ τοῖς ἄλλοις ζώοις, ἐντεῦθεν δὲ στενώτερον γίνεται. εἶτα ὑποδύνει τὸ μεσαραῖον καὶ ἑξῆς μέχρι τῆς ἀρχῆς τοῦ κώλου. οὗτοι μὲν οὖν τῶν σιτίων κενοῦνται ῥᾳδίως, οἷς δὲ ἀνωτέρω νεύει τὸ στόμα ἢ στενώτερον τοῦ δέοντός ἐστιν, ἐξ ἀρχῆς τε οὕτω πεφυκὸς καὶ διά τινα φλεγμονὴν ἢ σκίῤῥον, ἤ τι τῶν ἄλλων πιεζόντων, τούτοις καταβαίνει μὲν σιτία δυσχερῶς, ὑπάγει[3] δὲ εὐπετῶς, τούτους δὲ πάντας μὴ χρὴ κάτω φαρμακεύεσθαι. οἷς δὲ ἐκ παθημάτων τὸ στόμα τῆς κοιλίας στενόν ἐστιν, ὅταν λύοντα τὰ πάθη ἀνὰ χρόνον λύηται[4] καὶ τὰ συμπτώματα. οὐκοῦν

1. Vid. Orib. VII. Collect. XXVI. 2. translatio postulat καὶ κάτω. 3. *Corr.* ὑπάγει pro ὑποπάλλει, quod expunctum legitur in S. g. 4. ad marginem λύονται.

conflictata, neque ferre neque probe conficere alimentum potest; nunc vero quoniam etiam intestini natura facit ut facile aut difficulter alvus subducatur, bene actum iri nobiscum puto, si is qui recte per superiora perque inferiora purgaturus est, hujus rei non erit ignarus. Venter enim in hominibus suapte natura osculum habet adversum et in dextra parte ad spinam latius, quam in caeteris animantibus; inde vero fit angustius; deinde mesaraeum subit, atque ita deinceps usque ad principium coli intestini; ii qui tales sunt, cibis facile evacuantur; at quibus osculum superius vergit vel est angustius quam par sit vel quod ita ab ortu sit factum vel quod aliqua inflammatio obsideat aut durus tumor postea enatus comprimat aut aliud quid impediat, iis cibi difficulter descendunt, sed facile subducuntur; quos quidem omnes per inferiora purgare non debemus. At quibus os ventris propter morbos angustum est factum, si progressu temporis morbi

Ed. Chart. VIII. [525. 526.]

πρὸς τὰς κάτω καθάρσεις διὰ παντὸς ὡσαύτως ἔχουσι, καὶ[1] χρὴ φυλάττεσθαι ἀεὶ τὰ μὲν τῇ φύσει, τὰ δὲ διὰ τὰς νόσους, ἐφ᾽ ὅσον αἱ νόσοι κωλύουσιν. ἐπεὶ δὲ τὰ μὲν ἑψήσαντες ἐσθίειν δίδομεν, τὰ δὲ ξηρὰ ἐπικνίσαντες ἢ κόψαντες καὶ τῶν μὲν ὀποὺς, τῶν δὲ ῥίζας, οὐδὲ τὰ ἑφθὰ τοῖς ὠμοῖς, οὐδὲ ῥίζας τῷ ὀπῷ πάνυ κεραστέον. χρὴ μὲν οὖν (τὸν νοῦν προσέχειν, ἵνα μάθῃς ποίου νοσήματός ἐστιν ἕκαστον τῶν φαρμάκων, τὰ γὰρ τῶν ἐναντιωτάτων νοσημάτων οὐκ ἂν ἐθέλοις μίσγειν. ὑπόλοιπον οὖν)[2] τὰ μὲν πυρώδη τοῖς ἀναψύχουσι κεραννύντα προσφέρειν, τὰ δ᾽ ἰσχυρὰ τοῖς ἀσθενεστέροις, τὰ δ᾽ ἄλλως ἀτερπῆ τοῖς ἡδύσμασιν, οἷον γλήχονος κόμῃ καὶ καλαμίνθης καὶ θύμου καὶ τῷ τοῦ πετροσελίνου σπέρματι καὶ τῷ τοῦ δαύκου καὶ τῷ τοῦ ἀνίσου καὶ τῷ πέπερι καὶ τοῖς ἁλσί.[3] τούτων δὲ τὰ μὲν συνεργεῖ τῇ καθάρσει, ὡς τὸ πέπερι καὶ οἱ ἅλες, τὰ δὲ καὶ κωλύει εἰς τὸ μὴ πλέον ἢ δεῖ καθαρθῆναι, ὥσπερ τὰ εἰρημένα

1. Oribas. VII. Coll. XXVII. 2. parentheſi incluſa in nov. man. S. g. ad marginem exſtant. 3. Corr. ἁλσὶ pro ἄλλοις.

ſolvantur, ſymptomata quoque ſolvi ſolent; quocirca non ſemper ſunt eodem modo ad purgationes per alvum affecti et [526] quae natura fiunt ſemper obſervanda ſunt; quae vero vi morborum, quatenus morbi vetant. Quoniam vero ex medicamentis alia decocta damus, quibus aegri veſcantur, alia ſicca in pulverem redacta aut contuſa, aliorum vero liquores, aliorum denique radices exhibemus, non ſunt cocta crudis commiſcenda, nec radices liquoribus admodum temperandae. Adhibere igitur animum oportet ut cui morbo unumquodque medicamentum conveniat intelligas; nam quae maxime contrariis morbis conveniunt, non ſunt ſimul commiſcenda. Ergo fervida refrigerantibus, fortia debilioribus temperantes offeremus itemque inſuavia jucundis, ut pulegii, nepetae et thymi coma et ſemine petroſelini, dauci et aniſi et pipere et aliis condiendo, quorum quaedam purgationem adjuvant, ut piper, atque etiam ſal; quaedam vetant ne quid plus quam

Ed. Chart. VIII. [526.]

σπέρματα· τὰ δὲ καὶ ἄγει τὸ φάρμακον πρὸς τὰ καθαρθῆναι δεόμενα. νῦν δὲ τοσοῦτον ἐξαρκεῖ παρακεκληκέναι τὸν ἰατρὸν, μηδενὸς τῶν εἰς τὴν τέχνην ἀμελεῖν. ἔστι γὰρ τέλεια ἀπ' ἐμοῦ περὶ τούτου γεγραμμένα βιβλία καὶ[1] εἶπον διεσπαρμένως πάνυ πολλάκις περὶ φλεβοτομίας. ἀλλ' ὅμως καὶ νῦν ἀρέσκει μοι ὡς ἐν κεφαλαίῳ ὀλίγα καὶ σαφῆ λέγειν, μάλιστα δὲ σοῦ κελεύοντος ὑπ' ἐμοῦ διὰ βραχέων καὶ ταχέων ταῦτα γραφῆναι. σκοπὸς μὲν οὖν τῆς φλεβοτομίας ἐστὶ πρῶτος ἥ τε τοῦ νοσήματος ἰσχὺς καὶ ἡ ῥώμη τῆς δυνάμεως, ἀφωρισμένων τοῦ λόγου τῶν παίδων καὶ τῶν πάνυ γερόντων. εἰδέναι δὲ χρὴ ὅτι οὐ μόνον τὴν τροφὴν τοῖς τοῦ ζώου μέρεσι τὸ αἷμα παρέχει, ἀλλὰ καὶ ἡ φυσικὴ θερμασία ἐν τῷ αἵματι διαμονὴν ἔχει. αὕτη δὲ ἡ θερμότης ἡ κατὰ τὴν καρδίαν ἐστὶ, ποτὲ μὲν ἐλάττων ἑαυτῆς διὰ τὸ πλῆθος αἵματος ἢ ἔνδειαν πολλὴν ἢ ποιότητα ψυχρὰν ἀποτελεῖται, ποτὲ δὲ πλείων ἤτοι διὰ[2] τὴν θερμὴν ποιότητα

1. lib. IV. meth. med. VI. 2. *Corr.* delet διά.

oportet, purgetur, ut praedicta ſemina faciunt; quaedam medicamentum perducunt ad ea, quae purgationis indigent. Nunc vero meo me functum officio ſatis putabo, ſi medicum cohortabor ut nihil plane eorum, quae ad artem pertinent, negligat; ſiquidem ſunt his de rebus integra a nobis conſcripta volumina, ut etiam de venae ſectione eſt ſaepenumero variis in locis actum, et tamen in praeſentia mihi propoſui pauca quaedam ſummatim et perſpicue eſſe afferenda, praeſertim quum tu mihi mandaris ut haec celeriter breviterque conſcribam. Primum igitur, quod eſſe in venae ſectione propoſitum debet, eſt morbi magnitudo et robur virium, exceptis ab hoc ſermone pueris et iis qui ad ſummam ſenectutem pervenerunt. Scire enim convenit non ſolum partibus animantium ſuppeditari a ſanguine alimentum, ſed etiam nativum calorem ſuam in ſanguine ſedem habere collocatam; is autem calor, qui in corde eſt, tum minor ſe ipſo red-

Ed. Chart. VIII. [526.]

αἵματος ἢ δι' ἔνδειαν ὀλίγην. (ὥσπερ δὲ αἱ πέψεις ποτὲ ἐν τῇ γαστρὶ γίνονται)[1] μοχθηραὶ, ὅταν φλεγματωδέστερα ἢ χολωδέστερα γίνονται τὰ ληφθέντα ἤ τινα παρὰ φύσιν διαφθορὰν ἴσχει ἢ ὠμὰ καὶ ἀμετάβλητα πλεῖστον μένουσι καὶ πνευματοῦται, οὕτω καὶ κατὰ τὴν τοῦ αἵματος γένεσιν εἰ ἀποτυγχάνοιεν, ἀνάλογον ταῖς ἐπὶ τῆς γαστρὸς ἀποτυχίαις τῆς πέψεως ἀποτελοῦνται κατὰ τὰς ἀρτηρίας καὶ τὰς φλέβας τῶν χυμῶν διαθέσεις. ἡ δὲ τροφὴ ἐκ τῆς κοιλίας ἀναδιδομένη, ὅταν μὴ κρατῆται καὶ μεταβάλληται πρὸς τῆς φύσεως εἰς γένεσιν αἵματος χρηστοῦ, σηπεδόνας ἴσχει πολλάς. τοῖς δὲ ἐξ ὕλης θερμοῦ σηπομένοις συμβαίνει γίνεσθαι θερμοτέροις. διὸ θερμότερον ἔσται τὸ σηπόμενον αἷμα. τούτου δὲ θερμοτέρου γενομένου καὶ τὸ μόριον ἐν ᾧ σήπεται θερμότερον αἰσθητῶς ἔσται καὶ συνθερμανθήσεται τοῖς οὕτω διακειμένοις μορίοις τὰ πέριξ ἅπαντα, δακνώδει δηλονότι καὶ δριμείᾳ θερμασίᾳ. ὅταν μὲν οὖν εἰς ἄλλο κα-

1. parentheſi incluſa ad marg. in manuſcr. leguntur S. g.

ditur propter ſanguinis copiam aut propter magnam ejusdem inopiam aut propter frigidam qualitatem, tum major vel propter calidam ſanguinis qualitatem vel propter inopiam exiguam. Quemadmodum autem in ventriculo pravae concoctiones fiunt, quum ea, quae ſumpta ſunt aut magis pituitoſa aut magis bilioſa redduntur aut corruptelam quandam patiuntur aut cruda et mutationis expertia plurimum manent et in flatum vertuntur, ita etiam ubi ſanguis non gignitur, humorum in arteriis venisque affectiones proportione reſpondebunt iis, quae a fruſtrata in ventriculo concoctione proveniunt; alimentum autem, quod a ventriculo diſtribuitur, quando a natura non ſuperatur et in boni ſanguinis generationem non mutatur multas experiri corruptelas ſolet; quae autem ex materia calida computreſcunt, calidiora redduntur; proinde putreſcens ſanguis erit calidior, qui quum ſit factus calidior, etiam cauſam afferet, ut pars, in qua putreſcit, calidior ſentiatur et quae vicina ſunt, una cum partibus ita affectis, calore, inquam, acri et mordaci incaleſcant, quum

Ed. Chart. VIII. [526.]
τασκήψῃ μόριον, ὄγκον ἐν τούτῳ παρὰ φύσιν ἐργάζεται, ἐκ τούτου τοῦ γένους ἐστὶ καὶ φλεγμονὴ, ὅταν δὲ παχύτερόν τε καὶ μελαγχολικώτερον ᾖ τὸ κατασκῆψαν αἷμα, σκιῤῥώδης ὁ ὄγκος γένηται, καθάπερ γε καὶ χαῦνον, ὅταν ᾖ φλεγματικώτερον τὸ ῥεῦμα. χολώδους δὲ ὄντος ἐρυσίπελας ἀποτελεῖται. ταῦτα δ' ἅπαντα διώρισται ἡμῖν ἀκριβῶς ἐν τῇ θεραπευτικῇ μεθόδῳ καὶ ἐν τῇ πρὸς Γλαύκωνα καὶ ἄλλαις πολλαῖς. ὄντος μὲν οὖν, ὡς εἴρηται, πλήθους διττοῦ, καὶ τοῦ μὲν ὡς πρὸς δύναμιν, ἑτέρου δὲ κατὰ τὸ καλούμενον ἔγχυμα, πειρᾶσθαι χρὴ κενοῦν αὐτὸ διὰ ταχέων, πρὶν ἄρξασθαί τε μέγα κακὸν ἐργάζεσθαι περὶ τὸν ἄνθρωπον. διὸ ἐπισκέπτου περὶ φλεβοτομίας, ἀποβλέπων μάλιστα εἰς τοὺς σκοποὺς τούσδε, τήν τε ποσότητα[1] τοῦ πλήθους καὶ τὴν ποιότητα καὶ τὴν δύναμιν τοῦ σώματος φυσικήν. ἐφεξῆς δὲ τὴν ἕξιν τοῦ ὅλου σώματος ὥραν τε καὶ χώραν καὶ τὸν προγεγενημένον βίον καὶ εἰ ἔκκρισίς τις ἠθισμένη ἐπεσχέθη

1. de cur. per ſang. miſſ. VI.

gitur in alıam partem decumbit, ın ea tumorem praeter naturam excitat, ex quo genere eſt inflammatio, quumque is ſanguis, qui decubuit, craſſior fit et magis melancholiam imitetur, tum ſcirrhi naturam tumor nanciſcitur, ut eſſe laxus ſolet, cum ſit fluxio pituitoſior. At ſi biliofa ſit, ignis ſacer gignitur, quae omnia nos in methodo medendi itemque in eo libro, quem ad Glauconem miſimus, et aliis plerisque in locis accurate diſtinximus. Itaque quum plenitudo ſit duplex, uti dixi, tum ea, quae ad vires refertur, tum ea quae ad affuſionem pertinere dicitur, celeriter evacuanda eſt, priusquam magnum quidpiam malum excitare in hominibus incipiat; quocirca ſi inire de vena ſecanda conſilium velis, in haec propoſita potiſſimum intuebere, quanta, inquam, ſit plenitudo et qualis, tum perſpicies naturalem corporis facultatem, deinde ipſius corporis totius habitum, tum anni tempus, regionem et antecedentem vitam, et utrum aliqua ſolida

Ed. Chart. VIII. [526.]

παρὰ τὸ ἔθος, εἶτα δὲ πότερον ἰσχνότερος ἢ παχύτερος ἐγένετο. ὅταν οὖν ἔστι τὰ τοῦ πλήθους πρόδηλα σημεῖα καὶ αἱ δυνάμεις ἐῤῥωμέναι τυγχάνουσιν οὖσαι, φλεβοτομήσεις κατὰ τὴν τονώδη διάθεσιν, δηλονότι οὐδὲν ἐπιδιοριζόμενος. ἔτι δὲ μᾶλλον οὐδὲ κατὰ τὴν φλεγμονώδη, τοῦ δὲ βαρύνοντος πλήθους ἐνοχλοῦντος, οὐ πάντως αἵματος ἀφαιρετέον. φλεβοτομήσεις[1] δὲ καὶ οἷς αἱμοῤῥοΐδες ἐπέσχηνται καὶ ὅσοι καθ' ἕκαστον ἔτος ἐν θέρει νοσοῦσι νοσήματα πληθωρικὰ καὶ ὅσοι κατ' αὐτὸ τὸ ἔαρ ἁλίσκονται τοῖς τοιούτοις. τοὺς μέντοι ἀκολάστους, οἰνόφλυγάς τε καὶ γαστριμάργους οὐδὲν ὀνήσεις μέγα φαρμακεύων ἢ φλεβοτομῶν. οὐ μόνον δὲ φλεβοτομητέον ὅταν πλῆθος ἐστὶν, ἀλλὰ καὶ χωρὶς πλήθους ἐν τῇ ἀρχῇ τῆς φλεγμονῆς ἤτοι διὰ πληγὴν ἢ ὀδύνην ἢ ἀτονίαν μορίων. ἔστι μὲν οὖν τρία τὰ συνέχοντα τὴν διάγνωσιν, τὸ μέγεθος νοσήματος ἤτοι παρὸν ἢ προσδοκώμενον, ἡλικία καὶ ῥώμη δυνάμεως, ἀρκοῦσι γὰρ οὗτοι μόνοι σκοποὶ πρὸς φλεβοτομίαν. οὐδὲ γὰρ ὁπότε πλῆθος ὠμῶν

1. de venae fect. cap. VII.

excretio fit praeter confuetudinem cohibita, denique utrum homo gracilior evaferit aut craffior, quumque perfpicua plenitudinis adfint figna ac valentes vires fint, venam fecabis, fi videlicet tenfionis fenfum afferat affectio, fine ullo difcrimine; ac multo etiam magis fi fenfum inflammationis advehat; fi vero plenitudo aggravans molefta fit, fanguis non perpetuo mittendus erit; at venam fecabis iis, quibus haemorrhoides fuppreffae funt et iis omnibus quoscunque aeftivo tempore morbi a plenitudine profecti corripiunt; et item qui in ejusdem generis morbos verno tempore cadunt. Caeterum intemperantes, vinofos atque abdomini deditos, five purgatione, five fanguinis detractione evacuaris, nihil juveris. Jam vero non folum incidenda vena eft, quum fubeft plenitudo, fed etiam fine plenitudine in principio inflammationis, quae fit vel ex ictu vel ex dolore vel ex partium exorta imbecillitate. Tria igitur funt, quae dignotionem continent, morbi magnitudo eaque aut praefens aut imminens; aetas et ro-

Ed. Chart. VIII. [526.]

χυμῶν ἤθροισται τοιοῦτον, ὡς κωλύεσθαι[1] *φλεβοτομεῖν, ὁ λόγος ἐλέγχεται. ῥώμη γὰρ δυνάμεως τούτοις οὐ πάρεστι· σπεύδειν δὲ δεῖ κενοῦν ἐφ᾽ ὧν ἐστι χρεία κενώσεως, εἰ μὴ διαφθορά τις εἴη γεγονυῖα τῆς ἐν τῇ γαστρὶ πεττομένης τροφῆς. ἐν δὲ τοῖς πυρετοῖς,*[2] *εἰ δὲ συνεχεῖς*[3] *εἶεν οἱ πυρετοὶ, δῆλον δέ*[4] *τινα παροξυσμὸν φέρουσι, καθ᾽ ὃν προστιθέντες ἐπὶ τοῦ αὐτοῖ μεγέθους μένουσι, ποιούμενοι τεταγμένως ἢ ἀτάκτως τὰς προσβολὰς ἐπιθεωρητέον, ὡς ἔνι μάλιστα μὴ κατὰ τὰς ἐπιθέσεις τῶν ἐπισημασιῶν τὰς ἀφαιρέσεις ποιεῖσθαι, ἀλλὰ κατὰ τοὺς διορισμοὺς, ποιούμεθα δὲ τὴν ἀφαίρεσιν*[5] *ἀπὸ μορίων πολλῶν. εἰ*[6] *μὲν οὖν ἀπὸ μετώπου ποιεῖς, τὴν εὐθεῖαν ἐπὶ μετώπῳ φλέβα διαιρήσεις, ἐπὶ δὲ τῶν πλείστων κατὰ τὰ ἄνω μέρη τοῦ μετώπου καὶ πρὸς τῷ βρέγματι ἔνθα ὑοειδῶς ἡ φλὲψ σχίζεται.*

1. *Corr.* *κωλύεσθαι* pro *κελε*ί*εσθαι*. 2. *Corr.* delet *ἐν δὲ τοῖς πυρετοῖς*. 3. Orib. VII. Coll VIII. 4. potius *τε* quam *δέ*. 5. *Corr.* *ἀφαίρεσιν* pro *ἀναίρεσιν*. 6. Orib. VII. Coll. VII.

bur virium, haecque tria propoſita ad ſanguinis miſſionem ſuadendam eſſe ſatis poſſunt. Ac ſi quando tanta crudorum humorum coacervata ſit copia, ut venae ſectionem prohibeat, non tamen coargui noſtra debet oratio, propterea quod in hujusmodi robur virium non adeſt. Ergo in iis, quibus evacuatione opus eſt, maturandum eſt evacuare, niſi ſit quaedam concocti alimenti in ventriculo facta corruptela. In febribus autem, ſi continentes febres ſint et manifeſtam aliquam acceſſionem afferant, in qua accedentes in eadem permaneant magnitudine et ordinatas aut inordinatas invaſiones faciant, erit ſumma diligentia animadvertendum, ne increſcentibus invaſionibus detractiones moliamur; ſed id temporibus placidioribus faciamus. Sanguinis autem detractio multis fit e partibus; ac ſi a fronte ſanguis auferendus ſit, recta in fronte vena ſecanda erit, atque in plurimis in frontis partibus ſuperioribus et calvaria, ubi vena ad literae ſimilitudinem ſcinditur; ſectio autem in parte inferiore apud ipſam ve-

Ed. Chart. IX. [526.]

δεῖ δὲ παρὰ αὐτὴν τὴν σχέσιν ἐν τῷ κάτω μέρει ποιεῖν τὴν διαίρεσιν. τὰς δὲ ἐν τοῖς κανθοῖς ἐγγὺς τῆς ὀφρύος[1] πολὺ[2] ἀνωτέρω τῶν κανθῶν, ὄπισθεν δὲ τοῦ ὠτὸς διαιρετέον τὴν ἀντικειμένην τῷ τραγανῷ τοῦ ὠτὸς, ὑπὸ δὲ τῆς γλώττης εἰ μὴ ἀμφοτέρας διαιροῦμεν, τὴν ὑπερέχουσαν κατὰ μέγεθος τὴν δεξιὰν τεμοῦμεν· κατὰ δὲ χεῖρα κατὰ νῶτον τῆς χειρὸς, τὴν οὖσαν μεταξὺ τοῦ μέσου καὶ παραμέσου δακτύλου· κατὰ δὲ ἰγνύαν τὴν μεσοτάτην, κατὰ δὲ σφυρῶν τὰς ἔνδον· ἀλλὰ σμικρότης πολλάκις ποιεῖ ὡς οὐκ εἶναι ἐφ' ἡμῖν ἃς φλέβας βουλόμεθα διελεῖν· ἐπὶ δὲ τῶν κατ' ἀγκῶνα, εἰ κατὰ φύσιν ὡς ἐπὶ τῶν πλείστων ἐπιτήδεια εἴη τὰ τρία τὰ ἀγγεῖα καὶ φανερὰ, τότε ἄνω τὸ κατὰ τὸν μῦν καὶ τὸ μέσον καὶ τὸ πρὸς τῇ ἀποφύσει τοῦ βραχίονος διακρινοῦμεν, ποῖον αὐτῶν ἐπὶ τίνων διαιρετέον. ἐπὶ μὲν γὰρ τῶν λειποθυμιῶν ἢ ἐφ' ὧν τι κεκάκωται ὁ στόμαχος ἢ τὰ τῆς δυνάμεως, τὸ ἄνω διαιρετέον ἀγγεῖον, ἐπὶ δὲ τῶν ἀθρόας

1. ὀφρύος pro ὀσφύος B. 2. parentheſi incluſa ad marg. in S. g. leguntur. Sed duo folia dilacerata ſunt.

nae ſciſſionem facienda eſt; quae vero in angulis oculorum ſunt, eas prope ſupercilia, multo ſupra angulos incidere ſolemus; ſecundum aurem vero ſecanda eſt ea, quae durae auris parti eſt oppoſita; ſub lingua autem aut utramque aut certe majorem, quae dextra eſt, incidimus; in manu eam, quae per ipſius deorſum procurrens inter medium et annularem digitum interjacet; in poplite eam quae media eſt maxime; in malleolis internam. Parvitas autem perſaepe facit ut non ſit nobis integrum ut quam velimus incidamus. In venis autem cubiti ſecandis, ſi ſecundum naturam ſint, ut in plurimis uſu venit, tres erunt ad incidendum accommodatae, eaeque perſpicuae, ea nimirum, quae ſupra eſt ad muſculum et media et quae ad brachii exortum eſt. Quaenam autem ſit in aliquibus ſecanda diſcernimus. In animi enim defectionibus aut in aliquo ſtomachi vitio aut in viribus ſuſpectis incidenda eſt ſuperior; quibus autem confertim facta detractione et

ἀφαιρέσεως χρῃζόντων καὶ εὐτόνου τῆς κινήσεως τὸ μέσον. ἐπὶ δὲ τῶν μεταποιήσεως χρῃζόντων, ὥσπερ ἐπιληπτικῶν τὸ κάτω. ἐπὶ δὲ τῶν ἰσχνῶν φυλακτέον τὸ κάτω καὶ ἐφ᾽ ὧν εὔρωστόν τε καὶ πάνυ μέγα ἐστίν. ἐπὶ δὲ τῶν σφόδρα πιμελωδῶν τὸ ἄνω διαιρετέον. ἐν δὲ τῇ κατ᾽ ἀγκῶνα διαρθρώσει πλείους φλέβας εὑρήσεις, ἃς τέμνειν εἰώθασιν ἰατροὶ, περὶ ὧν εἴρηται πολλάκις ἡμῖν καὶ ἐν ταῖς ἀνατομικαῖς ἐγχειρήσεσιν καὶ ἐν τοῖς περὶ χρείας τῶν μορίων βιβλίοις κἀν τῇ τῶν φλεβῶν καὶ ἀρτηριῶν ἀνατομῇ. εἴπωμεν[1] δὲ καὶ νῦν ἐπὶ κεφαλαίων. ἡ κοίλη γοῦν φλὲψ ἀναφέρουσα τὸ αἷμα ἐκ τοῦ ἥπατος ἐπὶ τὴν καρδίαν, τὸ πλεῖστον αὐτῇ δίδωσιν. ἐνταῦθεν δὲ κατὰ[2] εὐθὺ φέρεται πρὸς τὸν τράχηλον καὶ κατὰ τὸ μέρος τοῦ θώρακος εἰς δύο σχίζεται ὀρθίας καὶ μεγάλας φλέβας, ἃς σφαγίτιδας ἀνατομικοὶ προσαγορεύουσι. πρὶν δὲ ἐπὶ τὴν καρδίαν ἀφικέσθαι, ἀποφύσεις μεγάλων φλεβῶν πέμπει εἰς τὸ διάφραγμα. μικρῶν δὲ εἰς τὸ τοῦ θώρακος κάτω μέρος τῶν ὀκτὼ πλευ-

1. Hic duae paginae cancellatae in M. S. g. leguntur. 2. κακὰ in κατὰ mutavi.

concitata evacuatione opus eſt, media; at qui mutationem in melius poſtulat, quo in numero ſunt, qui comitialem morbum patiuntur, inferior. [*In gracilibus autem inferior ſervanda et in quibus valida et admodum magna eſt; in valde obeſis autem ſuperior incidenda eſt.*] Jam vero in cubiti articulatione multas venas, quas incidere medici ſolent, comperies; de quibus in libris de diſſectione, deque uſu partium et in eo, qui eſt de diſſectione venarum arteriarumque diſſeruimus. [*Dicamus autem nunc ſummatim. Cava igitur vena advehens ſanguinem ex jecore ad cor huic plurimum tribuit. Inde autem recta fertur ad collum atque in thoracis parte in duas finditur rectas et magnas venas,* quas jugulares *anatomici appellant. Priusquam autem ad cor perveniat, magnarum venarum ramos ad diaphragma mittit, parvarum autem ad inferiorem thoracis partem octo coſtarum. Inde orta pro-*

ρῶν. ἐντεῦθεν δὲ ἀποφυομένη ταπεινοτέρα φέρεται διὰ τῆς καρδίας ἐπὶ τὴν ῥάχιν διακαμπτομένη, ἢ μερίζεται εἰς τὰ κάτω μέρη τοῦ θώρακος ταῖς ὀκτὼ πλευραῖς ἑκατέρωθεν ἄχρι τοῦ διαφράγματος. αἱ δ' ὑπόλοιποι τοῦ θώρακος ὑψηλαὶ πλευραὶ τέσσαρες ὑπὸ συζυγίας ἄλλης φλεβῶν τρέφονται, αἵπερ ἀποφύονται τῆς κοίλης, πρὶν εἰς τὰς σφαγίτιδας σχισθῆναι. εἰσὶν δὲ ἐφεξῆς τούτων αἱ εἰς τὰς χεῖρας ἰοῦσαι διὰ τῶν μασχάλων, ἃς δὲ ὠμιαίας καλοῦσιν, ἴσμεν μετὰ τὸ σχισθῆναι εἰς σφαγίτιδας τὴν κοίλην, ἐφ'[1] ἑκατέρας μίαν πεφυκέναι ἐκτὸς ἤδη τοῦ θώρακος καὶ ἀπὸ τῶν ἐπιπολῆς σφαγιτίδων * * * * * τὰ κατὰ τὸν τράχηλον καὶ κεφαλὴν τρέφεται καὶ τὰ διὰ βάθους ὑπὸ τῶν δύο βάθους σφαγιτίδων. τὰ δὲ κατὰ τοὺς ὠμοπλάτας καὶ τὸν νωτιαῖον τὸν ἐν τῷ τραχήλῳ ἐκ τῶν κάτω μερῶν τῆς εἰρημένης ῥίζης κοινῆς ἔχει τὰς ἐπ' αὐτὰ ἀνερχομένας φλέβας. ἡ μὲν οὖν ὠμιαία τὰ τῶν κλειδῶν ἄνωθεν μέρη κενοῖ, θᾶττόν τε καὶ μᾶλλον τὰ κατὰ τὴν κεφαλὴν καὶ τὸν τράχηλον, ἡ δὲ διὰ τῆς μασχάλης τὰ κατὰ τὸν θώρακα. αἱ δὲ ἐπὶ τὰς χεῖρας φερόμεναι ἐπιβαίνουσι

1. ἀφ' rectius quam ἐφ'.

*fundior fertur per cor ad ſpinam inflexa aut diſpeſcitur in partes inferiores thoracis, octo coſtis utrinque uſque ad ſeptum transverſum. Reliquae ſuperiores quatuor thoracis coſtae alio venarum pari nutriuntur, quae e cava oriuntur, antequam in jugulares finditur. Proxime autem ab his ad manus per axillas perveniunt, quae axillares vocantur. Notum eſt, poſt diviſionem venae cavae in jugulares, ab utraque jam unam extra thoracem et ſupra jugulares naſci * * * * partes in collo et capite nutriuntur et profundiores a duabus profundis jugularibus, in ſcapulis autem et colli poſteriori parte ex inferioribus partibus dictae radicis communis habent venas ſuas. Dorſalis igitur partes evacuat ſupra claviculas ſitas; citius magisque eas, quae ad caput collumque pertinant: axillaris autem eas, quae thoracem (circumdant). Venae ad manus perventae ad utramque interiorem brachii regionem*

Ed. Chart. VIII. [526.]

κατὰ τὴν ἔνδον χώραν ἑκατέρου βραχίονος. φέρονται δὲ δι' αὐτῶν κατάντεις. ὡς δὲ ἑκατέρα πλησίον γένηται τῆς κατ' ἀγκῶνα διαρθρώσεως ἀποφύει τὰς ἔνδον τοῦ βραχίονος φλέβας, παρὰ τὸν ἐνταῦθα κόνδυλον αὐτοῦ τοῦ παχέος ὀστοῦ. τῷ δ' ἄλλῳ παντὶ δίχα σχισθέντι φέρεται διὰ τῆς κατ' ἀγκῶνα καμπῆς. ἔστι δ' ἄλλη φλέψ, ἣ τέμνεται ἐν ἀγκῶνι λοξὴ, καθάπερ ἥδε καθ' ἑκατέραν χεῖρα τῆς ὠμιαίας οὐ μικρὸν μόριον· ἐστὶ γὰρ προφανὴς ὑπὸ τῷ δέρματι καὶ σχίζεται κατὰ τὴν ἐν ἀγκῶνι διάρθρωσιν ἐν τοῖς ὑψηλοτάτοις μέρεσιν αὐτῆς. τοιαύτη δὲ τάχιστα κενοῖ[1] τὰ τῶν κλειδῶν ὑψηλότερα μόρια. τὸ δὲ εἰς καμπὴν φερόμενον λοξὸν ἧττον μὲν τοῦδε, μᾶλλον δὲ τῶν ἄλλων κενοῖ ταῦτα· τὸ δὲ ἀπὸ τῆς ἔνδον τῆς μεγάλης φερόμενον καὶ αὐτὸ λοξὸν ἥκιστα μὲν τὰ προειρημένα κενοῖ μόρια, μάλιστα δὲ τὰ τοῦ θώρακος ἄνω· μὴ φαινομένης δὲ ἐνίοτε ταύτης, ἀντ' αὐτῆς τέμνομέν τινα τῶν ἔνδον αἳ ἐπὶ τὸ τοῦ πήχεος ὀστοῦν κατ' ἴξιν καταφέρονται. εἰ δὲ τοιαῦται μὴ φαίνονται τὴν

1. Cf. Celſ. lib. II. ſ. X.

adſcendunt; declives autem illas permeant. Cum utraque articulationi cubitali appropinquat, emittit interiores brachii venas ad ibi ſitum condylum craſſi oſſis: omni alio bipartito fertur per cubiti flexum. Eſt autem et alia vena, quae in cubito ſecatur obliqua, quemadmodum ad utramque manum humeralis non exigua particula; comparet enim ſub cute, finditurque in cubiti articulatione, ejusque partibus ſupremis. Obliquus autem ad cubitum tendens ramus minus quam prior, plus autem quam aliae evacuat. Qui verſus interiora ex magna vena exit ramus, ipſe quoque obliquus, minime quidem partes antea dictas, ſed maxime ſuperiores thoracis vacuat. Quae cum interdum non conſpiciatur, ex loco ſecamus quasdam ex interioribus, quae recta ad cubiti os deferuntur. Sin nec hae in conſpectum veniunt, eam, quae e conjunctione dictarum duarum obliquarum oritur, diſcindimus. Si quando

Ed. Chart. VIII. [526.]

γινομένην ἐκ τῆς συμφύσεως τῶν εἰρημένων δύο φλεβῶν τῶν λοξῶν διαιροῦμεν· ταύτης δὲ καί ποτε μὴ φαινομένης, εἰ ὠμιαία φαίνηται, ἐκείνην τέμνε. ποίαν δὲ χρὴ τέμνειν ἐν νοσήμασι, παραδείγματά τινα ἔχεις τάδε ἐπὶ τῶν πλευριτικῶν[1] ἡ κατ' εὐθὺ τοῦ πάσχοντος μορίου φλεβοτομία, τὴν ὠφέλειαν ἐνεργεστάτην ἐπιφέρει, ἡ δὲ ἐκ τῆς ἀντικειμένης χειρὸς ἢ παντελῶς ἀμυδρὰν ἢ μετὰ χρόνον. ὀδύνας τε τῶν ὀφθαλμῶν ἰσχυροτάτας ἐν μιᾷ ὥρᾳ ἔπαυσε διαίρεσις φλεβὸς κατ' εὐθύ. ἐπὶ μὲν οὖν τῶν ὀφθαλμῶν ὀδυνούντων ἡ ὠμιαία ἢ καὶ ἡ ἀπ' αὐτῆς ἀποσχιζομένη κατ' ἀγκῶνα τέμνεται καὶ φανερὰν ἐν τάχει τὴν ὠφέλειαν δείκνυσιν, ἐπὶ δὲ πλευρᾶς πεπονθυίας ἢ πνεύμονος ἢ διαφράγματος ἢ σπληνὸς ἢ ἥπατός τε καὶ γαστρὸς ἡ διὰ μασχάλης ἐπὶ τὴν κατ' ἀγκῶνα διάρθρωσιν ἀφικνουμένη. τρεῖς γάρ εἰσι τόποι τῆς κατ' ἀγκῶνα φλεβοτομίας, ὅ τε ἔνδον καὶ ὁ ἔξω καὶ ὁ μέσος. ὁ μὲν οὖν ἔνδον ἐπὶ τῶν κάτω τοῦ τραχήλου πεπονθότων ὠφέλιμος, ὁ δὲ ἐκτὸς ἐπὶ τῶν ὑπὲρ τούτῳ ἢ

1. Celſ. l. IV. ſ. VI. ſanguinis miſſionem quoque laudat remedium magni et recentis laterum doloris.

neo hae conſpici poteſt, humeralis autem apparet, hanc ſeca Qualem autem in morbis ſecare oporteat, haec exempla quaedam habes in pleuriticis. Venae ſectio in ipſo partis affectae latere inſtituta efficaciſſimam adfert utilitatem: detractio autem ſanguinis ex oppoſita manu aut obſcuram omnino aut ſeram, vehementiſſimos porro oculorum dolores intra unam horam inciſio venae lateris affecti ſuſtulit. Ob oculos igitur dolentes vena humeralis aut etiam ex illa orta in cubiti flexu ſecatur et manifeſtam celeriter utilitatem monſtrat. Contra pleuram affectam aut pulmonem aut ſeptum transverſum aut lienem aut hepar ventriculumque vena, quae per axillam ad cubiti articulationem venit. Tres enim ſunt modi venae ſectionis ad cubitum, cum intus et extus et medio inter utrumque loco vena ſecatur. Primus utilis eſt partibus infra collum affectis, ſecundus partibus ſupra poſitis, ſive

Ed. Chart. VIII. [526. 527.]

πρόσωπον ἢ κεφαλὴν, ὁ μέσος δὲ τόπος ἐνίοτε ἀμφοτέρας ἔχει τὰς ἀποσχιζομένας φλέβας εἰς τὸ πρόσω τῆς χειρὸς ἐκτεινομένας, ἐνίοτε δὲ διὰ ταχέων εἰς ταυτὸν ἀλλήλοις ἰούσας κατὰ τὴν καμπὴν τῆς διαρθρώσεως. τῆς δὲ κενώσεως τοῦ αἵματος τίθησιν ὅρον Ἱπποκράτης τὴν μεταβολὴν τῆς χροιᾶς. ἴσθι δὲ ὅσον ἐν τῇ φλεγμονῇ αἷμά ἐστι[1] τοῦτο διὰ πλῆθος τῆς θερμασίας ὑπαλλάττεσθαι τῇ χροιᾷ, τὸ δ' ἄλλο παραπλήσιον ἐν ἅπασι τοῖς μορίοις διαμένειν. διαλέγεται γὰρ τότε τῷ ἰατρῷ περὶ τῆς τῶν πλευρῶν φλεγμονῆς, ὥστε τοῦ μὲν ἐν ὅλῳ τῷ σώματι φλεγματικωτέρου τυγχάνοντος ἐρυθρότερον ἔσται τὸ κατὰ τὴν φλεγμαίνουσαν πλευρὰν, ἐκείνου δ' ὄντος ἐρυθροῦ κατοπτόμενον τοῦτο πρὸς τὸ μέλαν ἐκτραπήσεται, τῆς δὲ εἰς τὸ μέλαν ἐξ ἐρυθροῦ μεταβολῆς ἐν τῷ μεταξὺ τὸ πελιδνόν ἐστι. τοῦτο μὲν οὖν κατὰ[2] Ἱπποκράτην σημεῖον ἔστω. ἀλλὰ δεῖ ἡμᾶς ἐπίστασθαι τοὺς σκοποὺς αὐξανομένους, ἐνδείκνυσθαι πλείονα

1. *Corr.* ἐστὶ pro ἐπί. 2. Vid. de curat. per ſang. miſſ. XIII.

ſit facies, ſive caput, tertius denique interdum ambas habet diviſas venas in anteriores manus partes extenſas, interdum autem properanter in eundem locum ſimul tendentes, articulationis flexum.] Terminum autem mittendi ſanguinis Hippocrates coloris mutationem ſtatuit, ſed ſcire par eſt, quicquid ſanguinis in inflammatione [527] eſt, id ipſum magna vi caloris mutare colorem; reliquum vero ſanguinem perſimilem in omnibus particulis permanere: tunc enim Hippocrates de inflammatione, quae coſtas obſidet, loquebatur; quocirca ſi ſanguis, qui toto corpore continetur, ſit pituitoſior, certe is, qui in coſta inflammata habebitur, erit rubicundior, ſi ille fuerit ruber, is qui in parte inflammatione obſeſſa eſt aduſtus ad nigritiem permutabitur; lividus autem medius eſt in ea mutatione, quae a rubore ad nigritiem efficitur, atque hoc quidem eſto ſignum ex Hippocratis ſententia. Illud vero non eſt nobis ignorandum, ſcopos, quum augentur, indicio eſſe

Ed. Chart. VIII. [527.]

κένωσιν, μὴ αὐξανομένους δὲ καθαίρειν τοσοῦτο τὴν ποσότητα τῆς κενώσεως, εἰς ὅσον ἐμειώθησαν αὐτοὶ (μέγεθος[1] δὲ νοσήματος καὶ ῥώμη δυνάμεως οἱ πρῶτοι σκοποὶ ἦσαν τῆς φλεβοτομίας, φυλαττομένων ἁπάντων τῶν ἤδη πρόσθεν εἰρημένων) μάλιστα δὲ τῇ μεταβολῇ τῶν σφυγμῶν ὡς ἀψευδεῖ γνωρίσματι προσέχειν χρὴ τὸν νοῦν καὶ παύειν αὐτίκα, μεταβάλλοντος ἢ κατὰ τὸ μέγεθος ἢ κατὰ ἀνωμαλίαν ἡντιναοῦν. ἀλλὰ περὶ τούτου τοῦ βοηθήματος ἀρκεῖ τοσαῦτα. ὁ δὲ θέλων ἀκριβέστερόν τι δύναται μὲν οὖν οὗτος ἀναλέξαι ὅλον τὸ βιβλίον ἡμέτερον, οὗ ἐπιγραφὴ περὶ φλεβοτομίας θεραπευτικόν. περὶ δὲ τῆς[2] κενώσεως τῆς διὰ ἐμέτου τί δεῖ λέγειν; φανερὸν γὰρ ὅτι τοῖς εἰωθόσι μὲν ἐμεῖν ἐνίοτε συμφέρει προσάγειν, ἐνίοτε δ' ἀπεθίζειν. εἰ μὲν οὖν εἰς τὴν κοιλίαν συῤῥέει ξανθὴ χολὴ, ἣν ὁ ἄνθρωπος εἴη πικρόχολος καὶ χωρίον θερμὸν, ἔν τε πόνοις καὶ φροντίσι

1. Hic duo lineae expunctae ſunt, quae cancellatae tantum in S. g. leguntur. 2. Vid. Orib. VIII. Coll. XX.

copioſiorem fieri evacuationem oportere; quum non augentur, tantum eſſe de copia evacuationis detrahendum, quantum illi ſint imminuti. [*Magnitudo autem morbi viriumque robur primi venae ſectionis fines, ratione omnium, de quibus antea dictum eſt, habita.*] Adhibere autem maxime animum debemus pulſuum mutationi, utpote quae minime fallax ſignum ſit; ac ſi vel in magnitudine vel ulla inaequalitate commutentur, ſtatim ceſſandum erit. Ac de hoc praeſidii genere hactenus; qui ſcire quidpiam accuratius geſtiat, is totum librum noſtrum, cujus inſcriptio eſt: de curandi ratione per ſanguinis miſſionem, legere poterit. De evacuatione autem, quae vomitu fit, quid opus eſt dicere? Perſpicuum enim eſt eam interdum accommodate adhiberi iis, qui vomere ſoliti ſunt, interdum vero conſuetudinem eſſe interrumpendam. Si igitur in ventriculum flava bilis confluat, homoque ſit ea natura, ut amara bilis in eo coacervetur, regioque calida ſit et vitam laborioſam atque aerumnoſam homo degat,

διαιτούμενος, προσεθίζειν χρὴ τὴν χολὴν ἐμεῖν, πρὶν προσαίρεσθαι τροφήν· εἰ δὲ διὰ τὸ πλέον ἐθέλειν οἴνου πίνειν ἐπὶ τοῖς λουτροῖς πρὸ τῶν σιτίων, ἀπάγειν τοῦ ἔθους καὶ τοῦ πλήθους ἀφαιρεῖν τῶν τε σιτίων καὶ ποτῶν. ἡ γὰρ κοιλία διὰ τούτων ἀσθενὴς γενομένη τὰς ἐξ ὅλου τοῦ σώματος περιουσίας εἰς αὐτὴν συῤῥεούσας ὑποδέχεται, ἐνίοτε δὲ ἐμεῖν προσήκει ὡς χυμὸν γλίσχρον καὶ πλεῖστον ἀποτρῖψαι τῆς γαστρὸς * * * * καὶ εἰ συνεχῶς τοιοῦτον χυμὸν ἀθροίζει τις ἐν τῇ γαστρὶ, συνεχῶς ἐμεῖν αὐτὸν δεῖ. ἔμπαλιν δὲ ἡ κοιλία ἀτονοῦσα μὴ δύναται φέρειν τὰ ληφθέντα, οὐκ ἐμετέον καὶ δοτέον ὀλίγα σιτία τε καὶ εὐστόμαχα καὶ τοῖς ἔξωθεν ἐπιτιθεμένοις φαρμάκοις ῥωννύντες αὐτὴν ἰάσωμεν. ἐπειδὴ δὲ τοῖς χαλεπῶς ἐμοῦσι κίνδυνος οὐχ ὁ τυχὼν καὶ φλεβίον ῥῆξαι καὶ τὴν ὄψιν βλαβῆναι καὶ κιονίδα καὶ στόμαχον ὀδυνηθῆναι καὶ ἄλλα κακὰ παθεῖν, διὸ ἐξευρήκασιν οἱ ἰατροὶ τρόπους καθ' οὓς ἔνεστιν εὐπετῶς

is assuefaciendus ita est, ut bilem, priusquam cibum sumat, evomat; si vero malum inde ortum sit, quod multum vini a balneo ante cibum velit bibere, tum et vomendi consuetudo omittenda est et de potus deque pastus copia est detrahendum. Ventriculus enim propterea factus imbecillis totius corporis redundantias in ipsum confluentes excipit; interdum vero accommodatus est vomitus, ut humorem glutinosum eumque plurimum a ventriculo abstergamus; * * * * ac si quis sit, qui hujusmodi humorem continenter in ventriculo colligat, eum quoque vomere continenter oportet. Contra vero si ventriculus propter imbecillitatem continere ea, quae sumpta sunt, non poterit, vomitu non erit utendum et pauci cibi, iique stomacho idonei dandi erunt, ipsumque medicamentis iis, quae foris superdantur, confirmabimus. Quoniam autem iis, qui difficulter ad vomitum impelluntur, non mediocre periculum imminet, ne et venula rumpatur et adspectus offendatur et gurgulio ac stomachus dolore conflictetur et alia item incommoda patiantur, ideo medici

Ed. Chart. VIII. [527.]
ἐμεῖν. ἐφ᾽ ὧν γοῦν βουλόμεθα τὸν μετὰ δεῖπνον ἔμετον ἀλύπως κινῆσαι, τοὺς βολβοὺς τῶν ναρκίσσων ἅμα τῶν ἐσθιομένων φαγεῖν δώσομεν καὶ οὕτως εὐημεῖς αὐτοὺς ποιήσομεν. ἐμετικὸν δέ ἐστι καὶ ἀναγύρεως σπέρμα καὶ βαλάνου μυρεψικοῦ τῆς σαρκὸς δραχμὴ μία μετὰ μελικράτου ποθεῖσα. πολλάκις δὲ καὶ διὰ τῆς κάτω κοιλίας ὑπάγει, ὡς καὶ τὸ ἧπαρ καὶ τὸν σπλῆνα μετὰ ὀξυκράτου διακαθᾶραι. ὁ δ᾽ ἔμετος πολλὰς ὠφελείας ἐπιφέρει· καὶ γὰρ τὸ φλέγμα κενοῖ καὶ κεφαλὴν βαρεῖαν ἐπικουφίζει καὶ τὴν ὅλην ἕξιν τοῦ σώματος ἐλαφροτέραν παρέχει. καί ποτε καὶ προθυμότερον φαγόντα ἀπεπτῆσαι κωλύει καὶ ἀπολαύσαντα οἴνου πλείονος οὐκ ἐᾷ βλαβῆναι· ὅστις δὲ ἐμεῖν ἐθέλει, στοχαστέον αὐτῷ τῶν προσφερομένων ὡς μὴ στρυφνὰ ἢ ξηρὰ ᾖ, ἀλλὰ τὰ μὲν τοῦ γλυκεροῦ καὶ ὑγροτέρου τρόπου, τὰ δὲ τοῦ δριμυτέρου. τοιαύτην δὲ τὴν ὕλην ἕξεις[1] ἐν τῇ περὶ τῶν ἁπλῶν φαρμάκων δυνάμεως πραγματείᾳ. ἔστι δὲ τόδε ἡ

1. *Corr.* ἕξεις pro ἐξάγει.

modos excogitarunt, quibus modis homines vomere facile poſſint; proinde in quibus excitare vomitum a coeno ſine ulla moleſtia volumus, iis narciſſi bulbos una cum eſculentis dabimus, quibus veſcantur, hacque ratione fiet ut illi facile vomant. Valet etiam ad provocandum vomitum anagyri ſemen et glandis unguentariae carnis denarius ex aqua mulſa potui datus; hoc etiam ſaepe alvum ſubducit, atque adeo, ut jecur et lienem ex poſca repurget. Vomitus autem multa commoda affert; nam et pituitam evacuat, caput alioqui grave levat, totum corporis habitum agiliorem reddit; ac vetat ne is, qui nimio ſe vino ingurgitavit aut multa devoravit, offendatur. Caeterum qui ſibi eſſe vomendum propoſuerit, ſpectare debet ne quibus veſcitur aut acerba aut arida ſint; ſed tum dulciora, tum liquidiora, tum denique acriora, quarum rerum magnam copiam in noſtris de ſimplicium medicamentorum facultatibus commentariis habebis explicatam; hujusmodi

Ed. Chart. VIII. [527.]

ῥαφανίς τε καὶ εὔζωμον καὶ τάριχος παλαιὸν καὶ ὀριγανὶς χλωρὰ καὶ κρομμύου ὀλίγον καὶ πράσου καὶ τῶν ὀσπρίων πτισάναι, μέλιτος ἔχουσαι καὶ τὰ ἀπὸ τῶν κυάμων ἔτι καὶ τὰ πίονα τῶν κρεῶν. τῶν οἴνων δὲ τοὺς γλυκυτέρους αἱρετέον· οὗτοι γὰρ ἐπιπολαστικώτεροι καὶ μᾶλλον εἰ κεραννῦντο τοῦ εἰωθότος ὑδαρέστερον. ῥᾷον δέ τις καθήμενος ἐμεῖ ἢ ὀρθός.[1] δεῖ δὲ μὴ βιάζοντα προθυμούμενον πάντα ἐξεμεῖν ἀκριβῶς, ἀλλ' ὅταν κενωθῇ τις, ἱκανῶς ἐᾷν· μετὰ δὲ τὸ ἐμεῖν τὸ δοκοῦν εὔλογον εἶναι, διάνιψον τὴν κοιλίαν ὥσπερ ἀγγεῖόν τι, πιὼν τὸ μελίκρατον ἢ ὕδωρ πολὺ καὶ πάλιν ἔμετον. κλυστῆρσι[2] δὲ χρώμεθα πολλάκις ἐπὶ τοῖς νοσήμασιν, ὅτε τῶν ἄλλων χρεία οὐκ ἔστι. ποικιλοειδῶς δὲ σκευάζονται· οἱ μὲν εἰσιν ἁπαλοὶ, οἱ δὲ δριμεῖς. ἁπαλοὶ μὲν ἐξ ὕδατος θερμοῦ ὑδρελαίου τε καὶ γάλακτος συνίστανται. τοιοῦτον δέ ἐστι καὶ ἀφέψημα χόνδρου, τράγου, σύ-

1. ῥᾷον — ἢ ὀρθός, nova manu expuncta ſunt in utroque M.
2. Orib. VIII. cap. XXIV.

autem ſunt radicula, cruca, vetus ſalſamentum, origanum viride, modicum caepae atque porri; tum vero etiam ptiſanae ex leguminibus confectae et quae mel mixtum habeant, ac lomenta ſabarum et carnes pinguiores. E vinis deligenda ſunt dulciora; cauſa eſt, quia ea magis ſuperfluitant, ac magis etiam ſi ſint quam conſueverint dilutiora; [*facilius vero quisque ſedens vomit, quam erectus.*] Non debet autem is, qui ad vomitum incitatus eſt, cogi, ut omnia accurate vomat; ſed ubi ſatis ſit evacuatus, ceſſandum eſt, cumque tantum vomuerit, quantum eſſe conſentaneum videatur, tum ventriculum, ceu vas quoddam, lavet aquae mulſae potu aut magna vi aquae et iterum vomat. Clyſteribus autem ſaepenumero in morbis utimur, quum uti illis remediis non licet. Multis vero conſici modis ſolent: alii enim molles ſunt, acres alii, molles ex aqua calida, ex aqua et oleo commixtis et item ex lacte fiunt; hujus quoque generis eſt aqua in qua alicam, tragum ficos, lini ſemen malvamque

κου, λινοσπέρμου, μαλάχης, χυλὸς πτισάνης, ἀνδράχνης, ἀρνογλώσσου, τεύτλου, ἄρτου, φακῶν, ῥόδων.[1] ἐνίοις δὲ προστίθεται στέαρ χήνειον, ὕειον, αἴγειον, τράγειον, ὀρνίθειον, βούτυρον, ῥητίνη θερεβινθίνη,[2] πήγανον, κύμινον, δαφνίδες, ἄνηθον καὶ τὰ τοιαῦτα. δριμεῖς δὲ ἅλμη θαλασσία, γάρος σιλούρου, ἴρεως ἀφέψημα, θύμου, θύμβρας, ἀριστολοχίας, στρογγύλης, συκίου ἀγρίου, ἀψινθίου, κολοκυνθίδος, κνίκου, μέλανος ἐλλεβόρου, πολυποδίου, λινοζώστεος καὶ μελικράτου μεθ' ἁλῶν[3] καὶ νίτρου κενταυρίου χυλός. χρώμεθα δὲ τοῖς ἁπαλοῖς, ἐφ' ὧν ξηρὸν ἐγκατέχεται κόπριον καὶ ἐφ' ὧν μείζονος βοηθήματος χρήζομεν, ὡς δρώπακος, φλεβοτομίας καὶ χειρουργίας. οἱ δὲ δριμεῖς κλυσμοὶ ἁρμόζουσι τοῖς ἀλγήμασι πλευροῦ, οὔλων ῥευματισμοῖς, κεφαλαίᾳ, καταφορᾷ, περιπνευμονίᾳ, κυνάγχῃ, τετάνῳ, ἐπιληψίᾳ, μανίᾳ, ἰσχιάσι, ὀφθαλμίᾳ, ὀρθοπνοίᾳ καὶ ληθάργῳ,[4]

1. Haec verba cancellata leguntur in S. g. 2. ῥιτίνη θερμινθήνη fcribae vitium pro ῥητίνη θερεβινθίνη. 3. Corr. ἁλῶν pro ἄλλων. 4. τὸ δὲ δριμὺ — πλεῖον δάκνει a textu prorfus ab-

decoxeris; [*fuccus hordei excorticati, portulacae, plantaginis, betae, panis, lenticularum, rofarum*] quibusdam anferinum, fuillum, caprillum, hircinum gallinaceumque adipem adjungimus: ficut etiam butyrum, refinam terebinthinam, rutam, cuminum, lauri baccas, anethum et quae funt generis ejusdem. Acres conftant ex muria, aqua marina, garo filuri, decoctione iridis, thymi, faturejae, ariftolochiae rotundae, cucumeris agreftis, abfinthii, colocynthidis, cnici, veratri nigri, polypodii et mercurialis et ex vino mulfo cum fale et nitro et centaurii fucco. Molles autem adhibentur iis, in quorum inteftinis ftercus durum infiftit et quibus majus aliquod admovere remedium volumus, ut dropacem, fanguinis miffionem aut chirurgicam actionem quandam; [*acribus utimur ad lateris dolores, gingivarum defluxiones, capitis dolorem, propenfionem in fomnum nimium, peripneumoniam, anginam, rigorem, morbum comitialem, infaniam, coxendicis morbum, inflammationem oculorum et quum homo non nifi recta*

Ed. Chart. VIII. [527.]
κατέχονται δὲ τὰ σκύβαλα ἢ ἄνω ἢ κάτω, γνωρίζεται δὲ ἐκ τούτων σημείων. ἡ μὲν οὖν παρὰ τὴν νόσον τὴν ἄνωθεν διάστασις στομάχου καὶ κατὰ μετάφρενον ὀδύναι καὶ στενοχωρίαι πνεύματος συνεδρεύουσι. παρὰ δὲ τῆς νήστεος και λεπτῶν ἐντέρων ναυτία καὶ σιαλισμοὶ καὶ πυρέσεις περὶ ὀμφαλὸν[1] πυκναί. κώλου δὲ κακοπραγοῦντος φυσῶν ἐποχαὶ καὶ στροφοὶ βίαιοι, ὀσφύος κοπῶδες βάρος· διὸ πρὸς πολλὰ οἱ[2] κλυστῆρες χρησιμεύουσιν, ὡς ἐπὶ τῷ ἐσχάτῳ ἐντέρῳ νοσοῦντι, ἐπὶ χολέρας ξηρᾶς, (ἐπὶ εἰλεοῦ, ἐπὶ κωλικῶν, νεφριτικῶν, ὑστερικῶν, κύστεως, ἑλμίνθων, ἀσκαρίδων, δυσεντερίας)[3] λειεντερίας, διαῤῥοίας, τεινεσμοῦ καὶ ἄλλων πολλῶν, ἃ οὐ χρὴ νῦν καταριθμεῖν. ἀλλὰ καὶ ἐκ τοῦ ἁλμυροῦ ὕδατος ἐνίοτε κλύζειν ἀναγκαζόμεθα, ὅταν τὰ τῶν ἐντέρων ἕλκη κατὰ τὰς δυσεντερίας σεσηπότα τυγχάνῃ, ὡς ἀποῤῥι-

horrentia exterminentur, in eorumque locum verba, οἱ δὲ δριμεῖς—καὶ ληθάργῳ, recipi, corrector in margine juſſit. 1. ὀφθαλμὸν quod in margine legitur correxi et reſtitui ὀμφαλόν. 2. Corr. οἱ pro ἤ. 3. Haec cancellata leg. in S. g.

cervice ducere ſpiritum poteſt, denique ad veternum.] Sed ſtercus aut ſupra aut infra continetur, id quod ex his notis dignoſces. Ergo ſi ſtercus propter affectionem, quae in ſuperioribus ſit partibus, contineatur, ſtomachi diſtentio aderit et dolores dorſi ac ſpiritus anguſtiae comitabuntur; ſi vero in jejuno et gracilibus inteſtinis cohibeatur, nauſea, ſalivae copia, frequens circa umbilicum aeſtus aegrum affictabit. At ſi colon inteſtinum male affectum ſit, flatus cohibentur, tormina violenta adſunt, lumbi gravitas ſentitur, quae laſſitudinis ſenſum invehit; quocirca fit ut clyſteres ſint ad multas res utiles, ut in extremo inteſtino aegrotante uſu venit, itemque in choleris ſiccis, [*volvulo, colica, morbis renum, uteri, veſicae, lumbricis, aſcaridibus, dyſenteria*] in laevitatibus inteſtinorum, in alvi fluore, in crebra deſidendi cupiditate et aliis permultis, quae nunc non ſunt nobis recenſenda. Uſus vero etiam quandoque poſtulat, ut ex aqua ſalſa clyſterem paremus, ut quum ulcera inteſtinorum in dyſ-

Ed. Chart. VIII. [528.]
ψασθαι πᾶν ὅ τι ἂν σεσηπὸς ᾖ καὶ ἅμα πολλὰς τῶν ἑλκῶν ὡς λεπίδας ἕλκεσθαι. τοῦτο δὲ ποιητέον, ἕως ἂν ἐκκαθαίρηται τὸ ἔντερον. τούτου δὲ καθαρθέντος τοῖς καθαίρουσι τὸ περίττωμα φαρμάκοις ἐν τῷ κλύσματι χρώμεθα. πλὴν δὲ τοῦ κλυστῆρος ἔστιν ἄλλα κενωτικὰ καὶ τοῦ σώματος καὶ τῶν καθ' ἕκαστα τῶν μορίων [καὶ τῶν] ὡς τῆς κεφαλῆς καὶ τῶν ἄλλων. ταῦτα δὲ ἢ ἀποφλεγματισμοὶ ἢ ἔῤῥινα ἢ ὑποκαπνισμοὶ ἢ ἀποδακρυτικὰ καλοῦνται. ἀλλὰ ἀποκαπνισμὸς οὐ πολλοῖς,[1] ἀλλὰ μόνοις τοῖς περὶ[2] τὸν θώρακα νοσοῦσίν ἐστιν ἐπιτήδειος καὶ οὐδὲ τούτοις πᾶσι, διότι οὐχ ἁρμόζει τοῖς τὸ αἷμα πτύουσιν, οὐδὲ τὸ ξηρὸν ἔχουσι νόσημα περὶ τὸν θώρακα. καὶ ἀποφλεγματισμὸς δὲ χρήσιμός ἐστι μετὰ τὴν τοῦ ὅλου σώματος κάθαρσιν, οὕτω καὶ τὰ ἔῤῥινα. γίνονται δὲ ἢ ἐκ τοῦ χυμοῦ τοῦ κυκλαμίνου ἢ σεύτλου ἢ ἐλατηρίου λείου καὶ κεδρίας καὶ ὅσων ἐστὶ

1. *Corr.* πολλοῖς pro πολὺς et μόνοις οἷς pro μόνης τῆς. 2. Vid. Orib. VIII. Coll. 12, 13, 14, 15.

enteria computrefcunt, idque facimus, ut quicquid computruerit abftergamus; ac fimul multas veluti fquamas ulcerum educamus, quod quidem ufque faciendum eft, donec inteftinum expurgatum fit; quod ubi factum erit, tum in clyfteres medicamenta conjiciemus, quibus expurgare quae fupervacanea funt poffimus. Jam vero praeter clyfteris ufum, alia multa nobis fuppetunt, quae et corpus et fingulas ejus partes, ut caput et caeteras evacuent, hujusmodi funt aut apophlegmatifmi, quibus pituita educitur aut per nares expurgantia aut quae fuffumigationes vocantur aut quae excitis lacrymis materiam inaniunt. Suffumigatio tamen non multis illa quidem prodeft, fed iis folum, quorum thorax male affectus eft; ac ne his quidem omnibus; fiquidem non congruit iis, qui fputo fanguinis laborant, neque iis, quos morbus ficcus in thorace vexat. Apophlegmatifmus vero eft poft totius corporis purgationem accommodatus: ita etiam quae per nares caput purgare dicuntur, eaque aut ex cyclamini fucco

Ed. Chart. VIII. [527. 528.]

τῆς τοιαύτης ὕλης. τῶν δὲ ἀποδακρυτικῶν ὀλίγη χρῆσίς ἐστι· χρώμεθα δὲ ἐπὶ μόνων ὀμμάτων χρονίως καταξηρημένων καὶ τῶν ψωρωδῶν βλεφάρων· λοιπὰ δέ ἐστι τὰ διὰ τῶν οὔρων κενωτικὰ, ὧν χρῆσις οὐκ ἔστιν ἐπιτήδειος πᾶσι· φυλακτέα γὰρ ἐπὶ τοῖς μαραίνουσιν, ἐπειδὴ ἱκανῶς διοχλεῖ τοὺς τοιούτους. τῶν δὲ διουρητικῶν τὰ μὲν διὰ στόματος λαμβάνεται, ὡς πότημα, τὰ δὲ τῇ βαλάνῳ προσάγεται. χρώμεθα δὲ τούτοις, ὅταν ὑπερπληθεῖσά ἐστιν ἡ κύστις καὶ μὴ δυναμένη κενοῦν τὸ οὖρον. περὶ δὲ τῶν ἱδρωτικῶν τε καὶ βαλανείων καὶ τῶν ἄλλων κενωτικῶν βοηθημάτων οὐκ εὔκαιρον εἰπεῖν ἐνταῦθα· διὸ πρὸς τὰ ἑξῆς ἰτέον.

ιγ'.

Ἔκκλισις.

---

fiunt aut [528] betae aut triti elaterii aut cedriae aut aliorum, quae hujusce ſunt materiae. Eorum vero, quibus lacrymae cientur, uſus eſt perexiguus, ſiquidem ea ſolum adhibemus, quum oculi diuturno ſunt morbo exſiccati; et quum palpebras ſcabies obſidet. Reliqua autem ſunt, quae per urinas evacuant; quae non omnibus conveniunt, vitanda enim ſunt in tabeſcentibus, propterea quod eos valde perturbant. Caeterum ex iis, quae urinam cient, quaedam per os ſumuntur, quo in genere ſunt, quae potui dantur, quaedam glandiculis ſeu renibus imponuntur; atque his utimur, quum lotii plena ad ſummum veſica, ejicere ipſum non poteſt. De iis vero, quae ſudorem alliciunt, deque balneis ac ceteris, in quibus eſt vis evacuandi, quae ipſe uno nomine remedia vocat, non eſt nunc opportunus dicendi locus: quamobrem ad ea, quae deinceps ſequuntur, accedemus.

XIII.

Declinatio.

Ed. Chart. VIII. [528.]

Καὶ τοῦτο ἕν ἐστι τῆς ἰάσεως εἶδος· ἐπεὶ γὰρ οὐκ ἀεὶ δυνάμεθα κενοῦσθαι ἢ καθᾶραι. ἔστι δὲ δή τι ἐν τῷ μορίῳ ἐστηριγμένον, ὅπερ ἐνοχλεῖ· σπεύδομεν τοῦτο ἐκκλίνειν, ὡς μήτε ἐνοχλεῖν ἔτι μήτε ἐν ἐκείνῳ τῷ τόπῳ σήπεσθαι. πῶς δὲ ποιητέον τοῦτο αὐτὸς ἐφεξῆς διδάσκει, προστιθεὶς τάδε.

ιδ'.

Παροχέτευσις ἐς κεφαλὴν ἐς τὰ πλάγια, ᾗ μάλιστα ῥέπει ἡ ἀντίσπασις ἐπὶ τοῖσιν ἄνω κάτω· ἄνω ἐπὶ τοῖσι κάτω· ἢ ξηρῆναι ἢ οἷσι τὰ κάτω ἢ οἷσι τὰ ἄνω ἢ ἐκπλύνεται ἢ οἷσι παρηγορήσεται.

Παροχέτευσις τοῦ αὐτοῦ γένους ἐστὶν τῇ διὰ τοῦ δεχομένου μορίου τὸ ῥεῦμα κενώσιν· τῇ δὲ ἀντισπάσει κωλύομεν τὰς σφοδροτάτας τῶν χυμῶν ἐπιῤῥοὰς ἀθρόως κατασκήπτειν. Ἱπποκράτης δὲ ταῦτα ἐξεῦρε κοινὰ πάσης ἀμέ-

Hoc etiam unum eſt medicinae faciendae genus: quum enim evacuare aut purgare ſemper non poſſimus, ſitque infixum quid in parte, quod eam vexat, damus operam, id ut declinemus; ut neque parti moleſtiam afferat, neque eo in loco computreſcat, quod quomodo ſit faciendum ipſe deinceps docet, quum haec ſubjungit.

XIV.

Derivatio in caput, in obliqua, qua maxime repit aut revulſio in ſupernis deorſum; in infernis ſurſum; aut exſiccare aut quibus inferiora; aut quibus ſuperiora; aut eluitur; aut quibus lenietur.

Derivatio eſt ejusdem generis cum evacuatione, quae fit per eam partem, quae fluxionem excipit; uſu autem revulſionis prohibemus, ne vehementiſſimi humorum effluxus confertim in partem decumbant, haecque ſunt ab Hippocrate reperta communia cujuscunque immodicae eva-

τρου κενώσεως βοηθήματα. παροχέτευσις μὲν εἰς τοὺς πλησίον τόπους γίνεται· ἀντίσπασις δὲ εἰς τοὺς ἀντικειμένους, οἷον εἴ τις διὰ ὑπερώας κενοῦται διὰ ῥινῶν μὲν παροχετεύομεν, κάτω δὲ ἀντισπῶμεν, ὡς καὶ τῇ διὰ τῆς ἕδρας γυναικὶ ῥυομένῃ διὰ μήτρας μὲν ἡ παροχέτευσις, ἄνω δὲ ἡ ἀντίσπασις· δεῖ δὲ τὸν ἰατρὸν εἶναι τῆς φύσεως μιμητὴν, αὐτὴ δὲ τοῦτο δρᾷ πολλάκις ὥσπερ ἐν τοῖς ἀφορισμοῖς γέγραπται. γυναικὶ μὲν, φησὶν, αἷμα ἐμεούσῃ τῶν καταμηνίων ῥαγέντων λύσις. διόπερ ἡμεῖς εἰώθαμεν ἐν τῇ τῶν καταμηνίων σφοδροτέρᾳ καὶ ἀθρόᾳ κενώσει καὶ ἐν ταῖς τῆς μήτρας αἱμοῤῥαγίαις ἄνω ἀντισπᾷν. τοῦτο δὲ ποιούμεθα σικύαν[1] μεγίστην ὑπὸ τοὺς τιτθοὺς προσβάλλοντες. τὰς δὲ ἐκ τῶν ῥινῶν αἱμοῤῥαγίας τοὐναντίον ποιοῦντες ἐπέχομεν, τουτ᾿ ἔστι κατὰ τῶν ὑποχονδρίων μεγίστας σικύας προστιθέντες. οὕτω δὲ χρὴ τὴν σικύαν κατ᾿ ἰνίον προστιθέναι, ὡς ἀντισπᾶσθαι τὴν ὕλην τὴν ὀπίσω [οὖσαν καὶ][2] πρὸς τοὺς ὀφθαλμοὺς καταφερομένην· κατὰ δὲ τὸν αὐτὸν τρόπον τὴν τοῦ

1. *Corr.* σικύαν pro συκίαν. 2. Haud dubie verba οὖσαν καὶ delenda.

cuationis remedia. Fit autem derivatio ad vicina loca, revulſio ad contraria; ut ſi quid per palatum vacuetur, ad nares derivatur, revellimus autem ad inferna: ſicut etiam in muliere quod per ſedem perfluit, id per uterum derivamus; ſurſum vero revellimus. Medicus autem debet naturam imitari; id ipſum vero ipſa facit perſaepe, ut eſt in aphoriſmis conſcriptum. *Si*, inquit, *mulier ſanguinem vomat*, *menſtruaeque purgationes ſuperveniant*, *morbus ſolvitur;* quocirca nos quum menſtruae purgationes vehementius et confertim evacuantur et quum ſanguis ex utero fluit, ſurſum revellere conſuevimus, quod cucurbitula maxima ſub mammis affixa, facimus. Sanguinis vero ex naribus profluvium, inita ratione contraria, hoc eſt maximas cucurbitulas praecordiis adhibentes, cohibemus. Sic etiam cucurbitula defigenda occipiti eſt, ut materiam, quae in poſteriore eſt parte et ad oculos com-

Ed. Chart. VIII. [528.]

μετώπου τέμνομεν φλέβα πρὸς[1] τὸ ἐρύειν τὴν ἐν τοῖς ὄπισθεν τοῦ ἐγκεφάλου μέρεσι τυγχάνουσαν ὕλην πρὸς τὰ πρόσω. οὕτω δὲ ὅταν ἐκ τοῦ δεξιοῦ μυκτῆρος ῥεῖ,[2] ἐφ' ἥπατος ἐρείδειν· ὅταν δὲ ἀφ' ἀριστεροῦ, κατὰ σπληνὸς, καὶ ὅταν ἐξ ἀμφοτέρων τοῖς σπλάγχνοις ἀμφοτέροις τὰς σικύας ἐπιφέρειν. ἔστι μὲν οὖν κοινὸς ὁ λόγος ἐπὶ τῶν ἄλλων ῥευμάτων ἁπάντων, ἀντίσπασις καὶ παροχέτευσις, ὡς τὰ μὲν διὰ γαστρὸς ἤτοι δι' οὔρων ἢ μήτρας, τὰ δὲ δι' οὔρων, ἤτοι διὰ μήτρας ἢ δι' ἕδρας, ὡσαύτως καὶ τὰ διὰ μήτρας ἤτοι δι' οὔρων ἢ διὰ γαστρός. ἐπεὶ[3] δὲ τὸν κατ' ὀφθαλμοὺς καὶ ὦτα καὶ ὑπερῷαν διὰ ῥινῶν ἡ παροχέτευσις, ἡ δὲ ἀντίσπασις ἄνω μὲν ἐπὶ τοῖς κάτω πᾶσι, κάτω δὲ ἐπὶ τοῖς ἄνω. καὶ μέντοι[4] κἀκ τῶν δεξιῶν ἐπὶ θάτερα κἀξ ἐκείνων ἐπὶ ταῦτα, κἀκ τῶν εἴσω[5] πρὸς τὰ ἔξω, κἀκ τούτων αὖ πάλιν πρὸς ἐκεῖνα. εἶπε γὰρ αὐτὸς ἐν τῷ ἕκτῳ τῶν ἐπι-

1. num loco πρὸς leg. διά? 2. Scribe ῥέῃ pro ῥεῖ. 3. translationem latinam fecutus ἐπὶ τοῖς pro ἐπεὶ—τὸν pofui. 4. *Corr.* τοι pro δή. 5. *Corr.* εἴσω pro ἴσων.

portatur, revellamus, eademque ratione venam in fronte fecamus, ut materiam, quae in pofterioribus cerebri partibus continetur, ad anteriores trahamus. Sic etiam fi a nare dextra fanguis fluat, jecori affigenda cucurbitula eft; fi a finiftra, lieni; fi ab utraque, vifceribus utrisque admovendae funt, atque ad hunc modum in omnibus fluxionibus tum revelles tum derivabis; ut quae per alvum fluunt, ea vel per urinas vel per uterum traducas; quae per urinam, ea vel per uterum vel per fedem, fimilique modo quae per uterum, ea aut per urinam vel per alvum transferas. In iis autem, quae per oculos et aures et palatum fluunt, ea per nares derivantur; revelluntur autem, quae fupra funt omnia, deorfum; ficut in iis omnibus, quae infra funt, furfum fit revulfio; praeterea a dextris ad finiftra et a finiftris ad dextra; et ab internis ad externa et viciffim ab his ad illa. Ipfe enim in fexto de vulgaribus morbis libro cenfuit revellendum effe, fi

Ed. Chart. VIII. [528.]
δημιῶν ἀντισπᾷν, ἢν μὴ ᾖ[1] δεῖ ῥέπει· ἢν δὲ ὅπη δεῖ, τουτέοισι δεῖ στομοῦν, οἵως ἕκαστα ῥέπει. καὶ ἡμεῖς ἤδη εἴδομεν ἄνω ἀκτέα εἶναι, ᾗ ῥέπει διὰ τῶν συμφερόντων χωρίων, ἀποτρεπτέα δὲ καὶ ἀντισπαστέα τὰ μὴ καλῶς ῥέποντα. ταυτὸ δὲ τοῦτο ποιήσεις, εἰ τοὺς πρὸς τὸ δέρμα ῥέψαντας χυμοὺς δι' ἐκείνου κενώσεις. * * * * τὸν αὐτὸν τρόπον τῷ[2] ὄπισθεν κεφαλῆς ὀδυνωμένῳ ἡ ἐν μετώπῳ ὀρθία φλὲψ τμηθεῖσα, ὡς εἴρηται, ὠφελεῖ. οὐ γὰρ μόνον κενοῖ, ἀλλὰ καὶ ἀντισπᾷ οὔσης, ὡς ἔφην, τῆς ἀντισπάσεως ἐπὶ τὰ ἐναντία. ὡς κατὰ μῆκος μὲν ἄνω καὶ κάτω, κατὰ πλάτος δὲ ἔνθα καὶ ἔνθα, τουτέστιν ἐπ' ἀριστερά τε καὶ δεξιά. κατὰ βάθος δὲ ὀπίσω τε καὶ πρόσω. οὕτω γοῦν ὀφθαλμῶν χρόνια ῥεύματα πολλάκις ἐθεραπεύθη διὰ τῶν κατ' ἰνίον μερῶν αἵματος ἀφαιρεθέντος καὶ τῆς σικύας ἐπιφερομένης. οὕτω δὲ ἐν τῷ περὶ τῶν ἑλκῶν γράφει· ἐπὶ παντὶ ἕλκει, ἐρυσιπέλατος ἐπιγενομένου κάθαρσιν ποιέεσθαι

1. *Corr.* ἢν μὴ ᾖ pro ἢ μὴ ᾖ. 2. His ipsis verbis usus est Hippocrates V. aph. 68. ubi etiam Galenus eadem, quae h. l. leguntur, persecutus est.

non qua oportet, materia vergat; at si qua oportet, his aperire, quemadmodum singula vergant; ac nos jam ante didicimus, dicenda esse qua vergunt, per loca opportuna, avertendaque ac revellenda, quae non rite vergant; id ipsum autem facies, si humores ad cutem vergentes per ipsammet evacuabis. * * * * Eodemque modo si pars capitis posterior dolore affligatur, recta vena in fronte secta, ut diximus, prodest; propterea quod non evacuat modo, sed etiam revellit; quum revulsio, ut monui, ad loca contraria fiat, ut exempli causa, in longitudine supra et infra; in latitudine vero hinc et inde, hoc est a dextris et a sinistris, in altitudine retro et ante; atque ita saepe diuturnae oculorum fluxiones sanatae sunt, ex partibus occipitis misso sanguine et cucurbitulis admotis; ita etiam in libro de ulceribus scriptum comperies: *in omni*, inquit, *ulcere*, *cui ignis sacer super-*

Ed. Chart. VIII. [528.]

τοῦ σώματος, ἐφ᾽ ὁπότερα μάλιστα συμφέρει τῷ ἕλκει,[1] εἴτε ἄνω εἴτε κάτω. τὸν αὐτὸν ἡμῖν προσδιορισμὸν παραδιδοὺς, ὡς μάλιστα ῥέπει τότε ἀντισπαστέον. εἰ μὲν οὖν σφοδρῶς φέροιτο τὸ ῥεῦμα, διὰ τῶν ἐναντίων ἀντισπάσωμεν· ἄνω μὲν γενομένου τοῦ ἕλκους κάτω καθαίροντες· εἰ δὲ ἐν τοῖς κάτω μέρεσι συσταίη, τὴν ἄνω κοιλίαν κενοῦντες, εἰ δὲ πεπαυμένον εἴη καὶ κατὰ μόριον ἐστηριγμένον, παροχετεύειν ἄμεινον. ἐγγυτέρω γὰρ ἡ μετάληψις καὶ ἡ ὁρμὴ καὶ ἡ ὁλκὴ τῷ καθαίροντι φαρμάκῳ ῥᾷον ἐκ τοῦ πλησίον, οὕτω λέγομεν τῆς σφοδρᾶς[2] αἱμοῤῥαγίας βοήθημα τὴν φλεβοτομίαν εἶναι, ἡμεῖς γὰρ πολλάκις τούτου ἐπειράθημεν, ἐναργῶς ἱστάντος τὴν ἄμετρον φορὰν τοῦ αἵματος. εὔδηλον δ᾽ ὅτι τὴν κατ᾽ εὐθὺ χεῖρα τέμνειν χρὴ τοῦ μυκτῆρος, ἐξ οὗ ῥεῖ τὸ αἷμα λάβρως, καὶ ταύτης αὐτῆς τῆς χειρὸς τὴν ὠμιαίαν φλέβα διαιρεῖν, εἰ δὲ ἐξ ἀμφοτέρων ἀμφοτέρας διαι-

1. *Corr.* τῷ ἕλκει. Manus prima τὸ ἕλκειν, quae parentheſi incluſa ad marginem in S. g. exſtant. 2. Leg. III. in prorrhet. LIII.

venit, purgandum corpus eſt, qua ulceri maxime prodeſt, ſive id per ſuperna, ſive per inferna fiat; ac nobis eandem obſervandam eſſe diſtinctionem tradit, ut ſciamus, ad ea loca materiam eſſe revellendam, ad quae maxime vergit; quare ſi vehementer fluxio feratur, eam ad contraria revellemus, ut ſi in ſuperioribus ulcus ſit, per inferna purgemus; ſi in inferioribus conſiſtat, ſuperiorem ventrem evacuemus, quod ſi fluxio ipſa ceſſarit et in membro fixa ſit, derivare fuerit melius et quod translatio ſit in propinquiora et quod tum acceſſio tum attractio e vicina parte promptior medicamento purganti ſuppeditetur; in quam etiam ſententiam affirmamus venae ſectionem remedio eſſe vehementi ſanguinis profuſioni; ac nos ſaepe id ſumus experti, immodicam ſanguinis fluxionem ita evidenter cohiberi; perſpicuum autem eſt venam humeralem ejus brachii, quod recta via ei nari, e qua ſanguis large fluit, reſpondet, incidendam eſſe; ſique ex utraque nare profluat, utramque venam ſecandam; neque enim

Ed. Chart. VIII. [528. 529]

ρεῖν· ποιούμεθα γὰρ τὴν τομὴν τοῦ κενῶσαι, ἀλλὰ ἀντισπάσεως ἕνεκα. δεῖ μέντοι χρῆσθαι τῇ φλεβὸς τομῇ πρὸ[1] τῆς αἱμοῤῥαγίας. Ἱπποκράτης δὲ κελεύει ἀντισπᾶν εἰς τἀναντία· κενώσεως δὲ ἕνεκα κατ' ἴξιν.[2] ὅσα γὰρ κατ' ἴξιν αἱμοῤῥαγεῖ, μεγίστην ὠφέλειαν ἐπιφέρειν τοῖς νοσοῦσί φησιν. τὰ δ' ἀνάπαλιν αἱμοῤῥαγοῦντα μηδὲν ὠφελεῖν, μᾶλλον δὲ καὶ βλάπτειν ἐνίοτε, τῷ[3] καταλῦσαι τὴν δύναμιν ἄνευ τοῦ τὸ πάθος κουφίσαι, οὔτε γὰρ ἐπὶ σπληνὶ μεγάλῳ μυκτὴρ δεξιὸς αἱμοῤῥαγήσας οὔτε ἀριστερὸς ἐφ' ἥπατι φέρει τὴν ὠφέλειαν· ἀλλ' ἡ ἀντίσπασις μὲν ἐν τοῖς κατ' εὐθὺ ἀντισπωμένοις ἐναργῆ τὴν ὠφέλειαν ἐν τάχει δεικνύει, ἐπὶ[4] δὲ τοῖς ἀνάπαλιν οὐκ ἔτι. ὅταν μὲν οὖν οἱ χυμοὶ εἴσω ῥέπουσιν, ἔξω ἀντισπάσεις· ὅταν δὲ ὀπίσω, σὺ πρόσω· ὅταν δὲ ἔνθα, σὺ πάλιν ἔνθα εἰς τοὐναντίον ποιήσεις. ὅταν δὲ ἡ νοῦσος πρὸς τὸν θώρακά τε καὶ τὸν στόμαχον φέρεται, τότε

1. Tantum abfuit ut hic πρὸ legerent ut potius πρὸς retinerent, ſed equidem hoc correxi. 2. *Corr.* κατ' ἴξιν pro καθήξειν, idem in ſequentibus fecit. 3. *Corr.* τῷ pro τό. 4. II. ad Glauc.

evacuationis, ſed revulſionis gratia venam incidimus; ſectio tamen ante profluvium adhibenda eſt; atque Hippocrates quidem jubet revulſionem eſſe ad contraria faciendam; evacuationis vero gratia, directo; et quaecunque ſanguinis profluvia [529] directo fiunt, eam maximam afferre aegrotantibus utilitatem affirmat; quae vero contrario modo fiunt, tantum abeſſe ut proſint, ut etiam interdum laedant: quod vires diſſolvant nec ulla morbo afferatur levatio; ſiquidem neque in liene turgente ſanguis e dextra nare profluens, neque in jecore, ſi a ſiniſtra erumpat, ullum uſum parit; ſed revulſio quibus directo adhibetur, evidentem utilitatem celeriter oſtendit; contrario vero modo non item. Quamobrem quum humores intro vergunt, ſunt extra revellendi, quum in poſteriores partes ſe recipiunt, tu eos in anteriores attrahes; quum huc, tu contra, in contrariam partem adduces, quumque morbus thoracem ac ſtomachum petit, tunc manus ac

Ed. Chart. VIII. [529.]

τὰς χεῖρας ἀναδεῖσθαι χρὴ καὶ τοὺς πόδας βιαίως, ἵνα τὸ λυποῦν ἀντισπάσηται. τὸν αὐτὸν δὲ τρόπον ἀναφερομένου πρὸς τὴν κεφαλὴν περιττώματος ἢ πρὸς τὴν κοιλίαν εἰς τοὐναντίον πᾶν πεφύκασι τὰ δάκνοντα φάρμακα ταῖς χερσί τε καὶ τοῖς ποσὶ προστιθέμενα. ἀλλὰ καὶ τὴν ῥύουσαν εἰς τὸ στόμα ἢ ὑπερώαν ἢ τὸν γαργαρεῶνα περιττότητα πρὸς τὰς ῥῖνας παροχετεύειν χρὴ διὰ τῶν δακνόντων φαρμάκων, ἅπερ ἀῤῥενα προσαγορεύομεν. τὴν δὲ εἰς τοὺς ὀφθαλμοὺς πρὸς τὸ στόμα ἐρύειν, τὰ γαργαρίσματα δάκνοντα ποιῶν. ἐπὶ δὲ τῶν ἄλλων, δι' ὧν χρὴ τὸ βοήθημα ἐπιφέρειν καὶ ὅπως ἡ θέσις διδάσκει, καὶ τοῦτό ἐστιν, ὅ φησιν αὐτὸς ἐπὶ τοῖς ἄνω κάτω, ἐπὶ δὲ τοῖς κάτω ἄνω. τῶν μὲν οὖν ἔτι ἐπιῤῥεόντων ἀντίσπασις, τῶν δ' ἤδη κατειληφότων τὸ μόριον ῥευμάτων ἡ παροχέτευσις ἴαμα. ἄμφω δὲ ταῦτα εἴδη τῆς κενώσεως κελεύει ὁ παλαιὸς διὰ τῶν κοινῶν ποιεῖσθαι φλεβῶν· οἷον ὡς εἶπον τὰς ἐπὶ μητρῶν ἀντισπάσεις, εἰ τὴν ἐν ἀγκῶνι τέμνοις φλέβα ἢ παρὰ τοὺς τιτθοὺς σικύας προβάλλοις ἢ εἰς τὰς χεῖρας θερμαίνοις καὶ ἀνατρί-

pedes adhibita vi ſunt vinculis excipiendi, ut quod moleſtum eſt illuc revellatur; eodem quoque modo ſi redundantia ad caput aut ventrem feratur, medicamenta mordacia manibus pedibusque admota revellere contrariam in partem ſolent, quin etiam ſi materia in os aut palatum aut gurgulionem fluat, erit ad nares derivanda uſu medicamentorum mordacium, quae per nares caput purgantia nominantur, quae vero ad oculos fertur, eam ad os per mordacia gargariſmata retrahes, in caeteris vero et per quae admovere oporteat remedium et quonam modo, ipſe loci poſitus commonſtrari atque id eſt quod ipſe ait, *in ſuperioribus deorſum; in inferioribus ſurſum*: fluentium enim adhuc humorum revulſio, eorum vero, qui jam partem occuparunt, derivatio medela eſt. Utrumque autem genus evacuationis jubet Hippocrates per communes venas eſſe faciendum, veluti in utero, ut dixi, revulſio erit, ſi venam cubiti ſecueris aut cucurbitulas prope mammas affixeris aut manus calefeceris et fricueris et deligaveris;

Ed. Chart. VIII. [529.]

ψαις καὶ διαδήσαις. παροχετεύσεις δὲ τὰς ἐν ἰγνύαις ἢ σφυροῖς διαιρῶν καὶ σικύας μηροῖς προσβάλλοις καὶ θερμαίνων καὶ ἀνατρίβων καὶ διαδῶν τὰ σκέλη. τῶν δὲ τῶν ἀντικειμένων μερῶν τρίψεις, μάλιστα δὲ διὰ φαρμάκων[1] θερμαινόντων τῶν ἀντισπαστικῶν ἐστι βοηθημάτων, ὥσπερ γε καὶ οἱ ἀντικείμενοι τῶν φυσικῶν[2] πόρων ἀναστομωθέντες. εἰ μὲν οὖν δεξιὰ μήτρα πεπόνθοι, ἐκ δεξιᾶς χειρὸς καὶ σκέλους ἀπάγοις τὸ αἷμα, τῆς δ' ἀριστερᾶς πεπονθυίας ἐκ τῶν ἐν ἐκείνῃ κατ' εὐθὺ κώλων, εἰ δέ τι τῶν ἄνωθεν φλεγμαῖνον εἴη, ὡς ἐν συνάγχαις τε καὶ ὀφθαλμίαις καὶ ὅσα περὶ κεφαλὴν, τὰς ἔξωθεν φλέβας καὶ κατ' εὐθὺ διαιρήσεις, σπληνὸς δὲ φλεγμαίνοντος χρὴ τῆς ἀριστερᾶς χειρὸς τὰς ἔνδον φλέβας τέμνειν, καὶ εἰ ἥπατος, τῆς δεξιᾶς ὡσαύτως. τῶν κώλων δ' αὖ τῶν πεπονθότων ἀπὸ τῶν ὁμοζύγων ἡ κένωσις, εἴτ' ἀντισπᾷν εἴτε παροχετεύειν ἐθέλοις, πλὴν εἰ χρόνιον εἴη τὸ πάθημα· τηνικαῦτα γὰρ ἀπ' αὐτοῦ τοῦ πεπονθότος. οὕτω κἀπὶ τῶν συναγχικῶν τὰς

1. lib. V. meth. cur. VI. 2. II. ad Glauc. II.

derivatio autem erit, si venas poplitis aut malleolorum incideris et cucurbitulas feminibus applicueris, ac si crura calefeceris, fricueris et ligamento exceperis, at si contrarias partes fricueris, praesertim vero si id feceris, medicamentis adhibitis, quae vim calefaciendi habeant, revellens remedium admoveris, ut sunt etiam naturales meatus oppositi, si adoperti sint. Itaque si dextra uteri pars male affecta sit, e dextro brachio dextroque crure mittendus sanguis erit, si in sinistra, tum e membris iis detrahes, quae illi recto tramite respondeant, si vero in supernis partibus quid inflammatione tentetur, ut in angina, inflammatione oculorum et iis omnibus, quae in capite sunt, usu venit, venas exteriores et quae ad rectitudinem sitae sint, incides, liene autem inflammationem patiente, venam sinistrae manus internam secabis, si jecur internam dextrae, artubus vero patientibus, evacuationem, sive revellere, sive derivare velis, a conjugibus faciendam scito, nisi morbus sit diuturnus, propterea quod eo casu

ὑπὸ τὴν γλῶσσαν φλέβας τέμνομεν, ὅταν ἡμῖν ὅλον μὲν σῶμα ἤδη κενὸν εἴη, χρονίζει δὲ τὸ πάθος, οὕτω δὲ καὶ σπληνὶ καὶ ἥπατι σικύας προσβάλλομεν, οὕτω δὲ καὶ ἄλλο τι καὶ ἄλλο μέρος ἀποσχάζομεν πεπονθὸς, οὐκ ἐπιῤῥεόντων ἔτι τῶν χυμῶν. ἐπεὶ δὲ τὰ μόρια τοῦ σώματος τὰ μὲν ἔνδον αὐτῶν εὐρύτητας ἔχει, τὰ δ᾽ ἔξωθεν, τὰ δ᾽ ἑκατέρωθεν, τὰ δὲ οὐδετέρωθεν, χρὴ εἰδέναι οἷα δεῖ ξηραίνεσθαι, οἷα δὲ οὔ. τῶν μὲν οὖν ἁπλῶν αἱ ἀρτηρίαι καὶ φλέβες καὶ νεῦρα, αἱ μὲν τοῖς κώλοις ἔνδον αὐτῶν, αἱ δ᾽ ἐντὸς περιτοναίου καθ᾽ ἑκάτερα. νεῦρα δὲ τὰ μὲν ἐν τοῖς κώλοις κατ᾽ οὐδέτερον, ὅταν δ᾽ ἐντὸς περιτοναίου κατὰ θάτερον, τοῖς δὲ σπλάγχνοις σχεδὸν ἅπασιν ἔνδοθέν τε καὶ ἔξωθέν εἰσιν εὐρυχωρίαι μεγάλαι. καὶ προσέτι ἡ σὰρξ αὐτὴ ἡ μὲν τοῦ πνεύμονος μανὴ, ἔμπαλιν ἡ τῶν νεφρῶν πυκνοτάτη, καὶ μετὰ ταῦτα ἡ τοῦ ἥπατος. ἡ δὲ τοῦ σπληνὸς εἰς ὅσον πυκνοτέρα τῆς τοῦ πνεύμονος εἰς τοσοῦτον μανοτέρα τῆς τοῦ ἥπατος. ἐν ἅπασι μὲν οὖν τούτοις ὅσα μὲν οὐδετέ-

ab ipſo affecto membro detrahere ſanguinem oportet, ita etiam in angina, venas, quae ſub lingua ſunt, incidimus, ubi nimirum corpus totum jam ſit vacuum morbusque ſit diuturnus, eademque ratione et lieni et jecori cucurbitulae affiguntur, ſic aliud etiam quodvis membrum affectum ſcarificamus, ſi non amplius confluere humores videantur. Quoniam autem corporis partes quaedam ſpatia intus habent, quaedam extra, quaedam utrinque, quaedam neutra ex parte, ſcire convenit quaenam exſiccandae ſint, quae ſecus, atque ex ſimplicibus quidem arteriae, venae ac nervi, qui in artubus ſunt, intus habent, qui intra peritonaeum, utrinque; nervi autem, qui in artubus, neutra in parte, qui intra peritonaeum, alterutra ex parte; viſceribus vero omnibus fere ampla ſpatia et intus et extra inſunt; caro quoque, ut pulmonis, rara; contra vero renum denſiſſima; poſt hanc jecoris, lienis vero caro, quae eſt denſior carne pulmonis, eo eſt quam jecoris rarior, in his omnibus quae neutra in

Ed. Chart. VIII. [529.]

ρωθεν ἔχει κοιλότητας ἐνδεχομένας τὸ περιττὸν τοῦ ῥεύματος, ταῦτα δεῖται ξηραίνεσθαι, κἂν μὴ πάνυ ξηρὰ τὴν φύσιν ᾖ, καθάπερ τὰ νεῦρα καὶ μάλιστα τὰ ἐν τοῖς κώλοις, ὅσα δὲ ἔξω τε καὶ εἴσω δύναται χαλάσαι τι τῆς φλεγμονῆς, οὐδὲν δεῖται τῶν ἱκανῶς ξηραινόντων, καὶ μάλιστα εἰ χαύνην ἔχει τὴν σάρκα, καθάπερ ὁ πνεύμων. ἔστι δέ τινα ἃ χρὴ ἐκπλύνεσθαι ἢ διὰ τῶν κλυστήρων ἢ διὰ τοῦ ἐμετηρίου φαρμάκου, καθ᾽ ὅ τι δὲ μέρος ἢ καὶ ἄνω ἢ καὶ κάτω ποιητέον, τοῦτο οὐδεὶς οἶμαι ἀγνοεῖ. μέχρι δὲ ποῦ ταῦτα ποιεῖσθαι χρεὼν, τὸν ὅρον τὴν παρηγορίαν τίθησι.

ιε'.

Μὴ τὰ ἐκχυμώμενα εἰς τὸ εἴσω ἀπολαμβάνειν, ἀλλὰ τὰς ἐφόδους ξηραίνειν.

Ἤρξατο διδάσκειν ἡμᾶς Ἱπποκράτης πολλοὺς τρόπους θεραπειῶν γεγραμμένους τελειότερον ἐν τοῖς ἄλλοις αὐτοῦ

parte habent ſpatia, quibus ſupervacaneam fluxionem excipiant, ea exſiccanda ſunt, licet ſuapte natura non admodum ſicca fuerint, cujusmodi ſunt nervi, praecipueque ii, qui ſint in artubus; ſed quae intus et extra aliquid relaxare inflammationis poſſunt, ea non jam poſtulant, quae exſiccare valde poſſint, praeſertim ſi laxam carnem, ut pulmo, habeant. Quaedam etiam ſunt quae abluere oportet aut clyſteribus aut medicamento, quod excire vomitum queat; qua vero ex parte, ſuperiorene an inferiore, hoc faciendum ſit, nemo, opinor, ignorat, quatenus vero progrediendum ſit, ipſe mitigationem pro termino ſtatuit.

XV.

Ne humores effuſi intro revellantur, ſed ejectionum viae ſiccentur.

Aggreſſus eſt Hippocrates multos curationum modos nos docere, de quibus eſt in aliis ejus libris ſcriptum

Ed. Chart. VIII. [529.]

βιβλίοις, ὡς περὶ καθάρσεως καὶ κενώσεως καὶ τῶν ἄλλων εἴρηται ἄνωθεν ἡμῖν. καὶ γὰρ ἐδίδασκεν,[1] ὅταν χυμός τις δεόμενος κενώσεως μὴ καθ' ὃ δεῖ χωρίον ὁρμήσει, παροχετεύειν[2] μηδὲ πόῤῥω πάνυ τοῦ προσήκοντος, μηδ' εἰς τὸν ἐναντιώτατον τόπον, ἀλλ' εἰ δι' οὔρων ὁρμήσει ἐκκενοῦσθαι, κεκαμένης κύστεως ἢ νεφρῶν, τότε ἄμεινον διὰ τῆς γαστρὸς παροχετεύειν. εἶτα δὲ ἀκόλουθον τῷ παροχετεύειν ἐπενηνέχθαι τὸ ἀντισπᾷν καὶ τὸν χυμὸν τὸν ἰόντα ἄγειν. ἐὰν μὲν γὰρ τὸ λυποῦν ἐκκρίνηται, συμμέτρου τῆς κενώσεως οὔσης δέχεσθαι χρὴ μηδὲν αὐτὸν περιεργαζόμενον, ὥσπερ εἰ καὶ μὴ συμμέτρως γένοιτο, πράττειν αὐτόν τι, ποτὲ μὲν ἐπέχοντα τὸ πλῆθος, ποτὲ δὲ παροξύνοντα τὸ τῆς κενώσεως ἐλλειπές. διδάσκει γοῦν τοὺς πρὸς δέρμα ῥέψαντας χυμοὺς δι' ἐκείνου χρῆναι κενοῦν, ἐπειδὴ πόῤῥω πάλιν αὐτοῖς ἐστιν ἡ εἰς τὸ βάθος ἀντίσπασις, ὡς διὰ γαστρὸς ἢ ἐμέτων ἐκκενοῦσθαι, αὐτὸς γὰρ ἐκχυμώμενα καὶ ἐκχυμώ-

1. Corr. ἐδίδασκεν pro διδάσκει. 2. pro παροχετεύειν vox ἐκκενοῦσθαι legitur, ſed expunctum.

perfectius: ut de purgatione deque evacuatione et aliis eſt a nobis declaratum. Docuit enim derivandum eſſe, quum humor aliquis evacuationis indigens non coeperit per opportunum locum ferri, neque tamen admodum procul ab opportuno, neque in eum, qui ſit maxime contrarius; ſed ſi per urinam evacuari coeperit, vitiata veſica aut renibus, tunc praeſtat, per alvum derivare; deinceps vero poſt derivationem de revulſione agendum putavit; ut humorem non progredientem ducamus: ſi enim infeſtus humor excernatur, ac moderata ſit evacuatio, ſinendum eſt, ut fiat, neque ulla cura adhibenda, ac ſi immoderata ſit, aliquid a medico faciendum eſt, ut modo copiam ejus nimiam cohibeat, modo ejus defectionem irritet. Itaque docet eos humores, qui ad cutem vergunt, per cutem eſſe evacuandos; propterea quod procul ſane perducentur, ſi eos in imas corporis partes revulſeris, ut per alvum aut per vomitum evacuentur. Ipſe enim vocare

Ed. Chart. VIII. [529.]

σεις καὶ ἐκχυμώματα εἴωθεν ὀνομάζειν τὰς ἐκ τῶν ἀγγείων ἐκλύσεις[1] τε καὶ κενώσεις χυμῶν, γίνονται γὰρ αὗται, ὅταν τῶν ἐν τῷ δέρματι φλεβῶν θλασθεισῶν αἷμα διὰ τῶν θλασμάτων ἐκχυθῇ, οὐ μήν γε καθ' ἕνα τόπον τὸ οὕτως ἐκχυθὲν αὐτίκα εἰς θρόμβον ἥκει, ἀλλ' ἐπειδὴ ὡς ἔκχυσις κατὰ διαπήδησιν γίνεται· ἐὰν δὲ οὕτω συστῇ, πελιδνοῦται καὶ μελαίνεται, ὅτι τὸ αἷμα εἰς πολλὰ μόρια τοῦ σώματος διακέχυται. διὰ τοῦτο σπεύδειν χρὴ θεραπεύειν αὐτίκα αὐτὸ, πρὶν μέλαν γενέσθαι, ἐπιχειροῦντες διαφορεῖν τὸ αἷμα εἰδότες δυσφόρητον εἶναι, ἐπειδὰν θρομβωθῇ. πῶς δὲ δεῖ τὰ ἐκχυμώματα θεραπεύειν καὶ μεμάθηκας ἐπιστημονικῶς διά τε τῆς θεραπευτικῆς πραγματείας καὶ προσέτι διὰ τῆς τῶν κατὰ τόπους φαρμάκων συνθέσεως, λεχθήσεται δὲ ὅμως καὶ νῦν τινα. ἰσχυροτέρων γοῦν δεῖται φαρμάκων ἅπαντα διὰ βάθος πεπονηκότα[2] σώματα,[3] τῶν ἐπιπολῆς ἀῤῥωστούντων, αἱ δὲ εὐχυμώσεις ἅπασαι τὸν σκοπὸν τῆς ἰάσεως τὴν

1. potius ἐκκρίσεις, quam ἐκλύσεις. 2. *Corr.* πεπονηκότα pro πεποιηκότα. 3. Vid. IV. meth. med.

ἐκχυμώμενα, ἐκχυμώσεις, ἐκχυμώματα, *effuſa et effuſiones et effuſos humores;* ſolet eas excretiones et evacuationes, quae ex vaſculis fiunt, quae quidem fieri ſolent, quum venae, quae in cute ſunt, contunduntur, ac ſanguis per ipſas contuſas effunditur; is tamen non uno loco ita effuſus ſtatim in grumos coit; ſed poſtquam effuſio per *διαπήδησιν perſultationem* efficitur; ſi vero ſanguis ita conſtiterit, locus palleſcit ac nigreſcit; propterea quod ſanguis in multas ſit corporis partes diffuſus, quocirca adhibenda diligentia eſt, ut priusquam nigreſcat, curetur: quod faciemus, ſi ſanguinem diſcutere conati erimus, quum ipſum aegre poſſe diſcuti, ubi in grumos coierit, intelligamus. Caeterum quomodo effuſa curanda ſint, recta via ac ſcientia in methodo medendi perdiſcere potuiſti et item in iis libris, qui de medicamentis locorum conſiciendis conſcripti a nobis ſunt et tamen nunc quoque nonnulla afferentur. Partes igitur intimae corporis omnes, quae male affectae ſint, valentiora poſtulant medicamenta, quam

Ed. Chart. VIII. [529. 530.]

κένωσιν ἔχουσιν, ἐπειδὴ δὲ ἔξω ῥέπει[1], οὐ χρὴ μηδαμῶς αὐτὰς εἴσω μεταφέρειν· τοῦτο γὰρ ἄνωθεν μεμαθήκαμεν, ἀκτέα ᾗ ῥέπει, ὥστε θερμαινόντων αὐταῖς καὶ μετρίως ξηραινόντων ἐστὶ χρεία. ὅσα γὰρ ἰσχυρῶς ξηραίνει, διαφορεῖ μὲν κατ' ἀρχὰς ἐνεργέστερον[2] τῶν ἀσθενεστέρων, ἀπολείπει δέ τι λείψανον τῆς διαθέσεως σκιῤῥῶδες καὶ δυσίατον. τὰ δὲ ὑγραίνοντα καὶ θερμαίνοντα φάρμακα, καὶ ταῦτα δὲ τὰ συνήθως ὀνομαζόμενα χαλαστικὰ καὶ τούτων ὅσα πρὸς τὸ ξηρότερον ἀποκεχώρηκεν, οὔπω σαφῶς μὲν οὐδὲ ἐναργῶς ἐστι συντατικὰ, τῶν ἐκχυμώσεων ἁπασῶν[3] ἐστὶν ἰάματα. ἐπειδὰν μέντοι διαφορηθῇ τὸ σύμπαν ἐκχύμωμα, ξηραίνειν ἤδη σφοδρότερον ἐγχωρεῖ τὸ ῥῆγμα, εἴ ποτ' εἴη, καὶ συνάγειν ἐπιδέσει.

1. *Corr.* ῥέπει pro ῥέπουσι. 2. translatio postulat ἐναργέστερον, non ἐνεργέστερον. 3. *Corr.* quidem voluit verbum ἁπάντων in ἁπασῶν mutare, at ego retinui.

---

quarum in superficie morbus est; omnibus autem effusionibus evacuatio pro medela proposita est, quumque foras vergant, nullo pacto intro eas retrahere fuerit consilium, idque ipse paulo ante nos docuit, educenda esse omnia, qua vergant, per loca commoda; proinde iis, quae calefacere eas ac modice siccare possint, utemur: nam quae valenter siccant, digerunt illa quidem inter [530] initia evidentius quam imbecilliora; sed tamen quosdam affectus reliquias praeduras, quaeque curari vix possunt, relinquunt. Medicamenta vero, quae humectant et calefaciunt et ea, quae omnes laxantia solent appellare et ex iis quae ad siccius vergunt, neque tamen perspicue neque evidenter contrahunt, sunt omnium effusionum remedia. Quum vero totum id, quod effusum est, discussum sit, tibi integrum erit, rupta si qua erant, vehementius exsiccare, ac deligatura conjungere.

Ed. Chart. VIII. [530.]

ιστ'.

Τάραξις, κατάκλυσις, διάνιψις οἷσιν ἀποστήσεται πρὸς ἕδρην, ὅθεν ἀθέλγεται ἢ φάρμακον ἢ ἕλκος ἢ χυμός τις συνεστηκὼς ἢ βλάστημα ἢ φῦσα ἢ θηρίον ἢ καῦμα ἢ ἄλλο τι πάθος.

Τρόπους ἰάσεως πολλοὺς διδάσκει ἢ μᾶλλον προτίθησιν, οἷς χρῆσθαι ἡμᾶς συμβουλεύει, ὅταν τὸ περὶ τὴν ἕδραν καὶ τὰ ἔντερα, μάλιστα δὲ τὸ ἀπανθυσμένον[1] ἀνιᾷ. δύναται γὰρ εἶναι τοῦ πάθους αἴτιον ἡ ἀπόστασις ἢ φάρμακον, τοῦτ' ἔστι δηλητήριόν τι ἢ ἕλκος ἢ χυμός τις ἐνταῦθα συνεστηκὼς καὶ ἐστηριγμένος, ἢ ἀπόφυσις καὶ ἀποβλάστησις ἢ καὶ φῦσα περιεχομένη καὶ μὴ δυναμένη διαπερᾶν καὶ ἐξεῖναι ἢ σιτίον μὴ κατειργασμένον ἢ θηρίον τι ἐνταῦθα[2] γεγεννημένον, ὡς ἕλμινθες, τά τε ὁμοιότροπα θηρίδια ἢ καῦμα ἐνοχλοῦν ἢ καὶ ἄλλο κακόν. ταῦτα γὰρ πάντα ἐρεθισμῷ,

1. Corr. ἀπαθυσμένον, ſed ego probo ἀπευθισμένον, quod etiam Oribaſius habet. 2. rectius ἐνταῦθα, quam ἐντάδε.

XVI.

Perturbatio, perfuſio, ablutio, quibus ad ſedem abſcedit, unde exſolvitur aut medicamentum aut ulcus aut humor aliquis compactus aut puſtuloſa eruptio aut flatus aut cibi recrementum aut animalculum aut aeſtus aut alius quidam affectus.

Multos curationis modos nos docet aut potius ad praedictos aggregat, quibus utamur, quum quid ſedi vel inteſtinis, praeſertim recto, moleſtiam afferat; affectus porro cauſa eſſe poteſt aut abſceſſus aut medicamentum, hoc eſt quippam veneni vim habens; aut ulcus aut humor aliquis ibidem compactus et infixus aut exortus alicujus rei et germinatio aut flatus illic contentus et cui tranſitus non pateat, ut prodire queat; aut cibus non confectus aut exiguum quoddam animal ibi genitum, cujusmodi ſunt lumbrici et caetera hujusmodi parva animalia aut aeſtus vexans aut aliud mali genus; haec enim omnia

Ed. Chart. VIII. [530.]

ἣν τάραξιν αὐτὸς καλεῖ καὶ κατακλύσει καὶ λουτρῷ θεραπεύονται ἢ παρηγοροῦνται. περὶ δὲ τούτων διελεξάμην ἤδη ἐν[1] τοῖς περὶ πεπονθότων τόπων ὑπομνήμασι καὶ οὐ χρὴ νῦν μηκύνειν τὸν λόγον.

ιζ'.

Σκεπτέα ταῦτα τὰ αὐτόματα λήγοντα ἢ οἵως αἱ ἀπὸ καυμάτων ἐπεγειρόμεναι φλύκτεις, ἐφ' οἷσιν οἷα βλάπτεται ἢ ὠφελέει σχήματα, κίνησις, μετεωρισμὸς, παλίντρισις,[2] ὕπνος, ἐγρήγορσις, ἀλύκη[3], χάσμη, φρίκη, ἅ τε ποιητέα ἢ κωλυτέα φθάσει.[4]

Ὅταν τι αὐτομάτως γίνηται, εἴ ποτε λέγει σκεπτέον πῶς λήγει, πότερον λύει τὴν νοῦσον ἢ καὶ ἄλλο τι πάθος ἐπιφέρει, ἢ καί τινας φλυκτίδας ἐπεγείρει, ὡς ἐκ τοῦ καύ-

1. *Corr.* inclusit ἤδη ἐν. 2. fortasse παλινίδρυσις, h. e. *sursum subsidentia humorum in se redeuntium*, sed Galenus in commentario suo παλίνδρυσις. 3. *Corr.* ἀλύκη pro ἀλλοῖκοι. 4. magis probabile φθάσαις, quam φθάσει.

irritatione, quam ipse turbationem vocat et infusione per sedem et ablutione vel curantur vel certe mitigantur, ac nos jam de his loquuti sumus in iis libris, qui sunt de locis affectis; neque opus est nunc longiorem orationem de eis instituere.

XVII.

Consideranda haec sponte desinentia aut velut ab exustione excitatae pustulae, in quibus qualia laedant, aut prosint. Figurae, motus, elevatio, rursum depressio, somnus, vigilia, jactatio, oscitatio, horror, ut quae molienda aut prohibenda praevertas.

Quum aliquid sua sponte fit, id quomodo desinat spectandum est; utrum, inquam, morbum solvat, an vero alium affectum quendam pariat; an pustulas quasdam ex-

Ed. Chart. VIII. [530.]

ματος καὶ ἐπὶ τοῖς πυρικαύστοις εἴωθε γίνεσθαι· τότε γὰρ προσέτι βλέπειν χρὴ, πότερον ὠφελεῖ ταῦτα ἢ βλάπτει. εἰ μὲν γὰρ χρησιμεύει καὶ ὠφελεῖ, δεῖ αὐτὰ ἐᾷν καὶ μὴ θεραπεύειν, εἰ δὲ βλάβη τίς ἐστι, κωλυτέον καὶ θεραπευτέον αὐτά. ἔσται δὲ σημεῖα σχήματα τοῦ σώματος, τοῦ προσώπου, τῶν ὀφθαλμῶν, τῆς κλείσεως[1] καὶ ὅλως αὐτοῦ τοῦ νοσοῦντος. φέρεται δὲ ἄλλη γραφὴ, τοῦτον δὲ τὸν τρόπον· σχήματα αὐτῶν, ἵνα ἀκούωμεν περὶ τῶν φλυκτίδων, ὡσανεὶ ἔλεγε, σκεπτέα τὰ σχήματα αὐτῶν, τῶν ἐπεγειρομένων, πότερα πλατέα ἢ σφαιροειδῆ ἢ στρογγύλα, ἢ καὶ ἄλλου σχήματος. ὅσα γὰρ ὑπὸ θερμοῦ γίνονται χυμοῦ, ταχυκρίσιμά τέ ἐστι καὶ ἥκιστα πλατέα, τὰ δὲ ὑπὸ ψυχροῦ πλατέα καὶ χρόνια. διὸ εἶπεν αὐτὸς, τὰ πλατέα ἐξανθήματα[2] οὐ πάνυ κνημώδεα· γεννῶνται δὲ καθαιρούσης τὸ βάθος τοῦ σώματος τῆς φύσεως, ὥσπερ ἐνίοτε διὰ τῆς ἐκκρίσεως. οὕτω καὶ διὰ ἀποθέσεως ἐπὶ τὸ δέρμα. ἐμοὶ δὲ δοκεῖ ταῦτα

1. κλίσεως voci κλείσεως praeferendum. 2. Vid. II. in VI. Epid. XXIX. et VI. aph. XXIX.

citet, ut in aeſtu atque ambuſtis fieri conſuevit, quo ſane caſu eſt praeterea videndum, illane proſint aut noceant. Si enim utilitatem afferant, ea ſic erunt ſinenda nec ulla eis adhibenda curatio, ſi vero noceant, tum et prohibenda et curanda eſſe ſcito. Signa autem erunt haec: figurae corporis, faciei, oculorum, decubitus et uno verbo ipſiusmet aegroti. Haec verba aliter quoque ſcripta comperiuntur ad hunc modum: figurae ipſarum, ut hoc de puſtulis dictum intelligamus, quo figuram ipſarum ſpectemus, lataene illae ſint, an rotundae, an globoſae, an aliam figuram habeant: nam quae a calido humore gignuntur, eae tum cito judicantur, tum minime latae ſunt, quae vero a frigido, eae et latae ſunt et diutius perdurant. Quocirca ab Hippocrate dictum eſt latas puſtulas non admodum pruritum excitare. Solent autem exoriri, quum natura partes imas corporis expurgat, ut nonnunquam per excretionem, ita per decubitum ad cutem. Mea vero

Ed. Chart. VIII. [530.]

περὶ τοῦ κάμνοντος εἰρῆσθαι νῦν, διότι προστίθησι, κίνησις, μετεωρισμὸς καὶ τὰ λοιπά. καὶ γὰρ διανοίας ἀργίαι καὶ τοῦ σώματος νωθρότητες, ἔτι δὲ καταφοραὶ ὑπνώδεις καὶ[1] βάρη τῆς κεφαλῆς, ὀξυρεγμίαι τέ τινες ἐν τῇ γαστρὶ πλεονάζοντα τοῦ φλέγματός ἐστιν ἔκγονα. ὥσπερ καὶ παλίνδρυσις καὶ μετεωρισμὸς τῆς ξανθῆς τε καὶ μελαίνης χολῆς, ἐγρήγορσις δὲ τῆς ξανθῆς, μᾶλλον δὲ καὶ ἑκατέρας. καὶ τὰ μὲν τοῦ ὕπνου καὶ τῆς ἐγρηγόρσεως ἀκριβῶς σκεπτέα, ὡς κατὰ καιρὸν γένηται, ἵνα εἴδωμεν πότερον ἐν ἀρχῇ τοῦ παροξυσμοῦ ἢ καὶ ἐν ἀκμῇ ἢ καὶ παρακμῇ τὸν ὕπνον συγχωρητέον. καὶ γὰρ ἐν τῇ ἀρχῇ τοῦ πυρετώδους παροξυσμοῦ, ὄντων τῶν χυμῶν ὠμῶν τε καὶ πολλῶν, βλαβερὸς ἀεὶ ὁ ὕπνος ἐστὶν, ἀλλὰ καὶ ὅταν τὴν γαστέρα ἀπόστημά τι ἐνοχλῇ, ἀναδρομεῖ γὰρ τὸ θερμὸν εἴσω καὶ σὺν αὐτῷ τὸ αἷμα ἔνδον ἀνατρέχει καὶ τὸν παροξυσμὸν μηκύνει, μὴ ἐνεργούσης κατὰ τοῦ νοσήματος τῆς φύσεως. εἰ δέ τις ὠμοὺς μὲν ἔχει χυμοὺς[2], ὀλίγους δὲ ἅμα τῇ τῶν δυνάμεων

1. Vid. VI. aph. II. et II. aph. II. 2. *Corr.* in margine ἀνατρέχει καὶ τὸν—μὲν ἔχει χυμοὺς, quae ſuo loco inſerui, paren-

ſententia eſt, quae hoc loco dicta ſunt, in aegrotante eſſe accipienda: addit enim, *motio*, *ſublatio* et caetera, ſiquidem mentis torpor corporisque pigritia et propenſio ad ſomnum et capitis gravitas, ac ructus acidi in ventre redundantes, a pituita originem ducunt, ſicut elevatio et ſubſidentia a flava atraque bile oriuntur, vigiliae autem a flava aut potius ab utraque bile excitantur. Atque ea quidem, quae ad ſomnum, quaeque ad vigilias pertinent, accurate ſpectanda ſunt, ut opportune adhibeantur, ut videamus, an in principio acceſſionis, an in ſtatu, an denique in declinatione ſomnum concedere par ſit. Etenim in principio acceſſionis febris, quum humores et crudi et copioſi ſint, ſomnus ſemper nocet, ut etiam noxius eſt, quum abſceſſus ventrem vexat, cauſa eſt, quia calor intro ſe recipit et cum eo ſanguis quoque intro recurrit, quumque eo tempore natura nihil adverſus morbum agat, longior fit acceſſio. At ſi crudi quidem hu-

ἀσθενείᾳ, ὠφελεῖ μᾶλλον ὁ ὕπνος ἢ βλάβην ἐπιφέρει. ἔστι δ' ὅτε καὶ κατὰ τὸν τοιοῦτον ὕπνον αἱ[1] ὡς μαρμαρυγαὶ τοῖς ὀφθαλμοῖς ἐκ τῶν χυμῶν ὑπερβαλλόντων συμβαίνουσι. ἀλύκην δὲ προσηγόρευκεν, ἣν οἱ πολλοὶ τῶν Ἑλλήνων ὀνομάζουσιν ἄλην· λέγουσι μὲν γὰρ ἀλύειν ἐκείνους τῶν νοσούντων, ὅσοι μὴ φέροντες τὴν κατάκλισιν, ἐξαλλάττουσι τὰ σχήματα διὰ τὸ δύσφορον ἀεὶ τὸ παρὸν εἶναι. ὅπερ μάλιστα συμβαίνει, ὅταν ἐν τῷ στόματι τῆς γαστρὸς περιέχηταί τις ἰδιότης ὑγρότητος ἀνιαρᾶς, οὔτε πολλῆς οὔτε ἐμπλεούσης τῷ κύτει τῆς γαστρὸς, ἀνατρεπομένης δὲ εἰς τοὺς χιτῶνας αὐτῆς, χάσμα δέ ἐστιν ὥσπερ σκοτοδίνη[2], ἣν γεννᾷ ἢ ὑγρότης πνευματώδης, ἢ πνεῦμα ἀτμῶδες ἐν τοῖς μυσὶ περιεχόμενον. φρίκη δέ ἐστι τῶν μοχθηρῶν χυμῶν διὰ τὸ δέρμα θεόντων πάθος. ἐν δὲ τῷ τέλει τῆς ῥήσεως κελεύει σπεύδειν, ὅτε ποιητέον ἢ κωλυτέον τί ἐστιν. εἶπε γὰρ ἐν

thefi in utroque Ms. ad marginem proftant. 1. *Corr.* ὕπνον αἱ uncinis inclufit. 2. σκοτοδίνη non probandum, fed σκορδίνημα.

mores in aliquo fint, fed tamen pauci, fitque virium adjuncta imbecillitas, tunc fomnus potius commodum quam damnum afferre folet; interdum etiam in ejusmodi fomno fplendores quidem e redundantibus excitati humoribus, oculis obfervantur. Anxietatem autem vocavit, quam plerique taedium fui nominant; ajunt enim, eos aegrotos anxios effe, qui decubitum ferre non poffunt, fed formas mutant, quia praefens eis femper molefta fit; quod iis potiffimum evenit, quibus in ore ventriculi propria quaedam molefti humoris qualitas continetur, qui humor neque multus fit, neque in ventriculi fpatio innatet, fed in ejus fit tunicis immerfus. Ofcitatio vero eft veluti pandiculatio, quam vel humor flatuofus vel flatus vaporofus in mufculis contentus gignit. Horror autem eft affectus pravorum humorum per cutem difcurrentium. In extrema autem dictione jubet maturandum effe, fi quid faciendum vetandumve fit. Dixit enim in aphorifmis, *praeci-*

Ed. Chart. VIII. [530. 531.]
ἀφορισμοῖς τὸν[1] καιρὸν ὀξὺν εἶναι. οὐ χρὴ γοῦν ἡμᾶς τὰ πράγματα ἀναβαλλομένους ῥαθυμεῖν, ἀλλὰ φθάνειν καὶ σπεύδειν.

ιη'.

Παίδευσις δι' ἐμέτου, κάτω δ' ἐξόδου ἢ πτυάλου, μύξης, βηχὸς,[2] ἐρεύξιος, λυγμοῦ, φύσης, οὔρου, πταρμοῦ, δακρύων, κνησμῶν, τιλμῶν, ψαύσιων, δίψης, λιμοῦ, πλησμονῆς, ὕπνων, πόνων, ἀπονίης σώματος, γνώμης, μαθήσιος, μνήμης, φωνῆς, σιγῆς.

Πολλὰ εὑρίσκονται νοσήματα,[3] ἐν οἷς πάντα τὰ ἰάματα ταῦτα ἢ καὶ πολλὰ χρησιμεύουσι, περὶ ὧν ἡμεῖς ἄνωθεν εἰρήκαμεν. πρῶτον μὲν ἐμέτου χρεία ἐστὶν, ὅταν ἡ γαστὴρ τὸ πλῆθος τῶν χυμῶν γλίσχρων περιέχει καὶ ῥύψαι αὐτὸ προσήκει. ἐνίοτε δὲ ἔμετος οὐ συμφέρει, ὅταν

1. Vid. lib. I. aph. I. 2. *Corr.* βηχὸς pro διχῶς. 2. *Corr.* νοσήματα quod ante πολλὰ legebatur, post εὑρίσκονται posuit.

pitem esse occasionem, quocirca minime par est res agendas in aliud tempus rejicere, ac socordes esse, sed antevertere atque accelerare.

XVIII.

Institutio vomitus, dejectionis aut sputi, muci, tussis, ructus, singultus, flatus, urinae, sternutamenti, lacrimarum, prurituum, vellicationum, contractuum, sitis, famis, repletionis, somnorum, laborum, otii corporis, mentis, disciplinae, memoriae, vocis, silentii.

Morbi complures inveniuntur, ad quos tollendos aut omnia haec remedia aut certe eorum multa sunt accommodata, de quibus nos jam supra disseruimus. Inprimis autem vomitu utimur, quum magna glutinosorum [531] humorum copia ventriculo continetur, eamque abstergere convenit. Interdum etiam vomitus non confert, ut quum

αὐτὴ ἡ γαστὴρ ἀσθενὴς γενομένη τὰς τοῦ ὅλου σώματος περιουσίας ἐπιδέχηται, μάλιστα δὲ ἐμέτους συμβουλεύομεν, εἰ ξανθὴ χολὴ εἰς τὴν γαστέρα συῤῥοῖ καὶ πικρόχολος ᾖ τῇ φύσει ἄνθρωπος καὶ θερμὸν εἴη τὸ χωρίον καὶ εἰθισμένος εἴη αὐτὸς ἐμεῖν, δι' ἐξόδου δὲ χωρέοντα κάτωθεν ἄγειν δεῖ, ἵνα φυλάττοιτο τὸ παράγγελμα καὶ ὁ ἀφορισμὸς, ἃ δεῖ ἄγειν διὰ τῶν συμφερόντων χωρίων, ὅπου ῥέπει ὥσπερ τὰ ἄνω δι' ἐμέτου. περὶ δὲ τούτου ὡς σημείου εἶπεν αὐτὸς ἐν τῷ προγνωστικῷ, προστίθησι δὲ ἄλλους τρόπους θεραπειῶν, ὡς διὰ πτυαλισμοῦ, μύξης, βηχὸς καὶ τῶν ἄλλων ἀπ' αὐτοῦ γεγραμμένων. ἐκ μὲν τοῦ πτυάλου διττὴ ἔνδειξίς ἐστι, πρώτη μὲν σημαίνει ἐκ τοῦ χρώματος καὶ τῆς λεπτότητος ἢ γλισχρότητος τὸ εἶδος τῆς νόσου· δευτέρα δὲ κενωτέον διὰ τούτου, ὅπερ ποιεῖσθαι εἴωθε πρὸς τῶν ἰατρῶν διὰ τῶν ἀποφλεγματισμῶν καὶ ἐῤῥίνων καὶ τῶν καταποτίων τινῶν, ἅπερ ὑπὸ τῆς γλώσσης κατέχονται. περὶ μὲν οὖν τοῦ χρώματος, τοῦ πτυάλου ἐν νόσοις ἐγκεχρωσμένου, τοῦτ'

ventriculus infirmus eſt et totius corporis excipit in ſe redundantias; ſed tum praecipue vomitum imperamus, quum flava bilis in ventriculum confluat et homo ſit ſuapte natura bilioſus regioque ſit calida et ipſe ſit ad vomendum aſſuetus, at quae per exitum gradiuntur, ea per infernas partes ducenda ſunt, ut praeceptum aphoriſmique ſententia ſervetur: *quae ducenda ſunt,* etc. Sicut *quae ſurſum repunt, per vomitum evacuanda ſunt*; ac de hoc ceu de ſigno ipſe in libro praeſagiorum verba fecit. Subjungit quoque alios curandi modos, ut per ſputum, mucum, tuſſim et alios, quorum ipſe mentionem fecit. Atque e ſputo quidem duplex oritur indicatio, prima colore, tenuitate ac craſſitudine, morbi genus ſignificat, altera indicat per ſputum eſſe evacuationem faciendam: quod effici a medicis ſolet per apophlegmatiſmos et ea, quae per nares caput purgant et catapotia quaedam, quae ſub lingua continentur; de colore autem ſputi, quod in morbis colorem contraxerit, hoc eſt quum rubrum aut

Ed. Chart. VIII. [531.]

ἐστιν ἐρυθροῦ ἢ αἱματώδους ἢ χλωροῦ ἢ ἄλλως πως διακειμένου διέλεγεν ἐν τῷ προγνωστικῷ αὐτὸς καὶ ἐν τῷ περὶ διαίτης ὀξέων, κατὰ τάδε τὰ ῥήματα. πτύελον, φησὶ, χρὴ ἐπὶ πᾶσι τοῖσιν ἀλγήμασι τοῖσι περὶ τὸν πνεύμονα καὶ τὰς πλευρὰς, ταχέως τε ἀναπτύσσεσθαι καὶ εὐπετέως ξυμμεμιγμένον τι φαίνεσθαι τὸ ξανθὸς ἰσχυρῶς τῷ[1] πτυέλῳ· τότε γὰρ ξανθὸν ἄκριτον ἐὸν κινδυνῶδες. τὸ δὲ λευκὸν καὶ γλίσχρον καὶ στρογγύλον ἀλυσιτελές. κακὸν δὲ καὶ χλωρὸν ἐὸν κάρτα καὶ ἀφρῶδες, δεινότερον δὲ τὸ μέλαν. ἐν τῷ δὲ περὶ διαίτης[2] ὧδε, ἢν ἔτι τῆς ὀδύνης τοῦ πλευροῦ συνεχέος ἐούσης καὶ πρὸς τὰ θερμάσματα καὶ μὴ χαλώσης καὶ τοῦ πτυέλου μὴ ἀνιόντος, ἀλλὰ καταγλισχραινομένου ἀσαπτέως, καὶ τὰ ἑξῆς. καὶ γὰρ ἐν τῇ τῆς πλευρᾶς ὀδύνῃ ἐστὶν ἄλγημα νυγματῶδες ἅμα δυσπνοίᾳ καὶ πτυέλῳ κεχρωσμένῳ. διόπερ ἐὰν μὲν χολωδέστερον ᾖ τὸ αἷμα, ξανθὸν ἢ ὠχρὸν ἔσται τὸ πτυόμενον· ἐὰν[3] δὲ φλεγματικώτερον, ἀφρῶδές τε

1. II. prognoſt. 43. 2. de vict. rat. III. 3. Quae hic

cruentum aut viride ſit aut alio quovis modo affectum, ipſe tum in praeſagiis, tum vero etiam in libris de ratione victus in morbis acutis loquutus eſt, his fere verbis: *ſputum*, inquit, *in omnibus doloribus, qui pulmonem coſtasque obſideant et cito et facile excreari debet, quodque flavum eſt, admodum permixtum ſputo apparere;* nam flavum, quod ſincerum ſit, periculoſum eſt, album vero et glutinoſum et rotundum inutile cenſetur; ſi vero admodum viride eſt et ſpumeum, malum eſt, ſed gravius eſt nigrum. In libro vero de victus ratione ad hunc modum ſcribit. Si, inquit, in dolore lateris continenti, quippe fomentis adhibitis ſe non remittit, ac ſputum non procedit, ſed ſumme glutinoſum ſit, nec concoctum et quae ſequuntur, in lateris enim morbo dolor ſentitur, qui pungentis ſenſum invehit habetque reſpirandi difficultatem adjunctam et ſputum colore inſectum; ideo ſi ſanguis ſit bilioſior, ſputum erit aut flavum aut pallidum; ſi pituitoſior, erit ſputum ſpumeum et candidum, ſi magis

Ed. Chart. VIII. [531.]
καὶ λευκὸν, ἐὰν δὲ μελαγχολικώτερον, ἤτοι μέλαν ἢ πελιδνὸν, ἐὰν δὲ μηδὲν τούτων, ἐρυθρὸν * * * * γαστρὶ δὲ διττοὶ μὲν πόροι, μᾶλλον δὲ ἐπιπολάζει τε καὶ ἀνεμεῖται τὰ κατ' αὐτὴν μοχθηρὰ, τὰ δὲ ἐκ τῶν ἐντέρων διαχωρεῖται, καθάπερ γε τὰ μὲν ἐκ νεφρῶν καὶ κύστεως οὐρεῖται, τὰ δὲ ἐξ ἐγκεφάλου διὰ ῥινῶν μὲν μάλιστα, ποτὲ δὲ καὶ δι' οὐρανίσκου καὶ ὑπερώας[1] καὶ ὤτων ἐκκενοῦται. ἀλλὰ καὶ τὴν μύξαν ἔσθ' ὅτε ὑδατώδη ἰδεῖν καὶ ἄπεπτον καὶ ταύτην κωλυτέον διὰ τῶν ὀσφραντῶν καὶ τῶν διὰ ῥινῶν εἱλκυσμένων φαρμάκων καὶ τῶν διὰ τὰ ὦτα ἐντιθεμένων. τοιούτου δὲ γένους εἰσὶν αἱ κόρυζαι καλούμεναι ἃς βλάπτεσθαι μὲν κατ' ἀρχὰς ἴσμεν πρὸς πταρμοῦ, ὄντων δηλονότι τῶν χυμῶν ὠμῶν τε καὶ ἀπέπτων, ἀλλὰ καὶ τὰ ἀφροδίσια, τότε οὐκ ὠφελοῦσι[2]. γίνεται μὲν γὰρ κίνησις ἰσχυρὰ, ἥπερ ἀναπληροῦν τὴν κεφαλὴν εἴωθε. καὶ τοῦτό ἐστιν ἐναντίον

Corr. jubet reſtitui, parentheſi incluſa in utroque manuſcripto ad marginem exſtant. 1. manuſcr. habet οὐρανίσκου καὶ quae adjuncta voce ὑπερώας ſupervacanea ſunt. 2. *Corr.* ὠφελοῦσι pro ὠφέλησεν.

melancholicus, tunc erit aut nigrum aut lividum; ſi nihil horum ſanguis habeat, rubrum ſputum rejicietur. * * * * Sunt enim ventriculo duo meatus dati, quaeque in ipſo prava continentur, magis fluitant et evomuntur; quaedam per inteſtinum ſecedunt: ut quae per renes, ac veſicam tranſeunt, per urinam excernuntur, quae ex cerebro, ea potiſſimum per nares, interdum vero per palatum auresque evacuantur. Mucum vero etiam interdum aqueum crudumque videmus, quem prohibere oportet uſu rerum, quae odoratui offeruntur et medicamentorum, quae per nares attrahuntur et eorum, quae imponi auribus ſolent; cujus ſane generis ſunt gravedines, quas vocant; quas inter initia laedit ſternutatio, quum nimirum crudi incoctique humores ſint, ſed neque etiam interdum rerum venerearum uſus prodeſt; propterea quod vehemens quaedam fit motio, quae replere caput conſuevit, idque eſt affectui contrarium, quippe qui tranquillitatem et quietem

Ed. Chart. IX. [531.]

τῷ πάθει τῆς ἡσυχίας τε καὶ ἠρεμίας χρήζοντι καὶ τὴν μετρίαν θερμότητα ἀπαιτοῦντι, ἵνα ὠμοὶ ὑγροὶ πέττοιντο καὶ μὴ ῥύωσι. τότε γὰρ ἤδη πεττομένων τῶν ὑγρῶν ῥοῦς ἴσχεται καὶ διὰ τῶν πταρμῶν κένωσις γίνεται. ἔστι μὲν γὰρ τοῦ κατάῤῥου καὶ κορύζης αἴτιος ὁ ἐγκέφαλος, ἐν μὲν ταῖς ψύξεσιν ὡς ὁμοιομερὴς εἰς δυσκρασίαν ἀγόμενος. καὶ κατάῤῥουν μὲν ὀνομάζομεν, ἐπειδὰν εἰς τὸ στόμα καταῤῥέῃ τὸ περίττωμα, κόρυζαν δὲ ἐπειδὰν εἰς τὰς ῥῖνας. ὁ δὲ βρόγχος ἐπὶ κατάῤῥοις γίνεται, διαβραχείσης τῆς φάρυγγος. εἰ δ' εἰς τὸν * * * * τῷ μὲν οὖν μηδόλως περιστελλομένη ἢ ἐλλειπῶς ἢ πλημμελῶς πνευματώδεις τε καὶ κλύδωνες ἀκολουθοῦσι· πνευματώδεις μὲν, ἐπειδὰν τὰ σιτία φυσώδη καὶ ἡ γαστὴρ ὑπάρχῃ μὴ πάνυ τι ψυχρὰ, κλύδωνες δὲ, ὅταν ἤδη μηδὲν ἐν αὐτῇ περιέχηται πνευματοῦσθαι δυνάμενον ἢ καταψυχθῇ σφοδρῶς. περὶ δὲ τῶν πλημμελῶν κατ' αὐτὴν κινήσεων, ὅτι μὲν ἤτοι τρομώδεις τινές εἰσιν ἢ παλμώδεις ἢ οἷον κλονώδεις ἢ σπασμώδεις,

postulet et modicum calorem expetat, ut crudi humores coquantur, ac non fluant: quum enim jam cocti fuerint humores fluxus cohibetur, atque evacuatio per sternutationes fit; porro gravedinis ac destillationis causa est cerebrum, quum veluti e similibus inter se particulis constans, in frigore intemperiem contraxit, ac destillationem quidem vocamus, quum excrementum in os defluit; gravedinem, quum in nares; raucitas vero destillationes sequitur, quum fauces humore imbutae fuerint. Si vero in * * * * Quum vero aut nulla ex parte complectitur aut diminute aut vitiose tunc flatus fluctuationesque consequuntur; ac flatus quidem, quum et cibi flatui gignendo sunt et ventriculus non valde frigidus sit; fluctuationes vero, quum in eo nihil est, quod verti in flatum queat aut quum sit vehementer perfrigeratus. De vitiosis autem ejus motionibus, ut quaedam tremorem, quaedam palpitationem aut veluti fluctuationem convulsionemque afferant, est jam a nobis disputatum in eo libro, quem

εἴρηται ἤδη ἡμῖν ἐν τῷ περὶ τῆς τῶν συμπτωμάτων διαφορᾶς. νῦν δὲ ἰστέον ὅτι οἷον σπασμώδης κίνησις τῆς γαστρὸς, ἥπερ ἐν τῷ λύζειν συμπίπτει, οὐκ ἔστι σπασμὸς ὅς γε μόνοις εἴωθε γενέσθαι τοῖς μυσὶν, ἐπειδὴ οὔτε ἡ γαστὴρ οὔτε ὁ στόμαχος αὐτῆς μῦς ἐστι. τῆς γὰρ ἐκκριτικῆς δυνάμεως κίνησίς τις πλημμελής ἐστιν ἀποτρίψασθαί τι τῶν λυπούντων ἀφιεμένης. ἐν μὲν οὖν τοῖς ἐμέτοις τὰ κατὰ τὴν εὐρυχωρίαν ἐκκρίνεται, ἐν δὲ τῷ λύζειν τὰ κατὰ αὐτὸ τῆς γαστρὸς σῶμα,[1] ὡς καὶ τοῖς βήττουσι πάντων τῶν μορίων τῆς[2] κοιλίας ἐκθλιβούντων τὸ λυποῦν αὐτά. γίνεσθαι δέ φασι δι' ἄμετρον κένωσιν ἢ πλήρωσιν τοὺς λυγγούς. οἱ μὲν οὖν διὰ κένωσιν γιγνόμενοι ἀνίατοι τυγχάνουσιν ὄντες· οἱ δὲ διὰ πλήρωσιν, ὑπὸ τῶν τεμνόντων καὶ ῥιπτούντων τὰ ἐμπεπλασμένα φαρμάκων θεραπεύονται. * * * * ὅτι μὲν οὖν σπασμὸς καὶ τρόμος καὶ παλμὸς καὶ ῥῖγος καὶ φρίκη καὶ λυγμὸς καὶ βῆχες καὶ ἐρυγαὶ καὶ πταρμοὶ καὶ χάσμαι εἰσὶ κινήσεις τινὲς πλημμελεῖς

1. *Corr.* pro στόμα mavult σῶμα. 2. evolve lib. IV. de vict. rat. LXIX.

de ſymptomatum differentia conſcripſimus; nunc ſcire convenit motum ventriculi, qui fere convulſionis ſpeciem prae ſe fert, qui in ſingultu accidit, non eſſe convulſionem eam, quae ſolis accidere muſculis conſuevit, propterea quod neque ventriculus, neque ejus gula muſculus eſt; motio enim vitioſa quaedam expellentis facultatis, quae aliquid moleſti rejicere cupiat; proinde in vomitibus rejiciuntur ea, quae in ejus ſunt amplitudine; in ſingultibus vero ea, quae in ventriculi ſunt corpore, ſicut in tuſſi omnes ventriculi partes id, quod eis moleſtum eſt, expellunt; ſingultus autem ex nimia inanitione aut repletione fieri ajunt, qui ex inanitione oriuntur, inſanabiles ſunt; quos excitavit repletio, ii ab incidentibus abſtergentibusque ea, quae impacta ſunt, medicamentis curantur. * * * * Convulſionem igitur, tremorem, palpitationem, rigorem, horrorem, ſingultum, tuſſes, ructus, ſternutationes et oſcitationes eſſe motus vitioſos,

Ed. Chart. VIII. [531.]

δῆλον γέγονεν, ἅμα δὲ καὶ ὅτι ἔργα φύσεώς ἐστι, βιαίως ἀναγκαζομένης κινεῖσθαι πρός τινος αἰτίου νοσεροῦ. παύονται μὲν οἱ τιλμοὶ καὶ λυγμοὶ[1] καὶ βῆχες καὶ πταρμοὶ καὶ κνησμοὶ καὶ τὰ τοιαῦτα, εἴπερ μικρὰ καὶ ἀσθενῆ ὦσιν, εἴ τις φέρει αὐτὰ καὶ ἀνέχει. ἐνοχλεῖ δὲ μάλιστα τὸ δίψος καὶ γίνεται διττῶς, τὸ μὲν ὑγρότητος ἐνδείᾳ, τὸ δὲ πλεονεξίᾳ θερμότητος. τούτων δὲ τὸ πρότερον[2] οὐκ ἰᾶται, θάτερον δ' ἰᾶται τὸ ὄξος μετὰ τοῦ ὕδατος. διὸ τοῖς ἐν νυκτὶ[3] πάνυ διψῶσι συμφέρει ἐπικοιμηθῆναι· διότι πέττεται καὶ ὑποκαταβαίνεται κατὰ τὸν ὕπνον ὅ τι περ ἂν ᾖ τὸ τῆς δίψης αἴτιον. εἰ μὲν γὰρ ἐκ τῆς ἐνδείας ποτοῦ τὸ δίψος γεγένηται, χρὴ ἰᾶσθαι προσφορᾷ· εἰ δὲ ἐξ οἴνου θερμασίας, ὕδατι σβεννύναι * * * * δῆλον γὰρ τῶν ἐναντίων τὰ ἐναντία εἶναι ἰάματα. ὁ μὲν οὖν λιμὸς θεραπεύεται τῇ τῶν σιτίων προσφορᾷ, ἡ δὲ πλησμονὴ[4] τῇ ἐνδείᾳ τε καὶ κενώσει, ὕπνος ἀγρυπνίᾳ, πόνος ἀπονίᾳ ἢ

1. Corr. καὶ λυγμοί. 2. Corr. mavult πολλαχῶς ἰᾶσθαι δυνατόν. 3. l. 5. aph. 27. 4. Corr. πλησμονὴ pro προσφορά.

jam eſt a nobis declaratum; ſimulque oſtenſum eadem eſſe naturae opera, quae ab aliqua morboſa cauſa ad motum violenter impellitur, caeterum vellicationes, ſingultus, tuſſes, ſternutationes, pruritus, quaeque ſunt hujusmodi, ſi parva debiliaque ſint, ceſſant, ſi quis ea ferat ſeque ab eis abſtineat; moleſta autem eſt ſitis vel maxime, eaque duabus de cauſis oritur, tum penuria humiditatis, cum caliditatis redundantia; ſed primum genus aegre curatur, alterum tollit acetum ex aqua epotum, ideo iis, qui noctu ſiti torquentur, convenit ſuper dormire, propterea quod concoquitur, ac deſcendit per ſomnum ſitis cauſa, quaecunque ea fuerit, ſi enim ex potus penuria ſitis orta ſit, curabis, ſi potum dederis, ſi ex vini calore, aqua reſtinguetur. * * * * Planum eſt enim contraria curari contrariis, ita ſamem curabis, ſi cibos offeras: ut expletio tollitur penuria et evacuatione: ut ſomnus vigilia, labor evacuitate laboris, quae vel ad

Ed. Chart. VIII. [531.]

τοῦ σώματος ἢ τῆς διανοίας ἢ τῆς γνώμης ἢ τοῦ λόγου ἢ τοῦ λογισμοῦ, καὶ ἡ φωνὴ, τοῦτ' ἔστι λαλιὰ, τῇ σιγῇ καὶ ἔμπαλιν· γνώμην δὲ καλεῖ νῦν τὴν διάνοιαν, ἥν γε καὶ νοῦν καὶ φρένα κοινῶς οἱ ἄνθρωποι ὀνομάζουσι. τῶν δὲ κατὰ φωνῆς ἐστι λόγος, ᾧ τά τε ἀκόλουθα καὶ τὰ μαχόμενα γιγνωσκομένους ἐμπεριέχεται καὶ διαίρεσις καὶ σύνθεσις καὶ ἀνάλυσις καὶ ἀπόδειξις καὶ τὰ τοιαῦτα. * * * * ὅπως δὲ γνώμη ἐν ἴσῳ ἐστὶ τῆς διανοίας καὶ ἐνενοήθη ἐπὶ τῶν παλαιῶν καὶ πολλαί εἰσιν αἱ τούτου μαρτυρίαι, περιττὸν μνημονεύειν. εἰσὶ δὲ καὶ θυμὸς καὶ δυσθυμία τῆς ψυχῆς πάθη· διαφέρει δὲ ὁ θυμὸς καὶ ὀργὴ τῆς δυσθυμίας καὶ λύπης κατὰ τὰς ἐνεργείας. ἐν γὰρ τῇ ὀργῇ καὶ τῷ θυμῷ ἡ ἔμφυτος αὐτὴ θερμασία ἐκτείνεται· καὶ χολὴ τοτε γίνεταί τε καὶ αὐξάνεται. ἐν δὲ τῇ λύπῃ καὶ δυσθυμίᾳ συναιρεῖται καὶ ὁ ψυχρός τε καὶ φλεγματικὸς χυμὸς ἔνθεν τὴν γένεσιν σχεῖ. ὅκου τοίνυν ἐν τῷ σώματι ψυχροί τε καὶ φλεγματικοὶ χυμοὶ περιττεύουσι, δεῖ μὴ μόνον τῇ τοῦ σώ-

corpus vel ad animum vel mentem vel rationem vel ratiocinationem pertineat, itemque vox, hoc eſt ſermo, ſilentio et viciſſim contra. *Γνώμην* vero nunc vocat intelligentiam, quam mentem atque animum communi nomine homines appellant. Eorum vero, quae voce proferuntur, eſt ratio, qua et conſequentia et repugnantia cognoſcimus; quibus diviſio et conjunctio et reſolutio et demonſtratio et caetera conſimilia continentur. Quomodo autem mens idem quod intelligentia et intellectio apud veteres ſignificet, ejusque rei multa afferri poſſint teſtimonia, ſupervacaneum eſt memorare. Jam vero animi quoque affectiones ſunt ira, triſtitia, ſed animus et ira differunt ab angore et triſtitia in actionibus: in ira enim atque animo calor naturalis intenditur ac propagatur, bilisque tunc gignitur atque augetur; in triſtitia vero atque angore contrahitur nativus calor et frigidus pituitoſusque humor generatur, itaque cum in corpore frigidi pituitoſique humores redundant, tum non modo motione corporis, ſed

ματος κινήσει, ἀλλὰ καὶ τῇ τῆς διανοίας ἀνεγείρειν καὶ οἷον ἀνάπτειν τὸ ἔμφυτον· θερμὸν ἀμέλει προσθέσει τῆς ὀργῆς καὶ σφοδρᾶς δὲ, ἐπὶ ταῖς τοῦ σώματος κινήσεσιν, ὡς τὴν θερμότητα ἐκτείνεσθαι καὶ τοὺς χυμοὺς εἰς τὰ ἔξωθεν ὠθεῖσθαι· καὶ γὰρ τοῦτο δέδεικται ἤδη ἡμῖν ἐν τῷ * * * τῶν ἐπιδημιῶν. ἀλλὰ καὶ ὅταν ἐν κεφαλαλγίᾳ τὸν πόνον ποιῇ τοιοῦτος χυμὸς, ὃς μετρίαν θερμότητα χρήζηται, τότε ἴαμα ἐν τῇ ἐπιδέσει ἐστὶν, εἰ δὲ χυμὸς εἴη ὑδατώδης καὶ διὰ πταρμοῦ ὀνηνᾶται· πάλιν δὲ ὄντος πικροχόλου τοῦ χυμοῦ, παύειν δεῖ[1] καὶ μὴ πταρμὸν κινεῖν, ἐπειδὴ τοῦτον τὸν τρόπον ταράττεταί τε χυμὸς καὶ αὐξάνεται. τὸ δὲ περὶ τῆς φωνῆς καὶ σιγῆς οὐ μάτην προσέθηκεν. οὔσης γὰρ τῆς φωνῆς κινήσεως τῶν ἀναπνευστικῶν ὀργάνων, ἐν πολλοῖς νοσήμασιν ὠφελεῖ λαλεῖν ἢ σιγᾷν, ὡς ἐν τῇ τοῦ αἵματος πτύσει λυσιτελὲς μήτε βοᾶν μήτε σφοδρῶς εἰσπνεῖν μήτε ἐμπνεῖν μήτε τὸν πνεύμονα ἢ θώρακα ἢ καὶ τὴν τραχεῖαν

1. *Corr.* καὶ μὴ πταρμὸν—καὶ σιγῆς οὐ. Haec parentheſi incluſa in utroque codice ad marginem proſtant.

etiam agitatione mentis excitare, ac velut accendere nativum calorem oportet, qua in re iram, non tamen vehementem corporis motionibus adjicies, ut calor propagetur et humores ad extimas partes expellantur, hoc enim jam eſt [532] a nobis in libro de morbis vulgaribus demonſtratum. Sed etiam in dolore capitis, quum mali cauſa eſt ejusmodi humor, qui mediocrem calorem poſtulet, ſcito in deligatione eſſe remedium, ſi vero humor aqueus ſit, etiam ſternutamentis adjuvetur; at contra ſi ſit bilioſus, excitandae ſternutationes non ſunt, propterea quod humor perturbatur et augetur. Quod vero ad loquelam et ſilentium pertinet, non eſt temere ab eo adjunctum. Quum enim vox ſit motio inſtrumentorum reſpirationi inſervientium, in multis morbis loqui, in multis ſilere prodeſt: ut in ſputo ſanguinis utile eſt neque clamare, neque vehementer ſpiritum ducere aut mittere; neque pulmonem, neque thoracem, neque aſperam arteriam va-

ἀρτηρίαν ἰσχυρῶς κινεῖν. περὶ[1] δὲ οὔρου ἄριστον αὐτός φησιν εἶναι, ὅταν ᾖ λευκή τε (καὶ) ἡ ὑπόστασις καὶ λεία καὶ ὁμαλὴ παρὰ πάντα τὸν χρόνον, ἔστ' ἂν[2] κριθῇ ἡ νόσος. διότι σημαίνει τὴν ἀσφάλειαν καὶ νόσημα ὀλιγοχρόνιον ἔσεσθαι. περὶ[3] δὲ τῶν ὕπνων ἔτι τοῦτο παρὰ τῷ Ἱπποκράτει γέγραπται· ὥσπερ καὶ κατὰ φύσιν σύνηθές ἡμῖν ἐστι, τὴν μὲν ἡμέραν ἐγρηγορέναι, τὴν δὲ νύκτα καθεύδειν, ἢν τοῦτο μεταβεβλημένον εἴη, κακὸν εἶναι· κάκιον δὲ μὴ κοιμᾶσθαι μήτε τῆς νυκτὸς μήτε τῆς ἡμέρας. δύναται γὰρ τοῦτο ποιεῖσθαι ἀπὸ τῆς ὀδύνης τινὸς ἢ πόνων ἢ πάθους ψυχικοῦ ἢ καὶ σωματικοῦ, ὅπερ δεῖ μάλιστα ἐπιβλέπειν, εἰ θεραπείας χρῄζει.

ιθ'.

Τῇ ὑστερικῇ κάθαρσις τὰ ἄνωθεν καταῤῥηγνύμενα καὶ στροφοῦντα, λιπαρὰ, ἄκρητα, ἀφρώδεα, θερμὰ, δάκνοντα,

1. l. II. prognoſt. XXVI. 2. *Corr.* ἔστ' pro ἐστὶ. 3. lib. II. prognoſt. II.

lenter movere. Urinam autem eſſe optimam ipſe dixit, quum alba ſunt ſubſidentia, leniaque et aequalia, idque omni tempore, uſque dum morbus ſit judicatus, ita enim tutelam indicat et morbum fore brevem ſignificat. De ſomno hoc eſt etiam ab Hippocrate conſcriptum, eſſe nobis natura comparatum, ut die vigilare aſſueti ſimus, noctu dormire, ſi hoc immutetur, malum eſſe, pejusque cenſeri, ſi neque die, neque nocte quispiam dormiat, hujus rei afferre cauſam poteſt aut dolor aliquis aut labor aut animi aegritudo aut corporis affectus, quem, utrum curationem poſtulet, intueri maxime debemus.

XIX.

Hyſtericae purgationes, ſupra prorumpentia ac tormina concitantia, pinguia, meraca, ſpumantia, calida, mor-

Ed. Chart. VIII. [532.]

ἰώδεα, ποικίλα, ξυσματώδεα, τρυγώδεα, αἱματώδεα, ἄφυσα, ὠμὰ, ἑφθὰ, αὖα, ὅσσα περιῤῥέοι, καθορέων, δυσφορίην, πρὶν κίνδυνον ἰέναι, οἷα οὐ δεῖ παύειν.

Ὑστέραν ἐκάλουν τὴν μήτραν οἱ πολλοὶ οὐκ ἰατρῶν μόνων, ἀλλὰ καὶ φιλοσόφων, τὸ πρὸς τὴν κύησιν ὑπὸ[1] τῆς φύσεως δοθὲν ταῖς γυναιξὶ μόριον. εἶδον γὰρ ἐγὼ πολλὰς γυναῖκας ὑστερικὰς, τινὰς μὲν ἀναισθήτους τε ἅμα καὶ ἀκινήτους κειμένας, ἀμυδρότατόν τε καὶ σμικρότατον ἐχούσας σφυγμὸν ἢ καὶ παντελῶς ἀσφύκτους φαινομένας, ἐνίας δὲ αἰσθανομένας καὶ κινουμένας καὶ λογιζομένας ἄνευ[2] βλάβης, μόγις δὲ ἀναπνεούσας· ἄλλας δὲ συνελκομένας τὰ κῶλα. εἰσὶ δὲ τῶν ὑστερικῶν παθῶν διαφοραὶ πλείους, ἃς πάσας ὡς εἰπεῖν ἐν τῷ ἕκτῳ περὶ τῶν πεπονθότων τόπων διῆλθον. ἐζήτουν δέ τινες, πότερον ἀπέθνησκον αἱ οὕτως

1. l. VI. de locis affectis. 2. *Corr.* ἄνευ pro ἄνω.

dacia, aeruginoſa, varia ramentoſa, feculenta, cruenta, flatus expertia, cruda, cocta, ſicca, quaeque circumfluunt, ferendi facilitas ac difficultas, ſpectanda eſt, priusquam periculum accedat, quaeque ſedare non oporteat.

Hyſteram plerique non medici ſolum, ſed etiam philoſophi uterum appellarunt, eam, inquam, partem quam natura mulieribus ad concipiendum dedit. Equidem multas hyſtericas feminas vidi, quarum nonnullae ita jacebant, ut ſenſus motusque expertes eſſent, pulſumque et languidiſſimum et minimum haberent aut certe nullum penitus habere viderentur, nonnullae vero et ſentirent et moverentur, ac ratione integra ſine noxa uterentur, vix tamen reſpirarent, nonnullae denique, quae artus contraxiſſent. Uteri autem affectuum ſunt multae differentiae, quas fere omnes in ſexto de locis affectis recenſui. Extitit autem quaeſtio a nonnullis allata, utrum omnes mu-

Ed. Chart. VIII. [532.]
ἔχουσαι πᾶσαι γυναῖκες· ὅπερ ζήτημα ἄτοπόν ἐστι. σωζομένων γὰρ ἐνίων φανερὸν ὅτι οὐκ ἀπόλλυντο, ἀλλὰ, φασὶν, οὐκ ἀναπνέουσιν. ἀχώριστον δέ ἐστι τοῦ ἀναπνεῖν τὸ ζῆν καὶ τοῦ ζῆν τὸ ἀναπνεῖν· ὥστε καὶ τὸν ζῶντα πάντως ἀναπνεῖν καὶ τὸν ἀναπνέοντα πάντως ζῆν. χρὴ γοῦν ἐπιλογίζεσθαι τὴν ὑπολειπομένην αὐταῖς ὀλίγην θερμασίαν φυλάττεσθαι διὰ τοῦ τῶν ἀρτηριῶν καὶ τῆς καρδίας ἔργου. ὅπερ τινὲς διαπνοὴν καλοῦσιν, ὥσπερ τοῦ διὰ θώρακος καὶ πνεύμονος ἀναπνοῆς. ἐπειδὴ δὲ ἐν ταῖς ὑστερικαῖς κατέψυκται τὸ πᾶν σῶμα, τὴν μὲν διὰ τοῦ στόματος ἀναπνοὴν μηδόλως γίνεσθαι, τὴν δὲ διὰ τῶν ἀρτηριῶν γίγνεσθαι. ἐκείνη δὲ ἐλαχίστη οὖσα λανθάνει τὴν αἴσθησιν, πιθανὸν δέ ἐστι διὰ τὴν ἐπίσχεσιν τῶν καταμηνίων ἢ τοῦ σπέρματος ἐπιγίγνεσθαι ταῖς γυναιξὶ ταύτας τὰς διαθέσεις ὑστερικάς. ἀλλὰ τοῦ σπέρματος ἐπίσχεσις μείζονα δύναμιν ἔχειν φαίνεται εἰς βλάβην τοῦ σώματος ἢ τῆς τῶν καταμηνίων ἐπ' ἐκείνων τῶν σωμάτων, ἐφ' ὧν αὐτό τε φύσει κακοχυμότερόν ἐστι

lieres ita affectae ſint mortuae: quae ſane abſurda quaeſtio eſt, quum enim quaedam incolumes evaſerint, perſpicuum eſt, eas non eſſe mortuas. Sed, inquiunt, non reſpirant, reſpiratio autem a vita et vita a reſpiratione non ſeparatur, ita quicunque vivit, omnino reſpirat, quique reſpirat, is etiam omnino vivit. Inire igitur hanc rationem poſſumus, exiguum eis relictum eſſe calorem ex arteriarum et cordis actione, quam perſpirationem quidam vocant, ſicut reſpirationem eam nominant, quae a thorace et pulmone efficitur. Quoniam vero in iis, quae ex utero ſuffocantur, totum corpus eſt refrigeratum, ideo reſpiratio per os nullo modo efficitur, per arterias vero fit, ſed haec quum ſit perexigua, ſenſum latet. Porro in hoſce uteri affectus incidere mulieres propter menſtruas purgationes tentatas aut propter ſemen probabile fuerit, quamquam ſeminis retentio majorem habere vim ad laedendum corpus, quam menſtruae purgationes ſuppreſſae videtur, praeſertim iis in corporibus in quibus ſemen ſuapte na-

Ed. Chart. VIII. [532.]

καὶ πλέον ὅ τε βίος ἀργότερος, ἥ τε τῶν ἀφροδισίων χρῆσις ἔμπροσθεν μὲν ἱκανῶς πολλὰ, μετὰ ταῦτα δὲ ἀθρόα τις ἀποχὴ τῶν πρόσθεν. ταῦτα δὲ τὰ ὑστερικὰ λεγόμενα συμπτώματα πιστεύονται κατὰ τὰς μήτρας ὡς πρὸς ῥίζωσιν εἶναι. καὶ ἡγοῦνταί τινες τὴν μήτραν οἷον ζῶόν τι παιδοποιίας ἐφιέμενον[1] εἶναι καὶ διὰ τοῦτο στερισκόμενον ὧν ὀρέγεται, παντὶ τῷ σώματι λυμαίνεσθαι. φασὶ γὰρ τουτὶ παρὰ Πλάτωνι[2] γεγραμμένον εὑρίσκεσθαι κατὰ τήνδε τὴν ῥῆσιν, ἐν δὲ ταῖς φησὶ, γυναιξὶ μῆτραί τε καὶ ὑστέραι λεγόμεναι δι' αὐτὰ ταῦτα, ζῶον ἐπιθυμητικὸν ἐὸν τῆς παιδοποιΐας, ὅταν ἄκαρπον παρὰ τὴν ὥραν χρόνον πολὺν γένηται, χαλεπῶς ἀγανακτοῦν φέρει καὶ πλανώμενον πάντῃ κατὰ τὸ σῶμα τὰς τοῦ πνεύματος διεξόδους ἀποφράττον, ἀναπνεῖν οὐκ ἐῶν ἐς ἀπορίας τὰς ἐσχάτας ἐμβάλλει καὶ νόσους παντοδαπὰς ἄλλας παρέχει. ἀλλὰ τοῦτο ἰστέον ὡς ἀλλαχοῦ ἀπεδείχθη ὅ τι οὔτε ζῶόν ἐστιν οὔτε πλανᾶται, ἀνασπᾶται

1. *Corr.* ἐφιέμενον pro ἀφιέμενον. 2. Haec leg. apud Plat. Timaeum.

tura pejoris ſucci ſit et copioſius ac vita in otio traducatur et eae mulieres frequentiore admodum concubitu prius uterentur, deinde ex toto et confeſtim a priſtino uſu ſe abſtinuerint. Haec autem ſymptomata quae hyſterica nominantur ad uterum tanquam ad radicem pertinent. Ac quidam arbitrantur uterum eſſe velut animal quod gignendae prolis deſiderio trahatur, proinde ſi privetur iis quae concupiſcit totum, ab eo corpus laedi, atque hoc ipſum apud Platonem ſcriptum inveniri ajunt his fere verbis: *qui autem*, inquit, *uterus ac vulva in mulieribus appellatur, quum animal ſit creandae prolis cupidum, ſi intempeſtive ac diutius vacans fructu fuerit, ſucçenſens aegre moleſteque fert et in omnem corporis partem pererrans ac ſpiritus vias obſtruens nec ſinens feminas munere fungi reſpirationis in extremam dubitationem conjicit atque alios omnigenos morbos affert.* Sed hoc ſciendum eſt, ut alibi demonſtravimus, uterum neque animal eſſe, neque per corpus vagari, ſed modo ſurſum, modo in latus

Ed. Chart. VIII. [532.]

δὲ καὶ παρασπᾶται, διότι πληροῦται πνεύματος καὶ οὕτως εἰς εὖρος ἐπιδιδοῖ καὶ τοῦ μήκους ἀφαιρεῖται καὶ διὰ τοῦτο ἀνασπᾶται. τὸ δὲ πλῆθος ἐκ τῆς τῶν καταμηνίων ἐπισχέσεως παραγίνεται καὶ οὕτω τὰ ἀρτήματα τῆς μήτρας διαβρεχόμενα τείνονται. τῇ δὲ τούτων τάσει κατὰ τὸ συνεχὲς αἱ μῆτραι συνανασπῶνται· ἐὰν μὲν οὖν ἰσοῤῥόπως ἕλκονται πανταχόθεν, ἀπαρέγκλιτος αὐτῶν ἡ μετάστασις γίνεται· ἐὰν δὲ ἑτεροῤῥόπως, πρὸς τὸ μᾶλλον ἕλκον ἐκτείνονται. συμβαίνει δὲ ταῖς γυναιξὶ καὶ ὁ ῥοῦς καλούμενος γυναικεῖος καὶ χωρὶς τοῦ πεπονθέναι τὰς μήτρας, ὅλον δηλονότι τοῦ σώματος ἐκκαθαιρομένου τε καὶ κενουμένου δι᾽ αὐτῆς, ὥσπερ καὶ διὰ νεφρῶν ἐκκενοῦται, ὅπερ ἰάσασθαι εἴωθα διὰ τῶν τοῦ παντὸς σώματος βοηθημάτων· ἡ δὲ φλεγμονὴ τῆς ὑστέρας ἐκ πλειόνων αἰτίων γίνεται, ὡς ἐκ πληγῆς καὶ τῆς τῶν ἐμμήνων ἐποχῆς, ἀπό τε ψύξεως καὶ πνευματώσεως καὶ ἐξαμβλώσεως καὶ ἐκ τοκετῶν διὰ κακὴν κύησιν. τῇ δὲ φλεγμονῇ παρέπεται πυρετὸς ὀξὺς, ὀδύνη τῆς κεφαλῆς καὶ βάσεως ὀφθαλμῶν καὶ τραχήλου κατασπασμὸς καὶ παρέγκλι-

retrahi, propterea quod ſpiritu impletur, itaque latitudo amplificatur, longitudo vero fit brevior ob eamque cauſam ſurſum trahitur. Plenitudo autem ex menſtruis purgationibus quae retentae ſint oritur atque ita uteri vincula humore perfuſa extenduntur, his porro extentis, uterus continui ratione ſimul contrahitur, itaque ſi aequaliter ex omni parte trahantur, ipſorum commutatio in nullam partem propendebit. Si vero inaequaliter, ad partem vehementius trahentem extendentur. Vexat vero etiam interdum feminas fluor is quem muliebrem nominant idque ſine ulla uteri affectione, quum univerſum corpus per uterum expurgatur et evacuatur, ſicut etiam evacuari quandoque per renes ſolet. Uteri autem inflammatio ex multis excitatur cauſis, ut ex ictu, ut ex menſtruis ſuppreſſis, ut a refrigeratione, ut ab inflatione, ut ex abortu, ut ex partu aegre edito. Inflammationem ſequitur acuta febris, capitis ac ſedis oculorum dolor, colli

Ed. Chart. VIII. [532.]

σις ἐπὶ τἀναντία, στομάχου συμπάθεια, μύσις τῆς ὑστέρας στομίου[1] καὶ μικρότης τε καὶ πυκνότης σφυγμῶν. αὕτη δὲ ἡ φλεγμονὴ εἰς ἀπόστασιν μεταβάλλεται. καὶ τότε ἄτακτοι μετὰ φρίκης ἐπισημασίαι γίνονται. καὶ ἕλκεται πολλάκις ὑστέρα διὰ δυστοκίαν ἢ ἐμβρυουλκίαν ἢ φθορὰν ἢ ὑπὸ δριμύτητος τοῦ φαρμάκου ἢ ὑπὸ ῥεύματος ἢ ἐξ ἀποστημάτων συῤῥαγέντων καὶ τελευταῖον ἐνίοτε εἰς καρκίνον,[2] ἀλλὰ καὶ σκίῤῥος καὶ σκλήρωμα καὶ ἐμπνευμάτωσις ἐνοχλοῦσιν. ὧν ἁπάντων διὰ βραχέων ἰάματα προστιθέμην, εἰ μὴ πολλάκις εἴρηταί μοι καὶ νῦν οὐ καιρὸς τούτων, ὃς οὐδὲ περὶ τῆς προπτώσεως τῆς ὑστέρας, οὐδὲ περὶ τῶν φυμῶν ἐν αὐτῇ καὶ τῶν ἄλλων παθῶν λέγειν χρή. * * * * τὰς μὲν οὖν ψυχροτέρας τῶν ὑστερικῶν * * * * καὶ τῶν εὐωδῶν σπερμάτων * * * * γλάκωνος κόμην * * * * ἀρτεμισία, πήγανον * * * * ἄκωρον * * * * καταπλάττειν δὲ

1. *Corr.* στομίου pro στομάτου. 2. *Corr.* εἰς καρκῖνον pro ἐγκαρκῖνον.

convulſio, inclinatio in adverſum, ſtomachi ex conſenſu dolor, tum vero os vulvae connivet, pulſus parvi crebrique redduntur. Inflammatio vero in abſceſſum tranſit, quo tempore inordinatae cum horrore acceſſiones mulieres invadunt et exulceratur ſaepe uterus ex difficili partu aut foetu extracto aut corrupto vel ab acribus medicamentis aut a fluxu aut a ruptis abſceſſibus atque interdum in cancrum deſinit, quin etiam ſcirrhum vulva contrahit aut duritiam aut inflationem, a quibus vexatur, quorum morborum remedia ego breviter ſubjungerem, niſi de eis ſaepe verba feciſſem ac nunc non eſſet de iis loquendi locus, ſicut neque de utero procidenti, neque de eodem, quum ejus os occluditur, neque de aliis ejusdem morbis in praeſentia dicendum eſt. * * * * Eas vero quae ex utero ſtrangulantur quae ſint frigidiores * * * * admotis ſeminibus odoratis * * * * pulegii coma, * * * * artemiſia, ruta * * * * acorum * * * * ſuperdare autem convenit * * * *

Ed. Chart. VIII. [532. 533.]

προσήκει * * * * διά τε σμύρνης καὶ * * * * τέμνοντα τὸ πάχος * * * * εἰ δὲ καὶ ὑγρότητα τῶν ὑστέρων μὴ δύναι * * * * ξηροτέραν δ' ὑστέραν οὖσαν * * * * διὰ τῶν ἐναντίων ἰᾶσθαι * * * * τὰ μέντοι πνεύματα ἐν τῇ ὑστέρᾳ ἐνόντα κωλύει καὶ ἀποβάλλει τὰ βοηθήματα. * * * * * διὸ χρὴ κατ' ἄλλον τρόπον ἰάσασθαι. * * * * * ἀλυσιτελὲς εἶναι δοκεῖ. κἀκεῖνο δὲ ἀσύμφορον, ὅπερ ἰῶδες, ποικίλον ἢ αἱματῶδες καὶ ξυσματῶδες * * * * ποῖα[1] δὲ κακὰ ποῖά τε καὶ ἐπ' ἀγαθῷ ἐστιν, ἄκουε δὴ αὐτοῦ λέγοντος. διαχώρημα δ' ἄριστόν ἐστι μαλθακόν τε καὶ συνεστηκὸς καὶ τὴν ὥρην, ἥνπερ καὶ ὑγιαίνων ὑπεχώρει. πλῆθος δὲ πρὸς λόγον τῶν εἰσιόντων, οὔσης γὰρ τοιαύτης τῆς διεξόδου, ἡ κάτω κοιλίη ὑγιαίνοι ἄν. εἰ δὲ ὑγρὸν, ξυμφέρει μήτε τρύζειν μήτε πυκνόν τε καὶ κατ' ὀλίγον ὑποχωρέειν. κοπιῶν γὰρ ἄνθρωπος ὑπὸ τῆς συνεχέως ἐξαναστάσεως,

1. l. II. de purg. 13.

tum ex myrrha et [533] quae craſſitudinem incidant * * * * Si vero propter uteri humorem non poſſis * * * at ejus qui ſiccior ſit * * eſt a contrariis petenda curatio * * * * ſed flatus qui uterum vexent prohibet et auxilia quae admoventur repellit. * * * * quocirca oportet aliam curationis inire rationem * * * * inutile eſſe plane perſpicitur, ſed et illud eſſe incommodum videtur quod aeruginoſum, varium aut cruentum aut ramentoſum, * * * * quaeque boni et quae male conſulenda ſint, ab ipſo perdiſce. Sic enim ſcriptum reliquit: *alvi*, inquit, *excrementum optimum eſt quod molle eſt et conſiſtens et eodem tempore quo in bona valetudine excernitur et ad proportionem eorum quae ingeruntur. Si enim talis dejectio ſit, inferiorem ventrem recte valere declarat;* at ſi liquida fuerit, utile erit, ut ſine ſtridore, neque frequenter, neque ex brevibus intervallis dejiciatur: creber enim deſi-

Ed. Chart. VIII. [533.]

ἀγρυπνίη ἂν, εἰ δὲ ἀθρόον πολλάκις διαχωρέοι, κίνδυνος λειποθυμῆσαι. ἐν τούτοις γὰρ τῶν ἀρίστων διαχωρημάτων ἀπὸ συστάσεως καὶ ποσότητος καὶ χρόνου, καθ' ὃν ἐκκρίνεται τὴν διάγνωσιν ἡμῖν παρεδίδου. τῆς δὲ ὑγρότητος τῶν διαχωρημάτων αἴτιόν ἐστιν ὅτι μὴ γεγένηται ἐκ τῆς κοιλίας ἡ εἰς τὸ ἧπαρ ἀνάδοσις ἢ διὰ τὸ μὴ κατεῤῥυηκέναι τῇ τῶν ἐξ ἥπατος ἢ σπληνὸς περιττωμάτων εἰς αὐτὴν καὶ τοῦτο οἴονται ἀγαθὸν καὶ κακὸν εἶναι· ἀγαθὸν μὲν, ἐὰν καὶ τὸ ἧπαρ ἢ σπλὴν καὶ πᾶν σῶμα ἐκκαθαίρηται[1] διὰ τοῦ ἥπατος· οὐκ ἀγαθὸν δὲ ὅταν σύμπτωμά ἐστι μὴ καλῶς γινομένης ἀναδόσεως * * * * νῦν δὲ τὰ κάκιστα τῶν διαχωρημάτων σημαίνει. μὴ μόνον ἀπὸ τῆς συστάσεως καὶ ποσότητος καὶ χρόνου τῆς ἐκκρίσεως διαγινώσκεσθαι, ἀλλὰ καὶ[2] ἐκ τῆς χροιᾶς καὶ τῆς ὀσμῆς καὶ ψόφου τούτοις συνεζευγμένου· φησὶ γὰρ, ὑδαρὲς γὰρ κάρτα ἢ λευκὸν ἢ χλωρὸν ἢ ἐρυθρὸν ἰσχυρῶς ἢ ἀφρῶδες. πονηρὰ ταῦτα πάντα, ὡς καὶ γλίσχρον καὶ λευκὸν καὶ ὑπόχλωρον

1. *Corr.* ἐκκαθαίρηται pro ἐκκατέρυται. 2. lib. II. progn. XX.

dendi labor vigiliam parit, quum vero aeger affatim saepeque dejicit, ne animus ipsum deficiat periculum est. In his nos docuit, ut perspecta consistentia, quantitate et tempore dejectionis quae optima sint alvi excrementa cognoscamus. Ut autem excrementa liquida sint, causa est quia ex ventriculo in jecur non sit facta distributio, vel quia de jecore aut liene aliquod excrementum in ipsum defluxerit, idque et bonum et malum esse potest; ac bonum quidem, si et jecur et lien et totum denique corpus per jecur expurgetur, non bonum vero, quum symptoma est, propterea quod non recte sit facta distributio * * * * nunc vero indicat, pessima excrementa non modo a consistentia, quantitate et tempore quo dejiciuntur dignosci, sed ex colore, odore et sonitu qui cum eis sit conjunctus, ait enim: *quod valde liquidum est, albicans aut pallidum aut rubrum vehementer aut spumeum, pravum est, sicut etiam glutinosum, album, subpallidum, lene;*

Ed. Chart. VIII. [533.]
καὶ λεῖον· αἴτιόν ἐστιν ὅτι ὑδαρὲς ἀπεψίας σημεῖον, λευκὸν δὲ τοῦ μὴ κατιέναι εἰς τὰ τῆς κοιλίας χωρία τὴν ὠχρὰν χολὴν πολλὴν ἐξ ἥπατος. τὸ δὲ χλωρὸν τὴν ὠχρὰν χολὴν πολλὴν μεμῦκται καὶ τὴν ἰώδη. ἀφρῶδες δὲ ποτὲ μὲν δηλώσει τὸ πνεῦμα φυσῶδες, ὑγρῷ δυσλύτῳ μεμιγμένον, ποτὲ δὲ θέρμην πολλήν· μικρὰ δὲ καὶ γλίσχρα καὶ λευκὴ διαχώρησις συντήξεως σημεῖον ἔσται· πιμελῆς δηλονότι τετηκυίας ὑπὸ πυρώδους μὲν θερμότητος; οὐ μὴν λίαν κακοήθους. ὑπόχλωρος δὲ καὶ λεία τοῦ αὐτοῦ σημεῖόν ἐστιν. ἀλλὰ τῆς πιμελῆς διὰ θερμότητα σφοδροτέραν τετηκυίας ἢ τῆς αὐτῆς πιμελῆς παλαιᾶς καὶ οἷον ἡμισαποῦς[1] οὔσης * * * * ἔτι δὲ ἔνθα λέγει * * * * καὶ πάλιν· τὰ δὲ μέλανα ἢ λιπαρὰ ἢ πέλια ἢ ἰώδεα καὶ κάκοσμα. ὅτι μὲν τὰ μέλανα ὑπὸ μελαίνης χολῆς ἀκράτου κεχωρισμένα ἐστὶ πρόδηλον. πελιδνὰ δὲ τῆς αὐτῆς μετρίας, λιπαρὰ δὲ διαχωρεῖται, συντηκομένης πιμελῆς ὑπὸ πυρώδους θερμασίας, κάκοσμα δὲ τὴν σηπεδόνα σημαί-

1. *Corr.* ἡμισαποῦς pro ἡμισαφοῦς repoſuit.

cauſa eſt quia liquidum eſt cruditatis ſignum; album vero indicat, pallidam bilem in ventrem ex jecore non deſcendere; pallidum, magnam pallidae aeruginoſaeque bilis copiam admixtam eſſe; ſpumeum vero modo indicabit flatuoſum ſpiritum eſſe cum humore qui difficulter ſolvatur permixtum; modo vero caloris copiam; exigua porro tenax albaque dejectio erit colliquationis nota: quod nimirum pinguedo ab igneo calore, qui tamen non admodum malignus ſit, liquefiat, quae vero ſubpallida lenisque eſt, ejusdem eſt colliquationis indicium, ſed ſignificat pinguedinem a vehementiore calore conſumi aut quia pinguedo vetus aut ſemiputris exiſtat. * * * * Praeterea ubi ait: * * * * Itemque quum ſubjungit, nigra, pinguia, livida, aeruginoſa, foetida, planum eſt nigra eum colorem ab atra bile pura contraxiſſe, livida ab eadem, ſed modica, pinguia autem dejiciuntur, quod pinguedo ab igneo calore ſimul colliquetur, foetida vero corrupte-

Ed. Chart. VIII. [533.]

νει * * * * ὅθεν τὰ ποικίλα πολλὰς διαθέσεις εἶναι δηλοῦσιν. * * * * ἀκράτους δὲ εἴωθεν αὐτὸς ὑποχωρήσεις ὀνομάζειν τὰς ἀμίκτους ὑδατώδους ὑγρότητος, αὐτοῦ τοῦ κενωμένου χυμοῦ μόνου διαχωροῦντος, εἴτε πικρόχολος εἴτε μελαγχολικὸς, εἴτε πρασοειδὴς, εἴτε ὁ τῆς ἰσύδος λεγομένης χολῆς. σημεῖον[1] γάρ ἐστι τὴν κατὰ φύσιν ὑγρότητα πᾶσαν ὑπὸ τῆς πυρετώδους θερμασίας ἐκπεφρῦχθαι. ἐγχωρεῖ δὲ καὶ ἄκριτα, ὠχρὰ καὶ ξανθὰ καὶ πυῤῥὰ καὶ ἐρυθρὰ καὶ ἰώδη καὶ μέλανα διαχωρεῖσθαι. ὡς[2] καὶ ἐξέρυθρος περίπλησις ἐν ταῖς ἡπατικαῖς διαθέσεσι γίνεται. καὶ διὰ τοῦτο ποτὲ μὲν αἱματώδεις γίνονται διαχωρήσεις, ποτὲ δὲ ἐξέρυθροι. * * * * καθότι[3] δέδεικται διὰ τοῦ δευτέρου τῶν ἐπιδημιῶν * * * * ἐμφαίνων πάλιν ὡς ἑωρακώς τινα τοιοῦτον ἄῤῥωστον, ἐφ' οὗ ὑπὸ τῆς φύσεως ὁρμή[4] τις ἐγένετο πρὸς τὰ ἔντερα καὶ τὴν κάτω κοιλίαν. * * * * σκεπ * * * *

1. lib. II. in III. epidem. VIII. 2. lib. I. prorrh. II. 3. III. in prorrh. LXIV. 4. *Corr.* ὁρμή τις, vel ἢ pro ὁρμητής.

lam fubeffe fignificant. * * * * proinde fit ut varia multorum * * * * affectuum fint indicia * * * * finceras vero ipfe dejectiones appellare confuevit, quae nulla funt aquofa humiditate permixtae, folo humore qui vacuatur, five is biliofus fit, five melancholicus, five porri colorem imitetur, five bilis fit, quae aeruginofa nominatur, inteftina pervadente: hujusmodi enim dejectiones exuftam effe omnem nativam humiditatem a calore febris indicant, ufu vero etiam quandoque venit, ut fincera quae pallida aut flava aut fulva aut rufa aut aeruginofa aut nigra fint dejiciantur, ficut etiam praerubra illa eft proluvies quae in jecoris affectionibus excernitur, quamobrem modo cruentae, modo praerubrae redduntur * * * * aut in fecundo de vulgaribus morbis oftenfum eft * * * * indicans quoque, perinde ac ipfemet quempiam confpexerit, in quo natura impellente proruperit ad inteftina et ventrem in-

Ed. Chart. VIII. [533.]
τοὐπίπαν γὰρ αἱ τοιαῦται διαχωρήσεις μετὰ στρόφων γίνονται, ὅταν μοχθηρὰ διάθεσις ᾖ, καθ' ἣν ἐκκρίνεται τὰ τοιαῦτα. * * * * ὅκου περὶ μελικράτου διαλέγεται· τὰ μὲν δὴ ἀφρώδεα διαχωρήματα καὶ μᾶλλον τοῦ καιροῦ κατακορέως χολώδεα· καὶ μᾶλλον θερμὰ τὸ ἄκρητον μᾶλλον τοῦ ὑδαρέος ἄγει. ὅσῳ γὰρ ἀκρατέστερον ἂν ᾖ, τοσοῦτον μᾶλλον ἐκκριτικὸν γίνεται τὸ τοιοῦτον· καὶ τοῦτο τῶν χολωδῶν καὶ τῶν ἀφρωδῶν διαχωρημάτων αἴτιον ὑπάρχει· τὰ δὲ δάκνοντα περιττώματα κατὰ[1] διττὸν τρόπον εἰς κίνησιν ἀφικνεῖται, καθ' ἕνα μὲν ὑφ' ἑαυτῶν τῶν αἰσθητῶν σωμάτων ὠθούμενα, δύναμιν ἐχόντων ἀποκριτικὴν τῶν ἀλλοτρίων, ὡς ἐν τοῖς περὶ φυσικῶν δυνάμεων ὑπομνήμασι δέδεικται, καθ' ἕτερον δὲ ὑπὸ κινήσεως σφοδροτέρας ἥνεκται, τῶν γυμνασίων ἐπικτᾶται ἔκ τε τρίψεως. τὰ μὲν οὖν ὑπόθερμα καὶ σηπεδονώδη περιττώματα δύναται μὴ μόνον φρίκην, ἀλλὰ καὶ ῥῖγος καὶ πυρετὸν ἐπιφέρειν· τὰ δὲ ὠμὰ καὶ λεπτομερῆ

1. lib. IV. de tuenda sanitate II.

feriorem. * * * * plerumque enim hujusmodi dejectiones cum torminibus excernuntur, quum nimirum affectio in qua talia excernuntur prava fuerit. * * * * quo in loco de aqua mulsa differit; ceterum spumea alvi excrementa ac potius quae sunt magis quam par sit biliosa, ac magis etiam calida, educit ea mulsa quae magis pura est, quam quae aquea: nam quo sincerior sit, eo majorem vim ad excernendum habet, haecque est biliosarum spumantiumque dejectionum causa. Mordacia autem excrementa duobus modis ad motum incitantur; uno quum ab ipso corpore sensibili impelluntur, utpote quod ejus quod alienum sit expellendi vim habeat, ut in commentariis de naturalibus facultatibus probatum est; altero quum vehementiore motu agitantur, quem vel exercitationibus vel frictione adipiscitur. Quae igitur subcalida putriaque excrementa sunt, ea non modo horrorem, sed rigorem quoque et febrem afferre possunt, cruda vero ac tenuia, ut horrorem quidem et rigorem afferant, certe

Ed. Chart. VIII. [533.]

φρίκην μὲν καὶ ῥῖγος ἐπιφέρει, πυρετὸν δὲ οὐκ ἐξάπτει, εἰ μὴ πλῆθος ἀξιόλογον ἑκατέροις προσίῃ. * * * * οὐ γὰρ ἐνδέχεται τὸν νοσοῦντα καὶ μάλιστα ὀξέως ῥωμαλεωτέραν ἔχειν τοῦ κατὰ φύσιν τὴν κοιλίαν. τὸ μὲν δὴ σὺν δήξει[1] τινὶ ταχέως διεξερχόμενον οὔτε ἰσχὺν οὔτε ἀῤῥωστίαν ὅλως ἐνδείκνυται τῆς δυνάμεως· ἀλλά τό γε χωρὶς δήξεως, ἤ τινος ἄλλου συμπτώματος ἐν τῷ προσήκοντι καιρῷ κενούμενον ἐῤῥῶσθαι τὰς τρεῖς τῆς κοιλίας ἐνδείκνυται δυνάμεις, τὴν ἀλλοιωτικὴν, τὴν καθεκτικὴν καὶ τὴν ἀποκριτικήν. τὸ μὲν οὖν ἄπεπτον[2] διαχώρημα τὸ λεπτὸν καὶ τραχὺ καὶ ἀχύμωτόν ἐστι καὶ τὴν τῶν ἐδεδεσμένων διαφυλάττων ποιότητα. τὸ δὲ ἐκ τῶν συῤῥεόντων ἐκ παντὸς τοῦ σώματος εἰς τὴν γαστέρα περιττωμάτων πυῤῥὸν[3] ἀκράτως ἐστίν. ἀλλὰ τοῦτο μὲν ὅταν τῆς πικρᾶς χολῆς χυμὸς ἄκρατός τε καὶ πολὺς εἰς τὴν γαστέρα συῤῥέει γίνεται. τὸ χλωρὸν δὲ τῆς ἰώδους ἐστὶ γνώρισμα, καθάπερ γε τὸ μέ-

1. manus prima συνδείξει, at corr. σὺν δήξει. 2. *Corr.* ἄπεπτον pro ἄμεμπτον. 3. *Corr.* πυῤῥὸν pro πυρῶν.

febrem non accendunt, nisi notabilis quaedam copia utrisque accedat. * * * * propterea quod usu non venit, ut aegrotus praesertim morbo acuto habeat ventrem robustiorem, quam in naturali statu habuisset, quamquam quod cum morsu aliquo celeriter secedit, neque robur virium, neque imbecillitatem plane indicat, sed quod sine morsu aut aliquo alio symptomate et opportuno tempore ad motum excitatur, id ipsum tres ventris facultates, alterantem, retinentem et expellentem valentes esse declarat, crudum vero alvi excrementum erit tenue, asperum, succi expers et quod eorum quae ingesta sint qualitatem servet, quod vero ex iis fit excrementis quae ex toto corpore in ventrem confluunt, id rusum sine permixtione est; quod tum denique accidit, quum amarae bilis humor purus et copiosus in ventrem confluit. Viride autem est aeruginosae indicium, ut nigrum est vel

Ed. Chart. VIII. [533.]

λαν ἤτοι τῆς μελαίνης ἢ τοῦ αἵματός τινος αὐτόθι κατοπτηθέντος. εἰ δὲ οἷον[1] πελιδνὸν φαίνοιτο κατὰ τὴν διαχώρησιν, οὐδενὸς ἐδεδεσμένου τοιούτου ψύξιν τινὰ καὶ νέκρωσιν τῶν ἐντὸς ἀποδείκνυται, ὥσπερ εἰ καὶ λιπαρὸν, ὡς ἔφην, οὐδενὸς ἐδεδεσμένου λιπαροῦ, συντήξεώς ἐστι γνώρισμα καὶ τὸ λίαν[2] δυσῶδες, εἰ[3] μὴ καὶ τοῦτο εἴη κατὰ τὸ σιτίον οὐ σμικρὰν ἐνδείκνυται σῆψιν. * * * * αἱ γὰρ πολλαὶ διαθέσεις χρόνου πλείονος δέονται εἰς πέψιν καὶ τὸν κίνδυνον ἐπιφέρουσιν ὁμότιμον[4] τῷ πλήθει· καὶ γὰρ πέττεται ῥᾷον ἡ ἁπλῆ διάθεσις καὶ ἧττον[5] κινδυνώδης ἐστὶ τῆς[6] πολυειδοῦς· αὐτὸς δὲ ὁ Ἱπποκράτης ὅρον ποιεῖ τῆς διαχωρήσεως τὴν εὐφορίαν καὶ δυσφορίαν, ἵνα γνῶμεν ὅπου δεῖ παύειν, ὅπου δὲ οὔ. οὕτω καὶ ἐν τοῖς ἀφορισμοῖς[7] εἶπεν· ἢν μὲν οἷα δεῖ καθαίρεσθαι καθαίρωνται, ξυμφέρει τε καὶ εὐφόρως φέρουσι, τὰ δ' ἐναντία δυσχερῶς. τῶν μὲν οὖν λυπούντων

1. manus prima οἵων. 2. *Corr.* λίαν pro λεῖον. 3. *Corr.* εἰ pro ἤ. 4. *Corr.* mavult ὁμότιμον, quam ὁμοιότιμον. 5. *Corr.* ἧττον pro ἥττων. 6. *Corr.* ἐστὶ τῆς pro τίς. 7. lib. IV. aph. II.

atrae vel ſanguinis in eo loco peruſti, ſi vero velut quid lividum in excrementis appareat, nec quid tale aeger ſumpſerit, refrigerationem quandam et exſtinctionem partium internarum indicabit, ſicut etiam ſi pingue ſit nec quid ejusmodi aeger comederit, eſt, ut dixi, colliquationis nota et quod valde foetet, ſi hoc etiam ex cibo non proficiſcatur, non mediocrem ſubeſſe corruptelam declarat. * * * * multae enim affectiones longius tempus in quo concoquantur poſtulant periculumque multitudini et copiae par afferunt: facilius enim ſimplex concoquitur affectio minusque periculoſum eſt quam multiplex periculoſa. Ceterum Hippocrates terminum dejectionibus proſcripſit facilitatem aut difficultatem tolerandi ut ſciamus quo in loco ceſſandum, in quo ſecus; ſic etiam in aphoriſmis cenſuit, quum ait: *ſi qualia purgari oportet, purgentur, confert et facile ferunt; contraria difficulter.*

κενουμένων εὐφορήσουσιν οἱ κάμνοντες, οἱ δὲ ἕτερόν τι κενοῖτο καὶ μὴ τὸ λυποῦν, ἀνάγκη πᾶσα δυσφορεῖν αὐτοὺς, αἰσχρὸν γάρ ἐστι τὸν ἰατρὸν ἐᾷν τοὺς κάμνοντας εἰς κίνδυνον ἰέναι, πρὶν τοῦ κωλῦσαι καὶ παύειν τὸ ἀμέτρως περιῤῥέον. διὸ κελεύει τὰ διαχωρήματα καθορᾷν καὶ μὴ μόνον τὴν ποιότητα αὐτῶν, ἀλλὰ καὶ τὴν ποσότητα καὶ τὴν εὐφορίαν τε[1] καὶ τὴν δυσφορίαν καὶ τὴν δύναμιν τοῦ νοσοῦντος καὶ τοὺς λοιποὺς διορισμοὺς, περὶ ὧν ἡμεῖς ἤδη πολλάκις εἰρήκαμεν.

κ'.

Πεπασμὸς, κατάβασις τῶν κάτω, ἐπιπόλασις τῶν ἄνω καὶ τὰ ἐξ ὑστερέων καὶ ἐν ὠσὶ ῥύπος, ὀργασμὸς, ἄνοιξις, κένωσις, θάλψις, ψύξις, ἔσωθεν ἔξωθεν, τῶν μὲν, τῶν δὲ οὔ.

1. *Corr.* τε pro δέ.

Nam si quae vexant evacuentur, aegroti facile ferent, si quid vero aliud evacuetur, ac non id quod molestum est, omnino necesse est eos id moleste esse laturos. Turpe enim [534] medico est, si permittat aegrotum adire periculum prius quam id quod immodice circumfluit cohibeat et comprimat; quocirca jubet ut excrementa alvi perspiciamus, ac non solum qualitatem, sed etiam quantitatem contemplemur; tum tolerandi facilitatem et difficultatem et vires aegrotantis ac ceteras distinctiones de quibus nos jam saepe loquuti sumus diligenter attendamus.

XX.

Maturatio, descensus eorum quae infra sunt, fluctuatio eorum quae supra et quae ex uteris feruntur et in auribus sordes; humoris concitatio, vasorum adapertio; vacuatio, calefactio, refrigeratio, intra, extra, horum quidem, illorum minime.

Ed. Chart. VIII. [534.]

Ἀποπάτους[1] δὲ δεῖ διαχωρέειν τοῖσι ταλαιπωρέουσιν, ἔστ' ἂν ὀλιγοσιτέωσί τε καὶ ὀλιγοποτέωσι, σμικρούς τε καὶ σκληρούς. ὅσα δ' ὑγρότερά ἐστι τῶν διαχωρημάτων ἢ ὥστε ἐκτυποῦσθαι ἐν τῇ διεξόδῳ, ταῦτα πάντα τοῖσι κακίω. τοῖς δὲ συχνὰ ἐσθίουσιν ἤδη καὶ πολλὰ ταλαιπωρέουσι τὴν διέξοδον χρὴ μαλθακὴν ἐοῦσαν ξηρὰν εἶναι. εἰ δ' ἐπιπυρεταίνοιεν οἱ ἄνθρωποι ἢ ὑποστρέφοιεν αἱ διάῤῥοιαι, εἰ μικραὶ γίγνοιντο, πάντως πονηραὶ εἴτε χολώδεις ἦσαν εἴτε φλεγματώδεις εἴτε ὠμαὶ μέχρι τοῦ ὁκόταν ἐκ κάτωθεν.

Προελθὼν[2] ἐρεῖ πέπονα φαρμακεύειν. καὶ ἄνωθεν εἶπεν οἱ πεπασμοὶ ἔξω ἢ εἴσω ῥεπόντων· ἢ ὅποι δεῖ. τὴν αὐτὴν ῥοπὴν λέγει νῦν. τὰ μὲν γὰρ καταβαίνοντα διὰ τῶν κάτω ἄγειν χρὴ, εἰ πεπασμὸς παρείη, τὰ δὲ ἐπιπολάζοντα, τοῦτ' ἔστι τὰ ἄνω ῥέποντα, διὰ τῶν ἄνω. ὡσαύτως δὲ ποιητέον περὶ λοιπῶν. τὸ[3] δὲ ἐν ὠσὶ ῥύπος[4] θεωρητέον. εὑρήσεις γάρ τινας ῥευματιζομένους τὰ ὦτα ποτὲ μὲν ἰχῶρι λεπτῷ καὶ ὑγρῷ,

1. Sic manus ſecunda in margine. 2. Sic manus prima. 3. *Corr.* τὸ pro τὸν. 4. I. in Epid. II.

[*Alvi autem egeſtiones iis qui ſeſe laboribus exercent, quamdiu parum ederint parumque potaverint, modicas ac duras eſſe oportet; quae vero liquidiores ſunt, ut in tranſitu conformentur, hae ſane ſunt omnes deteriores; at iis qui multum edunt multumque laborant, oportet tranſitum excrementorum mollem ſiccumque eſſe, ſi vero inſuper homines febrem habeant aut alvi profluvii repetierint eaque longa fuerint, penitus mala cenſentur, ſive ea billioſa, ſive pituitoſa, ſive cruda ſint.*]

Paulo poſt monebit, *concocta medicari oportere* et ſupra etiam dixit, *maturationes intro aut foras aut quo decet vergere*, idem momentum et eandem inclinationem humorum nunc innuit eſſe attendendam. Nam quae infra deſcendunt, ſi matura concoctaque ſint, per infernas educi partes poſtulant; quae vero ſuperfluitant, hoc eſt quae ſupra vergunt, per ſuperiores; ceterorum eſt eadem ratio. Sordes autem aurium ſpectare oportet: comperies enim quorum aures deſtillatione laborent, modo liquore

Ed. Chart. VIII. [534.]

ποτὲ δὲ οἷον πυώδει τε καὶ δυσώδει, τῶν ἀσθενῶν μορίων εἰωθότων καὶ πολὺ καὶ μοχθηρὸν περίττωμα γεννᾷν. καὶ γὰρ αἱ βαρυηκοΐαι καὶ κωφότητες, ἤτοι διά τι[1] τῶν κατὰ τὰ ὦτα μορίων ἢ διὰ τὸ καθῆκον ἐξ ἐγκεφάλου νεῦρον ἢ[2] διὰ τὸ τὸν ἐγκέφαλον ἐν ἐκείνῳ τῷ μέρει βεβλαμμένον, ὅθεν αὐτοῦ τὸ νεῦρον ἀποφύεται[3], συνίστανται. πολλάκις δὲ καὶ διὰ τὸν παρὰ φύσιν ὄγκον, οἷος ἐν τῷ πόρῳ[4] γίνεται ἢ πορώδους τινὸς ἢ σαρκώδους βλαστήματος ἐπιτραφέντος ἐκ τῶν παρὰ φύσιν ἐμφραττόντων τὸν πόρον, ὧν ἐστι καὶ ὁ ῥύπος, ὃ συνήθως ἐν ὠσὶ γινόμενον. οὕτω καὶ[5] τὸν ὀργασμὸν βλέπειν δεῖ.[6] ἐπὶ γὰρ τῶν ἑτοιμοτάτων εἰς ἔκκρισιν ἐπειγομένων τε πρὸς κένωσιν ὑγρῶν κατὰ πολλοὺς ἀφορισμοὺς φαίνεται χρώμενος τῇ ὀργᾷ φωνῇ, ἐκ μεταφορᾶς ἀπὸ τῶν ὀργούντων ζώων, ὡς ἐν τῷ ἑξῆς ὑπομνήματι ῥηθήσεται, ἐν ἐκείνῃ τῇ ῥήσει, ἧς ἀρχὴ πέπονα φαρμακεύειν.

1. *Corr.* τί pro τῇ. 2. *Corr.* ἢ pro ποῖ. 3. τὸ νεῦρον ἀποφύεται pro τῶν νεύρων ἀποφύγεται. 4. *Corr.* πόρῳ pro πόῤῥω. 5. l. II. in IV. Epid. IX. 6. *Corr.* δεῖ pro τι et ἐπὶ pro ἐπεί.

quodam tenui ac liquido, modo ceu purulento ac foetido, quum membra debilia et multum et pravum colligere excrementum consueverint. Nam et gravitates audiendi et surditates aut propter aliquam aurium particulam aut propter nervum qui in eas a cerebro porrigitur aut propter cerebrum ipsum in ea parte laesum, unde nervus exoritur, constare videntur aut etiam a tumore aliquo praeter naturam proficiscuntur qui in meatu excitetur, quod ibi germen, quod tophi aut carnis speciem gerat, sit enatum, idque ex illis sit quae praeter naturam meatum obstruunt, e quorum numero sunt etiam sordes quae de more in auribus gignuntur. Orgasmum quoque ait esse attendendum: in plerisque enim aphorismis verbo ὀργᾷν, hoc est *turgere et irritare*, quum de iis agit humoribus qui sunt ad excretionem paratissimi et ad evacuationem properant, uti videtur, idque per translationem ab animantibus ad venerem concitatis, ut in sequenti commentario ostendemus, quum ea verba quorum initium est hoc, *concocta medi-*

Ed. Chart. VIII. [534.]

Ἄνοιξις δὲ ἡ τῶν πόρων ἢ καὶ τῶν ἐκροῶν, αἵπερ εἰσὶν ἐν ὅλῳ τῷ σώματι, ἐνίοτε μὲν ὠφελεῖ, ἀνοίγονται δὲ καὶ αἱ φλέβες ἐν ταῖς αἱμοῤῥαγίαις καὶ ἀναστομοῦνται, καὶ ἄλλως ῥέει τὰ περιττώματα ἀνοιγμένων τῶν ἀγγείων. τότε γὰρ δεῖ ὁρᾷν τὴν κένωσιν τὴν θάλψιν τοῦ μορίου καὶ τὴν ψύξιν, μάλιστα δὲ τῶν ἄρθρων, καὶ λογίζεσθαι εἰ χρὴ ἄγειν ἔσωθεν ἢ ἔξωθεν ἢ τοὐναντίον, καὶ ὅπου τοῦτο ποιητέον, ὅπου τε μή. ἔστι γὰρ πολλὰ ἃ μὴ χρήσει θάλψεως ἢ ψύξεως, πολλὰ δὲ τοὐναντίον. καὶ τοῦτό γε μὴ μόνον ἐν τοῖς τοῦ σώματος μορίοις εἰδέναι σε χρὴ, ἀλλὰ καὶ ἐν ταῖς νόσοις τε καὶ συμπτώμασιν. ἅπερ[1] οὐλήσουσί σε ὑπὲρ τὰ ἡμέτερα περὶ ὧν ἐν νόσοις αἰτίων τε καὶ συμπτωμάτων ὑπομνήματα ἀναγινώσκειν ἐθέλοις. (τὰ[2] δὲ περὶ τῶν ἀποπάτων τε καὶ τῶν λοιπῶν ἐν τοῖς παλαιοῖς ἀντιγράφοις οὐχ εὑρίσκεται.)

1. vel εἴπερ. 2. Haec Corrector.

---

cari, interpretabimur. *Adapertio* autem aut meatuum aut effluxuum qui in toto ſunt corpore interdum nocet, interdum prodeſt; ac venae etiam in ſanguinis eruptionibus aperiuntur et reſerantur et item quae ſupervacanea ſunt adapertis vaſis fluere ſolent, quo ſane tempore inſpicienda evacuatio eſt calorisque ac refrigerationis partium, praeſertim extremarum, eſt habenda ratio, ac conſiderandum extrinſecusne an intrinſecus an contra ducere conveniat et ubi hoc ſit agendum, ubi ſecus: multa enim ſunt quae nec calorem nec refrigerationem poſtulant, multa vero contra. Id autem non modo in corporis partibus tibi pernoſcendum eſt, ſed in morbis quoque et ſymptomatis quae certe non te fugient, ſi noſtros de cauſis morborum et ſymptomatum perlegere libros volueris. Quae autem de alvi dejectionibus deque aliis hic dicuntur in veteribus libris non reperiuntur.

Ed. Chart. VIII. [534.]

κα'.

Ὁκόταν[1] *ἐκ κάτωθεν ὀμφαλοῦ τὸ στρέφον, βραδὺς καὶ μαλθακὸς ὁ στρόφος, ἔμπαλιν δὲ τοὐναντίον.*

Ὥσπερ φησὶν αὐτὸς ἐν τοῖς ἀφορισμοῖς[2], τοῖς ἀπυρέτοις οὖσιν ἢν γένηται στρόφος καὶ γονάτων βάρος καὶ ὀσφύος ἄλγημα, κάτω φαρμακίας δεῖσθαι σημαίνει, οὕτω καὶ ἐνταῦθα γράφει, τὸν στρόφον βραδὺν καὶ μαλθακὸν εἶναι,[3] εἰ ἐκ τῶν κάτωθεν τοῦ ὀμφαλοῦ μορίων γένηται, ἐναντίον δὲ, εἰ ἐκ τῶν ἄνωθεν. τοὺς δὲ στρόφους ἰᾶσθαι δεῖ ὅταν καὶ ἐκ δήξεών τινων καὶ στρόφων ἐκλύσεις γίνωνται.

κβ'.

Τὰ διαχωρέοντα ἢ ῥέπει, ἄναφρα, πέπονα, ὠμὰ, ψυχρὰ, δυσώδεα, ξηρὰ, ὑγρὰ, ὀσμικακώδεα.

1. manus prima. 2. IV. aph. XX. 3. Verba εἶναι etc. usque ad μορίων in manuſcr. uncinis incluſa ſunt.

XXI.

Quum infra umbilicum quae torquent fuerint, ea tarda ac mollia tormina ſunt. Vice verſa contra.

Ut eſt ab ipſo in aphoriſmis conſcriptum, ſi citra febrem tormina adſint genuumque gravitas et dolor lumborum, inferna opus eſſe purgatione ſignificant, ita hoc etiam loco ait, tormina tarda molliaque eſſe, ſi partes infra umbilicum obſideant, contra vero fore, ſi a ſuperioribus oriantur. Ceterum curanda ſunt tormina, quum ex morſibus quibusdam aut torminibus diſſolutiones proveniunt.

XXII.

Quae per alvum ſecedunt, qua repunt, ſpumae expertia, cocta, cruda, frigida, foetida, ſicca, humida, prave olentia.

Ed. Chart. VIII. [534. 535.]

Περὶ τῶν αὐτομάτως διαχωρούντων ὁ[1] λόγος αὐτῷ· θεωρητέον γὰρ ὅπη ῥέπει, κἂν διὰ συμφερόντων μορίων καὶ ὡς δεῖ καὶ οἷα καὶ ὅσα προσήκει ἐᾷν. μάλιστα δὲ εἰ ἄναφρα καὶ πέπονα εἴη. τότε γὰρ ἡ φύσις ἐκκρίνει αὐτὰ κατὰ κρίσιν καὶ ἴσως καὶ ἐν ἡμέρᾳ κρισίμῳ. εἰ δὲ ὠμὰ εἶεν, τότε τῶν διορισμῶν μέμνησο περὶ ὧν εἴπομεν ἄνω. λέγω δὲ τὴν εὐφορίαν καὶ τὴν δυσφορίαν· κἂν γὰρ ὠμὰ καὶ ψυχρὰ, κἂν δυσώδη ᾖ καὶ ξηρὰ καὶ ὑγρὰ ᾖ, ὁ δὲ κάμνων εὐφόρως φέρῃ, μὴ παύειν χρή· εἰ δὲ δυσχερῶς καὶ δυσφόρως, κωλύειν.

κγ'.

Δίψα πρόσθεν μὴ ἐοῦσα, μηδὲ καῦμα, μηδὲ ἄλλη πρόφασις, οὖρον,[2] ῥινὸς ὑγρασμός.

1. *Corr.* ὁ uncinis inclusit. 2. *Corr.* οὖρον pro οὔρων.

De iis agit, quae ſua ſponte dejiciuntur: videndum enim eſt qua vergant, ac ſi per loca opportuna et ut oportet et qualia et quanta dejici opus eſt, permittendum ut egerantur, praeſertim ſi non ſpumea et concocta [535] ſint, ſiquidem natura tunc eadem per judicationem excernit, ac fortaſſe etiam id in die critico facit. Verum ſi cruda ſint, tunc habe in memoria eas diſtinctiones quarum ſupra mentionem feci, hoc eſt facilitatem tolerandi et difficultatem. Sive enim cruda, ſive frigida, ſive foetida, ſive liquida, ſive ſicca ſint, aegrotus vero facile ferat, cohibenda non ſunt, at ſi ille aegre et difficulter toleret, ſupprimenda.

XXIII.

Quae ſitis prius non adfuit, neque aeſtus, neque alia cauſa, urina, naſi humectatio.

Ed. Chart. VIII. [535.]

Ταῦτα ὡς σημεῖα προσέθηκεν. ἡ μὲν οὖν δίψα νῦν ἐνοχλεῖ μὴ οὖσα πρόσθεν, σημαίνει τὴν θερμασίαν μείζονα γεγονέναι. μᾶλλον δὲ ἢν μήτε καῦμα ᾖ μήτε ἄλλη πρόφασίς τις προσῇ.[1] ὀνομάζει δὲ προφάσεις ὁ Ἱπποκράτης ἐνίοτε μὲν τὰς ψευδῶς λεγομένας αἰτίας, πολλάκις δὲ καὶ τὰς φανερὰς αἰτίας. οὕτω γὰρ ἐν τῷ τετάρτῳ τῶν περὶ διαίτης ὀξέων, διὸ, φησὶ, προσεκτέον τῷ ἰωμένῳ ὅκως μὴ διαλήσεταί τις τῶν προφάσεων. προσέχειν δὲ δεῖ καὶ νοῦν τῷ οὔρῳ καὶ τούτῳ[2] μᾶλλον, εἰ πρότερον μήτε τοιοῦτον μήτε τοσοῦτον ἦν, καὶ τῷ ὑγρασμῷ τῆς ῥινὸς, ἵνα ποιῇς ὅπερ αὐτὸς κελεύει. ὡς τῇ νέᾳ βουλῇ ἀπαντήσεις πρὸ τὰ νέως ἐμπίπτοντα.

κδ'.

Τὴν ἔῤῥιψιν καὶ τὸν αὐασμὸν καὶ τὸ ἀσύμπτωτον καὶ τὸ θολερὸν πνεῦμα, ὑποχόνδριον, ἄκρεα. ὄμματα προσκα-

1. L. II. Epid. X. 2. *Corr.* τούτῳ pro τοῦτο.

Haec pro ſignis adhibuit: ſi enim ſitis quae prius non adſuit, nunc infeſtum hominem habeat, adauctum eſſe calorem ſignificat, praeſertim vero ſi neque aeſtus ſit, neque ulla alia occaſio ſubſit. Occaſiones autem interdum Hippocrates vocat eas quae falſo cauſae appellantur; ſaepe etiam ita manifeſtas cauſas vocat. Sic enim hoc nomen uſurpavit in quarto de ratione victus in morbis acutis libro. Quocirca, inquit, qui medicinam facit debet animadvertere, ne ulla ipſum ſugiat occaſio. Adhibere quoque animum urinae oportet ac magis, ſi prius neque talis neque tanta erat, itemque naſi humectationi, ut facias quod ipſe nos monet, iis quae nuper accidunt novo occurras conſilio.

XXIV.

Projectionem et ſiccitatem ac non collapſum corpus, ſpiritum turbidum, hypochondrium, extrema, oculos male

Ed. Chart. VIII. [535.]

κούμενα, χρώματος μεταβολὴν, σφιγμοὺς, ψύξεις,[1] παλμοὺς, σκληρισμὸν δέρματος, νεύρων, ἄρθρων, φωνῆς, γνώμης, σχῆμα ἑκούσιον, τρίχες, ὄνυχες, τὸ εὔφορον[2] ἢ μὴ[3] οἷα δεῖ.

Οἱ παλαιοὶ καὶ νεώτεροι τοῦ Ἱπποκράτους ἐξηγηταὶ μὴ νοήσαντες τί ποτε σημαίνει τὸ ὄνομα τῆς ἐῤῥίψεως, πολλὰ μὴ πρεπόντως εἰρήκασιν. ὁ μὲν γὰρ Γλαυκίας καὶ Ἡρακλείδης ὁ Ταραντῖνος καὶ Ζεῦξις, οἱ πρῶτοι πάντα τε τοῦ παλαιοῦ συγγράμματα ἐξηγησάμενοι, ἡγοῦνται τὴν ἔῤῥιψιν εἶναι ταραχήν τινα, ὅταν ὁ κάμνων μὴ δύναται ἐν ἑνὶ τόπῳ συνεστάναι, ἀλλὰ ἄλλοτε ἄλλως κινεῖται. Ῥοῦφος δὲ ὁ Ἐφέσιος καὶ Σαβῖνος ἐκ τῶν νεωτέρων μὴ τοῦτο εἶναι τὴν ἔῤῥιψίν φασιν, ἀλλά τι δεινότερον, τουτέστι νεκρῶδές τι σύμπτωμα, ὅπερ συμβαίνει ὅταν τις ἐγγὺς ᾖ ὡς οἴεσθαι τελευτῆσαι. εἰσέρχεται γάρ, φασὶν, εἰς αὐτὸν δέος τι τῶν

1. *Corr.* ψύξεις uncis inclusit. 2. *Corr.* εὔφορον pro ἔμφορον ponendum censuit. 3. *Corr.* ἢ μὴ pro εἶμι.

affectos spectabis. Coloris mutatio, pulsus, frigus, palpitationes, cutis durities, nervorum, articulorum, vocis, mentis, figura voluntaria, pili, ungues, tolerandi facilitas aut secus et qualia oportet consideranda.

Veteres ac recentiores Hippocratis interpretes, quum nomen *projectionis* quid significet ignorarint, multa quae minime decebat attulerunt. Glaucias enim et Heraclides Tarentinus itemque Zeuxis, qui primi in omnes fere libros Hippocratis commentarios conscripserunt, projectionem esse perturbationem quandam putant, quum aeger consistere uno in loco non potest, sed modo huc, modo illuc se jactat. Rufus Ephesius ac Sabinus inter juniores non hoc, sed quid gravius esse projectionem dixerunt; esse, inquam, mortiferum quoddam symptoma quod solet evenire, quum quispiam inibi est ut se moriturum opinetur. Incidit enim, inquiunt, in eum timor quidam ex

Ed. Chart. VIII. [535.]

πρόσθε πεπραγμένων, ὡς δείματος μεστὸν αὐτὸν γίνεσθαι καὶ φροντίδος καὶ τότε μήτε σιτίον[1] τι μήτε ποτὸν λαμβάνειν, ἀλλὰ πάντα φοβεῖσθαι καὶ ὕποπτον ἔχειν μὴ μόνον τὸν ἰατρὸν, ἀλλὰ καὶ πάντας[2] τοὺς παρόντας καὶ ὑπηρετοῦντας αὐτῷ. Ἀρτεμίδωρος δὲ ὁ ἐπικληθεὶς Καπίτων καὶ Νουμεσιανὸς, ὃς καὶ εἰς τοὺς ἀφορισμοὺς συνέγραψεν ὑπομνήματα, ἄλλο τι ὑπενόησαν, ὃ καὶ ἄκαιρόν ἐστι καὶ μὴ ἄξιον ῥηθῆναι. ἐγὼ μὲν τὸν Καπίτωνα οὐ θαυμάζω, ἐπειδὴ πάμπολλά ἐστιν εὑρίσκειν αὐτοῦ ἁμαρτήματα, τὸν δὲ Νουμεσιανὸν πάνυ θαυμάζω, ὡς καὶ συνετὸν καὶ φρόνιμον καὶ μὴ εἰωθότα παραληρεῖν. κάκιστον δὲ πάντων ὁ Λύκος ἡρμηνεύσατο. οὗτος γὰρ εἰς Ἱπποκράτην κακῶς διακείμενος πάντα αὐτοῦ νοήματα καὶ πάσας τὰς ῥήσεις ἀπιθάνως ἐξηγήσατο. καὶ μὴν οὐδὲ Ἀσκληπιάδης, οὐδὲ Διοκλῆς ὁ Καρύστιος καλῶς τὴν φωνὴν ταύτην κατέλαβεν· ᾠήθη γὰρ μὴ εἶναι τοῦτο σύμπτωμα τῆς δυνάμεως καὶ σωματικὸν, ἀλλὰ

1. *Corr.* σιτίον et ποτὸν pro σιτίων et ποτῶν. 2. *Corr.* καὶ πάντας uncis inclusit.

iis profectus quas ante gessit, ut metus ac sollicitudinis plenus reddatur: quo sane tempore nec cibum sumit nec potum, sed timet omnia, ac suspectum habet non medicum solum, sed eos etiam omnes qui adstant quique operam illi suam praestant. Artemidorus cognomento Capito et Numesianus is qui explanationem in aphorismos edidit, aliud de hoc nomine excogitarunt, quod et absurdum est et indignum, cujus nunc fiat mentio. Sed Capitonem ego ita sentire non miror, quippe quum alii permulti ejus errores inveniantur. At de Numesiano magna me cepit admiratio, quem et sapientem et prudentem ac non delirum semper novi. Sed pessime omnium hunc locum Lycus explanavit. Is enim malevolentia in Hippocratem suffusus omnia illius cogitata omnesque sententias perverse interpretatus est. Jam vero neque Asclepiades, neque Diocles Carystius hanc vocem recte intellexerunt, neque enim esse corporis symptoma, quod ad vires pertineat,

Ed. Chart. VIII. [535.]
τῆς διανοίας καὶ ψυχικόν. ἀλλὰ τίς φέρει τὴν τοῦ Λύκου τοῦ Μακεδόνος ἀσέλγειαν καὶ τὴν τοῦ Ἀρτεμιδώρου ἀμάθειαν καὶ τὴν τῶν ἄλλων πολυλαλίαν καὶ ἀπιθάνους λόγους; ἵνα δὲ μήτε ἡμεῖς ἔνοχοι τυγχάνομεν ὄντες τῆς αὐτῆς ἁμαρτίας, λέγωμεν τί ποτε σημαίνει παρὰ τῷ Ἱπποκράτει τὸ τῆς ἐῤῥίψεως ὄνομα. πρῶτον μὲν εἰδέναι χρὴ αὐτὸν λέγειν νῦν περὶ τῆς κλίσεως τῶν ἀῤῥώστων[1], οὓς εἶπεν ἐν τῷ προγνωστικῷ, δεῖν εὑρίσκεσθαι ὑπὸ τοῦ ἰατροῦ κεκλιμένους ἐπὶ τὸ πλευρὸν τὸ δεξιὸν ἢ τὸ ἀριστερὸν καὶ τὸ σύμπαν σῶμα ὑγρὸν κείμενον καὶ μὴ αὐασμὸν εἶναι, ὡς ἐνταῦθά φησιν, ὑπτίους δὲ κεῖσθαι ἧσσον[2] ἀγαθὸν εἶναι. εἰ δὲ καί τις προπετὴς γένοιτο καὶ καταῤῥέοι ἀπὸ τῆς κλίνης ἐπὶ τοὺς πόδας, δεινότερόν ἐστι· θανατῶδες δὲ καὶ τὸν κεχηνότα καθεύδειν. σημαίνει δὲ τὴν κάκωσιν δυνάμεως, δεῖ οὖν, ὡς αὐτὸς συμβουλεύει, ὑγρὸν κεῖσθαι τὸ σῶμα, τουτέστιν ὡς τὰ σκέλη καὶ αἱ χεῖρες ὀλίγον ἐπικεκάμφθωσαν καὶ τὸ σύμπαν σῶμα τῶν ὑπερβολικῶν σχημάτων ἔξω καθεστη-

1. Corr. ἀῤῥώστων pro ῥώστων. 2. Corr. ἧσσον pro εἰς ὄν.

ſed mentis, quod ad animum referatur, putaverunt. Sed quis Lyci Macedonis inſolentiam et Artemidori inſcitiam itemque aliorum loquacitatem et abſurdos ſermones ferat? Ac ne nos quoque hujus culpae affines ſimus, jam quid projectionis nomen apud Hippocratem ſignificet explicemus. In primis igitur ſcire convenit, ei nunc eſſe de aegrorum decubitu ſermonem inſtitutum, quos in praeſagiorum libro dixit, inveniri debere a medico in dextrum aut ſiniſtrum latus in lecto jacentes, atque ita, ut totum corpus non ſiccum, ſed humidum ſit, ut eo in loco ſcriptum legimus; ſupinos autem jacere, minus bonum cenſet. Si quis vero declivis ſit et a lecto ad pedes delabatur, gravius id erit; mortale vero eſt, ſi hians quis dormit, imbecillitatem enim ſignificat. Quocirca oportet, ut ipſe conſulit, humidum jacere corpus, hoc eſt brachia et crura parum reducta eſſe, ut totum corpus jaceat extra figuras extremas conſtitutum, extremas autem figuras in-

Ed. Chart. VIII. [535.]

κὸς εἴη, ἔστι δὲ ὑπερβολικὰ σχήματα τὰ μετὰ μακρᾶς ἐκτάσεως ἢ κάμψεως ἤτοι τῶν κώλων ἢ τῆς ῥάχεως· γίνονται δὲ ταῦτα τῶν νεύρων ἰσχυρῶς τεινομένων. ταῦτα γὰρ οὐκ οἴδασι γενναῖοι ἐξηγηταὶ, οἳ μέχρι λόγου σφᾶς αὐτοὺς Ἱπποκρατείους ὀνομάζουσι. τῷ δὲ πράγματι καὶ τῇ ἐπιστήμῃ οὐδὲν ἄλλο εἶναι δοκοῦσι πλὴν σοφισταὶ καὶ οἷς εἰπεῖν λογιατροί.[1] ἰστέον οὖν τὴν ἔῤῥιψιν νῦν ὀνομάζεσθαι τὸ μὴ δύνασθαι κατακεῖσθαι ζῶντος τρόπον, ἀλλὰ καθάπερ νεκρὸν καὶ ἄψυχον σῶμα καταφέρεσθαι. τὸ γὰρ ἐπὶ τοὺς πόδας ὑποῤῥεῖν,[2] ὥς φησιν Ἱπποκράτης, κατακείμενον, σημεῖόν ἐστι τῆς δυνάμεως ἐσχάτως ἀῤῥωστούσης μὴ δύνασθαι δὲ ἑστάναι ἢ καθέζεσθαι ἢ ἀνίστασθαι ἧττον δεινόν. ἀλλὰ τὸ καταβεβλῆσθαι δίκην ἀψύχου σώματος, ὅταν πᾶς ὁ τόνος τελείως ἐκλελυμένος ἐστὶ καὶ ἀπόλωλε, τοῦτο ἐῤῥίφθαι λέγεται τὸ σῶμα καὶ ἔῤῥιψις τὸ πάθος. διὸ[3] εἶπεν αὐτὸς ἀλλαχοῦ τὰς συντασίας τοῦ σώματος καὶ

1. Leg. de palpit. sign. IV. 2. *Corr.* ὑποῤῥεῖν pro ἀποῤῥεῖν. 3. l. V. in VI. Epid. XXIX.

telligo, in quibus longa extentio aut flexus sive artuum, sive spinae sint, quae nervis supra modum extentis fiunt. Haec autem egregii illi interpretes ignorant, qui verbo tenus se Hippocraticos nominant, sed si rem atque doctrinam attendas, nihil esse aliud quam sophistae et solo nomine medici videbuntur. Scito igitur nunc projectionem appellari, quum quis modo hominis viventis decumbere non potest, sed tanquam mortuum inanimumque corpus deorsum fertur: quum enim quis jacens ad pedes sublabitur, ut Hippocrates sensit, signum est virium ad extremam imbecillitatem perductarum; non posse autem stare vel sedere vel exsurgere, est certe minus grave; sed projectum esse modo inanimi corporis, quum robur universum est ex omni parte exsolutum et perditum, id corpus dicitur ab Hippocrate ἐῤῥίφθαι, hoc est projectum esse et prostratum, ipseque affectus ἔῤῥιψις, hoc est virium projectio nominatur. Proinde alio in loco dixit

τοὺς σκληρισμοὺς τῶν ἄρθρων καὶ τὰς κατακλάσεις, ὅταν ὁ ἄνθρωπος διαλελυμένος ᾖ, κακὸν εἶναι, ἵνα νοήσωμεν οὐδὲ συντεταμένον οὔτε κεχαλασμένον, ἀλλὰ συμμέτρως ἔχον εἶναι προσήκει τὸ σῶμα. δῆλον γάρ ἐστιν ὅτι οὐδὲ ξηρὸν οὐδὲ ὑγρὸν[1] ἀμέτρως εἶναι δεῖ, εἰ δὲ εἴη, εἰδέναι χρὴ εἰ ξηρὰ ἢ καὶ ὑγρὰ συνίστασθαι τὰ πάθη. τὰ μὲν οὖν κατὰ τὰς ἀρτηρίας καὶ τὰς φλέβας ξηρὰ νοσήματα γνωρίζεται[2] τῇ τε τῆς γλώττης ξηρότητι καὶ τῷ τοῦ παντὸς σώματος αὐχμῷ καὶ ἐν τοῖς ἔξω ἕλκεσιν αἱ φλεγμοναὶ γίνονται ξηραὶ, μηδενὸς ἐξ αὐτῶν ἰχῶρος χωροῦντος καὶ τῶν ὀφθαλμῶν φλεγμοναὶ πολλάκις ξηραί εἰσι, μηδὲν ἐκκρίνεται καὶ τὰ κατὰ τὸν ἐγκέφαλον[3] ὡσαύτως πάθη μήτε διὰ ῥινῶν μήτε διὰ ὑπερώας ἐκκαθαιρόμενα ξηρὰ λέγεται. περὶ δὲ ὑγρῶν τουναντίον δεῖ ὑπονοεῖν, ὅταν ἐκκρίνηται τὸ περίττωμα ἀπὸ τῶν πεπονθότων τόπων ὑγρὰ εἶναι. σκέπτου τοίνυν ἢ ἐῤῥίφθαι τὸ σῶμα ἢ αὐχμηρὸν ἢ ὑγρὸν ἢ καὶ ξηρόν ἐστι καὶ

1. l. V. de vict. rat. XXII. 2. *Corr.* γνωρίζεται pro γνωρίζετε. 3. ad Glauc. VIII.

corporis contentiones, artuum duritias et confractiones, quum dissolutus homo sit, in malis esse habendas; ut sciamus, corpus neque contentum, neque laxatum, sed immoderate affectum esse debere: est enim perspicuum ipsum neque siccum neque humidum immodice esse oportere. Si vero sit, non erit ignorandum siccos aut humidos affectus in ipso consistere, ac morbi sicci, qui in arteriis venisque versantur et ex linguae siccitate et ex totius corporis squalore cognoscuntur; sed in externis quoque ulceribus siccae inflammationes oriuntur, quum nullus ex eis tenuis humor fluit, itemque oculorum inflammationes saepenumero aridae sunt, ac nihil inde excernitur; affectus quoque, quibus cerebrum obsidetur, quum nihil per nares et palatum repurgetur, sicci dicuntur. [536] De humidis contraria sentienda sunt, quum de locis affectis supervacanea excernuntur. Vide igitur num corpus projectum sit et prostratum aut squalidum aut hu-

Ed. Chart. VIII. [536.]
ἴσθι τὸ ἴαμα ἐκ τῶν ἐναντίων εἶναι, ὡς αὐτὸς ἐδίδαξεν. εἶτα βλέπειν χρὴ πότερον ὁ τοῦ σώματος ὄγκος συμπέπτωκε, πραοτέρα γὰρ ἡ νόσος ἐστὶν, εἰ πᾶσα ἕξις τοῦ σώματος ἀσύμπτωτος εἴη, πλὴν ὅτι εἰς πλείονα χρόνον ἐκτείνεσθαι φιλεῖ. τὸ δὲ πνεῦμα[1] θολερὸν κακῶς εἴρηται, μήτε εἶναι Ἱπποκράτους ἡ ῥῆσις ἔοικε, καί μοι δοκεῖ ἐν μόνῃ τοῦ Διοσκορίδου ἐκδόσει γεγράφθαι, ἴσως ἀπ᾽ αὐτοῦ παρεμβεβλημένη, οὐδὲ γὰρ ἐν τῷ προγνωστικῷ, οὐδὲ ἐν ταῖς ἐπιδημίαις, οὐδὲ ἐν τοῖς ἀφορισμοῖς, οὐδέ γε ἐν ἄλλῳ τινὶ τῶν γνησίων συγγραμμάτων εἴρηκεν ὁ παλαιὸς πνεῦμα θολερόν. λέγομεν γὰρ θολερὸν ὕδωρ, θολερὸν οὖρον, ἐοικὸς τῷ τῶν ὑποζυγίων. τί δὲ σημαίνει τὸ θολερὸν πνεῦμα καὶ ἄδηλόν ἐστι καὶ οὐδεὶς οὕτως ἑρμηνεύει. εἰσὶ μέντοι τινὲς οἳ ἀγνοῦντες τί ἐστι τὸ πνεῦμα θολερὸν ἄλλο τι λέγουσιν οὐχ ἧττον ἄκυρον καὶ ἀσαφές. οὗτοι μὲν οὖν γράφουσι μὴ

1. l. II. prorrh. IV.

midum aut ſiccum; at ſcito, remedia eſſe, ut ipſe docuit, a contrariis petenda. Deinde ſpectandum eſt utrum tota moles corporis conciderit; mitior enim is morbus eſt, in quo totus corporis habitus non collapſus ſit, ſed tamen in longius produci tempus conſuevit. Quod ad ſpiritum turbidum attinet, non eſt recte dictum, neque ego id eſſe ab Hippocrate conſcriptum arbitror, ſiquidem in ea editione ſolum, quam in vulgus protulit Dioſcorides, hoc verbum eſſe ſcriptum invenitur, ac fortaſſe eſt ab ipſomet interjectum. In nullo enim alio libro, qui verus Hippocratis ſit, turbidum ſpiritum eſſe dictum comperies, non in praeſagiis, non in libris de vulgaribus morbis, non in aphoriſmis, non alibi denique. Dicimus quidem turbidam aquam urinamque turbidam, quae urinae jumentorum ſimilis ſit; ſed quid turbidus ſpiritus ſit, cum ignotum eſt, tum vero nemo ita loquitur. Quidam vero ignari quid ſpiritus turbidus ſit, aliud quid nec minus improprium, nec minus obſcurum invexerunt; ſcribunt enim non θολε-

Ed. Chart. VIII. [536.]
θολερὸν, ἀλλὰ θαλερὸν, παρὰ τοῦ θάλλειν τὴν φωνὴν ποιήσαντες, οὕτω γὰρ ἐνόησαν οἱ περὶ τὸν Σαβῖνον. ἀλλὰ τί ἐστιν ὅπερ οὐχ ὡρμήσαντο ποιεῖν ἐκεῖνοι; πρόσωπον μὲν γὰρ θαλερὸν, οἷον εὐεκτικὸν καὶ εὔχρουν εἴποιεν ἄν τις, τὸ δὲ πνεῦμα θαλερὸν οὐδεὶς εἶπε, πλὴν, οἶμαι, ὁ τοῦ προῤῥητικοῦ συγγραφεύς. ἡμεῖς δὲ σαφῶς ἴσμεν ἐκεῖνο τὸ σύγγραμμα οὐκ εἶναι γνήσιον Ἱπποκράτους. φαίνεται τοίνυν προσγραφὲν ὑπό τινος, αὖθις δὲ εἰς τοὔδαφος ὑπὸ τοῦ βιβλιογράφου μετατεθεῖσθαι. ἀλλὰ ταῦτα μὲν εὐκαταφρόνητα καὶ σμικρὰ καθάπερ καὶ πάντα ὅσα περὶ τῆς λέξεως ἐξήγηται. τὰ δὲ ὑποχόνδρια θεωρεῖσθαι δεῖ, εἰ χαλαρὰ ἢ τεταμένα εἴη ἢ καὶ ὀδυνηρὰ ἢ ἄλλην αἴσθησιν νόσου παρέχει, καθάπερ πολλάκις ἐν ταῖς ἐπιδημίαις ἐσημαίνετο. οὕτω καὶ τὰ ἄκρεα πότερον θερμὰ ἢ ψυχρὰ ἄλλως πως διακείμενα, οὕτω καὶ τὰ ὄμματα προσκακούμενα ἢ κοῖλα ἢ προπετῆ ἢ ἄλλην τινὰ διάθεσιν ἐνδείκνυσιν. ἔτι δὲ χρώματος μεταβολὴν, περὶ

1. I. II. in VI. Epid.

ρὸν turbidum, ſed θαλερὸν, παρὰ τοῦ θάλλειν, *floridum, idque a verbo florendi dicunt*: fuit hoc Sabini inventum. Sed quid eſt quod ille non audeat? faciem quidem floridam quaſi bono habitu coloreque perſuſam ut dicat fortaſſe aliquis, certe ſpiritum floridum nemo dixit, praeter eum, opinor, qui librum praedictionum adornavit. Sed nos perſpicue novimus eum librum non eſſe Hippocratis verum. Itaque videtur ab aliquo fuiſſe vox illa adſcripta, tum a librario in contextum verborum translata. Verum haec negligenda parvique facienda ſunt, ſicut ea omnia, quae ad verborum explicationes pertinent. Hypochondria vero utrum diſtenta laxave ſint, an dolore conflictentur, an alium morbi ſenſum afferant, ut ipſe in libris de vulgaribus morbis ſaepe memoravit, ſpectare convenit. Sic utrum extrema calida an frigida, an alio modo affecta ſint. Oculorum male affectorum eſt eadem ratio; videndum enim eſt utrum concavi ſint an prominentes, an

Ed. Chart. VIII. [536.]

ἧς μὴ καταφρονήσῃς, περὶ ἧς ἄνωθεν εἴρηται. αὕτη γὰρ ἢ διὰ τὴν[1] τῆς νόσου κακοήθειαν ἢ καὶ διὰ τὴν ἀγρυπνίαν ἢ δι' ἄλλο τι σύμπτωμα συμβαίνειν εἴωθε. σκοπὸς γάρ ἐστι πειρᾶσθαι διαγνωστικὸν εἶναι, ἔκ τε τῆς καθ' ὅλον τὸ σῶμα παρὰ φύσιν ἑκάστῳ γιγνομένης χρόας, ἔτι τε τῶν συμπτωμάτων καὶ τῶν νοσημάτων, ὥρας τε καὶ χώρας καὶ ἡλικίας καὶ καταστάσεως καὶ φύσεως τοῦ κάμνοντος ἐπιτηδευμάτων τε καὶ διαίτης, ἀλλὰ καὶ σφυγμοὶ ὅλου τοῦ σώματος θεωρητέοι. παλαιοὶ δὲ οὔπω πᾶσαν τῶν ἀρτηριῶν κίνησιν ὠνόμαζον σφυγμὸν, ἀλλὰ μόνον τὴν αἰσθητὴν αὐτὴν αὐτῷ τῷ ἀνθρώπῳ πάντως οὖσαν σφοδράν. Ἱπποκράτης δὲ πρῶτος εἴρηκέ που σφυγμὸν ἁπασῶν τῶν ἀρτηριῶν τὴν κίνησιν, ὁποία[2] τις[3] ἂν εἴη. εἴσῃ δὲ καὶ ψύξεις καὶ παλμοὶ καὶ τρόμοι καὶ ῥίγεα, περὶ ὧν ἔχεις ὅλον τὸ σύγγραμμα ἡμέτερον, ἐν ᾧ καὶ περὶ σπασμοῦ καὶ τῶν τοιούτων διαλεγόμεθα. τὸ δέρμα δὲ ἐνίοτε σκληρότερον, ἐνίοτε

1. l. IV. aph. II. 2. *Corr.* ὁποία probat, pro οἵα. 3. Re-vid. antec. l. I. ad Glauc. 198, 54.

aliam quampiam ſubeſſe affectionem indicent. Quin etiam coloris mutationem, de qua ſupra dixi, non contemnes; color enim vel ob morbi malitiam vel vigilias aut aliud ſymptoma quoddam ſolet mutari. Etenim propoſitum eſſe debet, dandam eſſe operam ut unde id profectum ſit dignoſcas; ducto ex eo colore, qui praeter naturam in toto corpore cujusque hominis ſit exortus, argumento; tum e morbis, ſymptomatis, anni tempore, regione, aetate, ſtatu coeli, natura aegroti, morbis graſſantibus et victus ratione. Sed pulſus quoque totius corporis ſpectandi ſunt. Veteres autem non jam omnem motum arteriarum, ſed eum ſolum qui ſenſibilis eſſet, atque ipſi homini prorſus vehemens, pulſum vocabant. Hippocrates primus motum arteriarum omnium, qualiscunque is eſſet, pulſum appellavit. Age vero et refrigerationes et palpitationes et rigores et tremores conſiderandi ſunt, de quibus eſt in manibus noſtrum integrum volumen, in quo et de convulſione et de iis quae generis ejusdem ſunt diſſe-

Ed. Chart. VIII. [536.]

ξηρότερον ἀποτελεῖται. ἐνίοτε δὲ ἰκμάδες τινὲς ἢ ἀτμὸς θερμὸς ἐκ τοῦ βάθους ἀναφέρεται. τισὶ δὲ ἡ ξηρότης ἢ μαλακότης ἢ σκληρότης πολλῶν[1] παραμένει. γίνεται δὲ τοῦτο μάλιστα τοῖς ὑπερπονήσασιν ἢ ψυχθεῖσιν ἢ ἅμα τῷ κόπῳ ἐγκαυθεῖσιν, ὥσπερ ἐνίοτε καὶ ἰσχνότης τοῦ σώματος καὶ ἡ τῶν ὀφθαλμῶν κοιλότης καί τις ἀήθης[2] ἄχροια, ἅπερ τῶν ὁπωσοῦν φροντισάντων εἶναι κοινὰ οὐδεὶς ἀγνοεῖ. περὶ δὲ τὰ ἄρθρα πολλὰ συμβαίνει, ἃ πάντα δεῖ τὸν ἰατρὸν σκέπτεσθαι, οὕτω περὶ φωνῆς· βλάπτεται γὰρ εἰ καὶ μὴ ἀπολωλὼς εἴη παντελῶς τὸ κατὰ φύσιν ἔργον ἅπαν. οὐ ταὐτὸν δέ ἐστι φωνὴ καὶ διάλεκτος καὶ αὐδὴ, ἀλλ' ἡ μὲν φωνὴ ἔργον ἐστὶ τῶν φωνητικῶν ὀργάνων, ἡ διάλεκτος δὲ τῶν διαλεκτικῶν, ὧν τὸ μὲν πρῶτόν ἐστιν ἡ γλῶττα, ἔπειτα δὲ ἡ ῥὶς καὶ τὰ χείλη καὶ οἱ ὀδόντες. φωνητικὰ δὲ ὄργανά ἐστι λάρυγξ καὶ οἱ κενοῦντες αὐτὸν μύες[3] καὶ νεῦρα, ὅσα τὴν ἐξ ἐγκεφάλου παρακομίσει τούτοις δύναμιν. αὐδὴν δὲ

1. *Corr.* praef. πολλόν. 2. *Corr.* τις ἀήθης pro τοῖς ἀήθοις. 3. III. in III. Epid. XXXIV.

ritur. Cutis autem modo durior, modo ſiccior redditur; interdum vero madores quidam et calidi vapores ab intimis corporis partibus efferuntur; in quibusdam ſiccitas aut durities aut mollities diu perſeverat; id quod iis potiſſimum uſu venit, qui ſe nimio labore fatigarunt aut refrigerati ſunt aut qui una cum laſſitudine a ſole exuſti, ſicut interdum etiam corporis gracilitas, oculorum cavitas et inſueta quaedam coloris privatio apparent, quae ſolent eſſe communia eorum, qui quovis modo in ſollicitudine curisque verſantur. Articulis autem multa accidunt, quae omnia ſunt a medico conſideranda, idem de voce cenſendum; vitiatur enim, quamvis actio naturae non tota ſit omnino perdita. Non eſt autem idem vox, quod loquela et ſermo, ſed vox eſt munus vocalium inſtrumentorum, *διάλεκτος loquela* eorum, quae ad ſermonem pertinent, quorum omnium princeps eſt lingua, tum nares et labra et dentes. Vocalia vero inſtrumenta ſunt guttur ac muſculi ipſum moventes, itemque nervi omnes, qui ad eos

Ed. Chart. VIII. [536.]

οὔτε πᾶν τὸ τῆς ἀκοῆς ἴδιον αἰσθητὸν οἱ παλαιοὶ ἐκάλουν, οὔτε ἐκεῖνο μόνον, ὃ διὰ στόματος ἐκπέμπεται, ἐν ᾧ περιέχεται καὶ τὸ κλάειν καὶ τὸ συρίττειν καὶ οἰμώζειν καὶ βήττειν καὶ ὅσα τοιαῦτα, μόνην δὲ τὴν ἀνθρώπου φωνὴν, καθ' ἣν διαλεγόμεθα πρὸς ἀλλήλους αὐδὴν ὠνόμαζον. περὶ δὲ γνώμην πολλαὶ κακώσεις εἰσὶν, ἃς βλέπειν ἀκριβῶς καὶ ἐσκεμμένας ἔχειν δεῖ, οὕτω περὶ σχήματος ἑκουσίου ἢ ἀκουσίου ἰστέον. ἀλλὰ καὶ τρίχες καὶ ὄνυχες πελιδνοὶ ἢ μέλανες ἐνδείκνυνταί τι, ὅπερ οὐ καταφρονητέον ἐστίν· ὥσπερ γρυποῦνται[1] ἐπὶ τοῖς φθινώδεσι νοσήμασιν οἱ ὄνυχες, τῶν στηριζουσῶν αὐτοὺς ἑκατέρωθεν σαρκῶν ἐκτηκομένων· διὸ εἶπεν ἐν τῷ προγνωστικῷ, εἰ δὲ καὶ πρὸς τῷ βάρει οἱ ὄνυχες καὶ οἱ δάκτυλοι πελιδνοὶ γίνονται, προσδόκιμος ὁ θάνατος αὐτίκα. ἴσμεν[2] γὰρ τὸ πελιδνοῦσθαι σημεῖον εἶναι τοῦ σβέννυσθαι τὸ ἔμφυτον θερμόν. ἐπειδὴ δὲ μεγάλην ἔχει δύναμιν ἡ εὐφορία τε καὶ δυσφορία πρὸς τὸν θάνατον καὶ πρὸς ὑγίειαν, διὰ τοῦτο ἀναμιμνήσκει ἡμᾶς αὐτῶν.

1. l. I. de locis V. 2. l. II. progn. 60.

vim a cerebro afferunt *αὐδήν*. Sermonem vero non omne id quod proprie in ſenſum auditus cadit, neque id ſolum, quod ore emittitur, in quo genere ploratus, ſibilus, fletus, tuſſis et hujusmodi continentur; ſed ſolam hominum vocem, qua inter ſe colloquuntur, veteres appellabant. Multa quoque mala angere mentem ſolent, quae accurate intueri et in eis diſcernendis exercitatum eſſe oportet; ita etiam figurae, in quam ſua ſponte aut inviti aegroti ſe vertunt, eſſe peritum par eſt. Jam vero et pili et ungues lividi et nigri quidpiam indicant, quod non eſt contemnendum. Quemadmodum ſcimus aduncos reddi ungues tabeſcentibus, quod carnes, quibus utrinque infiguntur, colliquatae ſint, quamobrem ipſe in praeſagiis dixit: *ſi vero praeter gravitatem ungues digitique lividi ſint, mors eſt continuo exſpectanda*; perſpectum enim habemus, livorem nobis indicare calorem nativum exſtinctum eſſe. Quoniam vero facilitas et difficultas tolerandi magnam

Ed. Chart. VIII. [536.]

προστίθησι δὲ οἷα δεῖ, ἵνα ἴδωμεν συμφέρειν εὐφόρως[1] φέρειν ταῦτα καὶ τὰ τούτοις ὅμοια, ὅπερ ἄνω πρὸς τὴν κένωσιν μετέφερεν, εἴτε τῆς φύσεως ἐκκαθαιρούσης τὸ σῶμα τῶν λυπούντων χυμῶν ἡ κένωσις γένοιτο εἴτε ἡμῶν δόντων τὸ φάρμακον.

1. l. II. progn. VIII.

vim et ad mortem et ad ſanitatem habet, ideo nobis eam in memoriam eſſe revocandum exiſtimavit. Addidit etiam, *qualia oportet*, ut intelligamus utile eſſe, ut haec et quae his ſunt ſimilia facile feramus, id quod ſupra ad evacuationem transtulit; ſive quum natura corpus expurgat, ſive quum nos medicamentum purgans damus, humorum corpus vexantium fiat evacuatio.

ΓΑΛΗΝΟΥ ΤΩΝ ΕΙΣ ΤΟ ΠΕΡΙ ΧΥΜΩΝ ΙΠΠΟΚΡΑΤΟΥΣ ΥΠΟΜΝΗΜΑΤΩΝ ΤΟ Β.

Ed. Chart. VIII. [537.]

α'.

Σημήϊα ταῦτα, ὀδμαὶ χρωτὸς, στόματος[1], διαχωρήματος, ὠτὸς, φύσης, οὔρου, ἕλκεος, ἱδρῶτος, πτυάλου, ῥινὸς, χρὼς ἁλμυρὸς ἢ πτύαλον ἢ ῥὶς ἢ δάκρυον ἢ ἄλλοι χυμοί. πάντα ὅμοια τὰ ὠφελέοντα, τὰ βλάπτοντα.

1. *Corr.* inclufit σήματος, at id ego expunxi atque reftitui στόματος quod fic fcriptum eft nov. m. S. g.

HIPPOCRATIS DE HUMORIBUS LIBER ET GALENI IN EUM COMMENTARII TRES II.

I.

[537] *Signa haec funt, odores corporis, oris, dejectionis, auris, flatus, urinae, ulceris, fudoris, fputi, naris, cutis falfa aut fputum aut nafus aut lacrymae aut alvi humores, omnino fimilia juvantia, laedentia.*

Ed. Chart. VIII. [537.]

Ὀρθῶς[1] εἴρηται πρὸς Ἱπποκράτους, ἐπίστασθαι χρὴ τὸν ἰατρὸν, μὴ μόνον τὴν κοινὴν τῶν ἁπάντων ἀνθρώπων φύσιν, ἀλλὰ καὶ τὴν ἰδίαν ἑκάστου. οὕτως γὰρ καὶ ποιότητα καὶ ποσότητα τῶν βοηθημάτων ὧν χρήζομεν καὶ τὸν τρόπον τῆς χρήσεως αὐτῶν συμβήσεται οὐκ ἀγνοεῖσθαι. καὶ γὰρ ἥκομεν πρός τινας ἀῤῥώστους πολλάκις, οἷς ἔμπροσθεν ὑγιαίνουσιν οὐκ ἐνετύχομεν· ὥστε οὐδὲ ὅπως εἶχον χροιᾶς[2] ἢ σχέσεως ἢ τῆς κατὰ φύσιν θερμασίας ἢ τῆς τῶν ἀρτηριῶν κινήσεως γινώσκομεν, ἵνα οὕτω καλῶς τὸ μέγεθος τῶν νοσημάτων κρίνωμεν· εἴπερ μόνῳ τὸ[3] κατὰ φύσιν ἀκριβῶς ἐπισταμένῳ δυνατὸν γνῶναι εἰς ὅσον ἐξίσταται φύσεως ἕκαστον καὶ εἰς ὅσον μέγεθος ἡ νόσος[4] ἥκει. τοῦτο δ' ἀγνοοῦντες, ἵνα μὴ παντάπασιν ἀπορῶμεν, ἐπὶ τὰ σημεῖα ἀφικνούμεθα, ὧν διάγνωσις τελεία ἐνδείξεται ἡμῖν τὴν ἐπιείκειαν καὶ τὴν κακοήθειαν τοῦ νοσήματος. τοιαῦτα δὲ σημεῖα ἢ ὁρατά ἐστι, τουτέστιν ἐν τῷ σώματι ὅλῳ,

1. l. I. ad Glauc. 2. *Corr.* χροιᾶς pro χροιαῖς. 3. *Corr.* τὸ uncinis inclufit. 4. *Corr.* ἡ νόσος adjecit.

Eſt hoc ab Hippocrate recte proditum, non modo communem omnium hominum naturam, ſed etiam cujusque propriam eſſe medico pernoſcendam: ita enim fiet ut neque qualitatem neque quantitatem remediorum, quibus opus ſit, neque etiam quomodo admoveri debeant ignoremus. Etenim ad aegrotos ſaepenumero accedimus, quibuscum prius, quum integra valetudine fruerentur, nulla nobis neceſſitudo interceſſit; proinde neque quo colore, neque quo habitu, neque quo nativo calore eſſent aut quis eorum eſſet motus arteriarum plane ſcimus, ut de morbi magnitudine recte judicemus; ſiquidem ei ſolum, qui naturalem ſtatum accurate perſpectum habeat, integrum eſt noſſe quantum quisque naturae ſtatum exceſſerit et ad quantum magnitudinis morbus pervenerit. Quumque hoc ignoremus, ne omnino haereamus, ad ſigna confugimus, quorum perfecta notitia nobis qui mites quique maligni morbi ſint declarat. Hujusmodi autem ſigna aut ſpectabilia ſunt, hoc eſt vel in toto corpore, ac magis

Ed. Chart. IX. [537.]

μᾶλλον δὲ ἐν τῷ προσώπῳ ὁρᾶται, ἢ ἀόρατα τὸ πρῶτον, αὖθις δὲ βλέπονται. τοιούτου τοῦ γένους ἐστὶν ὅσα ἐκ τῶν οὔρων καὶ διαχωρημάτων καὶ πτυάλου καὶ ἱδρώτων καὶ ῥύπου τῶν ὤτων καὶ μύξης καὶ τῶν ἄλλων ἁπάντων ἐκ τοῦ σώματος ἢ ὑπὸ τῆς φύσεως ἢ τῆς τῶν φαρμάκων δυνάμεως ἐκθλιβομένων λαμβάνεται, ἄλλα καὶ ἀκούειν μόνον ἔξεστι, καθάπερ τὰ ἀλγήματα καὶ φροντίδες καὶ ὅσα τῆς γνώμης καὶ διανοίας καὶ τῶν αἰσθήσεων νοσήματα καὶ βλάβαι εἰσί. τὸ γὰρ σημειωτικὸν τῆς ἰατρικῆς μέρος τίθενται. αὐτῶν γὰρ τήρησις πρὸς τὴν θεραπευτικήν ἐστιν ἀναγκαία, ἀλλὰ καὶ ἄνευ θεραπείας ἀναγκαῖον εἰδέναι αὐτὰ πρὸς τὸ γνῶναι τίνα θεραπευτικὰ καὶ τίνα ἀθεράπευτα, καὶ περιΐστασθαι αὐτὰ, ὅπως μὴ ἐπιβαλλόμενοι ἀδυνάτοις σφαλλώμεθα. ἴσμεν δὲ τὸ σημειωτικὸν εἰς τρία διαιρεῖσθαι, εἴς τε ἐπίγνωσιν τῶν παρεληλυθότων καὶ εἰς τὴν σκέψιν τῶν συνεδρευόντων καὶ εἰς πρόγνωσιν τῶν μελλόντων. τὰ γὰρ προγεγονότα συμπτώματα καὶ τὰ παρόντα πολυπραγμονοῦμεν εἰς

etiam in facie adſpiciuntur; aut primum non videntur, poſtea vero ſub adſpectum cadunt. Hujus autem generis ſunt omnia quae ab urinis, alvi excrementis, ſputo, ſudoribus, ſordibus aurium, muco et ab aliis omnibus trahuntur, quae a corpore aut natura aut vi medicamenti extruduntur, alia vero ſolum audimus, quo in numero ſunt, dolores, ſollicitudines et cuncti mentis et intelligentiae ac ſenſuum morbi atque noxae. Volunt enim eam etiam tractationem, qua ſigna continentur, medicinae partem eſſe, quandoquidem neceſſaria eſt ipſorum ad curationem adhibendam obſervatio. Quin etiam vel citra curationem neceſſarium eſt ſigna cognoſcere, ut qui curari poſſint quique non poſſint intelligas; ne ſi manum admoveas iis, qui ſanari non queunt, in errorem inducaris. Jam vero haec ipſa pars, quae ad ſigna pertinet, in tria diſtribuitur, in cognitionem praeteritorum in contemplationem praeſentium et praeſagitionem, futurorum. Etenim praeterita ſymptomata itemque praeſentia diligen-

Ed. Chart. VIII. [537.]

τὸ εὑρεῖν τὴν αἰτίαν τῆς νόσου. ἀναγκαῖον δὲ καὶ προγνῶναι εἴτε ὀλέθριον εἴτε περιεστηκὸς εἴη τὸ νόσημα. τινὰ[1] μὲν ὁμοειδῆ ἢ ὁμογενῆ τῶν σημείων ἐστὶ, τινὰ δὲ οὔτε γένος ἔχει ταὐτὸν οὔτε εἶδος. ὁμοειδῆ μὲν οὖν ἐστι τὰ καθ' ἕν τι πάθος γενόμενα, ὡς τὰ ἀναπτυόμενα τῆς κατὰ πνεύμονα καὶ θώρακα καὶ τραχεῖαν ἀρτηρίαν καὶ τὰ ἀναπνευστικὰ ὄργανα διαθέσεως σημεῖά ἐστιν, ἐγκεφάλου δὲ καὶ μηνίγγων τὰ ἐκκρινόμενα διὰ μυκτήρων ἢ διὰ ὑπερώας. ὅσα δὲ οὔτε ὁμοειδῆ οὔτε ὁμογενῆ τυγχάνουσιν ὄντα οὐδεὶς ἀγνοεῖ. οὐ πάντες δὲ τῶν βιβλίων ἐξηγηταὶ ἴσασιν ἄλλα[2] μὲν τῶν σημείων εἶναι παθογνωμονικὰ καὶ προγνωστικὰ νοσήματος ἴδια, ἄλλα δὲ ἀχώριστα. ὅταν δὲ τούτων μὴ ἀπορῶμεν τῷ μήτε ἴδιόν τι ζητεῖν ἢ ἀχώριστον τοῦ πάθους γνώρισμα, ἀλλὰ πότερον ὀλεθρίως ἢ σωτηρίως ὁ κάμνων ἔχει, τότε πάντων τῶν κατὰ τὸ σῶμα φαινομένων αὐτῷ

1. leg. lib. I. prorrh. II. 2. l. I. prorrh. IV.

ter ad morbi caufam inveniendam intuemur, fed necesse etiam eft noffe morsne an falus exfpectanda fit. Ceterum figna quaedam ejusdem funt fpeciei aut generis, quaedam neque eodem genere, neque eadem fpecie continentur. Ejusdem funt fpeciei quae in uno morbo contingant, cujusmodi funt quae fputo rejiciuntur, quae quidem figna funt ejus affectionis, quae pulmonem, thoracem, afperam arteriam et inftrumenta refpirationis obfideat, ut morbi cerebri membranarum funt ea quae per nares aut palatum excernuntur; quae porro neque ejusdem fpeciei, neque ejusdem funt generis, nemo eft qui nefciat; non omnes tamen qui explanationes confcribunt, norunt figna alia effe morbi propria, quae quia affectum indicant, ideo *παθογνωμονικὰ* nominantur et ad praefagiendum accommodata; alia vero infeparabilia, quumque de his non dubitamus, propterea quod nullam nec propriam nec infeparabilem morbi notam perquiramus, verum illud indagemus, falusne an mors aegroti exfpectanda fit, tum omnia

Ed. Chart. VIII. [537.]
σημείων τε καὶ συμπτωμάτων ἐπίσκεψις ἀναγκαία γίνεται. ἔτι δὲ τὰ μὲν πέψεώς τε καὶ ἀπεψίας ἐστὶ σημεῖα, τὰ δὲ ὀλέθρου καὶ σωτηρίας ἐνδεικτικὰ, ἄλλα δὲ τῆς κρίσεως. ἀπεψίας μὲν οὖν καὶ πέψεως γνωρίσματα διαχωρήματά τε καὶ πτύσματα καὶ οὖρα, τοῦ δ᾽ ὀλέθρου καὶ τῆς σωτηρίας τά τε σὺν αὐτοῖς ἐστιν ἐκκρινόμενα καὶ τὰ καθ᾽ ὅλον τὸ σῶμα φαινόμενα. τῶν δὲ κρίσεων οὐκ ἔστι γένος αὐτῶν ἓν ἐξαίρετον· ἐν ἄλλῳ μὲν γὰρ καιρῷ καὶ κατ᾽ ἄλλην διάθεσίν ἐστι κρίσιμα, κατ᾽ ἄλλην δέ τινα διάθεσιν ἢ καιρὸν τῆς νόσου συμπτώματα μὲν ἢ σημεῖα γένηται μοχθηρὰ, κρίσιμα δὲ οὐδόλως ἐστί. διὸ εἶπεν αὐτὸς ἐν τῷ δευτέρῳ τῶν ἐπιδημιῶν, τὰ κρίσιμα μὴ κρίνοντα, τὰ μὲν εἶναι θανατώδεα, τὰ δὲ δύσκριτα. καὶ τὰ μὲν τῆς πέψεως σημεῖα ἀγαθὰ ἀεὶ, τὰ δὲ ἀπεψίας οὐκ ἀγαθά. εἰ γὰρ κεφαλαλγίαν ἢ παραφροσύνην ἢ δύσπνοιαν ἢ κῶμα θεάσῃ, οὐδὲν ἐπὶ τούτους βέβαιον, οὔτε ἀγαθὸν οὔτε κακὸν ἔχεις προγνῶσαι. οὔτε εἰ βλέπεις ἱδρῶτας ἢ ἐμέτους ἢ κοιλίας ἢ οὔρων πολ-

et ſigna et ſymptomata, quae in corpore apparent, neceſſe eſt diligenter perpendere. Sunt etiam quaedam concoctionis et cruditatis ſigna, ſicut quaedam ſalutis aut mortis, quaedam judicationis: ac concoctionis quidem cruditatisque ſigna ſunt alvi excrementa, ſputa et urinae; ſalutis ac mortis ſunt quae cum illis excernuntur et in toto apparent corpore; judicationum vero non eſt unum proprium praecipuumque genus ſignorum, ſed alio in tempore et in alio morbo erunt critica ſigna, in alio vero affectu aut alio morbi tempore erunt vel ſymptomata vel prava ſigna ac nullo modo critica. Quocirca Hippocrates in ſecundo de vulgaribus morbis libro recte cenſuit critica non judicantia partim mortalia eſſe, partim difficulter judicare. Ac ſigna quidem concoctionis bona ſemper ſunt, cruditatis non bona. Nam ſi capitis dolorem aut delirium aut reſpirationis difficultatem aut gravem ſoporem ſubeſſe videas, in iis nihil firmum nec bonum nec malum praenoſcere poteris, ſicut nec etiam, ſi intuearis

Ed. Chart. VIII. [537. 538.]

λὴν ἔκκρισιν ἢ αἵματος ῥύσιν ἐκ ῥινῶν ἢ ὑστέρων ἢ αἱμοῤῥοΐδων, οὔτε εἰ καὶ παρωτίδας εἴτ᾽ ἄλλα ἀποσχήματα. ἐπειδὴ πάντα τοιαῦτα καὶ κρίσιμα καὶ οὐ χρήσιμα γίνεσθαι συμβαίνει καὶ τοῦτο διττῶς, ἢ τὸ μηδόλως ποιεῖσθαι κρίσιν ἢ τὸ κακῶς ποιεῖν, ἕτερον δὲ γένος ἐστὶν οὐχ ὡς σημείων μόνον κρισίμων, ἀλλὰ καὶ ὡς αἰτίων, τούτου τοῦ γένους εἰσὶ καὶ ἔμετοι καὶ διαχωρήσεις γαστρὸς καὶ οὔρων πλῆθος καὶ ἱδρῶτες καὶ αἱμοῤῥαγίαι καὶ παρωτίδες καὶ ἀποσχήματα. εὑρήσεις δὲ ἕτερον γένος τῶν σημείων τε ἅμα καὶ συμπτωμάτων, ὅπερ οὔτε κρίσιν ποιεῖ οὔτε ὁμοίως πιστὸν ὡς τὸ κατὰ τὰς πέψεις, οὔτε τελείως ἄπιστον, ἀλλὰ ἐξ αὐτῶν τινὰ μὲν ἀγαθὰ διὰ παντὸς, τινὰ δὲ φαῦλά ἐστιν. τοῦτο[1] μὲν δηλοῖ αὐτὸς, ἔνθα φησὶ, τὴν διάνοιαν ἐῤῥῶσθαι καὶ εὖ ἔχειν πρὸς τὰ προσφερόμενα ἀγαθόν. ἀλλὰ καὶ ἡ εὔπνοια καὶ ἡ εὐσφυξία ἀγαθόν. οὕτω δὲ καὶ ἡ εὐ-

1. lib. II. aph. XXXIII.

ſudores aut copioſam alvi aut lotii excretionem aut ſanguinis e naribus aut ex utero aut haemorrhoidibus affluxionem, imo vero ne ſi tumores quidem ſecundum aures aut alios abſceſſus perſpicias; cauſa eſt quia haec omnia et critica et non critica eſſe poſſunt, atque id quidem duobus modis, vel quod nullo modo vel quod male judicationem faciant. Alterum vero genus eſt non modo ſignorum, quae critica ſint, ſed quae etiam cauſarum vim habeant, hoc genere continentur vomitus, alvi dejectiones, urinae copia, ſudores, ſanguinis profluvia, tumores ſecundum nares atque abſceſſus. Jam vero aliud quoque genus comperies eorum, quae uno eodemque tempore et ſigna erunt et ſymptomata, hocque genus neque judicationem affert, neque aeque atque illud quod in coctionibus verſatur, fidum eſt, neque omnino infidum; ſed in hoc [538] genere quaedam ſemper bona ſunt, quaedam mala, quod ipſe declaravit, quum dixit: *mentem conſtare recteque ſe ad ea quae afferuntur habere, bonum;* facilis quoque reſpiratio et integritas pulſuum in bonis habetur, ita etiam

φορία καὶ τὸ πρόσωπον τοῖς ὑγιαίνουσιν ὅμοιον καὶ ἡ εὐσχήμων κατάκλισις καὶ ἡ τοῦ σώματος ὁμαλότης. τὰ δὲ τούτων ἐναντία κακὰ, ἅπερ ἅπαντα κατὰ τὸ προγνωστικὸν ὑφ' Ἱπποκράτους καλῶς[1] εἴρηται. οὐ[2] μὴν ἀλλὰ δεῖ τῆς χρόας ἀμελεῖν, ἀνάλογος γὰρ ἡ χρόα τῷ αἵματι. αἷμα δὲ λέγω νῦν ὅλον τὸν ἐν τοῖς ἀγγείοις χυμὸν ἐν ᾧ καὶ φλέγματός τε καὶ χολῶν καὶ ἰχώρων περιέχεται· τοῦτο γὰρ καὶ ἄμεινον καὶ χεῖρον γίνεται. αὐτὸ δὲ τὸ κατ' ἐπικράτειαν αἷμα λεγόμενον, ἄλλην τινὰ χρόαν, πλὴν ἐρυθρὰν ἔχειν ἀδύνατον. νῦν δὲ Ἱπποκράτης οὐ διορίζει πότερον τὰ σημεῖά ἐστιν ἀγαθὰ ἢ κακὰ, ἢ μήτε ἀγαθὰ μήτε κακὰ, ἢ θανατώδη ἢ ζωτικὰ, καθάπερ ἐν τῷ προγνωστικῷ καὶ ἐν τοῖς τῶν ἐπιδημιῶν βιβλίοις οὔτε πάντα προστίθησι. λέγει δὲ ταῦτα σημεῖα εἶναι, ἵνα μὴ οἴοιο[3] ταῦτα εἶναι αἴτια ἢ συμπτώματα καὶ σφαλόμενος μὴ καλῶς ἰάσεις. ἐν πρώ-

1. *Corr.* (καλῶς). 2. IV. in VI. Epid. XXIX. 3. *Corr.* οἴοι pro ἢ.

facilis tolerantia et facies bene valentium faciei ſimilis et decens decubitus et corporis aequalitas boni conſulitur, horum contraria in malis ſtatuenda ſunt; quae omnia ſunt in praeſagiis ab Hippocrate ſcripta divinitus. Age vero ſignum a colore profectum non eſt deſpiciendum; ſiquidem color ſanguini proportione reſpondet. Sanguinem autem nunc intelligo humorem univerſum qui vaſculis ineſt, in quo et pituita et biles et tenues liquores continentur; hic enim et melior et deterior efficitur, at is qui ſanguis per exſuperantiam appellatur, alium praeter rubrum colorem habere non poteſt. Ceterum Hippocrates hoc loco non diſtinguit utrum ſigna bona ſint an mala aut utrum nec bona nec mala aut utrum ſalutaria aut mortalia ſint; quemadmodum in libro praeſagiorum ac de morbis vulgaribus; neque etiam numeravit omnia. Ait autem haec ſigna eſſe, ut ea ne putes aut cauſas eſſe aut ſymptomata, atque ita ſalſus non recte medicinam facias. In primis autem ſtatuit odores corporis, qua in

Ed. Chart. VIII. [538.]

τοις οὖν τίθησι τὰς ὀσμὰς τοῦ χρωτός. ἰστέον[1] γὰρ ὅτι ἐπὶ πάντων σχεδὸν ὁμολογοῦσιν ἀλλήλαις ὄσφρησίς τε καὶ γεῦσις, οὐ μὴν ἀλλὰ ἐπὶ τῶν ἡδίστων· ταῦτα γὰρ οὐ μόνον τοῖς γενομένοις ἡδέα ἐστὶν, ἀλλὰ καὶ πικρότητος οὐκ ὀλίγον ἐμφαίνει, ὥσπερ ἐν τοῖς ῥόδοις ὁρᾶται. ἡ δὲ αἴσθησις τῆς ὀσμῆς γίνεται ἐν ταῖς κοιλίαις τοῦ ἐγκεφάλου καὶ ἡ οὐσία τῶν ὀσφρητῶν ἀτμώδης ἐστίν. ἃ γὰρ ἀποῤῥεῖ τῶν σωμάτων, ἀναμίγνυται τῷ περιέχοντι, ἔπειτα δὲ διὰ τῆς πνοῆς εἰς τὸν ἐγκέφαλον φέρεται καὶ τὴν αἴσθησιν κινεῖ. ταῖς μέντοι διαφοραῖς ἀτμῶν οὐ κεῖται ὀνόματα. ὀξεῖαν μὲν γάρ τινα καὶ δριμεῖαν ὀσμὴν ἔχειν λέγομέν τι, αὐστηρὰν δὲ ἢ στρυφνὴν ἢ ἁλυκὴν ἢ πικρὰν, ὥσπερ ἐν τοῖς χυμοῖς, οὐκέτι, ἀλλὰ εἰς δύο προσηγορίας μόνας ἀνάγομεν καὶ εὐώδη ἢ δυσώδη λέγομεν. διὸ καὶ τῶν εὐωδῶν ἐδεσμάτων, ὅσα διασαφέντα κατὰ τὴν ὀσμὴν ἡμᾶς ἀνιᾷ, καὶ ταῦτα εὐθέως ἀποῤῥιπτοῦμεν, οὐδὲ γεύεσθαι ἐπιχειροῦμεν. καὶ μέντοι

1. l. IV. de ſimpl. med. XXII.

re ſcire convenit, in omnibus rebus fere mutuo conſentire odoratum ac guſtatum, non tamen in iis quae ſuaviſſimum odorem ex ſe mittunt. Propterea quod ea tantum abeſt, ut guſtantibus ſuavia ſint, ut etiam non modicam amaritudinem prae ſe ferant, ut in roſis cernitur. Porro odoris ſenſus in cerebri ventriculis fit et rerum quae odore percipiuntur eſſentia eſt hujusmodi, ut vaporem exhalet; quae enim defluunt e corporibus, aëri nos ambienti admiſcentur; deinde per inſpirationem in cerebrum comportantur ſenſumque movent, vaporum tamen differentiis non ſunt impoſita nomina. Ut enim dicamus quidpiam odorem acidum aut acrem habere, certe vel auſterum vel acerbum vel ſalſum vel amarum, ut in humoribus uſu venit, non dicemus, ſed hiſce duabus appellationibus omnia comprehendemus, ut bene olentia aut graveolentia nominemus; quocirca e bene olentibus eduliis quaecunque computruerunt, quaeque nobis odore moleſtiam afferunt, ea quam primum rejicimus ac ne guſtare

Ed. Chart. VIII. [538.]

καὶ τὰ χρώματα τῶν ἐκκρινομένων παρὰ φύσιν ἢ τὰς ὀσμὰς οὐδὲν ἔτι χρὴ δεικνύειν ἐξ ἀνάγκης ἑπόμενα ταῖς νόσοις, εἴ γε μηδὲν τῶν τοιούτων ἄνευ δυσκρασίας γίνεται. ἡ μὲν οὖν ὀσμὴ τοῦ σώματος ὅλου καὶ τοῦ στόματος ἐνίοις μέν ἐστι φύσει μοχθηρὰ, ἐνίοις δὲ ἄμεμπτος, οἷς[1] δὲ ἐξ ἀμελείας ἐγγίγνεται, μηδὲν ἡγουμένων ἁμαρτάνειν. δεῖ μὲν σκοπεῖν, πότερον τῇ φύσει ἢ παρὰ φύσιν τοῦτό ἐστι καὶ τότε τὰς αἰτίας εὑρεῖν, ὡς ἐν τῷ στόματι ἢ διὰ σαπρότητα τῶν οὐλῶν ἢ τοὺς ὀδόντας κακουμένους, ἤ τι ἕλκος ἢ διὰ τὴν τοῦ στομάχου κάκωσιν ἢ διὰ ἄλλο τι. ὁμοίως δὲ ἐπὶ τῶν ἄλλων τοῦ σώματος μερῶν, ὡς ἐπὶ τῶν ὤτων ἢ πῦον ἔνεστιν ἢ ἕλκος. καὶ ἐπὶ τοῦ πτυάλου καὶ οὔρου καὶ διαχωρημάτων. οὖρον γὰρ δυσῶδες ἰσχυρῶς καὶ τὸ λιπαρὸν, ὅπερ ἐλαιῶδες ὀνομάζουσιν ὀλέθρια. πτύσμα δὲ ἐν περιπνευμονικοῖς καὶ πλευριτικοῖς δυσῶδες ἱκανῶς, ἰσχυρᾶς ὀδύνης ἢ δυσπνοίας κατεχούσης τὸν ἄνθρωπον, σημεῖόν ἐστιν. ὥσπερ[2]

1. l. IV. in VI. Epid. IX. 2. l. IV. aph. 47.

quidem tentamus; jam eorum quae excernuntur et colores praeter naturam et odores ſequi morbos neceſſario, non opus eſt oſtendere, ſi modo nihil tale ſine intemperie proveniat. Nunc vero corporis totius et oris odor quibusdam ineſt pravus ſuapte natura; in quibusdam culpa vacat, in quibusdam vero ex negligentia vitiatur, quod ſe nihil errare arbitrentur. Quamobrem ſpectandum eſt ſitne id natura an praeter naturam et cauſae indagandae; in ore exempli gratia, an cauſam tetri odoris afferant gingivae putreſcentes, an vitiati dentes, an ulcus quod os obſideat, an id ſit vitio ſtomachi, an aliunde oriatur; eadem eſt aliarum corporis partium ratio, quemadmodum, ſi in auribus pus ſit aut ulcus; itemque in ſputo, urina et alvi excrementis. Nam et urina quae valde foeteat quaeque pinguis ſit, quam oleoſam vocant, perniciosa eſt. Sputum vero, quod in peripneumonia et pleuritide valde foetidum eſt, vehementi dolore aut difficultate reſpirationis conflictari hominem indicat, ſicut etiam excretiones

Ed. Chart. VIII. [538.]

καὶ αἱ ἐκκρίσεις ἐν τοῖς πυρετοῖς μὴ διελλείπουσι πελιδναὶ καὶ αἱματώδεις καὶ δυσώδεις κακαί εἰσιν. αἳ περιγίνονται πολλάκις τοιαῦται, ὡς ἐπὶ τῶν σηπεδονωδῶν ἑλκῶν οἱ ἰχῶρες ἀποῤῥέουσιν, ἐνίοτε[1] δὲ οὕτως ὡς πῦον ἐξ ἀποστήματος ῥαγέντος. τὸν αὐτὸν δὲ τρόπον περὶ ἐμέτων κριτέον. δυσωδία γὰρ τῶν ἐμεθέντων μάλιστα μὲν τῶν μελανῶν δηλοῖ τὸ μέγεθος τῆς νόσου, ἀεὶ γὰρ ὀλέθρια τὰ[2] δυσώδη, καθότι καὶ αὐτὸς ἐν τῷ προγνωστικῷ φησι· πᾶσαί τε αἱ ὑπόσαπροι καὶ δυσώδεις ὀδμαὶ καὶ ἐπὶ πᾶσι τοῖς ἐμουμένοισι· διὸ χρὴ τὰς παρὰ φύσιν δυσωδίας ἐν τῷ τῶν συμπτωμάτων τάττειν γένει. μετὰ δὲ ταύτας αἱ κατὰ τὰ ὦτα καὶ ῥῖνας καὶ μασχάλας καὶ ὅσα μόρια κατὰ πάθος σήπεται. οὕτως ἐν ταῖς ἐρυγαῖς ἐστιν εὑρεῖν ταὐτὸ, ἤτοι καπνώδους[3] ἢ ὀξώδους ἢ βρομώδους ἢ ἰχθυώδους ἤ τινος ἑτέρας τοιαύτης ποιότητος. ἀλλὰ καὶ ὁ χρὼς ἁλμυρὸς αἰσθάνεται, διότι οἱ κάμνοντες ἱδρῶτος ἐγεύσαντό ποτε παραῤῥέοντος

1. l. II. in III. Epid. IX. 2. *Corr.* τὰ pro καί. 3. *Corr.* ἤτοι καπνώδους pro εἴτε κοπώδους.

in febribus non intermittentibus lividae, cruentae foetidaeque malae sunt: quae quidem plerumque fiunt hujusmodi eo modo, quo ex putridis ulceribus sanies profluit, nonnunquam vero ut pus ex rupto abscessu prorumpit. Eodem modo est de vomitibus judicandum, foetor enim eorum, quae vomitu rejecta sint, praesertim vero quae atra existant morbi magnitudinem indicat, siquidem foetida semper perniciosa sunt, quemadmodum ipse quoque in libro praesagiorum memoravit. *Omnes*, inquit, *subputridi foetidique odores in iis omnibus quae vomitu rejecta sunt, mali, quocirca omnes foetidos odores, qui praeter naturam excitantur, in symptomatum loco sunt habendi;* post hos vero statuenda sunt, quae in auribus, naribus, aliis et item quaecunque partes propter aliquem affectum computrescunt. Idem quoque in ructibus licet invenire, sive illi fumeam, sive acidam, sive virosam sive piscosam, sive aliam quamvis qualitatem referant. Cutis quoque salsa persentiscitur, propterea quod aegroti sudo-

Ed. Chart. VIII. [538.]

εἰς τὸ στόμα, δι' ὃν[1] ἡ ποιότης τοῦ σιάλου ἐξαλλάσσεται. οὕτως μὲν οὖν καὶ τῶν ἐκ πνεύμονος ἀναγομένων καὶ τῶν ἐκ γαστρὸς ἐμουμένων οἱ μὲν ὀξέων, οἱ δὲ ἁλικῶν, οἱ δὲ πικρῶν, οἱ δὲ γλυκέων, οἱ δὲ αὐστηρῶν αἰσθάνονται. εἰσὶ δέ τινες τῶν ἰατρῶν οἳ καὶ ἱδρῶτος καὶ προσέτι τοῦ κατὰ τὰ ὦτα ῥύπου γεύονται· τεκμήριον γάρ τι εἶναί φασιν αὐτοῖς. ὥσπερ καὶ ἡ ὀδμὴ τῶν διαχωρημάτων τὴν κακίαν πέψεως ἐνδείκνυται ἢ τὴν τῶν χυμῶν μοχθηρίαν, οὕτω καὶ δάκρυα γίνονται ποτὲ[2] μὲν τῆς φύσεως ἀποκρινούσης τὸ πλεονάζον ὑγρὸν ἢ γεννώσης τὸ λεῖπον ἐν τοῖς κατὰ τοὺς ὀφθαλμοὺς ἀδέσι, ποτὲ δὲ ἑπόμενα τῇ νοσώδει διαθέσει. καὶ ἡ τῆς ῥινὸς ὑγρότης συμβαίνει ἐκκενουμένων τῶν κατὰ τὸν ἐγκέφαλον ἀθροιζομένων περιττωμάτων καὶ ὤτων ῥύπος ὑπὸ τῆς φύσεως γίνεται καθαιρούσης ἐγκεφάλου τὰ περιττώματα. σιάλου δὲ γένεσις ἐν τῷ στόματι τῶν προνοητικῶς ὑπὸ τῆς φύσεώς ἐστι γινομένων, ὥσπερ καὶ ἡ ἐκ θώρακός τε καὶ πνεύμονος ἀναγωγὴ τῶν πτυέλων, ἀλλὰ καὶ

1. *Corr.* ὃν pro ὧν. 2. lib. III, aph. XXVI. 3. l. V. in VI. Epid. III.

rem in os profluentem nonnunquam guſtant, a quo etiam ſalivae qualitas immutatur. Simili quoque modo quae ex pulmone rejiciuntur et quae ex ventriculo evomuntur, aliis acida, aliis ſalſa, aliis amara, aliis dulcia, aliis auſtera ſentiuntur. Quidam etiam medici et ſudores et item ſordes aurium deguſtant, quod ex illis conjecturam quandam facere ſe dicant, ſicut alvi excrementorum foetor aut malam concoctionem aut humores vitiatos indicat. Ita etiam lacrymae oriuntur, quum interdum natura ſupervacaneum humorem expellit aut ipſum in oculorum glandulis deficientem procreat; interdum vero morboſam affectionem conſequuntur. Narium autem humiditas oritur, quod excrementa, quae in cerebro collecta ſint, excernantur; aurium quoque ſordes fiunt natura cerebri excrementa repurgante. Salivae autem in ore generatio inter ea numeratur, quae a natura provide fieri dicuntur, ſicut ſputi ex ſpectore pulmoneque rejectio. Verum et

Ed. Chart. VIII. [538.]
ἐκ τῶν διαχωρημάτων καὶ ἐμέτων σημεῖα λάβοις ἄν. ἡ μὲν γὰρ μέλαινα χολὴ ἐν τῷ πτύσματι ἢ ἐμέτῳ ἢ διαχωρήματι ἢ καὶ οὔρῳ φαινομένη πάνυ θανάσιμον σημεῖον τίθενται. μετ' αὐτὴν δὲ ἡ ξανθὴ χολὴ, ὅταν ἄκριτος εἴη, ἄλλοι δὲ χυμοὶ μετά τινος τούτων ἐμφαινόμενοι ἧττον βλαβεροί εἰσι. νῦν δὲ ὥσπερ τὰ τῆς τροφῆς περιττώματα θαυμαστὴν οἰκονομίαν ἔχει κατὰ τὴν διάκρισιν, ὡς[1] ἐν τοῖς περὶ χρείας μορίων εἴρηται. οὕτω καὶ περὶ τὴν τῆς φύσης ἀπόκρισιν ἑκατέρας τῆς τε κατὰ τὸ ἀπευθυσμένον ἔντερον καὶ τοῖς διὰ στομάχου γινομένοις, ἣν ἐρυγὴν ὀνομάζομεν, πρόνοιά τις ἐμφαίνεται τῆς φύσεως, ὁρμώντων πρὸς ἔκκρισιν τῆς ἑκατέρας φύσης τῶν ὀργάνων, ἐν οἷς ἀθροίζεται. αὗται γὰρ ἐκκρίνονται, κἂν ὑπνοῦντες τύχωσιν οἱ ἔχοντες αὐτὰς, κἂν ἐν καταφορᾷ καὶ ληθάργῳ καὶ κάρῳ καὶ παραφροσύνῃ. διὸ κελεύει νῦν ἐπὶ πάντων τῶν χυμῶν καὶ τῶν ἐκκρίσεων ὁρᾷν τὰ ὠφελέοντα καὶ βλάπτοντα, ὡς τὰ μὲν φεύγοντες ἀποτρέπομεν, τὰ δὲ προσκαλέσομεν καὶ ἄγομεν καὶ δεχόμεθα, καθά-

1. l. V. in VI. Epid. IV.

ab alvi excrementis et a vomitibus ſumere utique ſigna poteris, ſi enim atra bilis in ſputo, alvi excrementis aut vomitibus aut urina appareat, mortale admodum ſignum eſſe ſtatuunt, poſt eam vero ſequitur flava bilis, ſi ſincera ſit, at ceteri humores, ſi cum aliquo horum appareant, non ita noxii cenſentur. Nunc vero quemadmodum cibi excrementa mirabilem ſunt diſtributionem, quod ad excretionem pertinet, conſequuta, ut in libris de uſu partium dictum eſt, ſic etiam quod ad flatum expellendum pertinet, ſive is per rectum inteſtinum emittatur, ſive per gulam, quem ructum nominant, quaedam naturae perſpicitur providentia, quum utrumque inſtrumentum, in quo flatus colligitur, ad ipſum extrudendum inſurgat; excernuntur enim flatus etiamſi ii in quibus inſunt dormiant aut propenſione in ſomnum aut ſopore aut veterno aut delirio ſint occupati. Ideo nunc jubet ut in cunctis humoribus et excretionibus quae proſint quaeque noceant intueamur, ut quae nocent vitantes avertamus, quae ju-

Ed. Chart. VIII. [538. 539.]

περ μετ' ὀλίγον εἰρήσεται· νυνὶ δὲ ὅσον ἔτι ὑπόλοιπόν ἐστιν ὅλης τῆς ῥήσεως ἐξηγήσομαι.

β'.

Ἐνύπνια οἷα ἂν ὁρέῃ καὶ ἐν τοῖσιν ὕπνοισιν, οἷα ἂν ποιέῃ, ἢν ἀκούῃ ὀξὺ καὶ πείθεσθαι προθυμέηται ἐν τῷ λογισμῷ, μείζω ἰσχυρότερα τὰ πλείω, ἐπίκαιρα τὰ σώζοντα τῶν ἑτέρων, ἢν αἰσθάνωνται πάσῃ αἰσθήσει πάντων καὶ φέρουσι.

Ἐκ τῶν εἰωθότων διάθεσίν τινα τοῦ σώματος ἐνδείκνυσθαί ἐστιν ἐνύπνια. εἰ μὲν οὖν τῆς πυρκαϊᾶς τις ὁρᾷ ὄναρ, οὗτος ὑπὸ τῆς ξανθῆς ὀχλεῖται χολῆς· εἰ δ' ὄμβρος ἐμφαίνηται, ἴσθι, ψυχρὰν ὑγρότητα πλεονάζειν· καθάπερ [1] γε καὶ εἰ χιόνα καὶ κρύσταλλον καὶ χάλαζαν, φλέγμα ψυχρὸν, ἐν χωρίῳ δὲ δυσώδει εἶναι δοκῶν σηπεδόνα χυμῶν,

1. Haec verba καθάπερ γε καὶ — αἷμα πλεονάζειν in manufcr. B. R. defunt, fed exftant in S. g.

vant arceffamus, inducamus et accipiamus, ut paulo poft dicetur, nunc vero quod totius dictionis eft reliquum explicabo.

II.

Infomnia qualia quis videat, fpectanda et in fomnis quae faciant, an acute audiat et obfequi paratus fit mentis et rationis compos; an aliis fortiora pluraque fint commoda, quae fervant, an omnia omnibus fenfibus fentiant et ferant.

Inter ea quae aliquam indicare corporis affectionem folent, infomnia numerantur. Quamobrem fi quis in fomnis fe videre incendium putet, hunc flava bilis vexat; fi imber ei videatur, fcito frigidam humiditatem [539] redundare, ut fi nivem aut glaciem aut grandinem videat, pituita frigida ipfum infeftum habet; qui vero fe in foe-

Ed. Chart. VIII. [539.]
λόφους δὲ ἀλεκτρυόνων, ἤ τινα πυῤῥὰ αἷμα πλεονάζειν, ζοφώδη δέ τινα ὁρᾷν, ἢ ἐν ζοφώδεσι τόποις εἶναι, πνεύματα δηλοῖ. ἀλλὰ δεῖ ζητεῖν καιρὸν ἐν ᾧ γίνονται τὰ ἐνύπνια, πότερον κατὰ τὴν εἰσβολὴν τῶν παροξυσμῶν, εἴτε κατὰ τὴν ἀκμὴν, εἴτε ἐν ἄλλῳ τινὶ καιρῷ, καὶ εἰ μετὰ τροφὴν ἢ χωρὶς τροφῆς. ὁ γοῦν χιονίζεσθαι δοκῶν ἐν τῇ εἰσβολῇ τοῦ παροξυσμοῦ μετὰ ῥίγους ἢ φρίκης ἢ καταψύξεως γινομένου, τῷ καιρῷ μᾶλλον ἢ τῇ διαθέσει τοῦ σώματος ἀναφέρειν δεῖ. κατὰ μέντοι τὴν παρακμὴν τοῦτο θεασάμενος μᾶλλον ὑπονοήσει τὴν ψυχρότητα τῶν ἐπικρατούντων χυμῶν ἐνδείκνυσθαι. ἔτι δὲ μᾶλλον, ἐὰν μὴ ἐδηδοκὼς ᾖ τῶν φλεγματικῶν ἐδεσμάτων. ἀλλὰ καὶ ἐν κόπρῳ διατρίβειν ἑαυτοὺς φαντασθέντες τοὺς χυμοὺς ἐν αὐτοῖς δυσώδεις καὶ σεσηπότας ἔχουσιν ἢ καὶ πλῆθος κόπρου ἐν τοῖς ἐντέροις. οἱ δὲ δοκοῦντες ἐν εὐώδεσιν εἶναι τόποις, ἐναντίαν ἔχειν διάθεσιν τοῦ σώματος ἡγοῦ, ὥστε τὰ ἐνύπνια πολλάκις ἐνδεί-

tido esse loco putet, corruptelam subesse humorum indicabit, ut cristae gallorum aut res quaedam fulvae, sanguinem redundare significant, at si quis caliginosa videat aut tenebricosis in locis versari videatur, flatus in eo esse argumento erit. Tempus autem in quo insomnia fiunt, perquirendum est, utrum appareant in accessionis invasione, an in statu, an alio tempore; et utrum a cibo an sine ullo sumto cibo excitentur: nam qui in ingressu accessionis, quae cum horrore aut rigore aut perfrictione fiat, se nive conspergi existimet, id potius tempori quam affectioni corporis erit acceptum referendum; at si quis in declinatione id intueatur, eo viso potius exsuperantium humorum frigiditatem indicari suspicaberis, idque magis si edulia pituitosa non comederit; illi item qui se versari in stercore videntur in somnis, foetidos in se putrescentesque humores habent aut etiam magnam stercoris copiam in intestinis continent; qui se in suave olentibus esse locis putant, in contraria illorum sunt affectione corporis constituti; quibus quidem fit rebus ut somnia nobis in-

Ed. Chart. VIII. [539.]

κνυται ἡμῖν τὴν ἔνδειάν τε καὶ πλεονεξίαν καὶ ποιότητα τῶν χυμῶν. αὐτίκα[1] δὲ ἐν τοῖς νοσήμασιν, ὥσπερ ἐν τοῖς φρενιτικοῖς τοὺς κάμνοντας βλέπεσθαι, λέγω τὰ ἐνύπνια σαφῶς οὕτως, ὡς ἐκθροεῖσθαι τῶν ὕπνων αὐτοὺς, ἀναπηδῶντας ἢ φθεγγομένους διὰ τὴν ἐνέργειαν τῶν φαντασμάτων, ὅπερ τὴν διάθεσιν ἐνδείκνυται. εἰ γὰρ ξηρότης αὐτὴ τῆς ἀγρυπνίας ἐστὶν αἰτία καὶ τῆς τῶν ὀνειράτων ἐμφάσεως, τὸν αὐτὸν δὲ τρόπον καὶ τῆς μελαγχολικῆς διὰ τὴν ξηρότητα πάντη ἐναργῆ φαίνεται τὰ κατὰ τοὺς ὕπνους φαντάσματα. οὕτω δὲ καὶ ἐν τῇ ὑγιείᾳ τοῖς μὲν ἐνδεῶς διατιθεῖσιν ἐναργεῖς οἱ ὄνειροι γίνονται, τοῖς δὲ ἐμπεπλησμένοις ἢ μεθύουσι δι᾽ ἀμυδρότητα μήτε ἴχνος τῶν φαντασμάτων καταλείπεται. οὕτω καὶ τῶν παθῶν ὅσα μετὰ ὑγρότητος τοῦ ἐγκεφάλου γίνονται, κωματώδη[2] τέ εἰσι καὶ ὑπνώδη καὶ ἀφάντασα. ἐπεὶ δὲ φλέγματος εἴδη πολλά ἐστι, χρὴ εἰδέναι ὅτι τὸ μὲν γλυκὺ ὑπνῶδες, τὸ δ᾽ ὀξὺ πλεονάζον πεινώ-

1. lib. II. prorrh. III. 2. *Corr.* κωματώδη pro κυματώδη.

digentiam et redundantiam et qualitatem humorum ſaepe indicent. Jam vero in morbis, ut in iis qui phrenitici ſunt, ita perſpicue et aperte ſomnia videntur, ut vel e ſomno propter viſorum evidentiam exturbati exſiliant aut loquantur; quae res affectionem qua vexantur indicat, ſiccitas enim ipſa eſt vigiliarum cauſa facitque ut ſomnia conſpiciantur. Melancholicis quoque propter ſiccitatem viſa in ſomnis prorſus evidentia apparent; ſic etiam in bona valetudine evidentia fiunt inſomnia iis qui parcius comederunt; at qui ſe aut cibis expleverunt aut vino ingurgitarunt, iis ne veſtigia quidem ſomniorum, propter ipſorum obſcuritatem relinquuntur. Omnes item affectus, qui cerebri humiditatem conjunctam habent, comatoſi ſomniculoſique et viſis vacantes ſunt, ſed quoniam ſunt pituitae multa genera, ſcire convenit eam quae dulcis eſt ſomniculoſos homines, eam vero quae acida ſit famelicos reddere, ſicut ſiticuloſos, cum pituita ſalſa praeſtat

δεις ἐργάζεται, ὥσπερ δὴ διψώδεις, ὅταν ἐπικρατῇ τὸ ἁλικὸν, ἀνόρεκτοι δὲ ἐπὶ τῷ ὠμῷ γίνονται. τὰ δὲ τῶν ὕπνων ἐπὶ μὲν τοῖς ἄλλοις φλέγμασι βραχὺ πλείω τοῦ κατὰ φύσιν, ὁ δὲ ὠμὸς χυμὸς, ὥσπερ τὸ γλυκὺ φλέγμα σαφῶς ὑπνώδεις ἀποτελεῖ. τῆς μὲν γὰρ αἰσθητικῆς ἀρχῆς ὑγραινομένης τε καὶ ψυχομένης ἡ κωματώδης ἕπεται διάθεσις, ὥσπερ καὶ ἡ ἀγρυπνία ξηραινομένης καὶ θερμαινομένης. διὸ χολῶντες ἅπαντες ἄγρυπνοι ἐφ' ἑκατέρᾳ τῇ χολῇ. εἰσὶ μὲν δή[1] τινες οἳ καταφρονοῦσι καὶ τῶν ὀνειράτων καὶ τῶν οἰωνῶν καὶ συμβόλων. καίτοι ἡμεῖς ἴσμεν ἐκ τῶν ὀνειράτων πολλάκις τὴν πρόγνωσιν γίνεσθαι καὶ προτραπέντες ποτὲ ὑπὸ δυοῖν ὀνειράτων ἐναργῶς ἡμῖν γενομένων ἐτάμομεν τὴν ἐν τῷ μεταξὺ λιχανοῦ τε καὶ μεγάλου δακτύλου τῆς δεξιᾶς χειρὸς ἀρτηρίαν, καὶ ἐκελεύσαμεν ῥεῖν[2] ἄχρις ἂν αὐτομάτως παύσηται τὸ αἷμα, κελεύσαντος οὕτω τοῦ ὀνείρατος. ἔσωσα[3] δὲ καὶ ἄλλους πολλοὺς ἐξ ὀνείρατος ἐπὶ τὴν ἴασιν ἐλθὼν,

1. *Corr.* δὴ pro τοι. 2. *Corr.* ῥεῖν pro πρίν. 3. IX. meth. med. IV.

ceteris et appetitum tolli, quum cruda abundat; quod autem ad somnos attinet, ex aliis quidem pituitae generibus paulo supra naturae modum excitantur, at crudus humor non secus quam pituita dulcis somniculosos aperte reddit. Quum enim principium sentiendi humectatur ac refrigeratur, affectio comatosa gignitur, sicut vigilia, quum idem exsiccatur et calefit; proinde biliosi ex utraque bile insomnes sunt. Quidam tamen comperiuntur, qui et somnia et auguria et portenta contemnant, at nos praesagia saepe nobis ab insomniis fuisse suppeditata habemus exploratum, atque etiam nos duobus insomniis evidentibus admonitos ad arteriam, quae inter indicem magnumque dextrae manus digitum est, incidendam devenisse ac jussisse tam diu fluere sanguinem, quam diu sua sponte profluxisset, quod ita nobis insomnium innuisset. Quin etiam alios plerosque sanavi, quum ex praescripto insomnii remedia adhibuissem; imo vero patris insomniis

Ed. Chart. VIII. [539.]
ἀλλὰ καὶ τοῦ πατρὸς ὀνείρασιν ἐναργέσι προτραπεὶς ἐπὶ τὴν τῆς ἰατρικῆς ἄσκησιν ἀφικόμην. δεῖ οὖν θεάσασθαι ἀκριβῶς τὰ ἐνύπνια καὶ οἷα ὁρᾶται καὶ τί ἐν ὕπνοις ποιεῖται, ἵνα προγνώσῃς καὶ ἰάσῃς καλῶς· εἶτα δὲ εἰ ἀκούει ὀξὺ ὁ κάμνων. ἡ[1] μὲν γὰρ κώφωσις ἐνδείκνυται τὴν κεφαλὴν πεπονθέναι καὶ ἕν τι[2] τῶν ἐνδεικνυμένων ἐστὶ τὸν ἐγκέφαλον εἶναι κακοπραγοῦντα. γίνεται δὲ κώφωσις διά τινα χυμὸν κατὰ τοὺς ἀκουστικοὺς πόρους σφηνωθέντα. ἐνίοτε[3] δὲ καὶ τῆς ἀκουστικῆς δυνάμεως νενεκρωμένης, ἣν ἐν τοῖς ὀξέσι καὶ ταραχώδεσι νοσήμασιν ὁρῶμεν συμπίπτουσαν. ἰστέον δ' ὅτι τὰ τῆς μελλούσης νόσου προγνωστικὰ διττῆς ἐστι διαφορᾶς. ἡμεῖς δὲ τῆς ἀναμνήσεως ἕνεκα λέγομεν τὰ ποσότησιν ἢ ποιότησιν ἢ καιροῖς οὐκ αὐταῖς ταῖς οἰκείαις εἰδέαις ἐξηλλαγμένα τῶν κατὰ φύσιν, οἷον[4] ὄρεξιν σιτίων ἐπετεταμένην ἢ ἐκλελυμένην ἢ μὴ κατὰ τὸν συνήθη καιρὸν ἢ οὐ συνήθων ἐδεσμάτων ἢ καὶ ἀπόκρισιν τῆς τροφῆς τῶν περιττωμάτων ἐλαττόντων ἢ πλειόνων ἢ ὑγροτέρων ἢ

1. *Corr.* ἡ pro εἰ. 2. *Corr.* ἕν τι pro ἐν τῇ. 3. I. prorrh. 31—32. 4. de art. med. 82. 5. *Corr.* οἷον pro οἷαν.

admonitus in medicinae ſtudium incubui, quocirca diligenter intueri ſomnia oportet, ut et qualia in ſomnis videantur et quid in iis fiat, intelligas, quo tum praeſagire in poſterum, tum vero medicinam recte facere perdiſcas. Deinde videndum eſt an aeger acute audiat, ſiquidem ſurditas male eſſe affectum caput oſtendit, eodemque indicio eſt, cerebrum vexari. Solet autem ſurditas gigni, quod aliquis humor ſit in audiendi meatibus infixus atque impactus; interdum vero etiam fit, quod audiendi facultas ſit exſtincta; quam ſane in acutis turbulentisque morbis concidere conſpicimus. Sciendum autem eſt ſigna quibus futurum morbum praeſagimus, duplici differentia contineri, nos vero recordationis cauſa afferamus ea, quae a naturae ſtatu variata ſunt quantitatibus aut qualitatibus aut temporibus aut ſuismet formis; cujusmodi eſt intenta aut exſoluta ciborum appetentia aut quae non conſueto tempore excitetur aut quae non conſuetorum eduliorum

Ed. Chart. VIII. [539.]

σκληροτέρων. οὕτω δὲ καὶ ἡ ἐπιθυμία περὶ τὸ πόμα πλεῖον ἢ ἔλαττον ἢ θερμὸν ἢ ψυχρὸν παρὰ τὸ ἔθος, καὶ ἱδρῶτες πλείους τοῦ δέοντος ἢ ἐλάττους, καὶ ὄκνος εἰς τὰς κινήσεις ἢ καὶ τῶν πειρωμένων κινεῖσθαι βαρύτης ἢ ἔκλυσις ἰσχυρὰ ἢ ἐποχὴ καταμηνίων ἢ πλείων ἢ ἐλάττων κένωσις καὶ ἡ ἡδονὴ κατὰ τὴν ἐδωδὴν ἢ τὴν πόσιν μείζων ἢ ἐλάττων τῆς πρόσθεν. καὶ ἡ τῆς διανοίας ἀμβλύτης οὐ κατὰ φύσιν ἢ λύσις τις ἀήθης. καὶ μέντοι καὶ ἡ ἀκοὴ καὶ ὄσφρησις καὶ ὄψις ἀμβλύτεραί τε καὶ ἀχλυωδέστεραι γνωρίσματά ἐστι τῶν μελλόντων νοσημάτων· οὕτω δὲ καὶ ὅσα διὰ ῥινῶν ἢ ὑπερώας ἢ ὤτων ἢ δι' ἃ ὁ ἐγκέφαλος ἐκκαθαίρεται ποσότησιν ἢ ποιότησιν ἢ καιροῖς ἐξαλλαττόμενα. ἔτι δὲ καὶ ἡ δῆξις τῆς γαστρὸς ἢ κατὰ τὸν στόμαχον ἢ κατὰ ἔντερα ἢ ἐπὶ τοῖς διαχωρουμένοις ἢ ἐμουμένοις ἢ οὐρουμένοις, ἀλλὰ καὶ τὸ βάρος τῆς κεφαλῆς καὶ ἄλγος. περὶ δὲ τὴν γεῦσιν ὡσαύτως ἔχει, ὅταν ἁλμυρᾶς ἢ πικρᾶς ἤ τινες ἑτέρας ποιό-

ſit aut ad excretionem cibi ſuperfluitatum pertineat, quae vel plures vel humidiores vel duriores ſint, ſic etiam appetitus praeter conſuetudinem potus copioſioris aut paucioris aut calidi aut frigidi, itemque ſudores plures aut pauciores quam par ſit et torpor ad motiones aut gravitas eorum, qui ſe movere conentur, aut vehemens exſolutio aut ſuppreſſio purgationum menſtruarum aut major vel minor evacuatio, voluptas quoque in eſculentis aut poculentis major aut minor quam prius, intelligentiae item hebetudo, quae ſuapte natura non ineſſet; oblivio etiam inſolita. Jam vero auditus, odoratus adſpectusque hebetiores aut magis caliginoſi ſunt futurorum morborum notae; ſimili quoque modo quaecunque per nares aut palatum aut aures, quibus viis cerebrum expurgatur, aut in quantitate aut in qualitate aut in temporibus variantur; praeterea vero morſus ventriculi aut in ejus ore aut in inteſtinis, quum alvus ſubducitur aut vomitus cietur aut urina excernitur, huc pertinet etiam capitis gravitas et dolor, ſimilisque ratio guſtatus habenda eſt, quum quid-

Ed. Chart. VIII. [539.]

τητος ἔμφασις ᾖ, ἢ καὶ σίαλον φαίνηται τοιοῦτον. κατὰ δὲ τὴν ὄσφρησιν, εἴ τινος μιᾶς ποιότητος αἰσθανόμεθα, οὐδενὸς ὀσφρητοῦ παρόντος. κατὰ δὲ τὴν ἀκοὴν, ὅταν τῶν ἤχων καὶ ψόφων ἀκούειν δοκῶμεν, μηδενὸς παρόντος τοιούτου· ὥσπερ καὶ κατὰ τὴν ὄψιν, ὅταν πολλὰ καὶ μέλανα καὶ πυῤῥὰ καὶ ξανθὰ καὶ παντοδαπὰ παραπετᾶσθαι δοκῇ. κατὰ δὲ τὴν ἁφὴν, ὅταν ἀνωμαλία τις ἢ πυκνότης ἢ τάσις ἢ βάρος καθ' ὅλην τὴν ἕξιν ἐμφαίνηται, παραγγέλλειν τὴν νοῦσον εἰώθασι. διὸ βλέπειν δεῖ, εἴ τις ἀκούει ὀξύτερον ἢ ἀμβλύτερον καὶ ὁρᾷ ἢ ὀσφραίνεται ἢ γεύεται ἢ ἅπτεται μᾶλλον ἢ ἧττον τοῦ συνήθους[1] ἢ καὶ προθυμία τις πάρεστι τοῦ ἀκούειν καὶ εἰδέναι πάντα· καὶ πότερον ὁ ἄνθρωπος αἰσθάνεται πάσῃ αἰσθήσει. ἐν τούτοις γὰρ ἅπασιν ἰστέον, ὅτι τὰ πλείω καὶ ἰσχυρότερα κατὰ καιρὸν συμβαίνοντά ἐστι πρὸς σωτηρίαν. εἰ δὲ τὰ μείζω καὶ πλείω μὴ ἐπίκαι-

1. *Corr.* συνήθους pro σκύθους.

piam ſalſae aut amarae, aut alterius qualitatis ſpeciem facit, aut quum ſaliva talis eſſe videatur. In odoratu autem, quum aliquam perſentiſcimus qualitatem et tamen nihil quod ſenſum odoratus movere queat, tunc adſit. In auditu, cum ſonos et ſtrepitus videmur audire et nihil adeſt hujusmodi. Sicut etiam in adſpectu uſu venit, quum multa eaque et nigra et ruſa et flava et omnis generis obverſari oculis exiſtimentur. In tractu quum quaedam inaequalitas aut craſſities aut diſtentio aut gravitas totam corporis habitudinem occupare videantur, enunciare morbum ſolent. Quocirca intueri oportet, utrum quispiam acutius an obtuſius videat vel odoretur vel guſtet vel magis minusve quam conſueverit ſenſu tactus praeditus ſit; an promta quaedam vis adſit, ut homo audire atque intelligere velit omnia et utrum omnibus ſenſibus ſentiat. In his enim omnibus illud ſcire nos decet, ſi plura eaque valentiora tempore opportuno accidant, ea ad ſalutem; ſi vero majora et plura non ſint opportuna, ea ad noxam invehendam referri. Poſtremam omnium

ρα εἴη, πρὸς βλάβην ἀναφέρονται. τελευταῖον δὲ τὴν εὐφορίαν σημαίνει εἰπὼν καὶ φέρουσιν, εἰ μὲν γὰρ μὴ φέροιεν, οὐδὲ σώζοντα εἶναι δύναται.

γ'.

Ὁκοίων [1] ὀδμὰς, λόγους, εἵματα, σχήματα.

Ὥσπερ ἐν τοῖς νοσήμασιν, οὕτω καὶ ἐν τοῖς σημείοις βλέπειν κελεύει εἰς τὰς ὀδμὰς εἰ αὐτὰς [2] οἱ νοσοῦντες φέρουσιν, οὕτω δὲ καὶ λόγους. ἔτι δὲ καὶ νοεῖσθαι ποίους λόγους οἱ ἄνθρωποι λέγουσιν. ὁ γὰρ λόγος τὴν διάνοιαν δηλοῖ καὶ μόνον οὐ τὴν ἔννοιαν ἑρμηνεύεται, ἀλλὰ καὶ τὴν κατάκλισιν καὶ τὰ σχήματα καὶ τὴν ἰδέαν ὅλου τοῦ σώματος, ὡς ἤδη πρόσθεν εἴρηται, θεωρεῖν δεῖ.

1. *Corr.* ὁκοίων pro ὁ κύων. 2. *Corr.* in margine εἰ αὐτὰς οἱ — ἔτι δέ.

---

ferendi facilitatem ſignificavit, quum dixit: *et feram,* niſi enim aegroti ea ferant, ſigna illa ad ſalutem eſſe non poſſunt.

III.

Ut odores, ſermones, veſtitus, figuras.

Sicut in morbis, ita etiam in ſignis jubet odorum habendam eſſe rationem, utrum eos aegroti perferant, itemque ſermonum; ac mentem adhibendam eſſe, ut quales ſermones illi habeant, intelligamus; oratio enim animi ſenſum aperit et tantum non eſt animi interpres; quin etiam decubitum, figuras ac totius corporis formam, ut jam ſupra diximus, ſpectare nos oportet.

Ed. Chart. VIII. [540.]

δ'.

Τοιαῦτα εὐφόρως, ἅπερ καὶ αὐτόματα ἐπιφαινόμενα ὠφελέει.

Ἅπερ αὐτομάτως γίνονται καὶ ὠφελοῦσι, ταῦτα εὐφόρως φέρουσιν, ἃ δὲ μὴ ὠφελέει, ταῦτα δυσφόρως. ὥσπερ καὶ τὰ ὠφελοῦντα αὐτομάτως πολλάκις συμβαίνει. καὶ τότε οἱ κάμνοντες εὐφόρως φέρουσιν, οὕτως αὐτὸς τὰ ὑπὸ τῆς φύσεως γινόμενα μιμεῖσθαι ἡμᾶς συμβουλεύει.

ε'.

Καὶ[1] ὁκότε κρίσιν τὰ τοιαῦτα ἐμποιέει καὶ τοσαῦτα καὶ τοιαῦτα, οἷον φῦσαι, οὖρον, οἷον καὶ ὁκόσον καὶ ὁκότε. ὁκόσα δὲ τἀναντία, ἀποτρέπειν, μάχεσθαι αὐτοῖσιν.

Αἱ κρίσεις γίνονται ἑξαχῶς. ἢ[2] γὰρ ἐξαίφνης γίνεται μεταβολὴ εἰς ὑγίειαν ἢ ἐξαίφνης ἀποκτείνουσιν, ἢ κατὰ βραχὺ

1. in M. legitur ὁκόσα, obelo adjecto. 2. *Corr.* ἢ pro εἰ.

IV.

[540] *Atque haec facile, quae etiam ſponte apparentia juvant.*

Quae ſua ſponte fiunt ac proſunt, ea facile ferunt, quae vero non proſunt, ea difficulter ferre ſolent; quemadmodum autem quae proſunt, ſaepenumero ſponte ſua eveniunt actum aegroti facile ferunt, ita etiam ipſe hoc nobis conſilii dat, ut ea quae natura facit imitemur.

V.

Et quum talia judicationem afferunt, ac tot et talia, ut flatus et urina, qualia, quanta et quando; quae vero contraria ſunt, ea avertere iisque adverſari oportet.

Indicationes ſex modis fiunt: nam vel repente fit in ſanitatem mutatio vel repente hominem perimunt vel

Ed. Chart. VIII. [540.]
τούτων ἑκάτερον ἢ μικτῶς γίνεται. κατὰ βραχὺ μὲν ἤτοι τῆς νόσου μαρανθείσης ἢ τῆς τοῦ κάμνοντος δυνάμεως καταλυθείσης, μικτῶς δὲ ὅταν ἐπὶ κρεῖττον ὁ κάμνων ἢ χεῖρον μεταβέβληται, τοὐντεῦθεν ἕως παντελοῦς λύσεως ἢ θανάτου τὸ ὑπόλοιπον ἅπαν μαρανθῇ. ἴσθι δ' ὅτι ἡ πρώτη ἐξαιφνίδιος εἰς ὑγίειαν μεταβολή ἐστι πασῶν τῶν εἰρημένων ἀρίστη. τῶν δ' ἄλλων ἡ μὲν εἰς θάνατον ὀξὺν τελευτῶσα κακὴ κρίσις ἐστίν, αἱ δὲ ῥοπήν τινα ποιησάμεναι, οὐ μὴν λύσιν τελείαν ἐλλιπεῖς κρίσεις λέγονται. ὥσπερ[1] καὶ αἱ κατὰ βραχὺ γινόμεναι λύσεις καὶ οὐ κρίσεις ὀνομάζονται. ἡ μὲν οὖν κρίσις ἀποτελεῖται μὲν πάντως ἐπὶ φανεραῖς τισιν ἐκκρίσεσιν ἢ καὶ ἀξιολόγοις ἀποστάσεσιν· ἡγεῖται δὲ τῶν ἐκκρίσεων καὶ τῶν ἀποστάσεων τούτων οὐ σμικρὰ ταραχὴ κατὰ τὸ τοῦ κάμνοντος σῶμα, καὶ δυσφορίαι γὰρ καὶ ἀγρυπνίαι καὶ παραφροσύναι καὶ ἀλγήματα κεφαλῆς καὶ πολλῶν ἄλλων μορίων. ἐνίοτε δὲ καὶ τῶν ὤτων ἦχος καὶ δάκρυον

1. III. de crifib. II.

utrumque horum paulatim vel per mixtionem contingit; ac paulatim quidem vel morbo fenefcente ac fe remittente aut aegri viribus debilitatis; per mixtionem vero, quum aeger in deteriorem aut meliorem fit ftatum commutatus, ac deinceps ufque ad perfectam folutionem aut mortem reliquum tempus totum adfumtum fit. Illud autem fcito, primam judicationem, quae eft repentina in fanitatem mutatio, omnium animalium, quae dictae funt, effe optimam; ex aliis vero quae in fubitam mortem definit, mala eft; quae vero judicationes aliquam mutationem, non tamen perfectam morbi folutionem afferunt, eae imperfectae nominantur, ficut quae paulatim fiunt, non jam judicationes, fed folutiones appellantur. Ac crifis quidem fit omnino manifeftis quibusdam excretionibus aut abfceffibus notabilibus, has autem excretiones et abfceffus praecedit quaedam non exigua in aegrotantis corpore perturbatio; etenim difficultas tolerandi et vigiliae et deliria et capitis aliarumque multarum partium dolores accidunt

Ed. Chart. VIII. [540.]

ἀκούσιον ἐκρεῖ καὶ οὖρον ἴσχεται καὶ χεῖλος σείεται καὶ τρόμοι γίνονται καὶ λήθη τῶν πραγμάτων καὶ ἄγνοια τῶν παρόντων καὶ τὸ τῆς κατακλίσεως σχῆμα φυλάττειν οὐ δύνανται. καὶ ἐξαίφνης παντοδαπαὶ κενώσεις συμπίπτουσι καὶ φόβος ἐπήρτηται τοῖς ὁρῶσιν οὐ μικρός. Ἱπποκράτης δὲ ἐν τῷ προγνωστικῷ πολλὰ[1] σημεῖα παρέδωκεν ἡμῖν τὸν τρόπον κρίσεως δηλωτικά. προστίθησι δὲ αὐτοῖς οὐκ ὀλίγα κατὰ μέρος ἐν τῷ προῤῥητικῷ καὶ ἐν ταῖς ἐπιδημίαις, ὡς τὸ κάτω χεῖλος σειόμενον ἔμετον ἔπεσθαι προδηλοῖ καὶ ὡς μετὰ κεφαλαλγίαν κῶμα, καὶ κώφωσις ἐξαίφνης συμβαίνοντα σημεῖα παρωτίδων ἐστί. χρὴ δὲ μόνον ἐπὶ τοῦ τρόπου τῆς κρίσεως σκοπεῖν τὴν ῥοπὴν τῆς φύσεως· ὡς ἐπὶ καρδιωγμοῦ καὶ ῥίγους τὸν ἔμετον ἔπεσθαι. ἐπὶ δυσπνοίας δὲ καὶ μαρμαρυγῶν τὴν διὰ ῥινῶν αἱμοῤῥαγίαν. καὶ εἰ μηδὲ χολώδεις, μηδ᾽ εὔλυτοί τε[2] καὶ ἄκριτοι εἶεν αἱ διαχωρή-

1. de crif. XI. 2. *Corr.* in margine εἰ μηδὲ χολώδεις, μηδ᾽ εὔλυτοί τε pro οἱ ἔβλυτοι.

nonnullos vero fonitus aurium exercent et ipfi lacrimas inviti mittunt ipfisque urina retinetur et labrum concutitur et tremores oriuntur et rerum oblivio ac praefentium ignoratio eos capit, nec poffunt in eodem fitu decumbere et omnis generis evacuationes repente fimul accidunt; eaque res non parvum adfpicientibus metum incutit. Hippocrates autem in libro praefagiorum multa nobis figna, quae judicationis modum indicent, fcripta reliquit, quibus non pauca etiam in praedictionibus et in libris de morbis vulgaribus figillatim allata fubjunxit, cujusmodi illud eft: *fi labrum inferius quatiatur, futurum vomitum indicari*; et illud: *gravis fopor poft capitis dolorem et furditas repente oborta, abfceffuum fecundum aures figna funt.* Ceterum in judicationis modo folum fpectandum eft, quo natura vergat, ut poft oris ventriculi morfum et rigorem fequuturum effe vomitum; poft refpirationis difficultatem et fplendores, qui oculis obverfantur, fanguinis profluvium e naribus. Si item alvi excrementa neque biliofa, neque fincera fint, neque facile folvantur, neque

Ed. Chart. VIII. [540.]

σεις μήτε[1] πολὺ τὸ οὖρον καὶ ὑπόστασιν ἔχει πολλὴν, δῆλον ὡς ἐνθάδε ῥέπει τὸ νόσημα καὶ διὰ τούτων ἐκκαθαίρεται. ἔξεστι δὲ καὶ παρὰ τῆς ἡλικίας καὶ τῆς χώρας καὶ τῆς ὥρας καὶ τῆς φύσεως τοῦ κάμνοντος σημεῖα τῆς κρίσεως λαμβάνειν. εἰ δέ γε διὰ γαστρὸς κρίσις ἔσεσθαι μέλλοι, πρόδηλον μὲν οὐδὲν οὕτως, ὡς ἐν αἱμοῤῥαγίᾳ καὶ τοῖς ἐμέτοις οὐδὲ ἴδιον, ἀλλὰ ἐκ τοῦ παρεῖναι μὲν τὰ τῆς κρίσεως σημεῖα, μὴ παρεῖναι δὲ τὰ τῶν ἐμέτων ἢ τὰ τῆς αἱμοῤῥαγίας ἢ τὰ τῶν ἱδρώτων ἔνεστι[2] συλλογίζεσθαι, ἀλλὰ καὶ οὐδενὸς τούτων παρόντος ἐγχωρεῖ δι' αἱμοῤῥοΐδος ἢ γυναιξὶν ἐπιμηνίων γενέσθαι κρίσιν. ἐνταῦθα δὲ προηγεῖται τῶν ἐπιμηνίων βάρος οὐ σμικρὸν ὀσφύος καὶ ἄλγημα καὶ τάσις, οὕτω δὲ δεῖ διακρίνειν ἴδιά τε καὶ κοινὰ τρόπων κρίσεως γνωρίσματα, ὡς ἡμεῖς ἐν τῷ τρίτῳ περὶ κρίσεων βιβλίῳ διωρίσαμεν. Ἱπποκράτης δὲ ἐν τῷ προγνωστικῷ ὡς ἐν παραδείγματι τὰ γνωρίσματα παρέδωκε τοῖς τὸν λόγον[3] αὐτοῦ δυναμένοις συνορᾷν. ἀλλὰ ἡ βία τὸν

1. *Corr.* μήτε pro καί. 2. *Corr.* ἔνεστι pro ἔνεσται. 3. *Corr.* τὸν λόγον pro τῶν λόγων.

copiosa urina sit multaque habeat subsidentia, planum erit morbum illuc vergere et per ea expurgari. Erit quoque medico integrum ab aetate, anni tempore, regione et aegri natura judicationis signa capere, quamquam si per alvum futura judicatio sit, non jam ullum ita clarum aut proprium, sicut in sanguinis profluvio et vomitu signum habetur; sed illam ita fore cognoscimus, quod judicationis signa adsint; quae vero aut vomitus aut sanguinis profluvium aut sudores indicant, non appareant; quin etiam si nihil horum subsit, etiam per haemorrhoidas aut menstruas purgationes futura sit, ipsas praecedit non mediocris gravitas itemque dolor ac distentio lumborum ac notae quidem propriae communesque modi judicationum sic distinguendae sunt, ut nos in tertio de crisibus libro differuimus. Hippocrates autem in praesagiis notas ejusmodi, quasi exempli causa, tradidit iis, qui ejus intelligere verba possint; est tamen cum

Ed. Chart. VIII. [540.]

παροξυσμὸν ἀναγκάζει πολλάκις τὰς κρίσεις φθάνειν καὶ ἡ πολυειδὴς πλημμέλεια εἰς τοὺς νοσοῦντας γινομένη καὶ[1] τὰ τῶν ἰατρῶν ἁμαρτήματα, οὐχ ἥκιστα δὲ κἀξ ὧν οἱ κάμνοντες ἁμαρτάνουσι καὶ διὰ τὴν ὑπηρεσίαν ἐνίοτε καὶ διά τι τῶν ἔξωθεν ἐμπιπτόντων. χρὴ μὲν οὖν νομίζειν τὰς σὺν ἀγῶνι τε μεγάλῳ καὶ ὀξυῤῥόπῳ λύσεις τῶν νοσημάτων, τῶν ἐπὶ χυμοῖς θερμοῖς συνισταμένων πυρετῶν ἰδίας εἶναι. ἐφεξῆς δὲ τούτων ὅσαι[2] μορίων εἰσὶν εὐκίνητοι κυρίων καὶ θερμαὶ διαθέσεις.[3] οἱ δὲ ἐφήμεροί τε καὶ οἱ ἑκτικοὶ πυρετοὶ χωρίς τε ταραχῆς μεγάλης καὶ οὐδὲ ὀξυῤῥόπους ποιοῦνται[4] τὰς μεταβολάς. ἔνθα μὲν οὖν ἤτοι γέγονεν ἤδη ἡ κρίσις ἢ γίνεται, τῇ φύσει τὸ πᾶν ἐπιτρέπειν χρὴ καὶ μηδὲν νέον ποιεῖν· ἔνθα δὲ ἐλλειπῶς γίνεται, τὸ λοιπὸν ὁ ἰατρὸς προστίθησι. περὶ δὲ τῆς κρίσεως δεῖ εἰδέναι ὅτι ἄμεινόν ἐστιν ἡ κατὰ κένωσιν τῆς κατὰ ἀπόστημα καὶ ἡ κατὰ τὸν λυποῦντα καὶ πλεονάζοι χυμὸν τῆς ἄλλον τινὰ

1. l. II. de crifib. IX. 2. Corr. ὅσαι pro ὡς αἱ. 3. l. I. aph. XX. 4. Corr. ποιοῦντα pro ποιοῦνται.

violentia acceffionum antevertere judicationes faepe cogit, id quod faciunt etiam varia aegrorum in fe peccata et item errata medicorum, nec minus quae aegrotis vitio miniftrorum et quae item extrinfecus accidunt. Quamobrem exiftimare convenit, morborum folutiones, quae cum magno certamine et fubito fiunt, febrium, quae ex calidis conftant humoribus, proprias judicationes effe; poft has vero folutiones earum affectionum, quae calidae ac facile mobiles funt, easque partes obfident, quae principatum tenent. Ephemerae vero et hecticae febres et fine magna perturbatione et non fubitas mutationes faciunt. Ubi autem aut facta jam eft judicatio aut fit, ibi totum negotium eft naturae permittendum ac nihil novi faciendum, ubi vero imperfecta fuit judicatio, ibi medicus addit quod reftat. Illud etiam de judicatione fcire nos decet, meliorem cenferi eam, quae per evacuationem, quam eam quae per abfceffum fiat, et eam quae noxium redundantemque humorem, quam eam quae alium

Ed. Chart. VIII. [540.]

ἐκκρινούσης καὶ ἡ κατ' ἴξιν τῆς μή. ἐπὶ ταύταις δὲ ἡ μετὰ εὐφορίας, εἶτα ἡ μετὰ πέψεως καὶ ἐν ἡμέρᾳ κρισίμῳ, περὶ ἧς ἐν τῷδε τῷ ὑπομνήματι ῥηθήσεται. τρόπον δὲ καὶ χρόνον σημαίνει αὐτὸς εἰπὼν, καὶ τοσαῦτα καὶ τοιαῦτα καὶ ὁκόσον καὶ ὁκότε. τὸ γὰρ τοσαῦτα τὴν ποσότητα, τὸ δὲ τοιαῦτα τὴν ποιότητα τῶν κενωμένων, τὸ δὲ ὁκότε τὸν χρόνον, τουτέστι τὴν ἡμέραν, ἐνδείκνυσιν. εἰ γὰρ κρίσιν ἐμποιεῖ καὶ οἷα δεῖ κενοῦσθαι καὶ ὅσα χρὴ, τοσαῦτα καὶ τοιαῦτα γένηται καὶ ὁ κάμνων εὐφόρως φέρει· τότε μόνον οὐ κρίσις τελεία καλεῖται. κἂν δὲ τοὐναντία ποιῆται, τότε κωλύειν πειρατέον καὶ ἀποτρέπειν αὐτὰ καὶ μάχεσθαι αὐτοῖς. εἰ δὲ μὴ τελείως ἡ φύσις ἐργάζεται, βούλεται ἡμᾶς[1] ὁ ἰατρὸς συνεργεῖν.

1. *Corr.* ἡμᾶς uncis inclusit.

---

quemlibet evacuet; eam denique, quae recto itinere, quam quae secus; has porro excipit illa, quae junctam habet tolerandi facilitatam, tum ea quae concoctis humoribus et die critico fit, de qua in hoc commentario verba fient. Modum vero ac tempus ipse indicavit, quum dixit, tot et talia et quanta et quando; nam quod ait *quanta*, significat quantitatem; quod vero dixit *talia*, qualitatem eorum quae evacuantur, indicavit; quum vero *quando*, innuit tempus, hoc est diem, in quo fiat: si enim judicatio fiat, tantaque ac talia, quanta et qualia oportet, evacuentur et aegrotus facile toleret. Profecto tantum non perfecta vocatur judicatio; si contraria accidant, tunc danda opera est, ut ea prohibeamus eaque avertamus et ipsis adversemur; si vero natura non perfecte agat, vult hoc loco Hippocrates nos naturam ipsam adjuvare.

Ed. Chart. VIII. [541.]

στʹ.

Τὰ ἐγγὺς καὶ τὰ κοινὰ τοῖσι παθήμασι πρῶτα καὶ μάλιστα κακοῦται.

Εἴρηται[1] *ἤδη πολλάκις ἡμῖν ὅτι χρὴ γινώσκειν ἐκ τῆς ἀνατομῆς ἑκάστου τοῦ μορίου τὴν οὐσίαν ὁποία τίς ἐστιν· ἔπειτα δὲ τὴν ἐνέργειάν τε καὶ τὴν πρὸς τὰ πλησιάζοντα μόρια κοινωνίαν, ὅπερ ἐν τῷ τῆς θέσεως ὀνόματι περιέχεται. εἰ μὲν γὰρ διατεταμένης τῆς κύστεως ὁ ἄνθρωπος οὐκ οὐρεῖ καὶ ἄνευ τοῦ κατὰ τὴν κύστιν ὄγκου ἡ τῶν οὔρων ἐπίσχεσις γένηται, ἀνάγκη δήπου κατὰ τὴν τοιαύτην ἰσχουρίαν ἤτοι τοὺς οὐρητῆρας ἢ τοὺς νεφροὺς ἐμπεφράχθαι. εἴωθε*[2] *γὰρ τὰ ἐγγὺς καὶ τὰ κοινωνίαν ἔχοντα συμπάσχειν καὶ συμπονεῖν. διὸ ἐν ταῖς δυσκρασίαις δεῖ σκοπεῖσθαι τὰς αἰτίας, εἴτε κοιναὶ τοῦ σώματος ἅπαντος ὑπάρχοιεν, εἴτε μορίων τινῶν ἐξαίρετοι*[3] *κατὰ συμπάθειαν ἀδι-*

1. l. V. de loc. affect. 2. l. V. meth. med. 3. l. XIII. meth. med. XVII.

VI.

[541] *Quae propinqua et communia ſunt affectibus, ea prima et maxime vitiantur.*

Eſt a nobis dictum perſaepe, cognoſcendam ex diſſectione eſſe cujusque partis naturam, qualisnam ea ſit; tum vero actionem et qua ſit cum propinquis ſocietate conjuncta; id quod in ſitus ac poſitus nomine continetur; nam ſi veſica diſtenta hominem non emittere urinam contingat ac citra ullum tumorem, qui veſicam obſideat, urina retineatur, certe neceſſe erit ut in tali urinae cohibitione obſtructio aut ureteres aut renes occupet; ſiquidem quae propinqua ſunt et cum partibus aegris ſocietate conjuncta, in affectus dolorisque conſenſum veniunt; proinde in intemperie ſpectare cauſas oportet, ſintne illae totius corporis communes an partium nonnullarum propriae, quae per conſenſum aliam partem vexent; etenim

Ed. Chart. VIII. [541.]
κοῦσαι τὸ ἄλλο μόριον· καὶ γὰρ ἀπὸ κεφαλῆς * * * * ἀπὸ δὲ τῆς αὐτῆς εἰς τὰ παρακείμενα κοινωνίας, ὅπερ εἴπομεν εἶναι ταὐτὸν τῇ θέσει, ἔνδειξις λαμβάνεται τὰ μεν κυρτὰ τοῦ ἥπατος ἐκκαθαίρεσθαι διὰ νεφρῶν, τὰ δὲ σιμὰ διὰ τῆς κάτω γαστρὸς, ἐπὶ δὲ σπληνὸς τὴν ἑτέραν εἶναι μόνην κένωσιν τῶν περιττῶν. * * * * ὅτι[1] οὖν μόριον * * * * τεμνέσθω δὲ πάλιν τοῦ σώματος ὁτιοῦν μόριον εἰς τὰ προσεχῆ· σκέλος μὲν εἰς μηρὸν καὶ κνήμην καὶ πόδα, χεὶρ δ' αὖ εἰς βραχίονά τε καὶ πῆχυν καὶ ἄκραν χεῖρα, δάκτυλοι δὲ εἰς ὀστᾶ καὶ χόνδρους καὶ συνδέσμους καὶ νεῦρα καὶ ἀρτηρίας καὶ φλέβας καὶ ὑμένας καὶ σάρκας καὶ ἄλλα πολλά. δεῖ οὖν σκοπεῖν πότερον ἐγγύς ἐστι τὰ μόρια, ἵνα ἴδῃς ἢ αὐτὰ κατ' αὐτὰ καὶ πρώτως ἢ καὶ κατὰ συμπάθειαν καὶ κοινωνίαν πάσχει. τὰ γὰρ προσεχῆ μᾶλλον τῶν ἄλλων πονοῦσιν, ὥσπερ τοῦ σκέλους κατεαγότος μᾶλλον κνήμη καὶ ποῦς καὶ γόνυ κακοῦται

1. ὅτι οὖν μόριον, cancellata in S. g. proſtant.

a capite * * * * a ſocietate vero quum vicinis partibus, quod idem cum ſitu eſſe diximus, ſumitur indicatio; gibba jecoris per renes expurgari; cava per ventrem inferiorem, in liene alteram ſolam eſſe ſupervacanei evacuationem, * * * * quamvis particulam * * * * Rurſus vero quaevis particula in proximas partes, ut crus in femus tibiam et pedem, itemque manus in brachium, cubitum et ſummam manum dividatur; tum digiti in oſſa, cartilagines, ligamenta, nervos, arterias, venas, membranas, carnes et alia permulta; quare ſpectare oportet propinquane membra ſint, ut ſcias utrum ipſa per ſe et primo, an per conſenſum et communionem aliorum patiantur: proximae enim partes magis quam ceterae laborant; ut ſi crus fractum ſit, tibia magis itemque pes et genu vexatur quam vel manus vel brachium, ac magis etiam quam partes capitis,

Ed. Chart. VIII. [541.]

ἢ χεὶρ καὶ βραχίων καὶ ἔτι μᾶλλον ἢ τὰ τῆς κεφαλῆς, εἰ μὴ ἄλλο τι προσῇ, ᾧπερ δεῖ προσέχειν τὸν νοῦν.

ζ'.

Κατάστασιν δὲ ἐκ τῶν πρώτων ἀρχομένων, ὅ τι ἂν ἐκκρίνηται ἐκ τῶν οὔρων, ὁκοῖα ἂν ἔῃ καὶ οἷα τις σύμπτωσις, χροιῆς ἀπάλλαξις, πνεύματος μινύθησις[1] καὶ τἄλλα μετὰ τούτων τὰ διαιτήματα.

Καὶ[2] ταῦτα περὶ τῆς κρίσεως ἐστὶν, ὥσπερ καὶ τὰ ἐφεξῆς ἕως τοῦ πέπονα φαρμακεύειν καὶ κινέειν. περὶ δὲ τῶν οὔρων ἐμάθομεν ὅτι τὰ λεπτὰ καὶ ἄχροα καὶ ὀλίγα ἢ πάχος ἔχοντα καὶ ὀλίγα μοχθηρὰ, καθάπερ τὰ παχέα μὲν, ὑπόστασιν δὲ οὐδόλως ἢ[3] πάνυ σμικρὰν ἔχοντα καὶ τοῦτο αὐτοῖς συμβαίνει, διὰ τὸ μὴ καλῶς καθίστασθαι. περὶ δὲ τῶν μοχθηρῶν ὑποστάσεων ἐν τῷ προγνωστικῷ λέλεκται. εἰδέναι δὲ χρὴ ὅτι πᾶν ἂν πέψεως σημεῖον ἐπιφαίνηται,

1. *Corr.* μινύθησις pro μηνήθησις. 2. l. I. in I. Epid. XXVI. 3. *Corr.* ἢ pro τί.

nisi aliud quidpiam accedat, ad quod adhibere animum oportet.

VII.

Constitutionem autem spectato ex primis incipientibus, quidquid tandem excernatur, ex urinis qualesnam fuerint et quaenam sit corporis collapsio, coloris immutatio, spiritus imminutio et ceterae cum his victus rationes.

Haec etiam ad judicationem pertinent, ut ea itidem quae sequuntur usque ad eum locum, *concocta medicari et movere* etc. De urinis autem illud didicimus, eas quae tenues, decolores paucaeque sunt aut crassae et paucae, pravas esse; sicut etiam crassas illas quidem, sed tamen quae nulla aut plane exigua habent sedimenta, idque eis accidit, propterea quod non bene subsideant; de pravis autem sedimentis in libro praesagiorum dictum est.

Ed. Chart. VIII. [541.]

ὀλιγοχρόνιόν τε ἅμα καὶ σωτήριον ἔσεσθαι δηλοῖ τὸ νόσημα, ὡς ἐν τοῖς πλευριτικοῖς τὸ πτύελον. ἑκάστου γὰρ μορίου τοῦ σώματος τὸ περίττωμα τὴν ὑπάρχουσαν αὐτῷ διάθεσιν ἐνδείκνυται, πεπεμμένον μὲν ὑγιεινὴν, ἄπεπτον δὲ ὑπάρχον, νοσεράν. ἐπὶ δὲ τῶν οὔρων ὅσα μὲν ὁμοιότατα τοῖς τῶν ὑγιαινόντων ἐστὶ, ταυτὶ μὲν ἱκανῶς εὐρωστεῖν τὸ φλεβῶδες γένος τῶν ὀργάνων ἐνδείκνυται· ὅσα δὲ ἀπεπτότερα, τὴν αὐτῶν ἀῤῥωστίαν. τὰ δὲ ἐναντιώτατα τοῖς τῶν ὑγιαινόντων, αὐτὰ μὲν τελέως ἐστὶν ἄπεπτα, μεγάλην δὲ ἀῤῥωστίαν μηνύει παντὸς τοῦ φλεβώδους γένους. ὅσα δὲ καὶ τῆς κρατούσης αἰτίας ἐμφαίνει τὸ μοχθηρὸν, ὡς τὰ μέλανα, ταυτὶ ἐσχάτως ὀλέθρια. πέψιν γὰρ ἰδίαν[1] ἑκάστῳ ταυτὶ τὰ τρία γένη τῶν σημείων ἐνδείκνυται, τῆς μὲν κάτω γαστρὸς τὰ κατὰ φύσιν διαχωρήματα, τοῦ φλεβώδους δὲ γένους τὰ οὖρα, τῶν δὲ ἀναπνευστικῶν ὀργάνων μόνον τὰ πτύσματα. μέμνησο δὲ ὅτι περὶ τῶν οὔρων εἶπεν ἀκριβῶς

1. *Corr.* ἰδίαν pro ἡδύαν.

Scire autem convenit quodcunque ſignum concoctionis apparuerit, id nobis indicare morbum et brevem ſore et ſalubrem: cujusmodi nobis indicio eſt ſputum in lateris dolore; excrementum enim cujusque partis corporis quaenam affectio partem ipſam vexet declarat, ac ſi concoctum ſit, ſalubrem; ſi incoctum, morboſam eſſe ſignificat; in urinis vero quae ſunt ſanorum urinis quam ſimillimae et ſatis bene valere venas oſtendunt, quae crudiores ſunt, earundem imbecillitatem arguunt; quae maxime contrariae urinis ſanorum ſunt, quum ipſae ex omni parte crudae ſunt, tum vero magnam venarum omnium imbecillitatem infirmitatemque ſignificant. Quaecunque autem malitiam cauſae dominantis indicant, ut nigrae, eae ad ſummum pernicioſae cenſentur, haecque tria genera ſignorum propriam cujusque concoctionem indicant, ac ventris quidem inferioris concoctionem ſignificant excrementa ſecundum naturam prodeuntia, venarum, urinae, organorum vero reſpirationis ſolum ſputa. Ceterum habeas in

Ed. Chart. VIII. [541.]

ἐν τοῖς ἀφορισμοῖς Ἱπποκράτης. περὶ δὲ τῶν τοῖς ὀξέσι νοσήμασι συνεδρευόντων κατὰ τὸ προγνωστικὸν συνέγραψεν· οὐκ ἐνδέχεται δέ ποτε μὴ οὐκ ἀγαθόν τι μέγα δηλο῀ν τὸ τῆς πέψεως σημεῖον· καὶ γὰρ αἱ αἱμοῤῥαγίαι καὶ ἱδρῶτες καὶ παρωτίδες καὶ τἄλλα ἀποστήματα σὺν μὲν τῷ καιρῷ πέφυκεν ὠφελεῖν, ἀκαίρως δὲ οὐδὲν ὀνίνησιν. ὅταν δὲ πέψεως σημεῖά ἐστι, σωθήσεσθαι μὲν δηλοῖ τὸν ἄνθρωπον, οὐ μέντοι γε κριθήσεσθαι πάντως. οὔτε γὰρ ἢ τὴν ἀθρόα ἀκούοιμεν ἐν τῇ νόσῳ μεταβολὴν οὔτε εἰ τὴν προηγουμένην αὐτῆς ταραχὴν, ἐξ ἀνάγκης τὰ τῆς πέψεως ἔσται σημεῖα. ἴσμεν γὰρ καὶ ἐν χρόνῳ πλείονι δύνασθαι κατὰ βραχὺ τὸ νόσημα πεττόμενον ἐπὶ τὴν παντελῆ λύσιν ἀφικέσθαι. ἐπὶ δὲ πυρετῶν ἁπάντων, ἐπειδὴ φλεβώδους γένους εἰσὶ παθήματα, τοῖς οὔροις μάλιστα προσεκτέον ἐστὶν, ἐπὶ δὲ τῶν πλευριτικῶν πρῶτον μὲν τοῖς πτύσμασιν, εἶτα καὶ τοῖς οὔροις, ὅτι καὶ μετὰ πυρετοῦ πάντως[1] ἡ πλευρῖτις. ἐπὶ δὲ

1. *Corr.* πάντως pro παντός.

memoria Hippocratem in aphorismis accurate de urinis disseruisse; de iis vero, quae morbos acutos comitantur, in libro praesagiorum conscripsisse; nunquam autem usu venit ut signum concoctionis non boni quid significet; nam et sanguinis profluvia et sudores et parotides et alii abscessus, si opportune fiant, prodesse solent; si importune, nihil juvant. Quum vero signum concoctionis adest, servatum quidem iri hominem, sed non tamen prorsus judicatum iri declarat; neque enim sive mutationem in morbo confestim factam, sive eam perturbationem, quae illum antecessit, judicationem intelligamus, signa concoctionis erunt necessario; quum illud exploratum habeamus, fieri posse ut morbus longiore temporis spatio paulatim concoquatur et ad perfectam solutionem veniat. In febribus autem quoniam venosi generis affectus sunt, urinis praecipue mentem adhibebis, in morbis lateris primum sputis, deinde urinis; quod lateris dolor febrem omnino junctam habeat; in ventris affectionibus si febris absit, sola

Ed. Chart. VIII. [541.]

τῶν κατὰ τὴν γαστέρα χωρὶς μὲν πυρετοῦ τοῖς διαχωρήμασι μόνοις, σὺν πυρετῷ δὲ καὶ τοῖς οὔροις. κελεύει γοῦν ἐνταῦθα τὴν κατάστασιν τῆς νόσου ποιητέον ἐκ τῶν πρῶτον ἀρχομένων ἐκκρίνεσθαι, οἷον ἐκ τῶν οὔρων εἰ τύχῃ ἢ τῶν πτυέλων ἢ διαχωρημάτων ἢ ἐμέτων ἢ ἱδρώτων ἢ αἱμοῤῥαγίας, διὰ ῥινῶν ἢ καὶ διὰ αἱμοῤῥοΐδος, προστίθησι δὲ καὶ τὴν σύμπτωσιν, τουτέστι τοῦ ὄγκου τοῦ ὅλου σώματος πτῶσιν ἢ τὸ σῶμα συμπέπτωκεν, ὥσπερ κόπῳ τινὶ νικωμένῳ καὶ ὡς τῶν δυνάμεων ἐκλυομένων. τοῦτο γὰρ τὴν σφοδρότητα καὶ τὴν κακοήθειαν τοῦ νοσήματος δηλοῖ. μάλιστα δὲ εἰ τοῦτο ἐν πρώταις ἡμέραις συμβαίνει καὶ τὸ τοῦ φυσικοῦ χρώματος ἄνθος μαραίνεται ἢ μεγάλη ἀπάλλαξις γένηται καὶ τὸ πνεῦμα μειοῦται. σημαίνει γὰρ τοῦτο τὴν τοῦ κάμνοντος ἀσθένειαν καὶ σχεδὸν πτῶσιν τῆς ῥώμης. τὰ δ' ἄλλα διαιτήματα λέγει τὰ τούτοις ἑπόμενα, τουτέστιν ἢ εὐφόρως φέρει ἢ δυσφόρως ἢ πείθεται τῷ ἰατρῷ ἢ τὰ προσφερόμενα λαμβάνει καὶ κατέχει. καὶ προστίθησι δὲ

alvi excrementa inſpicies, ſi febris adſit, etiam urinarum ratio habenda eſt. Cenſet igitur hoc loco morbi conſtitutionem faciendam eſſe ex iis, quae excerni primum incipiant, ut ex urinis, ſi ita ſors ferat, aut ſputis aut alvi excrementis aut vomitibus aut ſanguinis profluviis e naribus aut etiam ex haemorrhoidibus. Addit etiam collapſionem, hoc eſt quum totius corporis moles concidit, ut videas utrum corpus conciderit, quod ei accidit, quum aliqua laſſitudine victum eſt et facultates quaſi exſolutae ſunt; quae res et vehementiam et malitiam morbi indicat; praeſertim vero, ſi id in primis diebus contingat. Spectandum enim eſt, an coloris nativi flos contabeſcat aut magna ſit ejus facta mutatio et an ſpiritus diminuatur: hoc enim aegroti imbecillitatem et fere caſum virium ſignificat. Alias autem victus rationes vocat, quae haec conſequuntur, hoc eſt utrum facile toleret an difficulter, utrum medico dicto audiens ſit, utrum ea ſumat quae ei offeruntur eaque contineat. Adde vero et decubitum et

καὶ κατάκλισιν καὶ σχήματα καὶ ὕπνους καὶ ἐγρηγόρσεις καὶ ἐνύπνια ταραχώδη καὶ μὴ τοιαῦτα καὶ τἄλλα πολλὰ, ἅπερ αὐτὸς ἐν τῷ προγνωστικῷ διῆλθε.

η'.

Τὸ μὲν εἰ ὅμοια τὰ ἀπιόντα δεῖ εἰδέναι, διέξοδοι, οὖρα καθ' ὑστέρας, πτύελα κατὰ ῥῖνας, ὄμματα, ἱδρὼς ἐκ φυμάτων, ἐκ τραυμάτων, ἐξανθημάτων, ὁκόσα αὐτόματα, ὁκόσα τέχνῃσιν, ὅτι ὅμοια ἀλλήλοισι πάντα τὰ κρίνοντα.

Οὕτως ἐν τῷ κατὰ ἰητρεῖον συμβουλεύει σκέπτεσθαι ἢ ὅμοια ἢ ἀνόμοιά ἐστιν. εἰ γὰρ ὅμοια, οὐ δεῖ κινεῖν, εἰ δὲ ἀνόμοια, πειρατέον εἰς τὴν ὁμοιότητα ἄγειν. δεῖ οὖν εἰδέναι, εἰ τὰ ἀπιόντα ὅμοιά ἐστι, τότε γὰρ σημαίνεται πάντα εἶναι κατὰ φύσιν. ἢ τὸ ὅμοια σημαίνει πάντα τὰ ἐξιόντα εἶναι ἑνὸς γένους καὶ τότε μὴ δεῖν μετάγειν πρὸς ἄλλο ἢ ὅμοια τοῖς ὑγιαίνουσιν αὐτὸς μὲν ἔδειξε διὰ πλειό-

figuras et ſomnos et vigilias et inſomnia turbulenta, quaeque ejusmodi non ſint et item alia permulta quae ipſe in libro praeſagiorum memoravit.

VIII.

[542] *Id quidem ſciendum, num quae prodeunt ſint ſimilia, tranſitus, urinae per uteros, ſputa per nares, oculi, ſudor ex tuberculis, ex vulneribus, exanthematibus, quae ſua ſponte, quae per artem. Quod ſimilia ſunt inter ſe omnia, quae judicant.*

In eo libro qui de officina medici non ſecus quam hic cenſuit videndum eſſe, utrum ſimilia an diſſimilia ſint. Si enim ſint ſimilia, movere ea non oportebit, ſi diſſimilia, conandum eſt, ut ad ſimilitudinem adducantur. Spectandum eſt igitur, utrum quae decedunt ſint ſimilia; quia ita intelligitur, ſecundum naturam eſſe omnia. Vel quod ait *ſimilia*, ſignificat omnia quae excunt alius eſſe generis, ac tunc ad aliud non eſſe traducenda; aut ſimi-

Ed. Chart. VIII. [542.]
νων ἡμᾶς διακρίνειν τά τε κοινὰ καὶ τὰ ἴδια καὶ τὰ ὅμοια καὶ τὰ ἀνόμοια. ἓν μὲν γάρ ἐστι τῇ δυνάμει τὰ τρία ταῦτα σκέμματα, τό τε περὶ τῶν κοινῶν καὶ ἰδίων, καὶ τὸ διακρίνειν ἢ ὅμοια ἢ ἀνόμοια τὰ παραβαλλόμενα πράγματά εἰσι. καὶ τὸ τρίτον τι ταυτὸν ἐν αὐτοῖς ἐστι καὶ τί ἕτερον. καλοῦμεν γὰρ ὅμοια ἐνίοτε τὰ ταὐτὸν ἔχοντά τι. περὶ ὧν ἁπάντων εἴρηται ἀκριβῶς ἐν τοῖς περὶ Ἱπποκράτην καὶ Πλάτωνα δογμάτων καὶ κατὰ τὸ προγνωστικόν. τινὲς δέ φασι λέγεσθαι τὸ ὅμοιον διττῶς, ἓν μὲν ἀπαράλλακτον νοεῖσθαι καθάπερ τοὺς διοσκούρους· ἕτερον δὲ ἐν ᾧ τὸ μᾶλλον καὶ τὸ ἧττόν ἐστι. παλαιοὶ δὲ συγκεχυμένως τε καὶ ἀδιαρθρώτως ἐχρῶντο τῇ τοῦ ὁμοίου προσηγορίᾳ. δεῖ μὲν οὖν τὰς ὁμοιότητας σκοπεῖν, ἐπειδὴ τὰς ἀπορίας καὶ πλάνας ἐργάζονται καὶ τοῖς ἀγαθοῖς ἰατροῖς, ὡς οὐ μόνον τῶν ἐπιτυχόντων ἰατρῶν ἐν ταῖς ὁμοιότησι σφαλλομένων, ἀλλὰ καὶ τῶν ἀρίστων· εἰ γοῦν τις ἀκριβῶς εἰδῇ τήν τε ἐκ πρώτης

lia esse bene valentibus. Ipse enim plerisque rationibus nobis ostendit quomodo communia a propriis et similia a dissimilibus discernamus; haec enim triplex contemplatio, unum idemque potestate est; quae, inquam, propria et communia contemplatur, quaeque res, quae conferuntur, similesne inter se an dissimiles sint distinguit; et tertia quae quid in eis idem, quid alterum sit, videt: interdum enim appellamus similia ea quae aliud quod idem sit in se habeant, de quibus omnibus accurate dictum est a nobis in iis libris qui sunt de Hippocratis Platonisque decretis et in libro praesagiorum. Quibusdam placet simile duobus dici modis; uno quum simile intelligitur, quod nullo modo variat, ut gemini Jovis filii dicuntur; altero, quum quid magis aut minus ad aliud accedit. Veteres tamen confuse et sine ulla distinctione vocabulum similium usurparunt; similitudines autem perspicere oportet, propterea quod dubitationes et erroris causas etiam praeclaris medicis afferre solent, atque adeo ut non modo vulgares medici, sed etiam praestantissimi in similitudinibus

γενέσεως φύσιν τοῦ νοσοῦντος ἐκ τίνος τε νῦν αἰτίας νοσεῖ καὶ διὰ πολλῶν λόγων κατὰ μικρὸν διαγινωσκομένων ἐπισκοπούμενος τάς τε φαινομένας ὁμοιότητας καὶ τὰς δοκούσας ἀνομοιότητας εἶναι καὶ τἄλλα ἅπερ εἶναι ἀναγκαῖα ἤδη εἴπομεν, καλῶς εὑρίσκει, θεραπεύειν οὗτος[1] δυνήσαται κάλλιστα. αὐτὸς δὲ ὅπου δέῃ σκοπεῖν τὴν ὁμοιότητα, σαφῶς εἶπε, συναρίθμησε γὰρ διεξόδους, τουτέστι τὰ διαχωρήματα, ἔτι δὲ καὶ οὖρα καὶ τὰ δι᾽ ὑστερῶν ἐκκενώμενα ἐν ταῖς γυναιξὶν, εἶτα καὶ τὰ πτύσματα, μᾶλλον δὲ ἐν τοῖς πλευριτικοῖς τε καὶ περιπνευμονικοῖς καὶ ὅλως ἐν τοῖς τῶν ἀναπνευστικῶν ὀργάνων πάθεσιν, ἔπειτα δὲ τὰ κατὰ ῥῖνας καὶ τὰ ἐκ τῶν ὀμμάτων, ὡς τὰ δάκρυα καὶ τὸ περίττωμα τὸ ἐν τοῖς κανθοῖς αὐτῶν συνεστὸς, ἔτι δὲ καὶ τὸν ἱδρῶτα ἢ μορίου τινὸς ἢ τοῦ σώματος ὅλου· ταῦτα γὰρ πάντα καὶ πέψιν δείκνυσθαι εἴωθεν, οὐχ ἧττον[2] δὲ καὶ τὰ ἐκ τῶν φυμάτων καὶ τῶν ἐξανθημάτων καὶ τῶν ἄλλων παρὰ φύσιν

1. *Corr.* οὗτος pro οὕτως. 2. *Corr.* ἧττον pro ἥκιστα.

decipiantur. Itaque ſi diligenter quispiam aegroti naturam, quam ab ortu nactus eſt, cognoſcat, tum ſciat, quam ob cauſam nunc aegrotet, ex multis ſermonibus, quos ipſe paulatim animadverterit, evidentes ſimilitudines et quae eſſe diſſimilitudines videntur, ſit contemplatus, itemque alia quae neceſſaria eſſe jam diximus, recte compererit, hic profecto curare optime poterit; quibus autem in rebus ſpectanda ſimilitudo ſit, ipſe perſpicue docuit. Connumeravit enim exitus, id eſt alvi excrementa, itemque urinas et quae in mulicribus per uterum excernuntur; tum ſputa eaque potius in lateris dolore pulmonisque vitiis et uno verbo in iis affectibus qui in organis reſpirationis inſiderunt; tum quae per nares evacuantur, quae ex oculis exprimuntur, ut lacrimae et excrementum id quod in angulis oculorum ſolet conſiſtere; ſudorem denique vel unius partis vel corporis univerſi: haec enim omnia ſignificare etiam concoctionem ſolent nec minus id faciunt, quae ex tuberculis quaeque ex puſtulis et aliis tumoribus, qui praeter naturam in corpore ſunt, effluunt et exeunt,

Ed. Chart. VIII. [542.]
ὄγκων ῥυόμενα καὶ ἐξιόντα, ὥσπερ καὶ τὰ ἐκ τραυμάτων τε καὶ ἑλκῶν. ἐν τούτοις δὲ πᾶσι βλέπειν δεῖ[1] τὰ αὐτομάτως γινόμενα καὶ τὰ τῇ τέχνῃ σκευαζόμενα καὶ παραβάλλειν πρὸς ἄλληλα[2] καὶ σκοπεῖσθαι ἀκριβῶς, πότερον κρίνοντά ἐστιν, εἶτα δὲ πότερον ὅμοια ἢ ἀνόμοια καὶ πότερον πάντα ἢ μὴ, ἀλλὰ κατὰ μέρος * * * * τότε γὰρ εἶναι κριτικὰ γνωσθήσεται, ἄλλως δὲ οὔ * * * * καὶ ταῦτα καλῶς διώρισται ἐν τοῖς περὶ κρίσεων καὶ οὐ δέον ἐστὶν ἐνταῦθα μετάγειν ἐκεῖνα μήκους φειδομένους.

θ'.

Καὶ τὰ ὠφελέοντα καὶ τὰ βλάπτοντα καὶ τὰ ἀπολύοντα, ὡς τὰ μὲν περιφεύγων ἀποτρέπῃ,[3] τὰ δὲ προσκαλέων καὶ ἄγῃ καὶ δέχηται.

1. Corr. δεῖ pro τί. 2. Corr. ἄλληλα pro ἄλλα. 3. Corr. ἀποτρέπῃ pro ἀποτρέπειν.

ut etiam quae ex vulneribus ulceribusque emanant. In his autem omnibus videnda ſunt quae ſua ſponte fiant, quaeque arte parentur, eaque comparanda inter ſe ac diligenter expendenda, ut an judicationem faciant, videamus; deinde utrum ſimilia ſint an diſſimilia et utrum omnia an non, ſed partim ſimilia, quibus aeger levetur aut magis conflictari videatur. * * * * tunc enim ea pertinere ad judicationem intelligemus, ſecus vero non item * * * * haecque in libris de criſibus ſunt recte a nobis explicata; nec par eſt ut nos brevitatis ſtudioſi eadem in hunc locum transferamus.

IX.

Et quae juvant et quae laedunt et quae liberant, ut illa quidem effugiens avertat, haec vero adſciſcens adducat et ſuſcipiat.

Ταύτην τὴν ῥῆσιν πολλοὶ κατὰ συνέχειαν τῆς ἄνωθεν εἰρημένης ἀναγινώσκουσιν οὕτως ὡς ἐπὶ τοῖς, πάντα τὰ κρίνοντα, εὐθὺς προστιθέναι καὶ τὰ ὠφελέοντα καὶ τὰ βλάπτοντα καὶ τὰ λοιπά. ἀλλὰ κἂν κατὰ συνέχειαν, κἂν διεζευγμένως γράφοι τις, οὐδὲν διοίσει. συμβουλεύει γὰρ θεωρεῖν ἡμᾶς ὅσα ὠφελεῖ ἐκ τῶν ἀπιόντων καὶ ὅσα βλάπτει καὶ ὅσα ἀπολύει τὸν ἄῤῥωστον ἀπὸ τοῦ νοσήματος, ἵνα τὰ μὲν φεύγωμεν, τουτέστι τὰ βλάπτοντα, τὰ δὲ προσκαλέσωμεν, τουτέστι τὰ ὠφελέοντα, τὰ δὲ ἄγομεν καὶ δεχόμεθα, τουτέστι τὰ ἀπολύοντα. προστίθησι δὲ κατὰ τὴν αὐτὴν ἔννοιαν καὶ τάδε.

ι'.

Καὶ τἄλλα δὲ οὕτως, δέρματος, ἀκρέων, ὑποχονδρίων, ἄρθρων, ὄμματος, στόματος, σχήματος, ὕπνων, οἷα κρίνει καὶ ὅτε τὰ τοιαῦτα δεῖ μηχανάασθαι.

Haec verba conjuncte cum ſuperioribus multi legunt, ut poſt illa: *quae judicant ſimilia eſſe inter ſe omnia*, ſtatim addantur haec: *et quae proſunt et quae nocent etc.* Verum ſive conjuncte ſive ſeparatim legantur, nihil intererit; dat enim nobis hoc conſilii, ut videamus, quae ex iis quae abeunt proſint, quae noceant, quaeque a morbo aegrotum liberent; ut illa vitemus, quae nocent, haec arceſſamus, quae proſunt, ea denique admoveamus et adſciſcamus, quae liberent; in quam ſententiam addit etiam haec quae ſequuntur.

X.

Aliaque et jam eodem modo in cute, extremis partibus, hypochondriis, articulis, oculis, ore, figuris, [543] *ſomnis, qualia judicent et quando talia machinari oporteat.*

Τὸ δέρμα εἰ ὑγρὸν ἢ ξηρὸν ἢ τεταμένον ἢ χαλαρόν[1] ἐστι, σκέπτεσθαι δεῖ, καθάπερ ἐν τῷ προγνωστικῷ κατὰ τὴν ἀρχὴν εἶπεν αὐτός· τὰ δὲ ἄκρεα πότερον ἐψυγμένα ἢ θερμὰ ἢ καὶ ἄλλως πως διακείμενα· οὕτω καὶ τὰ ὑποχόνδρια πότερον βάρους ἢ τάσεως ἢ ἀλγημάτων τινῶν αἰσθάνονται. ἄριστον γὰρ εἶναι τὸ ὑποχόνδριον εἶπεν αὐτὸς ἀνώδυνόν τε καὶ μαλθακὸν καὶ ὁμαλόν. τὰ μὲν οὖν κατ' ἐπιγάστριον χωρία ὅσα παχύτερα βελτίω ἐστίν· ὅσα[2] δὲ ἰσχνὰ, μοχθηρὰ καὶ ὡς σημεῖα δηλονότι καὶ ὡς αἴτια. ὡς σημεῖα γάρ εἰσι τῆς ἐν τοῖς ἐκτετηκόσι μορίοις ἀσθενείας, ὡς αἴτια δὲ τοῦ μὴ πέττεσθαι καλῶς τὰ σιτία ἐν τῇ γαστρὶ, μήτε αἱματοῦσθαι κατὰ τὸ ἧπαρ. πρὸς δὲ τούτοις καὶ ἡ λεπτότης τῶν εἰρημένων μερῶν πρὸς τὰς κάτω καθάρσεις ἐπισφαλής ἐστι. περὶ δὲ φύσης τοῦ ὑποχονδρίου πολλὰ λελέχθαι ἡμῖν. ἔστι γὰρ τρίτη τις διαφορὰ μελαγχολίας, ὥσπερ ὅταν ἐπιληψία τὴν ἀρχὴν ἀπὸ τῆς κοιλίας ἔχει·

1. *Corr.* χαλαρὸν pro σκληρόν. 2. leg. lib. II. aph. III.

Utrum cutis humida an arida, an contenta, an laxa ſit, conſiderandum eſt, ut ipſe in libro praeſagiorum in principio admonuit; ita etiam utrum extrema ſint refrigerata an calida aut alio quolibet modo affecta. Hypochondriorum eſt eadem ratio, ut videas, utrum gravitas an diſtentio aut aliquis dolor in eis ſentiatur; ipſe enim dixit: *optimum hypochondrium eſſe quod vacet dolore molleque et aequabile ſit;* ac partes quidem abdominis quae craſſiores ſunt, eae etiam meliores cenſentur; quae macilentae, eae etiam pravae et ut ſigna et ut cauſae habentur: ſunt enim ſigna imbecillitatis partium extenuatarum, cauſae vero, quod nec in ventre ciborum concoctio nec in jecore ſanguis probe fiat; ad hoc accedit ut harum partium extenuatio non ſit ad infernas purgationes tuta. De flatu autem hypochondriorum multa ſunt a nobis dicta: ſiquidem eſt tertia quaedam melancholiae differentia, ad morbi comitialis ſimilitudinem, quum a ven-

Ed. Chart. VIII. [543.]

καλοῦσι δὲ ἔνιοι τῶν[1] ἰατρῶν ὑποχονδριακόν τε καὶ φυσῶδες νόσημα. ἐὰν μὲν οὖν ἄρξηταί γε πρῶτα τὰ κατὰ τὴν γαστέρα συμπτώματα καὶ μείζοσιν αὐτοῖς γινομένοις ἀκολουθήσει τὰ μελαγχολικὰ πάθη κουφίζεταί τις διαχωρήσεσι καὶ τοῖς ἐμέτοις καὶ εὐπεψίαις καὶ ταῖς ἐρυγαῖς. συμπτώματα δὲ αὐτοῦ τάδε, δυσθυμία καὶ φόβος. ἔτι δὲ ἐκ τῶν[2] ὑποχονδρίων εἰσὶ πυρετοὶ, ὁ δὲ[3] ἁπλῶς ἀποφηνάμενος τοὺς ὑποχονδρίων πυρετοὺς κακοήθεις ἄνευ τῶν διορισμῶν, οὓς ἔγραψεν Ἱπποκράτης ἐν τῷ προγνωστικῷ, προφανῶς[4] ψεύδεται, ὡς ἐδείχθη ἐν τοῖς εἰς τὸ προῤῥητικὸν ὑπομνήμασιν. ἔνιοι μὲν αὐτῶν κακοήθεις, ἔνιοι δὲ ἐπιεικεῖς, ὡς ἐν τοῖς περὶ τῶν πεπονθότων τόπων διώρισται. οὕτω περὶ ἄρθρων, ὀμμάτων τε καὶ στόματος νοητέον. πολλὰ γὰρ συμβαίνει, ἃ τὴν κρίσιν ἀγγέλλει, ὡς ἐν τῷ προγνωστικῷ τε καὶ ταῖς ἐπιδημίαις μεμαθήκαμεν. πολλὰ δὲ οὐ γίνεται πρὸς τῆς φύσεως, ἅπερ μηχανᾶσθαι ἡμᾶς χρή.

1. l. de locis affect. VII. 2. *Corr.* ἔτι δὲ ἐκ τῶν pro ἐκ δὲ τῶν. 3. *Corr.* ὅδε pro ὁ δὲ. 4. II. in Epid. III. II. prorrh. XXI.

triculo originem ducit, hancque affectionem medici quidam hypochondriacum flatuofumque morbum nominant; ac fi prima fymptomata circa ventriculum incipiant et ipfis adauctis melancholici affectus fequantur, profecto alvi dejectionibus, vomitibus, proba concoctione ructibusque levabitur; fymptomata autem funt moeftitia et metus. Praeterea ex hypochondriis febres quoque excitantur, quique abfolute fcripfit, febres ex hypochondrio malignas effe, neque eas addidit diftinctiones, quas in praefagiis Hippocrates fcriptas reliquit, aperte mentitur; quemadmodum eft a nobis demonftratum in iis commentariis, quos in praedictiones confecimus; quaedam enim ipfarum malignae, quaedam mites funt, ut in libris de locis affectis docuimus. Idem eft de articulis, oculis et ore intelligendum, propterea quod multa contingunt quae judicationem futuram nunciant, ut in praefagiis et in libris de vulgaribus morbis didicimus. Multa autem a natura non

Ed. Chart. VIII. [543.]
μεγάλης δὲ τῆς ἀκριβείας χρεία εἰς τὸ ταῦτα γνῶναι, ἐξαπατᾷν γὰρ εἴωθε καὶ τοὺς ἐμπειρικωτάτους καὶ τοὺς ἐν ἰατρικῇ τρίβακας ἰατρούς. ὁπότε δὲ ταῦτα δεῖ ποιεῖν ἢ ἀποτρέπειν ἡ περὶ τῶν κρίσεων πραγματεία διδάσκει.

ια'.

Καὶ ἔτι ὅσαι τοιαῦται ἀποστάσιες γίνονται, οἷαι ὠφελέουσι βρώμασι, πόμασιν, ὀδμῇσιν, ὁράμασιν, ἀκούσμασιν, ἐννοήμασιν, ἀφόδοισιν, ὑγρῇσιν, θάλψει, ψύξει, ξηρότησιν, ὑγρῆναι, ξηρῆναι, χρίσμασιν, ἐνχρίσμασιν, ἐπιπλασίοισιν, ἐμπλάσμασιν, ἐμπλάστοισιν ἐπιπάστοισιν, ἐπὶ δὲ τοῖσιν ἐπιθέτοισι. σχήματα, ἀνάτριψις, ἴησις, πόνος, ἀργίη, ὕπνος, ἀγρυπνίη· πνεύμασιν ἄνωθεν, κάτωθεν, κοινοῖσιν, ἰδίοισι,[1] τεχνητοῖσιν. ἐν τοῖσι παροξυσμοῖσι μήτε ἐοῦσι μήτε μέλλουσι, μήτε ποδῶν ψύξει, ἀλλ' ἐν καταῤῥόπῳ τῇ νούσῳ.

1. Corr. κοινοῖσιν, ἰδίοισι pro κινήσειν, ἡδείησιν.

ſiunt, quae nos oportet machinari, ad quae noſcenda magnam adhibere diligentiam oportet, quando eadem etiam praeclaros medicos quique longiſſimo uſu rerum periti et in medicina valde exercitati ſint, fallere conſueverint; quando autem ea facienda ſint aut avertenda, docent ii libri, quos de criſibus nos conſcripſimus.

XI.

Ac praeterea quinam tales abſceſſus oriantur, quaenam juvent, cibis, potionibus, odoribus, viſu, auditu, cogitatione, ſeceſſibus, humoribus, calefactione, perfrictione, ſiccitatibus; humectando, ſiccando; unctionibus, illitionibus, cataplaſmatis, emplaſtris, inſperſionibus, tum vero epithematis quae imponuntur. Figurae, frictio, medela, labor, otium, ſomnus, vigiliae. Spiritibus ſuperne, inferne, communibus, propriis, artificioſis; in acceſſionibus neque praeſentibus, neque futuris, neque pedum frigore, ſed in declinante deorſum morbo.

Ed. Chart. VIII. [543.]

Γίνονται διαδοχαὶ ὀλέθριοί τε καὶ χρήσιμαι τῶν νοσημάτων κατά τε τὴν τῶν νόσων διαφορὰν καὶ τοὺς πάσχοντας τόπους. ἡ μὲν γὰρ εἰς ἐπιεικέστερα νοσήματα καὶ τόπους ἀχειροτέρους διαδοχὴ σωτήριος, ἡ δὲ εἰς χαλεπώτερά τε νοσήματα καὶ τόπους κυριωτέρους ὀλέθριος· οὕτω καὶ ἀποστάσεις αἱ μὲν κατὰ ἐκροῦν[1] *ἀμείνους, αἱ δὲ κατὰ ἀπόθεσιν ἧττον ὠφέλιμοι. τούτων δὲ αὐτῶν αἱ μὲνποῤῥωτέρω τε τοῦ κάμνοντος τόπου καὶ εἰς ἄκυρα μόρια πάσχοντα ἀγαθαὶ, αἱ δὲ ἐναντίαι τούτων μοχθηραί. ἐὰν μὲν οὖν αἷμα πολὺ καθ' ὁντιναοῦν τρόπον ἐκκριθῇ, σωτηρίας ἔχειν ἐλπίδας χρή. καὶ διὰ ἀποστάσεως καὶ μεταστάσεως ὁ κάμνων σώζεται. διαφέρει δὲ ἀλλήλων ταῦτα τῷ τὴν μὲν ἀπόστασιν αὐτὴν τὴν κρίσιν ἐπιφέρειν καὶ ἀπαλλάττειν ἁπάντων τῶν ὀχληρῶν τὸν κάμνοντα, τὴν δὲ μετάστασιν ἴσχειν ἀρχὴν τῶν ἑτέρων παροξυσμῶν τε καὶ πόνων, ὡς δεῖσθαι*[2] *πάλιν ἄλλου χρόνου πρὸς τὴν πέψιν τὸν τόπον τοῦ σώματος, εἰς ὃν ἡ μετάστασις τῶν λυπούντων χυμῶν ἐγένετο. ὅταν δὲ πλῆθος*

1. *Corr.* fortaſſe *κατὰ ἐκῤοῦν*. Sic ſecunda man. *κατὰ ἀρχὴν* vel *κατὰ ἄκρον* vel *κατὰ ἐκροήν*. 2. *Corr.* *δεῖσθαι* pro *δίς τε*.

Fiunt morborum viciſſitudines ad perniciem et ad judicationem tum pro morborum tum vero pro locorum affectorum differentia; nam quae in morbos leviores partesque ignobiliores ſit, ea eſt ſalutaris; quae in graviores morbos ac loca praeſtantiora, perniciosſa eſt. Eadem eſt abſceſſuum ratio; qui per effluxum fiunt, meliores ſunt; qui per decubitum, minus commodi cenſentur; atque ex eis qui longius ab affecto loco et in partes aegroti ignobiliores fiunt, boni ſunt, horum contrarii mali; quamobrem ſi magna ſanguinis copia quoquo modo excreta ſit, in ſpe ſalutis eſſe nos decet; atque aeger per abſceſſum et per commutationem incolumis evadet: differunt enim haec inter ſe, quod abſceſſus judicationem afferat, aegrotumque omnibus liberet moleſtiis, commutatio vero aliarum acceſſionum laborumque principium habeat, ut locus is corporis, in quem noxiorum humorum eſt facta commigratio, aliud etiam tempus ad concoctionem requirat.

Ed. Chart. VIII. [543.]

ἢ πολὺ τῶν ἀπέπτων χυμῶν, αἱ ἀποστάσεις γίνονται. εἰ μὲν σμικραὶ αἱ ἀποστάσεις εἶεν, οὐδὲν ὠφελοῦσιν, εἰ δὲ μεγάλαι, φέρειν αὐτὰς ἡ φύσις οὐ δύναται. τῶν μὲν οὖν κατὰ τὴν γαστέρα τὰ περιττώματα, καθ᾽ ὃ διαχωρούμενα, τὴν ἀπεψίαν δὲ καὶ πέψιν ἐκ τῆς ἑαυτῶν ἰδέας ἐνδείκνυται· ὡς τῶν κατὰ θώρακα καὶ πνεύμονα τὰ κατὰ τὴν βῆχα ἀναγόμενα· τῶν δὲ κατὰ τὸν ἐγκέφαλον τὰ διὰ ῥινὸς ἐκκρινόμενα, τὰ δὲ κατὰ τὰς φλέβας τὰ μετὰ τῶν οὔρων ἀπερχόμενα. αὐτὸς δὲ πολλαχοῦ κελεύει σκοπεῖν τοὺς πεπασμούς. εὔδηλον δὲ ὅτι πεπασμοὶ γίνονται ὑπὸ τῶν συμμέτρως θερμαινόντων, τοῦτο μὲν ἐδέσματα ἐργάζεται, τοῦτο δὲ καταντλήματα καὶ καταπλάσματα καὶ τρῖψις ἡ μετρία καὶ λουτρὸν ἐκ τούτου τοῦ γένους εἰσί. νῦν δὲ θεωρεῖν συμβουλεύει καὶ τὰς ἀποστάσεις· εἰ μὲν οὖν ἐπὶ γαστέρα ῥέπει τὰ περιττώματα, ταῦτα συνεργεῖν προσήκει κλύσμασί τε χρώμενον, ἐπισπᾶσθαι δυναμένοις ἐνταῦθα καὶ τοῖς κατὰ δίαιταν πᾶσαν εἰς τοῦτο συντελοῦσιν, εἰ δὲ ἐπὶ νεφροὺς

Quum autem magna ſit crudorum humorum copia, tum fieri abſceſſus ſolent, qui ſi exigui ſint, nihil plane juvant; ſi magni, eos ferre natura non poteſt. Itaque eorum, quae in ventre concoquuntur, excrementa, per alvum dejecta cruditatem concoctionemque ſua forma indicant; eorum quae in pectore ac pulmone, quae tuſſi excernuntur; eorum quae in cerebro, quae per nares educuntur; eorum quae in venis, quae cum urinis effluunt. Ipſe autem plerisque in locis cenſet maturationes eſſe ſpectandas. Eſt autem perſpicuum omnia quae moderata calefaciunt maturationes efficere, cujusmodi ſunt cibi, perfuſiones et cataplaſmata; frictio quoque modica, balneum, hujus ſunt generis; ac nunc etiam mandat ut abſceſſus contemplemur, quocirca ſi ad ventrem excrementa vergant, eis adjumento eſſe debebimus uſu clyſterum, in quibus ſit vis materiem illuc attrahendi et item uſu eorum quae in tota victus ratione ad id ipſum accommodata cenſeantur; ſi ad renes ferantur, uſu eorum

τοῖς οὐρητικοῖς. οἱ δὲ ἐπὶ τὸ κῶλον, ἐκεῖνο θερμαίνοντα διὰ δριμυτέρων φαρμάκων. ἐν[1] τούτῳ δὲ ἐνθυμητέον ἐκεῖνό ἐστιν, ὅ τι τὰ ὠμὰ καὶ ἄπεπτα εἰς κακὰς ἀποστάσεις τρέπονται. διὸ ἐν τῇ εἰρημένῃ ῥήσει λέλεχεν οἷα κρίνει. καὶ ἐν τῇ προκειμένῃ φησὶν, οἷαι ὠφελέουσιν. αὗται γὰρ κριτικαὶ καὶ λυτικαὶ τοῦ νοσήματος εἶναι δύνανται. αἱ δὲ βλάπτουσαι οὐδὲ κρίσιμοι,[2] οὐδὲ λυτικαὶ τῆς νόσου τυγχάνουσι. μετὰ ταῦτα δὲ τοὺς τρόπους προστίθησι, καθ' οὓς συμβαίνει τὰς ἀποστάσεις γίνεσθαι καὶ ἐπὶ τὸ ἀγαθὸν καὶ ἐπὶ τὸ κακὸν τελευτᾶν. ἔτι δὲ δείκνυσι μήτε ἐν τοῖς παροξυσμοῖς τοῖς ἐοῦσι μήτε αὐτίκα μέλλουσιν ὠφελεῖν τὰς ἀποστάσεις ἢ τότε γένοιντο· μήτε ἐν τῇ ψύξει τῶν ποδῶν, ἀλλὰ ἐν τῇ καταῤῥόπῳ νόσῳ. ἐν ἐκείνῃ γὰρ * * * * ὡς εἴρηται ἐν τῇ θεραπευτικῇ μεθόδῳ, οὐχ ἥκιστα δὲ ἐν τοῖς περὶ κρίσεως ὑπομνήμασιν. ἀλλὰ ταῦτα εἰρήσθω μνήμης ἕνεκα. τοιαύτην γὰρ καὶ τοσαύτην χρείαν

1. l. II. in epid. 46. 2. *Corr.* κρίσιμοι pro χρήσιμοι.

quibus urina cieatur; ſi ad colon, acribus illud medicamentis erit calefaciendum; qua in re illud non eſt ignorandum, cruda et incocta ad malos converti abſceſſus, quod in cauſa fuit ut praecedenti oratione dixerit, *qualia indicent*, in hac vero ſcripſerit, *qualia proſint*; propterea quod quae proſunt eae judicationem afferre et ſolvere morbum poſſunt, at quae nocent eae neque criticae ſunt neque morbum propellunt. Deinde veros modos adhibet, quibus fiant et ad bonum et ad malum terminentur. Praeterea docet, neque in ipſis acceſſionibus, dum adſunt, neque ſi mox futurae ſint, prodeſſet abſceſſus, ſi tunc fiant; ſed neque etiam in pedum frigore, verum quum morbus deorſum inclinat: in illo enim * * * * ut in libris qui ſunt de methodo medendi expoſuimus nec minus etiam in libris de criſibus [544] haec ſumus perſequuti. Sed haec ad aliquod memoriae lumen offerendum dicta ſint nobis; tantam enim talemque

Ed. Chart. VIII. [544.]
παρέχουσιν, ὡς μήτε ἐμὲ δὶς γράφειν καὶ τὸν φιλομαθῆ πάλιν ἀναγινώσκειν τὰ αὐτὰ ὀκνεῖσθαι δεῖ.

ιε'.

Τοῖσιν[1] *ἐν τῇσι περιόδοισιν παροξυσμοῖσι τὰ προσάρματα μὴ διδόναι, μηδὲ ἀναγκάζειν, ἀλλὰ ἀφαιρέειν τῶν προθεσίων πρὸ τῶν κρισίων.*

Ἐν τῇδε τῇ λέξει περὶ τῶν νοσούντων διαίτης διεξέρχεται, ὅπερ αὐτὸς ἐν τῷ περὶ διαίτης ὀξέων ἐδίδαξε καὶ ἡμεῖς ἐν ταῖς εἰς ἐκεῖνο τὸ βιβλίον ἐξηγήσεσι τὸν ἅπαντα λόγον ἐξειργασάμεθα. λέγει δὲ καὶ περὶ χρονίων τε καὶ ὀξέων νοσημάτων· καὶ ἐπὶ μὲν τῶν ὀξέων, ἐφ' ὧν ἡ ἀκμὴ καὶ κρίσις ἐν τῇ πρώτῃ μέλλει γενέσθαι τετράδι, τῆς δυνάμεως ἰσχυρᾶς ὑπαρχούσης, ἐπὶ ἀσιτίας παντελοῦς τούτους φυλάξομεν. ἴσμεν γὰρ ἐν[2] ἑκάστῳ τῶν νοσημάτων ἀπὸ

1. l. I. aph. 4. 12. aph. 1. 11. 2. l. I. aph. XI.

afferunt utilitatem, ut neque me bis eadem ſcribere, neque eum qui cupiditate ſtudioque doctrinae trahatur legere iterum pigere ullo modo debeat.

XII.

In acceſſionibus per circuitus repentinis neque cibos dare, neque cogere oportet, ſed ante judicationes de appoſitionibus auferre.

Agit hoc loco de ratione victus aegrotorum, quam rem ipſe in libris de ratione victus in morbis acutis plane docuit, ac nos in commentariis in illos libros editis quidquid ad eam rem pertineat, cumulate praeſtitimus. Loquitur autem de longis acutisque morbis: atque in acutis quidem, quorum ſtatus et judicatio intra primum quaternarium futura ſit, modo vires robuſtae ſint, aegrum in perpetua inedia continebimus, exploratum enim habemus

Ed. Chart. VIII. [544.]

δυοῖν σκοποῖν τὸ τῆς ὅλης διαίτης εἶδος λαμβάνεσθαι, ἔκ τε τῆς μελλούσης τοῦ ὅλου νοσήματος[1] ἀκμῆς καὶ τῆς τοῦ κάμνοντος δυνάμεως· ἐφ᾽ ὧν τε μὴ ἐξώτερον τῆς πρώτης ἑβδομάδος ἰσχυρᾶς οὔσης τῆς δυνάμεως, ἀρκέσει μελικράτῳ μόνῳ χρήσασθαι. μὴ θαῤῥοῦντες δὲ τῇ δυνάμει πτισάνης χυλῷ χρησόμεθα, ὡς δ᾽ ἄν τις καὶ τὰς κατὰ μέρος προσφορὰς ποιοῖτο προσηκόντως,[2] ἐν τῷδε τῷ λόγῳ διδάσκει, τοὺς παροξυσμοὺς ἀξιῶν φυλάττεσθαι, ὡς ἂν μήτ᾽ ὄντων ἤδη μήτε ὅσον οὔπω μελλόντων ἔσεσθαι τῶν παροξυσμῶν[3] δίδομεν τροφὰς, ἀλλὰ παρακμαζόντων τε καὶ παυομένων. ὅπως δ᾽ ἄν τις μάλιστα δύναιτο προγινώσκειν τὴν μέλλουσαν ἀκμὴν, ἐν ᾗ κρίσις γίνεται, κατὰ τὸ πρῶτον περὶ τῶν κρίσεων εἴρηται. νῦν δὲ μόνον χρὴ εἰπεῖν ὅτι αὗται αἱ νόσοι καὶ τὰς τῶν παροξυσμῶν ἀναλογίας δηλώσουσι καὶ τὰς ἑαυτῶν γε καταστάσεις. οἷον ἐν μὲν τοῖς διαλείπουσιν ὅτι ὁ μὲν τριταῖος ταχυκρίσιμος, ὁ δ᾽ ἀμφημερινὸς ὅτι χρόνιος, ὁ δὲ τεταρταῖος ἔτι καὶ τοῦδε χρονιώτερος. ἐν δὲ

1. l. I. aph. 4. 2. l. I. aph. XI. 3. l. I. aph. XII.

in ſingulis morbis totam victus rationis formam duobus e ſcopis duci, tum ex futuro totius morbi ſtatu tum ex viribus aegroti, in quibus vero judicatio primam hebdomadem non ſit ſuperatura, ſi vires ſint validae, ſola aqua mulſa uti ſufficiet. Si vero non jam ſatis viribus aegroti confidamus, ptiſanae cremorem offeremus atque ut quispiam accommodate poſſit ſigillatim cibos dare, in hac oratione quoque declarat, quum monet cavendum eſſe ne quid in exacerbationibus demus, ut quum neque jam adſunt exacerbationes, neque jamjam ſunt futurae, cibum praebeamus, ſed quum declinant ac deſinunt. Ceterum quonam potiſſimum modo futurum morbi ſtatum praenoſcat, in quo judicatio fit, in primo de criſibus libro dictum eſt, nunc vero id ſolum dicere convenit, a morbis ipſis declaratum iri et quam inter ſe proportionem ſervaturae ſint acceſſiones et quae ſit ipſorum conditio, ut inter febres intermittentes tertianam habere celerem judicationem, quotidianam vero longam; quartanam longio-

Ed. Chart. VIII. [544.]

τοῖς συνεχέσιν οἱ μὲν καυσώδεις ὀξεῖς, οἱ δὲ τυφώδεις χρονιώτεροι. μέσοι δ' ἀμφοῖν οἱ ἡμιτριταῖοι. πῶς δ' ἂν τις ἅπαντας τοὺς πυρετοὺς τούτους εἰσβάλλοντας γνωρίζοι διὰ τοῦ δευτέρου τῶν περὶ κρίσεων ἐπὶ πλεῖστον εἴρηται. καὶ μὴ χρὴ[1] μεταφέρειν εἰς τόνδε τὸν λόγον ὅσα καλῶς ἐν ἄλλοις φθάνει ἤδη λελέχθαι, οὐδὲ πολλάκις ἐν πολλαῖς περὶ τῶν αὐτῶν πειρᾶσθαι λέγειν, διὸ ἐπανέλθωμεν πρὸς τὴν νῦν προκειμένην ῥῆσιν. ἡ δίαιτα οὖν ἐν τρισὶ κεφαλαίοις περιέχεται· ἐν τῇ ποσότητι καὶ ποιότητι τῶν τροφῶν καὶ τρόπῳ τῆς χρήσεως. περὶ ποσοῦ μὲν ἀλλαχοῦ διηλέχθη, ὡς ἐν τῷ περὶ διαίτης ὀξέων καὶ ἐν τοῖς ἀφορισμοῖς, ὡς ὅταν λέγῃ, τὰ αὐξανόμενα πλείστην ἔχει τὴν ἔμφυτον θέρμην, πλείστης οὖν δεῖται τροφῆς. ἔπειτα δὲ ἐν ἐκείνῳ αἱ κοιλίαι χειμῶνος καὶ ἦρος θερμόταται φύσει καὶ ὕπνοι μακρότατοι. ἐν ταύτῃσιν οὖν τῇσιν ὥρῃσιν καὶ τὰ προσάρματα πλείω δοτέον. περὶ δὲ ποιοῦ διεξέρχεται ἐν τῷδε ἀφορισμῷ, ὅταν φησὶν, ὑγραὶ πᾶσαι δίαιται τοῖς πυρεταί-

1. *Corr.* fortaffe χρὴ μὴ ἀναφέρειν.

rem; inter continuas ardentem eſſe acutam; fumantes vero cum humoris ſuccenſi copia diuturniores, medias inter has eſſe ſemitertianas. Quomodo autem has febres omnes in prima cognoſcere invaſione quispiam poſſit nos in ſecundo de criſibus copioſiſſime docuimus; non eſt autem opportunum ut quae jam aliis in locis recte diximus huc transferamus et de eadem re loqui plerisque locis ſaepe conemur; quocirca ad ſententiam nobis propoſitam redeamus. Itaque victus ratio ad tria capita potiſſimum redigitur; ut quanta, ut qualia, ut quomodo des intelligas; quantum vero ſit dandum alibi eſt declaratum, ut in libris de ratione victus in morbis acutis et item in aphoriſmis, ut quum ait: *qui augentur, plurimum nativi caloris habent; itaque plurimi alimenti indigent.* Itemque in illo loco: *ventres hieme et vere ſunt natura calidiſſimi et ſomni longiſſimi.* Quamobrem his temporibus plura quoque alimenta danda ſunt, de qualitate autem diſſeruit in aphoriſmo, cujus initium eſt: *humidae*

Ed. Chart. VIII. [544.]

νουσι ξυμφέρει. τελευταῖον δὲ περὶ τρόπου ἐν ἐκείνῳ. καὶ οἷσιν ἅπαξ ἢ δὶς καὶ πλείω ἢ ἐλάσσω καὶ κατὰ μέρος. δοτέον δέ τι καὶ τῇ ὥρᾳ καὶ τῇ χώρᾳ καὶ τῇ ἡλικίᾳ καὶ τῷ ἔθει καὶ πάλιν ἐν τῷ ἑξῆς. ἔτι δὲ καὶ ἄλλῳ, ὅνπερ ἑαυτὸν εἶναι λέγομεν τῇ προκειμένῃ ῥήσει, πλὴν ἐπὶ[1] μιᾶς ἢ δύο λέξεων. ἔχει γὰρ οὕτως· ἐν τοῖς περιόδοισι τοῖσι παροξυνομένοισι μηδὲν διδόναι, μηδὲ ἀναγκάζειν, ἀλλ' ἀφαιρέειν τῶν προσθεσίων πρὸ τῶν κρίσεων· ἐν μὲν οὖν τοῖς νοσήμασι τοῖς τάξει εἰσβάλλουσιν, οἷόν τε ἐστι γνῶναι ἐκ τῶν αὐτῶν παροξυσμῶν τοὺς καιροὺς τῶν μερικῶν τροφῶν. εἰ δέ τινες παροξύνοιντο μὲν ἐν τοῖς νόσοις, οὐ μὴν κατὰ περιόδους, μήτε τεταγμένως ἐπ' ἐκείνων οὐκ εὔκαιρον, ἀλλὰ καὶ ἴσως ἀδύνατον εὑρίσκειν τὸν ἴδιον καιρὸν τῶν σιτίων. ἐν δὲ ταῖς κατὰ περιόδους καὶ τεταγμένως ἀπαντητάσαις χρὴ φυλάττειν, ὡς εἴπομεν, τὰς ἀρχὰς ὅπως μὴ, ὡς ἐν τῇ ἔμπροσθεν ῥήσει εἶπεν αὐτὸς, ἤδη γεγονότος, μήτε αὐτίκα

1. *Corr.* ἐπὶ pro ἐν.

diaetae omnes febricitantibus prosunt. Denique vero de modo egit in illo: *quibus semel aut iterum aut plura aut pauciora et particulatim; dandum vero est etiam aliquid tempori, regioni, aetati et consuetudini;* tum in eo qui hunc aphorismum deinceps excipit et item in alio quem esse eundem cum eo, qui nunc est in manibus, affirmamus, nisi quod in uno aut duobus verbis differt, sic enim se habet: *qui per circuitus exacerbantur, nihil dare nec cogere, sed detrahere de his quae offeruntur ante judicationes oportet.* In morbis autem qui ordine quodam invadunt, ex ipsis exacerbationibus, quo praecipue tempore dare cibum conveniat, cognoscere poterimus; at si accessiones quidem fiant, non tamen statis circuitibus, neque ordine servato, in iis vix aut ne vix quidem verum et accommodatum cibi offerendi tempus inveniri potest; in iis vero quae per circuitum redeunt ordinemque servant, vitare oportet, ut diximus, ne in principio demus; quo, ne, sicut in oratione superiore ipse censuit, jam praesente

Ed. Chart. VIII. [544.]
γενησομένου τὴν τροφὴν δῶμεν. τὸ δὲ πρὸ τῶν κρισίων λέγει, εἰ τὴν μέλλουσαν ἔσεσθαι κρίσιν[1] ὑπονοοῦμεν. ἢ καὶ δύναται σημαίνειν πρὸ τῶν ἀκμῶν. ἐπειδὴ ἐν ταῖς ἀκμαῖς εἰώθασιν αἱ κρίσεις γίνεσθαι· ὅπερ ἐν τοῖς περὶ κρίσεως ἔχει δεδειγμένον. ἐν μὲν οὖν τῇ παρακμῇ λυσιτελές ἐστι τρέφειν καὶ ἀσφαλές.

ιγ'.

Τὰ κρινόμενα καὶ τὰ κεκριμένα ἀπαρτὶ μὴ κινέειν, μήτε νεωτεροποιέειν, μήτε φαρμακίῃσιν, μήτε ἄλλοις ἐρεθισμοῖσιν, ἀλλὰ ἐᾶν.

Καλῶς εἴρηται πρὸς Ἱπποκράτους, ἀρχομένων τῶν νόσων ἤν τι δοκέει κινέειν, κίνει. ἀκμαζουσῶν δὲ ἡσυχίαν ἔχειν βέλτιόν ἐστι, διότι περὶ τὰς ἀρχὰς καὶ τὰ τέλη πάντα τὰ συμπτώματα ἀσθενέστερα. περὶ δὲ τὰς ἀκμὰς ἰσχυρότερα καὶ περὶ τὰς ἀκμὰς ἡ κρίσις σχεδὸν γίνεται, ὅθεν δῆ-

1. *Corr.* κρίσιν pro κρίνον.

neve mox futura acceſſione aegrum alamus. Dixit autem ante judicationes, ſi futuram eſſe judicationem ſuſpicemur. Vel poteſt etiam intelligi perinde ac ſi dixiſſet, ante ſtatum: ſiquidem judicationes in ſtatu morbi fieri ſolent, quod in libris de criſibus demonſtratum eſt. Erit igitur accommodatum et tutum, aegros in morbi declinatione alere.

XIII.

Quae judicantur et judicata ſunt integre, neque movere, neque innovare, ſive medicamentis, ſive aliis irritamentis, ſed ſinere oportet.

Eſt ab Hippocrate haec pronunciata ſententia, *incipientibus morbis, ſi quid movendum videtur, move; vigentibus vero praeſtat quieſcere*, propterea quod omnia ſymptomata circa principia et fines imbecilliora ſunt; circa ſtatum, valentiora; ac circa ſtatum judicatio fere ſit. Unde

λόν ἐστι μηδὲν κινητέον μήτε νέον ποιητέον, εἰ γὰρ ταραχή τις γένηται καὶ μέγας ἀγὼν ἐν τῇ κρίσει, ἕπεται καὶ τὴν φύσιν κεκμηκυῖαν εἶναι καὶ μὴ φέρειν δύνασθαι τὰ βοηθήματα καὶ τὰ φάρμακα καὶ τοὺς ἐρεθισμούς. ὅταν οὖν ἀκριβῶς ἡ κρίσις γίνεται, ἐᾶν χρὴ τῇ φύσει πᾶν τὸ ἔργον, ἵνα μὴ ποιῶν τι ἐμποδίζεις μᾶλλον ἢ βαρύνεις ἢ καὶ ἐρεθίσεις πρὸς ἄμετρον κένωσιν καὶ οὕτω τὸν κάμνοντα ἀποκτείνεις. ὅταν οὖν προὔκειτό σοι τὸ ὑπαγωγὸν φάρμακον δοῦναι, φύλαττε τοὺς τῶν παροξυσμῶν τε καὶ εἰσβολῶν καιρούς· ἔτι δὲ καὶ τοὺς τῶν κρισίμων ἡμερῶν· καὶ γὰρ ἡ τοῦ φαρμάκου δύναμις φθείρεται, τῶν χυμῶν ἄνω[1] ῥεπόντων καὶ εἰς τοὐναντίον, εἰ χρὴ τὴν κένωσιν ἐργάζεσθαι. εἰ δὲ χρεία ἐπάγει τὴν κένωσιν κατὰ τοὺς τῶν παροξυσμῶν καιροὺς, διὰ τῶν ἄνω μελῶν κενωτέον, ὡς διὰ αἱμοῤῥαγίας ἢ ἐμέτων ἢ τῶν τοιούτων· παυομένου δὲ τοῦ παροξυσμοῦ, διὰ τῶν κάτω, οἷον δι' οὔρων ἢ καὶ δι' ἕδρας ἢ καὶ τῶν τοιούτων,

1. in margine ἴσως additur.

planum eſt, nihil movendum nihilque innovandum; ſi enim in judicatione quaedam fit turbatio magnaque concertatio eſſe ſolet, certe ſequitur, ut natura labore conflictata neque remedia neque medicamenta neque irritamenta ferre queat. Itaque quum fit judicatio, totum negotium eſt naturae committendum, ut ne tu quidpiam molitus magis praegraves aut ad immoderatam evacuationem irrites atque ita aegroto mortem afferas. Quum igitur tibi ſit propoſitum medicamentum dare, quod alvum ſubducat, cave ne id facias in morbi exacerbationibus atque invaſionibus et diebus iis in quibus fieri judicationes ſolent; vis enim medicamenti corrumpitur, quod forte humores ſurſum vergant et contra quam ut fieri evacuationem oporteat. Si vero neceſſitas urgeat, ut vacuare cogaris in exacerbatione, tum ſcito per ſuperiores partes eſſe evacuandam, ut per ſanguinis profluvium aut vomitum aut quid hujusmodi; quum vero [545] exacerbatio deſierit, tum per inferiora evacuabis, ut per urinam aut

Ed. Chart. VIII. [545.]
ὡς ἂν βέλτιον εἶναι φαίνηται. ταὐτὸ τοῦτο συμβουλεύει ποιητέον ἐπὶ τῇ κρίσει, μάλιστα δὲ ἐὰν ἡ νόσος ᾖ κεκριμένη ἀπαρτὶ, τουτέστιν ἀπηρτισμένως, ὥσπερ καὶ ἐν τῷ δευτέρῳ περὶ διαίτης τῇ φωνῇ κέχρηται Ἱπποκράτης. ἐν δὲ τοῖς ἀφορισμοῖς ἀρτίως[1] εἶπεν, ὅπερ ἐνταῦθα ἀπαρτὶ γέγραφε· σημαίνει γὰρ ἀπηρτισμένως, ὡς εἶπον, καὶ ὁλοκλήρως καὶ ἀνελλειπῶς καὶ τελείως. εἰ γοῦν γέγονε τελεία κρίσις ἢ γίνεται, κελεύει ἡμᾶς τῇ φύσει τὸ πᾶν ἐπιτρέπειν καὶ μηδὲν αὐτοὺς νεωτεροποιεῖν, ἐὰν δὲ μὴ ἀπαρτὶ, τουτέστιν ἐλλειπῶς, κρίνεται, τὸ λειπὸν αὐτοὺς προστιθέναι. καὶ γὰρ εἰ τόνδε τὸν τρόπον γέγραφεν ἐν τοῖς ἀφορισμοῖς καὶ ἀντὶ[2] τοῦ ἀρτίως τὸ ἀπαρτὶ ἢ τὸ τελείως λέλεχε, μηδεμία εἴη ἀπορία παρὰ τοῖς ἐξηγηταῖς περὶ τοῦ σημαινομένου τοῦ ἀρτίως. βούλονται γάρ τινες τὸ ἀρτίως ἐν ἀρτίαις ἡμέραις σημαίνειν, ὅπερ οὐκ ἀληθές, ὥσπερ κατ' ἐκεῖνον τὸν τόπον δείκνυται.

1. l. V. aph. XX. 2. manus ſecunda in margine εἰ.

---

per ſedem et ejusmodi loca, quemadmodum eſſe accommodatius videbitur. Idem eſſe poſt judicationem faciendum monet, praeſertim ſi morbus judicatus ſit ἀπαρτὶ, hoc eſt *perfecte*, in quam ſignificationem uſus eodem adverbio eſt Hippocrates in ſecundo de ratione victus in morbis acutis. Sed quod hic ait ἀπαρτὶ, in aphoriſmis dixit ἀρτίως, hoc eſt *perfecte*. Significat enim perfecte, ut dixi, et integre et non diminute et abſolute. Quare ſi perfecta judicatio ſit facta aut fiat, jubet ut totum negotium naturae permittamus ac nos nihil novi moliamur. Si vero non integre, ſed diminute fiat judicatio, monet ut quod reſtat nos faciamus. Etenim ſi in aphoriſmis pro verbo ἀρτίως, hoc eſt *nuper*, ſcriptum eſſet ἀπαρτὶ aut integre et perfecte, certe nullus ſcrupulus injectus eſſet in animis interpretum de verbi ἀρτίως ſignificatione controverſantibus. Quidam enim volunt ἀρτίως ſignificare in diebus ἀρτίαις, hoc eſt paribus, quod minime verum eſt, quemadmodum eo ipſo in loco a nobis explicatur.

Ed. Chart. VIII. [545.]

ιδ΄.

Τὰ κρίνοντα ἐπὶ τὸ βέλτιον μὴ αὐτίκα ἐπιφαίνεσθαι.

Τὸ αὐτίκα σημαίνει νῦν ἐν ἀρχῇ· ἀρχὴν δὲ νόσου ἀκούειν χρὴ τὸν χρόνον ἐκεῖνον ὅλον, ἐν ᾧ μηδέπω πέψεώς ἐστι γνωρίσματα. εἴρηται γὰρ ἐν τῷ πρώτῳ περὶ κρίσεων περὶ τῆς σημασίας ταύτης. διαιρούμενοι γὰρ τοὺς καιροὺς τῶν νοσημάτων λέγομεν αὐτὰ ἐξ ἀρχῆς καὶ ἀναβάσεως καὶ ἀκμῆς καὶ παρακμῆς συγκεῖσθαι. ἀλλὰ κριθῆναι ἐν ἀρχῇ οὐδὲν δύναται καὶ γέγραπται περὶ τούτου ἱκανῶς ἐν τοῖς περὶ κρίσεων. ἐξ ἐκείνων οὖν μανθανέτω τις τὸν ὅλον περὶ τούτων λόγον. ἐγὼ γὰρ οὐ βούλομαι ἅπαντα μακρότερον ὄντα ἢ ὡς νῦν διελθεῖν ἐνθάδε μεταφέρειν. τοῦτο δὲ μόνον λέξω ὅτι, ἐπειδὴ ἡ φύσις ἐπάγηται πρὸς τὴν ἔκκρισιν, ἀξιόλογος ἐν τῷ σώματι γίνεται ταραχὴ, δι' ὧν πολλὰ φαίνεται συμπτώματα μετὰ τῶν τῆς πέψεως σημείων σαφεστά-

XIV.

Indicantia in melius non ſtatim appareant.

Quod ait ſtatim, ſignificat hoc loco idem quod in principio; morbi porro principium intelligo totum illud tempus, in quo nondum ſunt ſigna concoctionis, hac autem de ſignificatione dictum eſt a nobis alio in loco. Quum enim morborum tempora divideremus, morbos ipſos ex principio, incremento, ſtatu declinationeque conſtare affirmavimus, ſed judicari in principio nullus poteſt, hacque de re in libris de criſibus eſt a nobis abunde conſcriptum, quare quidquid ad hanc rem pertinet, ex illis libris qui velit perdiſcat: ego enim totam illam diſputationem, utpote quae longior ſit, quam ut eam nunc perſequar, huc transferre nequaquam volo, ſed hoc ſolum memorabo, poſtquam natura ad excretionem impellitur, perturbationem quandam notabilem in corpore excitari quae cauſam afferat, ut multa ſymptomata cum manife-

Ed. Chart. VIII. [545.]

των. μὴ ἐξαπατάτω δέ σε τὰ σημεῖα τῆς πέψεως ἡγούμενον εἶναι κριτικὰ, τὰ γὰρ κρίσιμα οὐ παραχρῆμα ἐπιφαίνονται, τουτέστι κατὰ τὴν ἀρχὴν τοῦ νοσήματος. ἀεὶ δὲ οὐ ταυτὰ τὰ τῆς πέψεως καὶ τῆς κρίσεως γνωρίσματα. τοῖς μὲν γὰρ οὐκ ἐγχωρεῖ τὸ μὴ οὐ κρίσιν τινὰ πάντως ἢ ἀγαθὴν ἢ κακὴν ποιήσασθαι. τὰ δὲ τῆς πέψεως σημεῖα σωθήσεσθαι μὲν δηλοῖ τὸν ἄνθρωπον, οὐ μέντοι γε κριθήσεσθαι πάντως. δύναται γὰρ ἐν χρόνῳ πλείονι κατὰ βραχὺ τὸ νόσημα πεπτόμενον ἐπὶ τὴν παντελῆ λύσιν ἀφικέσθαι, πῶς δὲ διενήνοχε τὰ κρίσιμα συμπτώματα τῶν τῆς πέψεως σημείων, ἐν τῷ πρώτῳ περὶ κρίσεων εἴρηται, ἔνθα καὶ τῆς τελείας πέψεως καὶ μὴ τελείας εἴπομεν σημεῖα. τὴν γὰρ τελείαν εἶναι πέψιν ὅταν ὑφίσταταί τι λευκόν τε καὶ λεῖον καὶ ὁμαλὸν καὶ συνεχές· τὴν δὲ ἀμυδρὰν πέψιν, ὅταν ἐξ ὑδατώδους οὔρου μετρίως ὕπωχρον γένηται. πέψεως μὲν δὴ σημεῖα οὐκ ἔστιν ὅτε [1] κακῶς ἐπιφαίνηται· τὰ κρίσιμα δὲ ἔστιν ὅτε κακῶς ἐπιφαί-

1. *Corr.* ὅτε pro οὔτε.

ſtiſſimis concoctionis ſignis appareant. Sed cave ne ſigna concoctionis te fallant, quod ea eſſe judicationis ſigna putes; propterea quod quae judicationis ſunt non ſtatim, hoc eſt non in morbi principio apparent nec ſunt eaedem judicationis et concoctionis notae, neque enim uſu venit, quin illae omnino vel bonam vel malam judicationem faciant; at ſigna concoctionis ſalutem quidem hominis oſtendunt, non tamen per judicationem omnino ſervatum iri aegrotum declarant, propterea quod poſſit morbus longiore tractu temporis paulatim concoctus ad perfectam ſolutionem devenire; ceterum quomodo ſymptomata judicationis a ſignis concoctionis differant, in primo de criſibus aperuimus, quo in loco perfectae et non perfectae concoctionis ſigna declaravimus. Etenim et perfectam eſſe concoctionem docui, quum in urinis ſubſidet quid album, laeve, aequale et continuum, non perſectam vero, quum urina ex aquoſa modice ſubpallida ſit facta. Ac ſigna quidem concoctionis nunquam male apparent, judi-

νηται. οὔτε γὰρ ἐν ταῖς ἀναβάσεσιν οὔτε ἐν ταῖς ἀρχαῖς, ἀλλ' ἐν ταῖς ἀκμαῖς ἐπιφαίνεσθαι δεῖ. οὔτε οὖν ἱδρῶτες (πολλάκις γὰρ δεῖ τὰ χρησιμώτατα λέγειν) οὔτε ἔμετοι καὶ διαχωρήματα γαστρὸς, οὔτε παρωτίδες, οὔτε αἱμοῤῥαγίαι κατὰ τὴν ἀρχὴν καὶ αὐτίκα ἐπιφανεῖσαι, ἔκρινόν ποτε νόσημα. ταυτὶ μὲν οὖν ἤδη καὶ ὡς αἴτια πιστεύουσιν οἱ ἄνθρωποι τὰς νόσους ἀπαλλάττειν. τὰ δ' ὡς σημεῖα τούτων δηλωτικὰ παραφροσύναι τέ εἰσι καὶ ἀγρυπνίαι καὶ κώματα καὶ ἀλγήματα καὶ δάκρυα καὶ δύσπνοια καὶ ἄλλα πολλὰ τοιαῦτα ἅπερ χωρὶς τῶν τῆς πέψεως σημείων ἐπιφανέντα κακίστων διαθέσεών ἐστι γνωρίσματα. ἅπαντα μὲν οὖν ταῦτα, τά τε ὡς αἴτια τά τε ὡς σημεῖα κρίσιμα, μὴ αὐτίκα φαινέσθω, τουτέστι μὴ κατὰ τὸν πρῶτον καιρὸν τοῦ νοσήματος. τότε γὰρ εἰ φαίνοιτο, οὐ καλῶς, ἀλλὰ κακῶς ἐπιφαίνεται. τὰ δὲ τὴν πέψιν δηλοῦντα[1] σημεῖα,

1. V. de crisibus VII.

cationis vero quandoque male apparent eaque non in principiis, non in excrementis, ſed in ſtatibus debent apparere; quare neque ſudores, ſaepe enim iteranda ſunt ea, ex quibus ſummus ferri fructus poteſt, neque vomitus, neque alvi excrementa, neque parotides, neque ſanguinis profluvia, quae in principio ſtatimque apparuerint, morbum unquam judicarunt, atque ab his quidem velut a cauſis expelli morbos homines credunt; pro ſignis vero, quibus haec indicentur, putant dementias, vigilias, graves ſopores, dolores, lacrimas, reſpirandi difficultates aliaque hujus generis permulta, quae ſi absque ſignis coctionis appareant, notae peſſimarum affectionum cenſentur. Verum haec omnia et quae tanquam cauſae et quae tanquam ſigna judicationis ſunt, ne ſtatim, hoc eſt in primo tempore morbi appareant, ſi enim tunc apparebunt, profecto non boni quid, ſed mali indicabunt, at quae concoctionem ſignificant, etiamſi in prima primae

Ed. Chart. VIII. [545.]
εἰ καὶ κατὰ τὴν ὥραν πρώτην εὐθὺς φαίνοιτο τοῦ πρώτου παροξυσμοῦ πρὸς τὰ καλὸν κἀγαθὸν ἀναφέρηται.

ιε΄.

Πέπονα φαρμακεύειν καὶ κινέειν μὴ ὠμὰ, μηδὲ ἐν ἀρχῇσιν, εἰ[1] μὴ ὀργᾷ· τὰ δὲ πολλὰ οὔ γε ὀργᾷ.

Μετὰ τὴν τῶν σημείων κριτικῶν τε καὶ πεπτικῶν διήγησιν περὶ φαρμακίας ἀκολούθως διαλέγεται· καὶ διδάσκει ἡμᾶς ἄριστος ἰατρὸς τὴν τῶν φαρμάκων χρῆσιν ἐπὶ τοῖς χυμοῖς πεττομένους εἶναι ἐπιτηδείαν, ἐπὶ ὠμοῖς[2] δὲ μὴ, πλὴν ὀργᾷν αὐτοὺς αἰσθανόμεθα. τὸ μὲν δὴ ὀργᾷν κυρίως μὲν εἴθισται λέγεσθαι ἐπὶ τῶν ζώων τῶν ἐπειγομένων χρῆσθαι συνουσίᾳ. μετενήνεκται δὲ νῦν ἐπὶ τὰ κατεπείγοντα καὶ κινούμενα ταχέως νοσήματα καὶ μάλιστα ἐπειδὰν ἐρεθίζηταί πως ἡ τοῦ κάμνοντος αἴσθησις ὑπὸ τῶν ὑγρῶν τε καὶ πνευμάτων ἀτάκτου κινήσεως. ἐπὶ γὰρ τούτων μόνον εὐλό-

1. *Corr.* εἰ pro ἤ. 2. de crisibus IX.

accessionis hora appareant, certe ea erunt aequi et boni consulenda.

XV.

Concocta purgare ac movere oportet, non cruda; neque in principiis, nisi turgeant, multa autem non turgent.

Expositis iis signis, quae concoctionem judicationemque futuram indicant, de medicamentis propinandis deinceps differit, ac nos optimus medicus docet, usum medicamentorum esse ad concoctos humores accommodatum, ad crudos non item; nisi turgere eos sentiamus, ac verbum quidem turgendi proprie dici de animantibus solet, quae ad rerum venerearum usum impelluntur, nunc vero est ad eos translatum morbos qui properant celeriterque moventur; praecipue autem quum sensus aegroti hominis ab inordinata humorum spiritusque agitatione quodammodo irritantur; quo sane casu tantummodo quis-

Ed. Chart. VIII. [545.]

γως ἄν τις χρήσαιτο τῆς φαρμακίας κατ' ἀρχὰς, σύμμαχον ἔχων εἰς τὸ τῆς ὁλκῆς εὐπετέστερον τὴν τῶν πλεοναζόντων χυμῶν καὶ ὑγρῶν κίνησιν, ὡς τά γε πρὸς τῷ τελέως ὑπάρχειν ἄπεπτα, τὰ μόνιμόν τε καὶ ἑδραῖον ἔχοντα χαλεπῶς ὑπακούειν ταῖς ὁλκαῖς τῶν καθαιρόντων φαρμάκων. προειπὼν γὰρ ὡς πέπονα χρὴ φαρμακεύειν, ὑπήνεγκε μὴ ὠμὰ μηδ' ἐν ἀρχῇσι, δηλῶν τῆς ἀρχῆς οὔσης ὠμὸν τὸ νόσημα καὶ ἄπεπτον ὑπάρχειν, ὡς ἐπὶ τὸ πολύ. ἐὰν[1] μὲν γὰρ ἐν τῷ σώματι τὸ μὲν αἷμα τὸ χρηστὸν ὀλίγον, οἱ δὲ ὠμοὶ χυμοὶ πάμπολλοι, μήτε φλεβοτομεῖν χρὴ μήτε καθαίρειν μήτε γυμνάζειν, ἀλλὰ μήτε κινεῖν ὅλως μήτε λούειν. αἱ μὲν γὰρ φλεβοτομίαι τὸ μὲν χρηστὸν ἐκκενοῦσι, τὸ δὲ μοχθηρὸν, ὅπερ ἐν ταῖς πρώταις μάλιστα φλεψὶ ταῖς καθ' ἧπαρ καὶ τὸ μεσάραιον ἀθροίζεται, πρὸς ὅλον ἐπισπῶνται τὸ σῶμα, καθάρσεις δὲ ἐπὶ τῶν τοιούτων στρόφους τε καὶ δήξεις ἐργάζονται, ἀλλὰ καὶ ταῖς λειποψυχίαις σὺν τῷ μὴ κενοῦν ἀξιολόγως. οἱ χυμοὶ γὰρ ὠμοὶ πάντες ἀργοί τε καὶ

1. de tuenda ſanitate V.

piam in principio medicamentis convenientes rationi et accommodate utetur; quippe qui motum humorum ac ſuccorum in corpore redundantium ad facilius attrahendum adjuvantem habeat, quod ea quae ex toto incocta ſunt, ſtabilia infixaque ſint, ideoque vix et difficulter trahi a medicamentis purgantibus queant; quumque praedixiſſet, *concocta medicari oportet*, intulit, *non cruda, neque in principiis;* ut quum principium eſt, crudum et incoctum morbum plerumque eſſe declararet. Quum enim in corpore ſanguinis probi exigua ſit copia et crudi humores ſint admodum multi, tum nec venam ſecare nec purgare nec exercere hominem oportet; imo vero neque movere penitus, neque lavare convenit. Si quidem venae ſectiones probum ſanguinem evacuant et pravum, qui in primis potiſſimum venis quae in jecore et lactibus ſunt colligitur, in totum corpus attrahunt; purgatio vero in iis et tormina et morſus creat, itemque animi defectiones, adde quod nec quidpiam notabile educit, quod

δυσκίνητοι διὰ τὸ πάχος τε καὶ τὴν ψυχρότητα καὶ ἐμφράττουσιν ἁπάσας τὰς στενὰς ὁδοὺς, δι' ὧν χρὴ τὸ κενούμενον ἐν ταῖς καθάρσεσιν ἐπὶ τὴν γαστέρα παραγίνεσθαι. καὶ διὰ ταύτην τὴν αἰτίαν οὔτε αὐτοὶ κενοῦνται καὶ τοὺς ἄλλους ἐμποδίζουσι. δοτέον οὖν αὐτοῖς πρότερον ἐδέσματά τε καὶ ποτὰ καὶ φάρμακα λεπτύνοντα καὶ τέμνοντα καὶ κατεργαζόμενα τὸ πάχος τῶν χυμῶν ἄνευ τοῦ θερμαίνειν ἐπιφανῶς. οὐ μὴν ἀλλὰ ἥτις τὸ ἀπόστημα τοῦ πικροχόλου χυμοῦ ἔκγονον ἢ φλεγματικοῦ[1] ἔχει, παραφυλάττειν δεῖ τὴν μείωσιν τὴν διὰ φαρμάκων γενομένην. εἰ δὲ ἐν τῇ ὥρᾳ πάνυ θερμῇ τὸ τῆς πλευρᾶς ἀπόστημα ἐκ τοῦ αἵματος συστῇ[2] καὶ ὁ ἐπικρατῶν ἐν τῷ σώματι χολώδης χυμὸς εἴη, πάντως κωλυτέον. ὁ γὰρ αἱματώδης χυμὸς εἰς χολὴν τρέπεται, ὅπερ γνωρίζεται, ἐπειδὴ ὁ κάμνων ἐπὶ τῇ τοῦ αἵματος πτύσει τὸ χολῶδες πτύελον ἐκπέμπει. ἐνίοτε δὲ καὶ τὸ τοῦ προσώπου ἔρευθος[3] ταὐτὸ τοῦτο ἐνδείκνυται, ὡς

1. *Corr.* mavult μελαγχολικοῦ. 2. *Corr.* αἵματος συστῇ pro αἷμα ἴσθι. 3. *Corr.* ἔρευθος pro ἐρέφθως.

crudi omnes humores, pigri et ad motum inepti propter craſſitudinem frigiditatemque ſint, omnesque vias anguſtas obſtruant, per quas id quod purgando evacuetur comportari ad ventrem [546] oporteat; ex quo ſit ut neque ipſi educantur et alios, ne evacuentur, impediant; quocirca ita affectis eſculenta, poculenta ac medicamenta danda ſunt quae ſine inſigni caliditate craſſitudinem humorum extenuent, incidant atque conficiant; quamquam ſi quis abſceſſus urgeatur, qui ab humore bilioſo aut melancholico aut etiam pituitoſo exortus ſit, vitare debet, ne humorem medicamento purgante diminuat, itemque quum anni tempus admodum calidum ſit abſceſſusque coſtas obſideat, qui ex ſanguine conſtet, isque humor qui exſuperat in corpore ſit bilioſus, tunc omnino cavendum eſt: humor enim ſanguineus in bilem vertitur, id quod cognoſcitur ex eo quod aegrotus poſt ſanguinis ſputum rejicere bilioſum ſputum ſoleat, hoc idem faciei rubor interdum indicat, ſicut alia quoque ſignificant; ceterum

Ed. Chart. VIII. [546.]
καὶ τὰ ἄλλα πολλά. ἐπὶ δὲ τῶν ὠμῶν παντάπασιν εὐλαβητέον. πέπονα μὲν οὖν φαρμακεύειν καλῶς ἀξιοῖ Ἱπποκράτης, μὴ ὠμὰ μηδὲ ἐν ἀρχαῖς, εἰ[1] μὴ ὀργᾷ, τουτέστι μὴ πρὸς ἔκκρισιν ἐπάγοιτο ἡ κίνησις καὶ μήπω μηδεμίαν ἔχουσα πρὸς ἓν μέρος ἑδραίαν ῥοπήν τε καὶ[2] στάσιν, ἀλλὰ τοὺς χυμοὺς[3] ἔχουσα ἐν κινήσει καὶ φορᾷ καὶ ῥύσει. περὶ δὲ τῆσδε τῆς ῥήσεως καὶ ἐν τῷ πρώτῳ τῶν ἀφορισμῶν, ὥσπερ καὶ περὶ τῆς ἐχομένης ῥηθήσεται, καίτοι γε ἔν τισι τῶν ἀντιγράφων κατὰ τοὺς ἀφορισμοὺς μὴ γεγραμμένης. τὴν δὲ ἐφεξῆς ἤδη ἄνωθεν διήλθομεν· ἔχει γὰρ οὕτως.

ιστ'.

Ἃς δεῖ ἄγειν, ὅπη ἂν μάλιστα ῥέπῃ, διὰ τῶν ξυμφερόντων χωρίων ταύτῃ ἄγειν.

Εἴρηται ἐν τῷ πρώτῳ ὑπομνήματι κατ' ἀρχὰς περὶ τῶν χωρίων ταῖς κενώσεσι συμφερόντων ὡς ἐστὶ τά τε ἔν-

1. *Corr.* εἰ pro ἤ. 2. κατὰ τόπους III. 3. *Corr.* χυμούς.

in crudis omnino abstinendum a purgatione est. Recte igitur censet Hippocrates medicari oportere concocta et non cruda, neque in principiis, nisi turgeant, hoc est nisi motus ad excretionem ipsa concitet, neque ad unam partem adhuc ullam firmam inclinationem ac stationem habeat, sed humores ita contineat, ut moveantur, ferantur et fluant. Ceterum de hac sententia in primi aphorismorum libro, sicut etiam de ea quae deinceps sequitur agetur, quamvis in quibusdam exemplaribus aphorismorum non reperiantur. De ea vero quae sequitur jam supra loquuti sumus, ea autem est hujusmodi.

XVI.

Quae ducere oportet, quo maxime repant, eo per loca convenientia ducenda sunt.

In primo commentario, quum de locis ad evacuationem peragendam accommodatis loqueremus, intestina, ve-

Ed. Chart. VIII. [546.]
τερα καὶ κύστις καὶ μήτρα καὶ τὸ πᾶν δέρμα καὶ ὁ στόμαχος καὶ ὑπερώα καὶ ῥῖνες. ὅταν οὖν ἡ φορὰ τῶν χυμῶν κάτω ῥέπῃ ἢ πρὸς τὰ ἔντερα ἥκῃ, τότε διὰ τῆς ἕδρας δεῖ κενοῦσθαι. ὅταν δὲ πρὸς τὴν κύστιν διὰ τῶν οὐρητικῶν ὡς καὶ διὰ μήτρας ἐν γυναιξὶ διὰ[1] τῶν καταμηνίων καὶ διὰ ἱδρώτων κατὰ τὸ δέρμα καὶ διὰ ἐμέτων, εἰ[2] φορὰ ἄνω ῥέπει. καὶ τοῦτό γε διὰ στομάχου, ὅταν δὲ τὸν ἐγκέφαλον ἐκκαθαίρομεν, διὰ ὑπερώαν καὶ διὰ ῥινῶν ἐν ταῖς αἱμοῤῥαγίαις. ἰστέον δὲ ὅτι * * νῦν συμβουλεύει ἃ μήτε κρίνονται μήτε κέκριται ἀρτίως· ταῦτα γὰρ ἄγειν δεῖ, ὅπη ἂν ἡ φύσις ῥέπῃ· καὶ σκοπεῖσθαι, ἵνα μὴ εἰς τὰ ἀσύμφορα χωρία ἡ ῥοπὴ γένηται τῶν λυπούντων χυμῶν. τότε γὰρ μὴ μόνον ἄγειν καὶ τῇ φύσει συνεργεῖν, ἀλλὰ καὶ κωλύειν καὶ ἀντισπᾷν χρή.

1. *Corr.* probat περί. 2. *Corr.* εἰ pro ἡ.

---

ficam, uterum, cutem univerfam, ftomachum, palatum naresque memoravimus. Quum igitur humores deorfum vergant, fi ad inteftina tendant, tunc evacuatio erit per fedem facienda, quum vero ad veficam vergant, tum per ea, quibus urina provocatur, ut in menftruis mulierum purgationibus per uterum evacuandum eft; per fudorem fi ad cutem repant et per vomitum, fi furfum ferantur; ac tunc quidem per ftomachum, ut quum cerebrum expurgamus per palatum, ac per nares in fanguinis profluvio. Illud autem fciendum eft, nunc nobis hoc confilii dari, ducenda ea quae neque judicantur, neque nuper judicata funt; quae quidem eo ducenda funt quo natura vergat, ac videndum effe diligenter, ne inclinatio humorum noxiorum in loca minus opportuna fiat; quo fane tempore tantum abeft, ut ducere et naturam adjuvare debeamus, ut etiam prohibere ac revellere humores oporteat.

Ed. Chart. VIII. [546.]

ιζ'.

Τὰ χωρέοντα μὴ τῷ πλήθει τεκμαίρεσθαι, ἀλλ' ἕως ἂν χωρέῃ, οἷα δεῖ καὶ φέρῃ εὐφόρως, ὅκου δὲ δεῖ γυῶσαι ἢ λειποθυμῆσαι, ἕως ἂν τοῦτο ποιήσῃς, ἐπ' ἄλλα ῥέψαι[1] *ἢ ξηρῆναι ἢ ὑγρῆναι ἢ ἀντισπάσαι, οὕνεκα τοῦτο ποιέεται, ἢν ἐξαρκέῃ ὁ νοσέων.*

Ἐν πάσαις ταῖς κενώσεσιν, ὡς ἤδη ἄνωθεν εἴρηται, κριτήριόν ἐστιν ἡ εὐφορία. εἰ γὰρ καὶ πλῆθος πολὺ ἐκκενοῦται, ὁ δὲ κάμνων κουφότερος ἑαυτοῦ οὐ γίνεται καὶ μὴ φέρει εὐφόρως, πρόδηλόν ἐστιν ὅτι οὔτε τὸ λειπὸν οὔτε τὸ πλεονάζον, ἀλλὰ τὸ κατὰ φύσιν ἐκκρίνεται καὶ ἡ δύναμις καταλύεται. συμβουλεύει γοῦν μὴ τῇ τῶν κενουμένων ποσότητι προσέχειν τὸν νοῦν, ἀλλὰ αὐτοῖς τοῖς κενουμένοις, ἢν οἷα δεῖ κενοῦνται, καὶ τῇ εὐφορίᾳ, καὶ τοῦτο εἴτε τῆς φύσεως αὐτῆς ἐκκαθαιρούσης τὸ σῶμα εἴθ' ἡμῶν[2] δόντων τὸ φάρ-

1. Corr. ῥέψαι pro ῥεῦσαι. 2. Corr. εἴθ' ἡμῶν pro ἢ θυμόν.

XVII.

Quae prodeunt haud multitudine aestimanda sunt; sed, quamdiu prodeant, qualia oportet et aeger facile ferat. Ubi vero debilitare aut animi defectionem inducere oportet, donec id effeceris, cujus causa hoc fit, alio vertere aut siccare aut humectare aut revellere, si sufficere aeger possit.

In omni genere evacuationum, ut jam antea monuimus, judicandi ratio ducitur a tolerandi facilitate. Si enim magna vis atque copia evacuetur et tamen aegrotus se levari non persentiscit, neque facile fert; plane constat, neque quod noxium est, neque quod redundat, sed quod naturae accommodatum est, evacuari ac vires dissolvi; quocirca consulit, ne copiae eorum quae evacuantur animum adhibeamus, sed iis ipsis quae excernuntur, utrum qualia oportet excernantur et tolerandi facilitatem attendamus, idque esse observandum, sive natura corpus

μακον τῶν λυπούντων χυμῶν ἡ κένωσις γίγνοιτο. ὅπου[1] δὲ χρὴ ἐκτυλίνεσθαι ἢ μέχρι λειποθυμίας ἐκκενοῦν, τοῦτο ποιήσεις, ἕως ἂν τοῦτο γένηται, ὅπερ ἐθέλεις. ἔξεστι δὲ ἐν τῷδε καιρῷ ἢ ῥέψαι ἢ ξηρῆναι ἢ ἀντισπάσαι, ἕως ἂν ὁ κάμνων ἐξαρκέσῃ. ἐπειδὴ γὰρ πολλαχῶς λειποψυχία γίνεται, ἴσθι μοι[2] νῦν λειποθυμίαν εἰρῆσθαι τὴν ἐπὶ τῇ μεγάλῃ κενώσει γινομένην, ἧς[3] μεγάλη χρεία ἐστὶν ἐν τοῖς συνεχέσι πυρετοῖς, ὡς ἐν τῇ θεραπευτικῇ μεθόδῳ δέδεικται. καὶ ἐπὶ τῶν μεγίστων φλεγμονῶν καὶ ἐν ταῖς ἰσχυροτάταις ὀδύναις χρὴ μέντοι διορίσαι, πότερον τοῦτο φλεβοτομίᾳ ἤτοι καθάρσει ποιητέον. τοὺς δὲ διορισμοὺς ἔχεις σαφῶς ἐν τῷ περὶ φλεβοτομίας. αὐτίκα δὲ ἐν τῷ κόπῳ, ὃν φλεγμονώδη καλοῦμεν, εἰ[4] μή τις φθάσας ἀποχέει τοῦ αἵματος, αὐτίκα πυρετὸς σφοδρότατος ἅπτεται. καὶ γὰρ οὖν καὶ θερμότατόν ἐστι τὸ τῶν κόπων τοιούτων αἷμα καὶ πλείστης αὐτοῦ δέοντα[5] τῆς κενώσεως, ἃ πάντες σχεδὸν

1. l. IV. in VI. epid. XII. 2. *Corr.* ἴσθι μοι pro ἐστῇ μή. 3. *Corr.* ἧς pro εἰς. 4. l. IV. de sanit. tuend. 5. in margine

expurget, sive nos medicamentum purgans demus, ac molesti humores evacuentur. Ubi vero debilitare et ad animi defectionem usque evacuare opus est, id faciendum erit usque dum id sis consequutus, quod voles, quo sane tempore tibi licebit aut alio vertere aut siccare aut humectare aut revellere, donec aeger sufficiat. Quoniam autem multis modis animi defectio fieri solet, scito nunc intelligi defectionem eam oportere, quae ex magna evacuatione fit. Cujus in febribus continentibus usus est maximus, ut in methodo medendi demonstravimus, itemque in maximis inflammationibus et doloribus vehementissimis, adhibenda tamen distinctio est, utrum hoc venae sectione an purgatione faciendum esse videatur; habes autem distinctiones in libro de venae sectione perspicue explicatas. Jam vero in ea lassitudine, quam inflammationis speciem praeferre dicimus, nisi quis detractione sanguinis malo prius occurrat, vehementissima febris statim accendetur: nam et sanguis in hujusmodi lassitudinibus calidissimus est et omnes

Ed. Chart. VIII. [546.]

οἱ[1] καταλειφθέντες αὐτῷ καὶ οἱ πολλοὶ δὲ αὐτῶν πυρέττουσι, κἂν ἀποχέεις τοῦ αἵματος. ὅθεν οὐ προσήκει ὀλίγον ἀφελεῖν, ἀλλὰ διὰ ταχέων ἐκκενοῦν καὶ μέχρι λειποθυμίας ἄγειν, εἰ μηδὲν ἕτερον κωλύῃ.[2] εἰ δὲ δὶς ἀφελεῖν ἐν ἡμέρᾳ μιᾷ ἐθέλεις, πρότερον μὲν οὖν οὕτω κενώσεις, ὡς μὴ λειποθυμῆσαι τὸν κάμνοντα. δεύτερον δὲ μὴ φοβηθήσῃ λειποψυχίαν, εἰ μὲν προτέρᾳ κενώσει καταλυθείη, οὐκ ἂν οἷόν τε εἴη τὴν δευτέραν ὑπομένειν. περὶ δὲ πυρετοῦ διακαεστάτου οὐκ ἔστι μηκύνειν ἐν τῷδε, ἐπεὶ λέλεκται ἤδη ἐν τῷ ἐνάτῳ τῆς θεραπευτικῆς μεθόδου, πῶς οὐκ ἔστιν εὑρεῖν μεῖζον βοήθημα τοῦ μέχρι λειποθυμίας ἐκκενῶσαι, οὕτω καὶ ἐν ταῖς ἰσχυροτάταις ὀδύναις. προσέχειν δὲ δεῖ τὸν νοῦν ἀεὶ τῇ δυνάμει τοῦ νοσοῦντος, ὅπερ αὐτὸς εἶπεν, ἢν ἐξαρκέῃ ὁ νοσέων, ὡς εἶναι δύο γνωρίσματα τὴν εὐφο-

vel δέονται. 1. *Corr.* οἱ pro ἡ. 2. vel κωλύοι.

fere qui in eas inciderunt copiosissimam ejus evacuationem postulant et quamvis etiam sanguis mittatur, tamen plerique eorum in febrem incidunt; quocirca non convenit parum ejus detrahere, sed et celeriter mittendus est et ad animi defectionem usque educendus, siquidem nihil aliud impediat. Si vero bis eodem die detrahere sanguinem velis, primum ita evacuabis, ut ne animi defectionem inducas; secundo loco vero nihil est, quod animi defectionem afferre verearis; at si prima evacuatione aegrotus exsolvatur, secundam evacuationem ferre nullo modo poterit. De ardentissima autem febre nihil est, cur longiore oratione nunc differam, quando in nono methodi nullum inveniri majus aut praesentius remedium, quam evacuationem usque ad animi defectionem posse, demonstravimus, quod idem in vehementissimis doloribus est intelligendum; semper tamen habenda ratio est virium aegrotantis, quod ipse significavit, quum dixit: *si sufficere aeger possit;* ut jam duae notae sint, facilitas nimirum

Ed. Chart. VIII. [546. 547.]

ρίαν τε καὶ τὴν τοῦ κάμνοντος δύναμιν. ὁποτέρα δὲ μὴ παρῇ, οὐ ποιητέον.

ιη'.

Τούτοισι τεκμαίρεσθαι, τὰ μὲν ξηρὰ θερμὰ ἔσται, τὰ δὲ ὑγρὰ ψυχρά· διαχωρητικὰ δὲ τἀναντία ὡς ἐπὶ τὸ πολύ.

Τοιαῦτα, φησὶν, ἔσται τεκμήρια, ἐξ ὧν εἰδέναι δυνήσει,[1] ὅτι ἐξαρκέει ὁ νοσῶν· καὶ ἡ κένωσις μέχρι τῆς λειποθυμίας γεγένηται. ἃ μὲν γὰρ εἶναι ξηρὰ πρότερον ᾐσθάνου, νῦν θερμὰ, ἃ δὲ ὑγρὰ ἦν, νῦν ψυχρὰ ἔσται, τὰ δὲ διαχωρητικὰ τἀναντία. τοῦτο δὲ οὐκ ἀεὶ, ἀλλ' ὡς ἐπὶ τὸ πλεῖστον. καλεῖ δὲ * * * * δι' ὧν ἡ γαστὴρ ὑπάγεται. ἢν[2] γὰρ μὴ εἶεν ἐναντία, ἡ φύσις αὐτὰ νικᾷν πέφυκε. λύεται δὲ ἡ κάτω γαστὴρ καὶ πολλά τε καὶ π ι-κίλα ὠθεῖ. * * * * αἱ γὰρ μεταβολαὶ τῶν δια-

1. *Corr.* δυνήσει pro διοίσειν. 2. l. II. aph. XIV.

tolerandi et vires aegrotantis; ac ſi alterutra ipſarum non adſit, id neutiquam erit faciendum.

XVIII.

[547] *Ex his conjiciendum; ſicca quidem erunt calida; humida vero frigida; quae vero alvum ſubducunt, plerumque contraria.*

Haec, inquit, erunt propriae notae argumenta, ex quibus noſſe poteris, utrum aegrotus ſufficiat nec ne et utrum evacuatio uſque ad animi defectionem fiat; nam quae prius fuiſſe ſicciora ſentiebas, nunc calida; quae humida erant, nunc frigida eſſe videbis; quae vero alvum ſubducunt, erunt contraria; id tamen non ſemper, ſed plerumque ita comperies. Vocat autem * * * * Quibus alvus ſubducitur. Propterea quod niſi contraria ſint, natura eadem ſuperabit: ſolvitur enim venter inferior, ac multa eaque varia expellit * * * *

Ed. Chart. VIII. [547.]

χωρημάτων πολλὰς ἰδέας ἐκκενοῦσαι χυμῶν ἀκριβέστερον ἐκκαθαίρουσι τὸ σῶμα, πλὴν εἰ μὴ συντήξεως καὶ σηπεδόνος ἔχοιεν σημεῖα, περὶ ὧν αὐτὸς ἐν τῷ προγνωστικῷ διῆλθεν. ἔνθα τὰ[1] τῶν λιπαρῶν καὶ δυσωδῶν ἐμνημόνευσε.

ιθʹ.

Ταῦτα τῇσιν περισσῇσιν ἄνω ἢν καὶ περίοδοι καὶ ἡ κατάστασις τοιαύτη ἐκ τῶν παροξυσμῶν. γίνεται δὲ τὰ πλεῖστα τῇσιν ἀρτίῃσι κάτω. οὔτε γὰρ καὶ αὐτόματα ὠφελέει, ἢν μὴ αἱ περίοδοι τοὺς παροξυσμοὺς ἐν τῇσιν ἀρτίῃσι ποιέονται, ἐν δὲ τοῖσι τοιούτοισιν, ἐν μὲν ἀρτίῃσιν ἄνω, ἐν δὲ τῇσι περισσῇσιν κάτω. ὀλίγαι δὲ τοιαῦται. αἱ δὲ τοιαῦται καὶ δυσκριτώτεραι καταστάσιες.

Οὐ δεῖται μακροτέρου λόγου πρὸς τὴν σαφήνειαν τῶν ῥητῶν ὅστις τὰ ἡμέτερα περὶ τῶν κρίσεων ὑπομνήματα ἐπιμελῶς διῆλθεν. ἐκεῖ γὰρ ἅπαντα τὰ πρὸς κρίσιν καὶ

1. *Corr.* add. *τά.*

excrementorum mutationes, quae multas humorum formas evacuant, corpus ipſum accuratius expurgant; niſi forte aut colliquationis aut corruptelae ſigna adjuncta habeant, de quibus ipſe in praeſagiis loquutus eſt in illo loco, in quo fecit de pinguibus deque foetidis mentionem.

XIX.

Haec diebus imparibus ſurſum fiunt, ſi et circuitus et conſtitutio ex ipſis exacerbationibus talis exſtiterit; plurima autem paribus diebus fiunt deorſum. Sic enim etiam quae ſponte eveniunt juvant, niſi circuitus in diebus paribus exacerbationes faciant; in hujusmodi autem paribus ſurſum; imparibus deorſum; tales autem pauci ſunt et tales etiam conſtitutiones difficilius judicantur.

Qui noſtros de criſibus libros accurate perlegit, ei nihil opus eſt longiore oratione ad haec, de quibus agitur. intelligenda. In illis enim quae ad judicationes, quae

Ed. Chart. VIII. [547.]

τὰς ἀκρισίας καὶ κακὰς κρίσεις γέγραπται· καὶ ὅτι τὰ παροξυνόμενα ἐν ἀρτίῃσι κρίνεται ἐν ἀρτίῃσιν. ὧν δὲ οἱ παροξυσμοὶ ἐν περισσῇσι, κρίνονται ἐν περισσῇσιν. καὶ[1] εἴρηται ἐν τοῖς παροξυσμοῖς γίνεσθαι κρίσεις διά τε τὸ κινεῖσθαι σφοδρῶς ἐν αὐτοῖς τοὺς χυμοὺς καὶ ὥσπερ ζέοντας ἐκρήγνυσθαι δι' αἱμοῤῥαγίας ἢ δι' ἱδρώτων ἢ ἐμέτων ἢ διαχωρημάτων καὶ αἱμοῤῥοΐδων ἢ καταμηνίων ταῖς γυναιξὶν. διά τε τὸ κατ' αὐτὸν τὸν καιρὸν τὴν φύσιν ἐπείγεσθαι πρὸς ἔκκρισιν αὐτῶν, ἅμα μὲν ὅτι βαρυνομένη καὶ κακοπαθοῦσα παροξύνεται πρὸς τὴν ἔκκρισιν, ἅμα δὲ ὅτι κεχυμένων μᾶλλον αὐτῶν ἥ τε διάκρισις ἑτοιμοτέρα τῶν μοχθηρῶν, ἥ τε κρίσις ῥᾷον γίνεται· καὶ διὰ τοῦτο λέλεκται, ὅτι[2] μεταβολὴ τετραχῶς γίνεται· ἐπὶ τὴν σωτηρίαν ἢ ὄλεθρον ἢ ῥοπὴν ἐπὶ τὸ ἄμεινον ἢ χεῖρον. καὶ ὅτι ἄμεινον ἡ κρίσις ἡ κατὰ κένωσιν τῆς κατ' ἀπόστημα. εἶτα κατὰ τὸν λυποῦντα καὶ πλεονάζοντα χυμὸν τῆς ἄλλον τινὰ μενούσης.

1. l. III. in V. epid. XIII. 2. l. III. in V. epid. XVI.

ad earum vacuitates, quae denique ad malas judicationes pertinent, ſcripta ſunt omnia; illud item docuimus, quae paribus diebus exacerbantur, paribus judicari, quorum vero exacerbationes diebus imparibus fiunt, ea quoque imparibus judicari, adjunximus etiam judicationes in exacerbationibus fieri, propterea quod humores in illis vehementer moveantur, ac veluti ferventes aut per ſanguinis profluvium aut per ſudores aut per vomitus aut per ſeceſſum aut per haemorrhoides aut per menſtruas purgationes in mulieribus prorumpant; et quod natura eo tempore ad illorum excretionem impellatur et quod preſſa pondere et male affecta ad humores excernendos irritetur et quod illis magis fuſis noxia promtius expellantur faciliusque fiat judicatio; proinde dictum eſt mutationem quatuor modis effici, ad ſalutem, ad mortem, ad inclinationem in melius, ad eandem in pejus ruentem; itemque judicationem quae per evacuationem fit meliorem eſſe ea quae per abſceſſum contingat; tum quae noxium potius

Ed. Chart. VIII. [547.]

καὶ[1] τρίτον ἡ κατ' ἴξιν[2] τῆς μὴ κατ' ἴξιν δὲ αὐτὸς ὀνομάζει τὸ κατ' εὐθυωρίαν. ἐπὶ ταύταις ἡ μετ' εὐφορίας, εἶθ' ἡ μετὰ πέψεως ἐν ἡμέρᾳ κρισίμῳ. ταῦτα γὰρ πάντα ἔχειν δεῖ τὴν τελείαν κρίσιν. ἴσθι μὲν δὴ ἐν τοῖς πυρετοῖς οὐχ ὁμοίως τὰς ἡμέρας ἀριθμεῖσθαι. ὃ γὰρ ἐπὶ τῶν συνεχῶν ἡμέρα μία δύναται, τοῦτο[3] ποιεῖ ἐπὶ τῶν διαλειπόντων ὁ παροξυσμὸς καὶ αἱ κρίσεις κατὰ τὴν τούτων συναρίθμησιν γίνονται. καὶ ἡμεῖς ἴσμεν ἐπὶ τῶν τριταίων τε καὶ τεταρταίων γινομένην τὴν κρίσιν κατὰ τὸν[4] τῶν περιόδων ἀριθμὸν καὶ μὴ τῶν ἡμερῶν. τοῦτο δ' ἀληθὲς εἶναι μαρτυρεῖ αὐτὸς, ἔνθα φησὶ, τὸν ἀκριβῆ τριταῖον ἐν ἑπτὰ περιόδοις κρίνεσθαι. ὁ γὰρ ἕβδομος ἀπ' ἀρχῆς παροξυσμὸς εἰς τὴν τρισκαιδεκάτην ἡμέραν ἐμπίπτει καὶ οὕτως[5] ὁ πυρετὸς ἐν αὐτῷ πολλάκις εἴωθε κρίνεσθαι, καὶ οὐκ ἐκτείνεται εἰς τὴν τεσσαρεσκαιδεκάτην κρίσιμον οὖσαν. ὡς δὲ τῶν ὀξέων νοσημάτων ἡ αὐτὴ ἡμέρα τεσσαρεσκαιδεκάτη ὅρος

1. l. I. aph. XX. 2. *Corr.* ἴξιν pro ἧξειν. idemque fecit ſequent. 3. l. IV. aph. XIX. 4. *Corr.* add. τὸν. 5. *Corr.* praecipit οὗτος.

quam quae alium quemlibet humorem evacuet; tertio eam quae directo et ex eadem parte, quam quae ſecus. Ipſe autem, quod nos per rectitudinem dicimus, appellat directo; praeterea vero eam quae cum tolerandi facilitate et cum coctione et die critico fiat. Siquidem haec omnia habere perfectam judicationem oportet. Ne ſis tamen neſcius, in febribus omnibus non ſimili modo dies numerari; nam quod in continuis unus dies poteſt, id ipſum facit in intermittentibus acceſſio; et judicationes pro acceſſionum numeratione fiunt, ac nos etiam obſervavimus, in tertianis et quartanis judicationes fieri non ad dierum, ſed ad circuituum numerum. Id quod verum eſſe ipſemet atteſtatur, ubi tertianam puram ſeptem circuitibus judicari affirmavit; ſeptima enim a principio acceſſio in decimum tertium diem incidit, in quo ſaepe judicatur, nec in quartum decimum, qui criticus eſt, extenditur. Quemadmodum autem acutorum morborum ipſe dies quar-

Ed. Chart. VIII. [547.]

ἐστὶ καὶ τῶν κατοξέων ἡ ἑβδόμη, οὕτως ἐνδιαλείπουσιν ὁ τριταῖος κατὰ τὴν ἑβδόμην περίοδον τελευτᾷ. εἰ μὲν οὖν ἐν ταῖς περισσαῖς ἡμέραις ἡ κρίσις γένηται, διὰ τῶν ἄνω μερῶν γενήσεται, ἐὰν καὶ περίοδος καὶ κατάστασις τοῦ νοσήματος κατὰ τὴν τάξιν τῶν παροξυσμῶν εἴη[1] τοιαύτη. ἐν ἀρτίαις δὲ ἢν γένηται, διὰ τῶν κάτω ἔσται. ἀξιοῖ δὲ καὶ τῶν αὐτομάτων εἶναι τὸν αὐτὸν λόγον καὶ ὠφελεῖν, ἐὰν οἱ παροξυσμοὶ πρὸς τῶν περιόδων ἐν ἀρτίαις γένωνται. διότι ἐν τοῖς τοιούτοις ἀνάπαλιν συμβήσεται. καὶ γὰρ ἐν ταῖς ἀρτίαις ἄνω, ἐν δὲ ταῖς περισσαῖς κάτω. προστίθησι μέντοι ὀλίγας τοιαύτας καταστάσεις γίνεσθαι καὶ τὰς οὕτω γινομένας δυσκριτωτέρας εἶναι. τὴν δὲ αἰτίαν τούτου ἡμεῖς ἐν ταῖς κρισίμοις ἡμέραις εἰρήκαμεν.

κ'.

Ἀτὰρ καὶ τὰ πρόσω χρόνου προήκοντα ἀνάγκη οὕτως, ὡς τρισκαιδεκαταῖα τεσσαρεσκαιδεκαταῖα τρισκαιδεκάτῃ μὲν

1. *Corr.* εἴη τοιαύτη pro ποιεῖ τοιαύτην.

tus decimus eſt terminus et peracutorum ſeptimus, ſic in intermittentibus tertiana febris ſeptimo circuitu terminatur; quocirca ſi judicatio in diebus imparibus accidat, per ſuperiores partes fiet, ſi modo et circuitus et morbi conſtitutio in ordine acceſſionum talis fuerit. Si vero in paribus per inferiores fiet, porro cenſet, eorum quae ſponte eveniunt eandem eſſe rationem oportere, eaque prodeſſe, ſi acceſſiones paribus diebus ex circuitibus fiant; propterea quod in ejusmodi contrarium uſu veniet; ſiquidem in paribus ſurſum, in imparibus vero deorſum; addit tamen paucas conſtitutiones inveniri tales et quae hujusmodi ſunt, eas eſſe ad judicandum difficiliores, cujus rei cauſam nos in libris de diebus criticis expoſuimus.

XX.

Quin etiam tempore ulterius progreſſa ſic fieri neceſſe eſt, velut ad decimum tertium decimumque quartum diem;

Ed. Chart. VIII. [547. 548.]

κάτω, τεσσαρεσκαιδεκάτῃ δὲ ἄνω. πρὸς γὰρ τὸ κρίσιμον οὕτω συμφέρει καὶ ὁκόσα εἰκοσταῖα, πλὴν ὁκόσα κάτω.

Ὅπερ ἤδη προεῖπον ἐν τοῖς περὶ κρίσεων καὶ τῶν κρισίμων ἡμερῶν ὑπομνήμασιν εἴρηται ἅπαντα ἃ περὶ τοιαύτης ἐστὶ πραγματείας. διὸ ἐνταυθὶ μόνα τὰ κεφάλαια τῶν ἐκεῖ γεγραμμένων[1] ἀναμνήσω. κρίσις μὲν οὖν ἐστιν ὀξύῤῥοπος ἐν νόσῳ μεταβολή· γίνεται δὲ κατὰ τέσσαρας τρόπους· ἢ γάρ ἐστιν ἀπάλλαξις τῶν νοσημάτων εὐθέως ἢ μεγάλην μεταβολὴν ἐπὶ τὸ βέλτιον ἀναφέρει ἢ θάνατον εὐθέως ἢ καὶ ὁ κάμνων γίνεται χεῖρον πολλῷ. ἅπασα δὲ κρίσις μετά τινος φανερᾶς γίνεται κενώσεως ἢ ἀποστάσεως, ὡς μετ' ὀλίγα ῥηθήσεται. ἡμέρας δὲ κρισίμους ὀνομάζομεν, ἐν αἷς αἱ τοιαῦται μεταβολαὶ πισταί τε ἅμα καὶ πλεῖσται γίνονται, ἐν δὲ ταῖς ἄλλαις οὔτε πισταὶ οὔτε πολλαὶ τυγχάνουσιν. Ἱπποκράτης μὲν ὁ πάντων ἀγαθῶν

1. l. III. prognoſt. VI.

ac decimo quidem tertio deorſum; decimo quarto vero ſurſum: ſic enim ad judicationem confert et quae ad vigeſimum, praeterea quae deorſum feruntur.

Quemadmodum jam diximus tum in libris de criſibus tum in iis qui ſunt de criticis diebus, ea omnia quae ad hanc tractationem pertinent explicavimus; proinde hoc loco ſolum memorabo capita eorum quae in illis [548] ſunt conſcripta commentariis. Judicatio igitur eſt repentina in morbo commutatio; ea quatuor fit modis: nam vel eſt ſubita morborum liberatio vel magnam mutationem in meliorem ſtatum vel mortem repente affert vel facit, ut aegrotus ſit multo pejore in ſtatu. Judicatio omnis cum aliqua manifeſta evacuatione vel abſceſſu fit, ut paulo poſt dicetur. Criticos porro dies appellamus, in quibus hujusmodi mutationes et fideles et plurimae fieri ſolent, quum in aliis diebus neque fideles, neque frequentes contingant. Hippocrates autem omnium bono-

Ed. Chart. VIII. [548.]

εὑρετὴς τοιαύτας τὰς ἡμέρας ἐνεδείξατο καὶ ἰσχυροτέραν εἶναι περίοδον ἡμερῶν κρισίμων τὴν ἑβδόμην εἶπε. δευτέραν δὲ τῇ δυνάμει τὴν τετράδα γιγνομένην, διότι δίχα τέμνει τὴν ἑβδόμην καὶ σημαίνονται αἱ κρίσεις ἐσόμεναι ἐν ταῖς περιόδοις ταῖς ἑβδομικαῖς ὑπὸ τῶν τετράδων. ἡ δὲ τετάρτη ἡμέρα τῆς ἑβδόμης ἐστὶ δηλωτικὴ, ἡ δὲ ἑνδεκάτη τῆς ιδʹ. ταύτας δὲ αὐτὸς ἐπιδήλους καλεῖ. βούλεται δὲ τὰς ἑβδομάδας ἀριθμεῖσθαι τόνδε τὸν τρόπον· δύο μὲν ἐφεξῆς ἀλλήλων τὰς πρώτας κατὰ διάζευξιν, ἕπεσθαι δ' αὐταῖς τὴν τρίτην κατὰ συνάφειαν. ὡς τελευτώσης μὲν εἰς τὴν ἡμέραν τινὰ τῆς προτέρας, ἐρχομένης δὲ τῆς δευτέρας ἀπ' ἄλλης καὶ τῆς τρίτης ἀπὸ τῆς αὐτῆς, εἰς ἣν ἡ δευτέρα τέλος εἶχεν.[1] ὅπερ αἴτιόν ἐστι τὴν εἰκοστὴν ἡμέραν ἐσχάτην εἶναι τῆς τρίτης ἑβδομάδος, ὃ καὶ ἀληθὲς εἶναι εὑρήσομεν. ἡ γὰρ εἰκοστὴ καὶ πλεῖστα καὶ βεβαίως ὁρᾶται κρίνουσα. διὰ μὲν οὖν ταύτην αἰτίαν ὁ Ἱπποκράτης τὴν μʹ ἡμέραν, οὐ τὴν μβʹ κρίσιμον εἶναί φησιν· οὕτω καὶ τὴν

1. Sic et Corr. in margine: ἀπ' ἄλλης pro ἀπ' αὐτῆς, atque adjecit καὶ τῆς τρίτης—τέλος εἶχε.

rum inventor hosce dies indicavit et septimum dierum criticorum circuitum esse valentiorem reliquis dixit; et ab eo secundum potestate esse quaternarium, quod septimum dividat in duas partes et quod judicationes per circuitus septenarios futurae a quaternariis indicentur: quartus enim est septimi index, undecimus quarti decimi, hos vero dies ipse indices vocat. Hebdomadas vero sic numerari censet oportere, ut duae priores inter se vicinae per disjunctionem; tertia quae has sequitur per connexionem numeretur, ut prior in unum diem desinat et ab alio incipiat secunda; tum vero tertia ab eodem incipiat, in quem secunda desierat, quod in causa est, ut vigesimus dies sit tertiae hebdomadis ultimus, quod etiam esse verum comperiemus, quandoquidem etiam sextus malus nimirum judex deprehenditur. Quamobrem Hippocrates diem quadragesimum, non quadragesimum secundum esse criticum statuit, ita etiam sexagesimum et octogesimum,

Ed. Chart. VIII. [548.]

ἑξηκοστὴν καὶ τὴν ὀγδοηκοστὴν, οὐ τὴν ἑξηκοστὴν τρίτην, οὐδὲ τὴν πδ΄. παρεμπίπτουσι δὲ ταῖς κρισίμοις κατὰ τὰς ὀξείας νόσους αὗται, τρίτη, πέμπτη καὶ ἐνάτη. παρεμπίπτει δέ ποτε καὶ ἡ ἕκτη κακὴ κρίσιμος οὖσα, ὅτι μετὰ συμπτωμάτων ἐνίοτε ποιεῖ τὴν κρίσιν ἐπισφαλῶς. τούτων[1] δὲ πάντων τὰ παραδείγματα ἔχεις ἐν τοῖς τῶν ἐπιδημιῶν ὑπομνήμασιν. ἀλλὰ[2] ἐκείνους τοὺς ἀῤῥώστους ἐνταῦθα περιγράφειν μακρόν. ἔνεστι δέ σοι τὴν ῥῆσιν αὐτοῦ κατὰ τὸ προγνωστικὸν ἀναγινώσκειν, ἧς ἀρχὴ ἥδε, οἱ πυρετοὶ κρίνονται ἐν τῇσιν ἀρτίῃσιν ἡμέρῃσι τὸν ἀριθμὸν, ἐξ ὧν τε περιγίνονται οἱ ἄνθρωποι καὶ ἐξ ὧν ἀπόλλυνται, καὶ τὰ λοιπά. οὐ μὴν ἀλλὰ καὶ ἐν τῷ δευτέρῳ τῶν ἀφορισμῶν περὶ κρινουσῶν ἡμερῶν πολλά ἐστι γεγραμμένα, ἐξ ὧν δῆλόν ἐστιν, ὅτι τὴν πρώτην ἑβδομάδα κατὰ τὴν συνάφειαν ἀριθμεῖ τῇ δευτέρᾳ καὶ ὅτι τὴν τετάρτην ἡμέραν ἐπίδηλον ποιεῖται τῆς ἑβδόμης καὶ τὴν ιζ΄ τῆς κ΄, καὶ ποῖαι ἐπίδηλοι εἰς τὸ καθόλου καὶ ποῖαι θεωρηταὶ τῶν ἡμερῶν. πολλὰ

1. l. II. aph. XXIV. 2. l. III. prognoſt. VI.

non ſexageſimum tertium, neque quartum octogeſimum. In morbis autem acutis intercidunt in criticos hi: tertius, quintus et nonus, ac quandoque etiam ſextus, malus nimirum index, quod aliquando cum ſymptomatibus periculoſe judicet; horum autem omnium exempla tibi in libris de vulgaribus morbis poterunt ſuppetere, ſed eos aegrotos hoc loco deſcribere longum fuerit, ac tibi integrum eſt eam ſententiam quae in libro praeſagiorum habetur perlegere, cujus hoc eſt initium: *febres iisdem numero diebus judicantur, ex quibus homines tum ſervantur tum pereunt,* et quae ſequuntur. Quin etiam in ſecundo aphoriſmorum multa ſunt de criticis diebus monumentis conſignata literarum, ex quibus plane conſtat, tertiam hebdomadem per conjunctionem cum ſecunda numerari et quartum diem ſeptimi indicem ſtatui, et ſeptimum decimum vigeſimi, tum explanari, quinam dies indices in univerſum ſint, quique contemplatione digni ab Hippo-

Ed. Chart. VIII. [548.]

καὶ ἄλλα εὑρήσεις, ἃ ἔγραψεν Ἱπποκράτης ἄλλοτε κατ' ἄλλο βιβλίον, ὑπ' ἐμοῦ δὲ εἰς ἓν ἤθροισται κατὰ τὴν περὶ κρισίμων ἡμερῶν[1] πραγματείαν. τῷ μὲν οὖν θέλοντι προγινώσκειν ἀκριβῶς ἀναγνωστέον ἐστὶ καὶ τὰ βιβλία ἐκεῖνα καὶ τὰ περὶ κρίσεων. τοιαύτην γὰρ χρείαν παρέχουσι τὰ τοιαῦτα, ὡς ἐμοῦ μὲν ταύτην τὴν θεωρίαν προειπόντος ἐπ' Εὐδήμου φιλοσόφου, τρεῖς[2] τεταρταίους ἔχοντος, ἕνα μὲν αὐτῶν πρῶτον παύεσθαι ἐν ταῖσδε ταῖς ἡμέραις καὶ μετὰ τοσάσδε περιόδους καὶ ἐκείνου παυομένου δεύτερον ἄλλον ἐν τῇδε τῇ ἡμέρᾳ. κἄπειτα καὶ τὸν τρίτον ὁμοίως προειπόντος, ἐκ μαντικῆς καὶ οὐκ ἐξ ἰατρικῆς θεωρίας ἔφασαν λέγεσθαι ταῦτα. οὐ μόνον δὲ ἐν ἐκείνῳ τῷ ἀνθρώπῳ, ἀλλὰ καὶ σὺν θεῷ δ' εἰπεῖν, οὐδέποτε ἀπέτυχον ἐν οὐδεμιᾷ προῤῥήσει. τούτων οὖν οὕτω διωρισμένων τὴν λέξιν ἐξηγήσασθαι πρόκειται τῶν εἰρημένων ὑφ' Ἱπποκράτους κατὰ τὸ προκείμενον βιβλίον. ἃ γοῦν πρὸ τοῦ χρόνου τῆς

1. Haec κατὰ τὴν—ἡμερῶν expunguntur; in S. g. non reperiuntur. 2. l. III, in prognoſt. VIII.

crate cenſeantur. Multa quoque alia comperies, quae ipſe plerisque in libris conſcripſit, quae omnia in unum nos volumen redegimus, quod de criticis diebus inſcribitur, ac qui praeſagire in poſterum, quid futurum ſit, accurate velit, is et hoc opus et quod de criſibus eſt perlegat oportet: res enim hujusmodi tantum afferunt utilitatis, ut quum ego hanc contemplationem apud Eudemum philoſophum, qui tres quartanas habebat, praedicens monuiſſem, fore ut una earum quae certis diebus invadebat poſt tot circuitus primum ſedaretur, quumque haec depulſa eſſet, altera certo die diſcederet; ſimilique modo de tertia praedixiſſem, haec ex arte divinandi, non ex medica cognitione a me pronunciari contenderent; ac nos non modo in illo homine, ſed etiam, quod deo approbante dictum ſit, in nulla unquam praedictione offendimur. Quae quum ita ſe habeant, propoſitum nobis eſt explicare quaenam in hoc libro Hippocrates conſcripſerit. Igitur *quae ante tempus judicationis prodeunt hoc modo*

κρίσεως ἥκει, τοιοῦτον τὸν τρόπον ἀνάγκη γενέσθαι, ὡς ἐν τῇ τρισκαιδεκάτῃ διὰ τῶν κάτω· ἐν δὲ τεσσαρεσκαιδεκάτῃ διὰ τῶν ἄνω ἄγηται. ὅπερ χρήσιμον καὶ λυσιτελὲς πρὸς τὴν κρίσιν ἐστίν· ὁμοίως δὲ καὶ ὅσα εἰκοσταίᾳ, πλὴν ὅσα κάτω· εἴπομεν γὰρ τὴν εἰκοστὴν κρίσιμον οὖσαν. ὅσα δὲ κάτω ῥέπει, ταῦτα διὰ τῶν κάτω ἄγειν δεῖ, ὡς αὐτὸς ἐκέλευσε. μεταβῶμεν δὲ πρὸς τὰ ἑξῆς καὶ αὐτὰ πρὸς τὴν κρίσιν συντελοῦντα.

κα'.

Πολλὰ δὲ δεῖ καθαίρειν· ταῦτα δὲ οὔπω ἐγγὺς τῆς κρίσιος, ἀλλὰ προσωτέρω. δεῖ δὲ ὀλιγάκις ὀξέσι πολλὰ ἄγειν, τοῖσιν δὲ κοπιώδεσι τὸ σύμπαν.

Ἡ[1] κρίσις, ὡς ἔφην, γίνεται τὸ πολὺ μετ' ἀγῶνός τε καὶ ταραχῆς ἀξιολόγου· τὸ δὲ τῆς ταραχῆς αὐτῆς βίαιον ἀναγκάζει τὴν φύσιν ἀποτρίβεσθαι τὰ λυποῦντα καὶ πρὸ

1. de critic. diebus VIII.

fiant necesse est, ut in decimo tertio die per inferiores partes ducantur; in quarto decimo vero per superiores; id quod ad judicationem pertinet et ad ipsam est utile et accommodatum. Simili quoque modo quae die vigesimo fiunt, praeter ea quae deorsum feruntur; dictum est vigesimum criticum esse; quae autem inferius vergunt, ea per inferiora adducenda sunt, ut ipse monuit; sed jam ad ea quae deinceps sequuntur, quae ipsa quoque ad judicationem faciunt, transeamus.

XXI.

Multa autem purganda sunt eaque non prope judicationem, sed longius. In acutis autem raro multa ducenda sunt; in delassatis vero totum.

Judicatio, ut dictum est, cum certamine notabilique perturbatione plerumque fit; perturbationis autem violentia naturam ea quae infesta sunt etiam ante tempus cogit

τοῦ καιροῦ. ἔστι μὲν γὰρ αὐτὴ δύναμις ἡ τῶν ἀλλοτρίων ἐκκριτική. ὁ καιρὸς δὲ τῆς ἐνεργείας ἐπὶ τῷ τέλει τῆς ἀλλοιωτικῆς δυνάμεώς ἐστι. τότε γὰρ ἐνεργεῖ κατὰ φύσιν πάντων ἐπιτελουμένων, ὅταν ἐκείνη παύηται. ἀλλ' ἀναγκάζεταί ποτε πρὸς τῆς τελείας πέψεως ἀποτρίβεσθαι τὰ λυποῦντα, ὥσπερ καὶ ἐνίοτε συμπεπληρωμένης ἤδη τῆς πέψεως ἔτι μένει καὶ βραδύνει δι' ἀῤῥωστίαν. ἡ μὲν οὖν ἀποκριτικὴ τῶν ἀλλοτρίων δύναμις τὰς κρίσεις ἐν ταῖς νόσοις ἐργάζεται καὶ διὰ τοῦτο ἄρισται γίνονται κρίσεις, ὅταν ἤδη πεπεμμένα τὰ κατὰ τὸ ζῶον ὑπάρχῃ πάντα. τὸ δὲ πρότερον ὠθεῖσθαι μοχθηρόν ἐστιν. ὁμοῦ γὰρ τοῖς λυποῦσιν ἐκκρίνεται τὰ χρηστὰ, τοῦτο δὲ γίνεται τῆς φύσεως ἐρεθισθείσης ἤτοι πρὸς τοῦ ἰατροῦ ἢ καὶ τῶν ἐν τῷ σώματι αὐτῷ περιεχομένων. ἀλλὰ οὐ μόνον ὁ ἰατρὸς δύναται αἰτίαν τοῦ σφάλματος παρέχειν, οὐκ ὀρθῶς πράξας, ἀλλὰ καὶ ὁ κάμνων καὶ οἱ ὑπηρέται τά τ' ἄλλα τὰ ἰδίως ἔξωθεν προσαγορευόμενα. τὰ δὲ ἐν τῷ σώματι

extrudere: eſt enim virtus ipſa, qua aliena expelluntur ac tempus id agendi poſt finem ejus quae res alterat facultatis; tunc enim obit functionem ſuam omniaque ſecundum naturam abſoluta ſunt quum illa ab actione deſiſtit. Verum cogitur interdum ea quae moleſta ſunt ante perfectam coctionem amoliri, ſicut etiam interdum concoctione jam abſoluta moratur et prae imbecillitate lente ad munus obeundum progreditur. Facultas igitur quae aliena expellit, ea eſt quae judicationes in morbis facit; proinde quum omnia ea, quae in animante ſunt, jam concocta ſint, tunc optimae judicationes fiunt; prius autem expelli ac judicationem praevenire, malum eſt, propterea quod cum iis quae noxia ſunt etiam utilia excernantur; id quod fieri ſolet, quum natura vel a medico vel ab iis quae corpore continentur irritetur, quamquam non medicus ſolum afferre cauſam erroris poſſit, ſi quid minus recte fecerit, ſed etiam aegrotus et miniſtri et alia, quae proprie externa nominantur, ut in ipſo corpore of-

Ed. Chart. VIII. [548.]

τά τε[1] νοσήματά ἐστιν αὐτὰ καὶ τὰ τούτων αἴτια καὶ οἱ παροξυσμοί. εἰ οὖν ἕν τι[2] τῶν ἐρεθιζόντων τὴν φύσιν ἐστὶν ὁ παροξυσμὸς, οὐκ ἐπιτρέπειν ἡσυχάζειν[3] οὐδὲ μένειν, ἀλλὰ ἐπαγείρει καὶ κινεῖ καὶ ὡς προκαλεῖται πρὸς μάχην. καὶ ὡς ἡ φύσις βαρυνομένη ὑπὸ πλήθους περιττωμάτων καὶ τῶν λυπούντων χυμῶν ἀναγκάζεται πολλάκις ἀποτρίβεσθαι, καὶ τοῦτο μοχθηρόν ἐστιν, εἰ[4] πρὸ τοῦ πεφθῆναι αὐτοὺς τοῦτο ποιεῖται καὶ πρὸ τοῦ καιροῦ τῆς κρίσεως. οὕτω καὶ ἡμέτερον σφάλμα, εἰ τοῦτο αὐτὸ ἐγγὺς τῆς κρίσεως ποιήσομεν. διὸ χρὴ προσωτέρω παραμένειν καὶ τότε φύσεως μὴ ποιούσης ἡμᾶς ποιεῖν, φθάνοντας δὲ καθαίρειν οὐκ ἀγαθόν. ὁ δὲ προστίθησι· δεῖ δὲ ὀλιγάκις ὀξέσι πολλὰ ἄγειν, καλῶς εἶπεν. εἴρηται γὰρ ὅτι μόνον κατὰ τὰς ἀρχὰς τῶν ὀξέων νοσημάτων ἐγχωρεῖ ποτε καθαίρειν συμφερόντως, ὡς ἐν μὲν τοῖς χρονίοις ἀναμένειν ἀεὶ χρὴ τὸν πεπασμὸν, ἐν δὲ τοῖς ὀξέσι δυνατόν ἐστι φαρμακεύειν κατὰ τὴν ἀρχὴν,

1. *Corr.* τε pro δὲ quod erat voci τὰ adjunctum. 2. *Corr.* ἕν τι pro ἐν τῇ. 3. l. I. aph. XXIV. 4. *Corr.* εἰ pro ἢ.

fendunt morbi caufae et acceffiones; ac fi acceffio fit, quae naturam ftimulet, nullam quietem nullamque moram concedit, fed excitat movetque et tanquam ad pugnam provocat. Quemadmodum igitur natura preffa magna vi excrementorum et humorum infeftantium cogitur faepenumero eos extrudere, idque malum eft, fi id antequam concocti humores fint et ante tempus judicationis faciat, ita noftrum erratum judicandum eft, fi idem prope judicationem fecerimus; quocirca exfpectandum eft, ut longius a judicatione id fiat, ut fi natura nihil tunc fecerit, nos faciamus, quod non bonum fit, fi prius expurges. Quod autem addit: *raro autem in acutis multa ducenda funt*, recte cenfuit: eft enim explicata fententia, in morbis acutis folum in principiis interdum utiliter adhiberi purgationem poffe, ficut in longis morbis femper eft exfpectanda mutatio; in acutis vero etiam in principio medicamento purgante uti poffumus, fi turgeant, idque erit

Ed. Chart. VIII. [548. 549.]
ὅταν ὀργᾷ, καὶ τοῦτο μετὰ πολλῆς περισκέψεως. κίνδυνος γὰρ οὐ μικρὸς ἐν ὀξεῖ νοσήματι κακῶς φαρμακεῦσαι. διότι χρὴ τοῦτο βλέπειν τὸν ἰατρὸν, ἵνα μείζων ὠφέλεια ἐκ τῆς τῶν λυπούντων χυμῶν κενώσεως γένοιτο τῆς βλάβης, τὴν ἐξ ἀνάγκης βλάπτεται τὰ σώματα πρὸς τῶν καιθαιρόντων φαρμάκων. ἔσται δὲ μείζων ὠφέλεια εἰ πᾶς ὁ λυπῶν ἐκκενωθῇ χυμὸς μετ᾽ εὐφορίας καὶ ἀλύπως. ὅταν δὲ μὴ μόνον[1] ὀξὺ τὸ νόσημα εἴη, ἀλλὰ μετὰ πυρετοῦ σφοδροτάτου, πολλῷ μᾶλλον εὐλαβητέον ἐστὶ τὴν δόσιν[2] τοῦ καθαίροντος φαρμάκου καὶ διὰ φλεβοτομίαν κενωτέον μᾶλλον, μικροτέρας μὲν ὠφελείας τῆς διὰ καθάρσεως ἑπομένης, ἀσφαλεστέρας δὲ μακρῷ, μεγίστης ἀποτυχίας τῆς διὰ καθάρσεως περιπιπτούσης καὶ μάλιστα ὅταν ἀπείρως τις ἔχῃ τῆς τοῦ κάμνοντος φύσεως. ἔνιοι μὲν γάρ εἰσι φύσει δυσκάθαρτοι, τινὲς δὲ ἐπὶ βραχείᾳ φαρμάκου δόσει δαψιλῶς καθαίρονται. ἀγνοοῦντα δὲ ὅπως ἔχει φύσεως ὁ ἄνθρωπος κινδυ-

1. de vict. rat. XI. 2. Corr. δόσιν pro πτῶσιν.

magna animadverfione faciendum; fiquidem non mediocre periculum impendet, fi quis in morbo acuto male medicetur, debet enim medicus hoc attendere, ut aeger majorem fructum ex noxiorum humorum evacuatione ferat quam noxam, qua corpora a medicamentis purgantibus neceffario afficiuntur. Erit autem major utilitas, fi omnis humor moleftus cum tolerandi facilitate ac fine moleftia evacuetur. Quum vero morbus non modo acutus fit, fed etiam vehementiffimam [549] febrem adjunctam habeat, tunc multo magis ne purgans medicamentum demus vitandum erit. ac potius per venae fectionem facienda evacuatio, ex qua minor quidem exiftet quam ex purgatione utilitas; multo tamen fit futura fecurior, quum maximum a purgatione periculum immineat; praefertim vero fi quis naturam aegroti non cognitam habuerit, quidam enim ita natura comparati funt ut aegre purgentur; quidam vero exiguo epoto medicamento copiofe purgantur; at fi hominis naturam ignores, periculum eft ne

Ed. Chart. VIII. [549.]

νος ἢ πλείονα κένωσιν ἐργάζεσθαι τῆς προσηκούσης ἢ οὐδ' ὅλως κινῆσαι τὴν κάθαρσιν, ἢ κινῆσαι μὲν, οὐ μὴν ἱκανῶς κεκενῶσθαι· ἅπερ ἅπαντα μεγίστας βλάβας τοῖς ὀξέως νοσοῦσι φέρει. διὸ αὐτὸς ἐν τοῖς ἀφορισμοῖς[1] εἶπεν, ἐν τοῖς ὀξέσι πάθεσιν ὀλιγάκις καὶ ἐν ἀρχαῖς φαρμακείαις χρῆσθαι, καὶ τοῦτο μετὰ πολλῆς εὐλαβείας. ἐν[2] δὲ τοῖς κοπιώδεσι τὸ σύμπαν ἄγειν δεῖ·[3] ὁπότε δὲ τοῦτο ποιητέον, ἄκουε νῦν μου. ὄντος οὖν πλήθους διττοῦ καὶ τοῦ μὲν πρὸς δύναμιν εἰς σηπεδόνα τε ῥᾳδίως ἀφικνουμένου καὶ μέντοι καὶ κατασκήπτοντος ἐνίοτε εἰς μόριά τινα, κἂν τούτοις ἐργαζομένου τοὺς παρὰ φύσιν ὄγκους, ἑτέρου δὲ τοῦ κατὰ τὸ καλούμενον ἔγχυμα, ὅπερ καὶ κατασκήπτει πολλάκις εἰς μόρια καὶ γεννᾷ τοὺς παρὰ φύσιν ὄγκους καὶ τὰς ἀποπληξίας καὶ τὰς ῥήξεις τῶν φλεβῶν ἐργάζεται, πειρᾶσθαι χρὴ κενοῦν αὐτὸ διὰ ταχέων, πρὶν ἄρξασθαι μέγα κακὸν ἐργάζεσθαι περὶ τὸν ἄνθρωπον. ὅπως δὲ διαγινώσκειν καὶ ὅπως δεῖ ἰᾶσθαι

1. l. I. aph. XXIV. 2. de curat. per ſang. miſſ. V. 3. *Corr.* δεῖ pro τί.

aut major quam par ſit fiat evacuatio aut ne omnino purgatio moveatur; aut ſi moveatur, ut ne tamen quod ſatis ſit evacuetur: quae omnia maximam in morbis acutis noxam afferunt, quae res fecit ut ipſe in aphoriſmis hanc ſententiam ſcriptam reliquerit: *in acutis morbis raro et in principiis purgante medicamento uti oportere.* Atque id conſiderate admodum faciendum. In delaſſatis vero totum ducendum eſt, quando vero id faciendum ſit, attende ut intelligas. Quum ſit duplex plenitudo, altera quae ad vires referatur et ad corruptelam facile perveniat, atque etiam interdum partes quasdam petat et in eis tumores praeter naturam excitet, altera vero ad effuſionem pertineat, quae ſaepe in partes irruit et tumores praeter naturam creat, ac morbos comitiales venarumque ruptiones efficit, conandum eſt eam celeriter evacuare, priusquam magnum aliquod in homine gignere malum incipiat. Sed quomodo utrumque dignoſcere ac

Ed. Chart. VIII. [549.]
ἄμφω τὰ πάθη εἴρηται ἐπὶ πλέον κατὰ τὴν τῶν ὑγιεινῶν πραγματείαν. διὸ περιττὴν ἡγοῦμαι τὴν αὐτὴν συγγραφήν. ἰτέον οὖν ἐπὶ τὰ ἑπόμενα οὕτως ἔχοντα κατὰ λέξιν.

κβ'.

Ἐν τοῖσι πυρετοῖσιν εἰς ἄρθρα καὶ παρὰ γνάθους μάλιστα ἀποστάσιες γίνονται, ἐγγὺς τῶν πόνων ἑκάστου, ἐπὶ τὸ ἄνω μᾶλλον καὶ τὸ σύμπαν. ἢν δὲ ἀργὸς ἡ νόσος εἴη καὶ κατάῤῥοπος, κάτω καὶ αἱ ἀποστάσιες· μάλιστα δὲ πόδες θερμοὶ κάτω σημαίνουσι, ψυχροὶ δὲ ἄνω.

Αἱ[1] ἀποστάσεις, φησὶ, γίνονται ἐν τοῖς πυρετοῖς εἰς ἄρθρα καὶ γνάθους μάλιστα· συμβαίνει δὲ τοῦτο διὰ τὴν ἐν τοῖς πυρετοῖς θερμασίαν, ἐπὶ τὴν κεφαλὴν ἀναφερομένου τοῦ πλήθους. εἶτ' ἐντεῦθεν τῶν περὶ τὰς γνάθους ἀδένων ὑποδεχομένων αὐτὸ, καθάπερ ὅταν εἰς βουβῶνας ἢ μασχάλας ἀφίκηταί τι τῶν ἐν[2] ἐκείνοις τοῖς μέλεσιν. ὅσοι

1. l. IV. aph. XXXI. 2. *Corr.* ἐν pro εἰς.

curare affectum oporteat, in libris de tuenda ſanitate copioſius explicavimus, quocirca de eadem re nunc ſcribere ſupervacaneum exiſtimo; igitur ad conſequentem transibo orationem, quae his fere verbis continetur.

XXII.

In febribus ad articulos et maxillas maxime abſceſſus fiunt, prope cujusque dolores ad ſuperiorem partem magis et in totum. Si vero morbus lentus fuerit et deorſum feratur, infra etiam abſceſſus fiunt, maxime autem pedes calidi infra ſignificant, frigidi vero ſupra.

Abſceſſus, inquit, in febribus ad articulos maxillasque fiunt maxime, idque accidit, quia propter calorem febris magna copia humorum ſurſum in caput tollitur, quam poſtea inde ruentem glandulae maxillarum ſuſcipiunt, quemadmodum uſu venit, quum e ſuperioribus partibus in inguina et alas quidpiam deſcendit; febres au-

Ed. Chart. VIII. [549.]

δὲ πυρετοὶ ἐκ τῶν κόπων γίνονται, ἔχουσι καὶ ἴδιον ἐξαίρετον τὴν ἐν τοῖς ἄρθροις θερμότητα· ὥστε οὐδὲν θαυμαστὸν εἰς τὰ ἄρθρα γίνεσθαι τὰς ἀποστάσεις, ὡς καὶ πεπονηκότα καὶ τεθερμασμένα παρ' ἑτέρῳ τοῦ προσήκοντος. τοῦτο δὲ συμβαίνειν εἴωθε μάλιστα ἐφ'[1] ὧν τὸ πλῆθος αἰτιάζεται καὶ μᾶλλον, ὥς φησιν, ἐπὶ τὸ ἄνω, τουτέστι κατὰ τὴν κεφαλὴν διὰ τὴν εἰρημένην αἰτίαν. εἰ δὲ τὸ νόσημα κάτω ῥέπει, τότε καὶ αἱ ἀποστάσεις κάτω γίνονται. τούτου δὲ σημεῖον καὶ γνώρισμα τίθησι τὴν θερμότητα καὶ τὴν ψυχρότητα τῶν ποδῶν. ἐὰν γὰρ οἱ πόδες θερμοὶ ὦσιν, ἐνδείκνυται κάτω ἐσομένην τὴν ἀπόστασιν. αἴτιον ὅτι πλῆθος κάτω φέρεται καὶ τὸν τόπον θερμαίνει. ἐὰν δὲ ψυχροὶ ἄνω, τότε γὰρ πάντα πρὸς κεφαλὴν ἀναφέρεται καὶ τὰ ἄκρεα, μάλιστα μὲν οἱ πόδες ἐκψύχονται. πῶς δὲ χρὴ ἀκούειν τὰ μέλη ἄνω καὶ κάτω εἶναι διώρισεν αὐτὸς ἐν τῷ ἕκτῳ τῶν ἐπιδημιῶν, ὅταν φησὶν, εἰ καὶ τὰ κάτω τοῦ

1. in marg. vel οὗ.

tem omnes quae ex lassitudine ortae sunt, proprium quendam calorem habent in articulis excitatum, unde nihil mirabile fit, abscessus in articulos decumbere, quippe qui plus quam par sit laboraverint atque incaluerint. Id quod illis potissimum contingit, quibus plenitudo morbi causam attulit; ac magis, ut ipse ait, ad supernam partem, hoc est ad caput, propter eam causam quam attulimus. At si deorsum morbus vergat, tunc etiam abscessus in partes infernas descendunt, cujus rei signum ipse statuit pedum calorem et frigus. Nam si pedes calidi sint, abscessum in partibus infernis fore indicant; causa est, quia humorum copia deorsum comportatur, locumque illum calore perfundit; si frigidi sint, in supernis abscessum futurum significant, quod eo tempore omnia sursum ad caput ferantur, extremaque praesertim pedes refrigerentur. Quomodo autem supernas infernasque partes in corpore esse debeamus intelligere, ipse in sexto de morbis vulgaribus declaravit, cum ait, an ea quoque quae infra jecur

Ed. Chart. VIII. [549.]

ἥπατος ἄνωθεν διαδιδόντα. ὅρον[1] γὰρ τίθησι τὸ[2] ἧπαρ τῶν ἄνω τε καὶ κάτω τοῦ σώματος ἁπάντων μορίων· τὰ γὰρ κυρτὰ αὐτοῦ τῷ διαφράγματί ἐστι συνεζευγμένα. ὅσα οὖν ἐστιν ἄνω τοῦ ἥπατος, ταῦτα καὶ ἄνω τοῦ διαφράγματός ἐστιν, ὡς τὰ κατὰ καρδίαν καὶ πνεύμονα καὶ θώρακα καὶ τὸν τράχηλον καὶ πολὺ μᾶλλον τὴν κεφαλήν. τὰ δ' ἄλλα πάντα κάτω τοῦ σώματος εἶναι βούλεται. ὡς δὲ ἐπὶ τὸ πλεῖστον αἱ ἄνω τῶν ἀποστάσεών εἰσι χαλεπώτεραι, διότι κινδυνωδέστερα ταῦτά ἐστι τὰ πάσχοντα τὸ αὐτὸ πάθος τοῖς κάτωθεν. πρόδηλον γὰρ, εἰ καρδία ἢ πνεύμων ἢ ἐγκέφαλος φλεγμήνῃ, θανατῶδες γίνεσθαι τὸ νόσημα, τῶν δὲ κάτωθεν τοῦ ἥπατος φλεγμηνάντων ὀλίγοι πάνυ ἀποθνήσκουσιν, εἰ[3] μὴ καλῶς θεραπεύονται. τοῦτο μὲν οὖν καὶ μαρτυρεῖται ὑπ' αὐτοῦ, ἔνθα φησὶν, ἢν μὲν κάτω τοῦ ὀμφαλοῦ καταστῇ τὰ ἄνω, ἐν τοῖσι κάτω ἄρθροισιν ἀγαθόν· ἢν δὲ ἄνω, οὐχ ὁμοίως λύει τὴν νοῦσον, ἢν μὴ ἐκπυήσῃ,[4]

1. *Corr.* ὅρον pro ὡρῶν. 2. l. II. in VI. epid. XIV. 3. *Corr.* εἰ pro οἱ. 4. *Corr.* ἐκπυήσῃ pro ἐκποιούσει.

et fupernis diftributa funt, ibi enim jecur effe terminum omnium fupernarum infernarumque corporis partium ftatuit, convexa enim ejus pars fepto transverfo annexa eft. Itaque omnia quae fupra jecur fita funt, eadem etiam fupra feptum transverfum funt collocata, ut cor, pulmo, pectus, collum ac multo etiam magis caput, cetera omnia infra in corpore effe voluit; ceterum abfceffus in partibus fuperioribus ut plurimum difficiliores funt; caufa eft, quia e partibus fuperioribus cum eodem affectu conflictantur, majus periculum quam ab inferioribus impendet. Perfpicuum enim eft, fi cor aut pulmonem aut cerebrum inflammatio obfideat, mortiferum morbum effe, at fi partes infra jecur fitae inflammatione tententur, pauci admodum mori folent, nifi male eis adhibeatur curatio; idque atteftatur, quum ait, fi autem ea, quae e fuperioribus partibus in articulos infra decubuerunt, infra umbilicum conftiterint, bonum; fi vero fupra, non pariter

Ed. Chart. VIII. [549.]

ἐκεῖ γὰρ ἔχεις τὰς ἀποστάσεις εἰς τὰ κάτω τοῦ ὀμφαλοῦ χωρία γινομένας ἀγαθὰς εἶναι, τὰς δὲ εἰς τὰ ἄνω οὐκ ἀγαθάς. ἐκλύειν δὲ αὐτῶν τι[1] τῆς κακίας, ἐὰν τοὺς ὄγκους ἐκπυΐσκειν συμβαίνῃ, ὅσα δὲ νοσήματα διὰ τῶν ἀποστάσεων κρίνονται, γέγραφεν αὐτὸς ὁ Ἱπποκράτης κατὰ τὸ προγνωστικόν.

κγ'.

Οἷσι δὲ ἀνισταμένοισιν ἐκ τῶν νούσων, αὐτίκα δὲ ἐν χερσὶν[2] ἢ ποσὶ πονέουσί τι, ἐν τουτέοισιν ἀφίστανται.

Οἱ ἀνακομίζοντες ἐκ νόσων οὐ πάνυ εὐρώστους τὰς δυνάμεις ἔχουσι, διὸ ἐὰν πονήσωσι καὶ πολλὰς καὶ σφοδρὰς κινήσεις ποιήσωσι, ῥᾳδίως βλάπτονται, μᾶλλον δὲ ἐὰν μὴ πάνυ καλῶς κεκαθαρμένοι ὦσιν[3] οἱ τὴν νόσον εἰργασμένοι χυμοὶ, καί τινα ἴσως καταλελειμμένα ᾖ. ἴσμεν γὰρ ὅτι τὰ ἐγκαταλιμπανόμενα ἐν ταῖς νόσοις μετὰ κρίσιν ὑποστρο-

1. *Corr.* τι pro τῇ. 2. *Corr.* χερσὶν pro χερεῖν. 3. l. II. aph. XII.

morbum solvunt, nisi suppuraverint; eo enim in loco habemus, abscessus qui in partes infra umbilicum decumbunt bonos esse, qui supra non bonos; atque malitiam ipsorum aliqua ex parte diminui, si tumores forte suppuraverint. Qui porro morbi judicari per abscessum consueverint, Hippocrates ipse in praesagiis conscripsit.

XXIII.

Quibus e morbis exsurgentibus statim sane in manibus aut pedibus dolores oboriuntur, in iis abscessus fiunt.

Qui ex morbo convalescunt, non admodum robustas vires habent, quocirca si in laboribus versentur ac multas vehementesque motiones obeant, facile laeduntur, ac majorem etiam noxam sentiunt, si humores morbum efficientes, non bene sint expurgati et quaedam fortasse reliquiae adhuc adsint. Scimus enim quae post judicatio-

Ed. Chart. VIII. [549. 550.]

φώδη ἐστίν. ὅταν οὖν ἐν τοιαύτῃ καταστάσει ἢ χεῖρες ἢ καὶ πόδες κάμνωσιν ἢ ὀδυνηθῶσιν, ἐκεῖσε τὰς ἀποστάσεις κατασκῆψαι[1] γράφει. πόνος μὲν αἰτίας ἔχει λόγον, ὀδύνη δὲ τοῦ σημείου καὶ οὐ θαυμαστὸν, ὡς ἔφην, εἰ μείζων γίνεται θερμασία κατὰ τὸ μόριον καὶ ἡ ἀῤῥωστία αὐξάνεται τοῦ αὐτοῦ καὶ ὡς ὁδός τις γίνεται τοῖς περιττώμασιν, ἵνα ἀπόστασις ἀποτελῆται. φαίνεται μὲν ἐνταῦθα καιροὺς τρεῖς τῶν ἀποστάσεων ἐπιτιθέναι· ἕνα μὲν ἐν ταῖς νόσοις, περὶ οὗ ἐν τῇ ἄνω ῥήσει, ἕτερον δὲ ἐν ταῖς ἀναλήψεσι, περὶ οὗ νῦν διαλέγεται· τρίτον δὲ πρὸ τῆς νόσου, περὶ οὗ ἑξῆς λέγει τόνδε τὸν τρόπον.

κδ'.

Ἀτὰρ καὶ ἤν τι πεπονηκὸς εἴη πρὶν ἢ νοσέειν, εἰς ταῦτα ἀποστηρίζεται. οἷον καὶ τοῖσιν ἐν Περίνθῳ βηχώδεσι καὶ κυναγχικοῖσι, ποιέουσι γὰρ αἱ βῆχες τὰς ἀποστάσιας, ὥσπερ οἱ πυρετοὶ τοιαύτας.

1. l. IV. aph. XXXII.

nem in morbis relinquuntur, recidivas excitare consuevisse. Itaque quum in eo statu aut manus aut pedes laborarint aut dolore conflictentur, illuc irruere abscessus scribit. Labor enim causae rationem obtinet; dolor signi, ac non mirabile est, ut jam dixi, si major caliditas in parte accenditur ejusque imbecillitas augetur et tanquam via fit supervacaneis, ut abscessus gignatur. Hoc autem loco videtur tria abscessuum tempora constituere [550] unum in morbis, de quo egit oratione superiore, alterum, dum aegroti convalescunt, de quo nunc differit, tertium, quod morbos antecedit, de quo deinceps ad hunc modum loquitur.

XXIV.

Sed si qua pars ante morbum laboravit, ibi morbi sedes erit, ut accidit iis, qui Perinthi tussi et angina laborarunt: tusses enim non secus ac febres abscessus excitant.

Εἴ[1] τις, φησὶ, πρὶν τοῦ νοσεῖν κάμνει τινὶ μορίῳ τοῦ σώματος, προσδέχεσθαι χρὴ γενήσεσθαί τινα ἀπόστασιν εἰς ἐκεῖνο τὸ μόριον. ἐν ὅσοις γὰρ νόσοις μὴ προκρίνονται διὰ ἐκκρίσεως, ἐν ταύταις εἴωθε ἀποστήματα γίνεσθαι εἰς τὰ μέρη προπονημένα· ἀσθενέστερα γὰρ ὄντα τὸ πλῆθος τῶν χυμῶν μᾶλλον καὶ ῥᾷον προσδέχεται. τοῦτο δὲ νοήσεις κατ᾽ ἐκείνας τὰς νόσους, ἐφ᾽ ὧν ἐλπίσεις τὰς ἀποστάσεις γενέσθαι. παραδείγματι δὲ τὸ πρᾶγμα σαφηνεῖ τῶν ἀῤῥώστων[2] τῶν ἐν Περίνθῳ βηχωδῶν καὶ κυναγχικῶν, ἐφ᾽ ὧν εἰκός ἐστι τὰς ἀποστάσεις κατὰ τὸν τράχηλον καὶ κατὰ πνεύμονα ἢ καὶ τὸν θώρακα γεγενῆσθαι, ἐπειδὴ καὶ βῆχες τὰς ἀποστάσιας τοιαύτας οἵας καὶ πυρετοὶ ποιεῖν εἰώθασιν.

κε΄.

Κατὰ τὸν αὐτὸν λόγον συμβαίνει ἢ ἀπὸ χυμῶν ἢ σώματος συντήξιος καὶ ψυχῆς.

---

1. l. IV. aph. XXXIII. 2. τῶν ἀῤῥώστων pro τὸν ῥῶστον Corr. posuit.

Si antequam quispiam in morbum incideret, aliqua corporis pars laboraverit, timendum erit ne aliquis in eam abscessus fiat; in omnibus enim morbis, qui prius per excretionem non judicantur, in iis abscessus decumbere in eas partes solent, quae prius laborarint: quum enim illae sint imbecilliores, etiam magis ac facilius humorum copiam excipiunt. Id quod in iis potissimum morbis intelliges, in quibus futuros abscessus suspicabere; ipse vero rem exemplis declaravit eorum qui in Perinthia urbe tussem aut anginam passi erant, in quibus verisimile est abscessus aut in cervice aut in pulmone aut etiam in pectore exortos esse, quando tusses abscessus tales faciant, quales etiam excitari a febribus solent.

XXV.

Eadem quoque ratione contingit vel ab humoribus vel corporis colliquatione et animi affectionibus.

Ed. Chart. VIII. [550.]

Ἔοικε καὶ τάδε περὶ ἀποστάσεων προστιθέναι αὐτὰς γίνεσθαι εἰπών· καὶ ἀπὸ τοῦ πλήθους τῶν χυμῶν ἢ τῆς συντήξιος σώματος ἢ καὶ τῆς ψυχῆς. ὅταν γὰρ μέγα πλῆθος εἴη ὡς μὴ ἐκκρίνεσθαι ἅπαν δυνηθῇ, τότε εἴς τι μόριον ἀσθενέστερον ἀποστηρίζεται καὶ ὅταν πολύ ἐστιν ἡ λεπτότης τῶν χυμῶν καὶ ἀραιότης τοῦ σώματος, τότε κατὰ τὴν ἄδηλον καλουμένην διαπνοὴν τάχιστα κενοῦται τὰ σώματα, ὡς[1] συντήκεσθαι ῥᾳδίως, ἐὰν μὴ ἀπαντήσῃς. ταὐτὸ τοῦτο ποιεῖται ἐν τῇ τοῦ σώματος συντήξει· ἐν μὲν οὖν τοῖς σφοδροτάτοις πυρετοῖς ἴσμεν[2] συντήκεσθαι πολλάκις τὸ σῶμα καὶ συμπίπτειν καὶ ἰσχνοῦσθαι, ἐνίοτε δὲ τοῦτο συμβαίνει μᾶλλον τοῦ κατὰ λόγον ἢ διὰ τὸ μέγεθος τοῦ πυρετοῦ ἢ διὰ τὸν χρόνον τῆς νόσου ἢ καὶ τὴν ἡλικίαν ἢ τὴν χώραν ἢ τὴν ὥραν καὶ τὴν ἀέρος κατάστασιν ἢ καὶ τὰς αἰσθητὰς κενώσεις[3] καὶ τὰς ἀγρυπνίας καὶ φροντίδας καὶ ἀσιτίας καὶ κινήσεις ἀμέτρους. τὸ γὰρ μέγεθος καὶ τὸ κακόηθες τῶν πυρετῶν ἐνίοτε ἰσχνοὺς ποιεῖ τοὺς ἀνθρώπους

1. l. II. aph. XXVIII. 2. Corr. ἴσμεν pro εἰς μέν. 3. Corr. κενώσεις pro καὶ νόσοις.

Haec quoque de abſceſſibus dicta videri poſſunt, ut cenſeat ipſos a copia etiam humorum aut colliquatione corporis et item animi exoriri; quum enim ſit humorum magna vis, ut non poſſit omnis excerni, tunc in partem quandam imbecilliorem ſixa innitur; quumque magna eſt humorum tenuitas et corporis raritas, tunc per eam perſpirationem, quae ſenſum noſtrum fugit, corpora celerrime evacuantur, ut niſi occurras, facile colliquentur, quod idem in colliquatione corporis uſu venit; atque in febribus quidem vehementiſſimis colliquari ſaepe corpus concidereque et extenuari conſpeximus, idque interdum plus quam par ſit accidit aut propter febris magnitudinem aut propter morbi tempus aut propter aetatem aut etiam regionem aut anni tempus aut aëris conſtitutionem aut evacuationes, quae ſub ſenſum cadunt, aut vigilias aut curas aut inediam aut immoderatos motus; nam et magnitudo et malitia febrium interdum graciles homines extenuatos-

Ed. Chart. VIII. [550.]
καὶ κατὰ τὰς πρώτας ἡμέρας, ὡς αὐτὸς ἐν τῷ προγνωστικῷ περὶ θανατώδους προσώπου γράφει. τοῦτο δὲ καὶ τὸ μῆκος τῆς νόσου ποιεῖ καὶ ἐκ τῶν ἡλικιῶν ἥ τε τῶν παίδων καὶ ἡ τῶν πάνυ γερόντων, ἐπὶ μὲν τῶν παίδων διὰ τὴν ὑγρότητά τε καὶ θερμασίαν τὸ πλεῖστον ἀποῤῥεῖ καὶ τὸ σῶμα κενούμενον ἰσχνοῦται, ἐπὶ δὲ τῶν γερόντων διὰ τὴν τῆς ῥώμης ἀῤῥωστίαν. ἐκ δὲ τῶν ὡρῶν καὶ χώρων καὶ καταστάσεων πρόδηλον ὅτι θερμαὶ καὶ ξηραὶ μᾶλλον κενοῦσιν.[1] αἱ δὲ ὑγραὶ καὶ ψυχραὶ κωλύουσι διαπνεῖσθαι καὶ κενοῦσθαι. ἕπεται δὲ καὶ ἡ ἰσχνότης τοῦ σώματος ταῖς αἱμοῤῥαγίαις, πολλοῖς ἱδρῶσι καὶ οὔροις καὶ ἐμέτοις καὶ διαχωρήμασιν ἀμέτροις, ἔτι[2] δὲ καὶ τῇ ἀσιτίᾳ καὶ ἀγρυπνίᾳ καὶ φροντίσι. ἀλλὰ καὶ διὰ παραφροσύνην, ὅταν οἱ κάμνοντες συνεχῶς ἀνίστανται, ἡ μὲν κυρίως λεγομένη σύντηξις γίνεται τὸ πολὺ διὰ τὸν πυρετὸν κακοήθη, τηκομένης τῆς πιμελῆς ἢ καὶ σαρκὸς τῆς ἁπαλῆς. γνωρίσεις δὲ αὐτὴν

1. *Corr.* κενοῦσιν pro καὶ νουσοι. 2. l. IV. de vict. rat. 110.

que vel in primis diebus reddit, quemadmodum eſt ab ipſo in libro praeſagiorum de cadaveroſa facie conſcriptum; idem quoque morbi prolixitas facit, aetas quoque tum puerorum, tum eorum qui ultima ſunt ſenectute, ac in pueris propter humiditatem et caliditatem plurimum fluit et corpus evacuatum extenuatur; in iis vero qui ſumma ſunt ſenectute propter virium imbecillitatem corpus collabitur. Jam vero ex anni partibus et regionibus et aëris conſtitutionibus planum eſt calidiores ac ſicciores magis evacuare corpora, frigidiores ac humidiores ne cutis perſpiratione digeratur et inaniatur, prohibere. Sed etiam ſequi macies corporis ſolet ex ſanguinis eruptione, ſudoribus, urinis, vomitibus et alvi dejectione nimia, itemque ex inedia, vigiliis, ſollicitudinibus nec minus etiam e delirio, quum aegroti aſſidue exſurgunt. Quae vero colliquatio proprie nominatur, plerumque ſit, quod pinguedo aut etiam tenera caro propter malignam febrem collique-

Ed. Chart. VIII. [550.]
μάλιστα μὲν ἐκ τῶν οὔρων, ἐλαιώδη γάρ ἐστιν ἅπερ τὴν ἀρχὴν συντήξεως σημαίνει, ὅταν δὲ καὶ ἐν χρώματι καὶ ἐν συστάσει, οἷον ἔλαιόν ἐστι, τότε σημαίνει ἀκμὴν τῆς διαθέσεως. μὴ ἐξαπατάτω δέ σε ταῦτα, ὅτι καὶ τοιαῦτα σχεδὸν γίνεται τῶν νεφρῶν πιμελῆς ἀναλυομένης. τοὺς μὲν οὖν διορισμοὺς παρέδωκεν Ἱπποκράτης εἰπών· ὁκόσοισι[1] λιπαρὴ ἡ ὑπόστασις καὶ ἀθρόη, τουτέοισι νεφριτικὰ σημαίνει· διότι ἐπὶ νεφρῶν ταχέως ἐκκρίνεται, ἐπὶ δὲ τῆς ἐν ὅλῳ τῷ σώματι πιμελῆς, οὐ ταχέως, ἀλλὰ βραδέως. ἀλλὰ καὶ περὶ τούτων καὶ τῶν ἄλλων ἁπάντων, ὅσα περὶ τὰς ὀξεῖς νόσους καὶ κακοήθεις συμβαίνει, εἴρηται πρὸς Ἱπποκράτους ἀκριβῶς κατὰ τὸ προγνωστικὸν, καὶ οὐ χρὴ μηκύνειν τὸν λόγον.

κστ'.

Τοὺς μὲν οὖν χυμοὺς εἰδέναι, ἐν ᾗσιν ὥρῃσιν ἀνθέουσι καὶ

1. l. IV. aph. 76.

tur, quam fane ex urinis potiffimum cognofces; funt enim illae oleofae, eaeque principium colliquationis fignificant; quumque et in calore et in confiftentia quid veluti oleum fit, tum affectionis indicat ftatum. Verum ne hujusmodi urinae in fraudem te conjiciant, propterea quod tales ferme excerni folent, quum renum pinguedo diffolvitur. Sed diftinctiones allatae funt ab Hippocrate, quum diceret: *quibus fubfidentia pinguia funt et confertim exeunt, in iis renum affectiones indicant;* caufa eft, quia in renibus celeriter fit excretio, at in pinguedine totius corporis non celeriter fed tarde. De his autem et de aliis omnibus quae acutis malignisque morbis accidunt, Hippocrates in libro praefagiorum accurate differuit; quocirca minime neceffe eft, pluribus ea verbis perfequi.

XXVI.

Humores igitur, quibus anni temporibus efflorefcunt, noffe

Ed. Chart. VIII. [550. 551.]

οἷα ἐν ἑκάστοισι νοσήματα ποιέουσι καὶ οἷα ἐν ἑκάστῳ νοσήματι παθήματα.

Οὗτος ἦν ὁ σκοπὸς τοῦ περὶ χυμῶν βιβλίου, τὸ εἰδέναι τὴν φύσιν τῶν χυμῶν, οἵ τε ἐν τῷ σώματι τῶν ἀνθρώπων εἰσὶ καὶ κατὰ ποίαν ὥραν ἐπικρατοῦσι, καὶ ποῖα καὶ πόσα νοσήματα ἐργάζονται καὶ τὸ τελευταῖον τοὺς τρόπους τῶν νοσημάτων οὐκ ἀγνοεῖν, ὅπερ ἐν τῷ τρίτῳ τῶνδε τῶν ὑπομνημάτων ἐξηγησόμεθα. νῦν δὲ περὶ χυμῶν ὀλίγα ῥηθήσεται, ἐπειδὴ κατ' ἀρχὰς ἅπαντα σχεδὸν γέγραπται. αἱ[1] μὲν οὖν ὧραι τοῦ ἔτους διαφέρουσιν ὑγρότητι καὶ θερμότητι, ψυχρότητι[2] καὶ ξηρότητι· τοῦ μὲν χειμῶνος ὑγρότητι καὶ ψυχρότητι τὰς ἄλλας ἐπικρατοῦντος, ὥσπερ γε τοῦ θέρους θερμότητι καὶ ξηρότητι, τοῦ δ' ἦρος ἀκριβῶς ἀμφοῖν ὄντος ἐν τῷ μεταξὺ, κατὰ δὲ τὸ φθινόπωρον οὐχ ὁμοίως ἐστίν. ἀλλὰ κρύους μὲν ἕωθεν ὄντος ἀμφὶ τὸ μέσον τῆς ἡμέρας θάλπος ἰσχυρὸν καὶ δείλης ὀψίας τὸ

1. l. I. in pr. epid. 10. 2. Haec verba *καὶ θερμότητι ψυχρότητι* in S. g. leguntur.

oportet et quosnam in singulis morbos efficiant et quasnam in unoquoque morbo affectiones pariant.

Erat hoc in libro de humoribus propositum nosse humorum naturam qui in humano insunt corpore et quonam tempore quisque dominetur et quot qualesque morbi ab humoribus gignantur; denique non ignorare quinam sint modi morborum, quam rem nos in tertio horum commentariorum explanabimus; nunc vero de humoribus, quum in principio omnia fere quae ad hanc rem pertinent conscripserimus, pauca quaedam afferemus. Anni tempora differunt inter se humiditate, caliditate, frigiditate ac siccitate; ut hiems humiditate frigiditateque praestet ceteris; aestas caliditate ac siccitate; ver sit accurate in medio utriusque constitutum; autumni vero non [551] est eadem ratio, sed frigus mane viget, meridie magnus calor, ad vesperam calor rursus in frigus commutatur; in

Ed. Chart. VIII. [551.]

θάλπος εἰς κρύος αὖ πάλιν μεταπίπτει. ἐπικρατεῖ δ᾽ ὅμως αὐτῶν τὸ μὲν ξηρὸν τοῦ ὑγροῦ, τὸ δὲ ψυχρὸν τοῦ θερμοῦ, καὶ οὕτως ἐν ταῖς ὥραις τοῦ ἔτους ὡς ἐπὶ τὸ πολὺ εὑρήσεις. καθ᾽ ἑκάστην δὲ τῶν ὡρῶν ἴδιος ἐπικρατεῖ χυμὸς, τοῦ μὲν χειμῶνος τὸ φλέγμα, τοῦ δ᾽ ἦρος τὸ αἷμα, τοῦ δὲ θέρους χολὴ, φθινοπώρου δὲ ἡ ὀξεῖα. νοσήματα δὲ πλεονάζουσι κατὰ πάσας τὰς ὥρας, ὡς τοῦ μὲν ἦρος τὰ μελαγχολικὰ καὶ τὰ μανικὰ, τὰ ἐπιληπτικὰ καὶ αἵματος ῥύσεις καὶ τἄλλα πολλὰ, ἅπερ αὐτὸς καὶ ἐν τοῖς ἀφορισμοῖς καὶ ἐν τῷ[1] περὶ ἀέρων ὑδάτων καὶ τόπων καταριθμήσατο· ὡς τὰ κυναγχικὰ καὶ κόρυζαι καὶ βράγχοι καὶ βῆχες καὶ λέπραι καὶ λειχῆνες καὶ ἀλφοὶ καὶ ἐξανθήσεις ἑλκώδεις πλεῖσται καὶ φύματα καὶ ἀρθριτικά. τοῦ δὲ θέρους ἔνιά τε τούτων καὶ πυρετοὶ ξυνεχέες καὶ καῦσος καὶ τριταῖοι πλεῖστοι καὶ τεταρταῖοι καὶ ἔμετοι καὶ διάῤῥοιαι καὶ ὀφθαλμίαι καὶ ὤτων πόνοι καὶ στομάτων ἑλκώσεις καὶ σηπεδόνες αἰδοίων καὶ ἵδρωα. τοῦ δὲ φθινοπώρου καὶ πολλὰ

1. In lib. de aëre, aquis etc. cap. III. lib. III. aph. 20. 21, 8.

eo tamen ſic cum humido frigus calori dominatur, haecque in anni temporibus fere comperies. In ſingulis vero temporibus proprius quidam humor exſuperat, ut hieme pituita, vere ſanguis, aeſtate bilis, autumno acida bilis. Morbi autem frequentes in omnibus anni temporibus infeſti ſunt, ut verno tempore qui a melancholia oriuntur, itemque inſaniae, morbi comitiales, ſanguinis profluvia et alii permulti, quorum ipſe et in aphoriſmis et in libro de aëre, aquis et locis mentionem fecit: cujusmodi ſunt anginae, gravedines, raucitates, tuſſes, leprae, impetigines, vitiligines et ulceratae puſtulae quam plurimae et pani et quaecunque articulos attingunt; per aeſtatem vero, quum ex his quidam, tum vero alii morbi vigent, ut continuae febres et ardentes et tertianae eaeque plurimae; quartanae item et vomitus et alvi profluvia et lippitudines et aurium dolores et oris ulcerationes et pudendorum corruptelae et ſudores; autumno autem et multi

Ed. Chart. VIII. [551.]

τῶν θερμῶν καὶ πυρετοὶ τεταρταῖοι καὶ πλάνητες καὶ σπληνιτικὰ καὶ ὕδρωπες, φθίσεις καὶ λειεντερίαι καὶ δυσεντερίαι καὶ ἰσχιάδες καὶ ἄσθματα καὶ εἴλεοι καὶ ἄλλα πολλά. τοῦ δὲ χειμῶνος πλευρίτιδες, περιπνευμονίαι, κόρυζαι, βράγχοι, βῆχες, πόνοι στηθῶν, πλευρῶν, ὀσφύος, κεφαλαλγίαι, ἴλιγγοι καὶ ἀποπληξίαι. προστίθησι δὲ αὐτὸς καὶ τὰς νόσους τὰς κατὰ τὴν ἡλικίαν ἑκάστου γινομένας, ἔτι δὲ καὶ τὰς κατὰ τὰ διαιτήματα καὶ τὰς χώρας καὶ τὰ τοῦ βίου ἐπιτηδεύματα. ἀξιοῖ μὲν οὖν εἰδέναι τοὺς χυμοὺς, ἐν αἷς ὥραις ἀνθοῦσιν, ὅπερ αὐτὸς ἔγραψεν οὕτως· αὔξεται μὲν ἐν τῷ ἀνθρώπῳ τὸ μὲν φλέγμα τοῦ χειμῶνος, εἶτα τὴν αἰτίαν προστίθησι, τοῦτο γὰρ, φησὶ, τῷ χειμῶνι κατὰ φύσιν μάλιστα τῶν ἐν τῷ σώματι ἐνεόντων, ψυχρότατον γάρ ἐστι. περὶ δὲ ἦρος τάδε γράφει· τοῦ δὲ ἦρος τὸ φλέγμα ἔτι μένει ἰσχυρὸν ἐν τῷ σώματι καὶ τὸ αἷμα αὔξεται· κατὰ φύσιν γὰρ αὐτέῳ ταῦτά ἐστι μάλιστα τοῦ ἐνιαυτοῦ, ὑγρόν τε γάρ ἐστι καὶ θερμόν. τοῦ δὲ θέρους τότε αἷμα

aeſtivi et quartanae febres et erraticae et lienis morbi et aqua inter cutem et tabes et levitas inteſtinorum et eorundem difficultas et coxendicis mala; itemque ſuſpiria et volvulus et alia permulta; hieme lateris dolor, pulmonis inflammatio, gravedo, raucitas, tuſſis, dolor pectoris, coſtarum, lumborum et capitis, vertigines et morbus attonitus. Ipſe vero addit et morbos qui in cujusque aetate exoriuntur, itemque eos qui ex victus ratione originem ducunt et qui a regione et vitae inſtitutis excitantur. Cenſet autem, ut quibus temporibus humores floreant, intelligamus, qua de re ipſa ita ſcriptum reliquit: *augetur,* inquit, *in homine pituita hieme;* tum cauſam addit: *ejus enim,* inquit, *natura maxime omnium eorum quae inſunt in corpore hiemi reſpondet, eſt enim frigidiſſima.* De vere autem ſcribit haec; *vere autem pituita adhuc valens manet in corpore et ſanguis augetur.* Haec enim anni pars ei per naturam maxime reſpondet: ſiquidem humidus calidusque eſt. Aeſtate validus adhuc ſanguis eſt et bilis

Ed. Chart. VIII. [551.]

ἰσχύσει ἔτι ἐν τῷ σώματι, ἡ χολὴ δὲ ἀείρεται ἐν τῷ σώματι καὶ παρατείνει ἐς φθινόπωρον. ἐν δὲ τῷ φθινοπώρῳ τὸ μὲν αἷμα ὀλίγον γίνεται, διότι ἐναντίον ἑαυτῷ τὸ φθινόπωρον τῇ φύσει ἐστὶ καὶ διὰ τοῦτο τὸ αἷμα τοῦ φθινοπώρου ἐλάχιστον γίνεται ἐν ἀνθρώπῳ, ἡ δὲ μέλαινα χολὴ τοῦ φθινοπώρου πλείστη τε καὶ ἰσχυροτάτη ἐστίν. ἐγένετο δ' εἰκότως τοιοῦτος ὁ χυμὸς διὰ τὸ προκατωπτῆσθαι τοὺς χυμοὺς τῷ θέρει, τὸ δ' ὑπόλειμμα τῶν ὀπτηθέντων, ὅταν τὸ θερμὸν σβεσθῇ, αὐτίκα γίνεται ψυχρόν τε καὶ ξηρόν· ψυχρὸν μὲν διὰ τὴν τοῦ θερμοῦ σβέσιν, ξηρὸν δὲ ὅτι κατὰ τὴν ὄπτησιν πᾶν τὸ ὑγρὸν ἐξ αὐτοῦ ἐξεδαπανήθη. τὸ μὲν οὖν ἀνθεῖν τοὺς χυμοὺς οὐδὲν ἄλλο σημαίνειν ἔοικεν ἢ τόνδε τὸν χυμὸν ἐπικρατεῖν τῶν ἄλλων, ὡς εἶπον τὸ αἷμα τοῦ ἦρος, τὸ φλέγμα τοῦ χειμῶνος, τὴν χολὴν ξανθὴν ἢ ὠχρὰν τοῦ θέρους καὶ τὸν μελαγχολικὸν χυμὸν τοῦ φθινοπώρου. περὶ δὲ τῶν νούσων τῶν κατὰ τοὺς χρόνους καὶ τὰ μέρη τοῦ ἔτους ἐν τῷ τρίτῳ ῥηθήσεται ὑπομνήματι. βούλεται δὲ καὶ εἰδέναι ἡμᾶς, ὅσα ἐν ἑκάστῳ νοσήματι παθήματα·

in corpore ſeſe extollit et in autumnum pertinet; autumno exiguus ſanguis gignitur, propterea quod autumnus eſt ei natura contrarius, proinde fit ut autumno pauciſſimum ſanguinis in homine gignatur; at bilis atra et copioſiſſima et valentiſſima autumno eſt; ac merito quidem humor hujusmodi eſt exortus, ſiquidem humores aeſtate prius aſſati erant; aſſatorum autem reliquiae, quum primum exſtinctus calor eſt, frigidae ſiccaeque redduntur; ac frigidae, quia exſtinctus calor eſt; ſiccae, quia dum aſſarentur humor univerſus ſit abſumptus. Quod igitur ait, humores effloreſcere, nihil aliud videtur ſignificare, quam hunc vel illum humorem ſuperare ceteros, uti diximus, ut pituitam hieme, ſanguinem vere, flavam aut pallidam bilem aeſtate, melancholicum humorem autumno. De morbis autem qui per anni tempora ac partes oriuntur in tertio commentario diſſeremus. Jam vero illud etiam non eſſe nobis ignotum vult, ut quod in ſingulis morbis παθήματα *affectus* ſint, plane ſciamus; quod ut

Ed. Chart. VIII. [551.]

ἵνα δὲ τοῦτο δῆλον εἴη, ἰστέον ὅτι[1] πᾶσα διάθεσις τοῦ σώματος ἐξισταμένη τοῦ κατὰ φύσιν ἤτοι νόσημά ἐστιν ἢ αἰτία νοσήματος ἢ σύμπτωμα, ὅπερ καὶ πάθος καλοῦσιν. ἡ μὲν νόσος τὸ ἐναντίον τῇ ὑγείᾳ. διαφέρει δὲ ἀμφοῖν[2] τὸ πάθος. πᾶν γὰρ ὅ τι περ ἂν πάσχει τις πάθος προσρητέον, ὅθεν οἶμαι καὶ αἱ τῶν αἰσθήσεων ἀλλοιώσεις παθήματα προσαγορεύεται, ὡς κατὰ τὴν ὄψιν τὰς ἀπὸ λευκοῦ καὶ μέλανος καὶ ξανθοῦ καὶ τῶν ἄλλων χρωμάτων. κατὰ δὲ τὴν ἁφὴν τὰς ὑπὸ θερμοῦ καὶ ψυχροῦ καὶ ὑγροῦ καὶ σκληροῦ καὶ μαλακοῦ καὶ τῶν τοιούτων ἁπάντων. οὕτω καὶ καθ' ἑκάστην τῶν ἄλλων αἰσθήσεων. ὀνομάζομεν δὲ καὶ τὴν ἡδονὴν πάθημα καὶ ὅλως ἅπασαν κίνησιν ἥντιναοῦν τὴν ἀφ' ἑτέρου γινομένην ἐν ἑτέρῳ. καὶ γὰρ ἡ τοῦ ποιοῦντος κίνησις ἐνέργειά ἐστι, πάθημα δὲ ἡ τοῦ διατιθεμένου πως ὑπ' αὐτοῦ. ὅθεν φαίνεται ἐν τῷ μεταβάλλεσθαι καὶ ἀλλοιοῦσθαι καὶ κινεῖσθαι τὸ πάθος ἔχειν τὴν γένεσιν. τοῦτο δὲ

1. de diff. ſymptom. I. 2. *Corr.* ἀμφοῖν per ἀμφὶ ponendum ducit.

ſit perſpicuum, ſcire convenit, omnem corporis affectionem quae de ſtatu naturae deſlexit aut morbum eſſe aut morbi cauſam cenſeri aut ſymptoma, quod etiam πάθος *affectus* nomine appellatur, morbus autem eſt ſanitati contrarius et ab utrisque affectus differt; quod enim cunque patitur quispiam, id affectus nomine appellandum eſt, quamobrem, ut ego quidem puto, factum eſt ut ſenſuum alterationes appellentur affectus; ut in adſpectu quae a nigro, albo, flavo ceterisque coloribus proficiſcuntur; in tactu, quae a calore, frigore, humiditate, duritie, mollitie et aliis omnibus quae ſunt hujus generis accidunt; idem in ceteris ſenſibus intelligendum eſt. Voluptatem quoque affectum appellamus; et omnino omnem motum qui ab alio in alio excitatur: motus enim ejus qui facit, actio eſt, at ejus qui ab illo quodammodo afficitur, affectus; unde apparet, affectum tum, cum ſit mutatio, alteratio et motio, gigni; id vero jam nos in libro de voca-

Ed. Chart. VIII. [551.]

ἤδη δέδεικται ἡμῖν ἐν τῇ τῶν ἰατρικῶν ὀνομάτων πραγματείᾳ. ἰδίως μὲν οὖν τὸ πάθος ἐπὶ πάσης τῆς ἔξωθεν κινήσεως ἐλέγετο παρὰ τῶν παλαιῶν. ἤδη[1] δὲ καταχρώμενοι καὶ τὰς ἐκ πάθους μὲν γεγενημένας τὰς διαθέσεις, οὐκέτι δὲ ἐν κινήσει, πάθη προσαγορεύουσιν. οὐ μὴν χρονιώτερόν γε οὐδὲ δυσλυτώτερον ἡ διάθεσις τῆς ἕξεως. καίτοι τὸ διακεῖσθαι[2] πρὸς ταὐτὸν τῷ[3] πάσχειν ἐστί. καὶ διήνεγκε τῆς διαθέσεως τὸ πάθημα κινήσει. παυσαμένου γὰρ τοῦ ἀλλοιοῦντος ἡ περὶ τὸ παθὸν[4] ἀλλοίωσις ὑπομένουσα διάθεσίς[5] ἐστι τοῦ παθόντος. παρὰ δὲ τὸ διακεῖσθαί πως τὸ τῆς διαθέσεως ὄνομα γέγονε, διότι ἕκαστον τῶν ὄντων διάκειταί πως εἴτε ὑγιεινὸν εἴτε νοσῶδες, ἄν τε[6] μηδέτερον ὑπάρχῃ.

1. l. II. meth. med. III. 2. *Corr.* διακεῖσθαι pro διατίθεσθαι. 3. *Corr.* τῷ pro τὶ τὸ. 4. *Corr.* τὸ παθὸν pro τῶν παθῶν. 5. *Corr.* διάθεσις pro θέσις. 6. *Corr.* τε pro δέ.

---

bulis medicis demonſtravimus, ac proprie quidem affectus nomine veteres omnes omnem motum externum ſignificant; qui tamen jam ab ipſo nomine abutuntur, eas etiam affectiones quae ex affectu ſunt genitae nec amplius ſunt in motu, affectus nominant; affectio tamen neque diuturnior, neque ſolutu difficilior eſt, quam habitus et tamen affectum eſſe idem fere eſt quod pati; et affectio ab affectu differt motione: nam quum ceſſavit, quod alterabat, ea quae in affecto permanet alteratio, eſt patientis affectio; nomen vero affectionis inde eſt declinatum, quod modo quodam quis afficiatur; ſiquidem omnia quae in rerum natura ſunt ſive ſana ſive aegra ſive neutra afficiantur.

Ed. Chart. VIII. [551.]

κζ'.

Τὸ δὲ σῶμα τὸ ἄλλο ἐς ὅ τι μάλιστα νόσημα ἡ φύσις ῥέπει, οἷόν τι σπλὴν ἐνοιδέων ποιεῖ. τούτων τι[1] *καὶ ἡ φύσις, σχεδόν τε καὶ χρώματα κακίω καὶ σώματα σειρεεῖ καὶ εἴ τι ἄλλο, ταῦτα διαγεγυμνάσθαι.*

Ὅπερ κατ' ἀρχὰς εἶπον, τὸ χρῶμα δείκνυσι πολλάκις τὸ νόσημα, διὸ συμβουλεύει, δεῖ τὴν τοῦ ὅλου σώματος ἕξιν πῶς ἔχει φύσεως ἡμᾶς διαγινώσκειν, ἵνα μὴ ἐξαπατῶμεν κατὰ τὰς νόσους ἢ τὴν ἕξιν τὴν φυσικήν. ἐνίοτε γὰρ τὰ χρώματα κακίω ἐστὶν ἢ σὺ κατὰ φύσιν εἶναι αὐτὰ ἡγήσῃ καὶ τότε ὑποπτεύσεις τὸν ἄνθρωπον οὐχ ὑγιαίνειν. χρὴ γοῦν εἰδέναι τὴν ἕξιν τοῦ σώματος, πρὸς τὸ μὴ ἀγνοεῖν εἰς ποῖον μέρος ἡ φύσις νοσοποιὸς ῥέπει· καὶ γὰρ τοῦ ἥπατος κακοπραγοῦντος ἰκτερικοὶ πολλοὶ γίνονται. ἐνίοτε δὲ καὶ κατὰ φύσιν τοιοῦτοί εἰσι κακῶς διακείμενοι κατὰ τὴν πρώτην διάπλασιν, ὅπερ σὲ εἰδέναι χρὴ, ἵνα μὴ σφαλεὶς νοσεῖν

1. *Corr.* τι pro δή.

XXVII.

Tum vero corpus reliquum ſpectandum eſt, ad quem morbum maxime natura vergit et quidnam lien intumeſcens facit; horum etiam quiddam natura facit, ac colores fere deteriores ſunt et corpora tument et ſi quid aliud ſit, te in his exercere oportet.

Quemadmodum initio dixi, color morbum plerumque indicat, ideo ne in morbis et habitu naturali fallamur, nobis conſulit, ut quomodo totius corporis habitus natura ſe habeat cognoſcamus; interdum enim colores deteriores ſunt, quam tu fortaſſe eos ſecundum naturam eſſe exiſtimares, ac tunc etiam non bene valere hominem ſuſpicabere; quocirca corporis habitum noſſe oportet, ut quam in partem morbi effectrix natura repat, non ignores: plerique enim in morbum regium cadunt, quod male affectum jecur ſit, interdum vero etiam ſecundum naturam tales ſunt, propterea quod in prima conformatione

Ed. Chart. VIII. [551. 552.]

αὐτοὺς ὅτε ὑγιαίνωσι νομίζεις· τότε γὰρ τῷ νοσοῦντι βοηθήσεις διὰ τῶν χρωμάτων ὁμοίων τοῦ χρώματος αὐτῶν. τοὐναντίον δὲ ποιητέον ἐν τοῖς τὸ αἷμα πτύουσι, τὸ γὰρ ἐρυθρὸν χρῶμα προκαλεῖν τὸ αἷμα φαίνεται, ὅτι πᾶς χυμὸς τῶν ὁμοίων ἐκκαθαίρεται προσθέσει· ὡς περὶ τῶν ἐναντίων εἴσω τοῦ σώματος ὠθεῖται. πῶς δὲ χρὴ τὴν φυσικὴν ἕξιν μαθεῖν καὶ γινώσκειν, αὐτὸς ἑνὶ[1] παραδείγματι δηλοῖ· οἷον, φησὶ, τι σπλὴν ἐνοιδέων ποιεῖ, ὡς γὰρ ὄγκοι πολυειδεῖς κατὰ τὸν σπλῆνα κακοπραγοῦντα συνίστανται, οὕτω καὶ ἡ αὐτὴ[2] δύναται ποιεῖν· ὡς τὰς τῶν χρωμάτων κακώσεις καὶ τοῦ σώματος κένωσιν καὶ τὰς ἄλλας διαθέσεις, ἐν αἷς χρὴ τὸν ἰατρὸν εἶναι γεγυμνασμένον. πολλοὶ[3] δὲ ὄγκοι παρὰ φύσιν ἐν σπληνὶ εἰώθασι γίνεσθαι, ὡς ἡ μὲν σκληρότης ἐν τοῖς κάτω μέρεσιν καί τινα εἶναι στρογγύλον, τινὰ δὲ πλατὺν, τινά τε ἐπὶ μῆκος ηὐξημένον· καὶ ὁ μὲν

1. Corr ἑνὶ pro ἐπὶ. 2. Corr. ἡ αὐτὴ pro οἱ αὐτοί. 3. l. II. in VI. epid. XL.

male affecti ſint, quod eſſe tibi planum debet, ne decipiaris et eos aegrotare tum, quum non aegrotant, exiſtimes, atque eo quidem tempore aegrotis auxiliari convenit iis coloribus qui ſint ipſorum colori perſimiles, contra vero faciendum eſt in iis qui ſanguinem conſpuunt: ruber enim color provocare ſanguinem videtur, ſiquidem humor omnis ſimilibus admotis expurgatur, ut adhibitis contrariis intra corpus pelli conſuevit. Ceterum quomodo ſcire ac dignoſcere naturalem habitum oporteat, ipſe unius appoſitione exempli declaravit, ut quidnam, inquit, lien intumeſcens facit: quemadmodum enim multiplices tumores ex liene male affecto oriuntur, ita etiam facere ipſe habitus poteſt: cujusmodi ſunt vitia coloris, corporis, evacuationes ac reliqua genera affectionum, in quibus eſſe exercitatum medicum oportet. Multi autem praeter naturam tumores obſidere lienem ſolent, ut duritia in partibus inferioribus, ut quidam ſit rotundus, quidam [552] latus, quidam in longitudinem, porro autem qui a parte

Ed. Chart. VIII. [552.]

σκληρὸς ἐν τοῖς κάτω, διότι κάτω τὴν ῥοπὴν ἔχει, κατάῤῥοπος λέγεται ὑφ' Ἱπποκράτους, ἢ[1] καὶ διότι εἰς τὰ κάτω μόρια τοῦ σώματος ὠθεῖ τοὺς ἐν αὐτῷ μοχθηροὺς χυμούς. οὐ γὰρ δεῖ ἀπορεῖν περὶ σπληνὸς ἢ ἕλκει μὲν τὸ οἰκεῖον, ἀποκρίνει δὲ τὸ ἀλλότριον, ἀλλοιοῖ[2] δὲ καὶ κατέχει, ὅσον ἂν ἐπισπᾶσθαι πέφυκεν. ἀναγκαῖαι γὰρ ἐδείχθησαν αἱ τέσσαρες αὗται δυνάμεις ἅπαντι μορίῳ τῷ μέλλοντι θρέψεσθαι· ἀλλὰ περὶ τὰς διακρίσεις τῶν περιττωμάτων ἁμαρτίαι γίνονται. εἰσὶ δὲ αἰτίαι τριτταί· μία μὲν ἡ τῶν ἐκκαθαιρόντων αὐτὰ μορίων ἀτονία· δευτέρα δὲ ἡ στενοχωρία τῶν ὁδῶν· τρίτη δὲ τοῦ περιττώματος αὐτοῦ μοχθηρία καὶ προσέτι τῆς ἀτονίας αἰτία ἐστὶ δυσκρασία. τῆς δὲ στενοχωρίας ἡ ἔμφραξις ἢ ὄγκος τις τῶν ὀργάνων. τῶν δὲ ὄγκων[3] αἴτιον ὑπάρχει ῥεῦμα χυμῶν εἰς αὐτὸ κατασκῆπτον τὸ σῶμα τῶν ὀργάνων. τῆς δὲ ἐμφράξεως ἤτοι πάχος ἢ γλισχρότης τῶν χυμῶν ἢ βλαστήματα. ἡ[4] δὲ μοχθηρία

1. l. II. in VI. epid. XXXVIII. 2. *Corr.* ἀλλοιοῖ pro ἄλλοι. 3. *Corr.* τῶν δὲ ὄγκων pro τὸν δὲ ὄγκον. 4. l. III. de cauſ. ſympt. II.

inferna durus eſt, qui deorſum vergit, ideo ipſum κατάῤῥοπον Hippocrates vocat, quia pravos humores quos in ſe continet, in partes corporis inferiores propellit. Neque enim de liene dubitandum eſt, an quod ſibi proprium eſt trahat et alienum ſecernat alteretque et contineat quidquid attrahere ſuapte natura poteſt: ſiquidem in iis commentariis qui ſunt a nobis de naturalibus facultatibus conſcripti, quatuor facultates unicuique particulae quae nutrienda ſit eſſe neceſſarias demonſtravimus. Verum tamen in excrementis ſecernendis errores committuntur, cujus rei triplex eſt cauſa: prima eſt partium ipſa expurgantium imbecillitas, altera eſt anguſtia viarum, tertia eſt excrementi ipſius vitium. Praeterea vero imbecillitatis cauſa eſt intemperies, anguſtiae vero obſtructio aut aliquis inſtrumentorum tumor; tumorum vero cauſa eſt humorum defluxio quae in ipſum inſtrumentorum corpus irruit, obſtructiones aut craſſitudo aut tenacitas humorum aut

Ed. Chart. VIII. [552.]
τῶν περιττωμάτων ἐστὶ πλῆθος καὶ πάχος καὶ γλισχρότης. τὰ δὲ περιττώματα τρία ἐστὶ τῆς ἐν ταῖς φλεψὶ πέψεως· ἓν μὲν τὸ πικρόχολον· ἕτερον δὲ τὸ μελαγχολικόν· τρίτον δὲ τὸ ὀῤῥῶδες. τὸ μὲν πικρόχολον ἡ ἐπὶ τῷ ἥπατι κύστις ἐκκαθαίρει. τὸ δὲ μελαγχολικὸν ὁ σπλὴν, τὸ δὲ ὀῤῥῶδες οἱ νεφροί. διὸ ἐν τοῖς τοῦ σπληνὸς πόνοις καὶ τὰ τῆς χρόας ὅλου τοῦ σώματος ἐπὶ τὸ μελάντερον ῥέπει κατὰ τὸ τῆς ἀτονίας αὐτοῦ πάθος, ἐπειδὴ τὴν ἐνέργειαν ἔχει φύσει, τὸ μελαγχολικὸν ἐκ τοῦ ἥπατος ἕλκειν αἷμα εἰς ἑαυτὸν, ᾧ καὶ τρέφεται. τῆς μὲν οὖν ἑλκτικῆς αὐτοῦ δυνάμεως ἀτόνου γενομένης ἀκάθαρτον εἰς ὅλον τὸ σῶμα φέρεται τὸ ἐξ ἥπατος αἷμα καὶ κατὰ τοῦτο μελάντερον αὐτοῖς[1] γίνεται τὸ χρῶμα. ἐνίοτε δὲ ἐκεῖνο τὸ περίττωμα ἀθυμίας τε καὶ δυσθυμίας μελαγχολικὰς ἐργάζεται, ἐνίοτε δὲ σιτίων ὀρέξεις σφοδροτάτας, πολλάκις δὲ ἀνατροπήν. ἀλλὰ καὶ σκιῤῥούμενος ὑδέρους ἐπιφέρει, συμπαθοῦντος[2] αὐτῷ τοῦ ἥπατος. οὐχ ἥκιστα δὲ κακοπραγῶν ἐν χρόνῳ πλείονι ἤ τε διὰ φλε-

1. *Corr.* αὐτοῖς pro αὐτῆς. 2. Leg. de atra bile VI.

quid velut germen ad natum; vitia autem excrementorum ſunt multitudo, craſſitudo et tenacitas, excrementa autem concoctionis quae in venis fit tria ſunt, ut bilioſum, ut melancholicum, ut ſeroſum, bilioſum vero veſica jecori adjuncta expurgat melancholicum lien, ſeroſum renes, indeque fit ut in lienis vitiis color totius corporis ad nigrius vergat, prout ipſius imbecillitatis affectus poſtulat, quando haec eſt ei a natura tributa actio, ut melancholicum ſanguinem jecore in ſe trahat eoque nutriatur. Itaque ubi attrahendi vis quae in ipſo eſt infirma ſit facta, tum ſanguis ex jecore prodiens impurus in totum corpus comportatur, ideoque color fit nigrior, interdum etiam illud excrementum animi defectiones et moeſtitias melancholicas gignit, interdum vero vehementiſſimas ciborum appetentias excitat, ſaepe etiam averſionem, imo vero etiam cum ſcirrhum contraxit, aquam inter cutem affert, jecore nimium in affectus conſenſum perducto nec minus etiam idem male affectus diutius aut propter inflammatio-

Ed. Chart. VIII. [552.]

γμονὴν ἤ τε[1] διὰ σκίῤῥον ἀχροίας ἐργάζεται κατὰ πᾶν τὸ σῶμα πρὸς τὸ μελάντερον ἐκτρεπόμενος. ἴσθι μὲν οὖν τὸ χρῶμα λευκὸν καὶ χλωρὸν τὴν τοῦ ἥπατος ἀπόστασιν ἐνδείκνυσθαι, τὸ δὲ χλωρὸν καὶ μέλαν τὴν τοῦ σπληνὸς, λευκὸν δὲ καὶ * * τὴν τοῦ πνεύμονος. τοιούτων δὲ χρωμάτων ἴδια σώζεται, ὅταν τὰ ἀποστήματα ἥκιστα διακαῆ ἐστιν. ὁ δὲ σπλὴν αὐτὸς κακίω ἐργάζεται τὰ τοῦ ὅλου σώματος χρώματα, ἀλλὰ καὶ αὐτὸς ἀεὶ μελάντερός ἐστι τοῦ ἥπατος. καὶ μάλιστα ἐπὶ τῶν τῆς θερμῆς καὶ ξηρᾶς κράσεως ζώων. ἔχει δὲ ὅλον ἡμέτερόν τι περὶ μελαίνης χολῆς βιβλίον, καθ' ὃ ταῦτά τε καὶ τἄλλα πάντα τὰ πρὸς τοῦτο ποιοῦντα γέγραπται.

κη'.

Ψυχῆς ἀκρασίη ποτῶν[2] καὶ βρωμάτων, ὕπνου, ἐγρηγόρσεως ἢ δι' ἐρωτάς τινας, οἷον κύβων, ἢ διὰ τέχνας ἢ δι'

1. Manus prima εἶτε, ſed corrector fecit ἦτε. 2. *Corr.* ποτῶν pro ὤτῶν.

nem aut propter ſcirrhum ad nigriorem colorem converſus toti corpori vitia coloris impertitur, qua in re ſcire debes, album viridemque colorem nobis indicare abſceſſum in jecore eſſe, viridem et nigrum in liene, album et * * in pulmone, horum autem colorum forma ſervatur, quum abſceſſus minime ſuccenſi ſunt, ſed ipſe lien univerſi corporis colores vitiat ac deteriores facit, quin etiam ipſe eſt ſemper jecore nigrior, praeſertim vero in iis animantibus, quorum calidior eſt temperatura atque ſiccior. Tu vero unum habes a nobis compoſitum de atra bile librum, in quo et haec et cetera, quae ſunt hujus generis omnia continentur.

XXVIII.

Animi intemperantia in cibis, potibus, ſomno, vigilia aut propter amores quosdam, ut teſſerarum; aut propter

Ed. Chart. VIII. [552.]

ἀνάγκας καρτερίη πόνων καὶ ὥντινων τεταγμένη ἢ ἄτακτος.

Τρία ἐστὶ τὰ τῆς ψυχῆς μόρια τὰ καθ' ὁρμὴν ἡμᾶς κινοῦντα. ὅτι δὲ τρία μόρια σύμπαντά ἐστιν, εἴτε μόρια ψυχῆς εἴτε δυνάμεις, ὑφ' ὧν ὁ βίος ἡμῶν διοικεῖται, ἤδη ἀποδέδεικται. ὡς καθ' ἑτέραν μὲν δύναμιν ἡμᾶς λογίζεσθαι, καθ' ἑτέραν δὲ θυμοῦσθαι, κατ' ἄλλην δὲ ἐπιθυμεῖν, ὅτι μὲν δὴ καὶ ταῖς οὐσίαις ἀλλήλων διαφέρει καὶ πολλοὶ μᾶλλον ὅτι κατὰ διαφέροντας ἵδρυται τόπους πρόδηλον εἶναινομίζομεν. καὶ γὰρ ἕτερον εἶναι μέρος τῆς ψυχῆς τὸ ἐπιθυμοῦν τοῦ λογιζομένου εἰδέναι πάντες οἷοί τε[1] εἰσίν. ἐν μὲν γὰρ τῷ[2] πίνειν ἐφιέμεθα πληρωθῆναι σιτίων, ἐν δὲ τῷ διψᾷν πόματος. ἀλλὰ παῖδες ὄντες ὁμοίως τοῖς ἀλόγοις ζώοις ἑτοίμως ἐπὶ τὸ πληρωθῆναι ἐχόμεθα, μήτε εἰ συνοίσει τοῦτο, μήτε εἰ βλάψει σκοπούμενοι. κατὰ δὲ τὴν ἡλικίαν καὶ τὸν λογισμὸν γενόμενοι, πολλάκις μὲν οὐδ' ὅλως πίνομεν, ἐπειδὰν πει-

1. *Corr.* οἷοί τε pro εἴτε. 2. *Corr.* τῷ pro τό.

artes aut propter neceſſitates laborum tolerantia et quorum ordinata eſt aut inordinata.

Tres ſunt animi partes quibus ad voluntarium motum incitamur, atque has quidem omnes ſeu partes, ſeu facultates animi appelles, a quibus vita noſtra gubernatur, eſt jam a nobis demonſtratum, ut una ſit, qua ratiocinamur, altera qua iraſcimur, tertia qua cupimus; itemque eas ſubſtantia inter ſeſe differre ac multo etiam magis in differentibus eſſe locis ſitas, perſpicuum eſſe arbitramur: omnes enim poſſunt cognoſcere, partem animi qua cupimus eſſe ab ea qua ratiocinamur diverſam; nam et quum fame urgemur, impleri cibis expetimus, quum ſitis urget, potus cupiditate ducimur, at in pueritia more brutorum ſaturitati operam damus, neque utrum profuturum illud ſit aut nociturum conſideramus. Quum autem in viros non ſolum aetate, ſed etiam ratione evaſerimus, ſaepe nihil plane bibimus, quod potum eſſe nociturum

Ed. Chart. VIII. [552.]

σθῶμεν ὑπὸ τοῦ πόματος βλάβην ἔσεσθαι, πολλάκις δ' ὀλιγώτερον ἢ ὅπου ἐπιθυμοῦμεν, εἰ κἀνταῦθα μέλλει βλάψειν τὸ πλέον. θεασόμεθα δὲ πολλάκις καὶ μάχην τῆς λογιστικῆς δυνάμεως πρὸς τὴν ἐπιθυμητικὴν ἔν τε νόσοις καὶ ἄλλαις πολλαῖς[1] περιστάσεσιν, ἐν αἷς οὔπω δοκεῖ καιρὸς εἶναι προσφέρεσθαι τὸ πόμα τὸν διψῶντα καὶ σιτία τὸν πεινῶντα καὶ θάλπεσθαι τὸν ῥιγοῦντα καὶ ψύχεσθαι τὸν θαλπόμενον καὶ χρῆσθαι ἀφροδισίοις τὸν ἐπὶ ταῦτα ὀργοῦντα. ἡ μὲν γὰρ ἄλογος ἐν ἡμῖν δύναμις ἐφ' ἕκαστον τῶν ἐπιθυμουμένων ἕλκει τὸν δεόμενον, ὁ δὲ λογισμὸς ἀντισπᾷ καὶ κατέχει τὴν οὐκ ἐν καιρῷ φοράν· ἀλλ' ὅμως ἔνιοί φασι μίαν εἶναι τῆς ψυχῆς οὐσίαν, τὴν δ' οὐσίαν εἶναι βούλονται τελειότητα τῆς ἑκάστου φύσεως. εἰ μὲν οὖν τι τοιοῦτον πρᾶγμά ἐστιν, ἡ ἀρετὴ μία ἔσται· εἴπερ καὶ τελειότης ἐστὶ μία, καὶ οὕτω κατὰ τὸ λογιστικὸν μέρος τῆς ψυχῆς ἀναγκαῖον ἐπιστήμην εἶναι τὴν ἀρετήν. καὶ ὑπὲρ ἓν μόνον ἐστὶ τοῦτο ἐν ταῖς ψυχαῖς ἡμῶν τὸ λογιζόμενον οὐ χρὴ ζητεῖν ἀρετὰς πολλάς. εἰ δὲ καὶ τὸν

1. *Corr.* πολλαῖς.

perſuaſum habeamus; ſaepe etiam minus quam cupiamus ſumimus, ſi majore ſumptum copia noxam allaturum ſit; ſaepe etiam pugnam ejus partis animi in qua mens et ratio elucet, quum ea quae cupiditate alitur, quum in morbis, tum aliis plerisque conditionibus ſpectamus, in quibus nondum eſſe opportunum videtur, ut eſurienti cibus, ſitienti potus offeratur nec eum qui riget calefaciamus nec refrigeremus eum qui colore ſit perfuſus nec rebus venereis utatur is qui ad eas incitetur; facultas enim quae in nobis eſt rationis expers ad ſingula nos trahit quae cupimus; ratio retrahit impetum intempeſtivum ac cohibet. Et tamen quidam ſunt, qui unam eſſe animi ſubſtantiam velint; eam porro ſubſtantiam ajunt eſſe cujusque naturae perfectionem, ſi vero tale quidpiam eſt, virtus una erit: ſiquidem una eſt perfectio, atque ita in animi parte in qua ineſt ratio ſcientiam eſſe virtutem erit neceſſarium; ſique una ſola pars animi quae rationis eſt compos inſit in nobis, nihil eſt cur multas virtutes re-

Ed. Chart. VIII. [552.]

θυμὸν, ἀναγκαῖον ἔσται κἀκείνου γενέσθαι τὴν ἀρετὴν, οὕτω δὲ καὶ εἰ τρίτον ἄλλο πρὸς τούτοις εἴη τὸ ἐπιθυμητικὸν, ἑξῆς μὲν αὗται τρεῖς, ἄλλη δ᾽ ἐκ τῆς πρὸς ἀλλήλας αὐτῶν σχέσεως γίνεται τετάρτη· καὶ οὕτως ἕτερον μέν ἐστι τὸ λογιζόμενον, ἕτερον δὲ τὸ ἐπιθυμοῦν, ἄλλο δὲ τὸ θυμούμενον καὶ ἔσται τις ἀρετὴ καθ᾽ ἕκαστον αὐτῶν μία. καλοῦσι μὲν τὴν ἐν τῷ λογιζομένῳ σοφίαν ἢ φρόνησιν ἢ ἐπιστήμην. τὴν δὲ ἐν τῷ θυμουμένῳ πάλιν ἀνδρείαν, τὴν δὲ ἐν τῷ ἐπιθυμητικῷ σωφροσύνην. ὅταν μὲν οὖν ὁ λόγος μόνος ἐπὶ τῶν ὁρμῶν τῆς ψυχῆς ἔχῃ τὴν αἰτίαν, ἐπ᾽ αὐτῷ παύεται ἡ ὁρμή. ὅταν δὲ ἤτοι θυμὸς ἢ ἐπιθυμία τις αὐτῷ προσέλθῃ, δυνάμεις ἄλογοί[1] τε καὶ παραπλησίαι τῷ κατὰ σῶμα βάρει, παραχρῆμα μὲν οὐχ οἷόν τε στῆναι, χρόνῳ δ᾽ ἂν ἴσως γένοιτο καὶ τοῦτο, καθάπερ ἐπὶ τῶν θεόντων. ἐνίοτε δὲ συνεκθεῖ τῷ πάθει ὁ λογισμὸς καὶ τότε ἅπερ ἐκεῖνο

1. Corr. ἄλογοι pro ὀλίγοι.

quiramus; ſi vero etiam iracundiam ſtatuamus, ejus quoque virtutem eſſe neceſſe erit: ſic ſi ad has duas tertia quoque pars in qua cupiditates verſantur accedat, tres ſubinde virtutes erunt et quarta idem ex mutua harum relatione exorietur, atque ita diverſa erit pars rationis, diverſa pars cupiditatum, diverſa denique ea quae irarum aeſtu fluctuat, eritque una cujusque partis virtus propria; ut eam quae in parte quae rationis particeps eſt ſapientiam aut prudentiam aut ſcientiam vocent; eam quae in parte iracundiae verſatur fortitudinem; quae in cupiditatum ineſt parte temperantiam. Quum autem ſola ratio in cauſa eſt, ut animus appetitione ducatur, penes ipſam etiam eſt ſedandae appetitionis facultas; ſi vero aut iracundia aut cupiditas ad ipſam acceſſerint; quae nimirum facultates ſunt expertes rationis et corporis gravitati perſimiles, illico non poteſt, ubi vult, conſiſtere; progreſſu tamen temporis, ut in currentibus uſu venit, hoc fortaſſe conſequetur; interdum vero etiam ratio cum affectu concurrit, ac tunc quae affectus facit ea comprobat ratio,

πράττει καὶ ὁ λογισμὸς δοξάζει, ὥσπερ ἐπὶ τῶν ἀκολάστων. δοξάζουσι γὰρ ἀγαθὸν εἶναι μέγιστον οὗτοι τὴν ἀπόλαυσιν τῶν ἡδίστων, ἑκουσίως ἑπομένου τοῦ λογισμοῦ αὐτῶν[1] κατὰ τὴν ψυχὴν τῇ ἐπιθυμίᾳ, ἀντιτείνει δὲ ὁ λογισμὸς τῷ πάθει μὴ δοξάζοντος μὲν ἀνθρώπου καλὸν εἶναι ἢ ἀγαθὸν τὴν ἀπόλαυσιν τῆς προκειμένης ἡδονῆς· ἑλκομένης δέ πως ἐπ᾽ αὐτὴν διὰ τὴν τῆς ἐπιθυμητικῆς δυνάμεως ἰσχυρὰν κίνησιν, ἀλλ᾽ εἰ μὲν λογισμὸς κρατήσειεν, ἐγκρατὴς αὐτοῦ τε καὶ τῶν ἑαυτοῦ παθῶν ὁ τοιοῦτος ἄνθρωπος ἔσται καὶ λέγεται. εἰ δ᾽ ἐπιθυμία, τοὐναντίον ἀκρατὴς ὀνομάζεται. ὅταν δὲ ὑπὸ τοῦ λογισμοῦ μόνον πρὸς τὴν τῶν ἡδέων ἄγηται χρῆσιν, ὁ τοιοῦτος σώφρων καλεῖται· σκοπὸν τῆς αἱρέσεως αὐτῶν οὐ τὴν ἀπόλαυσιν, ἀλλὰ τὴν ὠφέλειαν πεποιημένος, ὥσπερ γε καὶ ἀκόλαστος ὁ πρὸς τῆς ἐπιθυμίας μόνης ἀγόμενος ἀκολουθοῦντος αὐτῇ τοῦ λόγου· διὸ περὶ τὸν ὕπνον, ὅταν τὸ μὲν ἄλλο τῆς ψυχῆς εὕδῃ ὅσον λογιστικὸν καὶ ἥμερον καὶ ἄρχον τοῦ τῶν ἐπιθυμιῶν, τὸ δὲ

1. αὐτῶν uncinis inclusum.

quod in intemperantibus perspicitur; qui jucundissimis rebus frui summum bonum esse existimant, quod ratio in animo ipsorum cupiditatem sponte sequatur, resistit vero etiam affectui ratio, quum homo voluptatis ejus quae proposita est non opinatur quidem honestam esse aut bonam delectationem, sed tamen a valenti quodam facultatis quae concupiscit motu ad ipsam attrahitur; quo loco si ratio superabit, is homo et sui et suorum affectuum continens erit et nominabitur; si cupiditas vincet, contrario nomine appellabitur et impotens dicetur; quum vero a sola ratione ad usum rerum jucundarum [553] ducetur, ipsarum perceptionem non fructione, sed usu metitus, is temperans vocabitur, sicut intemperans qui solum a cupiditate trahitur, quam etiam ratio consequatur; quocirca quum dormientibus ea pars animi quae mentis et rationis particeps sit cupiditatibusque imperet sopita langueat; illa autem in qua veritas quaedam sit atque

Ed. Chart. VIII. [553.]

θηριῶδές τε καὶ ἄγριον, ὡς ὀνομάζειν εἴωθεν ὁ Πλάτων[1], ἢ σίτων ἢ μέθης πλησθὲν σκιρτᾷ τε καὶ ἀπωσάμενον τὸν ὕπνον ζητεῖ ἰέναι καὶ ἀποπιμπλάναι τὰ αὐτοῦ ἤθη, τότε πάντα ἐν τῷ τοιούτῳ τολμᾷ ποιεῖν, ὡς ἀπὸ πάσης λελυμένον τε καὶ ἀπηλλαγμένον αἰσχύνης καὶ φρονήσεως. πολλὰ γὰρ μιαρὰ ἐπιχειρεῖ καὶ μιαιφονεῖν ὁτιοῦν βρώματός τε καὶ πόματος ἀπέχεσθαι μηδενὸς ἐνὶ λόγῳ οὔτε ἀνοίας οὐδὲν ἐλλείπει οὔτε ἀναισχυντίας. ὅταν δὲ ὑγιεινῶς τις ἔχῃ αὐτὸς αὐτοῦ καὶ σωφρόνως καὶ εἰς τὸν ὕπνον ἴῃ, τὸ λογιστικὸν μὲν ἀγείρας ἑαυτοῦ καὶ ἑστιάσας λόγων καλῶν καὶ σκέψεων εἰς σύννοιαν αὐτὸς αὐτῷ ἀφικόμενος, τὸ ἐπιθυμητικὸν δὲ μήτε ἐνδείᾳ δοὺς μήτε πλησμονῇ, ὅπως ἂν κοιμηθῇ καὶ μὴ παρέχῃ θόρυβον τῷ βελτίστῳ, χαῖρον ἢ λυπούμενον, ἀλλὰ ἐῶν αὐτὸ καθ' αὑτὸ μόνον καθαρὸν σκοπεῖν καὶ ὀρέγεσθαι τοῦ αἰσθάνεσθαι ὃ μὴ οἶδεν, ἤ τι τῶν γεγονότων ἢ ὄντων ἢ μελλόντων, ὡσαύτως δὲ καὶ τὸ θυμοειδὲς πραΰνας καὶ

1. Plato de polit. 455.

agrestis immanitas, ut appellare Plato folet, quum fit immoderato obftupefacta potu atque paftu, exfultat in fomno et jactatur quaeritque quomodo id ipfum, quod vult, confequatur, quo tempore nihil eft, quod non audeat, quafi omnem verecundiam pudoremque exuerit: multa enim impure conatur ac trucidare aliquem videtur atque a nullo potus paftusque genere abftinere et omnia facere tetre cum temeritate atque impudentia; at qui falubri et moderato victu quieti fe tradiderit, ea parte animi quae mentis et confilii agitata eft et bonarum cogitationum epulis faturata et ea parte animi in qua voluptates verfantur nec inopia enecta nec fatietate affluenti, ut conquiefcat, neque tumultum ullum praeftantiffimae parti afferat aut laetitia ipfam perfundens aut moerore conficiens, fed finat, ut ipfa per fe fola atque pura confideret earumque rerum ftudio ducatur quas non novit, five eae praefentes fint five praeteritae five futurae; illa etiam tertia pars in qua irarum exiftit ardor, fedata

Ed. Chart. VIII. [553.]

μή τισιν εἰς ὀργὰς ἐλθὼν κεκινημένῳ τῷ θυμῷ καθεύδῃ, ἀλλ' ἡσυχάσας μὲν τὼ δύο εἴδη κινήσας[1], ἐν ᾧ τὸ φρονεῖν ἐγγίνεται οὕτως ἀναπαύηται ἐν τῷ τοιούτῳ τῆς ἀληθείας μάλιστα ἅπτεται καὶ ἥκιστα παράνομοι τότε αἱ ὄψεις τῶν ἐνυπνίων φαντάζονται. ταῦτα μὲν οὖν ἐκ τῆς ἀκολασίας γίνονται. καὶ τί δεῖ τἄλλα τὰ κακὰ καὶ τὰ νοσήματα ἐκ ταύτης ὁρμαίνοντα λέγειν; ἄπειρα γάρ σχεδόν ἐστι καὶ μὴ δυνατὰ διὰ βραχέων καταριθμεῖσθαι. καὶ ἡμεῖς μὲν γὰρ ἴσμεν τὰ νοσήματα πληθώρια ἐκ τούτου τοῦ γένους εἶναι μάλιστα καὶ προσκαλεσάμενος πρὸς τοὺς ἀνθρώπους τοιούτους, ἐν ἐκείνῳ μὲν καιρῷ πάντα ἔπραξα, ἅπερ εἶναι πρὸς ὑγίειαν ἀναγκαῖα ἡγούμην, ἔπειτα δὲ κενοῦν εἰσβάλλοντος[2] ἦρος ἐπιχειρισάμην. ἔνιοι μὲν τὰ πολλὰ μέρη τοῦ σώματος ἔχοντες ἀσθενῆ, ὡς τὴν κεφαλὴν ἢ καὶ τοὺς ὀφθαλμοὺς ἢ τοῖς ὀνομαζομένοις σκοτωματικοῖς πάθεσιν εὐάλωτοι, τὴν ἴασιν εἶχον παρ' ἡμῶν τῇ κενώσει, προσδιασκεψομένων ἡμῶν ὁποῖόν τι τὸ ἀθροιζόμενον αὐτοῖς εἴη. τινὲς μὲν γὰρ

1. *Corr.* κινήσας pro κοινώσας. 2. de cur. per ſang. miſſ. VII.

ac reſtincta ſit nec ulli inſenſa quieſcat, atque ita duabus animi partibus compreſſis, illa tertia pars rationis et mentis eluceat ſeque acrem ad ſomniandum praebeat; tum veritatem maxime attingit, neque ei viſa abſurda occurrunt, atque haec quidem ex incontinentia intemperantiaque oriuntur. Sed quid attinet dicere cetera mala et item morbos qui ex ipſa originem ducunt? Innumerabiles ſane ſunt ferme et tot ut paucis explicari non poſſint: nos enim perſpectum habemus, morbos eos qui ex nimia omnium humorum copia exiſtunt, hinc potiſſimum exoriri; et quum me ad ejusmodi homines quidam arceſſerent, eo tempore feci omnia quaecunque ad bonam valetudinem eſſe neceſſaria exiſtimabam; deinde autem ineunte vere eos evacuare conatus ſum; nonnulli etiam ſunt qui multas corporis partes imbecillas habant, ut caput, ut oculos aut qui affectibus iis qui a vertigine oriuntur facile corripi ſolent; hi ſunt a nobis evacuatione curati, quum tamen prius quid coacervari in eis ſoleret conſide-

Ed. Chart. VIII. [553.]

τὸν πικρόχολον ἀθροίζουσι χυμὸν πλέονα τῶν ἄλλων, τινὲς δὲ τὸν μελαγχολικὸν ἢ φλεγματικόν. ἔνιοι δὲ ὁμοτίμως ἅπαντας, ἐφ' ὧν αἷμα πλεονάζειν λέγεται. ἐγὼ γοῦν πολλοὺς ἐτῶν ἤδη πλειόνων ἐνοχλουμένους ἐκ διαλειμμάτων ἀλγήμασι ποδῶν ἰασάμην ἤτοι καθαίρων τὸν πλεονάζοντα χυμὸν ἐν ἀρχῇ τοῦ ἦρος ἢ αἵματος ἀφαιρῶν. ἀλλ' ἰστέον ὅτι δεῖ τοιούτους εἶναι μετρίους κατὰ τὴν ὅλην δίαιταν, τοὺς δὲ ἀκολάστους οἰνόφλυγάς τε καὶ γαστριμάργους οὐδὲν μέγα ὠφέλησα φαρμακεύων ἢ φλεβοτομῶν. ἀθροίζουσι γὰρ ἐν τάχει πλῆθος ὠμῶν χυμῶν ἀκολάστως διαιτώμενοι. τούτους μὲν οὐδὲ ἐπιχειρεῖν χρὴ θεραπεύειν. ὅπη δὲ εὐπειθεῖς εἰσιν, ὀνήσονται μέγιστα εἰ κατὰ τὴν ἀρχὴν τοῦ ἦρος κενωθήσονται καὶ πρὸς τὴν ὑγιεινὴν δίαιταν ἀχθήσονται. τοῦτο δὲ καὶ ἐπὶ τοῖς ἐπιληπτικοῖς καὶ ἀποπληκτικοῖς καὶ σκοτωματικοῖς καὶ αἱμοπτυϊκοῖς καὶ μελαγχολικοῖς ποιητέον εἶναι δοκεῖ. πότερον μὲν οὖν ταῦτα ἐκ τῆς ἀκρασίας γεγέ-

raviſſemus; nonnulli enim amarae bilis humorem copioſiorem, quam aliorum colligunt, aliis melancholicus, aliis pituitoſus; in aliis ex aequo omnes coacervantur, in quibus redundare ſanguis dicitur. Equidem permultos curavi, qui multorum annorum ſpatio pedum doloribus per intervalla fuerant conflictati, quum in eis redundantem humorem in principio veris evacuaſſem aut ſanguinem detraxiſſem. Illud tamen ſciendum eſt, eos in tota victus ratione eſſe moderatos oportere, quum intemperantes, vinoſos et abdomini datos ſive purges ſive ſanguinem eis mittas, magnopere juvare non poſſis; intemperanter enim viventes magnam crudorem humorum copiam celeriter coacervant, quorum ne aggredi quidem curationem oportet; contra vero ſi medico ſint dicto audientes, maxime adjuvantur, ſi initio veris evacuentur et ad ſalubrem victus rationem adducantur. Idem in morbo comitiali attonitaque et vertigine et ſputo ſanguinis et melancholia eſſe faciendum videtur. Utrum autem haec omnia ex in-

Ed. Chart. VIII. [553.]

νηται ἢ ἐκ τῆς ἄλλης αἰτίας σκοπεῖν δεῖ. τὰς δὲ αἰτίας ἄλλας αὐτὸς προστίθησιν εἰπών· ὕπνου, ἐγρηγόρσεως ἢ δι' ἔρωτάς τινας, οἷον κόβων ἢ διὰ τέχνας ἢ δι' ἀνάγκας καρτερίη πόνων. αἵπερ αἰτίαι δυναταί εἰσιν ἀλλοιοῖν τὸ σῶμα καθάπερ τυγχάνει πολλάκις διὰ σφοδρὰν ἀγρυπνίαν ἢ ἔνδειαν τροφῆς ἢ δι' ἔρωτα γίνεσθαι τὸ τοιοῦτον πρόσωπον, οἷον Ἱπποκράτης τὸ νεκρῶδες ὑπογράφει.[1] ἔτι δὲ διὰ κόπους τινὰς προηγησαμένους καὶ φροντίδας, μάλιστα μὲν καὶ εἰ τὸ χωρίον εἴη θερμὸν καὶ ἡ ὥρα τοῦ ἔτους θερινὴ καὶ ἡ κατάστασις θερμὴ καὶ ξηρά. καὶ πολὺ μᾶλλον εἰ χολωδέστερος ὁ ἄνθρωπος εἴη φύσει. πρὸς τούτοις δὲ καὶ εἴ τις τὸ στόμα τῆς γαστρὸς ἔχῃ ἀσθενὲς, οὗτος διαφορεῖται καὶ διαπνεῖται ῥᾳδίως. ταὐτὸ τοῦτο γίνεσθαι συμβαίνει οὐ μόνον διὰ λιμὸν καὶ ἔνδειαν τροφῆς καὶ ἀγρυπνίαν, ἀλλὰ καὶ διάῤῥοιαν καὶ ἄμετρον κένωσιν αἵματος ἐκ ῥινῶν ἢ μήτρας ἢ αἱμοῤῥοΐδος ἢ τραύματος ἢ καὶ λύπην σφοδρὰν ἢ καὶ τὸν

1. l. I. prognoſt. VIII.

temperantia an vero ex alia cauſa profecta ſint, ſpectare oportet; alias porro cauſas ipſe commemorat: ſomnum, inquam, vigilias aut ſi propter rei alicujus amorem, ut teſſerarum aut artem aut neceſſitatem ſit laborum tolerantia. Quae ſane cauſae alterare corpus poſſunt, quemadmodum ſaepe uſu venit ut propter vehementem vigiliam aut alimenti inopiam aut amorem talis fiat facies qualem eſſe cadaveroſam deſcripſit Hippocrates; quod idem evenit propter laſſitudines quasdam quae praeceſſerint itemque ſollicitudines, praeſertim vero ſi regio calida ſit, tempus anni aeſtivum, caeli ſtatus calidus et ſiccus, ac multo magis ſi homo ſit natura bilioſiore; praeterea vero ſi quis ventriculi os habeat imbecillum hujus habitus facile digeritur et perſpiratur Hoc ipſum fit non ſolum propter famem et cibi inopiam ac vigilias, ſed etiam propter alvi profluvium aut immodicam ſanguinis evacuationem, quae vel ex naribus vel ex utero vel ex haemorrhoide vel ex vulnere profluat; itemque propter vehementem triſtitiam

Ed. Chart. VIII. [553.]

ἔρωτα ὅπερ γυναικός τινος ὀφθείσης τῶν[1] κατὰ τὴν οἰκίαν δείκνυσιν ὁ σφυγμὸς[2] αὐτίκα μὲν ἀνώμαλός τε καὶ ἄτακτος γινόμενος, ὀλίγον δ' ὕστερον εἰς τὸ κατὰ φύσιν ἐπανελθὼν ἅμα τῷ διαχωρῆσαι τὴν ὀφθεῖσαν· οὗτος γὰρ σφυγμός τι πάθος ταραχῶδες ἐν τῇ τοῦ ἀνθρώπου γεγονέναι ψυχῇ σημαίνει, ἀλλὰ καὶ λεγομένων τινῶν εἰς ἀνωμαλίαν οἱ σφυγμοὶ τρέπονται τῶν ἀῤῥώστων, ἐφ' οἷς ἤκουσαν ταραττομένων. τὴν μέντοι τῶν σφυγμῶν διάγνωσιν ἢ οὐκ εἶχεν Ἱπποκράτης ἢ οὐ μετεχείρησε. καὶ μὴν αὐτὸς ἔοικεν οὐκ ἔρωτα γυναικὸς σημαίνειν, ἀλλὰ τῶν ἄλλων πραγμάτων, ὡς τῆς πεττείας καὶ κυβείας. εἰσὶ γάρ τινες, οἳ ὅσον χρόνον σπουδαῖος ἀνὴρ διατρίβει περὶ τὰς καλὰς καὶ ἀγαθὰς τέχνας, τοσοῦτον οὗτοι ἐν τοῖς συμποσίοις ἐν τῇ κυβείῃ καὶ τῇ πεττείᾳ χρονίζουσι. καὶ ἐν τούτοις ἐπιτηδεύμασι μὴ πάνυ καλοῖς τοσοῦτον καρτεροῦσι, ὥστε καὶ ψῦξιν σφοδρὰν καὶ ἄμετρον θάλπος πάσχειν καὶ μόγις ἐν τῷδε τῷ καιρῷ μη-

1. Corr. in margine ὅπερ γυναικός τινος ὀφθείσης τῶν. 2. Corr. in marg. δείκνυσιν ὁ σφυγμός.

aut amorem, id quod pulſus, quum primum viſa eſt quaedam ex iis mulieribus quae in domo ſunt indicat; ſiquidem ſtatim inaequalis et inordinatus redditur, ac paulo poſt, ubi illa quae viſa eſt diſceſſit, in ſuum naturalem ſtatum redit; is enim pulſus turbulentam quandam in animo hominis factam eſſe perturbationem indicat. Fit etiam idem inaequalis, quum quaedam nunciantur, quod aegroti iis ipſis quae adierunt perturbentur, ſed hanc a pulſibus profectam notitiam vel non habuit Hippocrates vel certe non exercuit, quamquam ipſe non amorem quem in mulierem quis habeat, ſed aliarum rerum ſignificare videtur, ut teſſerarum et talorum; ſunt enim quidam, qui tantum temporis in conviviis, talis teſſeriſque conſumant, quantum vir probus ac virtutis ſtudio ductus in bonis ingenuisque artibus ponere conſuevit, atque in iis ipſis ſtudiis non ita praeclaris tantum perſeverant, ut et frigus vehemens et immodicum aeſtum perferant et eo tempore

Ed. Chart. VIII. [553.]

δέτερον αἰσθάνεσθαι, ἀλλὰ καὶ λιμώττουσι καὶ πεινουσι καὶ εἰς δυσκόλους τε καὶ ἀνιάτους διαθέσεις συμπίπτουσιν. ὡς δ' οὗτοι διὰ τὸν ἔρωτα κύβων νύκτας τε καὶ ἤματα πάντα ἀγρυπνοῦσι καὶ τῶν ἄλλων ἁπάντων ἀπέχουσιν, οὕτως οἱ περὶ τὰς ἐπιστήμας καὶ τέχνας διατρίβοντες, διὰ φιλομάθειαν καὶ τὴν τῶν μαθημάτων γνῶσιν πολλὰ ἑκόντες πράττουσιν, ἅπερ αὐτοῖς νόσους καὶ παθήματα τίκτουσι. τί λέγω τὰ πολεμικὰ ἔργα καὶ τὰ γεωπονικὰ καὶ κυνηγετικὰ καὶ ἁλιευτικὰ καὶ ἑνὶ λόγῳ τὰ θηρευτικὰ πάντα. ταῦτα γὰρ εἰ καὶ πολλὴν παρέχουσι χρείαν πρὸς τὴν ὑγίειαν διὰ τὰ γυμνάσια καὶ πολλοὺς καρποὺς φέρει, ἀλλ' ὅμως τοσούτους καὶ τοιούτους ἔχουσι πόνους καὶ κινδύνους καὶ φόβους ἀναμεμιγμένους, ὡς τὰ πολλὰ καὶ δεινὰ καρτερεῖν δεῖν· καὶ γὰρ τραύματα καὶ πληγὰς πάσχειν καὶ ἀγρυπνίας καὶ ὁδοιπορίας ἐργάζεσθαι ἀέκοντας καὶ τὸ κρύος καὶ καῦμα καὶ ὑετὸν πολλάκις[1] ὑπομένειν ἀναγκάζονται. εἰσὶ δὲ καὶ ἄλλοι, οὓς

1. *Corr.* in marg. add. πολλάκις.

vix quidpiam ſentiant, imo vero et fame et ſiti enecantur et in graves et inſanabiles affectiones cadunt. Ut autem hi amore talorum atque aleae vigilant noctesque diesque et ceteris rebus omnibus carent, ſic qui in artibus ſcientiisque verſantur ſtudio doctrinae cupiditateque ſcientiarum ducti multa ſua ſponte faciunt, quae et morbos et affectus in ipſis pariunt. Quid jam ego de bellicis rebus, de agricultura, de venatione, aut de terreſtribus aut aquatilibus animalibus capiendis et uno verbo de omni genere venationis dicam? haec enim ut magnum uſum ad bonam valetudinem magnosque fructus afferant, tamen tot ac tantos labores ac timores et pericula habent adjuncta, ut multa eaque terribilia et gravia perferre neceſſe ſit; nam et vulnera et plagas pati et vigilare et itinera conficere quum nollent et frigoris aeſtusque injurias perferre et pluvias ſuſtinere ſaepiſſime homines coguntur. Alii etiam ſunt quos neceſſe eſt paupertate com-

Ed. Chart. VIII. [553. 554.]

χρὴ διὰ πενίαν καὶ διὰ τὸ μὴ ἔχειν ἴσως τοῖς ἄλλοις, ὅπερ αὐτὸς εἶπε διὰ ἀνάγκας, πονεῖν τε καὶ τὰς τέχνας ἀσκεῖν, ὡς ὑφαντικὴν, χαλκευτικὴν, σκυτοτομικὴν καὶ τὰς ἄλλας μηχανικὰς καλουμένας. ἄλλοι δὲ μὴ συνεχῶς ταῦτα ποιοῦσιν· ἀλλὰ δεῖ αὐτοὺς ἐνίοτε καρτερεῖν ἢ πόνων ἢ λιμοῦ ἢ ψύχους ἤ τινος ἄλλου τῶν ἔξωθεν. χρὴ γοῦν εἰδέναι, εἰ τοῦτο τεταγμένως ἢ ἀτάκτως, τουτέστι πότερον ἀεὶ ἢ[1] κατὰ χρόνον πάσχουσιν. ἔσται γὰρ τοῦτο καὶ πρὸς θεραπείαν καὶ πρὸς τὴν πρόγνωσιν λυσιτελές.

κθ'.

Αἱ[2] μεταβολαὶ ἐξ οἵων εἰς οἷα.

Μεταβολαὶ κατὰ τὸ περιέχον ἡμᾶς καὶ αἱ πρὸς αὐτῶν ἡμῶν γιγνόμεναι κατὰ βραχὺ οὐκ ἔχουσι τὸ σφαλερῶς.[3]

1. *Corr.* in marg. add. πότερον ἀεὶ ἤ. 2. l. III. in VI. aph. XXVII. 3. Manus prima σφαλερῶς, ſed alius fecit σφαλερές.

pulſos et quia non ita ut reliqui rebus abundant, quod ipſe ſignificavit, quum dixit *aut propter neceſſitatem;* quos, inquam, neceſſe eſt laborare atque in artibus verſari, ut telam texere et ferrariam exercere aut in corio incidendo verſari aut alias artes quae ſordidae nominantur pertractare; alii vero non perpetuo haec faciunt, ſed coguntur interdum labores perferre aut famem aut frigus aut quidpiam aliud quod foris adveniat tolerare; quocirca ſcire oportet illudne ordinatum ſit an vero inordinatum, hoc eſt utrum ſemper an ad alicujus ſpatium temporis patiantur; ſiquidem haec cognitio erit ad curandum morbum et ad praeſagiendum accommodata.

XXIX.

[554] *Mutationes ex quibus ad quae ſiant conſiderandae.*

Aëris nos ambientis mutationes quaeque a nobis paulatim fiunt periculoſae non ſunt, ſolas vero magnas ac

Ed. Chart. VIII. [554.]

μόνας δὲ τὰς ἀθρόας σφαλερὰς πρὸς τὴν ὑγίειαν ἴσμεν εἶναι· διὸ ταύτας δεῖ φυλάττεσθαι. διὰ μὲν οὖν ταύτην τὴν αἰτίαν ἐν τοῖς ἀφορισμοῖς γράφει ὧδε. αἱ[1] μεταβολαὶ τῶν ὡρέων τίκτουσι μάλιστα νοσήματα καὶ ἐν τῇσιν ὥρῃσιν αἱ μεγάλαι μεταβολαὶ, οἷς τάσδε εἶναι ὡς φυλακτέας συμβουλεύει ἀλλαχοῦ. χρὴ μὲν οὖν τῇ τῶν ἐναντίων προσαγωγῇ ἀντιβαίνειν ταῖς τοῦ περιέχοντος ἀνωμαλίαις, ξηραίνοντας μὲν τὸ σῶμα κατὰ τὰς ὑγρὰς μεταβολὰς, ὑγραίνοντας δὲ κατὰ ξηρότητας καὶ θερμαίνοντας καὶ ψύχοντας, ὁπότε τούτων ἑκατέρου καιρὸς, κατὰ τὸν αὐτὸν λόγον ἐν τῇ διαίτῃ ἐκ τῶν γυμνασίων κατὰ βραχὺ εἰς ἀργίαν καὶ ἐκ τῆς ἀργίας εἰς τὰ γυμνάσια πορεύονται καὶ[2] ἐπὶ τῶν ἄλλων ἁπάντων καὶ αὐτὸς τοῦτο κελεύει κατὰ τὸν ἐκεῖνον ἀφορισμὸν οὗ ἡ ἀρχὴ, τὸ κατὰ πολὺ καὶ ἐξαπίνης κενοῦν ἢ πληροῦν ἢ θερμαίνειν ἢ ψύχειν ἢ ὅλως τὸ σῶμα κινεῖν σφαλερὸν καὶ πᾶν τὸ πολὺ τῇ φύσει πολέμιον, τὸ δὲ κατ'

1. l. III. aph. I. 2. l. II. aph. LII.

repentinas esse periculosas, quod ad sanitatem pertinet, habemus exploratum, quamobrem cavendae sunt; quae causa fecit, ut ita in aphorismis scriptum reliquerit: *temporum*, inquit, *mutationes maxime morbos pariunt;* et in anni temporibus magnae mutationes fiunt, ut has esse, quas alibi cavendas monet, intelligamus. Ergo debemus admovere contraria, ut aëris inaequalitatibus occurramus, hoc est ut in humidis mutationibus corpus exsiccemus itemque humectemus in siccitatibus, itemque calefaciamus ac refrigeremus, quum haec ambo postulare usus videbitur. Eadem quoque erit victus habenda ratio, ut ab exercitationibus ad otium paulatim et ab otio similiter ad exercitationes progrediamur; simili quoque modo in aliis omnibus idque ipse jubet in eo aphorismo, cujus hoc est initium: *multum ac repente vacuare vel replere vel calefacere vel refrigerare aut omnino corpus movere, periculosum et quidquid nimium est, id naturae est inimicum;*

Ed. Chart. VIII. [554.]

ὀλίγον, ἀσφαλές. δῆλον οὖν ἐστιν οὐ μόνον τοῖς[1] κάμνουσιν, ἀλλὰ καὶ τοῖς ὑγιαίνουσιν, τὰς παρὰ τὸ ἔθος μεταβολὰς ἐξαπίνης μεγάλας οὐ μικρὸν ἐργάζεσθαι κακόν. ὡς εἴ τις μὴ εἰωθὼς ἀριστᾶν ἀριστήσειεν, οὗτος ἄῤῥωστός τε καὶ βαρὺς ὅλον τὸ σῶμα γενήσεται καὶ ἀσθενὴς καὶ ὀκνηρὸς, βαρυνομένης δηλονότι τῆς δυνάμεως ὑπὸ τῆς τροφῆς ὡς ὑπὸ φορτίου. ἐπὶ δὲ τῶν εἰθισμένων ἀριστᾶν, οὐκ ἀριστησάντων δὲ, ἀσθένειαν τῆς δυνάμεώς ἐστιν εἰδέναι, εἴπερ κατὰ τὸν αὐτῆς λόγον ἡ δύναμις ἐν ταῖς τοιαύταις μεταβολαῖς ἀῤῥωστεῖ, ἀλλὰ καὶ κρεμᾶσθαι δοκεῖ αὐτοῖς τὰ σπλάγχνα, ὥς φησιν Ἱπποκράτης, καὶ[2] οὐ ῥέουσι θερμὸν καὶ χλωρὸν καὶ ἄφοδος συγκαίεται καὶ ὀφθαλμοὶ κοιλαίνονται καὶ οἱ κρόταφοι πάλλονται καὶ τὰ ἄκρα διαψύχεται. εἶτα ἵνα γνῶμεν, φυλακτέας μάλιστα[3] τὰς μεγάλας μεταβολὰς, προστίθησιν· ὁπόταν οὖν τοιαῦτα γίνηται τοῖς ὑγιαίνουσιν ἕνεκεν ἡμίσεος ἡμέρας διαίτης μεταβολῆς παρὰ τὸ ἔθος οὔτε προσθεῖναι λυσιτελέειν φαίνεται οὔτε ἀφελέειν.

1. de vict. rat. XXII. 2. de vict. rat. XXIV. 3. de vict. rat. XXVI.

paulatim vero quod ſit, tutum. Eſt igitur perſpicuum, mutationes magnas repente praeter conſuetudinem factas non modo aegrotis, ſed ſanis etiam non mediocrem noxas afferre; ſi quis exempli gratia qui prandere non conſueverit, prandium ſumat, is totum corpus infirmum et grave perſentiet ipſeque debilis et piger reddetur, quod vires a cibo veluti a pondere quodam praegraventur; in iis vero qui prandere ſoliti ſunt, ſi non prandeant, virium ineſſe imbecillitas perſpicitur, propterea quod in ejusmodi mutationibus vires ſuapte ratione infirmae redduntur: *viſcera quoque*, ut Hippocrates ſcriptum reliquit, *eis pendere videntur*, *urina calida pallidaque*, *ſtercus exuritur*, *oculi concavi redduntur*, *tempora palpitant et extrema perfrigerantur.* Deinde vero, ut magnas mutationes eſſe cavendas, maxime intelligamus, addit: *quum igitur iis qui ſani adhuc ſunt haec accidant*, *ſi per dimidium diei conſuetam victus rationem mutent*, *certe planum eſt*, *nihil aut addi*

Ed. Chart. VIII. [554.]

ἔτι δὲ ἱκανὸν μὲν οὖν καὶ τοῦτο σημεῖον, ὅτι μέγισται μεταβολαὶ τῶν περὶ τὰς φύσιας ἡμῶν καὶ τὰς ἕξεις συμβαινόντων μάλιστα νοσοποιέουσιν. οὐ δεῖ οὖν ἐξαπίνης τι μεταβάλλειν καὶ εἴ τις μεταβολὴ γένοιτο, σκεπτέον ἐξ οἵων εἰς οἷα, πότερον κατὰ βραχὺ ἢ ἀθρόως· πότερον κατὰ ποιότητα, ἢ κατὰ ποσότητα, πότερον ἐν τοῖς σώμασιν ἢ αἰτίοις ἢ σημείοις· καὶ[1] ἐν τοῖς σώμασι μὲν εἰ τοῖς ὑγιαίνουσιν ἢ νοσοῦσιν, ὡς ὑγιαίνοντα δεῖ οὕτω φυλάττειν, νοσοῦντα δὲ ἰᾶσθαι. ἐν δὲ τοῖς σημείοις ἅπερ συμβαίνουσι καὶ ἐξ ὧν τὰ σώματα καὶ τῶν αὐτῶν φύσεις διαγινώσκονται. ἐν δὲ ταῖς αἰτίαις, ἐξ ὧν ἡ τῆς ὑγιείας φυλακὴ ἐπιτελεῖται. ὁπότε δὲ τοῦτο δῆλον εἴη, ἴσθι τούτων ἁπάντων ὕλης τέτταρας εἶναι τὰς διαφορὰς, ὡς τὰ προσφερόμενα, ποιούμενα, κενούμενα καὶ ἔξωθεν προσπίπτοντα. τὰ μὲν οὖν προσφερόμενά ἐστι τὰ ἐδέσματα καὶ πόματα, καί τινα τῶν φαρμάκων ἔσω τοῦ σώματος λαμβανόμενα καὶ ὁ ἀὴρ ὁ εἰσπνεόμενος. ποιούμενα

1. de tuenda ſanitate XV.

aut detrahi utiliter poſſe. Tum ſubjungit: *hoc autem ſatis magno argumento eſt, quod maximae mutationes tum naturae, tum vero habitus noſtri, potiſſimum morbos pariunt.* Itaque nihil eſt repente commutandum, at ſi qua fiat mutatio, tum ex qualibus in qualia fiat, videndum erit, utrum paulatim an confeſtim, utrum in qualitate an in quantitate, utrum in corporibus an in cauſis, an vero in ſignis; atque in corporibus, an in ſanis an vero etiam aegrotis: ſiquidem ſana corpora conſervanda ſunt, aegrotis adhibenda medicina eſt. In ſignis vero quae ipſis accidunt corporibus, ex quibus et corpora et ipſorum naturae dignoſcuntur. In cauſis denique, ex quibus ſanitatis cuſtodia perficitur. Quum autem hoc planum ſit, ſcito horum omnium eſſe differentias quatuor quae admoventur; quae educuntur; quae fiunt; quaeque extrinſecus incidunt. Quae admoventur ſunt cibi, potus et medicamenta quaedam quae intra corpus ſumuntur; itemque aër quem ſpiritu ducimus. Quae fiunt ſunt frictiones, deam-

Ed. Chart. VIII. [554.]

δὲ τρίψεις τε καὶ περίπατοι καὶ ὀχήσεις καὶ ἱππασίαι καὶ πᾶσα κίνησις. τὰ δὲ αἴτια πολλά τέ ἐστι καὶ πολυειδῆ, τῷ δὲ γένει αὐτῶν συγκαταριθμοῦνται καὶ αἱ ἐγρηγόρσεις καὶ ὕπνοι καὶ ἀφροδίσια. τὰ δὲ ἔξωθεν προσπίπτοντά ἐστι τάδε· πρῶτον μὲν ἀὴρ, ἔπειτα δὲ λουτρὰ, ἀλείμματα. ταῦτα γὰρ πάντα τὰ εἰρημένα ἀλλοιοῦσθαι[1] δύναται τὰ κατὰ τὸ σῶμα καὶ μεταβολὴν ποιεῖ κατὰ τὸ ποιὸν καὶ κατὰ τὸ ποσὸν, ὡς κατὰ τὸ ποιὸν ἐν τῷ θερμαίνεσθαι καὶ ψύχεσθαι καὶ ξηραίνεσθαι καὶ ὑγραίνεσθαι, κατὰ δὲ τὸ ποσὸν ἐν τῷ τρέφεσθαι καὶ κενοῦσθαι. αὕτη δὲ ἡ κένωσις διττὴ, ἑτέρα μὲν τῶν περιττωμάτων, ἑτέρα τῆς οἰκείας φύσεως απυῤῥεούσης. προσέχειν οὖν τὸν νοῦν δεῖ πάσῃ μεταβολῇ, ἐξ οἵων εἰς οἷα γένηται.

λ'.

Ἐκ[2] τῶν ἠθέων φιλοπονίη ψυχῆς ἢ ζητέων ἢ μελετέων

1. Manus prima ἀλλοιοῦσθαι, ſed alius fecit ἀλλοιοῦν. 2. de natura human. 39.

bulationes, geſtationes, equitationes et omnes motiones. Cauſae vero et multae ſunt et multorum generum, quorum genere continentur etiam vigiliae, ſomni et res venereae. Quae foris incidunt ſunt haec, aër in primis, deinde balnea inunctionesque; haec enim omnia immutare ſtatum noſtri corporis et in qualitate et in quantitate poſſunt; atque in qualitate quidem, ſi calefaciant, ſi refrigerent, ſi exſiccent, ſi humectent; in quantitate vero, ſi alant ſique evacuent. Eſt autem duplex evacuatio, altera excrementorum, altera quum propria hominis ſubſtantia defluit; quocirca attendenda eſt omnis mutatio, ut ex quibus in quae fiant nos non lateat.

XXX.

Ex moribus animi induſtria aut quaerens aut meditans

Ed. Chart. VIII. [554.]

ἢ ὁρέων ἢ λέγων ἤ τι ἄλλο, οἷον λῦπαι, δυσοργησίαι, ἐπιθυμίαι.

Οἱ τέτταρες χυμοὶ εἰς τὴν γένεσιν τῶν ἐπιτηδείων ἠθῶν χρήσιμοί εἰσι. προδέδεικται γὰρ ἤδη ἡμῖν ταῖς τοῦ σώματος κράσεσιν ἕπεσθαι τὰ τῆς ψυχῆς ἤθη καὶ ἔστιν ἓν ἡμέτερον περὶ τούτου βιβλίον. τούτου τοίνυν ὑποκειμένου τὸ μὲν ὀξὺ καὶ συνετὸν ἐν τῇ ψυχῇ ὁ χολώδης χυμὸς ἐργάζεται. τὸ δὲ ἑδραῖον καὶ βέβαιον ὁ μελαγχολικὸς, τὸ δὲ ἁπλοῦν καὶ ἠλιθιώτερον αἷμα. τοῦ δὲ φλέγματος φύσις ἣ φαίνεται τὴν γένεσιν ἀναγκαίαν ἔχειν ἐν τῇ πρώτῃ μεταβολῇ τῶν σιτίων, εἰς ἠθοποιίαν ἄχρηστόν ἐστιν. ὅτι δὲ καὶ τὰ ἤθη συμφωνεῖ ταῖς χώραις μαρτυρεῖται πρὸς Ἱπποκράτους ἐν τῷ περὶ ἀέρων ὑδάτων καὶ τόπων, ἔνθα φησὶν ὅτι καὶ ἡ εὔκρατος χώρα τὰ τῶν ἀνθρώπων ἤθη εὔκρατα ποιεῖ. πλεῖστον δὲ διαφέρει τῆς Εὐρώπης ἡ Ἀσία εἰς τὰς φύσεις τῶν ξυμπάντων τῶν ἐκ γῆς φυομένων καὶ

aut videns aut loquens aut quid aliud faciens, velut triſtitiae, iracundiae, cupiditates.

Quatuor humores ſunt ad aptos mores gignendos accommodati. Etenim mores animi ſequi temperaturam corporis, eſt jam a nobis demonſtratum, unusque exſtat noſter hac de re libellus. Quod quum ita ſtatutum ſit, acies animi atque intelligentia a bilioſo humore; conſtantia et firmitas a melancholico; ſimplicitas et ſtoliditas a ſanguine gignetur; pituitae autem natura quam in prima ciborum mutatione gigni neceſſario apparet, eſt ad mores conſormandos inutilis; convenire autem etiam mores regionibus, atteſtatus eſt in libro de aëre, aquis et locis Hippocrates, ubi mores hominum temperatos in regione temperata dixit: *plurimum*, inquit, *Aſia ab Europa differt et quod ad rerum omnium quae ex terra prodeunt et quod ad hominum naturas pertinet: nam regio eſt regione*

τῶν ἀνθρώπων. ἡ γὰρ χώρα τῆς χώρας ἡμερωτέρα καὶ τὰ ἤθη τῶν ἀνθρώπων ἡμερώτερα. τὸ δὲ αἴτιον τούτων ἡ κρᾶσις τῶν ὡρῶν καὶ πάλιν τό τε ἄγριον καὶ τὸ ἄμικτον καὶ τὸ θυμοειδὲς ἐν τῇ τοιαύτῃ φύσει γίνεται. καὶ μετὰ ταῦτα ὅσοι μὲν ὀρεινὴν χώραν οἰκοῦσι καὶ τραχεῖαν καὶ ὑψηλὴν καὶ ἄνυδρον καὶ αἱ μεταβολαὶ γίνονται τῶν ὡρέων. μέγα δὲ τὸ διάφορον ἐνταῦθα καὶ τὸ ἄγριον καὶ τὸ θηριῶδες αἱ τοιαῦται φύσιες οὐχ ἥκιστα ἔχουσι. καὶ πάλιν εὑρήσεις ὡς ἐπὶ τὸ πολὺ τῆς χώρης τῇ φύσει ἀκολουθοῦντα καὶ τὰ εἴδεα τῶν ἀνθρώπων καὶ τοὺς τρόπους. ὅλως δὲ ἐν τῷ βιβλίῳ ἐκείνῳ ἐδήλωσε σαφέστατα μὴ μόνον τὰ ἤθη ταῖς τῶν ὡρῶν κράσεσιν, ἀλλὰ καὶ τὴν ἀμβλύτητα τῆς διανοίας, ὥσπερ οὖν καὶ τὴν σύνεσιν ἑπομένην· ἀλλὰ καὶ ἔνθα φησὶν, ὅκου δέ ἐστιν ἡ χώρη ψιλὴ καὶ χιόνι ὑπὸ τοῦ χειμῶνος πιεζομένη ἢ καὶ ὑπὸ τοῦ ἡλίου κεκαυμένη, ἐνταῦθα σκληρούς τε[1] καὶ ἰσχυροὺς καὶ διηρθρωμένους καὶ εὐτόνους καὶ δασέας ἴδεις, τό τε ἐργαστικὸν ὀξὺ ἐνεὸν ἐν τῇ φύσει τῇ τοιαύτῃ καὶ τὸ ἄγρυπνον, τά τε ἤθεα καὶ

1. *Corr.* σκληρούς τε pro σκληροῦσθαι.

mitior et mores item hominum mitiores sunt; horum causa est anni temporum temperatura; deinde vero subjungit haec: *feritas autem et societatis vacuitas et iracundia in hujusmodi natura generantur;* tum addit: *qui vero montanam regionem, asperam, altam et aquosam habitant et apud quos mutationes anni temporum fiunt, magna differentia est et ferae atque agresti immanitate imbutae naturae non minus sunt.* Et paulo post: *comperies*, inquit, *et formas hominum et mores plerumque regionis naturam consequentes;* ad summam eo in libro planissime docuit: *non mores solum, sed hebetudinem quoque animi, sicut aciem ingenii temporum temperaturas sequi.* Jam vero ubi ait: *at ubi nuda regio est ac nive per hiemem opprimitur aut etiam a sole exuritur, ibi et duros et fortes* [555] *et articulatos, robustos et hirsutos conspicies; acumen quoque ad agendum accommodatum in hujusmodi natura et vigilantiam cognosces; erant quoque in ira et*

Ed. Chart. VIII. [555.]
τὰς ὀργὰς αὐθαδέας καὶ ἰδιογνώμονας τοῦ τε ἀγρίου μᾶλλον μετέχοντας ἢ τοῦ ἡμέρου. ὁ δὲ θεῖος Πλάτων[1] συμφωνεῖ καὶ αὐτὸς τῷ παλαιῷ· πολὺ γὰρ καὶ αὐτὸς δίδωσι τοῖς τόποις καὶ ταῖς ἐπὶ τῆς γῆς οἰκήσεσιν, εἴς τε τὰ τῆς ψυχῆς ἤθη καὶ σύνεσιν καὶ φρόνησιν, ὡς ἐν τῷ πέμπτῳ τῆς νομοθεσίας ὡδί πως ἔγραψε. μηδὲ τοῦτο ἡμᾶς λανθανέτω περὶ τόπων πρὸς τὸ γεννᾶν ἀνθρώπους ἀμείνους καὶ χείρους καὶ ἐφεξῆς. καὶ πάλιν ἐπιφέρων τοῖσδέ φησιν· οἱ μέν πού γε διὰ πνεύματα παντοῖα καὶ διειλήσεις,[2] ἀλλόκοτοί τέ εἰσι καὶ ἀνέσιοι[3] ἑαυτῶν, οἱ μὲν διὰ ὕδατα, οἱ δὲ διὰ τὴν ἐκ τῆς γῆς τροφὴν ἀναδιδοῦσαν οὐ μόνον τοῖς σώμασιν ἄμεινον καὶ χεῖρον, ταῖς ψυχαῖς οὐχ ἧττον δυναμένην πάντα τὰ τοιαῦτα ἐμποιεῖν. τούτων οὖν οὕτως ἐχόντων δεῖ τῶν ἀνθρώπων ἤθη γινώσκειν καὶ τούτοις ὡς σημείοις χρῆσθαι, τὰ μὲν γὰρ ὑπὸ τοῦ προσώπου φαινόμενα σημεῖα ῥᾷστα γνωσθήσεται, τὰ δὲ ἤθη δυσκόλως. πρὸς τούτοις δὲ πάντων τὰ ἤθη γινώσκειν τῶν ἀδυνάτων ἐστί·

1. Plat. de polit. 555. 2. Corr. παντοῖα καὶ διειλήσεις pro παντεῖα καὶ ἡ λύσις. 3. Corr. ἀνέσιοι pro ἀνείσιοι.

moribus obſtinati ac ſuae potius ſententiae et agreſtiores potius quam mitiores. Plato quoque idem quod ſenex noſter ſenſit; ſiquidem multum locis ipſe itidem et terrae habitationibus ad animi mores conformandos et ad intelligentiam prudentiamque comparandam tribuit, ut videre eſt in quinto de legibus, in quo ſic fere ſcriptum reliquit: *nec quemquam fugiat quod ad loca pertinet, ut meliores aut deteriores homines gigni poſſint;* quae quum dixiſſet, haec etiam ad illa ſubjecit: *quippe quum,* inquit, *alii varietate ventorum et turbine difficiles ac protervi ſint, alii propter aquas, alii propter cibos, quos tellus ſubminiſtrat, qui et corpus melius aut deterius et animum quoque non minus ita afficere plane queant.* Quae quum ita ſint, hominum mores cognoſcendi ſunt, atque iis loco ſignorum uti debemus; ut enim ſigna quae in facie conſiſtunt facillime, ſic mores aegre cognoſcentur. Praeterea vero mores omnium dignoſcere nihil eſt quod fieri poſſe

Ed. Chart. VIII. [555.]

καὶ διὰ τοῦτο ἐπ' ὀλίγων μόλις αὐτὰ διερωτητέον. εὑρίσκομεν γὰρ ἐνίοτε μὲν οὐ μέγα δηλοῦντα, καθάπερ ἐπὶ τῆς κατακλήσεως, ἐνίοτε δὲ μέγιστα ὡς ἐπὶ τῶν κοσμίων, ἤτοι τὸ βλέμμα θρασύτερον καὶ τὴν φωνὴν ἐχόντων. τὸν αὐτὸν δὲ τρόπον καὶ ἐπὶ τῆς ψοφούσης φύσης[1]· ἢ γὰρ ὀδύνην ἢ παραφροσύνην σημαίνει τοῖς αἰδουμένοις τοῦτο πράττειν ἀκουόντων τινῶν. εἰ δὲ οὐδὲν φροντίζοιεν τῶν παρόντων, οὐδενὸς ἔσται σημεῖον, ὥστε κἀνταῦθα τὸ ἦθος ἐπιστάσθαι χρὴ τοῦ κάμνοντος, ὥσπερ τὸ μὲν ἔθος τῶν ἐπὶ τὴν γαστέρα κοιμωμένων καὶ τὴν φύσιν, ὅσοι πρίουσι κοιμώμενοι τοὺς ὀδόντας ἢ τοῖς ὀφθαλμοῖς οὐκ ἀκριβῶς μυοῦσι. τοιαῦτα γὰρ τήνδε τὴν χρείαν σοι παρέχει ὡς μετὰ τοῦ προεγνωκέναι τὸ ἦθος ἢ τὴν φύσιν τοῦ κάμνοντος ἢ παρά τινος τῶν ἐπισταμένων αὐτοὺς ἀκούειν[2] τὴν βεβαίαν διάγνωσιν λαμβάνειν δύνασθαι. καὶ ποτὲ μὲν ἀγαθὰ, ποτὲ δὲ φαῦλα σημεῖα ἔσται, ἅπερ ἀδύνατον ἀκριβῶς προγνῶναι ἄνευ τῆς καταλήψεως τοῦ ἤθους τοῦ ἀνθρώπου τοῦ νο-

1. *Corr.* φύσης pro φωνῆς. 2. *Corr.* in marg. add. ἢ παρά τινος τῶν ἐπισταμένων αὐτοὺς ἀκούειν.

videatur; quocirca vix in paucis aliquibus haec non inquirenda ſunt, quippe quum interdum non magnum quid ipſa ſignificare inveniamus, ut in decubitu; quandoque vero maximum, ut in modeſtis, ſi adſpectum trucem vocemque habeant, crepitas quoque ventris vel dolorem vel delirium indicat in iis quos id facere audientibus aliquibus puderet; at ſi praeſentes nihil vereantur, nullius erit rei nota; quocirca hoc etiam loco mores aegrotantis attendendi ſunt, ſicut etiam conſuetudo illorum ſcienda eſt, qui proni in ventrem cubant et natura eorum quibus dormientibus ſtrident dentes aut oculis accurate non clauſis dormiunt: haec enim omnia, ubi naturam moresque aegrotantis praenoris aut ab aliquo qui norit audieris, hunc uſum afferent, ut firmam dignotionem inde ſumas, ac ſigna modo bona, modo mala ſint, quae ſane praecognoſci accurate non poſſunt, niſi aegrotantis hominis mores cog-

Ed. Chart. VIII. [555.]

σοῦντος. οὕτω καὶ περὶ τοῦ σφυγμοῦ.[1] συμβαίνει γάρ ποτε τοῖς πυρέττουσι τὸν σφυγμὸν εἰς μέγεθος εἰρῆσθαι οὐ διὰ τὸν πυρετὸν, ἀλλὰ διά τινα τῶν ἔξωθεν αἰτίαν, ὡς ἐκ βαλανείων εἰ τύχοι ἢ δρόμων ἢ τρίψεως ἢ ἄλλων τῶν κινήσεων, ἅσπερ βραχυχρονίους εἶναι συμβαίνει, ἢ ἀπὸ τοῦ οἴνου καὶ τροφῆς, ὅπερ ἄχρι πλείστου δυναμένει καὶ μέντοι καὶ ἀπό τι θυμοῦ μέγας γίνεται μετὰ σφοδρότητος. καὶ τοῦτο οὐκ ἂν λάθῃ τὸν ἔμπειρον τὸν ἰατρὸν εἴς τε τοὺς ὀφθαλμοὺς καὶ τὸ σύμπαν πρόσωπον ἀποβλέποντα. εἰσὶ δέ τινες οἳ βούλονται κατέχειν καὶ κρύπτειν τὸν θυμὸν, τούτοις μὲν πλὴν τὸ μέγεθος πρόσεστι καὶ ἀνωμαλότης, καὶ αὕτη μείζων ἐστὶ τοῖς ἀγωνιῶσί τε καὶ αἰδουμένοις. ὁμοίως δὲ εἴ τις ἐν ἡλίῳ ἢ παρὰ τῷ πυρὶ θαλφθῇ καὶ ἐλείψατό τινι θερμαίνοντι φαρμάκῳ. ὅτε μὲν οὖν ὁ θεραπεύων μὴ πάρεστι διὰ παντὸς τοῖς νοσοῦσι, μὴ βουλομένοις τἀληθῆ ἀπαγγέλλειν, χαλεπόν ἐστι διορίζειν τὴν αἰτίαν. ἀλλὰ καὶ

1. *Corr.* in marg. add. οὕτω καὶ περὶ τοῦ σφυγμοῦ.

nitos habeamus. Sic etiam est de pulsu judicandum. Usu enim venit interdum ut febricitantibus pulsus ad magnitudinem attollatur neque tamen id propter febrem fiat, sed causa exterior quaedam id efficiat. Hujus generis sunt balnea aut cursus aut frictiones aut aliae motiones quae ad breve spatium temporis perdurant aut etiam vinum et alimentum, id quod in corpore diutissime permanet, quia etiam ab iracundia magnus simul et vehemens pulsus fieri solet, quae res non latebit peritum medicum in oculos et totam faciem intuentem; quosdam etiam comperias qui cohibere iram velint, in quibus praeter magnitudinem videre etiam est inaequalitatem, quam quidem majorem in iis qui anguntur quique erubescunt intuebere. Simili quoque modo si quis in sole aut ad ignem sit calefactus, atque aliquo medicamento calefacienti sit inunctus. Itaque quum is qui curationem adhibet non adest perpetuo, si aegroti verum dicere noluerint, certe causam explicate afferre difficile est, imo vero praeter ea quae diximus

Ed. Chart. VIII. [555.]

παρὰ ταῦτα τὰ εἰρημένα τινές εἰσιν οὕτω φιλοφάρμακοι ὡς μεταξὺ μὴ παρόντων ἡμῶν καὶ τὰ θερμαίνοντα καὶ τὰ τὴν φύσιν μεγάλως ἀλλοιοῦντα φάρμακα λαμβάνειν. τοῦτο δὲ διττῶς διορίζειν δυνήσει, τῷ τε χρόνῳ καὶ τῷ ἔθει τε καὶ ἤθει τοῦ κάμνοντος. εἰ γὰρ ἄλλος τις χρόνος εἴη καὶ μὴ ὁ παροξυντικὸς, πιθανὸν ἀπὸ τοῦ θερμαίνοντος φαρμάκου μᾶλλον ἢ λόγῳ παροξυσμοῦ γεγενῆσθαι τὴν ἀλλοίωσιν· εἰ δὲ ἐν τῷ παροξυντικῷ, πιθανώτερον ἐπισημασίας λόγῳ. ἀπὸ δὲ ἔθους καὶ ἤθους οὕτως· τινὲς μὲν γὰρ ἀήθεις εἰσὶ καὶ δειλοὶ πρὸς τὰς τῶν φαρμάκων λήψεις, ἔνιοι δὲ συνήθεις τε καὶ χωρὶς φαρμάκων ζῆν οὐχ ὑπομένουσιν. ἐπὶ μὲν οὖν τῶν φοβερῶν πρὸς αὐτὰ βραχεῖά ἐστιν ὑπόληψις, μεγάλη δὲ ἐπὶ τῶν εἰθισμένων. τὸ δὲ ἦθος οὐ μικρὸν συντελεῖ εἰς τὴν γνῶσιν. τινὲς μὲν γὰρ ἀναδρευτικοί τέ εἰσι καὶ καταβλητικοὶ τῶν πέλας ἐξελέγχειν ἅπαντας ὡς μηδὲν βέβαιον ἐπισταμένους ἔργον πεποιημένοι, τινὲς δὲ χρηστοὶ καὶ

quidam ſunt tam medicamentorum amantes ac ſtudioſi, ut vel interim dum abſumus medicamenta calefacientia et naturam mirifice alterantia ſumant, quod tu duobus diſtinguere modis poteris, habita, inquam, temporis ratione et perſpecta aegroti conſuetudine et moribus: nam ſi aliud tempus ſit praeter illud in quo fieri ſolet exacerbatio, tum a medicamento calefaciendi potius quam ratione exacerbationis factam eſſe alterationem veriſimile fuerit. Si vero in tempore exacerbationis id fiat, tum invaſionis impetu id accidere eſt veroſimilius; a conſuetudine vero et moribus aegrotantes ſic deprehendes; quidam inſoliti ſunt medicamenta ſumere, ſuntque ad eam rem timidi; quidam ſoliti atque adeo, ut niſi medicamenta ſumant plane neſcire vitam ducere videantur. Ergo in iis qui timidi ſunt exigua ſuſpicio eſt; in conſuetis bene magna; mores vero non parum ad cognitionem adjuvant: quibusdam enim eſt natura comparatum, ut inſidias faciant et familiares in fraudem impellant conenturque omnes homines coarguere, quaſi nihil certi ac firmi ſcire queant; quidam

Ed. Chart. VIII. [555.]

πάντα φανερῶς ποιοῦντες. ἐπὶ μὲν δὴ τούτων οὐδὲν ὑπονοεῖν χρὴ πεπρᾶχθαι λαθραίως, ἐπὶ δὲ ἀνεδρευόντων ὑποπτεύειν προσήκει πάντα καὶ μετὰ ἐπιμελείας σκέπτεσθαι καὶ διορίζεσθαι καὶ πρὸς τοὺς ἀβελτέρους καὶ αὐτὸν εὐμήχανον εἶναι χρή. διὸ οὐ δέον ἐστὶν ἀμελεῖν[1] τὰ παιδία, ἀλλὰ ἐν τοῖς ἀρίστοις ἤθεσι τρέφειν, εἰ γὰρ φύσις αὐτῶν δέχηται τὴν ἐκ τῆς ἐπιμελείας ὠφέλειαν, ἀγαθοὶ γενηθεῖεν ἄνδρες· εἰ δὲ μὴ δέξαιντό που, τὸ μὲν ἡμέτερον ἄμεμπτον εἴη. τὰ μὲν γὰρ αἰσχυντηλὰ αὐτῶν ἐστιν, τὰ δὲ ἀναίσχυντα· τὰ μὲν φιλότιμα καὶ φιλόκαλα, τὰ δὲ ἀφιλόκαλα καὶ ἀφιλότιμα· τὰ μὲν δειλὰ, τὰ δὲ θρασέα, οὕτω δὲ καὶ τὰ μὲν φιλοψευδῆ, τὰ δὲ φιλαληθῆ. παραπλησία γάρ ἐστιν ἡ τῶν παίδων διαγωγὴ τῇ τῶν φυτῶν ἐπιμελείᾳ· καὶ γὰρ ὁ γεωργὸς οὐκ ἄν ποτε δυνήσηται ποιῆσαι τὸν βάτον ἐκφέρειν βότρυν, διότι ἡ φύσις αὐτοῦ οὐκ ἐπιδέχεται ἐξ ἀρχῆς τοιαύτην τελείωσιν. ἀμπέλους τ' αὖ πάλιν ἑτοίμους οὔσας,

1. Corr. in margine add. εἰς τὴν γνῶσιν. τινὲς μὲν γὰρ — δέον ἐστὶν ἀμελεῖν.

bonis funt moribus et aperte faciunt omnia: in his nulla caufa eft, cur quidquam effe clam factum fufpiceris; in illis vero qui infidiari folent, fufpecta tibi effe debebunt omnia et diligenter circumfpicienda et diftinguenda, ficut etiam adverfus homines ineptos ingenio opus eft atque prudentia. Quibus quidem fit rebus ut negligenda non fit puerorum educatio, fed optimis illi funt imbuendi moribus; propterea quod fi eorum natura eum fructum percipiat quem noftra pariet diligentia, iidem in praeftantes viros ac bonos evadent; fi nobis non erunt dicto audientes, nos certe culpa vacabimus: alii enim ipforum verecundi funt, inverecundi alii; alii ftudiofi honoris et honeftatis, alii contra et honorem et decus defpiciunt, ut alii timidi, alii audaces funt aliique veraces, alii mendaces. Etenim puerorum educatio eft ei ftudio, quod plantis adhibemus perfimilis: agricola enim nunquam faciet, ut rubus racemos ferat; caufa eft quia ipfius natura fuit ab initio talis, ne hujusmodi in ipfam perfectio caderet.

Ed. Chart. VIII. [555.]

ὅσον ἐφ' ἑαυτῶν τὸν καρπὸν ἐκφέρειν, ἐὰν ἀμελήσας ἐπιτρέπῃ μόνῃ τῇ φύσει, μοχθηρὸν ἢ οὐδ' ὅλως οἴσουσιν αὐτόν. οὕτω δὲ καὶ εἰ τῶν ζώων ἵππον μὲν παιδεύσεις, εἰς πολλὰ ἕξεις χρήσιμον. ἄρκτον δὲ κἂν ἡμερά ποτε διδάξῃς, οὐχ ἕξει τὴν ἕξιν ἐκείνην μόνιμον. ἐγὼ μὲν εὐτύχησα μεγάλην εὐτυχίαν χρηστότατον καὶ φιλανθρωπότατον ἔχων πατέρα· ὅπως δὲ τὴν φύσιν ἔχω οὐκ ἔχω γνῶναι. οὐ μὴν ἀλλ' οἶδα ὅτι ἐπεχείρησεν ὁ πατήρ μου ἵνα πάνυ χρηστὸς καὶ πανεπιστήμων εἴην. τὰ μὲν οὖν τὰ εἰρημένα πάντα ἐνδείκνυσιν ὅτι δεῖ ἐπιμελῶς τὰ ἤθη σκοπεῖν καὶ ἐξ αὐτῶν τεκμαίρεσθαι περὶ νόσου. ἄλλοι δὲ ἐξηγηταί, ἐν οἷς ἐστιν ο Γλαυκίας, ἄλλως τὴν ῥῆσιν ταύτην ἐξηγοῦνται. φασὶ γὰρ τὴν φιλοπονίαν καὶ μισοπονίαν ἐκ τῶν ἠθῶν γινώσκεσθαι, ὡς ἀγχίνους καὶ ἀργοὺς καὶ νωθροὺς καὶ βραδεῖς καὶ ταχεῖς εἰδέναι τοῦτον τὸν τρόπον δύνασθαι, καὶ τουτὶ

Vites quoque quae ſuapte natura promptae et aptae ſunt, quatenus in ſe eſt, ut fructum ferant, ſi colonus negligat ſolique naturae curandas relinquat, aut parvum aut certe nullum fructum ferent; idem in animantibus accidere animadvertimus; nam ſi equum erudieris, ipſum ad multas res utilem habebis; urſum vero quamvis olim manſuefeceris, ejus tamen firmus habitus non erit. Mihi vero felici quodam fato contigit ut optimum humaniſſimumque patrem habuerim; qua vero ipſe natura praeditus ſim, dignoſcere non poſſum: illud quidem ſcio, patrem meum in hoc ſtudium incubuiſſe ut ego quam optimus et diſciplinis omnibus quam ornatiſſimus evaderem. Atque haec quidem quae dicta ſunt omnia nobis indicant mores eſſe ſtudioſe accurateque conſiderandos et habita eorum ratione de morbo faciendam eſſe conjecturam. Verum alii interpretes, in quibus Glaucias eſt, haec verba aliter quam nos exponunt: nam ex moribus cognoſcendi ſtudium ac ſedulitatem agendi et item odium rerum gerendarum affirmant, ut vel hoc modo ingenioſos, pigros, ſegnes, tardos et celeres poſſimus dignoſcere; ajuntque hoc

μὴ ἰατρικὸν εἶναι παράγγελμα, ὅπερ οὐκ ἀληθές ἐστιν. τί γὰρ λέγει ἐν τῷ προστιθέναι, ἢ ζητέων ἢ μελετέων ἢ ὁρέων ἢ λέγων ἤ τι ἄλλο, εἴπερ τοῦτο πρὸς τὴν ἔνδειξιν τῆς νόσου μὴ[1] συντελεῖ; ἆρ᾽ οὖν δῆλόν ἐστιν, ἐκ τῶν ἀποκρίσεων γινώσκειν ἡμᾶς πῶς ἔχει τὴν γνώμην ὁ κάμνων; οὕτω[2] δὲ καὶ ἐκ τῶν λόγων ὧν ὁ κάμνων λέγει δυνατόν ἐστι πρὸς τὴν τῶν παρόντων διάγνωσιν καὶ πρὸς τὴν τῶν μελλόντων πρόγνωσιν ὠφελεῖσθαι. ἀλλὰ κἀκ τῶν μελετῶν· ὁ γὰρ ὑπονοῶν τί ἔσται, εἰ ὁ μὲν Ἄτλας τὸν οὐρανὸν ἀφίῃ, σημεῖον παρεῖχεν ἡμῖν τῆς ἐνεστώσης παραφροσύνης, ὅπερ σημαίνει καὶ ὅρασις θρασὺς καὶ τὰ πολλὰ παρὰ τὸ ἔθος τε καὶ ἦθος γενόμενα· πρὸς δὲ τούτοις καὶ λῦπαι. ὠνόμαζον γὰρ οἱ παλαιοὶ πάθη ψυχῆς πέντε ταῦτα· λύπην, ὀργὴν, θυμὸν, ἐπιθυμίαν καὶ φόβον. λυποῦνται μὲν οὖν διὰ πολλὰς αἰτίας οἱ[3] ἄνθρωποι, οἱ μὲν ἀποθανόντων τέκνων ἢ οἰκείων ἢ συγγενῶν ἢ φίλων· οἱ δὲ προσδοκοῦντες ἢ ἑαυ-

1. *Corr.* add. μή. 2. l. III. epid. prognoſt. 3. l. I. prognoſt. IV.

praeceptum ad medicinam non pertinere, quae ſententia vera non eſt; quid enim ſignificat quum addit haec: *aut quaerens aut meditans aut videns aut loquens aut aliud quid faciens*, ſi id nobis ad morbum indicandum non eſt adjumento? An perſpicuum eſt ex reſponſionibus poſſe cognoſci quomodo aegrotantis mens ſe habeat? itemque ex iis ſermonibus quos habet aegrotus exſtare poteſt aliqua utilitas, ut praeſentia dignoſcamus et futura praeſagiamus? quin etiam e meditationibus et cogitationibus fructus percipitur: nam qui cogitabat quid futurum eſſet, ſi Atlas nollet caelum ſuſtinere, certe inſtantis deſipientiae ſignum nobis dedit, cujus etiam indicio eſt trux adſpectus et alia pleraque praeter mores et conſuetudinem facta, ad haec vero triſtitiae: veteres enim haec quinque vocant animi perturbationes, ut triſtitiam, ut iram, ut excandeſcentiam, ut cupiditatem, ac metum. Ac multis de cauſis homines triſtantur, alii mortuis ſiliis aut familiaribus aut cognatis aut amicis; alii quod ſpectent vel ſe

τοὺς μόνους παθεῖν ἢ καὶ τὴν πατρίδα πᾶσαν ἀνάστατον ἔσεσθαι. λυποῦνται δὲ καὶ οἱ φιλοχρήματοι χρημάτων στερούμενοι καὶ οἱ φιλότιμοι τιμῆς καὶ τῶν ἄλλων ὡς ἕκαστος. εἰσὶ δὲ καὶ διὰ ἔρωτα λυπούμενοι καὶ ἰσχνούμενοι, ὡς περὶ τοῦ οἰκονόμου τοῦ πλουσίου ἐπιδέδεικται παρ' ἡμῶν, ὃς[1] καὶ γνωσθείσης αἰτίας αὐτίκα ἐθεραπεύθη. οὕτως εὑρήσεις πολλοὺς πράους ὄντας διὰ τὸ ἦθος χρηστὸν, ἀλλ' ὅμως διὰ τὴν τοῦ νοσήματος σφοδρότητα ἢ κακοήθειαν δυσόργους καὶ ὀξυχόλους γινομένους. ἡ μὲν οὖν αὕτη μεταβολὴ δείκνυσι τὸ μέγεθος καὶ τὸ ὀξὺ τοῦ κακοῦ, ὅθεν καὶ πρόγνωσις καὶ ὁ τρόπος τῆς θεραπείας ἐνδείκνυται. περὶ δὲ τῶν ἐπιθυμιῶν, ὅτι δὴ σημαίνουσι πολλάκις τὰς διαθέσεις, οὐ χρὴ ἀμφισβητεῖν· καὶ γὰρ τὴν δῆξιν τοῦ στομάχου καί ποτε τοὺς ἀλλοκότους χυμοὺς ἐν τῇ γαστρὶ περιεχομένους δηλοῦσιν· ἔστιν ὅτε καὶ τὸν λόγον βεβλάφθαι,

1. *Corr.* ὃς pro ὡς.

ipſos ſolum malis aſlici aut patriam univerſam everſum iri, ſed moerent etiam ii qui ſtudio pecuniae ducuntur, quum eadem privantur, et cupidi honoris, quum gloria ſpoliantur, et ut quisque cupidus eſt, ita illis rebus privatus triſtatur; ſunt etiam qui propter amorem in moerorem [556] cadant et graciles reddantur, ut nos de eo qui divitis cujusdam rem familiarem tuebatur, oſtendimus; quem etiam ad priſtinam valetudinem, cognita morbi cauſa, quam primum revocavimus, ſic etiam multos invenies qui morum bonitate atque praeſtantia mites quietique ſint, ſed tamen propter morbi vehementiam atque malitiam vehementer iraſcantur ac celeriter excandeſcant; atque haec quidem commutatio et mali magnitudinem nobis indicat et acutum eſſe morbum declarat; unde nobis et praeſagiendi ratio et curationis modus ſuppeditatur. Ceterum de cupiditatibus, quin ſaepenumero affectiones ſignificent, nullo modo ambigendum eſt: ſi quidem et morſum ſtomachi et interdum abſurdos humores quosdam ventriculo contentos commonſtrent; interdum vero vitiata

Ed. Chart. VIII. [556.]

ὡς μὴ εἰδέναι τί ἀγαθὸν ἢ τί κακὸν ᾖ καὶ οὕτω πάντα αἰτεῖν καὶ ὅ τι ἂν δῷς ἀποθάσασθαι.[1] ἐπεὶ τοίνυν πάθη τινὰ γίνεται τοῖς[2] ἀνθρώποις ναρκοῦντα τὸ λογιστικὸν καὶ τὸ μνημονικὸν τῆς ψυχῆς· τὰ δὲ καρώδη καὶ καταφορικὰ, εἰκότως βούλεται ἡμῖν ταῦτα εἶναι γνώριμα. καὶ τούτοις μὲν ἔστιν ὅτε ὠφέλιμοί εἰσιν αἱ φροντίδες, ὥσπερ ἐν ἄλλοις ἐδίδαξε τὰς ὀξυθυμίας εἶναι χρησίμους εἰς εὐχυμίαν τε καὶ τῆς κατὰ φύσιν ἕξεως ἀνάκτησιν. τοὺς δὲ ἐξηγητὰς ἐθαύμασα πολυειδῶς μεταγράψαντας τὴν ῥῆσιν ἄλλον ἄλλως· εἴ[3] περ γὰρ ὅλως ἀποχωρεῖν τις[4] τολμᾷ παλαιᾶς γραφῆς, κατά τι πιθανὸν χρὴ τοῦτο πράττειν, ὥσπερ ἐγὼ πολλάκις ἔδειξα. ὅτι δὲ οὕτως ἔχουσαν τὴν γραφὴν ἐπίστανται πάντες οἱ παλαιοὶ ἐξηγηταὶ μαρτυρία καὶ περὶ Ζεύξιδος ἂν εἴη ἀρίστη· οὗτος[5] γὰρ ὡς κακῶς ἐξηγησαμένου τοῦ Γλαυκίου τὴν προκειμένην ῥῆσιν οὐδὲν μὲν ἐγκα-

1. in marg. fortaſſe ἀπωθήσασθαι. 2. l. V. in VI. epid. IX. 3. *Corr.* εἴ pro ὡς. 4. l. II. in VI. epid. XL. 5. *Corr.* οὗτος pro οὕτως.

ratio eſt, ut neque quid bonum, neque quid malum ſit, queat agnoſcere; quo quidem caſu efficitur ut aegroti petant omnia et quidquid dederis rejiciant Quoniam igitur affectibus quibusdam homines corripiuntur, qui cogitationis ac memoriae vim quaſi obſtupefaciunt aut ſomnos graves ac profundos invehunt, jure ac merito vult ut nos eos cognitos et perſpectos habeamus; ad hos depellendos interdum utiles ſunt cogitationes, ut ipſe quoque alibi docuit, excandeſcentiam eſſe ad bonos humores creandos et ad naturalem habitum recuperandum accommodatam. Ego vero interpretes qui multis modis et aliter atque aliter hanc ſententiam commutant ſatis admirari non poſſum: ſi quis enim a vetere lectione vult diſcedere, is facere hoc ipſum debet aliqua probabili ratione impulſus, ſicut ego ſaepe demonſtravi; nam veterem lectionem hanc fuiſſe quam attuli tum omnes veteres interpretes agnoſcunt tum vero Zeuxis eſſe optimus teſtis videtur; is enim quum Glauciam male haec verba inter-

Ed. Chart. VIII. [556.]

λεῖ περὶ τῆς γραφῆς, ὅτι δὲ προσέθηκε τὴν ἀπόφασιν τοῖς εἰρημένοις μέμφεται. φησὶ γὰρ ἀπορούμενον αὐτὸν καὶ μὴ δύνασθαι ἐξηγήσασθαι τὴν προκειμένην ῥῆσιν, τὴν ἀπόφασιν προστεθεικέναι, ὡς εἰ καὶ οὕτως ἔγραψεν ὁ Ἱπποκράτης· ἐκ τῶν ἠθέων ἢ φιλοπονίη ψυχῆς μὴ ζητέων ἢ μελετέων καὶ τὰ λοιπά. εἰ δὲ ἔξεστι προστιθέναι τοῖς καταφατικῶς εἰρημένοις τὰς ἀποφάσεις, ἅπαν οὖν οὕτω τις διαφθείρῃ δόγμα καὶ μηδεμίαν γνώμην τῶν παλαιῶν βεβαίαν φυλάττῃ.

λα'.

Τὰ ἀπὸ συγκυρίης λυπήματα γνώμης ἢ διὰ τῶν ὀμμάτων ἢ διὰ τῆς ἀκοῆς.

Νῦν περὶ τῶν λυπῶν, αἳ γίνονται ἀπὸ τύχης. ἄνωθεν δὲ περὶ τῶν ἐνουσῶν ἐν ἡμῖν διελέγετο, οὕτω δὲ καὶ περὶ τῶν ἐπιθυμιῶν καὶ ὀργῆς καὶ τῆς ψυχῆς φιλοπονίης.

pretantem reprehendit, nihil ei objicit quod ad lectionem pertineat, at quia verbis negationem adjunxit, in hoc ipſo plane coarguit: ait enim eum fuiſſe animo dubio nec potuiſſe hanc explicare ſententiam, niſi negationem addidiſſet; ac ſi Hippocrates ad hunc modum ſcriptum reliquiſſet: *ex moribus animi induſtria; non quaerens aut cogitans* et reliqua. Verum ſi agentibus licet negationes adjungere, profecto ita omnis corrumpi ſententia poterit, neque ulla veterum opinio integra firmaque ſervabitur.

XXXI.

Quae ex caſu accidunt animi moleſtiae aut adſpectu aut auditu contractae.

Nunc agit de moleſtiis quae caſu proveniunt; ſupra autem de iis diſſeruit quae in nobis inſunt, itemque de cupiditatibus, de iracundia deque animi induſtria. Mole-

Ed. Chart. VIII. [556.]

τὰ γοῦν λυπήματα πολλάκις ἐκ τῶν ἔξωθεν αἰτίων γινόμενα ἢ διὰ τῶν ὀμμάτων ἢ διὰ τῆς ἀκοῆς ἐστιν, ὡς ὅταν ὁρῶμεν φοβερόν τι[1] ἢ καὶ τὸν δίκαιον ἄνδρα ἀδικεῖσθαι, τότε γὰρ ἀγανακτοῦμεν καὶ λυπούμεθα· ἢ ὅταν τοὺς γονεῖς τεθνηῶτας ἢ φίλους ἴδωμεν ἢ καὶ τοῦτο ἐξαγγέλλῃ τις, οὐχ ἧττον δὲ αἱ ἀγγελίαι κακαὶ ἢ[2] ὡς τὰ ὁράματα τὰς λύπας ἐπιφέρειν εἴωθε. τοῦτο γὰρ ὡς ἐπὶ τὸ πλεῖστον φαίνεται, ὅτι εἴ τις ἐπινοεῖτο[3] καὶ βλέπει τὰ ἡδῆ[4] ἢ καὶ τὰ ἀνιαρὰ, ἄλλοτε ἄλλως ἡ ψυχὴ αὐτοῦ διατίθεται. τὰ μὲν γὰρ ἡδῆ[5] τὴν ψυχὴν εὐφραίνει καὶ ἔμφυτον θερμὸν διατείνει, ἡ δὲ ἐπινόησις καὶ ὅρασις τῶν λυπηρῶν τὴν ψυχὴν λυμαίνεται καὶ ὡς σφίνωσίς τις γίνεται τοῦ θερμοῦ τοῦ ἡμετέρου καὶ πολλάκις τὰ φοβερὰ καὶ δείματος μεστὰ ὁράματα ἐν τοῖς ὕπνοις ἐπεγείρει.

1. *Corr.* φοβερόν τι pro φοβερά. 2. *Corr.* add. ἤ. 3. *Corr.* vel ἐπινόοιτο. 4. *Corr.* ἡδῆ pro εἴδη. 5. Idem fecit sequent.

ſtiae autem quae ab externis cauſis proficiſcuntur plerumque adſpectu aut auditu percipiuntur, velut quum quid terribile intuemur aut viro innocenti fieri injuriam; ſiquidem eo tempore indignamur et aegre ferimus; vel quum parentes defunctos aut etiam amicos videmus; aut quum hoc ipſum ad nos alii perferunt, propterea quod nuntii triſtes et mali non minus quam viſa afferre nobis moleſtias conſueverint; hoc enim fere fit, ſi quis cogitet ac videat jucunda et triſtia, ejus animum paribus affici modis; nam et cogitare et videre quae jucunda ſunt animum laetitia perfundit nativumque calorem dilatat; at triſtia animo volvere eaque videre laedit animum noſtrumque calorem conſtringit, eaque res terribilia formidinisque plena viſa in ſomnis excitat.

λβ'.

Οἷα τὰ σώματα, μύλοις μὲν τριφθείσης πρὸς ἑωφθὴν ὀδόντες ἡμόδησαν. παρά τε κοῖλον παριόντι σκέλεα τρέμει. ὅταν δὲ τῇσι χερσὶν ὧν δεῖται ἄρῃ, αὗται τρέμουσιν. ὄφις ὀφθεὶς ἐξαίφνης χλωρότητα ἐποίησεν.

Βλέπειν χρὴ τὰ σώματα πῶς διακείμενα, ἵνα ἐπιστάμεθα, πότερον ἄνθρωποι θαρσαλέοι ἢ δειλοί εἰσιν ἢ εὐάλωτοι ταῖς νόσοις καὶ ῥᾳδίως ὁτιοῦν πάσχουσιν· ἔνιοι γὰρ τῆς μύλης πρὸς ἑαυτὴν τριφθείσης εἰ ἀκούωσιν εἰς τὴν αἱμοδίαν πίπτουσιν, ἄλλοι δὲ διά τι φοβερὸν ὠχροὶ γίνονται. αἱμοδίαι δὲ πάθος ἐστὶν ὃ κατὰ τὸ στόμα μόνον, οὐ μήν γε ὅλον, ἀλλὰ τοὺς ὀδόντας τε καὶ τὰ οὖλα γίνεται· ὃ μηδὲ ἑρμηνεῦσαι[1] λόγῳ δυνατόν ἐστιν, ἀλλ' ἐκ τοῦ προηγήσασθαι[2] μὲν ἐδωθὴν ἐδεσμάτων αὐστηρῶν τε καὶ ὀξέων. ἀκολουθῆσαι δὲ τὸ πάθος ἐν τοῖς ὀδοῦσι καὶ τοῖς οὔλοις, ἐπιστεύσαμεν ἅπασι γίνεσθαι ταυτό. ἐπειδὴ οὖν αὔτη διάθεσις

1. l. H. de locis etc. VI. 2. *Corr.* προηγήσασθαι pro πμοάγεσθαι.

XXXII.

Ut etiam corpora afficiuntur: nam mola cum altera attrita dentes stupescunt; circa cavum locum ambulanti crura tremunt, quum quis ea quibus opus habet manibus extollit, eae tremunt; serpens derepente conspectus pallorem virescentem induxit.

Videndum est quomodo corpora affecta sint, ut intelligamus audacesne an timidi homines sint, an facile in morbos cadant, anne quidvis facile patiantur: sunt enim quibus dentes stupescant, si molas inter se atteri audiant; alii vero propter rem quampiam visu terribilem pallescant. Stupor enim hic significat affectum solius oris quendam, qui non totum os, sed dentes gingivasque occupat, quem sane ne oratione quidem possis explicare, sed quum quidam et austeros et acidos cibos ingesserit, affectus vero aliquis sequatur qui dentes gingivasque obsideat, eundem exoriri in omnibus existimamus. Quum-

Ed. Chart. VIII. [556.]

ἀπὸ τῶν ὀξέων ἢ στρυφνῶν γίνεται, ἡ ἀνδράχνη τετήρηται ὡς ἴαμα ἐπιτήδειον. ἀλλὰ τοὺς ἀπὸ ῥεύματος αἱμοσοῦντας ἢ δι' ἐμέτων ἢ πριόντων τινῶν ἢ καὶ ἐκ μύλης [1] ἀνατριφθείσης, οὐδὲν ὠφελεῖ ἡ ἀνδράχνη. διὸ χρὴ ἐπιζητεῖν πρότερον τὴν αἰτίαν, ἀφ' ἧς γέγονεν ἡ αἱμοδία, ἔπειτα τῷ ἰάματι χρῆσθαι [2]. περὶ δὲ τρόμου δῆλόν ἐστιν ὅτι παρὰ κρημνόν τις παριὼν τρέμει τὰ σκέλη, καταβάλλει γὰρ τὴν δύναμιν τὸ δέος. οὕτω καὶ θηρίον ὑποφαινόμενόν τις ὑποφεύγων τρομώδης καθίσταται. καὶ δὴ καὶ προσιὼν τῷ δεσπότῃ ἢ τῷ δικαστῇ φοβερῷ τρέμει παντὶ τῷ σώματι. καί τινες παρόντος τοῦ βασιλέως, εἰ φθέγξασθαι κελεύσειεν αὐτούς, οὐδὲ τὴν φωνὴν ἄτρομοί εἰσιν. ὡς οὖν τὸ ψυχικὸν πάθος ἀῤῥωστίαν ἐργασάμενον τῇ κινούσῃ δυνάμει τὰς ἐνεργείας τρομώδεις ποιεῖ, οὕτω καὶ τὰ τοῦ σώματος νοσήματα βλάβην τῇ δυνάμει αὐτῇ ἐπιφέροντα τῶν τρομωδῶν συμπτωμάτων αἰτίαν παρέχει. ἰστέον [3] δὲ ὅτι τῶν ἄνευ

1. Corr. μύλης pro μήλοις. 2. l. V. de cauſ. ſympt. H. 3. l. I. in III. epid.

que hic affectus ab acidis aut acerbis excitetur, obſervatum eſt portulacam eſſe medicamentum accommodatum, quamquam portulaca dentium ſtuporem a fluxione aut propter vomitum aut a ſerrae ſtridore aut ab attritu molae excitatum nihil plane juverit; quocirca prius inveſtiganda eſt ſtuporis dentium cauſa, tum adhibenda curatio. De tremore autem ſatis conſtat, ei qui prope locum praecipitem iter faciat, crura tremere: timor enim vires dejicit; ita etiam ſi quis ſerpentem aliquem conſpexerit, fugiat, tremulus reddatur; quin etiam qui circa dominum aut formidabilem judicem eſt toto corpore tremit et quidam, ſi eos coram rege loqui velis, ne vocem quidem non tremulam mittent. Quemadmodum igitur animi affectus qui motricem facultatem debilitavit tremulas actiones reddit, ita corporis morbi qui viribus noxam afferunt in cauſa ſunt, ut tremoris ſymptomata excitentur. Illud porro ſciendum eſt, ex iis motionibus quae citra volun-

Ed. Chart. VIII. [556. 557.]
προαιρέσεως γινομένων κινήσεων ἐν τοῖς προαιρετικοῖς πεφυκόσι κινεῖσθαι, τὸ μέν τι σπασμὸς ὀνομάζεται, τὸ δὲ παλμὸς, τὸ δὲ ῥῖγος, ἀλλήλων διαφέροντα. καθ' ὅλον δὲ περὶ τούτων λέλεκται δι' ἑνὸς ὅλου βιβλίου. τῆς δὲ κατὰ τὴν προαίρεσιν μὲν, οὐ κατὰ φύσιν δὲ κινήσεως γινομένης ἓν εἶδός ἐστιν, ὃ καλεῖται τρόμος, περὶ οὗ νῦν πρόκειται εἰπεῖν. γίνεται τοίνυν ὁ τρόμος οὐ μόνον ἐπὶ μυσὶ νοσοῦσί τε καὶ νεύροις, ἀλλὰ καὶ κατὰ φύσιν ἔχουσιν. ὅπερ καὶ αὐτὸς ἐνδείκνυσιν εἰπών· ὅταν δὲ χερσὶν ὧν δεῖται ἄραι, αὗται τρέμουσι. σημαίνει γὰρ τὰς χεῖρας τὰς κατὰ φύσιν ἐχούσας. τοῦτο δὲ ἐπὶ τὸ πολὺ γίνεται, ὅταν ὑπὲρ τὴν δύναμίν τις ἐπιχειρήσῃ βάρος ὁτιοῦν ἢ ταῖς χερσὶ βαστάζων ἢ τοῖς ὤμοις ἀναθέμενος. ὁρῶμεν γὰρ ἐνίους ἰσχυροτάτους νεανίσκους ἐν τῷ βαστάζειν ὑπερβαρύ τι τρομώδεις τὰ σκέλη γενομένους καὶ μάλιστα ὅταν ἀναβαίνειν ἐπιχειρῶσι κλίμακας. ἀλλὰ καὶ τὰ πάθη τῆς ψυχῆς, ὡς εἰ-

tatem fiunt in inftrumentis voluntariis quae funt ad motum comparata aliam appellari convulfionem, aliam palpitationem, aliam denique rigorem, quae inter fe differant, ac de iis eft a nobis in univerfum uno integro libro difputatum, ejus vero motus qui fit voluntarius ille quidem, fed non fecundum naturam; una eft fpecies quae nomine tremoris appellatur, de quo nunc eft nobis propofitum differere. Tremor igitur fit non folum mufculis ac nervis affectis, fed etiam naturalem ftatum retinentibus, id quod ipfe quoque declaravit, quum ait: *quum quis ea quibus opus habet manibus extollit, eae tremulae redduntur*; [557] fignificat enim manus naturalem ftatum retinentes, idque fere fit, quum quis onus gravius quam vires ferre poffint aut manibus fublatum aut humeris impofitum portare conetur; quosdam enim robuftiffimos juvenes videmus, qui quum praegrave onus ferunt tremuli redduntur, ac tum praecipue quum adfcendere fcalas conantur. Jam vero etiam animi perturbationes, ut dixi,

πον, τρομώδεις ἐργάζεται· καταλύει γὰρ τὴν δύναμιν, ὃ καὶ μαρτυρεῖται ὑπὸ ἰδόντων θηρίον τι ἢ ληστὰς ἢ πολεμίους. καὶ ἤδη ἡμῖν ἀποδέδεικται κατὰ τὸ περὶ τρόμου καὶ σπασμοῦ καὶ ῥίγους ὑπόμνημα δι' ἀῤῥωστίαν δυνάμεως ἀεὶ γίνεσθαι τρόμον. ἐπεὶ δὲ ἐνίοτε αὐτὴ καθ' ἑαυτήν ἐστιν ἄῤῥωστος, ἐνίοτε δὲ διὰ πάθος ψυχικὸν τρεῖς αὐτῆς ἔφαμεν εἶναι διαφορὰς τῶν αἰτίων· δυσκρασίαν τῶν προαιρετικῶν ὀργάνων, πάθος ψυχικὸν, βαρῦνον φορτίον. ὅτε οὖν μήτε δείσαντι μήτε βαστάζοντι φορτίον ὁ τρόμος γίνεται, δυοῖν θάτερον ἢ δυσκρασία τῶν ὀργάνων ἐστὶν, ἤ τι βάρος ἐν αὐτῷ τῷ σώματι περὶ τοὺς μύας ἢ τὰ νεῦρα, τὴν αὐτὴν αἰτίαν ἴσθι εἶναι τοῦ φόβου. ὅταν ἰδών τις τὸν ὄφιν ἐξαίφνης, χλωρὸς γίνεται. περὶ δὲ τοῦ σημαινομένου τοῦ χλωροῦ εἰρήκαμεν ἤδη πολλάκις. ἐνίοτε δὲ γίνεται τοῦτο κατὰ συμπάθειαν, ὡς ὁρῶμέν τινας, ὅταν οἱ πέλας οὐρήσωσιν ἢ ὑπάγωσι γαστέρα, τὴν φύσιν ἐπὶ τὸ αὐτὸ ὁρμήσασαν. οὕτω

trementes homines faciunt: caufa eft, quia vires exfolvunt, quod illi aperte atteftantur, qui aut feram aut latrones aut adverfarios confpiciunt, ac nos jam in eo libro quem de tremore, convulfione et rigore infcripfimus, tremorem perpetuo ex virium imbecillitate gigni demonftravimus. Quoniam autem hae interdum per fe ipfae infirmae funt, interdum vero propter animi affectum, ideo tres ipfarum caufarum differentias, ut inftrumentorum quae voluntaria funt intemperiem; ut animi affectum, ut praegravans onus effe confirmavimus. Itaque ubi oritur tremor nec metus eum excitavit nec ejus caufa fuit oneris geftatio, duorum alterutrum fit oportet, ut vel intemperies inftrumentorum fit vel aliquod in corpore pondus, quod mufculos aut nervos obfideat; fcito etiam eandem effe timoris caufam, quum quis derepente ferpentem videt ac pallefcit. Porro de fignificatione hujus nominis *χλωροῦ*, quod *pallidum* aut *viride* fignificat, jam faepe fumus loquuti, fed hoc interdum per confenfum fit; velut nonnullos confpicimus qui fi alii mingant aut alvum dejiciant

Ed. Chart. VIII. [557.]

δὲ καὶ εἰ βλέψειέ τις εἰς τοὺς ὀφθαλμοὺς ὑπὸ τῆς ὀφθαλμίας ἐνοχλουμένους, πρῶτον μὲν οἱ ὀφθαλμοὶ αὐτοῦ τῆς ὑγρότητος πληροῦνται, εἶτα δὲ εἰ πλεῖον ἀναβλέψει, εἰς τὸ πάθος καὶ αὐτὸς συμπίπτει. οἱ γὰρ ὀφθαλμοὶ τὸ πάθος φοβοῦντες καὶ διὰ τοῦτο ἀσθενέστεροι γεγονότες, τῇ νόσῳ ῥᾷον ἁλίσκονται.

λγ'.

Οἱ φόβοι, οἷς αἰσχύνη, λύπη, ἡδονὴ, ὀργὴ, τἄλλα τοιαῦτα οὕτως ὑπακούει· ἑκάστῳ δὲ τὸ προσῆκον τοῦ σώματος τῇ πρήξει ἐν τούτοισιν ὑπακούει, ἱδρῶτες, καρδίης παλμὸς καὶ τὰ τοιαῦτα τῶν δυνάμεων.

Καὶ οἱ φόβοι, φησὶν, ἐξαλλάττουσι τὴν φυσικὴν ἕξιν καὶ διάθεσίν τινα ἐπιφέρουσιν, ὥσπερ καὶ αἰσχύνη καὶ λύπη καὶ ἡδονὴ καὶ ὀργὴ καὶ τἄλλα, ἃ τῷ κοινῷ ὀνόματι πάθη καλεῖται. ποιοῦσι γὰρ τὸ σῶμα τοιόνδε, οἷόν περ ἕκαστον αὐτῶν ἐστιν. ἐπεὶ δὲ μειωθεισῶν τῶν δυνάμεων

idem in ſe a natura excitari ſentiant, ita ſi quis in oculos quos lippitudo male afficiat intueatur, primum ejus oculi humore implentur; deinde vero ſi acrius ac diutius inſpiciat, ipſe quoque eodem affectu corripitur: oculi enim affectum illum formidantes ideoque imbecilliores facti eo morbo facilius corripiuntur.

XXXIII.

Timores, ſicut pudor, moeror, laetitia, ira aliaque ejusmodi, ut obediant; unicuique autem pars oris ad actionem accommodata in his obedit, ſudores, cordis palpitatio et ejusmodi facultates.

Timores, inquit, naturalem habitum immutant et affectionem quandam afferunt, ſicut etiam facit pudor, moeror, laetitia, ira et alia quae communi nomine perturbationes appellantur: tale enim corpus reddunt, qualis una earum quaeque ſit; quoniam autem quaeque ipſarum

Ed. Chart. VIII. [557.]

ἕκαστον αὐτῶν γίνεται, διὰ τοῦτο τὸ αὐτὸ εἰσφέρειν πάθος φαίνεται. περὶ τούτων δὲ εἴρηται ἐπὶ πλέον ἡμῖν καὶ κατὰ τὸ περὶ Ἱπποκράτους καὶ Πλάτωνος δογμάτων καὶ καθ' ἓν ἰδίᾳ βιβλίον περὶ τῶν ἁμαρτημάτων καὶ παθῶν τῆς ψυχῆς ἐπιγεγραμμένον. ἀλλὰ καὶ ἱδρῶτες καὶ καρδίας παλμὸς ὑπακούει τῇ τοῦ σώματος πρήξει καὶ τἄλλα τὰ τοιαῦτα. ἔστι γὰρ παλμὸς διαστολὴ παρὰ φύσιν, ἥπερ γίνεσθαι πέφυκεν ἐν[1] ἅπασι τοῖς μορίοις, ὅσα γε διαστέλλεσθαι πέφυκε. τοῦτο δὲ ἔφην, ὅτι οὐδὲ τὰ ὀστᾶ, οὐδὲ οἱ χόνδροι πάλλονταί ποτε· διότι μὴ διαστέλλεσθαι δύνανται. συμπίπτει δὲ παλμὸς μὴ μόνον κατὰ τὴν καρδίαν, ἀλλὰ καὶ κατὰ γαστέρα καὶ κύστιν καὶ μήτραν, ἔντερά τε καὶ σπλῆνα καὶ ἧπαρ καὶ διάφραγμα. ὅταν δὲ ταῖς ἀρτηρίαις καὶ τῇ καρδίᾳ συμπίπτῃ, ἑτέρα τις κίνησις ἐν αὐταῖς γίνεται παρὰ τὸν σφυγμόν. οὔτ' οὖν τῆς προαιρετικῆς δυνάμεως οὔτε τῶν προαιρετικῶν ὀργάνων ἴδιόν ἐστι τὸ πάθος, ὥσπερ ὁ

1. l. V. de cauſ. ſympt. II.

in corpus incidit, viribus debilitatis, ob eam cauſam invehere eundem affectum videtur, ac de iis copioſius eſt nobis in libris de Hippocratis Platonisque decretis diſputatum; et item deorſum uno in libello, cujus index eſt: de animi peccatis ac perturbationibus. Jam vero ſudores et cordis palpitatio actioni corporis obediunt, ut etiam alia quae ſunt hujusmodi: eſt enim palpitatio dilatatio quaedam praeter naturam quae omnibus partibus quae diſtendi poſſunt accidere conſuevit; hoc autem ideo adjunxi, propterea quod nec oſſa nec cartilagines unquam palpitant, cauſa eſt, quia diſtendi poſſunt. Cadit autem palpitatio non modo in cor, ſed etiam in ventriculum, veſicam, uterum, inteſtina, jecur, lienem ac ſeptum transverſum; quum vero arteriis cordique accidit, tum alius quidam praeter pulſum motus in eis oritur. Ex quo apparet, hunc affectum neque voluntariae facultatis, neque organorum quae voluntati obediunt eſſe proprium, cujusmodi eſt tremor atque convulſio, ſed eis corporibus om-

Ed. Chart. VIII. [557.]
τρόμος τε καὶ ὁ σπασμὸς, ἀλλὰ πᾶσι τοῖς σώμασιν ἐγγίνεται τοῖς διαστέλλεσθαι δυναμένοις. διαστέλλονται δὲ οὐκ ἐξ ἑαυτῶν, ἀλλὰ πρός τινος οὐσίας ἔνδοθεν ἐπεῤῥεούσης αὐτῆς. ἔστι δὲ αὕτη ἢ χυμὸς ἢ ἀερώδης τις φύσις χυμὸν δὲ οὐχ ὁμολογεῖ τὸ τάχος τῆς γενέσεως καὶ τῆς λύσεως τοῦ παλμοῦ. ἀνάγκη οὖν τὴν ἐργαζομένην αἰτίαν ἀερώδη τινὰ οὐσίαν ὑπάρχειν καὶ εἴπερ ὀλίγη τε εἴη αὕτη καὶ λεπτομερὴς ἑτοίμως ἂν διαιρεῖ τοῦ σώματος. τῷ βουλομένῳ δὲ πᾶσαν περὶ τούτων εἰδέναι πραγματείαν ἔνεστι τὴν ἡμετέραν βίβλον ἀναγνόντι καταμαθεῖν.

λδ'.

Τὰ δ' ἔξωθεν ὠφελέοντα ἢ βλάπτοντα, ἄλειψις, κατάχυσις, κατάχρισις, κατάπλασις, ἐπίδεσις ἐρίων καὶ τῶν τοιούτων, καὶ τὰ ἔνθοθεν ὑπακούει τῶν τοιούτων,[1] οὐ μόνον ὥσπερ τὰ ἔξω τῶν εἴσω προσφερομένων, ἀτὰρ καὶ τάδε ἐν ἐρίοισι κοίτη πινώδεσι. καὶ τὸ παρὰ βασιλεῖ λεγόμε-

1. *Corr.* καὶ τὰ ἔνδοθεν ὑπακούει τῶν τοιούτων adjecit.

nibus quae dilatari queunt accidit, illa porro non ſua vi diſtenduntur, ſed a ſubſtantia quadam quae intrinſecus in ipſa influit. Haec autem ſubſtantia aut humor eſt aut aërea natura quaedam. Humorem eſſe repugnat palpitationis motus et ejusdem ſolutionis celeritas. Ergo neceſſario concludenda ratio eſt quandam aëream naturam ſubeſſe, quae ſi exigua et ſubtilium eſſet partium, per corpus facile transflueret. Qui vero totam de hoc affectu tractationem ſcire deſiderat, is noſtrum de ea re librum percurrat.

XXXIV.

Quae extrinſecus proſunt aut nocent, unctio, perfuſio, illitio, cataplaſmatum uſus, lanarum deligatio et rerum earum quae ſunt hujusmodi. Ac internae partes talibus obediunt; ac non ſolum externae iis quae intro aſſumuntur, ſed etiam quae in lanis ab ovili ſuccidis ad-

Ed. Chart. VIII. [557. 558.]

νον κύμινον ὁρῶσιν. ὀσφραινομένοισιν ὅσα κεφαλῆς ἀγωγά.

Περὶ τούτων εἴρηται παρ' Ἱπποκράτους καὶ ἄνω καὶ ἡμεῖς ἐξήγησιν εἰς αὐτὰ ἤδη ἐγράψαμεν· οὐκοῦν δεῖ[1] ταῦτα νῦν περὶ αὐτῶν εἰπεῖν. τὰ ἔνδοθεν δὲ πολλάκις ὑπακούει τοῖς ἔξωθεν καὶ ὠφελεῖν τε καὶ βλάπτειν πέφυκε καὶ τὴν χροιὰν τοῦ χρώματος ἐξαλλάττειν, ὡς καὶ τὰ εἴσω προσφερόμενα. καὶ γὰρ κύμινον εἴ τις ποτίζει, ὠχρὸς γενήσεται. καὶ πολλὰ ἐδείχθη ὀσφραινόμενα μὴ μόνον ταὐτὸν ποιεῖν, ἀλλὰ καὶ τὴν κεφαλὴν καθαίρειν, ὡς καὶ τὰ ἔῤῥινα[2] καλούμενα καὶ οἱ ἀποφλεγματισμοὶ καὶ τὰ δάκρυα ἐρεθίζοντα καὶ τὰ τοιαῦτα. τὸ δὲ παρὰ τῷ βασιλεῖ * * * *

λέ.

Ταρακτικὰ, λόγοι, φωνὴ καὶ τὰ τοιαῦτα.

---

1. *Corr.* δεῖ pro δή. 2. in marg. vel εἴῤῥινα.

hibentur et quod a rege nomen duxit cuminum videntibus et olfacientibus quae de capite ducunt.

His de rebus egit in iis quae ſupra dicta ſunt Hippocrates, nosque easdem expoſuimus; quocirca non jam eadem de eisdem afferenda ſunt. Ceterum interna perſaepe externis obediunt et modo prodeſſe, modo obeſſe ſolent et cutis etiam colorem immutare non ſecus, quam quae intro aſſumuntur: ſi quis enim cuminum potui datum ſumat, is pallidus reddetur, atque etiam hoc ſcitum eſt, multa non ſolum hoc ipſum facere, ſi quis ea odoretur, ſed caput quoque expurgare, cujusmodi ſunt quae per nares caput purgantia, quaeque pituitam evocantia et lacrimas irritantia nominantur et alia item hujus generis. Quod vero ait et quod a rege nomen habet * * * *

XXXV.

[558] *Perturbant ſermones, vox et hujusmodi.*

Ed. Chart. VIII. [558.]

Οὕτω γράφουσιν οἱ παλαιοὶ, ἐμοὶ δὲ δοκεῖ τὸ ταρακτικὰ τέλος εἶναι τῆς ἄνω ῥήσεως, ἵνα λέγει ὅσα κεφαλῆς ἀγωγὰ ταραχὴν ποιεῖ εἶτα δὲ λόγοι, φωνὴ καὶ τὰ τοιαῦτα. ὡς καὶ λόγον ταράττειν καὶ φωνὴν μεγάλην ἐξαίφνης ἀφιήσασαν καὶ βοὴν καὶ τὰ τοιαῦτα, ὅσα τοῖς ἀνθρώποις μὴ ταῦτα προσδεχομένοις συμβαίνει.

λστ'.

Μαζοὶ, γονὴ, ὑστέρη, σημήια, τά τε ἐν τῇσιν ἡλικίῃσι καὶ ἐν τοῖσι πνιγμοῖσι καὶ βηξὶ, τὰ πρὸς ὄσχιν.

Τῆς ἡλικίας σημεῖα εἶναι βούλεται τοὺς μαζοὺς καὶ τὴν γονὴν καὶ τὴν ὑστέραν· ὧν μὲν δύο κοινά ἐστι τοῖς ἀνδράσι τε καὶ ταῖς γυναιξὶ, τουτέστιν ἡ γονὴ καὶ οἱ μαζοὶ, τὸ τρίτον δέ ἐστι τῶν γυναικῶν ἴδιον ἡ ὑστέρα· ἐν γὰρ τῇ [1] μεταβολῇ τῆς τῶν παίδων ἡλικίας εἰς τὴν τῶν μειρακίων, ὥσπερ ἥ τε τοῦ σπέρματος αὐτῆς γένεσις ἄρχε-

1. l. IV. in VI. epid. XXVII.

Sic ſcribunt veteres interpretes, mea vero ſententia eſt, verbum perturbant eſſe orationis ſuperioris finem, ut ſic legatur: quae de capite ducunt, turbationem afferunt; tum ſubjungatur, ſermones, vox et conſimilia; ut intelligamus ſermonem quoque perturbare et item vocem magnam quae ſubito miſſa ſit et clamorem et alia ſimilia quae hominibus nihil tale ſuſpicantibus accidunt.

XXXVI.

Mammae, geniturae, uterus, ſigna in aetatibus, in ſuffocationibus, in tuſſi et quae ad teſticulos pertinent.

Aetatis ſigna eſſe vult mammas, genituram et uterum quorum duo communia viris ac mulieribus, ut genitura et mammae quodammodo; tertium eſt feminarum proprium, hoc eſt uterus. Etenim in mutatione aetatis, quum pueri in adoleſcentiam transeunt, ut ſemen genitale in eis gignitur et pili circum pudenda oriuntur, ita teſti-

Ed. Chart. VIII. [558.]

ται καὶ τριχῶν τῶν ἐπὶ τοῖς αἰδοίοις, οὕτω καὶ ἡ τῶν ὀρχέων αὔξησις ἀθρόα, καθάπερ γε ταῖς παρθένοις ἡ τῶν τιτθῶν ἅμα τῇ τῶν καταμηνίων φορᾷ καὶ ἡ τῆς φωνῆς γίνεται μεταβολὴ, τοῖς ἄῤῥεσι μάλιστα· ἔστι δὲ τοῖς μαζοῖς καὶ τῇ ὑστέρᾳ κοινωνία τις κατὰ τὰς φλέβας, ὡς καὶ πρὸς ὄρχεις. καὶ διὰ τὴν ταύτην[1] κοινωνίαν τῆς φύσεως μορίων αἱ μεταστάσεις γίνονται πολλάκις τῶν χυμῶν. ὄρχις γοῦν οἰδήσας ἀπὸ βηχέων ὑπόμνημα κοινωνίας στήθεσι, μαζοῖς, γονῆς, ὑστέρας. ἐνίοτε[2] μὲν συμβαίνει ὡς βηττόντων χρονίως ἄνευ πλευρᾶς ἀλγήματος ἀπόστασις εἰς ὄρχιν γένηται. ὡς μὲν οὖν ἐν ταῖς ἡλικίαις καὶ τοῖς βηξὶν, οὕτω καὶ ἐν τοῖς πνιγμοῖς συμβαίνει. ἔστι γὰρ ἐπὶ τοῖς ὑστερικοῖς πνιγὸς, ἀναισθησία καὶ ἀκινησία καὶ σφυγμὸς ἀμυδρὸς καὶ μικρὸς καὶ ποτε παντελὴς ἀσφυξία. ἔνιαι δὲ ἄφωνοι τυγχάνουσιν, ἕτεραι δὲ συνέλκονται τὰ κῶλα, ἅπερ διὰ τὴν ψύξιν γίνεσθαι φαίνονται, ὡς ἐν τῷ περὶ πεπονθότων τόπων δέδεικται.

1. l. III. in VI. epid. XL. 2. l. II. in VI. epid. XIV.

culi affatim augentur, ſicut mammae in virginibus creſcunt ac ſimul menſtruae purgationes erumpunt et vox praeſertim in maribus immutatur. Inter mammas autem et uterum communio quaedam per venas, ut etiam cum teſticulis intercedit et ob hanc naturae communionem quae in partibus cernitur humorum migrationes ſiunt. Ita fit ut teſticulus in tumorem elatus in tuſſi vexatis argumentum ſit communionis, quae inter pectus, mammas, genituram et uterum intercedit; interdum vero fit ut qui diutius ſine dolore coſtarum tuſſi vexantur, iis abſceſſus in teſticulum fiat. Quemadmodum igitur in aetatibus inque tuſſibus, ita etiam in ſuffocationibus uſu venit. Etenim in ſuffocatione quae ex utero fit tum ſenſus tum motus vacuitas eſt et pulſus languidus et parvus redditur et interdum pulſus ex toto eſſe deperditus videtur; interdum voce privantur, aliis artus contrahuntur, quae propter frigiditatem fieri plane conſtat, ut nos in libris de locis affectis demonſtravimus.

Ed. Chart. VIII. [558.]

λζ'.

Ὥσπερ τοῖσι δένδροισιν ἡ γῆ, οὕτω τοῖς ζώοισιν ἡ γαστὴρ καὶ τρέφει καὶ θερμαίνει καὶ ψύχει. ψύχει μὲν κενουμένη, θερμαίνει δὲ πληρουμένη, ὥσπερ γῆ κοπρευομένη χειμῶνος θερμὴ, οὕτω καὶ ἡ κοιλία.

Παρ'[1] Ἱπποκράτει ἐστὶ καὶ ἄνω καὶ κάτω κοιλία. ἐνίοτε μὲν οἱ παλαιοὶ τὸν θώρακα τὴν ἄνω κοιλίαν ὀνομάζοντες τὸ μετὰ τὸ διάφραγμα πᾶν τῆς τροφῆς[2] ἀγγεῖον, κάτω κοιλίαν προσαγορεύουσιν· ἐνίοτε δὲ ἄνω κοιλίαν ὀνομάζοντες, εἰς ἣν καταπίνομεν τὰ σιτία, ποτὲ μὲν τὰ μετ' αὐτὴν ἅπαντα. κοιλίαν μὲν οὖν τὴν κάτω καλοῦσιν ἐνίοτε μόνα τὰ παχέα τῶν ἐντέρων. εἰσὶ δὲ καὶ οἱ τὸ κῶλον[3] μόνον τὴν κάτω κοιλίαν καλοῦσιν. ἐνταῦθα δὲ οὐκ ἄδηλόν ἐστι τὴν κάτω κοιλίαν ὀνομάζεσθαι μόνον τὸ τὴν τροφὴν προσδεχόμενον ἀγγεῖον, ἐν ᾧ καὶ αἱ πέψεις γίνονται. Ἱπ-

1. l. IV. de vict. rat. 2. in marg. vel ἠφῆς. 3. Corr. τὸ κῶλον pro τῷ κώλῳ.

XXXVII.

Quemadmodum terra arboribus, ita animantibus est venter, alit, calefacit ac refrigerat; refrigerat autem dum evacuatur; calefacit, dum impletur; ut vero terra stercorata hieme calida est, ita etiam venter.

Apud Hippocratem est superior venter et inferior, ac quandoque veteres medici thoracem, superiorem ventrem nominantes, universum vas alimenti quod post septum transversum collocatum est ventrem inferiorem appellant; quandoque etiam ventrem superiorem vocant eum in quem cibos deglutimus; interdum vero ea quae post illum sunt omnia, ac ventrem quidem inferiorem nuncupant interdum sola intestina crassa, sed sunt etiam qui solum colon inferiorem ventrem dici velint. Hoc vero loco non dubium est quin ventrem inferiorem vocet id vasculum solum quod alimenta excipit, in quo etiam concoctiones fiunt, cujus facultates, facta comparatione cum terra;

Ed. Chart. VIII. [558.]

ποκράτης δὲ τὰς δυνάμεις αὐτοῦ δηλοῖ τῇ παραβολῇ πρὸς τὴν γῆν. πρῶτον μὲν ὥσπερ τὰ δένδρα διὰ τῶν ῥιζῶν τὴν τροφὴν ἐκ τῆς γῆς ἕλκουσιν,[1] οὕτω καὶ ἀπὸ τῆς γαστρὸς πάντα τὰ μόρια διὰ τῶν φλεβῶν τρέφεται. καὶ αὕτη πρὸς τὰς κατὰ φύσιν ἐνεργείας τῶν ἀπ᾽ ἐγκεφάλου νεύρων ἐδεήθη μεγίστων, ἵνα περιττὴν αἴσθησιν ὑπὲρ ἅπαντα ἔχῃ. πᾶν δὲ[2] ζῶον κατὰ τὸ δέρμα διαφορεῖται[3] εἰς τὸ περιέχον καὶ πρότερον κενοῦνται τὰ ὑπ᾽ αὐτῷ μέρη, ὧν ἡ σύμφυτος δύναμις ἐκ τῶν ὁμιλούντων αὐτοῖς ἐπισπᾶται τροφὴν ἀναπληροῦσαν[4] τὸ κενούμενον. εἶτ᾽ αὖθις ἐκ τῶν ἑαυτῆς ὁμιλούντων ἐκεῖνα, κἄπειτα ἐκ τῶν ἑαυτῆς τὰ τρίτα. καὶ οὕτως ἀεὶ κατὰ συνέχειαν τῆς μεταλήψεως γινομένης ἐπὶ τὰς κατοικούσας εἰς τὴν γαστέρα φλέβας ἡ κένωσις[5] ἀφικνεῖται. αὗται[6] δὲ ἐκ τῆς γαστρὸς ἕλκονται τὴν τροφὴν, ὡς καὶ αἱ τῶν φυτῶν εἰς τὴν γῆν καθήκουσαι[7] ῥίζαι. αὕτη δὲ ἡ γῆ τοῖς φυτοῖς ἑτοίμην καὶ ἄφθονον ἐπάρδουσα

1. de cauſ. ſympt. VII. 2. *Corr.* πᾶν δὲ pro πάντες. 3. in marg. vel διαφθερεῖται. 4. *Corr.* ἀναπληροῦσαν pro ἀναφῦσαν. 5. *Corr.* κένωσις pro κίνησις. 6. l. IV. de uſu partium VII. 7. *Corr.* καθήκουσαι pro κατοικοῦσαι.

Hippocrates declarat. Ut enim arbores alimentum e terra per radices trahunt, ita omnes partes a ventre per venas aluntur, ipſeque venter ad naturales actiones obeundas opus habuit nervis maximis a cerebro profectis, ut praeſtantiorem quam alia omnia ſenſum nanciſceretur. Omne autem animal in ambientem nos aërem per cutem digeritur ac membra quae ſub ipſa ſunt prius vacuantur, quorum vis quae cum eis genita eſt alimentum trahit ab iis quae proxime accedunt, ut id ipſum quod evacuatur reficiat; deinde rurſus illa ex iis quae ſibi proxima ſunt, tum quae tertio in loco ſita ſunt, ab iis quae propinqua ſunt, atque ita ſemper facta per continuum translatione ad venas in ventriculum pertinentes evacuatio pervenit. Hae vero alimentum ex ventriculo trahunt, ſicut ſtirpium radices quae in terra demiſſae ſunt, e tetra porro terra ipſa uſque dum anni tempora ſuum ſtatum ſervent ſtirpi-

Ed. Chart. VIII. [558.]
τυγχάνει τροφήν· ἄχρι περ ἂν αἱ τοῦ ἔτους[1] ὧραι κατὰ φύσιν ἔχωσιν· εἰ δέ ποτε διὰ ὑπερβολὴν αὐχμῶν ἀναξηρανθείη τὸ αὐτῆς ὑγρὸν, ἐνδείᾳ τροφῆς αὐαίνεται φυτά. τοῖς δὲ ζώοις ἡ φύσις ἐδημιούργησε μὲν τὴν γαστέρα ταμεῖον τροφῆς, οἷόν περ καὶ τοῖς φυτοῖς τὴν γῆν αὐτὴν, ἔδωκε δὲ καὶ τὴν ὄρεξιν εἴπερ γίνεται ἐπ' αἰσθήσει τῆς ἐνδείας. ὅταν αἱ μὲν αἱ φλέβες ἐξ αὐτῆς τῆς γαστρός τι ἕλκωσιν, ὥσπερ δὲ ἐκ τῆς γῆς τὰ φυτὰ τὸ ὑγρὸν οἷον βδάλλουσι καὶ μυζῶσιν, οὕτω καὶ τὰ μόρια πάντα ἀπὸ τῆς γαστρὸς, πλὴν ὅτι ἅπαν τοῦτο τὸ ἔργον οὐ ψυχικὸν, ἀλλὰ φυσικὸν ὑπάρχει δέδεικται μὲν ἐν τοῖς περὶ φυσικῶν δυνάμεων ὑπομνήμασι καθεκτικήν τινα δύναμιν τῆς γαστρὸς εἶναι τῶν ληφθέντων καὶ αὖθις ἀποκριτικὴν τῶν περιττωμάτων καὶ πρό γε τούτων ἁπασῶν τὴν ἀλλοιωτικὴν καὶ συνῆψεν ἡ φύσις αὐτὴ τὴν αἴσθησιν τῶν ἐλλειπόντων, ἵνα οὕτω διαφέρῃ τῶν φυτῶν. τοῖς μὲν γὰρ καὶ[2] ὅτι μάλιστα τὰς ἄλλας τέτταρας δυνάμεις νῦν εἰρημένας ὁμοίως τοῖς ζώοις

1. *Corr.* αἱ τοῦ ἔτους pro solo ἔτους. 2. *Corr.* in marg. φυτοῖς εἰ.

bus paratum copiosumque alimentum subministrat; ac si quando propter nimium squalorem ejus humor exsiccescat, tunc stirpes alimento destitutae marcescunt; in animantibus autem natura ventriculum ceu alimenti penum est machinata, cujusmodi terra ipsa esse stirpibus solet, ei quoque appetitum impertita est qui excitatur, quum penuriae sensus exoritur, quum scilicet venae aliquid ab ipso ventriculo trahunt. Quemadmodum autem stirpes e terra humorem veluti exsugunt et emulgent, ita etiam partes omnes a ventriculo faciunt, nisi quod hoc opus universum non animale, sed naturale censetur. In libris enim de facultatibus naturalibus docuimus vim quandam esse in ventriculo quae contineat ea quae sumpta sint et item aliam quae excrementa rejiciat, et ante has omnes esse ea quae alteret. Cui natura sensum eorum quae desunt adjunxit, ut vel hac ratione differret a stirpibus, ac stirpibus quidem ut aliae quatuor facultates quas modo

ἔχειν ὑπάρχει. ἀλλὰ ἥ γε τῶν ἐλλειπόντων αἴσθησις ἄπεστιν. οὐ γὰρ ἔμελλε διὰ στόματος θρέψεσθαι ταμεῖον ἀφθόνου ἔχοντα τροφῆς τὴν γῆν, ᾗ[1] συμπεφυκότα διὰ παντὸς εὐπορεῖ τοῦ θρέψαντος· τοῖς δὲ ζώοις πρὸς τῷ πόῤῥω τῆς γῆς εἶναι κατὰ τὰς συμφύτους τῶν μορίων ποιότητας, ἔτι καὶ τὸ[2] κινεῖσθαι κατὰ προαίρεσιν ὑπάρχει καὶ χώραν ἐκ χώρας ἀμείβειν, ὡς μὴ δύνασθαι τῶν[3] ἐκ τῆς γῆς εἰσβάλλειν χυμόν. τοῦτο δὲ παραπλήσιον κατὰ τὰ φυτὰ καὶ κατὰ τὰ ζῶα, ὅτι τῷ μυελῷ καὶ ὡς ὀχετῷ ἐν τοῖς φυτοῖς ἀναλογεῖ ἡ κοίλη ἐν τοῖς ζώοις φλέψ ὥσπερ γὰρ ἐκ τῆς ἀριστερᾶς κοιλίας τῆς καρδίας ἀρτηρία φύεται[4] πρέμνον τῶν καθ' ὅλων οὖσα τοῦ ζώου[5] ἀρτηριῶν, οὕτως ἀπὸ κοίλης φλεβὸς αἱ καθ' ὅλον τὸ ζῶον ἀπερύκασι φλέβες, οἷον κλάδοι τινὲς ὡς ἀπὸ στελέχων. οὕτω δὲ καὶ δύο χιτῶνας ἡ γαστὴρ ἔχει, ὥσπερ καὶ τὰ φυτὰ φλοιόν τε καὶ ὑμένα.

1. Corr. ᾗ pro ἥ. 2. Corr. τὸ pro τῷ. 3. l. XVI. de uſu part. XIII. 4. Corr. ἀρτηρία φύεται pro μαρτυρία φαίνεται. 5. in marg. vel οὖσα τὸ ζῶον vel οὖσά τε ζώου.

memoravimus maxime inſint, aeque ac in animantibus certe ſenſus eorum quae deſunt ab ipſis abeſt. Neque enim futurum erat ut per os alimentum ſumerent, quum terram veluti copioſi alimenti promptuarium habeant, cui inhaerent ipſaque illis alimoniam perpetuo ſuppeditet; animalibus vero praeterquam quod a terra procul diſtant innatis partium qualitatibus, hoc etiam attributum eſt ut motu voluntario cieantur ac locum ex loco commutent; itaque exſugere ex terra humorem non poſſint. Hoc autem eſt inter ſtirpes et animantes ſimile [559] quod medullae ac quaſi canali in ſtirpibus proportione reſpondet vena cava quae in animantibus ineſt. Ut enim ex ſiniſtro cordis ventriculo arteria oritur quae eſt omnium arteriarum quae in corpore animalis ſunt veluti truncus, ita a vena cava exoriuntur venae, veluti rami quidam a trunco in totum corpus pertinentes. Ita etiam ventriculus duas habet tunicas, ſicut ſtirpibus natura corticem

Ed. Chart. VIII. [559.]
ὁπότε δὲ ψύχει καὶ ὁπότε θερμαίνει ἀνάλογον τῇ γῇ[1] αὐτὸς σαφῶς λέγει. * * * *

λη'.

Δένδρα φλοιόν λεπτὸν ξηρὸν ἔχει, ἔσωθεν δὲ ξηρόσαρκα, ὑγιειρὰ, ἄσηπτα, χρόνια. καὶ τῶν ζώων οἷον χελῶναι καὶ ὅ τι τοιοῦτον, ἡλικίῃσιν, ὥρῃσιν ἐνιαυτοῖσιν ὅμοια. τὰ ζῶντα οὐ τρίβεται, χρωμένοισι μετρίως βελτίω. ὥσπερ ἴδρυον νέον διαπηδᾷ, παλαιούμενον δὲ στέγει, οὕτω καὶ ἡ γαστὴρ δεῖ[2] τὴν τροφὴν καὶ ὑποστάθμην ἴσχει ὥσπερ ἀγγεῖον.

Ὡς ἐν τοῖς φυτοῖς ἔχει, οὕτω ἐν γαστρὶ περὶ χιτώνων αὐτῆς. ὁ γὰρ ἔξωθεν σαρκωδέστερος, ὁ δὲ ἔνδοθεν χιτὼν ὑμενωδέστερός ἐστι. καὶ οὕτως ἔχει τὰς ἶνας εὐ-

1. *Corr.* τῇ γῇ pro τοίνυν. 2. *Corr.* vult δίει.

membranamque tribuit. Quando vero calefaciat et quando refrigeret, non fecus quam terra, ipfe aperte expofuit. * * * *

XXXVIII.

Arbores corticem tenuem ficcum habent; intrinfecus vero carne ficca, fanae imputres, diuturnae et ex animantibus, teftudines et quidquid eft hujusmodi aetatibus, temporibus, annis fimilia animalia non atteruntur, fi melioribus moderate utantur, quemadmodum hydria, quod recens eft, transmittit, quod inveteratum, retinet; fic ventriculus alimentum transmittit et faecem veluti vafculum retinet.

Quod in ftirpibus videtur, idem in ventriculi tunicis apparet: exterior enim tunica magis carnofa eft, interior vero magis membranofa. Haec porro fibras habet rectas

Ed. Chart. VIII. [559.]

θείας ἄνωθεν κάτω φερομένας, ὁ δὲ ἔξωθεν ἐγκαρσίας. τὴν μὲν τούτου αἰτίαν ἐν τῇ περὶ χρείας τῶν μορίων πραγματείᾳ εἰρήκαμεν. * * * * ἐν μὲν γὰρ ταῖς ἡλικίαις, ὡς ἔφην, τὸν αὐτὸν λόγον ἔχει τὸ παιδίον, ὃν καὶ τὸ ἔαρ ἐν ταῖς ὥραις, καὶ τὸν αὐτὸν ὁ νέος, ὃν καὶ θέρος ἔχει, καὶ τὸν αὐτὸν ὁ παρακμάζων, ὃν καὶ τὸ φθινόπωρον, τὸν αὐτὸν δὲ ὁ γέρων, ὃν καὶ ὁ χειμὼν, οὕτω καὶ τὸ πρῶτον τῆς ἡμέρας μόριον ἔοικε τῷ ἦρι, τὸ δὲ ἐχόμενον τῷ θέρει, τὸ δὲ ἑσπερινὸν τῷ φθινοπώρῳ, τὸ τελευταῖον δὲ τῷ χειμῶνι. διὰ τοῦτο μὲν οὖν τὰ φθινοπωρινὰ νοσήματα ὀξέα τέ ἐστι καὶ θανατώδη καὶ κατὰ τὴν ἑσπερινὴν ὥραν σφοδρότερα γίνεται, καὶ ἐν τοῖς αὐτῶν παροξυσμοῖς ὀξύνεται. αὐτὸς δὲ διὰ τῆς χαρίεντος παραβολῆς τὴν γνώμην αὐτοῦ δείκνυται.

quae ſuperne deorſum feruntur; externa vero obliquas. Hujus autem rei cauſam expoſuimus in iis commentariis qui ſunt de uſu partium. * * * * In aetatibus autem, quemadmodum ſupra dixi, eandem habet rationem puer, quam ver in anni temporibus; eandem juvenis, quam aeſtas; eandem cujus aetas declinat, quam autumnus; eandem denique ſenex, quam hiems. Sic etiam prima diei pars eſt veri ſimilis, proxima aeſtati, tempus veſpertinum autumno, hora ultima hiemi; quod in cauſa eſt ut morbi autumnales acuti ſint ac mortiferi et hora veſpertina vehementiores reddantur et in ſuis acceſſionibus evacuentur. Hippocrates vero eleganti comparatione quadam ſententiam ſuam aperuit.

ΓΑΛΗΝΟΥ ΤΩΝ ΕΙΣ ΤΟ ΠΕΡΙ ΧΥΜΩΝ ΙΠΠΟΚΡΑΤΟΥΣ ΥΠΟΜΝΗΜΑΤΩΝ ΤΟ Γ.

Ed. Chart. VIII. [559.]

α'.

Οἱ τρόποι τῶν νούσων, τὰ μὲν συγγενικά ἐστιν εἰδέναι πυθόμενον καὶ τὰ ἀπὸ τῆς χώρης. οἰκέονται γὰρ διὰ πλειόνων καὶ πολλοὶ ἴσασι. τὰ δὲ ἐκ τοῦ σώματος καὶ τῶν διαιτημάτων καὶ καταστάσιος τῆς νούσου ἢ ἀπὸ ὡρέων.

Πρὸς τὸ διαγνῶναί τε καὶ ἰᾶσαι τὰ νοσήματα συντελεῖ μάλιστα τὰ γένη αὐτῶν εἶναι φανερὰ, ὡς τὸ εἰδέναι

HIPPOCRATIS DE HUMORIBUS LIBER ET GALENI IN EUM COMMENTARII TRES III.

I.

Modi morborum ſunt hi: partim quidem congeniti ſunt, quos interrogando licet cognoſcere, partim a regione proficiſcuntur, multis enim ſunt regionibus familiares, ac multi ipſos norunt; partim ex corpore et victus ratione et morbi conſtitutione vel ab anni temporibus.

Ut morbos tum dignoſcas tum vero etiam recte cures, genera ipſorum perſpecta eſſe maxime conducit.

τὰς νόσους εἶναι βλάβας τινὰς τῶν ἐνεργειῶν καὶ οὕτως, ἓν μέν τι γένος εἶναι τῶν σωμάτων[1], ἕτερον δὲ τῶν ἐνεργειῶν καὶ τὸ τῶν σωμάτων ἡγεῖσθαί τε καὶ ποιεῖν τὰς ἐνεργείας, ἕπεσθαι δὲ ἐκείνας κατὰ φύσιν μὲν ἔχουσι τοῖς σώμασιν, ἀμέμπτως τε καὶ κατὰ φύσιν αὐτὰς διακειμένας, παρὰ φύσιν δὲ ἐχόντων ἢ μὴ γινομένας παντάπασιν ἢ καὶ ἐμποδιζομένας γε πάντως. ἐπὶ τούτοις δὲ τρίτον ἐστὶ γένος τὸ τῶν αἰτίων τὰς διαθέσεις ἐργαζομένων. ἐπ' αὐτῷ δὲ ἄλλο τέταρτον γένος διαθέσεων, ὅσα τοῖς σώμασιν ὑπάρχει κατὰ φύσιν τε καὶ παρὰ φύσιν ἔχουσι, μηδὲν μήτ' ὠφελοῦντα μήτε βλάπτοντα τὰς ἐνεργείας, οἷον εἰ τύχοι τὸ χρῶμα τοῦ σώματος ἢ μέλαν ἐκ λευκοῦ γενόμενον, ἐν ἡλίῳ διατριψάντων ἐπὶ πλέον, ἢ λευκὸν ἐκ μέλανος, ἐν σκιᾷ διαιτηθέντων ἢ ἐρυθρὸν λουσαμένων ἢ ὠχρὸν φοβηθέντων. οὔτε γὰρ ἐνέργεια τοῦτ' ἔστιν οὔτε διάθεσις σώματος ἐνεργείας αἰτία· καὶ πολὺ δὲ μᾶλλον οὐδὲ ἡ τὰς παρὰ φύσιν ἐργαζομένη

1. *Corr.* εἶναι τῶν σωμάτων et quae praecedunt in codice omiſſa, ſed manu ſecunda adjecta ſunt.

Quo in genere illud eſt ut ſcias morbos eſſe quasdam actionum laeſiones, atque ita unum eſſe genus corporum, alterum actionum. Ac corporum quidem genus praecedere actiones easque producere, illas vero ſequi, ac ſi ſtatum naturalem corpora conſervent, culpa vacantes naturalesque exiſtere; ſi praeter naturam corpora affecta ſint, illas autem nullas prorſus aut certe omnino impeditas; ad haec tertium genus accedit cauſarum quae affectiones gignunt; poſt hoc eſt item aliud quartum genus eorum quae inſunt corporibus, ſive ea naturaliter, ſive praeter naturam affecta ſint, quae neque commodo neque incommodo eſſe actionibus ſolent: velut exempli gratia, ſi color corporis ex diuturna mora in ſole ex albo niger aut contra ex nigro albus ſiat, quod quis in umbra vitam duxerit, aut ruber in lotis aut pallidus expaveſactis videatur; haec enim neque actio eſt neque affectio corporis, quae cauſa actionis ſit, ac multo minus cauſa eſt quae affectus

Ed. Chart. VIII. [559. 560.]
διαθέσεις αἰτία. σύμπτωμα δέ ἐστιν ὅπερ συμβαίνει ἐξ ἀνάγκης ἐπὶ ταῖς διαφόροις τῶν σωμάτων ἀλλοιώσεσιν, εἴτ᾽ οὖν κατὰ φύσιν εἴτε καὶ παρὰ φύσιν ἔχοιεν. πρὸς δὲ τούτοις ἅπασιν εἰσὶ καὶ οἱ τρόποι τῶν νοσημάτων, οὓς εἰδέναι ἡμᾶς οὐχ ἧττον ἢ τὰ προειρημένα δεῖ. χρῶνται γὰρ οἱ παλαιοὶ τῇ φωνῇ ταύτῃ κατὰ δυοῖν σημαινομένων, ἐνίοτε μὲν ἐπὶ τὸ τῆς ψυχῆς ἦθος αὐτὸ φέροντες, ἐνίοτε δὲ ἐπὶ τὰς διαφορὰς ἢ τὰς ἰδέας τοῦ προκειμένου κατὰ τὸν λόγον πράγματος, οἷον εἴ τις εἴπῃ τρόπους διαίτης, δηλώσει τὰς διαφορὰς αὐτὰς ἢ τὰς ἰδέας, ὥσπερ καὶ τρόπους πυρετῶν πολλοὺς εἶναί φαμεν τὰς διαφορὰς ἢ τὰ εἴδη τούτων σημαίνοντες. νῦν δὲ οὐ δηλοῖ τὰ ἤθη τῆς ψυχῆς, ἀλλὰ τὰς ἰδέας τῶν νόσων. διαφορὰς μὲν ἢ ἰδέας ἢ εἴδη κατὰ τὸ παρὸν οὐ διοίσει λέγειν. οὕτω γοῦν αὐτὸς ἐν τῷ κατ᾽ ἰητρεῖον εἶπεν αὐγῆς εἶναι δύο εἴδεα, ὡς εἰ καὶ διαφορὰς καὶ τρόπους εἰρήκει δύο, ὄντος ἔθους τοῖς παλαιοῖς καὶ διαφορὰς καὶ εἴδη καὶ τρόπους ὀνομάζειν τὰ κατὰ τὴν το-

praeter naturam afferat. Eſt vero ſymptoma quod varias corporum alterationes, ſive illa ſecundum naturam, ſive praeter naturam affecta ſint, neceſſario conſequitur. Ad haec omnia accedunt modi morborum quos non minus quam quae dicta ſunt eſſe nobis cognitos oportet. Veteres hoc nomine *τρόπον* utuntur in duabus ſignificationibus; interdum ad animi mores explicandos adhibent, interdum ut differentias et formas rei de qua agitur ſignificent: ut ſi quis dicat, modos victus rationis, is differentias aut formas ipſius indicabit, ſicut febrium eſſe multos modos dicimus, ut earum differentias aut ſpecies ſignificemus. Hoc vero loco nomen *τρόπον* non ſignificat mores animi, ſed formas morborum; utrum vero [560] differentias aut formas aut ſpecies modo dicas, nihil intereſt. Sic quoque eſt ab ipſo in libro de officina medici conſcriptum, lucis duas eſſe ſpecies, perinde ac ſi differentias et modos dixiſſet; quum fuerit hoc in more poſitum inſtitutoque majorum, ut quae ex diviſione rerum genera-

Ed. Chart. VIII. [560.]

μὴν τῶν γενικωτέρων πραγμάτων ὑποπίπτοντα, κατὰ τὸ αὐτὸ σημαινόμενον καὶ ἐν τῷ πρώτῳ τῶν ἐπιδημιῶν, εἰσὶ, φησὶν, οἱ[1] τρόποι καὶ καταστάσιες καὶ παροξυσμοὶ τουτέων ἑκάστου τῶν πυρετῶν. δῆλον γὰρ ὅτι τὰ εἴδη καὶ τὰς διαφορὰς σημαίνει· διότι προστίθησιν, αὐτίκα τὸν συνεχῆ ἄρχεται μὲν ἐνίοις σφοδρότατον, κατὰ βραχὺ δὲ ἀπολεπτύνεσθαι μέχρι κρίσεως, ἐνίοτε δὲ ἀνάπαλιν. ἐνίοτε δὲ εἶναι τρίτον τινὰ τρόπον σύνθετον ἐξ ἀμφοῖν, ἅπερ ἅπαντα συμβαίνει πᾶσι τοῖς πυρετοῖς, ὅσοι τε συνεχεῖς καὶ πολυχρόνιοι καὶ ἐπὶ παντὸς ἄλλου τοῦ νοσήματος ὀξέως δηλονότι καὶ χρονίου. τοὺς μὲν οὖν τρόπους τῶν νοσημάτων γινώσκομεν ἔκ τε τῆς κοινῆς φύσεως ἁπάντων καὶ ἐκ τῆς ἰδέας ἑκάστου, ἔτι δὲ καὶ ἐκ τῶν προσφερομένων καὶ ἐκ τῆς ὅλης τοῦ περιέχοντος ἡμᾶς καταστάσεως καὶ χώρης ἑκάστης καὶ τοῦ ἔθους καὶ διαίτης καὶ τῶν ἐπιτηδευμάτων καὶ ἐκ τῆς ἡλικίας καὶ ἐκ τῶν παροξυσμῶν καὶ ἐκ τῶν διαχωρημάτων καὶ οὔρων καὶ ἐμέτων καὶ ἱδρώτων καὶ πτυσμάτων. ἔτι δὲ καὶ ῥίγους καὶ ψύξεως

1. l. III. in progn. X.

lium exoriuntur, differentias, ſpecies et modos appellarent. In eandem ſignificationem illud quoque dictum eſt in primo de morbis vulgaribus, ubi ſcriptum eſt: ſunt, inquit, modi, ſtatus et acceſſiones ſingularum harum febrium; planum enim eſt ibi ſpecies differentiasque ſignificari, propterea quod ſtatim ſubjungit, continuatim incipere aliquibus vehementiſſimam et paulatim uſque ad judicationem fieri leviorem, quibusdam vero contra; interdum quendam eſſe ex utraque conflatum modum; quae quidem accidunt omnibus febribus quae continuae ſunt et diuturnae et item aliis morbis omnibus qui et acuti ſunt et longi. Cognoſcimus autem modos morborum tum ex communi omnium natura, tum ex cujusque hominis propria, itemque ex iis quae offeruntur et ex univerſa aëris nos ambientis conſtitutione et cujusque regionis et ex conſuetudine et victus ratione et inſtitutis et aetate et acceſſionibus et alvi excrementis et urinis et vomitibus et

Ed. Chart. VIII. [560.]

καὶ βηχὸς καὶ πταρμῶν καὶ λυγμῶν καὶ θάλπους καὶ φυσῶν καὶ αἱμοῤῥαγίας ἐκ ῥινῶν καὶ ἐκ τῶν αἱμοῤῥοΐδων καὶ τῶν ἀποστάσεων. περὶ ὧν ἁπάντων ἑξῆς εἰρήσεται. πλὴν ὅτι περὶ κοινῆς φύσεως ἁπάντων καὶ τῆς ἰδίας ἑκάστου, ἔτι δὲ περὶ τῶν λόγων καὶ ἀποστάσεων καὶ ἐνυπνίων καὶ τῶν ἔτους ὡρῶν καὶ καταστάσεων καὶ διαχωρημάτων καὶ τῶν οὔρων καὶ ἐμέτων, πτυσμάτων, ἱδρώτων, λυγμῶν καὶ ἄλλων πολλῶν ἤδη εἴρηται ἐν τοῖς ἀνωτέρω. ἐκ μὲν οὖν τῶν προσφερομένων πρόγνωσις ἔσται ἢ μοχθηρῶν ὄντων αὐτῶν, μὴ χείρω γένοιτο ὁ κάμνων, μετρίως νοσεῖ, εἰ δὲ πάντων προσηκόντως γινομένων πρὸς τὸ μηδὲν ὀνίνασθαι σφοδρύνοιτο, μοχθηρόν. ἐγὼ γὰρ καὶ ἐκ τῶν προσφερομένων τοὺς τρόπους τῶν νοσημάτων διέγνων πολλάκις. ὅτι δὲ καὶ ἡ χώρα μέγα συντελεῖ πρὸς τὴν πρόγνωσιν διδάσκει σαφῶς αὐτὸς ἐν τῷ περὶ ἀέρων καὶ ὑδάτων καὶ τόπων, ἐν ᾧ δείκνυται τίνα καθ' ἑκάστην χώραν πλεονάζει νοσήματα. * * * * δυνατόν ἐστι στοχάζεσθαι τεχνικῶς ὁποῖοί

ſudoribus et ſputis; propterea vero ex rigore, frigore, tuſſi, ſternutatione, ſingultu, aeſtu, flatu, ſanguinis e naribus et haemorrhoidibus profluvio et abſceſſibus, de quibus omnibus deinceps diſſeretur; praeterquam de communi omnium et de cujusque propria natura et de ſermonibus et de abſceſſibus et inſomniis et anni temporibus et ſtatu et alvi excrementis et urinis et vomitibus et ſputis et ſudoribus et ſingultibus et aliis plerisque de quibus ſupra copioſe locuti ſumus. Itaque ex iis quae offeruntur ſuppetit nobis praecognitio, ſi quum illa prava ſint aegrotis nihil ſe habeat deterius, mediocris morbus cenſebitur, at ſi omnia ut par eſt ſiant, aegrotus vero praeterquam, quod nullum fructum ferat, vehementius conflictetur, pravus morbus judicabitur: mihi enim ſaepenumero vel ex oblatis modos morborum dignoſcere contigit. Regionem vero magnopere nobis eſſe ad praenotionem adjumenti ipſemet in libro de aëre, aquis et locis, apertiſſime declarat in eo loco in quo docet, quinam morbi in ſingulis regionibus plurimum verſentur. * * * * poſſumus enim

Ed. Chart. VIII. [560.]

τέ εἰσι καὶ ὁπόσοι οἱ πλεονάζοντες χυμοὶ ἐν τῷ σώματι. * * * * καλοῦσι δὲ ἐπιτηδεύματα πάντα, ὅσα οἱ ἄνθρωποι οἱ διὰ χρείαν ἢ δι' ἀνάγκην κάμνουσιν, ὡς τὰ περὶ τὴν γῆν ἢ τὰ γράμματα ἢ τὴν ἰατρικὴν τέχνην ἢ τὴν φιλοσοφίαν ἢ τὰς ἄλλας τέχνας καὶ πράξεις. ὁ γὰρ ἐν τῷ ἀγρῷ διῃτημένος ὥρᾳ θέρους ἐν ἡλίῳ ὑπαίθριος, λεπτῇ διαίτῃ χρώμενος καὶ πόνοις μᾶλλον τὴν χολὴν πικρὰν ἢ τὸ φλέγμα, ὅσον ἐπὶ τοῦτο[1] ἀθροίζει ὥσπερ ἐν σκιᾷ καὶ ἀργῶς καὶ ἐμπιπλάμενος διάγων τὸν φλεγματικὸν χυμὸν, μᾶλλον * * * * εἴρηται γὰρ ἡμῖν ἐν τοῖς περὶ κράσεων ὑπομνήμασι καὶ ἐν τοῖς ἀφορισμοῖς ἐπὶ πλέον. ἀρκεῖ δὲ ἐνταῦθα τοῦτο εἰπεῖν, ὅτι κἀκ τῆς ἡλικίας οὐ σμικρὰν ὠφέλειαν ἔχομεν. * * * * ἄλλο μὲν σημαίνει ψύξις ἐν ἀρχῇ παροξυσμοῦ, ἄλλο δὲ ἐν παρακμῇ γινομένη, καθάπερ γε καὶ εἰ διὰ παντὸς τοῦ παροξυσμοῦ παραμένει, οὐκ ἀγαθὸν ἔσται σημεῖον. αἱ δὲ φῦσαι τοῦ γένους εἰσὶ τῶν πνευμάτων περὶ ὧν ἐν τῷ προ-

1. *Corr.* τούτῳ pro τοῦτο.

ex arte conjectura consequi, quales quantique humores redundent in corpore. * * * * ceterum vocant instituta ea omnia quae homines aut usu aut necessitate coacti faciunt, ut quae ad terram colendam aut ad studium literarum aut artem medicinalem aut philosophiae scientiam aut ad alias artes et actiones pertinent: nam qui in agro vitam degit aestivo tempore et in sole sub dio et tenui diaeta utitur et laboribus se tradit, is quantum ad hanc vitam attinet amaram bilem potius quam pituitam coacervabit, ut qui in umbra otioque vivit et sese explet, pituitosum humorem potius colliget * * * * Nam et in libris de temperamentis et in aphorismis dictum est copiosius, nunc vero sufficiet dicere, non mediocrem utilitatem nos etiam ex aetatis cognitione percipere * * * * aliud enim significat in principio accessionis refrigeratio, aliud si in declinatione oritur, sicut etiam, si per totam exacerbationem perdurant, non bonum signum fuerit. Flatus autem in genere

Ed. Chart. VIII. [560.]
γνωστικῷ εἰρήκαμεν. * * * * διαφέρει γὰρ, ὀνομάζουσι δὲ οὕτως τὰς ἐκ πολλοῦ χρόνου κατὰ τὸ σῶμα διαμενούσας, ὅπερ αὐτὸς ἐν τοῖς[1] ἀφορισμοῖς ἐδείκνυε εἰπών· οἱ πρεσβῦται τῶν νέων τὰ μὲν πλεῖστα νοσέουσιν ἧσσον, ὅσα δὲ αὐτοῖς χρόνια νοσήματα γένηται, τὰ πολλὰ συναποθνήσκει, ὅπερ ταὐτόν ἐστιν, εἴπερ σύντροφα ἐκάλει. ἐκεῖνα δὲ οὐκ ἔστι τοιούτου τρόπου, ἀλλὰ μᾶλλον ἐν τῇ χώρᾳ εἰωθότα γίνεσθαι, ἃ καὶ ἐπιχώρια ἐν τῷ περὶ ἀέρων καὶ τόπων καὶ χώρων καλεῖ. ἐνίοτε δὲ καὶ ἔνδημα ἀντιδιαιρῶν αὐτὰ πρὸς τὰ πάγκοινα καὶ ἐπιδήμια. περὶ ἑκάστου δὲ χρόνου φησὶ προϊόντος καὶ τοῦ ἐνιαυτοῦ. λέγω ἂν ὁκόσα νοσήματα μέλλει πάγκοινα τὴν πάλιν κατασχήσειν ἢ θέρους ἢ χειμῶνος. καὶ πάλιν ταῦτα τὰ νοσήματα ἐπιχώρια τοῖσίν ἐστι καὶ εἴ τι πάγκοινον κατάσχει νόσημα ἐκ τῆς τῶν ὡρέων μεταβολῆς καὶ κατωτέρω πάλιν, τοῦτο μὲν τὸ νόσημα αὐτέοισι σύντροφόν ἐστι καὶ θέρεος καὶ χειμῶ-

1. l. II. aph. XXXII.

ſpirituum continentur, de quibus in praeſagiis verba fecimus. * * * * Differunt enim, ac ſic nominant eos morbos qui in corpore diu permanent, ut ipſe in aphoriſmis declaravit, quum ait: *maximam partem ſenes minus quam juvenes aegrotant; ſi vero diuturnis morbis corripiantur, cum iis fere moriuntur.* Id autem perinde accipiendum eſt ac ſi dixiſſet, morbos ſimul nutritos; illi enim hujusmodi non ſunt, ſed potius oriri in regione ſolent, quos etiam patrios in libro de aëre, aquis locis et regionibus vocat; interdum etiam populares, ut hi ex altera parte communibus omnium et vulgaribus reſpondeant. Cujusque autem, inquit, futuri temporis annique ſtatum et qui morbi omnium communes aut aeſtate aut hieme ſint civitatem invaſuri, praedicet et item quum ait: *atque hi quidem morbi ſunt eis patrii, praeterquam quod ſi quis morbus omnium communis ex mutatione temporum exiſtat;* et item inferius quum ſubjungit: *hic autem morbus eis aeſtate et hieme connutritus eſt.* Ex quibus appa-

Ed. Chart. VIII. [560.]

νος. οὐ τοίνυν ταὐτόν ἐστι τὸ συγγενικὸν καὶ τὸ σύντροφον νόσημα, ὡς εἶπον, ἀλλὰ * * * *

β'.

Αἱ δὲ χῶραι πρὸς τὰς ὥρας κακῶς διακείμεναι, τοιαῦτα τίκτουσι νοσήματα, ὁκοίῃ ἂν ὥρῃ ὅμοιαι ἔωσιν,[1] οἷον ἀνώμαλον θάλπος ἢ ψῦχος τῆς αὐτῆς ἡμέρης, ὅταν τοιαῦτα ποιέῃ φθινοπωρινὰ ἐν τῇ χώρῃ τὰ νοσήματα καὶ ἐν τῇσιν ἄλλῃσιν ὥρῃσι κατὰ τὸν λόγον.

Ὅταν,[2] φησὶν, αἱ χῶραι πρὸς τὰς ὥρας κακῶς διάκεινται τοιαῦτα νοσήματα τίκτουσιν, ὁκοῖα ἂν ἡ ὥρα ᾖ καὶ τοῦτο εἰκότως. οὐ γὰρ αἱ τῶν ὡρῶν ὀνομασίαι αἴτια νοσημάτων, ἀλλ' αἱ κράσεις εἰσίν· ὅταν οὖν αὗται ἐξαλλάττωσιν, ἀναγκαῖόν ἐστι καὶ τὰ νοσήματα συναλλάττειν· ἐπειδὴ γὰρ κατὰ τὸν τῆς ἰδίας κράσεως λόγον καὶ οὐ δι' ὀνομασίαν αἱ ὧραι τοὺς χυμοὺς αὔξάνουσι, διὰ τοῦτο ἡ κρᾶσις τοῦ περιέ-

1. ἂν ὥρῃ, ὅμοιαι ἔωσιν uncinis inclufa funt in M. 2. l. III. aph. IV.

ret, morbum congenitum et connutritum non eundem esse, ut diximus, fed * * * *

II.

Regiones autem ad anni tempora male affectae tales morbos pariunt, quale fuerit tempus, cui funt fimiles; verbi gratia inaequales calor aut frigus eodem die quum talia contigerint autumnales morbos in regione procreant, haecque ratio in ceteris tempeftatibus fervabitur.

Quum, inquit, regiones male affectae funt ad anni tempora, tales morbos pariunt qualia tempora fuerint; atque id quidem merito fit, neque enim temporum appellationes, fed temperaturae funt morborum caufae; quum igitur hae a fua natura defcifcunt, morbos quoque diverfos gigni neceffe eft. Quoniam autem tempora propriae temperaturae non appellationis ratione humores ad-

χοντος ἡμᾶς ἀέρος μεταβάλλει καὶ οἱ χυμοὶ ἐξ ἀνάγκης μεταβάλλονται. ὥσπερ μὲν οὖν τὴν ἰδίαν αὐτῶν κρᾶσιν διαφυλάττουσαι αἱ ὧραι τὰς νόσους τίκτουσιν, ἀνάλογον ταῖς φύσεσιν αὐτῶν, οὕτω[1] καὶ παρὰ φύσιν μεταβαλλομέναις αἱ νόσοι ἕπονται. ὅταν οὖν ἀναγνῷς ἐν ἀφορισμοῖς τὰ πλεονάζοντα κατὰ τὸ θέρος νοσήματα πυρετούς τε εἶναι συνεχεῖς καὶ καύσους καὶ τριταίους πλείστους, πρῶτον μὲν αὐτὸ δεῖ τοῦτο μὴ παρακοῦσαι, τὸ ὡς θέρους μέμνηται οὐ τοῦ παρὰ φύσιν ἔχοντος, ἀλλὰ τοῦ κατὰ τάξιν καὶ κόσμον. ὡς γὰρ ὁ χειμὼν ἅπαντος τοῦ ἔτους ὑγρότατός ἐστι καὶ ψυχρότατος, ἐναντίως δὲ αὐτῷ τὸ θέρος, ξηρότατόν τε καὶ θερμότατον εἶναι βούλεται. εἰ δὲ ἔμπαλιν ὁ μὲν χειμὼν ξηρὸς, τὸ δὲ θέρος ὑγρὸν γίγνοιτο, οὐ κατὰ φύσιν ἔχει τὰ τῶν ὡρῶν. οὐκοῦν οὐδὲ τὰ θερινὰ νοσήματα τηνικαῦτα ἐν τῷ θέρει πλεονάζει, οὐδὲ τὰ χειμερινὰ ἐν τῷ χειμῶνι, οὐδὲ ἐαρινὰ ἐν τῷ ἦρι ἢ τὸ ἔαρ ἀνώμαλον εἴη καὶ μὴ κατὰ τά-

1. de crifib. III.

augent, ideo fi aëris nos ambientis temperies immutetur, etiam humores neceffario immutabuntur. Ut igitur tempora propriam fui temperaturam retinentia morbos eos pariunt qui naturis temporum proportione refpondeant, fic etiam morbi tempora praeter naturam immutata confequuntur. Itaque quum in aphorifmis legeris, morbos quorum aeftivo tempore magnus proventus eft febres continuas, ardentes, ac maximam partem tertianas effe, in primis adhibe animum [561] ne male intelligas, quod aeftatis quae praeter naturam fit mentionem Hippocrates fecerit, fed potius quae fuum ordinem modumque fervaverit. Ut enim hiems et totius anni partibus humidior ac frigidior, ita ejus contraria effe aeftas debet, ut ficciffima calidiffimaque fit; at contra fi hiems ficca fit aeftasque humida fuccedat, certe tempora fuam naturam non fervabunt, proinde eo tempore morbi aeftivi per aeftatem non abundabunt, neque hiberni per hiemem, neque verni per ver, fi ipfum fuerit inaequale et non ordinem ferva-

ξιν, οὕτω δὲ οὐδὲ κατὰ τὸ φθινόπωρον. μὴ γάρ πω διὰ τὴν προσηγορίαν τῶν ὡρῶν, ὡς ἔφην, ἕκαστον τῶν νοσημάτων δοκεῖ γίνεσθαι τοῖον ἢ τοῖον, ἀλλὰ διὰ τὴν περιέχοντος ἡμᾶς ἀέρος κρᾶσιν· ὡς γὰρ ἂν οὗτος[1] ἔχει φύσεως, οὕτω καὶ ἡμᾶς διατίθησι. κατὰ τοῦτο οὖν φησιν Ἱπποκράτης, ὁπόταν[2] ἔαρ τῷ φθινοπώρῳ ὅμοιον γένοιτο, τότε φθινοπωρινὰ τὰ νοσήματα ἔσεσθαι. ὑγρὰν μὲν δή τινα καὶ ψυχρὰν κατάστασιν ἔχειν δεῖ τὸν χειμῶνα, θερμὴν δὲ καὶ ξηρὰν τὸ θέρος τοῦ ἦρος ἀκριβῶς ἀμφοῖν ὄντως ἐν μεταξὺ, κατὰ δὲ τὸ φθινόπωρον κρύους μὲν ἕωθεν ὄντος, ἀμφὶ τὸ μέσον τῆς ἡμέρας θάλπος ἐστὶν ἰσχυρὸν καὶ πάλιν δείλης ὀψίας εἰς κρύος[3] γίνεται μεταβολή. ἐὰν οὖν κατὰ τὴν ἑτέραν ὥραν τοῦ ἔτους καὶ μὴ κατὰ τὸ φθινόπωρον ἀνώμαλον εἴη τὸ θάλπος καὶ ψῦχος τῆς αὐτῆς ἡμέρας, τότε τὰ φθινοπωρινὰ νοσήματα προσδέχεσθαι[4] χρή· δήλη δὲ ἡ αἰτία, ὁμολογεῖ γὰρ αὕτη ἡ κατάστασις τῇ τοῦ φθινοπώ-

1. *Corr.* οὕτως ejecit et repoſuit οὗτος. 2. *Corr.* ὁπόταν ἔαρ τῷ φθινοπώρῳ ὅμοιον γένοιτο, τότε inſeri vult. 3. in marg. fortaſſe κρύος, antea enim legebatur χρίος

rit; eadem erit autumni ratio, neque enim, ut dixi, propter temporum nomina ſinguli morbi accidunt, ut tales aut quales ſint, ſed pro aëris qui nobis circumfluus eſt temperatura oriuntur; nam ut eſt hujus ipſius natura, ita etiam nos afficit, atque in hanc ſententiam dictum ab Hippocrate eſt: *quum ver ſimile autumno fuerit, tum autumnales exſpectare morbos oportet*; hiems autem humidam frigidamque habere conſtitutionem quandam debet; aeſtas calidam et ſiccam; ver in medio utriusque eſt accurate conſtitutum, ſed in autumno frigus mane, meridie vero magnus calor et rurſus ad veſperam in frigus fit commutatio. Itaque ſi in alio anni tempore quam autumno inaequale fuerit et frigus et calor idque eadem die accidat, tunc autumnales morbi ſunt exſpectandi, manifeſta cauſa eſt: illa enim conſtitutio autumnali ſtatui proportione reſpondet; quare haud mirabile eſt, ſi tales

Ed. Chart. VIII. [561.]

ρον· οὐκοῦν θαυμαστὸν, εἰ τοιαῦτα νοσήματα ἐργάζεται, ἀλλ' εἰ τὴν ἑαυτῶν κρᾶσιν αἱ ὧραι σώζοιντο, οὐδὲν τοιοῦτον ὡς πρὸς τὰς ὥρας[1] συμβήσεται. ἡ μὲν οὖν θερινὴ ὥρα θερμὴ καὶ ξηρὰ οὖσα τριταίων πυρετῶν[2] εὔφορος ἔσται καὶ ἡ χώρα θερμὴ καὶ ξηρὰ ἔσται τῆς ὑγρᾶς καὶ ψυχρᾶς εὐφορωτέρα, ἀλλὰ καὶ ἡ τοῦ κάμνοντος κρᾶσις εἰς τοῦτο συντελεῖ. ἢν δὲ καὶ διαίτῃ θέλῃ θερμότερόν τε καὶ ξηρότερον ὅπερ ἐστὶν ἐν πόνοις μὲν πλείοσι καὶ ταῖς ἀγρυπνίαις καὶ φροντίσι καὶ λύπαις, ἐδέσμασί τε ἐλάττοσί τε καὶ χολωδεστέροις, οὗτος[3] ἂν χολωδέστερος ἂν[4] αὐτὸς ἑαυτοῦ γένοιτο καὶ δηλονότι θερμότερός τε καὶ ξηρότερος, τὸν αὐτὸν λόγον ἔχουσιν αἱ ἄλλαι ὧραι, ἢν γὰρ ἐν τῷ ἦρι οὐ ψῦχος μόνον, ἀλλὰ καὶ ὑγρὸν δυναστεύει, τὰ χειμερινὰ νοσήματα πλεονάσει, οὕτω δὲ καὶ περὶ τοῦ θέρους καὶ ἄλλων ὡρῶν. οὐ γὰρ ὧραι, ἀλλὰ ποιότητες τοὺς χυμοὺς καὶ οἱ χυμοὶ τὰς ποιότητας τίκτουσιν. ὁρῶμεν γὰρ τὴν ὀργὴν μάλιστα γί-

1. l. II. de crifib. III. 2. *Corr.* τριταίων πυρετῶν pro τριταῖον πυρετόν. 3. *Corr.* οὗτος pro οὕτως. 4. *Corr.* ἂν addidit.

morbi eo tempore oriantur, ac fi anni tempora fuam naturam fervarint, nihil tale quatenus ad anni tempora pertinet unquam eveniet; quare tempus aeftivum, quod calidum ficcumque eft, magnam affert febrium tertianarum copiam, ac regio item calida et ficca majorem vim illarum febrium quam humida frigidaque producet. Sed aegrotantis quoque temperatura ad hanc ipfam rem magnopere faciet, quod fi victus ratione calidiore ficcioreque utatur, quae quidem pofita eft in pluribus laboribus, vigiliis, curis, follicitudinibus et cibis copiofioribus et bilis gignendae aptioribus, is etiam fe ipfo biliofior fiet, atque ita nimirum ficcior atque calidior, eadem et aliorum temporum ratio. Nam fi vere non folum frigus, fed etiam humiditas dominetur, profecto morbi hiberni abundabunt, idem eft de aeftate deque aliis temporibus exiftimandum. Neque enim tempora, fed qualitates funt quae humores gignunt et humores ipfas qualitates pariunt: perfpicimus

Ed. Chart. VIII. [561.]

νεσθαι, ἐν ᾧ χολὴ ἐπικρατεῖ καὶ ἐναλλὰξ, ἐν ᾧ ὀργὴ ἐπικρατεῖ, ἐν τούτῳ τοὺς χολώδεις γίνεσθαι χυμούς, οὕτω καὶ φόβος καὶ δυσθυμίαι μελαγχολικὸν χυμὸν ποιεῖ καὶ ὁ μελαγχολικὸς δὲ χυμὸς τὸν φόβον τε καὶ δυσθυμίαν ἐργάζεται· περὶ δὲ τῶν λοιπῶν ὁ αὐτὸς λόγος.

γ'.

Τὰ μὲν ἀπὸ ὀδμέων βορβορωδέων ἢ ἑλωδέων.

Δεῖ[1] τῶν ὄντων κατὰ γένος τῶν τὰς νόσους ἐργαζομένων αἰτίων τὰ μὲν ἔξωθέν ἐστι, τὰ δὲ ἐξ αὐτῶν ἡμῶν ὁρμᾶται. καὶ πρὸς μὲν τὰς ἔξωθεν βλάβας ἄλλα μόρια τῶν ἐν ἡμῖν ἐστιν, ἐνίοτε ἀσθενῆ, πρὸς δὲ τὰς ἔνδοθεν ἄλλα. ἐξ ἡμῶν γὰρ κατὰ πλῆθος χυμῶν ἢ μοχθηρίαν αἱ νόσοι γίνονται. τὰ δὲ ἔξωθεν αἴτια τὰ μὲν τὸ δυσκρασίαν τινὰ ἐργάζεσθαι, τὰ δὲ τὸ θλᾶν ἢ τέμνειν ἀδικεῖ τὰ τῶν ζώων σώματα. οὐ μὴν ἀλλὰ οὐδέν ἐστιν ὅπερ οὐ[2] φεύγειν δυνά-

1. de nat. humana V. 2. *Corr.* add. οὐ.

enim iracundiam excitari maxime in quo bilis exſuperat et viciſſim in quo iracundia exſuperat in eo bilioſos humores gigni. Sic etiam timor et animi demiſſio melancholicum humorem efficiunt et humor ipſe melancholicus timorem animique demiſſionem parit; de ceteris idem eſt cenſendum.

III.

Alii quidem ab odoribus coenoſis aut paluſtribus.

Duplex eſt genus cauſarum morbos efficientium: aliae enim foris adveniunt, aliae a nobis ipſis proficiſcuntur. Atque ad noxas externas quaedam interdum noſtrae partes infirmae ſunt, quaedam vero ad internas. Nam morbi noſtra vi fiunt aut a plenitudine aut a malitia humorum; cauſae vero externae ideo corpora animantium laedunt, partim quod intemperiem quandam gignant, partim quod frangant aut incidant; nulla tamen res eſt quam vitare

Ed. Chart. VIII. [561.]
μεθα, πλὴν τὸν περιέχοντα ἡμᾶς ἀέρα. οὗτος γὰρ ἀμετρότερον ἢ θερμαινόμενος ἢ ψυχόμενος ἢ ὑγρότερος γενόμενος ἢ ξηρότερος ἀλλοιοῖ καὶ τὴν ἡμετέραν φύσιν καὶ τὴν τῶν σωμάτων συμμετρίαν, εἴπερ ὑγεία ἐστὶ, διαφθειρεῖ. ταῖς μὲν οὖν ἄλλαις αἰτίαις οὐ διὰ παντὸς ἀπαντῶμεν οὔτε διὰ ὅλην τὴν ἡμέραν, ἐν δὲ τῷ ἀέρι διαμένειν ἡμᾶς ἀεὶ χρὴ καὶ εἰσπνέειν αὐτὸν καὶ ἀδύνατόν ἐστι μὴ συνδιατίθεσθαι καὶ συμμεταβάλλεσθαι τὰ σώματα τῇ ἐκείνου μεταβολῇ. δεῖ οὖν τὸν καλῶς θεραπεύοντα ἰατρὸν γινώσκειν τὸν ἄριστον ἀέρα καὶ τὸν μοχθηρόν, ἵνα καὶ γιγνώσκοι ὁποῖα ἐξ αὐτοῦ γίγνοιντο νοσήματα, ὁποῖα δὲ μὴ, καὶ ἴδῃ ποῖον[1] ἀέρα φευκτέον ἢ οὔ. εἴρηται δὲ ἡμῖν ἤδη περὶ τούτων ἁπάντων ἐν τῷ εἰς τὸ περὶ ἀέρων καὶ ὑδάτων καὶ τόπων καὶ χώρων καὶ οἰκήσεων ὑπομνήματι. ἀλλ' ὅμως νῦν ὀλίγα κεφαλαιωδῶς ἀναμνήσεως ἕνεκεν εἰρήσεται. ὁ[2] μὲν οὖν ἀκριβῶς καθαρὸς ἀὴρ ἄριστος εἶναι δοκεῖ. τοιοῦτος δέ ἐστιν ὁ μήτε ἐκ λιμνῶν ἢ ἑλῶν ἀναθυμιάσεως ἐπιθολούμενος, μήτε ὁ ἐκ

1. Corr. ἴδῃ ποιὸν pro ἤδη ποιῶν. 2. Orib. IX. collect. X. l. V. de tuend. sanit. XIV.

non possimus praeter aërem nos ambientem; is enim immoderatius calefactus aut refrigeratus aut humidior aut siccior redditus nostram immutat naturam et symmetriam corporum quae sanitas est corrumpit; ac ceteris quidem caussis neque perpetuo occurrimus, neque ipsae totum diem circa nos sunt, at in aëre morari semper ipsumque spiritu ducere oportet nec possunt corpora ad illius immutationem non simul et affici et immutari. Itaque medicus qui recte curaturus sit optimum vitiosumque aërem cognoscere debet, ut qui ex illo morbi fiant, qui secus, et qui vitandus aër sit aut non intelligat; ac de iis omnibus jam est a nobis in commentariis in librum de aëre, aquis, locis, regionibus et habitationibus dictum. Nunc tamen quaedam etiam summatim recordationis causa afferemus. Aër igitur accurate purus esse optimus videtur; est autem hujusmodi qui neque e stagnorum aut paludum halitu sit perturbatus, neque ex profundo specu emissus, cujus-

Ed. Chart. VIII. [561.]

βαράθρου τινὸς ἐκπνεόμενος, ἅπερ ἐστὶν ἃ χειρώνεια[1] καλεῖται. ταῦτα μὲν γὰρ τὸ[2] βλάπτειν τὸν ἀέρα καὶ τὰς νόσους ἐργάζεται. ταυτὸ τοῦτο ποιεῖ καὶ ὅστις ἔκ τινος ὀχετοῦ τῶν ἐκκαθαιρόντων μεγάλην τινὰ πόλιν ἐπιθολοῦται. μοχθηρὸς δὲ καὶ ὅστις ἔκ τινος σηπεδόνος καὶ κόπρων μιαίνηται[3]. μοχθηρὸς δὲ καὶ γίνεται, ὅστις ὀμιχλώδης ἐστὶ διὰ τὸν ποταμὸν ἢ λίμνην γειτνιῶσαν. ὁ δὲ ἐν κοίλῳ χωρίῳ πανταχόθι ὑψηλοῖς ὄρεσι περιεχόμενος, ὃς καὶ μηδεμίαν πνοὴν δέχεται, πνιγώδης ἐστὶ καὶ σηπεδονώδης. ὡς δὲ τὸν ἄριστον ἀέρα εἰσπνεῖν ἐν ἅπασιν ὁμοίως χρηστὸν καὶ τοῦτο χρῆσθαι ὠφέλιμον καὶ παῖδα καὶ νεανίσκον καὶ πρεσβύτην· οὕτω καὶ τὸν μοχθηρὸν φυλάττεσθαι ἅπαντας δεῖ, ἐπεὶ ἁπάσαις ταῖς ἡλικίαις λυμαίνεται, διαφέρει δὲ καὶ ὁ ἡλιούμενος[4] ἀὴρ τοῦ ἀνηλίου[5] καὶ σκιεροῦ, καὶ ὁ καθ' ἡμέραν τοῦ νύκτωρ. ὁ[6] μὲν γὰρ ἡλιούμενος θερμότερος καὶ λεπτότερος, ὁ δὲ σκιερὸς παχύτερος. ὁ μὲν οὖν θερ-

1. Corr. χειρώνεια pro χρόνια. 2. Corr. τὸ pro τῷ. 3. Corr. μιαίνηται pro μένει τε. 4. Corr. ὁ ἡλιούμενος pro ἡλλοιούμενος. 5. Corr. ἀνηλίου pro ἀνηλλοίου. 6. Orib. IX. coll. V.

modi ſunt quae cheironia appellantur; haec enim ideo, quod aërem corrumpunt, morbos creant, idem facit is aër qui vitium ex cloacis magnam aliquam urbem expurgantibus contraxit; itemque is pravus eſt qui ab aliqua corruptela aut fimo inquinatur, ut iſte etiam qui propter vicinum ſtagnum aut flumen nebuloſus eſt; qui vero cavo in loco altis montibus eſt ex omni parte concluſus nec ullum perflatum recipit, ſuffocans putrisque cenſetur; quemadmodum autem omnibus aeque conducit ut optimum aërem ſpiritu ducant utileque eſt ut eo puer, juvenis et ſenex utantur, ſic pravum vitare omnes decet, propterea quod aetates omnes laedit. Ceterum aër ſole illuſtratus ab eo quem ſol non attingit et ab umbroſo, itemque diurnus a nocturno differt; nam quem ſol tangit, calidior tenuiorque eſt; umbroſus vero craſſior eſt; calidior porro

Ed. Chart. VIII. [561.]

μότερος καὶ λεπτότερος εὐδιάπνευστα τὰ σώματα παρασκευάζει, ὁ δὲ ψυχρὸς καὶ παχὺς τοὐναντίον. ἔτι δὲ χείρων ἐστὶν ὁ κατὰ τὴν πόλιν τοῦ κατὰ τὴν χώραν. διόπερ ὁ κατὰ πόλιν ὁμοίως τοῖς κοίλοις τόποις θερμότερός ἐστι καὶ παχύτερος. ἥλιος γὰρ ἀδιάπνευστον ὄντα τὸν ἀέρα θερμαίνει,[1] ἡ δὲ ἀκινησία παχύνει.[2] τοῦτο δὲ πάσχει, διότι πολλαὶ καὶ παντοδαπαὶ ἐκ τῆς πόλεως ῥέουσιν εἰς αὐτὸν ἀναθυμιάσεις, ὁ δὲ ἐν ταῖς χώραις ἀὴρ λεπτὸς ὢν καὶ καθαρὸς ὀρεκτικωτέρους ἐργάζεται τοὺς ἀνθρώπους πρὸς τὰς τροφὰς καὶ εὐρουστέρους καὶ εὐαισθητικωτέρους καὶ εὐτροφωτέρους καὶ εὐπεπτοτέρους. δεῖ μέντοι[3] φυλάττεσθαι τὸν ἐπὶ τοῖς κήποις ἀέρα διὰ τοὺς ὀχετούς, ὡς τὰ πολλὰ τοὺς ἀποπάτους ἐκκαθαίροντας εἰς τοὺς κήπους καὶ τὴν μεγάλην δυσωδίαν. ἔτι δὲ τὴν ἀπὸ τῶν λαχάνων καὶ δένδρων καὶ θάμνων ἀναθυμίασιν, ὥσπερ ἀπό τε κράμβης καὶ καρέως καὶ πύξου, ὑφ᾽ ὧν ὁμιλίας ὁ πέριξ ἀὴρ μοχθηρὸς γίνεται.

1. *Corr.* θερμαίνει pro παχύνει. 2. *Corr.* παχύνει pro θερμαίνει. 3. *Corr.* τοι pro δή.

ac tenuior corpora quo melius perflentur efficit; frigidus et craſſus contraria. Praeterea pejor eſt is qui in urbe eſt quam qui ruri habetur: cauſa eſt, quia urbanus aër non ſecus quam qui convallibus cohibetur calidior craſſiorque eſt. Sol enim aërem perflatu vacantem calefacit, motionis vero vacuitas craſſum reddit, id quod aër pati videtur, quia multae et omnis generis exhalationes ex urbe in ipſum fluunt; qui vero ruri aër eſt, quum tenuis purusque ſit, homines cibi appetentiores facit et ut meatus magis fluxiles ſint et ſenſus vegetiores fiant et melius alantur homines meliusque concoquant; eum tamen aërem qui in hortis habetur vitare convenit, idque propter cloacas quae latrinas plerumque in hortos repurgant et magnum quoque foetorem et halitum ex oleribus, arboribus fruticibusque prodeuntem, qualis eſt quem braſſica et carea et buxus mittunt, quorum vicinitas aërem circumfluum vitiat. Quibus quidem ſit rebus, ut Hippocra-

εἰκότως γοῦν ἀξιοῖ νῦν Ἱπποκράτης δεῖν ἡμᾶς γνῶναι ὅσα ἀπὸ τῶν ὀδμέων καὶ βορβορωδέων καὶ ἑλωδέων γίνεται, ἃ καὶ ἐπιδημίους καὶ παντοδαπὰς νόσους τίκτειν εἰώθασι. κοινότατον μὲν γὰρ αἴτιον τῶν νοσημάτων καλεῖ τὸν ἀέρα ὁ συγγραφεὺς τοῦ δευτέρου τῆς περὶ φύσεως ἀνθρώπου. πραγματείας οὐχ ἧττον δὲ τὸ ὕδωρ ἢ ὁ ἀὴρ σχεδὸν ποιεῖ· διὸ καὶ τὴν φύσιν καὶ τὰς ποιότητας αὐτοῦ γνωρίζειν ἡμᾶς δεῖ· καὶ γάρ τινά ἐστι καθαρὰ, τινὰ δὲ βορβορώδη, τινὰ δὲ ἑλώδη, ὡς καὶ ἔνια ἁλικὰ ἢ στυπτηριώδη ἢ χαλκαντώδη ἢ ἄλλας ποιότητας ἔχοντα· εἴρηται δὲ διὰ πολλῶν ἐν τῷ περὶ ἀέρων, ὑδάτων καὶ τόπων. καὶ ὡς τὰ πολλὰ νοσήματα ἀπὸ τῶν μοχθηρῶν[1] ὑδάτων καὶ τῶν ποιότητά τινα ἐχόντων ποιεῖται. χρὴ γοῦν ἀποιότατον φαίνεσθαι τὸ κάλλιστον ὕδωρ καὶ πρὸς γεῦσιν καὶ πρὸς ὀσμὴν καὶ ἥδιστον ἅμα πίνοντι καὶ καθαρὸν καὶ ταχέως ὑποχωρεῖν τῶν ὑποχονδρίων. Ἱπποκράτης δὲ κουφότατον προκρίνει, διαγινώσκεται δὲ κατὰ τὸ θερμαίνεσθαί τε καὶ ψύχεσθαι ταχέως. τοιαῦτα[2]

1. de ſanit. tuend. XI. 2. Orib. V. coll. III.

tes hoc loco cenſeat, cognoſcendum eſſe, quinam morbi ex odoribus coenoſis aut paluſtribus oriantur: ſiquidem hi et vulgares et omnis generis morbos excitare conſueverint; auctor enim [562] ſecundi de natura humana libri aërem communiſſimam morborum cauſam appellat nec minus ſere quam aër aqua efficit, quocirca ejus quoque naturam et qualitates praeſtat habere cognitas atque perſpectas, quando ſunt quaedam purae, quaedam lutulentae, quaedam paluſtres: ut quaedam ſalſae, quaedam aluminis naturam reſerunt, quaedam aëris aut alterius rei qualitates imitantur; copioſius autem eſt actum de his in libro de aëre, aquis et locis; ac plerumque morbi ex pravis aquis et quae aliquam habeant qualitatem proficiſcuntur; quare praeſtantiſſima aqua debet omni prorſus vacare qualitate et quod ad guſtatum et quod ad odoratum pertineat et ſuaviſſima item bibenti et pura videri et cito hypochondria permeare. Hippocrates ipſe leviſſimam praeſert ceteris; eam cognoſces quod cito caleſiat citoque frigeſiat;

Ed. Chart. VIII. [562.]

δέ ἐστι καὶ ὅσα ὕδατα τοῦ μὲν χειμῶνος θερμά ἐστι, τοῦ δὲ θέρους ψυχρά. τὰ ὁμοίως ἔχοντα ψύξεως καὶ θερμότητος ταῖς ὥραις κάκιστα. τοῦ μὲν γὰρ θέρους ἐπιπολῆς τῇ γῇ τὸ θερμὸν γίνεται, τοῦ δὲ χειμῶνος εἰς βάθος καταδύεται, καὶ τοῦτό μοι δοκεῖ αἴτιον εἶναι ὅτι πᾶσαι πηγαὶ ἐκ βαθυτάτων ῥέουσι, πᾶσαι εἶναι μὲν κατὰ τὸν χειμῶνα θερμόταται, κατὰ τὸ θέρος ψυχρόταται. περὶ δὲ τῶν αὐτοφυῶν ὑδάτων οὐ χρὴ νῦν διελθεῖν. ὅσα δὲ ἑλώδη καὶ δυσώδη καὶ ὅσα ποιότητας ἀτόπους ἔχει, πρὶν ἀλλοιοῦντας[1] ἀψήσει, μὴ δεῖ προσφέρεσθαι. τὸ γὰρ ἑψώμενον ὕδωρ ὅλον ὁμαλῶς ἡ θερμότης χέουσα ἐπιτήδειον εἰς διάκρισιν ἐργάζεται. ψυχόμενον γὰρ τὰ μὲν γεώδη τῷ συμφύτῳ βάρει καταφερόμενα πρὸς τὸν πυθμένα τοῦ ἀγγείου παραγενήσεται, ἡμεῖς δὲ τὸ ὕδωρ ἀτρέμα ἀποχέοντες εἰς ἕτερον ἀγγεῖον ἀβλαβῶς ἕξομεν χρῆσθαι. τὰ[2] δὲ ἐκ λίμνης πάντα κάκιστα· ἔχει γὰρ ὀσμὴν ἄτοπον, οἷα σεσηπότα, καὶ τοῦ μὲν θέρους θερμὰ γίνεται, τοῦ δὲ χειμῶνος ψυχρὰ, ὅπερ μέγι-

1. *Corr.* πρὶν ἀλλοιοῦντας pro πρὸς ἀλλοιοῦντα. 2. Orib. V. coll. III.

hujusmodi autem ſunt quae hieme calidae, aeſtate frigidae, ut peſſimae ſunt quae aeque atque anni tempora vel frigidae ſunt vel calidae; aeſtate enim calor extremam terrae partem adit, hieme vero ima petit, quod in cauſa ego eſſe exiſtimo, ut quia fontes e profundiſſimis locis manant, omnes ſint hiberno tempore calidiſſimi, aeſtivo frigidiſſimi. De aquis autem ſponte naſcentibus nihil opus eſt modo diſſerere; paluſtres vero foetidas aut in quibus abſurdae qualitates inſunt, prius quam decoquendo immutaris, ne offerto: aquam enim quae decoquitur, calor totam aeque fundit et ad ſecretionem aptam facit, nam dum refrigeratur, terreae partes innata gravitate deſcendentes in fundo vaſis reſidebunt ac nos aqua in aliud vas ſenſim transfuſa uti ſine noxa poterimus. Aquae autem omnes quae e ſtagnis hauriuntur peſſimae ſunt; habent enim abſurdum odorem quendam perinde ac putreſcentes, eaedem aeſtate calidae ſunt, hieme frigidae, quod eſt pravarum

Ed. Chart. VIII. [562.]

στον σημεῖόν ἐστι τῆς τῶν ὑδάτων πονηρίας, μόνα δὲ τὰ ἐν Αἰγύπτῳ ἕλη ὑγιεινά ἐστιν ὧν ἐγὼ οἶδα, ὅτι χειμῶνος μὲν οὐ σήπεται τὸ ὕδωρ, οὐ γὰρ ὑπερθερμαίνεται, φθινοπώρου δὲ πληρώσας ὁ Νεῖλος τὰ ἕλη τὸ μὲν ἐξωθεῖ τὸ παλαιὸν, ἄλλο δ᾽ αὖ τὸ νέον εἰς αὐτὸ ἀνάγει. ἔστι δὴ καὶ διαφορὰ τῶν ὑδάτων ἐκ τῶν βοτανῶν αὐτόθι πεφυκυιῶν καὶ ἐκ τῶν μετάλλων γινομένη. τὰ μὲν οὖν μέταλλα εἰς τὴν πόσιν εἶναι βλαβερὰ δοκεῖ, αἱ δὲ βοτάναι ὁτὲ μὲν βλάπτουσι τὸ ὕδωρ, ὁτὲ δὲ προστιμωροῦσι. καὶ γὰρ τὸ σίον καὶ ἡ καλαμίνθη καὶ τὸ ἀδίαντον τὸ μὲν χρηστὸν ὕδωρ βλάπτουσι, τὸ δὲ πονηρὸν ἄλλως ὠφελοῦσι καὶ τὰ τοιαῦτα τῶν ὑδάτων γίνεται οὐρηθῆναι κρείττω· ὡς καὶ ἐκ τῶν ἄλλων βοτάνων ἄλλας ἔχειν ποιότητας δύναται, ἐξ ὧν τῷ ὕδατι φάρμακόν τι συναναμιγνύμενον γίνεται.

---

aquarum argumentum vel maximum. Solae autem paludes Aegyptiae inter omnes quas ego quidem norim ſalubres ſunt, propterea quod aqua hieme non putreſcit, ſiquidem non ſupercaleſit. Nilus vero paludes per autumnum explens veterem aquam ejicit et novam invehit. Sunt etiam quaedam aquarum differentiae ex herbis quae in illis naſcuntur profectae et a metallis contractae, ac metalla quidem in cauſa ſunt ut aquae ſint ad potum noxiae; herbae vero partim aquam vitiant, partim corrigunt: nam et ſium et nepeta et adiantum aquam bonam vitiant, ei quae alioqui prava ſit impertiunt commodi quidpiam, atque hujusmodi aquae ſunt ad mejendum aptiores; ſicut etiam ab aliis herbis alias ducere qualitates poſſunt, a quibus veluti medicamentum quoddam commixtum aquis comparetur.

Ed. Chart. VIII. [562.]

δ΄.

Τὰ δὲ ἀπὸ ὑδάτων λιθιῶντα, σπληνώδεα, τὰ δὲ ἀπὸ πνευμάτων χρηστῶν τε καὶ κακῶν ἄρχονται.

Ἡ τοῦ μοχθηροῦ ὕδατος πόσις οὐ μόνον τὸν λίθον δύναται γεννᾶν, ἀλλὰ καὶ ἐργάζεσθαι πάγκοινον νόσημα καὶ ἱστορεῖται τοῦτο γεγονὸς ἐπὶ στρατοπέδου. αὐτὸς γοῦν ἐν τῷ περὶ ἀέρων ὑδάτων[1] καὶ τόπων περὶ τῶν ὑδάτων οὕτω γράφει· ὁκόσα μὲν οὖν ἐστιν ἑλώδεα καὶ στάσιμα καὶ λιμναῖα, ταῦτα ἀνάγκη τοῦ μὲν θέρους εἶναι θερμὰ καὶ παχέα καὶ ὀσμὴν ἔχοντα καὶ ἀνάγκη ἄχροά τε εἶναι καὶ πονηρὰ καὶ χολώδεα, οὔτε οὐκ ἀποῤῥέοντα, ἀλλὰ τοῦ τε ὀμβρίου ὕδατος ἐπιτρεφομένου ἀεὶ νέου τοῦ τε ἡλίου καίοντος. τοῦ δὲ χειμῶνος παγητώδεα καὶ ψυχρὰ καὶ τεθηλωμένα ὑπὸ τῆς χιόνος, παγετῶν. τοῖσι δὲ πίνουσι σπλῆνας μὲν ἀεὶ μεγάλους εἶναι καὶ τὰς γαστέρας σκληράς τε καὶ λεπτὰς καὶ θερμάς. καὶ πάλιν, πρὸς δὲ τουτέοισιν οἱ ὕδρωπες πλεῖστοί τε γίνονται καὶ θανατωδέστατοι. καὶ

1. de aëre, aquis etc. 345.

IV.

Alii vero ab aquis calculofi, lienofi; alii a ventis tum bonis tum malis incipiunt.

Pravae aquae potus non modo calculum gignere, fed morbum etiam omnibus communem excitare poteft, idque in exercitu quodam ufu veniffe memoriae proditum eft. Ipfe vero in libro de aëre, aquis et locis ita de aquis fcribit: *quaecunque*, inquit, *ftagnantes ftabilesque et paluftres funt, eas aeftate calidas et craffas et foetentes effe neceffe eft; itemque decolores, pravas, biliofas, quippe quae non defluant, fed aqua pluvia femper nova accedat folque durat; hieme vero concretas, frigidas ac prae nive glacieque perturbatas; qui vero eas bibunt eorum lienes femper magni ventresque duri, tenues ac calidi erunt.* Praeterea addit: *ad haec*, inquit, *aqua inter cutem plurima, maximeque perniciofa exoritur;* tum fubdit: *quae*

Ed. Chart. VIII. [562.]
πάλιν, τὰ δὲ ἀπὸ χιόνος καὶ κρυστάλλων πονηρὰ πάντα. ὁκόταν γὰρ ἅπαξ παγῇ, οὐκέτι εἰς τὴν ἀρχαίαν φύσιν καθίσταται, ἀλλὰ τὸ μὲν κοῦφον καὶ γλυκὺ ἐκκρίνεται καὶ ἀφανίζεται, τὸ δὲ θολωδέστατον καὶ σταθμωδέστατον λείπεται. διὸ αὐτὰ εἶναι πονηρότατά φησιν· ἐπιφέρει γὰρ τάδε, λιθιῶσι δὲ μάλιστα οἱ ἄνθρωποι καὶ ὑπὸ νεφριτίδων καὶ στραγγουρίης ἁλίσκονται καὶ ἰσχιάδων καὶ κύλαι γίνονται, ὅκου ὕδατα πίνουσι παντοδαπὰ, περὶ δὲ τῶν πνευμάτων τὸ ὕδωρ μεταβαλλόντων γράφει τάδε· τῷ μὲν γὰρ βορέης τὴν ἰσχὺν παρέχεται, τῷ δὲ ὁ νότος καὶ τῶν λοιπῶν πέρι ὁ αὐτὸς λόγος. οἱ μὲν οὖν λίθοι οὐ μόνον ἐξ ὑδάτων γίνονται, ἀλλὰ καὶ τῶν πολλῶν ἄλλων αἰτίων καὶ ἐπὶ τῶν παίδων φασί τινες τοὺς λίθους γίνεσθαι, ὅτι στενόπορα[1] διὰ μικρότητα τῶν ἀγγείων, ὅπερ οὐκ ἀληθές· ἐχρῆν γὰρ οὕτω τοὺς ἐν τοῖς νεφροῖς λίθους γίνεσθαι τοῖς παιδίοις καὶ διὸ στεναὶ αἱ κατ' ἐκείνους διέξοδοι καὶ μὴ κατὰ κύστιν, ᾗ ὁ τράχηλος εὐρύς ἐστιν. ἐπὶ μὲν οὖν τῶν προσηκόντων κατὰ

1. *Corr.* στενόπορα pro στενοπός.

autem ex nivibus glacieque fiunt, pravae sunt omnes. Quum enim semel concretae sunt in pristinam naturam non amplius redeunt, imo vero earum levitas, dulcedoque excernitur et evanescit, quod vero turbidissimum ponderosissimumque in iis est ibi relinquitur, quae res facit, ut eas res pessimas dicat. Haec autem subjungit: *homines vero*, inquit, *potissimum calculis renumque doloribus et urinae stillicidio coxendicumque morbo corripiuntur herniasque patiuntur, quum aquas cujusque generis bibunt.* De ventis autem aquas immutantibus haec sunt ab ipso conscripta: *huic autem vim adhibet boreas, huic auster;* de ceteris est eadem ratio. Calculi igitur non modo ex aquis gignuntur, sed multis aliis de causis, atque in pueris quidam volunt calculos fieri, quia propter vasorum exiguitatem meatus angustos adhuc habeant, quod tamen verum non est; ita enim potius oporteret calculos in renibus eorum gigni, propterea quod transitus et viae re-

τὴν ἡλικίαν αἰτία τῆς τῶν λίθων γενέσεώς ἐστιν ἡ τῶν ἐνεργειῶν ἀσθένεια καὶ τῶν παχέων χυμῶν ἀκατεργασία. ἐπὶ[1] δὲ τῶν παιδίων ἐχόντων τὸ πολὺ τὸ ἔμφυτον θερμὸν καὶ τὰς ἐνεργείας ἰσχυρὰς, τὸ πάχος τῆς ὕλης κεχυμένον εἰς τοὺς νεφροὺς ἀφικνεῖται καὶ ῥᾳδίως εἰς τὴν κύστιν διαθεῖται, ὅτι δὲ κύστις ψυχρά ἐστιν οὖσα νευρώδης καὶ ὀλίγαιμος, ὅτι τε ἔχει πλείστην εὐρυχωρίαν ἐντὸς αὐτῆς συνίσταται πάλιν ἐνταῦθα καὶ πήγνυται τὸ διελθὸν εἰς αὐτὴν πάχος καὶ ἀρχὴν συστάσεως λαμβάνει, ὅταν πολὺ ἐν τῇ κύστει διαμένῃ. ἀλλὰ καὶ παχὺ τὸ οὖρον ἐν τοῖς παιδίοις ἐστὶ καὶ τὸ ἀδηφάγον αὐτῶν καὶ τὸ μετὰ τροφὴν κινεῖσθαι παίζοντα καὶ σκιρτῶντα αἴτιον εἶναι δύναται. ἀλλὰ καὶ ἡ τυρῶν ἐδωδὴ καὶ ἡ τοῦ γάλακτος χρῆσις ὅπερ παχὺ τῇ φύσει ἐστὶ, πρὸς λίθων γένεσιν ἐπιτηδειοτάτη φαίνεται. ἄλλην δὲ αἰτίαν προσθέσθαι δυνατὸν τήνδε· διὰ μὲν οὖν τὴν θερμασίαν τὴν πολλὴν παίδων ἡ παχεῖα ὕλη ἐξατμίζεται καὶ ποιεῖ τοὺς λίθους. ἔστιν ὅταν τὴν βαρεῖαν ὀδύνην

1. l. I. aph. XIV.

num ſint anguſtae et non fieri in veſica, cujus lata cervix eſt; in iis autem qui progreſſa aetate jam ſunt, cauſam calculis gignendis affert actionum imbecillitas craſſorumque humorum cruditas; in pueris vero in quibus eſt magna nativi caloris copia et validae ſunt actiones, materia craſſa funditur et in renes comportatur et in veſicam facile percolatur; quia vero veſica frigida eſt, utpote nervea et pauco praedita ſanguine et quia eſt ampliſſima in ea cavitas, ideo craſſitudo in eam transmiſſa, ibi iterum cogitur et concreſcit et concretionis hujusce principium accipit, quum in veſica diu commoratur; quin etiam craſſa in pueris urina et edacitas et motiones a cibo, quum ludunt ac proſiliunt, cauſae calculorum eſſe poſſunt. Jam vero uſus caſei et lactis, quod ſuapte natura craſſum eſt ad gignendum lapidem aptiſſimus videtur; aliam quoque ſubjungere cauſam poſſumus, quae eſt hujusmodi: ex magna caloris copia quae in pueris eſt materia in vaporem abiens lapidem generat. Interdum etiam gra-

Ed. Chart. VIII. [562.]

οἱ ἄνθρωποι αἰσθάνονται καὶ ἀγνοοῦσι ποῦ[1] ἐστι τὸ ἄλγημα, εἰ δὲ ἐν τοῖς νεφροῖς γίνεσθαι φαίνηται. ἄδηλον γὰρ, εἰ κατὰ τὸ κῶλον εἰ καὶ κατὰ τοὺς νεφροὺς συστῇ, καὶ ἐνίοτε λίθος τὴν[2] ὀδύνην ἐργαζόμενος ἐκκριθεὶς μόνος ὁρᾶται, ἐνίοτε δὲ μεθ' αἵματος ἅμ' αὐτῷ ξυνεξουρηθέντος, ξυσθέντων δηλονότι τῶν σωμάτων ἃ διεξῆλθον καὶ μᾶλλον ἢ τραχύτητα ἢ ὀξύτητα ὁ λίθος ἔχει. μετὰ ταῦτα δὲ τὰ οὖρα ψαμμώδεις ὑποστάσεις ἔχουσιν. εἰ δὲ τὸ κῶλον πάσχει, οὔτε ψάμμος οὔτε λίθος οὔθ' αἷμα εὑρεθήσεται.[3] χυμὸς δέ τις ὃν ὑαλώδη ἐκάλουν οἱ κατὰ Πραξαγόραν, ὃς ὑάλῳ κεχυμένῳ προσέοικε τὴν χροιὰν καὶ τὴν σύστασιν, ἐπεὶ[4] δὲ ὁ σπλὴν τὸ παχὺ καὶ ἰλυῶδες ἕλκειν ἔμελλε, διὰ τοῦτο τὸ μελαγχολικὸν περίττωμα τῷ βάρει καταφερόμενον εἰς αὐτὸν ῥέπει καί τινα οἷον στόμαχον ἡ φύσις ἐκ τῶν σιμῶν αὐτοῦ μερῶν ἀποφύσασα φλεβῶδες ἀγγεῖον ἐπὶ τὰς πύλας ἐξέτεινεν, ὥστε μηδὲν μείων εἶναι πρός γε τὴν τοῦ ἥπατος κάθαρσιν, εἰ καὶ πλησίον αὐτοῦ ὁ πλὴν τεταγμένος ἦν.

1. l. III. aph. XXVI. 2. II. de loc. affect. V. 3. *Corr.* εὑρεθήσεται pro αἱρεθήσεται. 4. de uſu part. IV.

vem dolorem homines ſentiunt, atque ubi angor ſit ignorant, quamvis ille renes obſidere videatur; incertum enim eſt, utrum in colo an in renibus conſtiterit, interdum vero calculum qui dolorem afferebat ſolum eſſe excretum vidimus, interdum etiam cum cruore, abraſis nimirum iis corporibus per quae transierit, praeſertim ſi lapis aſper aut acutus fuerit; poſt haec autem in urinis erunt ſabuloſa ſubſidentia; at ſi colon patiatur, tunc neque ſabulum, neque lapis, neque ſanguis ſubſidere invenietur, ſed humor quidam, quem vitreum Praxagoras vocabat, qui et colore et conſiſtentia eſt vitro liqueſacto perſimilis. Et quoniam lien erat craſſum et limoſum humorem ad ſe attracturus, ideoque melancholicum excrementum, quod ſuo pondere deorſum fertur in ipſum vergit et quandam veluti gulam ex ſimis ipſius lienis partibus productam venoſum vas ad portas extendit, ut nihilominus jecur purgetur, quam ſi prope ipſum lien eſſet collocatus: eſt enim

Ed. Chart. VIII. [562. 563.]

ἔστι[1] γάρ οἷον ἰλύς τις αἵματος, οἵα καὶ τοῖς παχέσιν οἴνοις καθισταμένοις ὑφίστασθαι πέφυκεν, ἣν τρύγα καλοῦσιν. εἰ μὲν αὕτη χρονίζει ἐν τῷ σώματι καὶ οὐκ ἐκκρίνεται κατά τινα τῶν αἰσθητῶν ἐκροῶν, μήτε κατὰ τὸ ἄδηλον, ἀλλὰ μεταβάλληταί τε καὶ σήπηται, ἀκριβῶς μέλαινα γίνεται χολή· πρὶν δὲ γεννηθῆναι ταύτην, ὁ σπλὴν ἕλκει τὴν οἷον τρύγα τοῦ αἵματος ἐκκαθαίρων τὸ ἧπαρ καὶ αὐτὸς ὁ σπλὴν τούτῳ τῷ μελαγχολικῷ χυμῷ πρὸς τὴν ἑαυτοῦ τροφὴν καταχρῆται. ὅταν μὲν οὖν μὴ ἐκκαθαίρῃ καλῶς ὁ σπλὴν καὶ τὸ αἷμα ἔχει πολλὴν ἰλὺν, τηνικαῦτα ὑποχωρεῖ τὰ καλούμενα μέλανα καὶ ἄλλα πολλὰ πάθη ἕπονται καὶ τοῦ χρόνου προϊόντος τὰ σπληνώδη ὀνομαζόμενα. καὶ γὰρ σπληνικοί εἰσιν οἱ φλεγμαίνοντες μὲν οἱ σπλῆνες, οὐκ ἀποκαθίστανται δὲ εἰς τὸ κατὰ φύσιν, οὐδὲ ἀποφλεγμαίνουσιν, ἀλλ᾽ αὐτοῖς παραμένει ἡ σκληρία καὶ ἡ φυσικὴ χρόα τοῦ σώματος ἀλλάσσεται, ἔχουσι δὲ οὗτοι τὸν σπλῆνα τῇ φύσει ἀσθενῆ, ἔστι δὲ καὶ ἐξυσμένος ἢ ὀγκωμένος ἢ φλεγμαίνων. ἐπειδὴ[2]

1. l. IV. aph. XXI. 2. de natura humana V.

veluti ſanguinis limus quidam, qualis in vinis craſſis ſubſidere ſolet, quam fecem nominant; quae ſi diutius retineatur in corpore nec per aliquem ſenſibilem aut occultum meatum excernatur, ſed [563] mutetur ac computreſcat, atra bilis accurate gignitur, verum ante quam haec generetur, lien illam veluti fecem ſanguinis ad ſe trahit et jecur expurgat, hocque melancholico humore lien ad ſui nutritionem abutitur. Si quando igitur lien non ita recte jecur expurgaverit et ſanguis multum hujus limi habeat, tunc illa quae nigra appellantur excrementa dejiciuntur; ac multi alii affectus atque etiam progreſſu temporis ii qui lienoſi appellantur conſequuntur. Lienoſi enim ſunt quorum lienes obſidet inflammatio nec ad naturalem ſtatum redeunt nec abit inflammatio, ſed duritia in eis manet et nativus corporis calor immutatur; atque hi lienem habent natura imbecillum. Lien vero etiam vel in molem aſſurgit vel intumeſcit vel inflammatione

Ed. Chart. VIII. [563.]

δὲ εἶπεν ἁπλῶς τὰ σπληνώδεα, εἰκότως ζήτησίς ἐστιν ὁποῖα πάθη σημαίνει. ἰστέον[1] δὲ ὅτι πάντα νοεῖσθαι ἐνταῦθα χρὴ, ἅπερ ἐκ τῶν μοχθηρῶν ὑδάτων γίνεται καὶ ὅσα ἐκ τῆς πόσεως αὐτῶν τε καὶ παντοίας χρήσεως, ἀλλὰ καὶ ἐκ τῶν αἰτίων τε καὶ προφάσεων καὶ ὅσα ἐκ τῶν σπληνωδῶν γίνονται, ὡς οἱ ὕδρωπες, αἱ κῆλαι, αἱ λιθιάσεις, ὁ ἴκτερος καὶ τὰ τοιαῦτα. ἔτι δὲ καὶ σκίῤῥοι καὶ φλεγμοναὶ καὶ ὅλως αἱ ἐμφράξεις τε καὶ συντήξεις. ὃ δὲ ἐπιφέρει, τὰ δὲ ἀπὸ πνευμάτων χρηστῶν τε καὶ κακῶν ἔρχονται, τοιαύτην ἔχει τὴν ἔννοιαν, εἶναι νοσήματά τινα ἅπερ ἐκ τῶν ἀνέμων τινῶν τὴν ἀρχὴν λαμβάνει. τίνες δέ εἰσιν οἱ ἀγαθοὶ ἢ κακοὶ ἄνεμοι αὐτὸς προϊὼν λέξει, πλὴν ὅτι ἐν τοῖς ἀφορισμοῖς εἶπε πολλὰ καὶ ἐν τοῖς ἐπιδημιῶν βιβλίοις οὐκ ὀλίγα διῆλθεν. ἄλλοι δέ φασι τὸ ὄνομα τῶν πνευμάτων ἐνταῦθα μὴ τοὺς ἀνέμους σημαίνειν, ἀλλὰ τὸν ἀέρα, ὃν εἰσπνέομεν καὶ ἐκπνέομεν, καθ'[2] ὃ σημαινόμενον λέλεκται ὑπὸ Ἱπποκράτους τὰς νόσους γίνεσθαι, τὰς μὲν ἀπὸ διαιτημά-

1. l. III. in prorrh. XXXIII. 2. de nat. hum. II.

tentatur. Verum quia dixit abſolute lienoſi, merito exiſtit quaeſtio quosnam hic affectus velit intelligi. Scito autem hoc loco intelligendos eſſe omnes eos quos pravae aquae gignunt et qui ex illarum tum potione tum vero omni uſu proveniunt et qui ex hiſce cauſis atque occaſionibus oriuntur et omnes qui ab affectibus lienis originem ducunt, cujusmodi ſunt aquae inter cutem, herniae, calculi, morbus regius et qui ſunt hujus generis, itemque ſcirrhi, inflammationes et omnino obſtructiones ac colliquationes. Quod vero ſubjungit: *alii a bonis ventis et malis incipiunt*, habet hanc ſententiam: quosdam morbos eſſe qui originem a certis ventis ducunt. Qui vero boni aut mali venti ſint, ipſe deinceps docebit, praeterquam quod in aphoriſmis multa de eis dixit et in libris de vulgaribus morbis non pauca memoravit. Alii volunt illo nomine *πνευμάτων* non ventos ſignificari, ſed aërem quem ſpiritu ducimus et mittimus; in qua ſignificatione dictum ab Hippocrate eſt, morbos tum a victus ratione

Ed. Chart. VIII. [563.]

των, τὰς δὲ ἀπὸ τοῦ πνεύματος, ὃ εἰσαγόμενοι ζῶμεν· διότι πολλάκις κατὰ τὴν εἰσπνοὴν ἡ βλάβη γίνεται, καθάπερ ἐν τοῖς χαρωνίοις ὀνομαζομένοις χωρίοις. τοῦτο δὲ ἐμοὶ μὲν οὐ δοκεῖ, εἴρηται γὰρ περὶ τοῦ ἀέρος ἐπάνω. νῦν δὲ σαφῶς προετίθετο ἀπὸ τῶν ὑδάτων ἐν ἀρχῇ· ἔστι μέντοι ἀληθὴς ἡ ἔννοια.

ε'.

Ὥρης[1] δὲ οἷαι ἔσονται νοῦσοι καὶ καταστάσιες ἐκ τῶνδε. ἢν αἱ ὧραι ὡραίως καὶ εὐτάκτως εὐκρινέας νόσους ποιέουσιν, αἱ δ' ἐπιχώριοι τῇσιν ὥρῃσι νοῦσοι δηλοῦσι τοὺς τρόπους.

Τὰ οἰκεῖα στοιχεῖα τῶν καταστάσεων ἐδιδάχθημεν ἡμεῖς καὶ ἔλεγεν Ἱπποκράτης ἐν τῷ περὶ ὑδάτων[2] καὶ τόπων καὶ ἀέρων· διαφέρουσι γὰρ αἱ ὧραι τοῦ ἔτους ταῖς ποιό-

1. l. III. aph. VIII. 2. IV. de aëre etc.

tum a ſpiritu quem introducentes vivimus exoriri, id quod illis placet, quia ſaepe homines propter aëris inſpirationem laedi ſolent, ut in locis quae charonia appellantur, accidere perſpeximus; hoc tamen mihi non probatur: ſiquidem de aëre dictum eſt ſuperius; nunc enim aperte in ipſo ſtatim initio praepoſuit hoc, alii ab aquis et tamen ea quoque eſt vera ſententia.

V.

Qualia fuerint tempora, tales etiam morbi erunt et ex his conſtitutiones; ſi tempora tempeſtive et ordinate progrediantur, morbos judicatu faciles pariunt; vernaculi autem temporum morbi indicant mutationes.

Propria conſtitutionum elementa ſunt jam a nobis demonſtrata et eadem in libro de aëre, aquis et locis Hippocrates docuit: anni enim tempora qualitatibus, ut hu-

Ed. Chart. VIII. [563.]

τησιν, ὡς τῇ ὑγρότητι καὶ θερμότητι καὶ ψυχρότητι καὶ ξηρότητι, ἐδείχθη γὰρ ὁ χειμὼν ὑγρότητι καὶ ψυχρότητι τὰς ἄλλας ὑπερβάλλειν. τὸ θέρος δὲ θερμότητι καὶ ξηρότητι.[1] ἐν δὲ τῷ ἦρι κρατεῖν οὐδέτερον κατ' οὐδετέραν ἀντίθεσιν οὔτε τὸ ξηρὸν τοῦ ὑγροῦ οὔτε τὸ θερμὸν τοῦ ψυχροῦ. ἀλλ' ἔστιν ὁμοιότης τῶν ὡρῶν ἁπασῶν ὅλης τῆς ἡμέρας ὡς πρὸς τὴν νύκτα μηδεμία μεγάλη μεταλλαγὴ εἴη ἐν αὐτοῖς. κατὰ δὲ τὸ φθινόπωρον ἕωθεν ψῦχος, περὶ μέσην τὴν ἡμέραν θάλπος, ἐπὶ δὲ τῇ ἑσπέρᾳ πάλιν κρύος τυγχάνει γεγονός. ὅμως δὲ ἐν αὐτῷ ἐπικρατεῖ τὸ μὲν ξηρὸν τοῦ ὑγροῦ καὶ τὸ ψυχρὸν τοῦ θερμοῦ. αὕτη μέν ἐστι κατάστασις τῶν ὡρῶν κατὰ τάξιν καὶ ὡς ἐπὶ τὸ πολὺ ἐν τοῖς ἔτεσι γινομένη, τὴν δὲ μεταβολὴν, ἥπερ κατὰ βραχὺ ποιεῖται, μόγις διὰ παντὸς τοῦ χρόνου οἱ ἄνθρωποι αἰσθάνονται. εἰ δὲ γένοιτο κατὰ μείζονα, τότε οὐδὲ ὡραίως, οὐδὲ εὐτάκτως αἱ ὧραι προϊοῦσι. τίνες οὖν αἱ δυνάμεις εἰσὶ τῶν εἰρημένων ποιοτήτων ὑγρότητος καὶ ξηρότητος, θερμότητος καὶ ψυχρότητος, διδάσκει αὐτὸς Ἱπποκράτης ἐν

1. *Corr.* in margine ἐδείχθη γὰρ — καὶ ξηρότητι adjecit.

miditate, caliditate, frigiditate ac ſiccitate differunt, atque hiemem alia tempora ſuperare humiditate ac frigiditate oſtenſum eſt; aeſtatem caliditate ac ſiccitate; vere neutrum in neutra repugnantiae parte excellere neque ſiccum humido, neque calidum frigido, ſed eſſe omnium totius diei ac noctis horarum ſimilitudinem ac nullam magnam in illis fieri mutationem; autumno mane frigus, meridie aeſtum, veſperi frigus iterum vigere et tamen in ipſo ſiccum humido et frigidum calido praeſtare, haecque eſt temporum ordinem ſuum ſervantium conſtitutio, quae in annis plerumque cernitur, atque homines eam mutationem quae paulatim ſit vix toto tempore perſentiſcunt; quod ſi ea ſiat major, tum neque tempeſtive, neque ordinate anni tempora procedunt Quaenam autem ſint praedictarum qualitatum vires, ut humiditatis, ſiccitatis, caliditatis et ſrigiditatis, docet ipſe in aphoriſmis, quum ait:

ἀφορισμοῖς[1] λέγων· τῶν δὲ καταστάσεων τοῦ ἐνιαυτοῦ τὸ μὲν ὅλον οἱ αὐχμοὶ τῶν ἐπομβρίων εἰσὶν ὑγιεινότεροι καὶ ἧσσον θανατώδεις, νοσήματα δὲ ἐν ταῖς ἐπομβρίαις ὡς τὰ πολλὰ γίνονται πυρετοί τε μακροὶ καὶ κοιλίης ῥύσις καὶ σηπεδόνες, ἐπίληπτοι καὶ ἀπόπληκτοι καὶ κυνάγχαι. ἐν δὲ τοῖς αὐχμοῖσι φθινάδεις, ὀφθαλμίαι, ἀρθρίτιδες, στραγγουρίαι· καὶ ταῦτα μὲν εἶπε περὶ τῆς καθ' ὑγρότητα καὶ ξηρότητα διαφορᾶς. περὶ δὲ τῆς κατὰ θερμότητα καὶ ψυχρότητα λέγει δι' ὧν ἔγραψε περὶ τῶν βορείων τε καὶ νοτίων καταστάσεων, περὶ ὧν μετ' ὀλίγον ῥηθήσεται. νῦν δὲ χρὴ ἡμᾶς διδαχθέντας τὰς πρώτας δυνάμεις τῶν καταστάσεων, οὕτω περὶ πασῶν καταστάσεων τῶν γενομένων ὁδῷ καὶ τάξει προϊόντας, ὁποῖά τε γενήσεται νοσήματα εὑρίσκειν καὶ ὅπως αὐτὰ κωλυτέον ἐστὶν ἢ συστάντα θεραπευτέον. οὐ δεῖ δὲ ἀμελεῖν τῆς χώρας ἐν τούτοις, ἐπειδὴ καὶ αὕτη συνενδείκνυταί τι πρὸς τὴν τῶν νοσημάτων πρόγνωσιν,

1. l. III. aph. XV.

ex anni conſtitutionibus in univerſum ſiccitates ſunt imbribus ſalubriores et minus mortales. Imbribus enim morbi fere naſcuntur hi, febres longae, alvi fluores, putredines, morbi comitiales attonitique et anginae; ſiccitatibus vero hi, tabidae lippitudines, articulorum dolores, urinae ſtillicidia: quae ab Hippocrate de ea differentia quae in humiditate ſiccitateque eſt dicta ſunt; de ea vero quae in caliditate frigiditateque verſatur loquutus eſt, quum de aquilonibus auſtrinisque conſtitutionibus agit, de quibus paulo poſt differetur. Nunc vero quum primas conſtitutionum vires didicerimus, facta de omnibus iis quae accidunt conſtitutionibus conjectura, debemus via et ratione progredi ſic, ut qui morbi futuri ſint et quomodo prohiberi poſſint, aut ſi jam conſtiterint, quomodo curandi ſint inveniamus, neque in his rebus diſquirendis non eſt adhibenda diligentia, ut quod ad regionis naturam pertinet, intelligamus, propterea quod regio quoque aliud indicat, quod ad praenotionem morborum facit; ſicut etiam

Ed. Chart. VIII. [563.]
ὥσπερ ἥ τε φύσις ἑκάστου καὶ ἡ ἡλικία καὶ τὸ ἐπιτήδευμα καὶ ἡ δίαιτα. τὰ μὲν γὰρ ὑγρὰ καὶ ψυχρὰ τῆς φύσεως καὶ κατὰ τὰς ἔξωθεν περιστάσεις ῥᾷον ἁλώσεται τοῖς ὑπὸ τῆς ὑγρᾶς καὶ ψυχρᾶς καταστάσεως ἐσομένοις νοσήμασι, τὰ δὲ ἐναντία δυσχερέστερον. ἐὰν μὲν οὖν πᾶσαι αἱ τοῦ ἔτους ὧραι τὴν ἰδίαν φύσιν φυλάττοιντο, αἱ νόσοι γενήσονται εὐκρινέστατοι, ἢν δὲ μὴ, δύσκριτοι, τουτέστι κακόκριτοι. τῶν γὰρ δυοῖν ἕτερον συμβήσεται, ἢ μετὰ κινδυνωδῶν συμπτωμάτων τὰς κρίσεις γίνεσθαι, ἢ ὀλεθρίους ἢ καὶ τὸ τρίτον ὑποστροφὰς ποιεῖσθαι. περὶ δὲ τῶν ἐπιχωρίων ἔχεις παρ' αὐτοῦ * * *

στ'.

Ὅτι δ' ἂν ἐξαλλάξῃ ἡ ὥρη, ὅμοια ἢ ἀνόμοια ἔσται τὰ νοσήματα, οἷα ἐν τῇ ὥρῃ ταύτῃ γίγνεται. ἢν δ' ὁμοίως ἄγῃ, ἢ τοιουτότροπα καὶ ἐπὶ τοιοῦτο εἱλκυσμένα, οἷον ἴκτερον φθινοπωρινὸν, ψύχεα γὰρ ἐκ θαλπέων καὶ θάλπος ἐκ ψύχεος.

cujusque natura, aetas, vitae institutum et victus ratio: humidae enim frigidaeque naturae etiam propterea externas causas facilius in eos morbos cadent quos humida frigidaque pariet constitutio, contrariae vero difficilius. Itaque si omnia anni tempora suam naturam servarint, morbos judicatu facillimos parient; sin secus, difficiles, hoc est qui male judicabuntur: alterutrum enim horum duorum continget vel ut judicationes cum periculosis symptomatis conjunctae vel perniciosae sint vel hoc tertium accidat, ut recidivae fiant. De morbis autem patriis ac familiaribus habes quae ipse scripta reliquerit * * *

VI.

Ut autem tempus variabit, ita similes aut dissimiles morbi erunt qui eo tempore oriuntur. Si vero similiter procedat, morbi quoque hujusmodi erunt et ad talem modum tracti, qualis est morbus regius autumnalis: frigora enim ex caloribus et calor ex frigore.

Ed. Chart. VIII. [563. 564.]

Πῶς ἐξαλλάττονται αἱ τοῦ ἐνιαυτοῦ ὧραι σαφῶς ἐδίδαξεν αὐτὸς ἐν τῷ περὶ ὑδάτων, ἀέρων καὶ τόπων. ἔτι δὲ καὶ ἐν τοῖς τῶν ἐπιδημιῶν βιβλίοις καὶ οὐχ ἥκιστα ἐν τοῖς ἀφορισμοῖς· ὡς ἔνθα φησὶν, ὅταν μὲν ὁ χειμὼν αὐχμηρὸς καὶ βόρειος γένηται, τὸ δὲ ἔαρ ἔπομβρον καὶ νότιον κατὰ τὸ θέρος ἔσονται πυρετοὶ ὀξεῖς καὶ ὀφθαλμίαι καὶ δυσεντερίαι. καὶ πάλιν εἰ μὲν ὁ χειμὼν ἔπομβρος καὶ νότιος γένηται, τὸ δὲ ἔαρ αὐχμηρὸν καὶ χειμέριον, αἱ μὲν γυναῖκες, ᾗσιν οἱ τόκοι πρὸς τὸ ἔαρ, ἐκ πάσης προφάσεως ἐκτιτρώσκουσι καὶ ἐν ταῖς ἐπιδημίαις ὧδε· γενομένης δὲ τῆς ἀγωγῆς ὅλης ἐπὶ τὰ νότια καὶ μετὰ αὐχμῶν. καὶ πάλιν, γενομένου δὲ τοῦ ἔτεος ὅλου ψυχροῦ καὶ ὑγροῦ καὶ βορείου, ἄλλην δὲ πάνυ ἀνώμαλον κατάστασιν ἐπὶ τούτοις γράφει ἐν ἀρχῇ μὲν ψυχρὰν καὶ ὑγρὰν, ἐφεξῆς δὲ νότιον ἅμα ἀμετρίαις ὑγρότησιν, ἀπὸ τῆς ἰσημερίας τῆς φθινοπωρινῆς ἄχρι δύσεως τῶν πλειάδων. εἶτ'[1] ἐφεξῆς ψυχρὰν καὶ ξηρὰν ἅμα πνεύμασι βορείοις μεγίστοις, ὅλῳ σχεδὸν τῷ χειμῶνι, ἔπειτα

1. l. III. epid. III.

Quomodo anni tempora varientur, ipſe in libro de aëre, aquis et locis aperte demonſtravit, itemque in libris de morbis vulgaribus nec minus etiam in aphoriſmis, veluti quum ait: *quum hiems ſqualida* [564] *aquilonarisque fiat, ver pluvium et auſtrinum, tum aeſtate acutae febres, lippitudines et difficultates inteſtinorum erunt.* Et quum ait: *ſi hiems pluvia et auſtrina ſit, ver ſqualidum et hibernum, mulieres quibus ſub ver partus inſtat ex quavis occaſione abortum faciunt.* Et in libro de vulgaribus morbis hoc modo: *quum totus ille ductus ad auſtrinum ſtatum vergeret et cum ſqualoribus junctus eſſet;* et quum ſubdit: *quum autem totus annus frigidus, humidus aquilonarisque fuiſſet.* Poſt has omnes conſtitutiones aliam valde inaequalem ſubjunxit quae in principio frigida humidaque fuit; deinde auſtrina cum humiditatibus immoderatis juncta ab autumnali aequinoctio uſque ad vergiliarum occaſum; deinceps vero frigida et ſicca, in qua venti aquilones maximi per totam fere hiemem ſpi-

Ed. Chart. VIII. [564.]
δὲ ψυχρὰν καὶ ξηρὰν ἄχρι κυνὸς ἐπιτολήν. ἐντεῦθεν δὲ καύματα μεγάλα μέχρις ἀρκτούρου, καθ᾽ ὃν ὕδατα νότια μέχρι τῆς ἰσημερίας. φησὶ δὲ ἐπικεκρατηκέναι ἐν αὐτῇ τὸ ψυχρὸν καὶ ξηρόν· ἄλλας δὲ πολλὰς ἀνωμάλους καταστάσεις, εἰρημένας ἐν τοῖς τῶν ἐπιδημιῶν βιβλίοις ἔστιν εὑρεῖν, περὶ ὧν οὐ χρὴ ἐν τῷ νῦν λέγειν, ἀλλὰ αὐτὸς καὶ ἐν τοῖς ἀφορισμοῖς εἶπε, τὰς[1] μεταβολὰς τῶν ὡρῶν μάλιστα τὰς νόσους τίκτειν καὶ προστίθησι μεγάλας μεταβολὰς ἢ ψύξεως ἢ θάλψεως καὶ τὰ ἄλλα κατὰ λόγον τοῦτο ποιεῖν. προσέτι δὲ γράφει καὶ τάδε, ὅπερ καὶ ἄνωθεν εἴρηται. ἐν[2] τῇσιν ὥρῃσιν ὅτε τῆς αὐτῆς ἡμέρας, ὁτὲ μὲν θάλπος, ὁτὲ δὲ ψῦχος ποιέῃ, φθινοπωρινὰ τὰ νοσήματα προσδέχεσθαι χρή. κατὰ δὲ τὸ παρὸν φησὶ κατὰ τὰς μεταβολὰς τῶν ὡρῶν ἢ ὅμοια ἢ ἀνόμοια γενέσθαι νοσήματα, ἐχρῆν γὰρ ὅμοια ὡς πρὸς τὴν ὥραν, ἀνώμαλα δὲ διὰ τὴν ἀνωμαλίαν τε καὶ ἀναλλαγήν. αὐτὸς δὲ τὸ παράδειγμα τῆς ἐξαλλαγῆς ἔθηκε τὸν ἴκτερον φθινοπωρινόν. δῆλον γάρ ἐστιν ἴκτερον ἐκ τῶν

1. l. III. aph. I. 2. ibid. aph. IV.

rarunt; tum frigida et ficca ufque ad caniculae exortum; inde magni aeftus ufque ad arcturum viguerunt, circa quem pluviae auftrinae ufque ad aequinoctium fuerunt, atque in ea frigidum et ficcum fuperaffe ceteras qualitates confcripfit. Licet etiam alias plerasque conftitutiones in libris de vulgaribus morbis quae inaequales fuerint confcriptas intueri, de quibus loqui non eft hujus loci ac temporis, imo vero etiam in aphorifmis fcriptum reliquit, *temporum mutationes maxime morbos gignere;* addiditque magnas mutationes aut frigoris aut caloris et alias ad harum proportionem idem efficere. Praeterea vero fubdit haec de quibus eft item fupra dictum: *in anni temporibus, quum eadem die modo frigus modo calor viget, autumnales exfpectare morbos oportet;* in praefenti vero ait: *morbos fimiles aut diffimiles ex temporum mutationibus oriri;* deberent enim fimiles gigni, quatenus temporum poftulat ratio; diffimiles vero qualis eft mutatio atque varietas. Ipfe vero exempli caufa, ut varietatem cognofce-

Ed. Chart. VIII. [564.]

θερινῶν εἶναι νοσημάτων. εἰ οὖν τοιοῦτο τὸ φθινόπωρον εἴη ὡς ἀναλογώτερον τῷ θέρει ἔσται ἐν αὐτῷ τὰ θερινὰ νοσήματα, ἔκγονος γάρ ἐστι τῆς χολῆς τῆς ὠχρᾶς, ἣν ἐν τῷ θέρει ἀκμάζειν ἴσμεν. γίνεται μὲν γάρ ποτε τῆς χολῆς ταύτης ἀνάχυσις εἰς ὅλον τὸ σῶμα λόγῳ κρίσεως, ὡς ἐν τοῖς ἀφορισμοῖς αὐτός φησιν, ἴκτερος πρὸ ἑβδόμης κακόν· αἴτιον δὲ τοῦ κακοῦ, ὅτι ἡ τοιαύτη σημαίνει κωλύεσθαι τὴν χολὴν ἐκκαθαίρεσθαι τοῦ ἥπατος καὶ κενοῦσθαι διὰ τῆς γαστρὸς, ἐμφραττομένου δηλονότι ἢ φλεγμαίνοντος αὐτοῦ. γίνεται[1] δὲ καὶ τουτὶ τὸ σύμπτωμα κακοπραγοῦντος τοῦ σπλάγχνου, ἤτοι διὰ σκίῤῥον ἢ φλεγμονὴν ἢ καὶ ἔμφραξιν, ὧν τὰ δύο τελευταῖα δύναται γενέσθαι ἐξαίφνης. ἔστιν[2] ὅτε καὶ ἄλλη διάθεσις, πλὴν ἡ τοῦ ἥπατος τὸ πάθος ἐργάζεται. ὁρᾶται γὰρ καὶ χωρὶς κρίσεως καὶ μηδὲν ὅλως πεπονθότος τοῦ ἥπατος, ἐκχολούμενον ἐνίοτε τὸ αἷμα κατά τινα διαφθορὰν ἀλλόκοτον, ὁποίαν καὶ ἐκ τῶν θηρίων δή-

1. l. I. aph. LXI. 2. de loc. affect. VII.

remus, autumnalem morbum regium propoſuit: planum enim eſt morbum regium de numero eorum eſſe qui aeſtate ſolent hominem invadere; itaque ſi autumnus talis ſit, ut aeſtati proportione reſpondeat, in eo morbi aeſtivi vigebunt: gignet enim pallidam bilem, quam aeſtate vigere perſpectum habemus; ea enim bilis quandoque in totum corpus diffunditur, idque ratione judicationis, prout ipſe in aphoriſmis memoravit: *regius morbus ante diem ſeptimum in malis habendus eſt;* cauſa mali eſt, quia hic abſceſſus nobis indicat prohiberi, ne jecur bile expurgetur, eamque per ventrem excerni, jecore nimirum obſtructo aut inflammatione obſeſſo; hoc etiam ſymptoma fit viſcere ipſo male affecto aut quia ſcirrhum aut quia inflammationem aut quia obſtructionem patiatur, quorum duo poſtrema fieri derepente poſſunt. Quandoque vero alia quam jecoris affectio eundem affectum pariet, propterea quod etiam citra judicationem atque ullam prorſus jecoris affectionem ſanguinem bile in affectum ex qua-

Ed. Chart. VIII. [564.]

ξεις ποιοῦσιν, ἅς[1] ἡμεῖς τῇ πόσει τῆς θηριακῆς ἀντιδότου θεραπεύειν εἰώθαμεν, ὡς καὶ τὰς ἄλλας τῷ χολαγωγῷ φαρμάκῳ καθῆραι.

ζ'.

Καὶ ἢν τὸ θερινὸν χολῶδες γένηται καὶ αὐξηθὲν ἐγκαταλειφθῇ καὶ ὑπόσπληνοι.

Εἰ[2] τῷ θέρει αὔξεται ἡ χολὴ διὰ τὸ παρὰ φύσιν ἐκθερμαίνεσθαι τὸ σῶμα κατὰ τὴν ὥραν τὴν θερινὴν, τοῦτο γὰρ ἔγραψεν αὐτὸς ἐν τῷ περὶ φύσεως ἀνθρώπου. τοῦ δὲ θέρους, φησὶ, τό τε αἷμα ἰσχύει ἔτι καὶ ἡ χολὴ αἀίρεται ἐν τῷ σώματι καὶ παρατείνει εἰς τὸ φθινόπωρον. ἐν δὲ τῷ φθινοπώρῳ τὸ μὲν αἷμα ὀλίγον γίνεται, ἐναντίον γὰρ αὐτέῳ τὸ φθινόπωρον τῇ φύσει ἐστίν. ἡ δὲ χολὴ τὴν θερίην κατέχει τὸ σῶμα καὶ τὸ φθινόπωρον. ἐὰν μὲν οὖν ἡ

1. Cont. Jul. VIII. 2. de nat. hum. XXXIV.

dam absurda corruptela perspicimus, qualem morsus ferarum afferre solent, quam nos curare eo antidoto, quam theriacam vocamus, sicut alias medicamento quod bilem ducat purgare consuevimus.

VII.

Et si aestas biliosa fiat bilisque aucta intus relicta sit, etiam aliquantulum lienosi fiunt.

Bilis aestate augetur, propterea quod corpus praeter naturam aestivo tempore excalesit, id quod ipse in libro de natura humana conscripsit his fere verbis: *aestate,* inquit, *sanguis adhuc robur obtinet et bilis sese extollit in corpore et usque ad autumnum manet; sanguis vero exiguus redditur, quod ei sit autumnus natura contrarius; bilis autem et aestivo tempore occupat corpus et autumno.* Si igitur bilis per aestatem aucta intus in autumno sit

Ed. Chart. VIII. [564.]
χολὴ αὐξηθεῖσα κατὰ τὸ θέρος ἐγκαταλειφθῇ, ἐν τῷ φθινοπώρῳ τότε τὰ νοσήματα ἐκ τῆς χολῆς γενήσεται. καὶ οὐδὲν κωλύσει τὴν γένεσιν αὐτῶν ἡ ὥρα τοῦ ἔτους. ἐπειδὴ γὰρ μεταβέβληται ἡ κατάστασις, οὐ θαυμαστὸν καὶ τὰ τῶν ἄλλων ὡρῶν νοσήματα ἐν ἐκείνῃ γενέσθαι.

η'.

Ὅταν οὖν καὶ ὁ ἀὴρ οὕτως ἀγάγῃ, καὶ ἦρος γίνονται ἴκτεροι. ἐγγυτάτω γὰρ αὕτη ἡ κίνησις τῇ ὥρῃ κατὰ τοῦτο τὸ εἶδός ἐστιν.

Ὥσπερ ἐν τῷ φθινοπώρῳ γίνεται θερινὰ πάθη, ὅταν ἡ φθινοπωρινὴ ὥρα ἐοικυῖα εἴη τῇ θερινῇ, οὕτω καὶ εἰ τοῦ ἔαρος ἀγωγὴ ὁμοία ᾖ τῇ τοῦ θέρους, συμβήσεται τὸ αὐτό. ὁ γοῦν ἴκτερος ἐκ τῆς χολῆς ἢ ὠχρᾶς ἢ ξανθῆς γινόμενος, ἥπερ κατὰ τὸ θέρος πλεονάζει, γενήσεται καὶ ἐν τῷ ἔαρι, εἴπερ αὕτη ἡ ὥρα τὴν τοῦ θέρους φύσιν φυλάττῃ. τοῦ μὲν γὰρ ἦρος τὸ αἷμα αὔξεται· καὶ εἰ τὸ σῶμα παρὰ

relicta, tunc morbi a bile exorti homines corripient et eorum ortum anni tempus nihil prohibebit, quum enim sit mutata constitutio, haud mirum est, si aliorum temporum morbi in illa moriantur.

VIII.

Quum igitur et ver ita processerit, tum vere etiam morbi regii nascentur: hic enim motus est secundum hanc speciem tempori anni proximus.

Quemadmodum autumno aestivi morbi oriuntur, quum autumnale tempus sit aestivo persimile, ita si veris progressus sit statui aestivo similis, idem usu veniet. Ergo morbus regius ex bile aut flava aut pallida quae aestate redundat exortus, etiam vere proveniet, si modo illud tempus naturam aestatis servarit: etenim vere sanguis augetur, ac si corpus praeter naturam excalesiat, bilem

φύσιν θερμαίνοιτο, τὴν χολὴν ἀθροίζει, ἐξ ἧς τὰ θερινὰ νοσήματα συνίσταται, φησὶ γὰρ εἶναι τὴν κίνησιν ταύτην ἐγγυτάτω τῇ ὥρῃ τῇ θερινῇ δηλονότι. ἔστι γὰρ ἐν τῷ ἀμφοῖν μεταξὺ τοῦ τε ἦρος καὶ τοῦ φθινοπώρου τὸ θέρος καὶ τοῦ ἦρος λήγοντος ἡ ἀρχὴ τοῦ θέρους.

θ'.

Ὅταν δὲ θέρος γίνηται ἦρι ὅμοιον, ἱδρῶτας ἐν τοῖσι πυρετοῖσι καὶ εὔτροποι καὶ οὐ κατόξεις, οὐδὲ κατάξηροι γλώσσῃσιν.

Εἴρηται ἤδη ὅτι αἱ κράσεις τῶν ὡρῶν καὶ οὐ προσηγορίαι αὐτῶν αἰτίαι εἰσὶ τῶν νοσημάτων. ὅταν οὖν αἱ ὧραι τὴν ἰδίαν φύσιν φυλάττωσιν, τότε κατὰ τὰς ὥρας καὶ εὐσταθέες, ὡς αὐτὸς ἐν ἀφορισμοῖς[1] ἔλεγε, καὶ προσηκόντως αἱ νόσοι γίνονται. ὅταν δὲ αὗται μεταπέσωσι καὶ τὰ νοσήματα ἐξ ἀνάγκης συμμεταπίπτει, ἐπειδὴ τῇ τῆς ὥρας

1. l. III. aph. VIII.

coacervabit, ex qua morbi aestivi proficiscantur, hunc enim motum esse tempori anni, hoc est aestivo, omnium dicit; nam aestas est inter ver et autumnum media interjecta et quum ver desinit, aestas incipit.

IX.

At quum aestas fit veri similis, sudores in febribus et febres facile et non peracutae, neque peraridae linguis fient.

Est jam supra dictum, non appellationem, sed temperaturam anni temporum in causa esse, cur morbi oriantur. Quum igitur tempora propriam naturam servabunt, tum morbi convenienter temporibus ipsis stati ac certi, [565] et ut convenit, fient; quum vero tempora de suo statu deflectunt, etiam morbi necessario de suo cursu declinant, propterea quod statum temporis consequuntur.

καταστάσει ἕπεται. ὥσπερ οὖν εἶπεν, ὅταν τὸ ἔαρ ἐστὶ τῷ θέρει ὅμοιον, προσδεκτέον εἶναι τὰ θερινὰ νοσήματα, οὕτω καὶ αὖ. εἰ[1] τὸ θέρος γένοιτο ὅμοιον τῷ ἦρι, προσδέχεσθαι χρὴ πολλοὺς ἱδρῶτας ἐν τοῖς πυρετοῖς. τὸ γὰρ ἔαρ θερμὸν καὶ ὑγρόν ἐστιν, οὐ κρατεῖ δὲ οὐδέτερον ἐν αὐτῷ κατὰ ἀντίθεσίν τινα, οὔτε τοῦ ξηροῦ τὸ ὑγρὸν οὔτε τοῦ θερμοῦ τὸ ψυχρόν καὶ ἕτερον μὲν τούτων, τουτέστι τὸ θερμὸν, ἐν τῷ θέρει ἐστὶ, τὸ δὲ ἕτερον ἐν τῷ χειμῶνι, λέγω δὴ τὸ ὑγρόν ἱδρῶτες δὲ πολλοὶ οὐ δύνανται γίνεσθαι, εἰ μὴ θερμὸν ᾖ τὸ παρέχον, ὅπερ κοινὸν τῷ τε ἦρι καὶ τῷ θέρει εἶναι δοκεῖ, διαφερόντως δὲ καὶ εἰ μὴ ὑγρότης τις ἐν τῷ σώματι περιττεύῃ, ὅπερ ἀλλότριόν ἐστι τῆς τοῦ θέρους φύσεως, κοινὸν δὲ καὶ τῷ ἦρι καὶ τῷ χειμῶνι· ὥστε κατὰ τὸν λόγον ἐν τῇ ὁμοίᾳ τῷ ἦρι θερινῇ καταστάσει πολλοὶ ἱδρῶτες γίνονται. τὸ γὰρ κατὰ τὴν ἰδίαν φύσιν προϊὸν θέρος, ὃ ἱκανῶς αὐχμηρὸν εἴωθεν εἶναι, διαφορεῖ τὰς ὑγρότητας περιττὰς, τὰς ἐν τῷ χειμῶνί τε καὶ ἦρι συναθροι-

1. l. III. aph. VI.

Itaque ſicut dixit, quum ver ſit aeſtati ſimile, tunc morbos aeſtivos exſpectandos eſſe; ſic modo, ſi aeſtas ſiat veri ſimilis, multos ſudores in ſebribus fore: ver enim calidum humidumque eſt, neque quidquam in eo per ullam partem repugnantiae dominatur, ut neque ſicco humidum praeſtet, neque calido frigidum; horum autem alterum, hoc eſt calidum in aeſtate eſt, alterum hoc eſt humidum hiemi etiam tribuitur. Copioſi vere eſſe ſudores non poſſunt, niſi aër nos ambiens calidus ſit, id quod et veri et aeſtati eſſe commune apparet; ſed tamen varia ratione; ac niſi humiditas quaedam in corpore redundet, quod eſt ab aeſtatis natura alienum, eſtque et veri et hiemi commune, ex quo fit ut in ſtatu aeſtivo, qui ſit verno ſimilis, copioſi ſudores merito dimanent: aeſtas enim quae ſecundum ſuam naturam procedat; quae quidem ſatis ſqualida eſſe conſuevit, ſupervacaneas humiditates per halitum digerit, quae nimirum hieme vereque

Ed. Chart. VIII. [565.]

ζομένας, τὸ δὲ ἦρι ὅμοιον διὰ μὲν τὴν θερμασίαν ἕλκει πρὸς τὰ ἔξωθεν, διὰ δὲ τὴν πολλὴν ὑγρότητα, τὴν ἐπὶ πλέον ἐγκαταλειφθεῖσαν, οὐ δύναται τὸ ἑλκυσμένον ἀτμοειδῶς διαφορεῖν, ὅθεν ἕπεσθαι δοκεῖ ὅτι τὸ ὑγρὸν ἅπαν ἐκκρινόμενον περὶ τὸ θέρος ἐν ταῖς τῶν νόσων κρίσεσι πολλοὺς ἱδρῶτας ποιεῖ, διὰ τὸν αὐτὸν λόγον, ὅτι κατοξεῖς αἱ νόσοι, αἳ ἄλλως ὀξεῖς εἶναι ἀναγκάζονται, οὔτε τὴν γλῶτταν ξηρὰν ἐργάζονται, οὐ γάρ ἐστι σφοδρὰ θερμασία τις ἀνάλογον τῷ θέρει, ἐπεὶ αὐτὸ οὐ τὴν ἰδίαν, ἀλλὰ τὴν τοῦ ἦρος φύσιν φυλάττει. οὐκ οὖν κατακαίει οὔτε καταξηραίνει τὴν ὕλην, ὥσπερ τὸ θερινὸν θάλπος· ὅπερ καὶ ἄνευ πυρετοῦ τὴν γλῶτταν ξηραίνει.

ι'.

Οταν δὲ χειμέριον γένηται ἦρ καὶ ὀπισθοχειμὼν, χειμεριναὶ καὶ αἱ νοῦσοι καὶ βηχώδεες καὶ περιπνευμονικαὶ καὶ κυναγχικαί.

ſint coacervatae; quae vero ſit veri ſimilis, ea propter calorem ad extimas partes trahit; verum propter magnam vim humiditatis quae intus in corpore eſt copioſius relicta, id quod traxit, diſcutere atque diſſolvere in vaporis ſpeciem non poteſt; ex quo ſequi videtur ut humiditas, dum tota per aeſtatem in judicationibus excernitur, multos ſudores efficiat, eadem cauſa facit, ut morbi neque peracuti ſint, quos alioqui eſſe acutos neceſſe eſſet, neque aridam linguam reddant: ſi quidem non eſt vehemens quidam calor, qualis in aeſtate eſſe ſolet, quando haec ipſa non ſuam, ſed veris naturam ſervat; proinde ſit ut neque adurat materiam, neque exſiccet, prout aeſtivus calor facit, qui etiam citra febrem linguam exſiccat.

X.

Quum vero hibernum ver fiat et poſtremum hiemis tempus hiberni autem morbi et tuſſes et peripneumoniae et anginae exiſtunt.

Ed. Chart. VIII. [565.]

Εἰκότως εἶπε τὰς χειμερινὰς νόσους κατὰ τὸ ἔαρ ἔσεσθαι, εἰ αὐτὸ χειμερινὸν εἴη τὸν γὰρ αὐτὸν λόγον ἔχεις καὶ περὶ τῶν ἄλλων ὡρῶν ὡς ὁποία ἦν ἡ μεταβολὴ, τοιαῦτα καὶ νοσήματα γένοιτο τοῦ δὲ χειμῶνος γίνεσθαι εἴωθε τάδε, πλευρίτιδες, περιπνευμονίαι, κόρυζαι, βράγχοι, βῆχες καὶ ἄλλα πολλά. εἰ [1] μὲν οὖν χειμέριον γένηται τὸ ἦρ, δεόντως αἱ χειμεριναὶ νόσοι γενήσονται. τοῦ χειμῶνος γὰρ περιπνευμονίαι τε καὶ πλευρίτιδες συνίστανται διὰ τὸ κρύος βλαπτομένων τῶν ἀναπνευστικῶν ὀργάνων· καὶ διὰ τὴν αὐτὴν αἰτίαν αἱ βῆχες καὶ οἱ πόνοι τῶν πλευρῶν καὶ κόρυζαι καὶ βράγχοι γίνονται. ἐκεῖ γὰρ ἡ ψύξις τὰ ἀναπνευστικὰ ὄργανα βλάπτει, ἐνταῦθα δὲ τὴν κεφαλήν. λέγει δὲ καὶ κυνάγχας τότε γίνεσθαι, εἰ καὶ φθινοπωρινὸν νόσημα ᾖ, ἀλλὰ καὶ τοῦ ἦρος εἶναι δοκεῖ, ὡς αὐτὸς ἐν τοῖς ἀφορισμοῖς καταριθμίζει. τοῦ μὲν ἦρος, φησὶ, τὰ μελαγχολικὰ καὶ τὰ μανικὰ καὶ τὰ ἐπιληπτικὰ καὶ αἵματος ῥύσιες καὶ κυνάγχαι καὶ κόρυζαι καὶ τὰ λοιπά ὡς κυνάγχας μὲν

1. III. aph. XXIII.

Merito dixit hibernos morbos fore verno tempore, si ver hibernum fuerit; eadem enim tibi suppetet aliorum temporum ratio, ut qualis sit mutatio, tales etiam morbi excitentur, atque hieme quidem hi solent oriri, pleuritides, peripneumoniae, gravedines, raucitates, tusses et alia item permulta genera; quocirca si ver fuerit hibernum, convenienter quoque ei tempestati morbi hiberni existent: etenim hieme fiunt peripneumoniae et pleuritides, quod instrumenta respirationis propter vim frigoris laeduntur; ob eandem causam febres, dolores costarum, gravedines raucitatesque fiunt; nam ut illic instrumenta respirationis, ita hic caput frigus laedit. Ait vero illo item tempore anginas fieri, licet angina morbus autumnalis sit, quamquam esse etiam vernus videtur, ut ipse in aphorismis adnumeravit. *Vere*, inquit, *insaniae, melancholiae, morbi comitiales, sanguinis profluvia, anginae, gravedines etc.* Angina vero fit autumno ex humoribus biliosis in fauces

Ed. Chart. VIII. [565.]
κατὰ τὸ φθινόπωρον γίνεσθαι[1] ἐκ τῶν χολωδῶν χυμῶν κατασκηπτόντων εἰς τὴν φάρυγγα. κατὰ δὲ τὸ ἔαρ ἐπὶ τοῖς φλεγματωδεστέροις πως χυμοῖς συνίστασθαι, τοῦ[2] πλήθους τῶν περιττωμάτων ἀνελθόντος εἰς φάρυγγα ἢ τῶν ἐκ κεφαλῆς ῥευμάτων ἐν φάρυγγι στηριχθέντων.

ια'

Καὶ φθινόπωρον ἢν μὴ ἐν ὥρῃ καὶ ἐξαίφνης χειμάσῃ, μὴ συνεχῶς τοιαύτας νόσους ποιέει διὰ τὸ μὴ ἐν ὥρῃ ἦρχθαι, ἀλλὰ ἀνώμαλα γίνεσθαι. διόπερ καὶ αἱ ὧραι ἄκριτοί τε καὶ ἀκατάστατοι γίνονται, ὥσπερ καὶ αἱ νοῦσοι, ἐὰν προεκρηγνύωνται ἢ προεκκρίνωνται ἢ ἐγκαταλείπωνται· φιλυπόστροφοι γὰρ καὶ αἱ ὧραι γίνονται, ὥσπερ αἱ οὕτω νοσοποιέουσαι.[3]

Ἀρχὴν λαμβάνει τὸ φθινόπωρον ἀπὸ τῆς τοῦ ἀρκτούρου ἐπιτολῆς, ἣ γίνεται πρὸ τῆς φθινοπωρινῆς ἰσημερίας,

1. l. III. aph. XXII. 2. ibid. aph. XVI. 3. in marg. vel νοσοποιεούσῃ.

decumbentibus; vere autem ex humoribus pituitosioribus constat, quod excrementorum magna vis sit ad fauces comportata vel quod destillationes a capite in faucibus impactae firmataeque sint.

XI.

Autumnus quoque si non in tempore ac derepente hibernarit, non assidue tales morbos facit, propterea quod non in tempore incipiat, sed inaequaliter fiat; ideo etiam tempora judicatione vacantia et inconstantia fiunt, quemadmodum morbi quoque, si praerumpant aut prius excernantur aut intus relinquantur; recidivas quoque tempora faciunt, sicut et morbos ita pariunt.

Autumnus ab arcturi exortu sumit initium; oritur autem arcturus ante autumnale aequinoctium, sicut etiam

Ed. Chart. VIII. [565.]
ὥσπερ καὶ ἡ ἀρχὴ μὲν τοῦ ἦρος εἶναι δοκεῖ ἡ κατ' ἐκεῖνον τὸν καιρὸν ἰσημερία. τελευτὴ δὲ τῶν πλειάδων ἐπιτολὴ, ἴσμεν δὲ καὶ ταύτην εἶναι τὴν ἀρχὴν τοῦ θέρους, ὡς καὶ τοῦ θέρους τελευτὴν καὶ ἀρχὴν τοῦ φθινοπώρου ἐπιτολὴν τοῦ ἀρκτούρου, προλαμβάνουσαν τὴν φθινοπωρινὴν ἰσημερίαν ἡμέραις ὡς δώδεκα. ἤδη δὲ καὶ ἡ τῶν πλειάδων δύσις ἐστὶν ἄχρι τοῦ χειμῶνος καὶ τοῦ φθινοπώρου τελευτή. ἐὰν οὖν τὸ φθινόπωρον μὴ ἐν ὥρῃ, τουτέστιν οὐ κατὰ καιρὸν, ἀλλ' ἐξαίφνης χειμάσῃ, ἤγουν πρὸς τὸν χειμῶνα τρέπηται καὶ τὴν τοῦ χειμῶνος κατάστασιν λάβῃ, τότε αἱ φθινοπωριναὶ νόσοι οὐ συνεχῶς ποιεῖται· αἴτιον ὅτι μὴ ἐν ὥρῃ ἦρχθαι, μήτε κατὰ καιρὸν, οὕτω γὰρ αὐτὸς γράφει ἐν τῷ πρώτῳ τῶν ἐπιδημιῶν. ἐν Θάσῳ πρωῒ τοῦ φθινοπώρου χειμῶνες οὐ κατὰ καιρὸν, ἀλλ' ἐξαίφνης ἐν βορείοισι καὶ νοτίοισί γε πολλοῖσιν, ὑγροὶ καὶ προεκρηγνύμενοι. διὰ μὲν οὖν τὴν κακοχυμίαν τῆς ὥρας καὶ τὴν τοῦ περιέχοντος ἀνώμαλον κρᾶσιν καὶ τεταρταῖοι πυρετοὶ καὶ πλάνητες καὶ

veris principium cenſetur aequinoctium, quod eo tempore accidit: finis eſt ortus vergiliarum; hunc vero ortum eſſe aeſtatis initium, ſicut eſſe finem aeſtatis et principium autumni ortum arcturi, qui autumnale aequinoctium diebus fere duodecim anticipat, perſpectum habemus; quin etiam occaſus vergiliarum eſt hiemis initium et autumni finis. Si igitur autumnus non in tempore, ſed derepente hibernabit, hoc eſt ad hiemis naturam verget hiemisque conſtitutionem nanciſcetur, tunc morbi autumnales non aſſidue excitabuntur; cauſa eſt, quia in ſuo tempore non incepit, neque item opportune. Ipſe enim in primo de vulgaribus morbis ita ſcriptum reliquit: *in Thaſo ante autumnum frigora non in tempore, ſed repente aquilone auſtroque multum ſpirantibus, humida et quae prius proruperunt:* nam propter humorum malitiam quae eo tempore eſt et propter inaequalem aëris temperaturam, quartanae erraticaeque febres, lienes, aquae inter cutem,

σπλῆνες καὶ ὕδρωπες καὶ φθίσεις καὶ[1] στραγγουρίαι καὶ λειεντερίαι καὶ δυσεντερίαι καὶ ἰσχιάδες καὶ κυνάγχαι καὶ ἄσθματα καὶ εἴλεοι καὶ ἐπιληψίαι καὶ τὰ μανικὰ, ἔτι δὲ καὶ καρδιαλγία καὶ φρίκη καὶ ὅλως τὰ μελαγχολικά· ἅπαντα γὰρ ἕπεται ταῖς προειρημέναις αἰτίαις καὶ σχεδὸν γίνεται ἐκ τῆς μελαίνης χολῆς, γινομένης δηλονότι ἢ ἐκ τῆς ξανθῆς ὑπεροπτηθείσης ἢ ἐκ τοῦ παχέος αἵματος. ἐπεὶ καὶ αὕταί ἐστιν ὡς ἡ τοῦ αἵματος ἰλὺς, πλάνητες μὲν διὰ τὴν ἀνωμαλίαν τῆς κρασεως γίνονται. ὡς καὶ σπλῆνες μεγάλοι διὰ τὴν τοῦ μελαγχολικοῦ χυμοῦ περιουσίαν[2], ἡ στραγγουρία δὲ διὰ τὴν ξηρότητα καὶ ψύξιν. καὶ γὰρ ψύχεται ἡ κύστις ἐν ταῖς μεταβολαῖς, αἳ ἀτάκτως τε καὶ ἐξαίφνης γίνονται, ὡς καὶ ἰσχιάδας διὰ τὴν κακοήθειαν τοῦ χυμοῦ καὶ τὴν ψύξιν γίγνεσθαι μάλιστα γνώριμόν ἐστιν. ὅτι[3] δὲ αἱ ὧραι ἄκριτοι καὶ ἀκατάστατοί εἰσι, διὰ τοῦτο καὶ τὰ ἄσθματα διὰ τὴν ἔσω κίνησιν τῶν χυμῶν

1. l. III. aph. XXVII. 2. *Corr.* περιουσίαν pro παῤῥουσίαν. 3. l. III. aph. XXII.

tabes, urinae ſtillicidia, levitates inteſtinorum et eorundem difficultates et coxendicum morbi et anginae et ſuſpiria et tenuioris inteſtini morbus et comitialis et inſania; itemque dolor cordis, horror et uno verbo melancholici morbi oriuntur; qui ſane omnes ex praedicta cauſa proveniunt atque ortum fere ex atra bile ducunt, quae nimirum aut ex flava nimium aſſata aut ex ſanguine craſſo facta ſit; quando ipſe quoque ſit velut ſex ſanguinis quaedam; erraticae vero febres propter inaequalem temperaturam oriuntur, ut lienes magni ex melancholici humoris redundantia redduntur Urinae ſtillicidium gignit ſiccitas et refrigeratio, ſiquidem veſica in mutationibus iis quae ſine ordine et repente fiunt refrigeratur. [566] Coxendicum porro dolores tum a malitia humorum tum a refrigeratione potiſſimum excitari perſpicuum eſt; quia autem tempora vacant judicatione ſuumque ſtatum non ſervant, ideo aſthmata tum propter motum ad interiora tum pro-

Ed. Chart. VIII. [566.]
καὶ τὴν ψύξιν γίνονται, ὡς εἰκὸς[1] ἐν τῇ ψύξει καὶ ἀνωμαλίᾳ καὶ κακίᾳ τοῦ καιροῦ[2] κακοῦσθαι τὰ κατὰ τὴν γαστέρα καὶ ἔντερα, ὡς καὶ λειεντερίας καὶ εἰλέους καὶ δυσεντερίας γενέσθαι. ἐπειδὴ δὲ θάλπος ἐν τοῖς μέσοις τῆς ἡμέρας, ψῦχος δὲ ἐν τοῖς πρώτοις καὶ τοῖς τελευταίοις αἰσθανόμεθα, οὐδὲν θαυμαστὸν τὰς ἐπιληψίας εἰσβάλλειν τότε, μάλιστα δὲ ἐπὶ τοῖς ἐπιτηδείως πρὸς τὸ πάθος ἔχουσι, μανικὰ δὲ πάθη συνίστανται ἐπὶ τῇ κακοηθείᾳ τῇ ἐν τοῖς λεπτοῖς χολώδεσι χυμοῖς, τὰ μελαγχολικὰ δὲ διὰ τὴν μέλαιναν χολὴν, ἧς ἡ[3] φορὰ κατὰ τὸ φθινόπωρον ἀθροίζεται, ἀλλὰ καὶ διὰ τὴν τῆς ὥρας κακίαν καὶ τὴν ἀνωμαλίαν κράσεως τοῦ περιέχοντος οὐ θαυμαστὸν εἰ καὶ καρδιαλγία καὶ τὸ φρικῶδες καὶ τὰ τοιαῦτα κατὰ τὴν φθινοπωρινὴν ὥραν ἐπικρατεῖ. εἴρηται δὲ ἡμῖν ἐπὶ πλέον ἐν τῇ τοῦ δευτέρου τῶν ἐπιδημιῶν ἐξηγήσει περὶ τῶν ἁπάντων τῶν νοσημάτων τε καὶ τῶν συμπτωμάτων τῶν κατὰ τὸ φθινόπωρον συμβαινόντων. εἴρηται δὲ καί τινα κατὰ

1. *Corr.* εἰκὸς pro ἐοικώς. 2. *Corr.* κακοῦσθαι pro κακοὺς δέ. 3. *Corr.* ἧς ἡ pro εἰσί.

pter refrigerationem fiunt; ſicut etiam probabile eſt in refrigeratione, inaequalitate, malitiaque temporis vitiari ventrem atque inteſtina; lienteriae, dyſenteriae et tenuiores inteſtini morbi oriantur. Quoniam autem calorem meridie et frigus mane et veſperi perſentiſcimus, haud mirabile eſt, ſi comitiales morbi interdum in hominem irruant; praeſertim vero ſi cui ita ſit natura comparatum, ut in hujusmodi morbum cadat. Inſaniae autem morbi ab ea malitia quae in tenuibus humoribus bilioſis ineſt, naſci ſolent; melancholici vero ab atra bile, cujus proventus autumno colligitur. Jam vero nihil eſt, cur mireris, ſi propter temporis malitiam et temperaturae aëris nos ambientis inaequalitatem cordis dolores, horrores et hujusmodi alia per autumnum dominentur. Copioſius autem de morbis omnibus et ſymptomatis quae accidere autumno ſolent, differetur in ea explicatione quae in ſe-

Ed. Chart. VIII. [566.]

τοὺς ἀφορισμοὺς αὐτῷ τῷ Ἱπποκράτει, ὅπου[1] καὶ τοῦτο δέδεικται, ὅτι τὸ φθινόπωρον ἁπάσαις ἡλικίαις κακὸν καὶ φύσεσι καὶ χώραις. ἧττον μὲν δὴ ἐν αὐταῖς τῶν ἄλλων τὰς ὑγρὰς καὶ θερμὰς κατὰ τὸν ἐκεῖνον[2] καιρὸν βλάπτεσθαι· διόπερ, φησὶ, καὶ ἄκριτοι καὶ ἀκατάστατοι αἱ νόσοι γίνονται. ἐπειδὴ γὰρ οὐ γίνονται κατὰ καιρὸν, ἀλλὰ ἐν ταῖς ἐξαιφνιδίοις μεταβολαῖς, διὰ τοῦτο οὐ δύνανται λύεσθαι κατὰ τὸν προσήκοντα καιρὸν, οὔτε εὐσταθέως τε καὶ ὡραίως, ὡς αὐτὸς λέγειν εἴωθεν· εἰς[3] μὲν γὰρ καθεστῶτας καλεῖσθαι καιροὺς, τὰς ὥρας τὰς ἐν τάξει τὴν οἰκείαν κρᾶσιν ἀπειληφυίας, οὕτω δὲ καὶ τὰ ἔτη καλεῖ αὐτὸς καθεστῶτα ἐν τῷ περὶ ὑδάτων ἀέρων[4] καὶ τόπων τὰ κατὰ λόγον γινόμενα. καὶ ἐὰν ἐν τῷ μετοπώρῳ τὰ ὕδατα γένηται καὶ ὁ χειμὼν μέτριος, μήτε λίαν εὔδιος μήτε ὑπερβάλλων τὸν καιρὸν τὸ ψύχειν, ἐν δὲ τῷ ἦρι γένηται ὕδατα ὡραῖα καὶ ἐν τῷ θέρει· καὶ τουτὶ τὸ ἔτος ὑγιεινότατον

1. l. III. aph. XVIII. 2. *Corr.* τὸν ἐκεῖνον pro τῶν ἐκείνων. 3. l. III. aph. VIII. 4. de aëre, aquis etc.

cundum de vulgaribus morbis edetur; ipſe vero nonnulla etiam in aphoriſmis memoravit, quo in loco hoc quoque oſtenſum eſt, autumnum eſſe omnibus aetatibus, naturis regionibusque malum; inter ipſas tamen minus quam alias eo tempore humidas et calidas laedi; quamobrem morbi, inquit, judicatione vacantes inconſtantesque fiunt; nam quia opportuno tempore non fiunt, ſed in repentinis mutationibus, ideo fit ut neque in tempore accommodato ſolvi explicarique poſſint; ſed neque ſtatis temporibus, neque tempeſtive, ut ipſe loqui ſolitus eſt. Stata autem tempora ab ipſo vocari ſcimus ea quae propriam temperaturam ordine ſortiuntur atque ita etiam ipſe annos ſtatos ac certos vocat in libro de aëre, aquis et locis eos qui convenientes rationi procedant; ac ſi autumno fiant pluviae hiemsque moderata nec valde ſerena nec frigore excedens et vere atque aeſtate imbres tempeſtivi fiant, ſic, inquam, hunc annum fore ſaluberrimum veriſimile ait

Ed. Chart. VIII. [566.]
ἔσεσθαι, εἰκὸς εἶναί φησιν· ὅταν δὲ μὴ αἱ ὧραι φυλάττωσι τὴν τοῦ καθεστῶτος ἐνιαυτοῦ ἀγωγὴν, τότε ἀκαθίστατοι ὑφ' Ἱπποκράτους ὀνομάζονται, καὶ τὰς νόσους ἐν τούτῳ τῷ καιρῷ γινομένας ὁμοίως ἀκαταστάτους προσαγορεύει καὶ ἄνωθεν δυσκρίτους. νῦν δὲ ἀκρίτους κατὰ τὴν αὐτὴν ἔννοιαν προσαγορεύει, τουτέστι μὴ καλῶς κρινομένας, ἀλλὰ κακοκρίτους, ὅπερ ἐστὶν ἡ μετὰ μοχθηρῶν συμπτωμάτων ἢ καὶ ὑποστροφοῦντας. τοιαύτης δὲ τῆς ἀκρισίας καὶ ὑποστροφῆς αἴτιόν ἐστιν ὅτι προεκρήγνυται ἢ προεκκρίνονται ἢ καὶ ἐγκαταλείπονται. καὶ τὸ μὲν προεκρήγνυσθαι[1] καὶ προεκκρίνεσθαι ποιεῖ τὴν ἀκρισίαν, τὸ δὲ ἐγκαταλείπεσθαι τὰς ὑποστροφάς. αὐτὸς γὰρ ἐν τοῖς ἐπιδημιῶν βιβλίοις τοῦτό φησιν εἰπὼν, τὰ ἐγκαταλειπόμενα[2] μετὰ κρίσιν ὑποστροφάς· οἱ γὰρ μοχθηροὶ χυμοὶ ἐν τῷ σώματι ἐγκαταλιμπανόμενοι τὰς νόσους ἐπιφέρουσι καὶ τῷ χρόνῳ σηπόμενοι τοὺς πυρετοὺς ἀνάπτειν εἰώθασιν. ἀλλὰ καὶ ἐν τῷ προγνωστικῷ φησιν, ὁκό-

1. *Corr.* προεκρήγνυσθαι pro προεγκρίνεσθαι. 2. l. II. aph. XII.

esse; quum vero tempora stati anni progressionem non servarent, tunc Hippocrates inconstantia vocat et morbos in ipsis exortos pari modo inconstantes nominat, ac supra eosdem difficiles judicatu, nunc vacantes judicatione in eandem fere sententiam appellat; ut eos non recte, sed male judicari intelligamus, quod nihil aliud est quam ut vel cum malis symptomatis judicentur vel postea repetant; hujus porro malae judicationes aut recidivae causa est, quia prius prorumpunt aut prius excernuntur aut intus relinquuntur, et quia praerumpunt et prius excernuntur, ideo non judicantur, et quia intus relinquuntur, ideo repetunt; id autem ipse in libris de morbis vulgaribus docuit, quum ait: *quae post judicationem relinquuntur, recidivas faciunt: pravi enim humores in corpore relicti morbos pariunt et temporis progressu computrescentes solent febres excitare.* Quin etiam in praesagii

Ed. Chart. VIII. [566.]

σοισιν οἱ πυρετοὶ[1] παύονται, μήτε σημείων[2] γινομένων λυτηρίων μήτε ἐν ἡμέρῃσι κρισίμῃσιν, ὑποστροφὴν προσδέχεσθαι τουτέοισι χρή. καὶ γὰρ τὰ ἀλόγως ῥαστωνήσαντα φιλυπόστροφα, κἂν ἐν ταῖς κρισίμοις ἡμέραις τοῦτο γένηται. αἱ γὰρ κρίσεις αὗται γίνονται μὲν ἐν πάσαις ἡμέραις, ἀλλ' οὔτε ἴσαι τὸν ἀριθμὸν, οὔτε ὁμοίως πισταί. διαφέρουσι δὲ τῷ τὰς μὲν ἀγαθὰς αὐτῶν γίνεσθαι, τὰς δὲ κακάς· καὶ τὰς μὲν μετὰ πλειόνων τε καὶ χαλεπωτέρων συμπτωμάτων καὶ σὺν ἀγῶνι μείζονι. τὰς δὲ εὐθὺς[3] ἐξ ἀρχῆς εἰσβάλλειν καὶ ἀσφαλῶς.[4] τὸ δὲ προεκρήγνυσθαι ὅπερ μὴ κατὰ καιρὸν καὶ προφθάσαι τὰς κρίσεις σημαίνει, μοχθηρόν ἐστιν· ὁμοῦ γὰρ τοῖς λυποῦσιν ἐκκρίνεται τὰ χρηστά. τοῦτο μὲν οὖν γίνεται τῆς φύσεως ἐρεθισθείσης, ἤτοι[5] πρός τινος τῶν ἔξωθεν, οἷον ἀπὸ τοῦ ἰατροῦ ἢ τοῦ κάμνοντος ἢ τῶν θεραπόντων οὐκ ὀρθῶς τι πραττόντων, ἢ καὶ τῶν ἐν αὐτῷ τῷ σώματι περιεχομένων, ὡς ἀπὸ τῶν νοση-

1. *Corr.* οἱ πυρετοὶ pro ὑπηρετεῖν. 2. l. III. progn. XXVII.
3. *Corr.* δὲ εὐθὺς pro τὰ εὐθεῖς. 4. in marg. vel ἀῤῥαχῶς.
5. *Corr.* ἤτοι pro εἴτι.

ita ſcriptum comperimus: *febres quae neque ſalutaribus notis apparentibus, neque in criticis finitae ſunt diebus, fere repetunt:* nam quae ſine ratione levata ſunt ea ſolent repetere; licet hoc in die critico eveniat. Judicationes vero ipſae in omnibus quidem diebus fiunt, ſed neque pari numero dierum, neque ita fidae ac certae; differunt autem, quod quaedam bonae, quaedam malae ſunt et quaedam cum multis gravibusque conjunctae ſymptomatibus et majore angore; quaedam ſtatim in ipſo initio et tuto. Ceterum quod ait, praerumpere, quod non opportune quid fieri et judicationis tempus praevenire ſignificat, malum eſt; ſiquidem cum noxiis humoribus boni etiam excernuntur, hoc autem uſu venit, quia natura irritata ſit vel ab externa cauſa quadam, ut a medico aut aegrotante aut a miniſtris non recte aliquid molientibus; vel ab iis quae in ipſo corpore continentur, cujusmodi ſunt morbi aut cauſae aut exacerbationes; exacerbatio

μάτων ἢ αἰτίων ἢ παροξυσμῶν. καὶ[1] γὰρ παροξυσμὸς τὴν φύσιν ἐρεθίζει καὶ οἷον προπηλακίζαι οὐκ ἐπιτρέπων ἡσυχάζειν οὐδὲ μένειν, ἀλλὰ ἐπειγείρων καὶ ὡς προσδιαμαχεῖν προκαλούμενος. ἐπεὶ τοίνυν ἡ φύσις οὐκ ἀεὶ τοῖς προσήκουσι καιροῖς ἐξορμῶσα κρίνει τὰς νόσους, ἀλλὰ ἐρεθιζομένη πολλάκις ἄλλοτε πρὸς ἄλλων[2] αἰτίων, εὐλόγως προεκρήγνυσθαι συμβαίνει καὶ μὴ τελείαν γίνεσθαι κρίσιν· καὶ ὅκου τοῦτο ἐγενήθη, τὰς ὑποστροφὰς προσδέχεσθαι χρή. αἱ γὰρ ὧραι ἃς εἶναι νοσοποιούσας φησὶ, φιλυπόστροφοί εἰσι καὶ ἀνάλογον ἐν αὐταῖς γενόμεναι νόσοι. προσέχειν μὲν οὖν τὸν νοῦν ταῖς ὥραις καὶ ταῖς κατ' αὐτὰς μεταβολαῖς ἀκριβῶς δεῖ, ὡς καὶ ταχέως τὰ νοσήματα διαγινώσκειν καὶ καλῶς θεραπεύειν δυνήσῃ.

ιβ'.

Προλογιστέον οὖν ὁκοίως ἂν ἔχοντα τὰ σώματα αἱ ὧραι παραλαμβάνωσι.

---

1. l. III. de crit. dieb. VIII. 2. *Corr.* ἄλλων pro ἄλλον.

enim naturam irritat et tanquam laceſſit nec requiem ei nec moram concedit, ſed excitat et veluti ad pugnam provocat. Quoniam igitur natura non ſemper accommodatis aptisque temporibus impulſa morbos judicat, ſed ſaepe aliter ab aliis atque aliis cauſis ſtimulatur, ideo merito fit ut praerumpant humores nec perfecta fiat judicatio; atque ubi hoc factum ſit, ibi exſpectare recidivas oportet; tempora enim a quibus fieri morbos ait recidivas afferre plerumque ſolent et morbi quoque in iis exorti temporibus proportione reſpondent. Itaque adhibere animum temporibus anni et iis mutationibus quae in ipſis fiunt accurate debes, ut morbos cito dignoſcere et eosdem curare recte poſſis.

XII.

Itaque inſuper conſiderandum eſt, ut corpora ſe habeant, quum ab anni temporibus ſuſcipiuntur.

Ed. Chart. VIII. [566.]

Τοῦτο[1] τὸ παράγγελμα πάνυ ὠφέλιμον καὶ πρὸς τὸ φυλακτικὸν καὶ πρὸς τὸ θεραπευτικὸν τῆς ἰατρικῆς μέρος ἐστί· συντελεῖ γὰρ πρὸς τὴν φυλακὴν τῆς ὑγείας, ὅτι τοῖς μὲν εὐκράτοις σώμασιν ὁ εὔκρατος ἀὴρ ἄριστος, ὅσα δὲ ὑπό τινος ἐξεχούσης ποιότητος δυναστεύεται, τούτοις ἄριστος ὁ ἐναντιώτατος τῇ κρατούσῃ· ὡς ψυχρὸς μὲν γὰρ τῇ θερμῇ, θερμὸς δὲ τῇ ψυχρᾷ καὶ τῇ ὑγροτέρᾳ ξηρός· τῇ δὲ αὐχμηροτέρᾳ τοῦ προσήκοντος εἰς τοσοῦτον ὑγρότερος εἰς ὅσον ἐκείνη[2] τοῦ συμμέτρου ξηροτέρα εἴη. καὶ τότε δεῖ τὴν δίαιταν τῇ κράσει τῆς ὥρας ἐναντίαν προστάσσειν οὐκ ἀγνοοῦντας ὅτι ἡ ὁμοία μᾶλλον βλάπτει, ἀλλὰ καὶ τῇ ὥρᾳ συνεργεῖ. πρὸς δὲ τὸ θεραπεύειν συντελεῖ, ὅτι τὰ ἐναντία τῶν ἐναντίων ἐστὶν ἰάματα. εἰ μὲν οὖν τινος σῶμα εὔχυμον παραλάβοι ἡ ὥρα τοῦ ἦρος, φυλάττει τοῦτο ὑγιεινότατον, οὐδὲν ἐκ τῆς ἰδίας[3] φύσεως νεωτερίζουσα, οὐ μὴν ὁ θέρος ἢ φθινόπωρον ἢ χειμών. ταῦτα γὰρ εἰ καὶ καθα-

1. Orib. IX. coll. II. 2. *Corr.* ἐκείνη pro ἐκεῖνοι.
3. Orib. IX. coll. II.

Hoc praeceptum eſt ad eam medicinae partem quae ſanitatem tuetur et ad eam quae morbos curat accommodatiſſimum; ad conſervandam enim ſanitatem facit, quia temperatis corporibus aër temperatus eſt optimus; in quibus vero aliqua exſuperans qualitas dominatur, iis utiliſſimus eſt aër qui exſuperanti qualitati ſit contrarius vel maxime, ut frigidus calidae, calidus frigidae; humidiori ſiccus, ſicciori vero quam par eſt tanto humidior, quanto illa ſit quam moderata portio ſiccior; quo ſane tempore victus ratio eſt temperaturae temporis contraria inſtituenda; in quo non ignorandum eſt ea quae ſimilia ſint magis nocere et temporis actionem adjuvare. Ad curationem vero morborum adjumento eſt, quia contraria ſunt contrariorum remedia. Itaque ſi tempus vernum corpus alicujus excipiat bonis praeditum humoribus, id etiam in optima ſanitate conſervabit; nihil ex ſua natura novi afferens, id tamen neque aeſtas, neque autumnus, neque hiems faciet; haec enim tempora licet corpus purum et

Ed. Chart. VIII. [566.]
ρὸν σῶμα καὶ πάντως ἄμεμπτον παραλάβοι, τὸ μὲν θέρος τὴν ὠχρὰν ἢ ξανθὴν χολὴν εἴωθε πλείονα τοῦ δέοντος γεννᾷν, τὸ δὲ φθινόπωρον τὴν μέλαιναν, ὁ χειμὼν δὲ τὸ φλέγμα, ὅθεν γίνεται ὅτι πρὸς μὲν τὸ θέρος αἱ ψυχραὶ καὶ ὑγραὶ κράσεις ἄριστα διάκεινται, πρὸς χειμῶνα δὲ αἱ θερμαὶ καὶ ξηραὶ, ἀνάπαλιν δὲ αἱ μὲν θερμαὶ καὶ ξηραὶ πρὸς τὸ θέρος κακῶς, αἱ δὲ ὑγραὶ καὶ ψυχραὶ πρὸς χειμῶνα. τρεῖς δέ εἰσι τοῦ σώματος κατασκευαὶ ἐν ἅπασι τοῖς οὖσιν ἢ ἀρίστη ἢ φαύλη καὶ ἡ νοσοῦσα. ἀλλ' ἡ μὲν ἀρίστη μία, τῶν δὲ ἄλλων ἀμφοῖν[1] αἱ διαφοραὶ[2] οὐκ εὐαρίθμητοι, ἐπεί εἰσι μοχθηραὶ κατασκευαὶ σωμάτων, ἔνιαι μὲν ἐν ὅλῳ τῷ ζώῳ δυσκρασίαν ἔχουσαι, τινὲς δὲ ἐν τῇ τῶν μορίων ἀνωμάλῳ κατασκευῇ. προλογεῖσθαι οὖν χρὴ πῶς διακείμενα εἶναι τὰ σώματα, ὅταν αἱ ὧραι παραλαμβάνουσιν αὐτὰ, τουτέστι πότερον μοχθηρῶς ἢ κακῶς διάκεινται ἢ καὶ τελείαν ἔχει τὴν ὑγείαν οἱ μήπω νοσοῦσιν, ἀλλὰ ἐγγύς ἐστι τοῦ εἰς νόσον πεσεῖν. οὐσῶν γὰρ τῶν ὡρῶν

1. *Corr.* ἀμφοῖν pro ἀμφί. 2. l. IV. in VI. epid. XXVI.

omni ex parte vacans culpa exceperint, tamen aeſtas pallidam aut flavam bilem copioſiorem, quam par ſit autumnus atram bilem, hiems pituitam gignere conſuevit; unde efficitur ut frigidae et humidae naturae ſint optime ad aeſtatem comparatae; calidae et ſiccae ad hiemem, contra vero calidae et ſiccae male ad aeſtatem; humidae vero et frigidae male ad hiemem affectae ſint. Tres autem ſunt omnes corporis conſtitutiones in rerum natura, optima, prava et aegrotans; ſed optima una eſt, aliarum duarum ſunt differentiae innumerabiles, propterea quod malae quaedam corporis conſtitutiones ſunt quae in toto animante habent intemperiem; quaedam vero in conſtructione partium inaequali; quocirca ſpectandum eſt, quomodo corpora affecta ſint, quando anni tempora ipſa excipiunt, hoc eſt utrum bene an male affecta ſint, et utrum perfecta ſanitate perfruantur, an vero nondum aegrotent, ſed in eo ſint, ut prope in morbum cadant; quum enim ſqualida

αὐχμηρῶν τε καὶ ξηρῶν αἱ μὲν ὑγραὶ φύσεις οὐ μόνον οὐδὲν βλαβήσονται πρὸς τῆς τοιαύτης καταστάσεως[1], ἀλλὰ καὶ μέγα ὠφεληθήσονται. τὰς μὲν ὑπὸ τοῦ Ἱπποκράτους γεγραμμένας καταστάσεις ἁπάσας ἀκούειν χρὴ ἐν τοῖς εὐκράτοις τῆς οἰκουμένης γενομένας, πλὴν τῆς μὲν Θράκης ὅσα τῆς θαλάσσης ἀποχώρηκεν, ἅπερ εἶναι ὑγρὰ καὶ ψυχρὰ περαιτέρω τοῦ μετρίου ἐν τῷ περὶ τόπων, ἀέρων καὶ ὑδάτων ὑπομνήματι δέδεικται. καὶ τὰ κατ' Αἴγυπτον καὶ Λιβύην θερμὰ καὶ ξηρὰ, ἐξῃρημένων τοῦ λόγου τῶν ἐπὶ τῇ θαλάττῃ κειμένων, καὶ γὰρ κατὰ τὴν Θράκην τε καὶ Πόντον τὰ ταπεινὰ τὰ πρὸς τῇ θαλάττῃ θερμότερα ταῖς κράσεσίν ἐστι. κατὰ δὲ τὴν Αἴγυπτον καὶ Λιβύην θερμὰς οὔσας, ὅτι τοῦ θέρους ἀναψύχονται τοῖς ἀρκτικοῖς ἀνέμοις, διὰ τοῦτο ἧττον εἶναι θερμὰ ἐπειράθημεν τῶν ἀποκεχωρηκότων εἰς μεσόγαιον. εἰ δέ τις καὶ τὴν ἀκριβῶς εὔκρατόν[2] τε καὶ μέσην εἰδέναι θέλει τὴν ζώνην τῆς οἰκουμένης, οὗτος πρὸς τὴν διὰ Κνίδου καὶ Κῶ τὸν νοῦν προσεχέτω καὶ ὅσα χωρία μὴ

1. l. III. aph. XIV. 2. *Corr.* εὔκρατον pro ἔφραττον.

ſiccaque tempora ſunt, tunc tantum abeſt, ut [567] naturae humidae quidquam a tali conſtitutione laedantur, ut etiam magnopere adjuventur; conſtitutiones autem omnes quas Hippocrates literarum monumentis conſignavit intelligere debemus intemeratis orbis terrae partibus extitiſſe, exceptis iis Thraciae locis quae a mari ſunt remota, quae et humidiora et frigidiora quam oporteat, in commentariis in librum de aëre, aquis et locis docuimus; et item Aegypti et Libyae regionibus calidis et ſiccis, demptis iis tractibus qui ad mare ſiti ſunt; humiliores enim Thraciae ac Ponti regiones quae maritimae ſunt, calidiore etiam ſunt temperatura; in Aegypto vero et Libya quae calidae ſunt, ideo loca eſſe minus calida, quam quae a mari ad continentem receſſerunt experti ſumus, quia per aeſtatem ventis ab urſa perflata refrigerantur. Qui vero accurate temperatum et mediam mundi zonam cognoſcere velit, is ad partem eam quae ad Cnidum et Co pertinet, mentem adhibeat eique adjungat

Ed. Chart. VIII. [567.]
πολὺ ἀπὸ τούτου τοῦ μορίου τῆς γῆς ἀποκεχώρηκεν. εἰκὸς δ' ἐστὶ καὶ τὰς ὥρας ἐν τῇ αὐτῇ τῇ ζώνῃ ἔσεσθαι εὐσταθεῖς τε καὶ μὴ νοσεράς. τοὐναντίον δὲ περὶ τῶν μὴ τοιούτων κριτέον. ὥστε βλέπειν δεῖ, πῶς διάκειται τὰ σώματα, ὅταν αὐτὰ αἱ ὧραι παραλαμβάνῃ.

ιγ'.

Νότοι, βαρύκοοι, ἀχλυώδεις, καρυβαρικοὶ, νωθροὶ διαλυτικοί. ὅταν οὕτως δυναστεύῃ τοιουτότροπα ἐν τῇσι νούσοισι πάσχουσι ἕλκη μαδαρὰ, μάλιστα στόμα, αἰδοῖον καὶ τὰ ἄλλα. ἢν δὲ βόρειον, βῆχες, φάρυγγες, κοιλίαι σκληρότεραι, δυσουρίαι φρικώδεις, ὀδύναι πλευρέων, στηθέων. ὅταν οὖν δυναστεύῃ τοιαῦτα, προσδέχεσθαι μᾶλλον τὰ νοσήματα.

Ἡ τῶν ἀνέμων ἢ καὶ πνευμάτων ἢ φυσῶν, ἔξεστι γάρ σοι ὡς ἂν ἐθέλοις ὀνομάζειν, διδασκαλία τε καὶ διά-

1. l. III. aph. V.

loca, quae ab iis inſulis non longe receſſerunt. Eſt etiam veriſimile anni tempora in ea zona ſtata eſſe et non morboſa; contraria vero ſunt de iis quae non ſunt hujusmodi judicanda; proinde ſpectandum eſt, quomodo affecta corpora ſint, quando ab anni temporibus excipiuntur.

XIII.

Auſtri auditum gravant, oculis caliginem inducunt, capitis gravitatem concitant, membrorum torporem faciunt, diſſolvunt; quum hic ventus dominatur, talia in morbis patiuntur ulcera glabra ac madentia; praeſertim vero os, pudenda, aliaeque partes. Si vero aquilo, tuſſes, faucium aſperitates, alvos duriores, urinae difficultates, horrores, laterum pectorisque dolores, hoc autem dominante tales morbos magis exſpectare oportet.

Ventorum aut ſpirituum aut flatuum, licet enim ut velis eos appellare, diſciplina atque dignotio magnum

Ed. Chart. VIII. [567.]

γνωσις μεγάλην φέρειν τῷ ἰατρῷ πρὸς ἅπαν ὠφέλειαν φαίνεται. καὶ γὰρ πρὸς τὴν πρόγνωσιν μάλιστα συντελεῖ καὶ πρὸς τὴν θεραπευτικήν ἐστι χρήσιμος καὶ πάνυ. διὸ οὐκ ἄκαιρον ἴσως εἶναι δοκεῖ ἢ προὐθέμην ἐνταῦθα[1] περὶ αὐτῶν διὰ μακροτέρων καὶ ἀκριβέστερον λέγειν. τοιαύτης ἤδη πραγματείας καὶ ἐν τῷ περὶ ἀέρων ὑδάτων καὶ τόπων μεταχειριζομένοις. καὶ ἔτι ἐν τοῖς εἰς τὰ τῶν ἐπιδημιῶν βιβλία ὑπομνήμασιν ἐξ ἀνάγκης πολλαχοῦ λεχθησομένοις, τοσαύτην γὰρ καὶ τοιαύτην ὠφέλειαν τοῦτο παρέχει, ὡς μὴ πρέπει μήτε ἡμᾶς ὀκνεῖν δὶς ἢ τρὶς περὶ αὐτοῦ γράφειν μήτε τοὺς φιλομαθεῖς καὶ τοὺς ἰατρικῆς ἀντιποιουμένους ἀναλέξασθαι. πρῶτον μὲν οὖν περὶ τῆς οὐσίας τῶν ἀνέμων ἐστὶ παρὰ τοῖς φιλοσόφοις ἀμφισβήτησις. οἴεται γὰρ Ἀναξίμανδρος τὸν ἄνεμον εἶναι ῥύσιν ἀέρος τῶν λεπτοτάτων ἐν αὐτῷ καὶ ὑγροτάτων ὑπὸ τοῦ ἡλίου καιομένων καὶ τηκομένων. Ἀναξιμένης δὲ ἐξ ὕδατος καὶ ἀέρος γίνεσθαι τοὺς ἀνέμους βούλεται καὶ τῇ ῥύμῃ τινὶ ἀγνώστῳ φέρεσθαι βιαίως

1. *Corr.* ἐνταῦθα pro ἂν ταῦτα.

ad res omnes praeſtare medico uſum videtur; ſiquidem et ad praeſagia facienda conducit et ad curationem adhibendam utilis eſt vel maxime; quocirca non fuerit fortaſſe abſurdum, ſi hoc loco mihi propoſuero de ventis agere copioſius et accuratius, licet hoc ipſum in libro de aëre aquis et locis jam ſit pertractatum; atque in commentariis in librum de vulgaribus morbis multis in locis ſit nobis de hac re diſſerendum; tantam enim talemque res ipſa utilitatem praebet, ut neque nobis grave videri debeat, bis terve de eadem ſcribere, neque pigere ſtudioſos medicinaeque cupidos homines iterum legere. In primis autem eſt de eſſentia ventorum inter philoſophos controverſia. Anaximander enim putat ventum eſſe fluxum aëris, cujus ſubtiliſſimae humidiſſimaeque partes a ſole motae conſumptaeque ſint. Anaximenis opinio eſt, ventos ex aëre et aqua gigni et impetu quodam ignoto violenter

Ed. Chart. VIII. [567.]
καὶ τάχιστα ὡς τὰ πτηνὰ πέτασθαι. οἱ Στωικοὶ δὲ περὶ τῶν ὀνομάτων μόνον διαλέγουσιν, ἀπὸ γὰρ ζόφου καὶ τῆς δύσεως[1] τὸν ζέφυρον, ἀπὸ τῆς ἀνατολῆς καὶ τοῦ ἡλίου ἀπηλιώτην, τὸν δὲ ἀπὸ τῶν ἄρκτων εἶναι βορέην, τὸν δὲ ἀπὸ τῶν νοτίων λίβαν λέγουσιν, ἄλλοις δὲ ἀρέσκειν ἄλλα, περιττὸν ἄν μοι νῦν εἰπεῖν δοκεῖ, ἔχοντι ἀληθῶς περὶ τῆς φύσεως τῶν ἀνέμων διαλέγεσθαι. ἰστέον οὖν ὅτι δύο εἴδη τῆς ἀναθυμιάσεώς ἐστιν, ἡ μὲν ὑγρὰ ἥπερ ἀτμὶς καλεῖται, ἡ δὲ ξηρὰ οἷον καπνός. καὶ ὅτι οὐκ ἔστιν ὑγρὸν ἄνευ τοῦ ξηροῦ, οὔτε τὸ ξηρὸν ἄνευ τοῦ ὑγροῦ. λέγεται δὲ πάντα ταῦτα κατὰ τὴν ὑπερβάλλουσαν ἐν αὐτοῖς[2] ὕλην. ἡ μὲν οὖν ὑγροῦ πλέον ἔχουσα πλῆθος ἀναθυμίασις ἀρχὴ τῶν ὑετῶν ἐστιν, ἡ δὲ ξηρὰ τῶν πνευμάτων ἀρχή τε καὶ φύσις πάντων, ὥστε εἶναι τὸ πνεῦμα ξηρὰν ἀναθυμίασιν. ἐνθάδε οὐ χρὴ θαυμάζειν, εἴ τινες οἴονται τὴν αὐτὴν εἶναι καὶ τῶν ἀνέμων φύσιν καὶ τοῦ ὑομένου ὕδατος διὰ τὴν μεγίστην ὁμοιότητα. οὐκ ἔστι δὲ αὐτὴ καθάπερ τινὲς νο-

1. in marg. vel φύσεως. 2. *Corr.* ἐν αὐτοῖς pro αὐτῆς.

ferri et celerrime ſicut volatilia volare. Stoici de ſolis nominibus diſputant: eum enim qui a tenebris et occaſu flat, favonium; qui ab ortu ſolis, ſubſolanum; qui a ſeptentrione, aquilonem; qui a meridie aſricum vocant. Nunc vero narrare, ut aliis quod ad hanc rem pertinet alia placeant, mihi ſupervacaneum videtur, quum poſſim de ventorum natura vere diſſerere. Itaque ſcire convenit, halituum eſſe duo genera, quorum unus humidus eſt, aridus alter, atque ille quidem vapor appellatur; qui vero eſt aridus, is veluti fumus eſt, atque ut humor ſine ſiccitate, ita nec ſiccitas ſine humore conſtabit, haec tamen omnia ex materia in ipſis redundante dicuntur, quocirca halitus qui plus habet humoris, is pluviarum eſt principium, aridus vero eſt flatuum origo et natura omnium; ex quo fit ut flatus ſit aridus vapor; hoc autem loco minime mirari debemus, ſi quidam exiſtimarunt, eamdem eſſe naturam ventorum et imbrium, ducti nimirum maxima quae intercedit ſimilitudine, eadem tamen non eſt,

Ed. Char VIII. [567.]

μίζουσι. τὸν γὰρ αὐτὸν ἀέρα κινούμενον μὲν ἄνεμον εἶναι, συνιστάμενον δὲ πάλιν ὕδωρ. ἄτοπον γὰρ εἰ ὁ περιέχων ἡμᾶς ἀὴρ οὕτως γίνεται κινούμενος πνεῦμα καὶ ὅθεν ἂν τύχῃ κινηθεὶς ἄνεμος ἔσται· διὰ γὰρ τὸ συνεχὲς μὲν, μᾶλλον δὲ καὶ ἧττον καὶ πλείω καὶ ἐλάττω γενέσθαι τὴν ἀναθυμίασιν, ἀεὶ νέφη τε καὶ πνεύματα γίνεται κατὰ τὴν ἑκάστου τοῦ ἔτους ὥραν. ὅτι δὲ ἐνίοτε μὲν ἀτμιτώδης γίνεται πολλαπλασία, ὁτὲ δὲ ξηρὰ καὶ καπνώδης, τὰ ἔτη ὁτὲ μὲν ἔπομβρα καὶ ὑγρὰ γίνεται, ὁτὲ δὲ ἀνεμώδη καὶ αὐχμώδη. μετὰ δὲ τὸν ὑετὸν ἡ γῆ ξαραινομένη ὑπό τε τοῦ ἐν αὐτῇ θερμοῦ καὶ ὑπὸ τοῦ ἄνωθεν ἀναθυμιᾶται. καὶ τοῦτο ἦν ἀνέμου σῶμα καὶ ὅταν ἡ τοιαύτη διάκρισις ᾖ καὶ οἱ ἄνεμοι κατέχωσι. πανόμενον δὲ διὰ τὸ ἀποκρίνεσθαι τὸ θερμὸν ἀεὶ καὶ ἀναφέρεσθαι εἰς τὸν ἄνω τόπον, συνίσταται ἡ ἀτμὶς ψυχομένη καὶ γίνεται ὕδωρ. πνεύματα δὲ ἀπό τε τῆς ἄρκτου καὶ μεσημβρίας πλεῖστα γίνεται. πλεῖστοι γὰρ βορέαι καὶ νότοι γίνονται τῶν ἀνέμων. τούτου δὲ αἴτιον ὅτι ὁ ἥλιος τούτους[1] τοὺς τόπους οὐκ ἐπέρχεται. ἐπὶ δυσμὰς δὲ

1. *Corr.* τούτους uncis inclusit.

ut quidam arbitrantur; eundem enim aërem si moveatur esse ventum, si concrescat esse aquam affirmant; etenim absurdum fuerit, si aër is qui nos ambit, dum motus cietur, flatus fiat et unde is motu pulsus ventus sit. Nam quia continenter, sed plus vel minus et major vel minor fieri halitus solet, semper nubes ac flatus in singulis anni temporibus fiunt; quia vero interdum multis partibus magis vaporosus, interdum vero aridus ac fumeus, ideo sit ut anni modo pluvii et humidi, modo ventosi et squalidi sint: terra enim post pluviam et suo et a superno calore resiccata halitum, qui ventorum materia est, profundit; quumque hujusmodi secretio existit, tunc venti vigent; quibus ponentibus, quia calor semper secernitur et in sublime fertur, vapor refrigeratus consistit et aqua efficitur, ceterum venti plurimi a septentrione et meridie spirant; siquidem aquilones et austri flare plurimum solent, causa est quia sol ea loca non adit, quum ad occasum ortum-

Ed. Chart. VIII. [567.]

καὶ ἀνατολὰς ἀεὶ φέρεται. ἐπειδὴ δὲ ὁ ἄνεμός ἐστι κῦμα ῥέον ἀέρος ἅμα τῇ τῆς κινήσεως ἀορίστῳ πλεονεξίᾳ, καὶ γίνεται, ὅταν ἡ ζέσις τῶν χυμῶν εὑρίσκει καὶ ἡ τῆς ζέσεως ῥύμη τὴν τοῦ φυσοῦντος πνεύματος δύναμιν ἐκθλίβει. τὰ νέφη συνίσταται ἐν τοῖς πλαγίοις καὶ γίνεται τοῦ ἡλίου προσιόντος μὲν ἡ ἀναθυμίασις τοῦ ὑγροῦ, ἀπίοντος δὲ πρὸς τὸν ἐναντίον τόπον ὕδατα καὶ χειμῶνες. ὅπου δὲ πλεῖστον ὕδωρ ἡ γῆ δέχεται, ἐνταῦθα πλείστην ἀναγκαῖον γίνεσθαι τὴν ἀναθυμίασιν. ἡ δὲ ἀναθυμίασις αὕτη ἄνεμός ἐστιν· εὐλόγως οὖν ἀπὸ τῆς ἄρκτου καὶ μεσημβρίας γίγνοιντο τὰ πλεῖστα τῶν πνευμάτων. καὶ οἱ μὲν ἀπὸ τῆς ἄρκτου βορέαι, οἱ δὲ ἀπὸ μεσημβρίας νότοι καλοῦνται. τοῦτο δὲ οὐ μόνον καλὸν ἐπίστασθαι, ἀλλὰ καὶ ὠφέλιμον. καὶ γὰρ ἐκ τῆς οἰκήσεως ἐκκλειόμενοι ἄνεμοι οὐ μόνον τὸν τόπον ὑγιεινὸν τοῖς σώμασι παρέχουσιν, ἀλλὰ καὶ εἴ τινα νοσήματα ἐκ τῶν ἄλλων προφάσεων γίγνοιντο, ἅπερ ἐν τοῖς ἄλλοις τόποις δυσκόλως θεραπεύοιντο. ἐν τούτοις, ὅτι τὰ πνεύματα ἐκκεκλεισμένα ἐστὶ, ῥᾷον δέξεται τὴν θεραπείαν. τὰ δὲ πάθη δυσκόλως

que ſemper feratur. Quum igitur ventus ſit aëris fluens unda cum incerta motus redundantia ac naſcatur, quum fervor humorem invenit et impetus fervoris vim ſpiritus flantis exprimit, certe nubes ad latera curſus ſolis conſiſtunt et quum ſol accedit, humor exhalat; quum recedit, adverſam in partem, imbres hiemesque excitantur, atque ubi terra plurimas aquas recipit, ibi maximam vim halituum gigni neceſſe eſt; ipſe autem halitus eſt ventus, ideo merito fit ut a ſeptentrione ac meridie plurimi venti oriantur qui a ſeptentrione flant; aquilones qui a meridie auſtri· nominantur; haec autem non modo pulchrum atque honoratum, ſed etiam utile eſt ſcire. Venti enim ſi ſint ab ipſis habitationibus excluſi, non ſolum efficient corporibus integra ſanitate utentibus ſalubrem locum, ſed etiam ſi qui morbi ex aliis cauſis forte excitarentur qui aliis in locis difficulter curarentur, in his propterea quod excluſi venti ſint, expeditius curari poſſint; morbi autem

Ed. Chart. VIII. [567. 568.]

θεραπευτὰ, ἐν ταῖς χώραις ὑπὸ τῶν τοιούτων ἀνέμων κατεχομέναις ἐστὶ τάδε· κόρυζαι, ἀρθρίτης, βὴξ, πλευρῖτις, φθίσις, αἵματος ῥύσις καὶ ὅσα μὴ ἀφαιρέσει, ἀλλὰ τῇ προσθέσει μᾶλλον θεραπεύονται. ἄλλας δὲ διαθέσεις κατηρίθμησεν Ἱπποκράτης, περὶ ὧν ἑξῆς εἰρήσεται. νῦν δὲ οὐκ ἄδηλόν ἐστιν ὅτι ὁ ἥλιος παύει καὶ ἐξορμᾷ τὰ πνεύματα. ἀσθενεῖς μὲν γὰρ καὶ ὀλίγας οὔσας τὰς ἀναθυμιάσεις μαραίνει τῷ πλείονι θερμῷ τὸ ἐν τῇ ἀναθυμιάσει ἔλαττον ὂν καὶ διακρίνει. ἔτι δὲ τὴν γῆν φθάνει ξηραίνων πρὶν γίνεσθαι ἐκκρισίας ἀθρόαν. ὥσπερ εἰς πολλοὺς πῦρ κατακαίει τὸ ὀλίγον, πρὶν καπνὸν ποιῆσαι[1], διὸ περὶ Ὠρίωνος ἀνατολὴν μάλιστα γίνονται νηνεμίαι μέχρι τῶν ἐτησίων καὶ προδρόμων. ὅπερ διὰ δύο αἰτίας συμβαίνει· ἢ γὰρ διὰ ψῦχος ἀποσβεννυμένης τῆς ἀναθυμιάσεως ἢ καταμαραινομένης ἀπὸ τοῦ πνίγους. εἰσὶ δὲ τέτταρες ἄνεμοι ὡς τῶν ἄλλων κορυφαῖοι. εὖρος[2] μὲν, ὃς ἀπὸ τῆς ἀνατολῆς πνεῖ, νότος δὲ ἀπὸ τῆς μεσημβρίας, ζέφυρος ἀπὸ δυσμῶν, βοῤῥᾶς δὲ

1. *Corr.* in margine add. κατακαίει τὸ ὀλίγον, πρὶν καπνὸν ποιῆσαι. 2. Orib. VII. coll. III.

qui difficulter curantur in regionibus quae ventis ſubjectae ſunt, hi fuerint, gravedo, morbus articulorum, tuſſis, pleuritis, tabes, fluxus ſanguinis et qui non detractione, ſed potius adjectione curantur. Hippocrates vero alias affectiones numeravit, de quibus deinceps diſſeretur. Nunc vero illud obſcurum non eſt, flatus a ſole comprimi et excitari; halitus enim imbecillos et exiguos tabefacit et ſuo calore, qui eſt amplior, calorem halitus, qui minor eſt, diſcernit ac diſſipat; praeterea vero terram prius exſiccat quam affatim [568] fiat ſecretio, ſicut magnus ignis exiguam materiam deurit prius quam fumum excitet; quam ob rem circa exortum Orionis maxime venti proruunt uſque ad eteſias et prodromos, quod duabus de cauſis uſu venit; vel quia halitus vi frigoris exſtinctus ſit aut quia ab aeſtu elangueſcat. Ceterum quatuor venti ſunt aliorum principes, eurus qui ab ortu ſolis, auſter qui a meridie, ſavonius qui ab occaſu ſolis, aquilo qui a ſeptentrione

Ed. Chart. VIII. [568.]

ἀπὸ τῶν ἄρκτων. καὶ οὗτοι τόποι εἰσὶν ἀλλήλοις ἀντικείμενοι καὶ πλάτος ἔχοντες μέγα. καὶ μὴν ἄλλα ὀκτὼ διαφοραὶ πνευμάτων εὑρίσκονται. μεταξὺ γὰρ τοῦ νότου καὶ τῇ ἀνατολῆς τῆς χειμερινῆς πνεῖ ὁ καλούμενος εὐρώνοτος. ἐν δὲ τῷ μεταξὺ τούτου τε καὶ πόλου καὶ τῆς χειμερινῆς δύσεως ὁ λιβώνοτος. οἵπερ ὑγροὶ καὶ θερμοὶ πάντες εἰσί. καὶ διὰ ταῦτα πληρωτικοὶ τῆς κεφαλῆς * * * * ἔτι δὲ ἄλλαι διαφοραὶ δύο εἰσίν· οἱ μὲν γὰρ αὐτῶν καθολικοί εἰσιν, οἱ δὲ τοπικοί. καὶ οὗτοι ἐγχώριοι καλοῦνται, ὥσπερ ἐν τῇ Ἀπολίᾳ ὁ ἀτάβουλος καλούμενος. καθολικοὶ[1] δὲ οἱ πανταχοῦ τὸ αὐτὸ ὄνομα ἔχοντες. καὶ οἱ μὲν τοπικοὶ ὅμοιοί εἰσι τοῖς τόποις ἀφ' ὧν περίουσιν, ὡς οἱ ἀπὸ τῶν ὑγιεινῶν χωρίων ὑγιεινοὶ, οἱ δὲ ἀπὸ τῶν νοσερῶν νοσεροί. καὶ οἱ μὲν ἀπὸ τῆς γῆς ξηρότεροι, οἱ δὲ ἀπὸ τῶν ὑδάτων ὑγρότεροι. ὡς καὶ ἀπὸ τῆς θαλάττης ὑγιεινοὶ μάλιστα καὶ χειμῶνος καὶ ἔαρος, θέρους δὲ θερμότεροι τοῦ δέοντος. οἱ δὲ ἀπὸ ποταμῶν ὑγρότεροι τούτων καὶ τοῦ

1. *Corr.* καθολικοὶ pro θολική.

ſpirat. Haec autem loca inter ſe oppoſita ſunt magnamque habent latitudinem, quamquam octo ventorum differentiae comperiuntur, ſi quidem inter auſtrum et ortum ſolis hibernum flat is qui euronotus nominatur; inter hunc vero et verticem et hibernum occaſum libonotus qui quidem omnes et humidi et calidi cenſentur, ideoque caput replent * * * * Sunt etiam aliae duae differentiae; quidam enim venti univerſales ſunt alii proprii locorum, qui etiam regionibus attributi vocantur, cujusmodi eſt is qui in Apulia flat atabulus nomine. Univerſales autem ſunt qui ubique locorum eodem nomine vocantur; qui ad loca pertinent naturam ſequuntur locorum, a quibus ſpirant, ut qui a ſalubribus ſalubres, qui a morboſis morboſi ſint et qui a terra ſpirant ſicciores, qui ab aquis, humidiores cenſeantur; et qui a mari, ſalubres ſint, maxime hieme et vere; aeſtate vero calidiores quam par ſit; qui a fluminibus mittuntur ſunt his

Ed. Chart. VIII. [568.]

χειμῶνος κακίω, θέρους δὲ βελτίω. οἱ δὲ ἀπὸ τῶν λιμνῶν ἀμφοτέρων ἀτοπώτεροι· οἱ δὲ ἀπὸ τῶν ἑλῶν[1] κάκιστοι· οἱ δὲ ἀπὸ τῶν πεδίων καὶ γῆς εὐπνόου βελτίους. τὸ καθόλου δὲ πάντες οἱ τοπικοὶ τῶν καθολικῶν νοσερώτεροι, οἱ δὲ βόρεοι ὑγιεινότεροι, οἱ δὲ ζέφυροι, πνέοντες ἀπὸ δυσμῶν ὑγροί τε καὶ προσηνεῖς. ἧττον δὲ ὑγιεινοὶ ἢ ἀπὸ βοῤῥᾶς. εὖροι δὲ ἀπὸ τῆς ἀνατολῆς πρὸς ὑγείαν φαῦλοι βελτίων μὲν[2] οὖν τῶν ἀνέμων ἐστὶν ὁ ἐκ τῆς μεγάλης θαλάττης πνεῖ. ἕπεται δὲ τούτῳ κατὰ τὴν ἀγαθότητα ὁ ἐκ τῶν ὀρῶν καταγενόμενος, χείρων δὲ ὁ ἐκ τῶν ὀχετῶν τὴν πόλιν ἐκκαθαιρόντων καὶ ἀπὸ πάθους ἐκπνεόμενος καὶ ἐκ τῶν λιμνῶν καὶ ἑλωδῶν τόπων, μέσος δὲ ἀμφοῖν ὁ ἐκ τῶν[3] ἄλλων τόπων. δῆλον[4] γὰρ ὅτι οἱ ὑψηλοὶ τῶν τόπων εἰσὶν εὐπνέστεροι διὰ τὸ πανταχόθεν ἐξενεῶχθαι καὶ μηδὲν ἔχειν ἐμποδὼν τοῖς πνεύμασι, διόπερ ὑγιεινῶς τὰ πολλὰ διάγουσιν οἱ κατοικοῦντες ἐν αὐτοῖς. οἱ δὲ ταπεινοὶ ἧσσόν[5] εἰσιν ὑγιεινοὶ διὰ τὴν θερ-

1. Corr. adj. οἱ δὲ ἀπὸ τῶν ἑλῶν. 2. Corr. add. μέν. 3. Corr. add. ὁ ἐκ τῶν ὀρῶν. 4. Orib. VII. coll. XII. 5. Corr. ἧττον.

humidiores, fed hiberno tempore deteriores habentur, aeftivo meliores, qui a ftagnis utrisque abfurdiores; peffimi autem funt, qui e paludibus prodeunt; qui a campis et terra quae recte perfletur meliores exiftimantur, ad fummam omnes qui funt locis attributi, funt univerfalibus morbofiores; aquilones vero faluberrimi, favonius ab occafu folis fpirans humidus ac lenis, minus tamen falubris quam aquilo, noti quoque ab oriente flantes funt ad bonam valetudinem pravi. Itaque melior ventus eft is, qui e magno mari flat; hunc vero in bonitate fequitur, qui a montibus defcendit, pejor qui a cloacis urbem et fordes expurgantibus, quique e ftagnis et locis paluftribus emittitur, inter hos medium locum tenet is qui ab aliis locis effunditur; planum eft loca fublimia, quia undique adaperta funt nec quidquam eft quod flatus arceat facilius perflari; proinde fit ut qui in illis vitam degunt fere fani vivant; humilia vero minus falubria funt

Ed. Chart. VIII. [568.]

μότητα καὶ μάλιστα τοῦ θέρους καὶ διὰ τὸ ἧττον διαπνεῖσθαι, ταπεινοτέρας οὔσης τῆς χώρας. οἱ δὲ λιμνώδεις καὶ ἑλώδεις τόποι νοσεροὶ, ὅτι καθυγραίνεται πᾶσα ἡ παρακειμένη χώρα. καὶ ἀὴρ ἐν τοῖς τοιούτοις τόποις ὑγρός ἐστι καὶ παχὺς καὶ πολλὰς ἀναθυμιάσεις ποιεῖ. καὶ εἴ τις ἐξ ἄλλου τόπου εἰς τὸν τοιοῦτον παραγίνεται χαλεπαῖς νόσοις ἁλίσκεται. ὥσπερ καὶ κατὰ τὴν δύσιν καὶ ἀνατολὴν τοῦ Ὠρίωνος διὰ τὴν μεταβολήν. αἱ γὰρ τῶν τόπων μεταβολαὶ, ὥσπερ καὶ αἱ τῶν ὡρῶν, διὰ τὴν ἀοριστίαν ταραχώδεις εἰσί. νῦν δὲ ἵνα γνῶμεν πῶς κείμενοί εἰσι καὶ πόθεν παραγίνονται οἱ ἄνεμοι, οὐκ ἴσως ἄλογόν ἐστιν, ἐν τῷ σχήματι, ὡς οἱ γεωμέτραι ποιοῦσιν αὐτοὺς, πάντας διαγράφειν. περὶ δὲ ἀριθμοῦ αὐτῶν οὐ ταυτὸ πάντες ὁμολογοῦντες τυγχάνουσιν, ἄλλοι γὰρ αὐτοὺς εἶναι τέσσαρας τοὺς πρώτους, εἶτα δὲ ἀπείρους τοὺς ἄλλους τιθέασιν, ἄλλοι δὲ ὀκτὼ, ἄλλοι δώδεκα, ἄλλοι εἰκοσιτέσσαρας. κατ' ἀλήθειαν δὲ εἴ τις[1] τοὺς ἐκ τῶν τόπων καὶ ποταμῶν καὶ τελμάτων καὶ ἑλωδῶν χωρίων καταριθμεῖ-

1. Corr. εἴ τις τοὺς pro ἢ τοὺς.

propter calorem, praefertim vero aeftate; et quia minus perfpirent, quod regio fit humilior. Loca vero in quibus ftagna ac paludes funt morbofa putantur: caufa eft quia omnis adjacens regio humida redditur et aër qui iis locis continetur humidus craffusque eft et multos halitus excitat; ac fi quis aliunde in ea loca fe recipiat, is gravibus morbis corripietur, ut etiam folet in occafu ortuque Orionis propter mutationem contingere. Etenim mutationes locorum non fecus quam temporum turbationem propter ipfarum varietatem afferunt. Nunc autem ut quomodo venti fiti fint et unde proficifcantur intelligamus, non erit fortaffe ab inftituto noftro alienum eos omnes forma quadam ut geometrae faciunt defcribere: nam de eorum numero non jam inter omnes convenit; alii enim effe quatuor praecipuos volunt, tum alios innumeros ftatuunt, aliis octo effe placet, aliis duodecim, alii item quatuor et viginti commemorant. Revera autem fi quis eos numeret, qui a locis, fluminibus, paludibus

Ed. Chart. VIII. [568.]

σθαι θέλει, παμπόλλους αὐτοὺς εὑρήσειεν ἄν. ἡμεῖς δὲ ἐν τῷ διαγράμματι κατὰ τὸν Κυρηναϊκὸν Ἐρατοσθένην τὸν κόσμον εἰς τέσσαρα διαιρήσομεν, εἰς τὴν ἀνατολὴν, δύσιν, μεσημβρίαν καὶ τὴν ἄρκτον, καὶ τοὺς πρώτους τῶν ἀνέμων ἐν τούτοις θήσομεν. εἶτα τοὺς ἄλλους τοὺς ἐν τῷ μεταξὺ ὄντας τέσσαρας. ὡς ἀναμέσον τοῦ ἀπηλιώτου καλουμένου καὶ νότου κατὰ τὴν χειμερινὴν ἀνατολὴν εὖρον. ἀναμέσον δὲ τοῦ νότου καὶ τοῦ ζεφύρου κατὰ τὴν χειμερινὴν δύσιν τὸν λίβα. ἀναμέσον δὲ τοῦ ζεφύρου καὶ τοῦ ἀπαρκτίου τὸν καλούμενον καῦρον. ἀναμέσον δὲ τοῦ ἀπαρκτίου τε καὶ

ſtagnisque mittuntur, quam plurimos certe comperiet; nos vero in hac forma orbem terrarum, ut cenſuit Eratoſthenes Cyrenaicus, in quatuor partes, in ortum, occaſum, meridiem et ſeptentrionem dividemus, ac principes ventos in iis collocabimus, tum alios ſtatuemus qui inter illos quatuor erunt interjecti, quemadmodum inter eum qui ſubſolanus vocatur et auſtrum ad ortum ſolis hibernum ponemus eurum; inter auſtrum et favonium ad hibernum occaſum africum; in favonium et aparctiam eum qui caurus nominatur, inter aparctiam et ſubſolanum aqui-

Ed. Chart. VIII. [568. 569.]

ἀπηλιώτου βοῤῥᾶν. ἔστω τοίνυν ἐν τῷ ἴσῳ ἐπιπέδῳ κέντρον τὸ α, τοῦ δὲ γνώμενος τοῦ ρ σκιὰ ἡ πρὸ τῆς μέσης ἡμέρας ἡ ο, ἀφ᾽ οὗ β, ἀπὸ δὲ τοῦ α κέντρου πρὸς τὸ τῆς σκιᾶς σημεῖον ὁ β ἄχθω κύκλος. ἀνατεθέντος δὲ τοῦ γνώμονος, ὅπου καὶ πρότερον ἦν, ἀναμένειν χρὴ ἕως ἂν

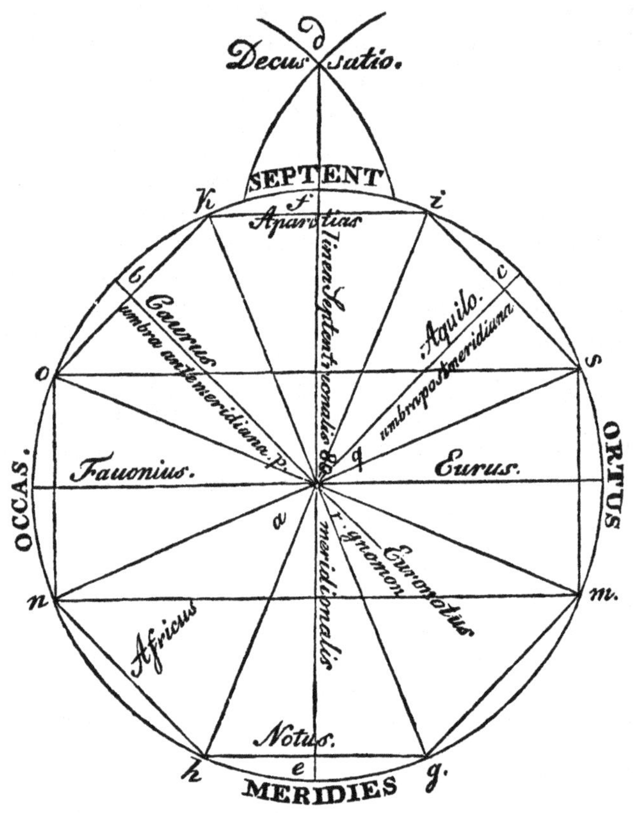

lonem. Esto autem in aequa planitie centrum, ubi est litera a, gnomonis autem qui est litera r antemeridiana umbra, quae est p, ubi est b et a centro ubi est a, diducto circino ad signum umbrae, ubi est b circulus ducatur; tum [569] exspectanda est, dum minor fiat et ite-

Ed. Chart. VIII. [569.]

ἐλάττων γένηται. καὶ πάλιν αὐξανομένη τὴν πρὸς τὴν μέσην ἡμέραν τὴν π σκιὰν τῇ πρὸ τῆς μέσης ἡμέρας σκιᾷ ἴσην[1] ἐργάζεται καὶ ἅπτεται τῆς τοῦ κύκλου γραμμῆς τῆς γ, τότε δὲ ἀπὸ τοῦ β σημείου καὶ τοῦ κ γεγράφθω κατὰ χιασμὸν γραμμὴ, ἀφ' οὗ τὸ δ. ἔπειτα πάλιν κατὰ χιασμὸν ἀφ' οὗ τὸ δ καὶ τὸ κέντρον ἄχθω γραμμὴ πρὸς τὸ πέρας εἰς τὰς α ζ γραμμὰς,[2] αὕτη γὰρ ἡ γραμμὴ ἐνδείξεταί σοι τὴν μεσημβρινήν τε καὶ ἀρκτικὴν χώραν. λαμβανέτω δὲ ἑξῆς ὅλου τοῦ κύκλου τὸ δεκαεκταῖον μέρος καὶ τίθεσθον τὸ κέντρον ἐν τῇ μεσημβρινῇ γραμμῇ, ἥπερ τοῦ κύκλου ἅπτεται κατὰ τὸ ε, καὶ ποιητέον σημεῖον ἀπ' ἀριστερῶν καὶ δεξιῶν, ἀφ' οὗ τὸ η καὶ τὸ ϑ[3]. ὡσαύτως δὲ ἐν τῇ ἀρκτικῇ χώρᾳ κατὰ τὴν γραμμὴν τὴν ἀρκτικὴν τὸ κέντρον ϑετέον ἀφ' οὗ τὸ ζ καὶ ἀπὸ τῆς δεξιᾶς καὶ εὐωνύμου σημεῖα ποιητέον τὰ ι καὶ κ, καὶ ἀπὸ τοῦ η εἰς κ[4] καὶ ἀπὸ τοῦ ϑ εἰς[5] ι διὰ τοῦ κέντρου ἄχθωσαν γραμμαί. τὸ μὲν οὖν διάστημα ἀπὸ τοῦ η

1. *Corr.* ἴσην pro οἶσιν. 2. *Corr.* εἰς τὰς αζ γραμμὰς pro ἢ ξυγγραμμὰς. 3. *Corr.* η καὶ τὸ ϑ pro γ καὶ τὸ β. 4. *Corr.* τοῦ η εἰς κ pro τῶν γ καὶ κ. 5. *Corr.* εἰς pro καί.

rum crefcat et pomeridianam umbram quae eft q, antemeridianae parem faciat et lineam rotundationis, ubi eft litera c contingat, tum a figno ubi eft b et ab eo ubi eft c circino decuffatim defcribatur, ubi erit d, deinde per decuffationem, ubi eft d et centrum, linea ad extremum, in qua e et f literae erunt perducatur, haec linea meridianam feptentrionalemque regionem indicabit; tunc circino totius rotundationis pars fexta decima fumenda eft et centrum circini ponendum indicabit; tunc circino totius rotundationis, ubi eft litera e et dextra finiftraque fignandum, ubi g h literae erunt; fimili quoque modo in plaga feptentrionali centrum circini ponendum eft in linea feptentrionali rotundationis, ubi eft litera f et fignandum dextra ac finiftra, ubi funt literae i et k et a g et ad k ab h ad i per centrum lineae perducendae funt, quare quod fpatium erit a g ad h, id erit venti noti et meri-

Ed. Chart. VIII. [569.]

πρὸς τὸ θ τοῦ νότου πνεύματος καὶ τῆς μεσημβρίας ἔσται χωρίον, τὸ δὲ ἀπὸ τοῦ ι καὶ κ τῶν ἄρκτων. τὰ δὲ λοιπὰ μέρη ἀπὸ δεξιᾶς τρία, ἀπ' ἀριστερᾶς δὲ ἴσον ἀριθμὸν, διαιρετέον ἴσως τὰ μὲν πρὸς τὴν ἀνατολὴν πρὸς τὸ λ[1] καὶ μ, καὶ ἀπὸ δυσμῶν πρὸς τὸ ν καὶ ο. ἀπὸ τοῦ μ πρὸς τὸ ο, ἀπὸ δὲ τοῦ λ πρὸς τὸ ν κατὰ χιασμὸν ἀκτέαι γραμμαί. κατὰ μὲν οὖν τοῦτον τὸν τρόπον ὀκτὼ ἔσται ἴσα τῶν ἀνέμων τε καὶ πνευμάτων κατὰ περίοδον διαστήματα. τρεῖς γοῦν ἀνατολικοὶ ἄνεμοί εἰσιν ὡς εὖρος, ὅτι ἀπὸ τῆς ἕω ῥέει, δεύτερος δὲ ἀπὸ τῶν ἀνατολῶν κατὰ τὸν θερινὸν καὶ τροπικὸν ὅρον, βοῤῥέης, ὃν Ὅμηρος αἰθρηγενέτην καλεῖ. τρίτος δὲ ἀπὸ τῆς χειμερινῆς ἀνατολῆς πλείων, ὅτι ἐν τῷ μεταξὺ κεῖται τοῦ τε νότου καὶ τοῦ εὔρου εὐρόνοτος καλούμενος. τρεῖς δέ εἰσι τούτοις ἐναντίοι ἀπὸ τῶν δυσμῶν, εἷς μὲν ἀργέστης, ὃν καὶ καῖρον τινὲς ὀνομάζουσιν, ὅσπερ ἀντιπνεῖ τῷ βοῤῥᾷ, ἕτερος δὲ ζέφυρος, ὃς ἀντιπνεῖ τῷ εὔρῳ, τρίτος δὲ λίψ, ὃς ἀντὶ τοῦ εὐρονότου πνεῖν φαίνεται. ἡ δὲ

1. *Corr.* λ pro δ.

dianae partis ſpatium; quod vero erit ab i ad k erit ſeptentrionis; reliquae partes, ut tres a dextris et tres a ſiniſtris aequaliter dividantur, quae ſunt ad orientem, in quibus literae l et m; ab occidente, in quibus ſunt lite- n et o, ab m ad o et ab l ad n perducendae ſunt lineae decuſſatim, atque ita octo ventorum ſpatia in circuitionem erunt aequalia. Tres igitur orientales venti ſunt, eurus qui ab aurora ruat, alter ab aeſtiva et ſolſtitiali meta venit. Aquilo, quem Homerus *αἰθρηγενέτην*, quod caelum ſudum reddat, vocare conſuevit, tertius eſt, qui ab oriente hiberno ſpirat, qui quum inter eurum et notum ſit medius, euronotus appellatur, his oppoſiti ſunt alii tres occidui: unus eſt argeſtes, quem etiam caurum aliqui nominant, qui adverſus aquilonem; alter eſt favonius qui adverſus eurum flat; tertius a fricus, qui flare adverſus euronotum videtur; meridies unum meridionalem

Ed. Chart. VIII. [569.]

μεσημβρία ἕνα μόνον ἄνεμον ἔχειν λέγεται τὸν νότον, τοὔνομα ἀπὸ τῆς φύσεως αὐτοῦ ἔχοντα, ἀχλυώδης γάρ ἐστι καὶ νοτίδας ἐπιφέρει. ἡ δὲ ἄρκτος καὶ αὐτὴ ἕνα κατέχει τὸν ἀπαρκτίαν. τοῦτο δὲ γίνεται ὅτι ἀνατολὴ καὶ δύσις μεταβάλλονται, ἡ μεσημβρία δὲ καὶ ἄρκτος μόνιμοι. ἀνατέλλει γὰρ ὁ ἥλιος, οὐ καίει ὡσαύτως, ἀλλὰ καλεῖται ποτὲ ἰσημερινὸς ἀνατολὴ, ὅταν τὸν κύκλον ἐπικληθέντα ἰσονύκτιον ἢ ἰσημερινὸν περαίνει, ἢ καὶ τροπικὴ θερινὴ καὶ χειμερινή· οὕτω δὲ καὶ δύσις ποτὲ μὲν ἰσημερινὴ, ποτὲ δὲ τροπικὴ, ποτὲ χειμερινὴ, οἱ δὲ τέτταρα μόνον τὰ πνεύματα εἶναι λέγοντες, τοῦτο καθ' Ὅμηρόν φασιν· αὐτὸς γὰρ τέσσαρα ὀνομάζει λέγων, σύν τε εὖρός τε ἔπεισε, ζέφυρός τε νότος τε δισάεις καὶ βορέης αἰθρηγενέτης, μέγα κῦμα κυλιόσων. οἱ δὲ πολλοὺς ποιοῦντες ἐκ τῆς θέσεως τεκμαίρονται. ἴσμεν[1] γὰρ ὁ μὲν ζέφυρος ἀπὸ δυσμῆς ἰσημερινῆς, ὁ δὲ τούτῳ ἐναντίος ἀπηλιώτης, ἀπὸ τῆς ἀνατολῆς ἰσημερινῆς. νότος δὲ ἀπὸ τῆς μεσημβρίας καὶ βορέας καὶ ἀπαρκτίας ἀπὸ τῶν

1. Corr. ἴσμεν pro εἷς μὲν.

habere ventum dicitur, qui a ſua natura nomen duxit, *νότος* enim, hoc eſt auſter, appellatur, quia nebuloſus eſt atque humectus, ſeptentrio quoque unum habet aparctiam; hujus rei cauſa eſt quia ortus et occaſus commutatur, meridies vero et ſeptentrio ſtabiles ſixique ſunt. Sol enim non ſemper eodem modo exoritur, ſed modo ortus aequinoctialis, quum ſol eum circulum qui aequinoctialis dicitur conſicit, modo ſolſtitialis et brumalis vocatur, ſimiliter occaſus ejus modo aequinoctialis, modo ſolſtitialis, modo hibernus nominatur. Qui vero eſſe modo quatuor ventos volunt, ii Homerum auctorem habent, qui quatuor ſolum numeravit in his verſibus: una eurus graviter ſpirans, zephyrusque notusque et boreas vaſtos volvunt ad litora ſluctus. Qui multos ſtatuunt hanc conjecturam ex illorum ſitu ac poſitu ſumunt; perſpectum enim habemus ſavonium ab occaſu aequinoctiali ſlare, ſubſolanum vero hujus contrarium ab ortu aequinoctiali. Auſtrum porro a meridie aquilonem et aparctiam a ſe-

Ed. Chart. VIII. [569.]

ἄρκτων, ἀδύνατον γάρ φασιν εἶναι κατὰ τοσοῦτον διάστημα πνεῖν καὶ ἀντιπνεῖν τούτους μόνους καὶ μὴ εἶναι ἄλλους ἀναμέσον, ὅπερ εἶναι ἀληθὲς δοκεῖ καὶ κατασκευάζουσιν οὕτως. ἀπὸ τῆς ἀνατολῆς θερινῆς καικίας πνεῖ, ᾧ ἐναντίος ἐστὶ λὶψ, οὗτος γὰρ ἀπὸ δυσμῆς χειμερινῆς πνεῖ, ὡς καὶ ἀπὸ τῆς ἀνατολῆς χειμερινῆς πνεῖν εἴωθεν ὁ εὖρος γειτνιῶν τῷ νότῳ, ὅθεν πολλάκις εὐρόνοτοι πνεῖν λέγονται, ᾧ ἐναντίος ἐστὶν ὁ ἀργέστης ἀπὸ δυσμῆς θερινῆς πνέων. καὶ τούτους φασὶν εἶναι ἐναντίους τε καὶ κατὰ διάμετρον ἀλλήλοις κεῖσθαι. μέσος δὲ ἀργέστου καὶ ἀπαρκτίου ἐστὶν ὃν καλοῦσι θρακίαν. μέσος δὲ καικίου καὶ ἀπαρκτίου ὃν μέσην ὀνομάζουσιν. ἔστι δὲ καὶ ἄλλος τις ὃν φοινικίαν καλοῦσι. τούτων δὲ οὕτως ἐχόντων ἰστέον ὅτι τὰ ἀπὸ δυσμῶν πνέοντα ψυχρότερά ἐστι, θερμότερα δὲ τὰ ἀπὸ ἀνατολῆς. ὅτι πλείω χρόνον ὑπὸ τὸν ἥλιόν ἐστι τὰ ἀπὸ ἀνατολῆς. τῶν δὲ ἀπὸ δυσμῶν ἀπολείπει τε θᾶττον καὶ πλησιάζει τῷ τόπῳ ὀψιαίτερον. τοῦτο δέ φησι καὶ ὁ Ἱπποκράτης

ptentrione; ajunt enim per tantum ſpatium atque intervallum non poſſe hos ſolos adverſus ſeſe flare, neque alios omnino ventos inveniri, qui inter hos ſint medii, id quod eſſe verum videtur atque id ita confirmant, ab ortu aeſtivo flat caecias, cui contrarius eſt africus, qui quidem ab aeſtivo occaſu fiat, ſicut ab ortu hiberno flare eurus videtur, qui eſt noto propinquus, ex quo fit ut ſaepe flare euronotus dicatur, ei vero contrarius eſt argeſtes, qui ab aeſtivo occaſu flat, hos autem contrarios et per diametrum oppoſitos ajunt. Inter argeſtem et aparctiam eſt is, quem thraſciam vocant, medius vero inter caeciam et aparctiam eſt is quem meſen nominant, eſt praeterea alius qui phoenicias appellatur. Quae quum ita ſint, illud quoque praeterire quemquam non debet, eos ventos qui ab occaſu flant eſſe frigidiores, qui ab ortu calidiores, propterea quod orientales diutius ſub ſole morantur, at eos qui ab occaſu, quum ſol citius deſierit, tum vero ſerius etiam ad ea loca accedit, quam rem Hip-

Ed. Chart. VIII. [569.]

ἐν τῷ περὶ ἀέρων ὑδάτων καὶ τόπων, εἴ τις μὲν πόλις πρὸς τὰ πνεύματα κεῖται θερμά. ταῦτα δὲ ἔσται μεταξὺ τῆς τε χειμερινῆς ἀνατολῆς τοῦ ἡλίου καὶ τῶν δυσμέων τῶν χειμερινῶν. οἱ μὲν οὖν ἐναντίοι οὐ δύνανται ἅμα πνεῖν, ἀλλὰ δεῖ τὸν ἕτερον αὐτῶν βιασθέντα παύεσθαι. τοὺς δὲ μὴ κατὰ διάμετρον κειμένους πρὸς ἀλλήλους οὐδὲν κωλύει, ἀλλὰ καὶ πρὸς τὰς ἐναντίας ὥρας οἱ ἐναντίοι μάλιστα πνέουσιν ὡς περὶ τὴν μετοπωρινὴν ἰσημερίαν οἱ λίβες, περὶ δὲ τροπὰς θερινὰς μὲν καικίας, χειμερινὰς δὲ εὖρος. τοῖς δὲ τοῖς ἄλλοις ἐπιπίπτουσι καὶ παύουσιν ἀπαρκτίαι καὶ θρακίαι καὶ ἀργέσται. οὗτοι δὲ πολλάκις ἀποφυσῶντες τὰ νέφη ποιοῦσιν αἰθρίαν, ἂν μὴ ψυχροὶ τύχωσιν ἅμα ὄντες, τότε δὲ οὐκ αἴθριοι. ὑγροὶ δὲ λὶψ καὶ καικίας. ὅδε γὰρ οὐκ αἴθριος, ὅτι ἀνακάμπτει πρὸς ἑαυτὸν, ξηροὶ δὲ ἀργέστης καὶ εὖρος. νιφετώδης δὲ μέσης καὶ ἀπαρκτίας. χαλαζώδης δὲ ὁ ἀπαρκτίας καὶ θρακίας καὶ ἀργέστης, καυματώδης δὲ νότος καὶ ζέφυρος καὶ εὖρος. ἔνιοι δὲ τὸν νότον

pocrates quoque in libro de aëre, locis et aquis ſcriptam reliquit. Si qua, inquit, civitas ad ventos ſita ſit calidos, hujusmodi ſunt, quae inter hibernum ortum ſolis et hibernum occaſum etc. Contrarii autem flare non poſſunt, ſed neceſſe eſt ut eorum alteruter vi alterius compreſſus conquieſcat; eos vero qui non ſunt per diametron oppoſiti, nihil vetat ſimul ſpirare. Jam vero etiam in contrariis anni partibus venti contrarii flant maxime, ut circa autumnale aequinoctium fiat africus, circa ſolſtitium favonius, circa brumam eurus, in alios vero incidunt eosque ſedant aparctiae, thraſciae et argeſtae; hi enim ſaepe nubes diſpellunt, ac caelum ſudum reddunt, niſi forte uſu veniat ut frigidi ſimul ſint; ſiquidem tunc ſereni eſſe non ſolent, humidi porro ſunt africus et caecias; atque hic quidem ſerenus non eſt, quia in ſe ipſum reflectitur. Argeſtes et eurus ſicci ſunt; meſes et aparctias nivoſi; aparctias, thraſcias et argeſtes grandinem gignunt; aeſtuoſi auſter, favonius et eurus. Sunt qui

Ed. Chart. VIII. [569.]
οἴονται διὰ παντὸς ὑγρὸν εἶναι. τὸ δὲ οὐχ οὕτως ἔχει· φαίνεται γάρ ἐνίοτε ξηρὸς γινόμενος, ὃν καὶ προσαγορεύουσιν οἱ πολλοὶ λευκόνοτον. ἀλλὰ κἂν τῷ πρώτῳ τῶν ἐπιδημιῶν Ἱπποκράτης ἐπὶ τῆς πρώτης καταστάσεως ἔφη· γενομένης δὲ τῆς ἀγωγῆς ὅλης ἐπὶ τὰ νότια καὶ μετ' αὐχμῶν. τοιοῦτος δὲ νότος ἐνίοτε καὶ σφοδρὸς γίνεται, εἰ καὶ μὴ ἀεὶ τὴν κίνησιν οὐ σαφῆ ἔχει, ἄλλος δὲ νότος μαλθακός ἐστιν, ὃς ἀναίσθητον ἔχει τὴν κίνησιν ἐν τῷ περιέχοντι καὶ κατὰ τὰ νέφη· ἔστι δὲ θερμὸς οὗτος διὰ παντὸς, ὅς τε λευκόνοτος καλούμενος καὶ ψυχρὸς ἐνίοτε φαίνεται. εἰσὶ δὲ καὶ οἱ ἐτησίαι, οἳ περιίστανται, τοῖς μὲν περὶ δυσμὰς οἰκοῦσιν ἐκ τῶν ἀπαρκτίων εἰς θρακίας, ἀργέστους καὶ ζεφύρους, ἀρχόμενοι δὲ ἀπὸ τῆς ἄρκτου, τελευτῶντες δὲ εἰς τοὺς πόῤῥω, τοῖς δὲ πρὸς ἕω περιίστανται μέχρι τοῦ ἀπηλιωτου, οὗτοι γοῦν κατὰ τὴν τοῦ κυνὸς ἀνατολὴν πνέουσι καὶ τὸ καῦμα τοῦ θέρους πραΰνειν εἰώθασι, καὶ πνῖγος ἐξ ἀνάγκης ἕπεται τοῦ θέρους ὄντος τῇ φύσει θερμοῦ ἀεί. μήτε οἱ πρόδρομοι καλούμενοι πνέουσι μήτε οἱ ἑπόμενοι, οὓς καλοῦ-

auftrum effe perpetuo humidum putent, quod tamen non eft; fiquidem interdum ficcus videtur, eumque plerique leuconotum vocant. Hippocrates quoque in primo de vulgaribus morbis, quum primum ftatum recenferet, ita fcripfit: quum, inquit, totus hic ductus effet auftrinus et fqualidus. Ac talis aufter fubinde eft vehemens, ejusque motus femper eft perfpicuus; alter eft aufter qui lenis eft atque in aëre et nubibus motum habet qui fenfum fugiat; atque hic quidem eft perpetuo calidus, at qui leuconotus vocatur, interdum frigidus videtur, funt praeterea etefiae qui transeunt ad occidentalis plagae incolas ex aparctia in thrafcias, argeftas et favonios; incipiuntque a feptentrione et in eos qui procul abfunt defınunt; apud orientales vero ufque ad fubfolanum transeunt, atque hi flant, quum canis oritur et aeftatis lenire aeftum folent, ac quaedam quafi fuffocatio aeftate effe folet, quum aeftas fuapte natura calida fit, nifi venti qui praecurrant, quos prodromos vocant et qui confequuntur, quos etefias no-

σιν ἐτησίας, οὕσπερ ἂν διορίζειν καὶ ἡ τοῦ κυνὸς ἐπιτολή. μεγάλην δὲ ὠφέλειαν καὶ βλάβην ὁ ἄνεμος πολλάκις ἐπιφέρει. ἐπειδὴ οὐκ ἀεὶ συμφέρει εἰσάγειν εἰς τὸν ἀέρα τὸν ἄνθρωπον, ὡς χειμῶνες μὲν διὰ κρύος, ἐν θέρει δὲ διὰ θάλπος καὶ πρὸς τούτοις ὅτι φυλάττεσθαι δεῖ τοὺς ἀνέμους, ὥστε διὰ τούτους οὐ μόνον αὖ τὸν καλὸν ἀέρα φεύγομεν πολλάκις, ἀλλὰ καὶ τὸν πλησίον θύρας καὶ θυρίδας ἄνεμον εἰσπνέοντα σφοδρῶς ἄγειν τὸν κάμνοντα. ἐπ᾽ ἐκείνων δὲ μάλιστα φεύγομεν ἄνεμον ἐφ᾽ ὧν[1] εὐλαβούμεθα παθεῖν τι τὸν νευρῶδες γένος, ὥσπερ γε πάλιν τὸν ἥλιον ἐπὶ τῶν σηπομένων ὡς πρὸς τὴν αἱμοῤῥαγίαν ἐπιτηδείως ἐχόντων. καὶ ταῦτα μὲν περὶ τῶν ἀνέμων γενικῶς τε καὶ εἰδικῶς εἰρήσθω. νυνὶ δὲ μερικῶς περὶ τοῦ νότου τε καὶ βορέου καὶ τῶν βλαβῶν, ἃς αὐτοὶ εἰσάγουσιν. ἐναντίαν μὲν οὖν κρᾶσιν οὗτοι ἄνεμοι ἔχουσι. βοῤῥᾶς γὰρ ξηρὸς καὶ ψυχρός ἐστιν, ὁ[2] δὲ νότος θερμὸς καὶ ὑγρὸς τῇ φύσει. ἐκεῖνος μὲν οὖν ἀναλίσκει ἅπαντα τὰ ἐκ τοῦ σώματος περιττὰ καὶ τὰ ὄρ-

1. *Corr.* ἐφ᾽ ὧν pro ἐφ᾽ ὅν. 2. l. III. aph. XVII.

minant perflarent, quos canis ortus diftinguit. Ventus autem magnam faepe utilitatem aut damnum invehit, quia non femper conducit hominem aëri exponere, ut hieme propter frigus, aeftate propter calorem, itemque quia vitare ventos oportet; horum enim caufa faepenumero fit ut non modo in liberum aërem, verum etiam ad januas et ad feneftras qua ventus vehementer perflat, deducere aegrotum caveamus, in illis autem potiffimum ventos cavemus, in quibus nervos pati aliquid veremur, ficut etiam folem in putrefcentibus vitamus, quum ea ad fanguinis eruptionem effe apta videantur. Atque haec quidem de ventis generatim et fpeciatim dicta fint, nunc vero particulatim de auftro deque aquilone et iis malis quae afferunt dicendum eft. Hi igitur venti contrariam habent temperaturam, nam aquilo ficcus frigidusque eft, aufter calidus et humidus natura, quocirca ille abfumit omnia quae in corpore funt fupervacanea inftrumenta ftabilit,

γανα στηρίζει καὶ σφίγγει καὶ συνάγει καὶ τὰς φυσικὰς καὶ ψυχικὰς ἐνεργείας βελτίω ποιεῖ, ὥστε τὰ σώματα εὐηκοώτερα καὶ εὐκίνητα καὶ εὔχροα ἐργάζεσθαι, ἀλλὰ καὶ τὰς κοιλίας ξηραίνει καὶ τὰ ὄμματα δάκνει καὶ παροξύνει τὰς προϋπαρχούσας ὀδύνας κατὰ τὸν θώρακα. νότος δὲ μείζω κακὰ ἐπιφέρει· καὶ γὰρ διαλύει τὰ σώματα καὶ καρηβαρείας καὶ δυσηκοΐαν ἐργάζεται καὶ ἰλίγγους ποιεῖ, οἳ προηγοῦνται ἐπιληψίας καὶ ἀποπληξίας καὶ ἄλλα μοχθηρὰ συμπτώματα ἀποτελεῖ, ὡς τὴν δυσκινησίαν κατὰ τοὺς ὀφθαλμοὺς καὶ σύμπαν τὸ σῶμα καὶ τὴν κοιλίαν ὑγραίνει, διὸ εἰκότως εἶπε, νότοι βαρύκοοι, ἀχλυώδεις, καρηβαρικοὶ, νωθροὶ, διαλυτικοὶ, αἱ γὰρ ἐνέργειαι γίνονται διὰ τῶν στερεῶν τοῦ ζώου μορίων. ταῦτα δὲ βαρύνεται καὶ διὰ τοῦτο ἐνεργεῖ χεῖρον ὑπὸ πλῆθος τῶν ὑγρῶν καὶ οὐ θαυμαστὸν τὸν Ἱπποκράτην ταῦτα περὶ τοῦ νότου εἰρηκέναι. εἰ τεκμαίρεσθαί τις ἐθέλει, ὁποία τις κρᾶσις, ὡς εἶπον, εἴη ἡ τοῦ ἀνέμου τούτου· δῆλον γὰρ ὅτι τὴν ὑγρὰν καὶ θερμὴν τὴν φύσιν

constringit ac cogit, animales naturalesque actiones meliores facit, ut corpora ad audiendum ad movendumque aptiora et coloratiora reddantur, sed alvum sistit, oculos mordet et antecedentes pectoris dolores irritat, auster vero majora advehit mala: nam corpora dissolvit, capiti gravitatem affert, difficultatem auditus parit, excitat vertigines quae morbum comitialem atque attonitum praecedunt aliaque prava symptomata efficit, cujusmodi est difficultas motionis in oculis ac toto corpore, alvum autem humectat, quamobrem merito dixit austrum afferre gravem auditum, oculis caliginem offundere, caput praegravare, torpentes ac languidos efficere. Solidae enim animantis partes actiones obeunt. Itaque illae plenae humorum pejus suis actionibus funguntur, neque admirabile cuiquam videri debet, [570] haec esse ab Hippocrate de austro memorata, si velit expendere quaenam sit ejus venti, ut dixi, natura: perspicuum enim est ipsum humida calidaque natura esse, quae vero sunt hujusmodi, ea

Ed. Chart. VIII. [570.]

ἔχει. τὰ δὲ τοιαῦτα πάντα τὴν κεφαλὴν ἀναπληροῖ, ὅθεν καὶ καρηβαρίαι καὶ ἀχλύες περὶ τοὺς ὀφθαλμοὺς γίνονται. ὅταν δὲ ὁ ἐγκέφαλος τῆς ὑγροτέρας αἰσθάνηται καταστάσεως, ἐξ ἀνάγκης καὶ αἱ καθ' ὁρμὴν ἐνέργειαι κακίους γίνονται καὶ ἔνθεν αἱ τοῦ σώματος νωθρότητες ἐπιτελοῦνται καὶ ὥσπερ αἱ διαλύσεις τινές. ὅταν οὖν ὁ νότος δυναστεύῃ, ταῦτα γίνεσθαί φησι· τἀναντία δὲ σχεδὸν ἐν ταῖς βορείοις καταστάσεσι συμβαίνει. ὡς γὰρ νότος νωθρὰ ποιεῖ τὰ σώματα, οὕτω καὶ βοῤῥᾶς εὐκίνητα, ὡς ἐκεῖνος διαλύει, οὕτω καὶ οὗτος εὔτονα ποιεῖ. ὡς ἐκεῖνος δυσηκοΐαν, οὕτως ὁ βορέης εὐκηοώτερα ἐργάζεται. ὡς ἐκεῖνος ὑγραίνει τὰς κοιλίας, οὕτως οὗτος ξηραίνει. ὡς πάλιν νότος βάρος τῆς κεφαλῆς, οὕτως ὁ βορέης τὰ περιττὰ ἀναλίσκων κουφότερον ὅλον τὸ σῶμα ποιεῖ. προστίθησι δὲ ὅτι τοῦ νότου δυναστεύοντος πάσχουσιν ἕλκεα μαδαρὰ, μάλιστα στόμα, αἰδοῖον καὶ τα ἄλλα. ὅπερ ἀληθές ἐστι καὶ τούτου αἰτία ῥᾳδίως εὑρίσκεται. τὰ γὰρ σηπόμενα διὰ τὸ θάλπος μάλιστα σήπεται, συντελούσης εἰς τὸ αὐτὸ καὶ ὑγρότητος. ὁ δὲ νότος ἀμφοτέρας

vim replendi capitis habent omnia, unde capitis gravitates gignuntur oculique caligine obducuntur; quum enim cerebrum humidiorem conſtitutionem perſentiſcit, nunc voluntariae actiones deteriores neceſſario redduntur, atque hinc torpor ac veluti diſſolutio et languor corporis exoritur. Quum igitur auſter viget, haec fieri confirmat, contraria fere in aquilonaribus conſtitutionibus contingunt. Ut enim auſter torpentia facit corpora, ita aquilo ad motum reddit promptiora, ut ille diſſolvit, ſic hic contenta efficit, ut ille hebetem auditum, ſic aquilo auditum exacuit, ut ille alvum humectat, ſic iſte exſiccat, ut etiam auſter caput gravat, ita aquilo excrementa conſumens totum corpus levius reddit. Addit autem, quum auſter regnat, hominis pati ulcera madentia, praeſertim vero in ore ac pudendis et aliis partibus, idque verum eſt, cujus rei cauſa facile poteſt excogitari; quae enim putreſcunt, ea vi caloris maxime putreſcunt, cui rei adjumento eſt etiam humiditas, auſter autem utramque qualitatem, hoc

Ed. Chart. VIII. [570.]
ἔχει ποιότητας ταύτας, τουτέστι τὴν θερμότητα καὶ τὴν ὑγρότητα. εὐλόγως οὖν ἐν τῇ νοτίῳ καταστάσει ταῦτα οἱ ἄνθρωποι πάσχουσιν, ἀλλὰ καὶ ἡ φύσις τῶν τόπων οὐ μικρὸν πρὸς τὸ δέχεσθαι σηπεδόνας ποιεῖ. καὶ γὰρ τὸ στόμα καὶ τὰ αἰδοῖα πολλὴν ὑγρότητα τῇ φύσει κέκτηται. καὶ προσέτι τοὺς ἀδένας ἔχουσιν ἐγγὺς, ἅπερ πάντα τὰ περιττὰ εἰσδέχεσθαι πεφύκασιν, ἀλλὰ καὶ τῶν αἰδοίων σηπεδόνες συμβαίνουσιν ἀεὶ, ὅταν ὑγρότερον μᾶλλον τὸ θέρος ἢ ἀπνούστερον ἢ νοτιώτερον γένηται. τὸ μὲν γὰρ ἐπὶ πολὺ τοῦ κατὰ φύσιν ἀποκεχωρηκὸς εἰς ὑγρότητα καὶ ἄπνοιαν[1] οὐ μόνον τῶν αἰδοίων σηπεδόνας ποιεῖ, ἀλλὰ καὶ ἄλλου μορίου παντός. τοιαύτη μὲν ἦν κατάστασις, ἣν ἐν τῷ τρίτῳ τῶν ἐπιδημιῶν περιγράφει οὕτως[2]· ἔτος νότιον ἔπομβρον, ἄπνοια[3] δ' ἀτέλεος· καὶ ἐν τῷ δευτέρῳ κατὰ τὴν ἀρχὴν, ἄνθρακες ἐν Κρανῶνι οἱ θερινοὶ[4], ὗεν ἐν καύμασιν. ὕδατι λαύρῳ δι' ὅλου ἐγένετο, καὶ μᾶλλον νότῳ. καὶ μὴν αἱ ἐπ'

1. Corr. ἄπνοιαν. 2. l. III. aph. XXIII. 3. Corr. ἄπνοια. 4. Corr. οἱ θερινοὶ pro ἡ θερινῇ.

eſt calorem humiditatemque habet, merito igitur fit ut homines in auſtrina conſtitutione hoſce morbos patiantur, quin etiam locorum natura non parum facit, ut corruptelae in eis oriantur, nam et ori et pudendis magnam vim humiditatis natura tribuit et habent praeterea glandulas propinquas, quibus eſt natura comparatum, ut quaecunque ſupervacanea ſunt in ſe excipiant, imo vero pudenda computreſcunt ſemper, quum aeſtas multo humidior aut ventis magis vacans aut magis auſtrina fuerit; nam ubi plurimum a ſtatu naturali ad humiditatem ac ventorum vacuitatem receſſit, non modo genitalium, ſed cujusvis etiam alterius partis corruptelas facit; talis ſane fuit ea tempeſtas quam ipſe in tertio de morbis vulgaribus deſcripſit his verbis: *annus*, inquit, *erat auſtrinus, pluvius, omnino ventis vacans;* et item in ſecundi libri initio: *carbones Cranoni erant aeſtivi, pluit per aeſtum largo imbre; hoc per totum contigit, praeſertim ſub*

Ed. Chart. VIII. [570.]

ὀλίγον ἐκτροπαὶ γινόμεναι καὶ μὴ μόνον αἱ ἀθρόως τῶν αἰδοίων ἅπτονται, εἴπερ αὐτὰ σήπεσθαι πεφύκασιν ἐπὶ ταῖς τηκούσαις προφάσεσιν. ταῦτα οὖν οἱ ἄνθρωποι ἐν νοτίῳ καταστάσει πάσχουσιν. ἄλλα δὲ κατὰ τὴν βόρειον, ὡς βῆχας, φάρυγγας, κοιλίας σκληροτέρας, δυσουρίας φρικώδεις, ὀδύνας τῶν πλευρῶν καὶ στηθῶν καὶ βῆχες μὲν διὰ τὴν τῶν ὀργάνων ἀναπνευστικῶν δυσκρασίαν καὶ τὴν τῆς φάρυγγος τραχύτητα γίνονται. πάσχει γὰρ ἡ φάρυγξ τοῦ βορέου πνέοντος, ἐπειδὴ ξηραίνεται καὶ σήπεται[1] καὶ διὰ τοῦτο σκληρὰ γίνεται, ἀλλὰ καὶ ἡ κάτω γαστὴρ σκληρὰ διαχωρεῖ διὰ τὴν ξήρασιν τῆς καταστάσεως. ἐπεὶ δὲ μὴ μόνον ξηραίνει ὁ βοῤῥᾶς, ἀλλὰ καὶ ψύχει, διὰ τοῦτο καὶ ἡ κύστις βλάπτεται, ὅθεν αἱ δυσουρίαι. τὰ γὰρ ἄναιμα ῥᾳδίως ἀπὸ τῶν ψυχόντων αἰτίων πάσχει, οὐ μόνον δὲ αὕτη τοῦ βοῤῥᾶ ψυχρότης τὰς δυσουρίας τίκτει, ἀλλὰ καὶ τὰς φρίκας καὶ τοὺς πόνους τῶν πλευρῶν ἢ τοῦ θώρακος

1. *Corr.* ψύχεται.

austro. Jam vero mutationes, quae paulatim fiunt ac non solum quae affatim eveniunt pudenda attingunt; siquidem ipsa de quavis levi causa solent putrescere; talia igitur in austrina tempestate homines patiuntur, aliis vero malis urgentur in aquilonari; nam et tusses et fauces asperae et alvi duriores et urinae difficultates, horrorem inducentes et dolores costarum et pectoris homines exercent, ac tusses quidem ex organorum respirationis intemperie et faucium asperitate oriuntur; male enim afficiuntur fauces, quum aquilo spirat, propterea quod siccantur ac refrigerantur, ideoque asperae redduntur, quin etiam inferior venter arida excernit, sic a sicca constitutione coactus. Quoniam autem aquilo non modo siccat, sed etiam refrigerat, idcirco vesica etiam laeditur, quamobrem urinae difficultas excitatur; nam partes exsangues facile a causis frigus invehentibus aliquid mali patiuntur, ac non modo idem frigus aquilonis urinae difficultatem parit, sed etiam horrores et costarum pectorisque aut mammarum dolores.

Ed. Chart. VIII. [570.]

ἢ τῶν στηθῶν. ὁκόταν οὖν οὗτος δυναστεύῃ, τοιαῦτα προσδέχεσθαι δεῖ μᾶλλον τὰ νοσήματα. τοῦτο γὰρ εἰπεῖν φαίνεται περὶ τῶν ἰσχυρῶν νοτίων καὶ βορείων καταστάσεων, τῶν ἐπὶ πλέον ἐν χρόνῳ γινομένων, ὅπερ σημαίνει διὰ τὸ ῥῆμα δυναστεύειν, ἵνα γνῶμεν ὅτι οὔτε περὶ τῶν ἀνέμων ἐν βραχεῖ χρόνῳ πνεόντων, οὔτε ἐπὶ πλείοσιν ἡμέραις, ἀσθενῶς δὲ, ἀλλὰ σφοδρῶς τὸ δυναστεύειν εἰρῆσθαι.

ιδ΄.

Ην μᾶλλον δυναστεύῃ,[1] αὐχμῆσιν οἱ πυρετοὶ ἕπονται καὶ ὄμβροισιν. ἐξ ὁποίων ἂν οἱ πλεονασμοὶ καταπέσωσι καὶ ὅκως ἂν ἔχοντα τὰ σώματα παραλάβωσιν ἐκ τῆς ἑτέρας ὥρης. καὶ ὁκοίου τινὸς οὖν χυμοῦ δυναστεύοντος ἐν τῷ σώματι.

---

1. *Corr.* add. ἢν μᾶλλον δυναστεύῃ.

Quum igitur is dominatur, tunc magis quam alias exſpectare hujusmodi morbos oportebit. Id autem ipſe videtur de vehementibus auſtrinis et aquiloniis conſtitutionibus velle intelligi, quae longo tempore perdurarint, quod ipſe verbo illo *δυναστευειν* quod *dominari* ſignificat indicavit; ut neque de ventis brevi tempore flantibus, neque de iis qui pluribus illi quidem diebus, ſed tamen infirmiter ſpirent, ſed de iis qui vehementer perflent verbum illud eſſe dictum intelligamus.

XIV.

Si magis exuberet, ſiccitates, febres conſequuntur itemque imbres, ex quibus utique redundantiae inciderint et quomodocunque ſeſe habentia corpora ex alio anni tempore quid ſuſceperint et quicunque tandem humor in corpore praevaluerit.

Ed. Chart. VIII. [570.]

Ἐν[1] τοῖς ἀφορισμοῖς ἄμεινόν ἐστι τοῦτο γεγραμμένον ὧδέ πως· ἐν τοῖσιν αὐχμοῖσι πυρετοὶ ὀξέες γίνονται. φησὶ γὰρ ἐν τοῖς αὐχμοῖς μὴ πολλοὺς πυρετοὺς γίνεσθαι, ἀλλὰ ὀξεῖς. χολωδέστεροι γὰρ οἱ χυμοὶ γίνονται καὶ ὀλίγα νοσήματα γίνεται, ὅπερ αὐτὸς ἔλεγεν εἰπών. τῶν δὲ καταστάσεων τοῦ ἐνιαυτοῦ τὸ μὲν ὅλον οἱ αὐχμοὶ τῶν ἐπομβρίων εἰσὶν ὑγιεινότεροι καὶ ἧσσον θανατώδεις. ἐν[2] μὲν γὰρ τοῖς αὐχμοῖς τὰ περιττὰ ὑγρὰ διαφορεῖται, ἐν δὲ ταῖς ἐπομβρίαις σήπεσθαι πέφυκε τὰ ἀθροιζόμενα ἔνδον τοῦ σώματος, εἰ μή τις ἐκκαθαίρει τὰ καθ' ἑκάστην ἡμέραν ἀθροιζόμενα τοῖς γυμνασίοις καὶ βαλανείοις. καὶ αὐτὰ μὲν κενοῦται μᾶλλον ἐν ταῖς ξηραῖς καταστάσεσιν ἤπερ ἐν ταῖς ὑγραῖς. ὥστε[3] τοὺς αὐχμοὺς προκριτέον τῶν ἐπομβρίων ὡς ὑγιεινοτέρους, εἰ καὶ ὀξεῖς πυρετοὺς ἐπιφέρουσιν. ὃ δὲ λέγει καὶ ὄμβροισιν, ἐνδείκνυται καὶ ταῖς ὑγραῖς καταστάσεσιν ἕπεσθαι πυρετούς. μάλιστα μὲν εἰ[4] οἱ πλεονασμοὶ καὶ τὰ περιττώματα παρείη. καὶ τὰ σώματα τὴν κακίαν ἐκ τῆς ἄλλης

1. l. III. aph. VII. 2. l. III. aph. XV. 3. l. III. aph. XVI. 4. *Corr.* εἰ adjecit.

Hoc idem eſt accuratius in aphoriſmis conſcriptum hoc fere modo: *in ſqualoribus febres acutae fiunt;* ait enim in ſqualoribus non multas, ſed acutas febres fieri, ſiquidem humores magis bilioſi redduntur et pauci morbi oriuntur, quod ipſe confirmavit, quum dixit: *ex anni temporibus in univerſum ſqualorem ſunt imbribus ſalubriores et minus mortiferi;* in ſqualoribus enim ſupervacanei humores per halitum digeruntur; imbribus vero quae intus collecta ſunt in corpore putreſcunt, niſi quis ea quae quotidie congeſta ſint expurget exercitationibus et balneis, ſiquidem ſiccis potius quam humidis tempeſtatibus vacuantur; quocirca ſqualores tanquam ſalubriores ſunt imbribus praeferendi, licet febres acutas afferant. Quod vero addit: *itemque ex imbribus*, indicat febres quoque ſequi, quum humidae conſtitutiones ſint, praeſertim vero ſi redundantiae excrementaque adſint et corpora malitiam ex

Ed. Chart. VIII. [570.]

ὥρας καὶ τῆς καταστάσεως αὐτῆς λάβῃ. γίνονται δὲ ὡς τὰ πολλὰ πυρετοὶ μακροὶ καὶ εἰκότως, ἡ γὰρ πλείων ὑγρότης πέττεσθαι δεομένη ἐν πλείονι πέττεται χρόνῳ, ὡς μακρὰ τὰ νοσήματα γίνεσθαι. προσέτι δὲ καὶ ὃ αὐτός φησι τὸ πλεονάζον ὑγρὸν ψυχρότερον ὂν καὶ φλεγματικώτερον, ὡς καὶ διὰ τοῦτο ἀναγκάζεσθαι χρονιωτέρους εἶναι τοὺς πυρετούς. ὁποίου δὲ τρόπου ἔσονται αἱ νοῦσοι οὐκ εἶπεν αὐτὸς σαφῶς, ἀλλ' ᾐνίττετο εἰπὼν, ὅκως ἂν ἔχοντα τὰ σώματα, τουτέστιν εὐάλωτα ταῖς νούσοις ἢ μή. καὶ οἵους ἔχουσι χυμοὺς ἔνδον ἀθροιζομένους. ὁκοῖοι γὰρ ὦσιν οἱ χυμοὶ, τοιαῦται ἔσονται καὶ αἱ νοῦσοι. περὶ τούτου δὲ ἔμπροσθεν εἴρηται καὶ οὐ χρὴ τὰ αὐτὰ νῦν εἰπεῖν.

ιέ.

Ἀτὰρ ἀνυδρίαι νότιαι, βόρειαι, διαφέρει γὰρ καὶ τἄλλα οὕτω. μέγα γὰρ καὶ τοῦτο. ἄλλος γὰρ ἐν ἄλλῃ ὥρῃ

alio anni tempore et ex illo ipſo ſtatu contraxerint; tunc enim longae febres fere fiunt, atque id merito; magna enim vis humiditatis quae concoctionem poſtulat, longiore temporis ſpatio concoquitur, proinde longi morbi fiunt, ad hoc accedit etiam is quem ipſe dicit humor redundans, qui frigidior pituitoſiorque, quae vel una cauſa cogit, ut longiores etiam febres ſint. Cujus autem modi futuri ſint morbi, ipſe aperte non expoſuit, innuit tamen, quum ait: *et quomodocunque affecta ſint corpora*, hoc eſt, ut facile a morbis corripiantur aut ſecus et quoscunque tandem habeant collectos humores in corpore, nam quales fuerint humores, tales erunt morbi, hac autem de re dictum eſt ſuperius, neque eadem nunc iterare opus eſt.

XV.

Sed ſiccitates auſtrinae aquilonaresque ſunt; differunt enim et alia hoc modo, nam et hoc magnum eſt: alius enim alio tempore atque in alia regione magnus eſt, ut ae-

καὶ χώρῃ μέγας, οἷον τὸ θέρος χολοποιὸν, ἦρ ἔναιμον, τἄλλα ὡς ἕκαστα.

Ὅτι οὐδὲν διαφέρει ξηρὸν ἢ αὐχμηρὸν ἢ ἄνυδρον εἰπεῖν πρόδηλον παντὶ ἐν τῇ τῶν Ἑλλήνων διαλέκτῳ μετρίως ἐσκεμμένῳ. εἰσὶ μὲν οὖν ἀνυδρίαι οὐ βόρειαι μόνον, ἀλλὰ καὶ νότιαι, εἰ καὶ νότος ὑγρὸς τὴν φύσιν ἐστίν. ἐν μὲν γὰρ τῷ πρώτῳ τῶν ἐπιδημιῶν[1] τὴν νοτίαν καὶ ἄνυδρον κατάστασιν ἔγραψεν, ὑπὲρ ἧς αὐτὸς εἶπεν ἐπὶ τῇ τελευτῇ. γενομένης δὲ τῆς ἀγωγῆς ὅλης ἐπὶ τὰ νότια καὶ μετ᾽ αὐχμῶν, τοιαῦται μὲν καταστάσεις πολὺ τῶν φύσει διαφέρουσι. καὶ γὰρ νόσους ἀνάλογον τῇ μεταβολῇ αὐτῶν ἐπιφέρουσιν, ἀλλὰ καὶ οἱ χυμοὶ ἐξαλλάττονται ὡς τὸν εἰωθότα ἐν τῷ θέρει πλεονάζειν, ἐν τῷ φθινοπώρῳ ἢ καὶ ἐν τῷ ἦρι πλεονάζοντα τυγχάνειν, τότε καὶ τὰ νοσήματα τῇ φύσει τοῦ χυμοῦ ἕπονται, καὶ τοῦτο εἶναι μέγα τι χρῆμά φησι· καὶ οὐδ᾽

1. lib. III. aph. XIV.

ſtas bilem, ver ſanguinem parit; et alia tempora, ut ſingulorum fert natura.

Utrum ſiccum an ſqualidum an aquis vacans dicas, nihil intereſſe norunt omnes qui vel mediocriter ſint in linguae cognitione exercitati; ſunt autem ſiccitates non modo aquilonares, ſed etiam auſtrinae, quamvis [571] auſter ſuapte natura humidus ſit. In primo autem de morbis vulgaribus libro auſtrinum caeli ſtatum et eundem aquis vacantem deſcripſit, de quo ipſe in eodem libro extremo ita verba fecit: *quum autem*, inquit, *tota illa progreſſio eſſet auſtrina et ſqualida;* ceterum hujusmodi tempeſtates multum a naturalibus differunt, ac morbos qui varietati ipſorum proportione reſpondeant afferunt; imo vero etiam ſi humores variantur, ut qui aeſtate redundare conſueviſſet, is autumno aut vere exſuperet, tum morbi naturam humorum conſequuntur, hocque ipſe magnum quid eſſe affirmat, ac nullo pacto negligendum; exemplo

ὅλως ἀμεληπτέον. παραδείγματι δὲ σαφηνίζει τὸ ῥητόν. τὸ θέρος, φησὶ, χολοποιὸν, ἦρ ἔναιμον. ἐν δὲ τῷ περὶ φύσεως ἀνθρώπων σαφῶς διελέγετο περὶ χυμῶν καὶ τῶν ὡρῶν αὐτῶν. αὔξεται δὲ φησιν ἐν τῷ ἀνθρώπῳ τὸ μὲν φλέγμα τοῦ χειμῶνος. τοῦτο γὰρ τῷ χειμῶνι κατὰ φύσιν μάλιστα τῶν ἐν τῷ σώματι ἐνεόντων· ψυχρότατον γάρ ἐστι. καὶ πάλιν· τοῦ δὲ ἦρος τὸ αἷμα αὔξεται. εἶτα[1] τὴν αἰτίαν προστίθησι· τά τε γὰρ ψύχεα ἐξανίει καὶ τὰ ὕδατα ἐπιγίνεται, τὸ δὲ αἷμα κατὰ ταῦτα αὔξεται. καὶ περὶ θέρους λέγει τάδε· τοῦ δὲ θέρους ἡ χολὴ ἀείρεται ἐν τῷ σώματι καὶ παρατείνει εἰς τὸ φθινόπωρον, ἡ δὲ μέλαινα χολὴ τοῦ φθινοπώρου πλείστη τε καὶ ἰσχυροτάτη ἐστίν. εἰ μὲν οὖν ἐν τῷ ἦρι τὸ φλέγμα εἴη ἢ ἐν τῷ θέρει ἡ μέλαινα χολὴ ἢ καὶ ἄλλος τις χυμὸς, ὃς μὴ εἴη αὐτῷ κατὰ φύσιν, τοιαῦτα ἂν νοσήματα ποιήσει, οἷόσπερ ἂν ὁ χυμὸς εἴη. ὁ δὲ λέγει τὰ ἄλλα· τὸν χειμῶνα καὶ τὸ φθινόπωρον σημαίνει. ἐν ἐκείνῳ γὰρ τὸ φλέγμα, ὡς εἴρηται, ἐν τούτῳ δὲ ἡ μέλαινα χολὴ ἐπικρατεῖ.

1. *Corr.* εἶτα pro εἶναι.

---

autem rem totam declarat: *aestas,* inquit, *bilem, ver sanguinem parit.* In libro de natura hominis aperte de humoribus disseruit deque iis temporibus in quibus vigent. *Augetur*, inquit, *in homine pituita hieme.* Ipsa enim inter ea omnia quae insunt in corpore suapte natura hiemi respondet: frigidissima enim est, itemque quum ait, vere sanguis augetur; tum causam addit, etenim frigus remittitur et aquae succedunt: sanguis enim sub his augetur; de aestate autem habet haec: *aestate bilis se in corpore extollit et in autumnum usque pertinet; atra autem bilis quum plurima, tum vero etiam vehementissima autumno est.* Itaque si vere pituita sit, aestate vero atra bilis aut alius quidam humor, qui illius naturae non conveniat, tunc tales morbi orientur, qualis ille humor existat; quod ver ait et alia tempora, autumnum hiememque significat; nam in hac pituita, ut dictum est, in illo atra bilis redundat.

Ed. Chart. VIII. [571.]

ιστ'.

Αἱ μεταβολαὶ μάλιστα τίκτουσι νοσήματα καὶ αἱ μέγισται μάλιστα καὶ ἐν τῇσιν ὥρῃσιν αἱ μεγάλαι μεταλλαγαὶ καὶ ἐν τοῖσιν ἄλλοισι. τὰ δὲ ἐκ προσαγωγῆς γίνεται· αἱ ὧραι αὗται ἀσφαλέσταται, ὥσπερ καὶ δίαιται καὶ ψῦχος καὶ θάλπος μάλιστα ἐκ προσαγωγῆς καὶ ἡλικίαι οὕτω μεταβαλλόμεναι.

Ταύτην[1] *τὴν ῥῆσιν ἐν τοῖς ἀφορισμοῖς μετὰ τῆς ἡμετέρας ἔχεις ἐξηγήσεως, ὅπου εἴρηται ἡμῖν καὶ ὁποίας μεταβολὰς χρὴ νοεῖσθαι ἐνθάδε καὶ κατὰ πόσους τρόπους ἡ γραφὴ ποικίλλεται. ὥσπερ οὖν αἱ μεταβαλαὶ μάλιστα νοσήματα τίκτουσιν, οὕτω καὶ μεγάλαι μεταλλογαὶ ἐν ταῖς ὥραις γινόμεναι καὶ ἐν τοῖς ἄλλοις τοῖς κατὰ τὸν βίον συμβαίνουσιν, εἰ ἀθρόως γένοιντο, νόσους ἐπιφέρειν εἰώθασι. τὰ δὲ ἐκ προσαγωγῆς τε καὶ ἠρέμα καὶ κατὰ μικρὸν γενόμενα οὐχ*

1. lib. III. aph. XII.

XVI.

Mutationes potiſſimum morbos pariunt; praecipue autem maximae et in anni temporibus magnae mutationes et in aliis; quaedam ſenſim contingente progreſſu fiunt, atque hujusmodi tempora ſunt ſecuriſſima, ſicut etiam diaetae et frigus et calor maxime progreſſu ſenſim facto, itemque aetates ita commutantur.

Hanc orationem habes in aphoriſmis a nobis explicatam, quo in loco et quas mutationes hic intelligere oporteat et quot modis haec variata ſcriptura ſit oſtendimus. Ut igitur mutationes potiſſimum morbos pariunt, ſic magnae mutationes in temporibus et item in aliis rebus quae in vita contingunt, ſi affatim ac ſimul fiant, afferre morbos ſolent; quae vero progreſſu quodam et ſenſim et paulatim fiunt, non item, quin etiam anni tem-

οὕτως, ἀλλὰ καὶ ὧραι καὶ δίαιται καὶ ψῦχος[1] καὶ θάλπος μάλιστα ἐκ προσαγωγῆς καὶ κατὰ μικρὸν μεταβάλλοντα ἀσφαλέστατά εἰσιν, ὥσπερ ἔδειξεν αὐτὸς ἐν τῷ περὶ διαίτης ὀξέων, ἔνθα περὶ μεταβολῆς τοῦ ἔθους διαλέγεται.

ιζ'.

Φύσιες[2] δὲ ὡς πρὸς τὰς ὥρας αἱ μὲν πρὸς θέρος, αἱ δὲ πρὸς χειμῶνα εὖ καὶ κακῶς πεφύκασιν, αἱ δὲ πρὸς τὰς χώρας καὶ ἡλικίας καὶ διαίτας καὶ τὰς ἄλλας καταστάσιας.

Οὐκ ἔστι χρεὼν νῦν τὰ ἐν τοῖς περὶ κράσεων ὑπομνήμασιν ἐνθάδε μεταφέρειν. ἱκανὸν γὰρ εἰδέναι ὅτι μία μόνη κρᾶσις εὔκρατός τε καὶ ἀρίστη ὑποτίθεται, δύσκρατοι δὲ καὶ μοχθηραὶ ὀκτώ. αὗται δέ εἰσιν ἢ ἁπλαῖ ἢ συνεζευγμέναι, καὶ ἁπλαῖ μὲν τέσσαρες, ὡς ἡ θερμὴ καὶ ψυχρά, ἡ

1. *Corr.* ψῦχος pro ψυχῆς. 2. l. III. aph. II.

pora, diaetae, calor, frigus maxime progressu quodam sensim facto et paulatim commutata securissima sunt, quod ipse quoque in libro de ratione victus in morbis acutis, ubi de consuetudinis mutatione disseruit, plane declaravit.

XVII.

Naturae quod ad anni tempora attinet, aliae ad aestatem, aliae ad hiemem, bene aut male affectae sunt; aliae ad regiones, aetates, diaetas et alias constitutiones bene aut male affectae sunt; morborum alii ad alios sunt bene aut male affectae.

Quae in commentariis de temperamentis dicta sunt, nihil opus est huc transferre; satis enim fuerit nosse, positum esse, unam solam temperaturam temperatam optimamque esse; intemperatas vero ac pravas octo, hasque aut simplices aut compositas; simplices quatuor sunt, ca-

Ed. Chart. VIII. [571.]

ξηρὰ, ἡ ὑγρά· συντιθέμεναι δὲ θερμὴ καὶ ξηρὰ, ὑγρὰ καὶ θερμὴ, ψυχρὰ καὶ ὑγρὰ, ψυχρὰ καὶ ξηρά. πρὶν δὲ περὶ αὐτῶν λέγειν πρόκειταί μοι εἰπεῖν, τί ποτε σημαίνεται πρὸς τοῦ τῆς φύσεως ὀνόματος. σημαίνει γοῦν τὴν πρώτην οὐσίαν ὑποβεβλημένην ἅπασι τοῖς γεννητοῖς καὶ φθαρτοῖς σώμασιν, ὅθεν ἔνιοι τῶν παλαιῶν φιλοσόφων παρονομασθέντες ἐκλήθησαν φυσικοί. καὶ οὕτως οἱ περὶ φυτῶν ἢ βοτανῶν γράψαντες, τὴν οὐσίαν αὐτῶν ἐξηγούμενοι, τὴν αἰσθητὴν αὐτῶν φύσιν διδάσκειν λέγονται. νῦν δὲ λέγει φύσιν αὐτὸς, ἣν ἡμεῖς κρᾶσιν καλοῦμεν, ἐκ τῶν τεσσάρων στοιχείων, ὑγροῦ, ξηροῦ, θερμοῦ καὶ ψυχροῦ, ἢ καὶ ἐκ τεσσάρων χυμῶν, αἵματος, φλέγματος καὶ χολῆς ἀμφοτέρας συγκειμένην. καὶ αὐτὸς ταύτην τὴν φύσιν λέγει εὖ καὶ κακῶς πεφυκέναι ἢ πρὸς τὸ θέρος ἢ πρὸς τὸν χειμῶνα ἢ πρὸς τὰς χώρας καὶ ἡλικίας καὶ διαίτας καὶ τἄλλα ἐπιτηδεύματα. ὡς αἱ ψυχραὶ καὶ ὑγραὶ φύσεις ἄριστα διάκεινται πρὸς τὸ θέρος, αἱ δὲ θερμαὶ καὶ ξηραὶ πρὸς χειμῶνα. κακῶς δὲ πρὸς τὸ θέρος, ὡς καὶ ψυχραὶ καὶ ὑγραὶ κακῶς πρὸς χειμῶνα, ἄλ-

lida, frigida, humida et ſicca; compoſitae ſunt hae, calida et ſicca, humida et calida, frigida et humida, frigida et ſicca; priusquam de iis dico, quid naturae nomen ſignificet, explicare decrevi. Natura igitur ſignificat primam ſubſtantiam quae omnibus corporibus quae generantur et corrumpuntur ſubjecta eſt; unde quibusdam philoſophis nomen eſt ductum, ut naturales vocati ſint. Itaque illi qui de ſtirpibus herbisque conſcribunt eorumque ſubſtantiam explicant, ſenſibilem ipſorum docere naturam dicuntur, nunc vero ipſe naturam appellat, quam nos temperaturam vocamus, quae ex quatuor elementis, humido, ſicco, calido et frigido; aut ex quatuor humoribus, ſanguine, pituita et utraque bile conflata eſt. Hanc autem naturam bene vel male affectam eſſe vel ad aeſtatem vel ad hiemem vel ad regiones, aetates, victus rationem et alia ſtudia confirmat: ut humidae et frigidae naturae ſunt optime ad aeſtatem comparatae; calidae et ſiccae ad hiemem, male vero ad aeſtatem, ſicut frigidae et humidae

Ed. Chart. VIII. [571.]

λαι δὲ φύσεις μετρίως ἔχουσιν, ὥσπερ ὑγραὶ καὶ θερμαὶ κατὰ τὸ θέρος καὶ χειμῶνα καὶ θέρους βέλτιον διάκεινται ὡς ὑγραί. καὶ πάλιν τοῦ χειμῶνος βέλτιον ὡς θερμαί. οὕτω δὲ καὶ πρὸς[1] τὰς χώρας αἱ ὑγραὶ φύσεις πρὸς τὰς ξηρὰς, αἱ ξηραὶ πρὸς τὰς ὑγρὰς, αἱ δὲ θερμαὶ καὶ ψυχραὶ ὁμοίως πρὸς τὰς ἐναντίας εὖ πεφύκασι. τῶν δὲ ἡλικιῶν ὁ αὐτὸς λόγος, καθάπερ γὰρ ἀναλόγως ἔχει ἡ ἡμέρα πρὸς τὸν ὅλον ἐνιαυτὸν, ὡς τῷ μὲν ἑωθινῷ καιρῷ τὸ ἔαρ ἐοικέναι, τῇ δὲ μεσημβρίᾳ τὸ θέρος, τῇ δὲ ἑσπέρᾳ τὸ φθινόπωρον, τῇ δὲ νυκτὶ τὸν χειμῶνα, οὕτω καὶ ἡλικία. ἡ μὲν γὰρ τῶν παίδων τῷ ἦρι ἔοικεν, ἡ τῶν ἀκμαζόντων τῷ θέρει, ἡ τῶν παρακμαζόντων τῷ φθινοπώρῳ καὶ ἡ τῶν γερόντων τῷ χειμῶνι. ὅμοια οὖν ὥρα ὠφελεῖ, ἀνόμοια δὲ βλάπτει. ὃ δὲ λέγει τὰς ἄλλας καταστάσιας, σημαίνει τὸν περιέχοντα ἡμᾶς ἀέρα· καὶ γὰρ αἱ διαφοραὶ τῶν νοσημάτων ἐπὶ μὲν τῇ τοῦ περιέχοντος ἡμᾶς ἀέρος κράσει γίνονται, διὰ τὴν ἑκάστου τε φύσιν τε καὶ δίαιταν, ἣν ὑγιαίνων διαιτᾶται. λέγω δὲ δίαιταν οὐ τὴν ἐν

1. l. II. in VI. epid. XVI.

male ad hiemem; aliae naturae modice ſe habent, ſicut calidae et humidae ad aeſtatem et hiemem; atque aeſtate quidem melius affectae ſunt, quatenus humidae, et item melius hieme, quatenus calidae. Ita etiam in regionibus res ſe habet: humidae naturae ad ſiccas, ſiccae ad humidas bene ſunt affectae; calidae quoque et frigidae ſimili modo ſunt bene ad contrarias affectae, eadem eſt aetatum ratio. Ut enim dies toti anno proportione reſpondet, ut ver matutino tempori, aeſtas meridiei, autumnus veſperae, hiems nocti ſimilis ſit; ita etiam aetas, nam puerorum aetas veriſimilis eſt, florentium aeſtati, declinantium autumno, ſenum denique hiemi. Ita fit ut tempus conſimile proſit, diſſimile noceat. Quod vero ait, alias conſtitutiones, ſignificat aërem qui nos ambit: etenim morborum differentiae ex temperatura aëris nos ambientis fiunt pro cujusque natura et diaeta, quam quisque dum bene valeret ſervarit. Diaetam autem hoc loco non in-

τοῖς ἐσθιομένοις τε καὶ πινομένοις μόνον, ἀλλὰ[1] καὶ πᾶσι τοῖς ἄλλοις, οἷον ἀργίαις, γυμνασίοις, λουτροῖς, ἀφροδισίοις, ὕπνοις, ἀγρυπνίαις, ἅπασί τε τοῖς ὁπωσοῦν γενομένοις κατὰ τὰ τῶν ἀνθρώπων σώματα, ἅπερ καὶ ἑνὶ ὀνόματι ἔθος αὐτῷ ἐπιτηδεύματα καλεῖν.

ιη'.

Τῶν νουσων ἄλλαι πρὸς ἄλλας εὖ καὶ κακῶς πεφύκασι. καὶ ἡλικίαι πρὸς ὥρας καὶ χώρας καὶ διαίτας καὶ πρὸς τὰς καταστάσεις νούσων.

Τῇ[2] θερμῇ φύσει καὶ ἡλικίᾳ καὶ ὥρᾳ καὶ τῇ καταστάσει τε καὶ χώρᾳ ἴσμεν οἰκεῖα εἶναι τὰ θερμὰ νοσήματα, ταῖς δὲ ψυχραῖς τὰ ψυχρὰ, ὡς καὶ ταῖς ξηροτέραις τὰ ξηρότερα, καὶ ταῖς ὑγροτέραις τὰ ὑγρότερα. ὅθεν εἰ καῦσος ἐν τῷ θέρει γένοιτο, οὐ πάνυ θαυμαστόν. πέφυκε γὰρ πρὸς τὴν ὥραν ἐκείνην. εἰ δὲ ἐν τῷ χειμῶνι

1. l. III. aph. III. 2. l. III. aph. XXXIV.

telligo eam ſolam quae in eſculentis poculentisque conſiſtit, ſed in aliis etiam omnibus verſatur, ut in otio, negotio, balneis, rebus venereis, ſomno, vigilia et ceteris omnibus quae in hominum corporibus quovis modo poſſunt accidere, quae ipſe uno nomine appellare inſtituta conſuevit.

XVIII.

[572] *Morborum alii ad alios bene aut male affecti ſunt et aetates ad tempora et regiones et diaetam et morborum conſtitutiones.*

Calidae naturae, aetati, anni tempori, conſtitutioni ac regioni familiares eſſe calidos morbos novimus, frigidis frigidos aut ſiccioribus ſicciores; humidiores humidioribus; quocirca ſi febris ardens aeſtate oriatur, non admodum admirabile fuerit, quando eſt ad illius temporis naturam comparata. At ſi hieme conſiſtat, ſcire convenit ſine

Ed. Chart. VIII. [572.]
συστῇ, ἰστέον ὅτι οὐ δύναται τότε γίνεσθαι ἄνευ μεγίστης διαθέσεως. μηδὲ γὰρ ἂν συσταίη ποτὲ ἑτέρως, εἰ μὴ διὰ τὴν τῆς αἰτίας ἰσχὺν ἐνίκησε τὴν ἐκ τῆς ὥρας ἐναντίωσιν. διὰ τῶν ἴσων τὸ μέγεθος καύσων ὀλεθριώτερός ἐστιν ὁ ἐν χειμῶνι συνιστάμενος, ὥστε οὐκ ἀληθὲς, ὅπερ φασί τινες, οἰκεῖον εἶναι τῇ τοῦ κάμνοντος φύσει τὸ νόσημα τὸ κατὰ τὴν κρᾶσιν ἐναντίον, ὡς εἰ καὶ ἐπιτήδειον εἴρηται. προσέχειν μὲν οὖν δεῖ[1] τὸν νοῦν τοῖς ὑφ' Ἱπποκράτους εἰρημένοις, νόσους μὲν εὖ πεφυκέναι πρὸς τὰς ὥρας, ὡς μὲν πρὸς γένεσιν τὰς ὁμοίας, ὡς δὲ πρὸς λύσιν τὰς ἐναντίας· οὕτω καὶ ἡλικίαι καὶ φύσεις. αἱ ψυχραὶ μὲν φύσεις πρὸς θερμὰς ὥρας, αἱ δὲ θερμαὶ πρὸς ψυχρὰς εὖ πεφύκασι, καὶ αἱ ἡλικίαι ὡς τῶν γερόντων πρὸς θέρος, τῶν ἀκμαζόντων πρὸς χειμῶνα, οὕτω καὶ πρὸς τὰς χώρας ἔχουσι καὶ αἱ νόσοι καὶ αἱ ἡλικίαι, ὅτι ἐν ταῖς θερμαῖς χώραις αἱ νόσοι θερμαὶ συμβαίνουσι καὶ ἐλάττονα κίνδυνον ἐπιφέρουσι. καὶ ὅτι αἱ θερμότεραι τῶν ἡλικιῶν ἐν ταῖς χώραις ταῖς ψυχρο-

1. *Corr.* δεῖ.

maxima affectione conſtare eam eo tempore non poſſe; tunc enim nunquam aliter exorta eſſet, niſi cauſae vehementia ac vi contrarium ſtatum temporis ſuperaſſet, quamobrem in duabus febribus ardentibus, quorum par ſit magnitudo, ea perniciosior eſt quae hieme exiſtit, unde illud non eſſe verum apparet, quod quidam dictitant, familiarem eſſe aegrotantis naturae morbum qui ſit temperaturae contrarius, perinde quaſi aptus morbus dicatur. Adhibere igitur Hippocratis verbis mentem oportet, ut quum ait morbos eſſe bene affectos ad anni tempora intelligamus, ſimilia tempora valere ad morbos gignendos, contraria vero ad expellendos, ſic etiam aetates naturaeque affectae ſunt, ut frigidae naturae ad calida tempora et calidae ad frigida bene ſint comparatae; et aetates quoque ut ſenum ad aeſtatem, florentium ad hiemem; morbi item atque aetates ad regiones ſunt comparatae; nam in calidis regionibus morbi calidi proveniunt et minus periculum afferunt; et calidiores aetates in locis fri-

Ed. Chart. VIII. [572.]

τέραις μᾶλλον ὑγιαίνουσιν, ἐν δὲ ταῖς θερμοτέραις αἱ ψυχρότεραι, καὶ κατὰ τὰς ἄλλας ποιότητας ἀναλόγως, ἀλλὰ καὶ νόσοι καὶ ἡλικίαι πρὸς τὰς διαίτας κακῶς καὶ εὖ πεφύκασι. καὶ[1] περὶ μὲν τῶν νόσων αὐτὸς πολλαχοῦ λέγει, ὡς ὅταν φησὶν, ὑγραὶ πᾶσαι δίαιται τοῖσι πυρεταίνουσι ξυμφέρει. καὶ τάδε· αἱ λεπταὶ καὶ ἀκριβέες δίαιται καὶ ἐν τοῖσιν μακροῖσιν ἀεὶ πάθεσι καὶ ἐν τοῖσιν ὀξέσιν, οὗ μὴ ἐπιδέχεται, σφαλεραί. καὶ ἑξῆς, ἐν τῇσι λεπτῇσι διαίτῃσιν ἁμαρτάνουσιν οἱ νοσοῦντες, διὸ μᾶλλον βλάπτονται. καὶ ὅταν ἄριστον καὶ ὠφέλιμον παράγγελμα δίδωσι κατὰ τόνδε τὸν ἀφορισμὸν, ὁκόταν ἀκμάζῃ τὸ νόσημα, τότε καὶ τῇ λεπτοτάτῃ διαίτῃ ἀναγκαῖον χρέεσθαι. καὶ[2] πάλιν ἐφεξῆς πολλὰ προστίθησι πρὸς τὴν ἐν τοῖς νόσοις δίαιταν, ἵνα μὴ λέγω τι περὶ τῶν ἐν τῷ περὶ διαίτης ὀξέων νοσημάτων καὶ τῶν μυριάκις εἰρημένων αὐτῷ. ἡλικίαι δὲ ὡς καὶ νόσοι ξηρότεραι μὲν πρὸς τὰς ὑγροτέρας διαίτας, αἱ δὲ ὑγρότεραι πάλιν πρὸς τὰς ξηροτέρας εὖ πεφύκασι. καὶ ἐπεὶ τῶν νόσων καὶ τῶν κα-

1. l. I. aph. XVI. 2. l. I. aph. VIII.

gidioribus salubrius degunt; in calidioribus frigidiores, eademque in aliis qualitatibus est ratio. Jam vero et morbi et aetates ad victus rationem bene et male sunt affectae; ac de morbis quidem ipse multis in locis verba facit, ut quum ait: *humida diaeta febricitantibus convenit,* et item: *victus tenuis et exquisitus in morbis quidem longis semper, in acutis vero, ubi non convenit, non est tutus;* et deinceps: *in tenui victu aegroti peccant, proinde magis laeduntur.* Et quum optimum utileque praeceptum nobis hoc aphorismo tribuit: *quum morbus*, inquit, *in statu sit, tum vel tenuissimo victu utendum;* tum vero multa addit quae ad victus rationem in morbis servandam pertineant, ut ne ea commemorem quae ipse in libro de ratione victus in morbis acutis et alibi sexcentis in locis conscripsit. Aetates porro non secus quam morbi ficciores ad humidiorem victus rationem, humidiores contra ad ficciorem sunt bene comparatae; quoniam autem

ταστάσεων καὶ τῶν ἄλλων κακῶν διακειμένων τὰ ἰάματά ἐστιν ἐναντία, διὰ τοῦτο αἱ ἐναντίαι ἡλικίαι τε καὶ νόσοι πρὸς ἐναντίας διαίτας καλῶς, αἱ ὅμοιαι δὲ πρὸς τὰς ὁμοίας κακῶς διάκεινται, πλὴν εἰ μὴ περὶ συμμέτρου ἡλικίας πρὸς σύμμετρον δίαιτάν τε καὶ ὥραν καὶ χώραν γένηται παραβολή. τότε γὰρ αἱ ὅμοιαι ὑπὸ τῶν ὁμοίων εὖ διάκεινται, ἄλλως δὲ μή. τὴν δὲ αὐτὴν ἔννοιαν καὶ διὰ τῶν αὐτῶν ῥημάτων ἔχεις ἐν τοῖς ἀφορισμοῖς γεγραμμένην καὶ πρὸς ἡμῶν ἐξηγημένην. μεταβήσομεν οὖν ἤδη πρὸς τὰ ἑξῆς.

ιθ'.

Καὶ ἐν τῇσιν ὥρῃσιν δίαιται καὶ σιτία καὶ ποτὰ, οἷα ὅτι ὁ μὲν χειμὼν ἀργὸς ἔργων καὶ πέπονα τὰ εἰσιόντα καὶ ἁπλᾶ. μέγα γὰρ καὶ τοῦτο, αἱ ὀπῶραι δὲ ἐργάσιμοι, ἡλιώσιες, τὰ πινόμενα πυκνά. ἀκατάστατα σιτία, οἶνοι, ἀκρόδρυα.

morborum, conſtitutionum et aliarum rerum male affectarum medicamenta contraria ſunt, ideo contrariae aetates et morbi ad contrarias victus rationes bene, ſimiles contra male affectae ſunt, praeterquam ſi temperata aetas cum temperata victus ratione, itemque anni tempore et regione comparetur, quia eo caſu ſimiles a ſimilibus bene afficiuntur; aliter vero ſecus fit. Eandem autem ſententiam et iisdem fere verbis expreſſam in aphoriſmis et a nobis explicatam poteris perlegere, quare jam ad ea quae ſequuntur transitum faciamus.

XIX.

Atque in temporibus diaetae, cibi ac potus, quales ſint: nam hiems vacationem habet ab actionibus et quae in corpus ingeruntur, ea matura ſimpliciaque requirit: hoc enim etiam magnum eſt: ὀπώρα laboribus eſt dicata, ſub inſolationibus autem crebri ſunt potus, cibi inconſtantes, vina, arborum baccae.

Ed. Chart. VIII. [572.]

Τὴν δίαιταν καὶ τὰ σιτία καὶ τὰ ποτὰ δεῖ προσφέρειν, ὅτε ἡ τοῦ νοσήματος κατάστασις καὶ ἡ ὥρα ἀπαιτεῖ, καὶ μὴ διδόναι, ὅτε ταῦτα ἀνάπαλιν ἐνδείκνυσιν. εἰ[1] γάρ τις ἐν τῇ ἀκμῇ τῆς νόσου διδόναι τι ἀξιόλογον ἐθέλοι, οὗτος οὐκ οἶδεν ὅτι περιέλθει τὴν φύσιν εἰς ἑτέραν πέψιν, ἐγκειμένην πρότερον ἰσχυρῶς τῇ πέψει τῶν νοσοποιῶν χυμῶν ἐν ἐκείνῳ τῷ χρόνῳ. καὶ τοῦτο ἀεὶ ἀληθὲς ἐπὶ πασῶν νόσων, ἐφ' ὧν ὅλως ἐγχειροῦμεν διαίτῃ τε καὶ θεραπείᾳ. διακρίνει δὲ αὐτὸς τὰς ὥρας, ἀλλὰ μὴ πάσας, μόνον οὖν τὸν χειμῶνα καὶ τὰς ὀπώρας. ἐν δὲ τοῖς ἀφορισμοῖς περὶ χειμῶνος καὶ ἦρος εἶπεν, αἱ κοιλίαι, φησὶ, χειμῶνος καὶ ἦρος θερμόταται καὶ[2] ὕπνοι μακρότατοι. ἐν ταύταις οὖν ὥραις καὶ τὰ προσάρματα πλείω δοτέον. καὶ γὰρ τὸ ἔμφυτον θερμὸν πλεῖον ἔχουσι, τροφῆς οὖν πλείονος δέονται. οὐ μόνον οὖν φησὶν ἐν τῷ χειμῶνι πλείω δοτέον, ὅτι καὶ πλειόνων ὀρέγονται οἱ ἄνθρωποι, ἀλλὰ καὶ τὴν αἰτίαν προστίθησιν, ὅτι τὸ ἔμφυτον θερμὸν πλεῖόν ἐστι. καὶ οἱ ὕπνοι μακρότατοι,

1. l. I. aph. XIII. 2. l. I. aph. XV.

Diaetam cibosque ac potus offerre debemus, quum morbi conftitutio ac tempus poftulat, nec dare quum haec contra judicare videantur; nam fi quis in ftatu morbi dare quidpiam velit, is non animadvertit, fe naturam quae prius magna vi in concoctionem humorum morbum facientium illo tempore incumbebat avertere atque ad aliam concoctionem attrahere, atque hoc eft perpetuo verum in iis morbis, in quibus diaeta omnino et curatione nitimur atque confidimus. Tempora autem ipfe diftinguit, fed non omnia, fiquidem hiemem modo partemque aeftatis commemorat. In aphorifmis autem de hieme deque vere loquutus eft, quum ait: *ventres hieme et vere natura calidiffimi et fomni longiffimi.* His igitur temporibus plus cibi dandum eft, fiquidem plus nativi caloris habent, quare majorem alimenti copiam requirunt. Ergo non folum ait, hieme plus cibi dandum effe, quia etiam homines plus expetunt, fed caufam quoque adjungit, quia, inquam, plus nativi caloris ineft in corpore fomnique

Ed. Chart. VIII. [572.]
ὅπερ ποιεῖ, ὡς τοὺς ἀνθρώπους ῥᾷον πέττεσθαι.[1] ἐκεῖνα δὲ τοιαῦτά ἐστι, διότι χειμῶνος καὶ ἦρος αἱ κοιλίαι θερμόταται τυγχάνουσιν οὖσαι. ἐπειδὴ γὰρ ἐν τῷ χειμῶνι διὰ τὸ περιιστάμενον κρύος τὸ ἔμφυτον θερμὸν ἀποφεύγει καὶ εἰς τὰ ἐντὸς ὑποχωρεῖ. ἐν δὲ τῷ θέρει πρὸς τὸ συγγενὲς ἀποτείνεται, διὰ τοῦτο συμβαίνει ἐν ἐκείνῳ τῷ χρόνῳ διὰ ψῦχος αὔξάνεσθαι, ἐν δὲ τούτῳ διὰ θάλπος διαφορεῖσθαι. βούλεται γὰρ Ἱπποκράτης συνδιατίθεσθαι τὰ τῶν ζώων σώματα τῇ τοῦ περιέχοντος, ἡμᾶς[2] ἀέρος καταστάσει. ξηραινόμενα γὰρ ἐν ταῖς ξηραῖς αὐτοῦ κράσεσιν, ὑγραινόμενα δὲ ἐν ταῖς ὑγραῖς, οὕτω καὶ θερμαινόμενα ἐν ταῖς θερμαῖς, ψυχόμενα δὲ ἐν ταῖς ψυχραῖς· τοῦ γὰρ περιέχοντος ἡμᾶς ἀέρος θερμασίας, ἣν ἴσχει κατὰ τὸ θέρος, ὁ ἥλιος αἴτιος. ἐγγύς τε τῶν κατὰ κορυφὴν ἡμῖν ἀφικνούμενος καὶ μακροτέραν τὴν ἡμέραν ποιούμενος, ἀλλὰ καὶ τῆς ψυχρότητος τῆς ἐν χειμῶνι ὁ αὐτὸς ἥλιος αἴτιος καὶ οὐ θαυμαστόν. λοξὸς γὰρ καὶ ταπεινὸς ἐν ὀλίγῳ τε χρόνῳ τὴν

1. de nat. human. 36. 2. *Corr.* ἡμᾶς.

longiſſimi ſunt; quae res facit ut homines facilius quod ſumpſerunt concoquant; illa porro ſunt hujusmodi, propterea quod hieme et vere calidiſſimi ventres ſunt, quoniam enim per hiemem nativus calor propter circumſtans frigus reſugit et in partes intimas corporis ſe recipit, per aeſtatem vero ad cognatum calorem extenditur, ideo accidit ut illo tempore propter frigus augeatur, in hoc vero propter aeſtum digeratur. Eſt enim Hippocratis ſententia corpora animantium cum aëris nos ambientis conſtitutionibus affici, ut dum illius temperatura ſicca eſt ipſa quoque ſiccata ſint, dum illa eſt humida, ipſa ſint humecta, ita etiam caleſacta in calidis aëris conſtitutionibus et refrigerata in frigidis habeantur. Ut vero aër nos ambiens calidus ſit, quem calorem aeſtivo tempore habet, in cauſa eſt ſol, qui prope ad verticem noſtrum pervenit et longiorem diem facit, frigoris quoque quod hieme viget idem ſol auctor eſt, neque hoc mirabile eſt; obliquus enim humilisque et exiguo ſpatio temporis ſupra

ὑπὲρ τῆς γῆς φορὰν ποιούμενος, τὴν πορείαν αὐτοῦ περαίνει καὶ τὰς νύκτας μακροτέρας ἀποτελεῖ. ὅπερ οὐ σμικρὸν εἰς τὴν πέψιν συντελεῖν οὐδεὶς ἀγνοεῖ. προστίθησι δὲ καὶ ἄλλας αἰτίας, ὅτι ὁ χειμὼν ἀργὸς τῶν ἔργων ἐστί. καὶ πέπονα τὰ εἰσιόντα καὶ ἁπλᾶ. ἃ πάντα ποιοῦσιν, ὡς μὴ ἀποχωρεῖσθαι τὴν φύσιν ἀλλαχοῦ καὶ περιέλκεσθαι εἰς ἕτερόν τι πρᾶγμα γενησόμενον, ἀλλὰ ἐγκεῖσθαι μάλιστα καὶ ἀνεμποδίστως τῇ τῶν εἰσιόντων πέψει. ἀνάπαλιν δὲ συμβαίνει τοῦ[1] θέρους καὶ τοῦ φθινοπώρου, ὡς αὐτὸς ἐν τοῖς ἀφορισμοῖς ἔγραψε. θέρεος, φησὶ, καὶ φθινοπώρου σιτία δυσφορώτατα φέρουσι, χειμῶνος ῥήϊστα, ἦρος δεύτερον. καὶ τοῦτο διὰ τὴν εἰρημένην αἰτίαν ὅτι ἐν χειμῶνι ἔμφυτον θερμόν ἐστι πλεῖον καὶ τρέφεσθαι δεῖται. διὰ τοῦτο πλείω διδόναι χρὴ, εὐφόρως γὰρ φέρουσιν ἅπαντες πλῆθος τῶν σιτίων ἐν χειμῶνι, δυσφόρως δὲ ἐν τῷ θέρει, διότι τὸ πέττον αὐτὰ καὶ κατεργαζόμενον τὸ ἔμφυτον θερμὸν ὀλίγον ὑπάρχει. εἰ μὲν οὖν ἐν χειμῶνι ὀλιγάκις μὲν καὶ πολλὰ

1. l. I. aph. XVIII.

terram latus curſum ſuum conficit, ac longiores noctes efficit, quod non parum ad [573] concoctionem conſerre nemo eſt qui ignoret. Ceterum ipſe alias etiam cauſas attulit, quia, inquam, hiems vacationem habet ab actionibus et quae in corpus ingeruntur matura ſimpliciaque ſunt, quae omnia faciunt ne natura alio divertatur et ad aliud quidpiam conficiendum diſtrahatur, ſed maxime et ſine ullo impedimento in concoctionem eorum quae ſumpta ſint incumbat, aeſtate autem contra fit itemque autumno, ut ipſe in aphoriſmis docuit: *aeſtate*, inquit, *et autumno cibos ferunt difficillime*, *hieme facillime*, *vere minus;* id quod propter ante dictam cauſam uſu venit, quia, inquam, hieme nativus calor eſt copioſior et alimento indiget, ideo plura etiam danda ſunt et omnes alimenti copiam hieme facile ſerunt, difficulter aeſtate, propterea quod nativus calor qui alimenta concoquit et conficit eſt exiguus. Quamobrem ſi hieme raro quidem, ſed tamen multa ali-

προσφέρειν ἐθέλοις, οὐκ ἂν ἁμάρτοις. ἐν θέρει δὲ τὸ μὲν ἀθρόον διδόναι ἅπαντι τρόπῳ φευκτέον. τῶν μὲν ἄλλων δυοῖν ὡρῶν τὸ μὲν φθινόπωρον ἐφεξῆς τῷ θέρει, τὸ δὲ ἔαρ χειμῶνι, καὶ οὐδὲν ἔργον αἰτίαν εὑρίσκειν. ἐν μὲν τῷ φθινοπώρῳ τὰ[1] σώματα ἄρχεται ἐμψύχεσθαι καὶ συνάγεσθαι καὶ πυκνοῦσθαι, ἐν δὲ τῷ ἦρι χαλᾶσθαι καὶ ἀραιοῦσθαι. παραπλησίως δ' αὖθις καὶ ἀπὸ τῶν ἡλικιῶν καὶ ἀπὸ τῶν ἐθῶν καὶ ἀπὸ τῶν χώρων λαμβάνει τὰς ἐνδείξεις τῶν σιτίων τε καὶ ποτῶν, ἃ δεῖ προσφέρεσθαι. ἕκαστον γὰρ τούτων ἤτοι ἰσχυρὸν ἢ ἀσθενῆ τὴν δύναμιν ἐργάζεται, ἤτοι πληθωρικὸν ἢ ἐνδεὲς ἢ κακόχυμον τὸ σῶμα. ὃ δὲ προστίθησιν αὐτὸς ἐν ταῖς ὀπώραις, ἀντίκειται τοῖς ἐν τῷ χειμῶνι λεγομένοις· ἐκεῖ γὰρ τὰ σιτία ἁπλᾶ, ἐνθάδε ἀκατάστατα καὶ ἀκρόδρυα καὶ οἶνοι, εἰ μὴ ὀπώραν λέγει τὸ μέσον θέρους, ὅπερ οἱ Ἕλληνες ὥραν ὀνομάζουσιν. ἐπιφέρουσι δὲ καὶ τὸ τῆς ὥρας ὄνομα τῷ φθινοπώρῳ καὶ χειμῶνι καὶ ἦρι. κατ' ἐξοχὴν δὲ ὥραν ἔτους καλοῦσιν ἐκεῖ-

1. l. II. aph. XVII.

menta offerre velis, non errabis, aeſtate vero ne univerſum multumque des, modis omnibus cavendum eſt. Ex aliis duobus anni temporibus autumnus aeſtatem conſequitur, ver hiemem, nec difficile eſt cauſam invenire; nam autumno corpora refrigerari, cogi ac denſari, vere laxari et rara fieri incipiunt. Simili quoque modo ab aetate, conſuetudine et a regionibus quispiam dandi cibi ac potus indicationes ſumpſerit; haec enim ſingula vires aut imbecillas aut robuſtas et corpus aut plethoricum aut indigens aut malis humoribus refertum reddunt. Quod vero ipſe ait: *in autumno, contrario nomine opponitur iis quae in hieme dicta ſunt*; hoc enim tempore cibi ſimplices ſunt, hoc vero inconſtantes, et item fructus arborum et vina, niſi forte *ὀπώραν* appellat medium aeſtatis, quod tempus Graeci *ὥραν* nominant. Quamquam hoc nomine appellant etiam autumnum, hiemem et ver, per excellentiam tamen *ὥραν* nuncupant eam anni partem, in qua

Ed. Chart. VIII. [573.]
νον τὸν καιρὸν, καθ' ὃν οἱ καρποὶ, οὓς ὡραίους καλοῦσι, τελειοῦνται. ἡ δὲ τῶν ὡρῶν τάξις, ὡς αὐτός τε πολλάκις διὰ τῶν ἐπιδημιῶν οἵ τ' ἄριστοι τῶν περὶ τὰ τοιαῦτα δεινῶν ἔγραψαν, ἥδε ἐστίν· ἐπιτολὴ πλειάδος ἀρχὴ θέρους ἐστὶ, μεθ' ἣν κυνὸς ἐπιτολὴ τῆς καλουμένης ὀπώρας, ἣν δὴ καὶ αὐτὴν τὸ δεύτερον μέρος τοῦ θέρους τίθενται ἔνιοι, μεθ' ἣν ἀρκτοῦρος ἐπιτέλλων ἀρχὴν ποιεῖται φθινοπώρου, κἄπειτα[1] δύσις πλειάδων χειμῶνος ἀρχὴ γίνεται. εἶτα μετὰ τὸν χειμῶνα ἰσημερία τὴν ἀρχὴν τοῦ ἦρος ἔχει, ἐν ὀπώραις οὖν ἡλιώσεις καὶ οἶνοι. ἡλιώσεις γὰρ ἀναγκάζουσι πολλάκις πίνειν καὶ ταὐτὸ τοῦτο ἐπείγουσι τὰ ἔργα, οἶνοι δέ εἰσι πολυειδεῖς οἱ μὲν γὰρ ὑδατώδεις αὐτῶν ἐλαχίστην τροφὴν τῷ σώματι διδόασιν, οἱ δὲ παχεῖς καὶ θηϊῤῥοὶ[2] πολλὸν τρέφουσι, πολὺ δὲ μᾶλλον οἱ μέλανες. καὶ οἱ μὲν ὑδατώδεις κατ' οὖρα διαχωροῦσι τάχιστα διὰ τὸ φθάνειν τάχιστα σχεδὸν ἀναλαμβάνεσθαι ὅλοι πρὸς τὸ ἧπαρ, πρὶν

1. l. III, aph. XIV. 2. *Corr.* fortaſſis θερμοί.

fructus, quos horaeos vocant, ad maturitatem perveniunt. Porro ordo temporum, ut ipſe perſaepe in libris de vulgaribus morbis et qui in his rebus principem locum tenent conſcripſerunt, eſt hujusmodi. Ortus vergiliarum eſt aeſtatis initium, poſt quas caniculae ortus oporam quam vocant inchoat, quam ſecundam aeſtatis partem quidam ſtatuunt; poſt eam arcturus ſuo exortu autumni facit initium, deinde occaſus vergiliarum dat hiemi principium, quam excipiens aequinoctium veri initium tribuit, ex quo fit, ut in oporis ſint inſolationes et vina; nam mora in ſole cogit ut ſaepe homines bibant, quod etiam ad agendum impellunt opora et actiones; ceterum vinorum ſunt multa genera, inter quae ea, quae aquea nominantur, perexiguum corpori alimentum praebent, craſſa et fulva multum alunt, ac multo etiam magis nigra, aquea autem per urinas facillime ſecedunt, propterea quod tota fere quam celerrime prius ad jecur ſubvehantur, quam quid-

τι διὰ τῆς γαστρὸς ὑπέρχεσθαι[1]. τῶν δ' ἄλλων πάντων ὅσον ὑπέρχεταί τι κατὰ τὴν γαστέρα σαφὲς ἀναλόγως τῷ χρόνῳ τῆς θρέψεως ἔχει τὴν διαχώρησιν. ἔτι δὲ διὰ τὸ χολῶδες περίττωμα καὶ αἱ ἀγρυπνίαι πολλαὶ γίνονται, ὅθεν καὶ ἡ πιμελὴ καὶ ἁπαλὴ σὰρξ ἐκτήκεται καὶ τὸ αἷμα αὐτὸ διαφθείρεται. ἐκ γὰρ τοῦ συνεχοῦς * * * * ἀλλὰ καὶ τοῖς λουτροῖς καὶ ταῖς τρίψεσιν ὠφέλειαν μεγάλην εἰς ταῦτα πάντα παρέξεις· μάλιστα δὲ ἔσεται πρὸς τὴν ἀγρυπνίαν λυσιτελῆ. ἐνοχλεῖ γὰρ οὐ μόνον ἐν τοῖς εἰρημένοις πάθεσιν, ἀλλὰ καὶ ἐν τοῖς πυρετοῖς, διὸ πρὸς τοῖς ἤδη γεγραμμένοις μοι βοηθήμασι καὶ τοῦτο πάνυ θαυμαστὸν εὑρέθη, οὗ ἐπειράθην ἐγὼ πολλάκις καὶ οὔποτε * * * * δεῖ μὲν οὖν τῶν τότε ἀγρυπνούντων τὰ σκέλη καὶ χεῖρας δεσμεῖν ἐν ἐκείνῳ τῷ χρόνῳ καθ' ὃν ἐπὶ τὸν ὕπνον εἰώθεσαν τρέπεσθαι καὶ κελεύειν ἐγρηγορέναι, διοίγειν τέ ποτε εἰ μυήσειεν ἀναγκάζομεν τὰ βλέφαρα μέχρις ἂν ἱκανῶς κάμνωσιν. εἶτα ἐξαίφνης λύομεν τοὺς δεσμοὺς καὶ τὸν λύχνον αἴρομεν,

1. Corr. in marg. add. πρὸς τὸ ἧπαρ — ὑπέρχεσθαι.

quam per alvum defcendat; alia vero omnia, ex quibus manifeftum quid fubit per ventrem, fecedunt ad proportionem temporis quo nutriunt. Jam vero multae vigiliae ex biliofis excrementis proveniunt, quamobrem et pinguedo et tenera caro colliquatur et fanguis ipfe corrumpitur: etenim ex continua * * * * imo vero ad haec omnia valde erunt accommodata balnea et frictiones; quae quidem maxime ad vigilias valebunt, fiquidem hae non modo in morbis antedictis, fed etiam in febribus moleftae effe folent, quocirca praeter auxilia quae adfcripfi hoc perquam admirabile compertum eft, cujus ego perfaepe periculum feci et nunquam * * * * Eo igitur tempore, quo fe quieti ac fomno tradere homines folebant, crura et manus excipere vinculis oportet, tum jubemus ut excitentur, eosque palpebras aperire et connivere cogimus, donec fint abunde fatigati, tum repente vincula folvimus, lucernam auferi-

ἡσυχίαν τε πολλὴν εἶναι κελεύομεν· κατὰ δὲ τὴν ἡμέραν ἄλλα πολλὰ ἐπιτήδεια εἶναι ἐν τῇ θεραπευτικῇ μεθόδῳ ἀπεδείχθη, περὶ ὧν * * * *

κ'.

Ὥσπερ δὲ ἐκ τῶν ὡρέων τὰς νόσους ἐστὶ τεκμήρασθαι, ἔστι ποτὲ καὶ ἐκ τῶν νούσων ὕδατα καὶ ἀνέμους καὶ ἀνυδρίας προγινώσκειν, οἷον βόρεια, νότια. ἔστι γὰρ εὖ μαθόντι καὶ ὀρθῶς ὅθεν σκεπτέα, οἷον καὶ λέπραι τινὲς καὶ περὶ τὰ ἄρθρα πόνοι, ὕδατα ὅταν μέλλει, κνησμώδεις εἰσὶ καὶ ἄλλα τοιαῦτα.

Τῶν ὑδάτων τὰ μέν ἐστι νοσώδη, τὰ δὲ ὑγιεινὰ, ὅθεν ἐξ αὐτῶν κακὰ εἰκὸς γίνεσθαι καὶ ἀγαθά. ὅσα μὲν οὖν ἐστιν ἑλώδη καὶ στάσιμα καὶ λιμναῖα, ταῦτα ἀνάγκη τοῦ μὲν θέρους εἶναι θερμὰ καὶ παχέα καὶ ὀδμὴν ἔχοντα, ὡς αὐτός φησιν ἐν τῷ περὶ ἀέρων ὑδάτων καὶ τόπων,[1] ἐν ᾧ καὶ

1. lib. de aëre, aquis et locis.

mus ac multam quietem imperamus, per diem vero alia multa esse ad hanc rem accommodata in libris methodi demonstravimus, de quibus * * * *

XX.

Quemadmodum autem ex anni temporibus morbos conjectare datur, ita quandoque etiam ex morbis aquas et ventos et siccitates et aquilonares et austrinas constitutiones licet praesagire in posterum; hoc enim ei integrum erit facere qui probe ac recte didicerit unde haec consideranda sint, veluti et leprae quaedam et circa articulos dolores, ubi futurae sunt aquae, pruritum excitant et alia hujusmodi.

Aquae vel morbosae sunt vel salubres, ideo ex eis bona et mala esse proventura verisimile est, palustres igitur, stabiles, lacustres aestate calidas esse crassasque et foetentes necesse est, ut ipse in libro de aëris, aquis et

Ed. Chart. VIII. [573.]

τὴν αἰτίαν λέγει κατὰ ταῦτα τὰ ῥήματα· ὅτι οὐκ ἀποῤῥεῖ, ἀλλὰ τοῦ τε ὀμβρίου ὕδατος ἐπιτρεφομένου ἀεὶ νέον, τοῦ τε ἡλίου καίοντος, ἀνάγκη ἄχροά τε εἶναι καὶ πονηρὰ καὶ χολώδη. τοῦ δὲ χειμῶνος παγετώδεά τε καὶ ψυχρὰ καὶ τεθηλωμένα, ὑπό τε χιόνος καὶ παγετῶν, ὥστε φλεγματωδέστατα. ταῦτα εἰπὼν προστίθησι τὰ νοσήματα ἐκ τούτων γινόμενα· τοῖσι δὲ πίνουσι σπλῆνας μὲν ἀεὶ μεγάλους εἶναι καὶ μεμυωμένους καὶ τὰς γαστέρας σκληράς τε καὶ θερμὰς καὶ λεπτὰς, τοὺς δ' ὤμους καὶ τὰς κλῆϊδας καὶ τὸ πρόσωπον καταλελεπτύσθαι· ἔτι δὲ, φησὶ, τάς τε κοιλίας ξηροτάτας τε καὶ τὰς ἄνω καὶ τὰς κάτω ἔχειν. τουτέστι τὸν θώρακα καὶ πᾶν τὸ μετὰ τὸ διάφραγμα τῆς τροφῆς ἀγγεῖον καὶ τὰ ἔντερα. ἐφεξῆς δὲ λέγει καὶ τάδε· πρὸς δὲ τουτέοισιν οἱ ὕδρωπες καὶ πλεῖστοι γίνονται καὶ θανατωδέστατοι. τοῦ γὰρ θέρεος δυσεντερίαι τε πολλαὶ ἐμπίπτουσι καὶ διάῤῥοιαι καὶ πυρετοί τε τεταρταῖοι πολυχρόνιοι. ταῦτα εἰπὼν περὶ θέρους ἑξῆς καὶ περὶ χειμῶνος γράφει κατὰ τόνδε τὸν τρόπον. τοῦ δὲ χειμῶνος τοῖσι νεωτέροισι μὲν περιπνευμονίαι

locis docuit, quo in loco etiam caufam attulit his verbis: *quia*, inquit, *non defluunt, fed aqua pluvia femper nova accedit folque adurit, ideo decolores, pravae ac biliofae funt neceffario, hieme vero concretae, frigidae ac prae nive glacieque perturbatae ac proinde maxime pituitofae.* Quae quum dixiffet, morbos etiam ex iis profectos fubjunxit: *quique*, inquit, *eas bibunt, eorum lienes femper magni ac pleni ventresque duri et tenues et calidi funt humeri, claviculae et facies extenuata;* tum addit: *ventresque et fupernos et infernos habent aridiffimos*, hoc eft thoracem et univerfum alimenti vas quod infra feptum transverfum eft et inteftina. Deinceps vero haec quoque adjecit: *praeterea vero et aqua inter cutem plurima maximeque perniciofa oritur atque aeftate difficultates inteftinorum plures, alvique profluvia et quartanae febres diuturnae excitantur.* Quae quum de aeftate dixiffet, deinceps de hieme fcripfit ad hunc fere modum: *hieme*, in-

Ed. Chart. VIII. [573. 574.]

τε καὶ μανιώδη νοσήματα, τοῖσι δὲ πρεσβυτέροισι καῦσοι διὰ τὴν τῆς κοιλίας σκληρότητα· τῇσι δὲ γυναιξὶν οἰδήματα ἐγγίνεται καὶ φλέγμα λευκὸν καὶ ἐν γαστρὶ ἴσχουσι μόλις καὶ τίκτουσι χαλεπῶς. πρὸς δὲ τούτοις ἔχει καὶ τάδε· τοῖσι δὲ παιδίοισιν κῆλαι ἐπιγίγνονται μάλιστα καὶ τοῖσιν ἀνδράσιν κιρσοὶ καὶ ἕλκεα ἐν τῇσι κνήμῃσιν, ὥστε τὰς τοιαύτας φύσιας οὐχ οἷόν τε μακροβίους εἶναι. περὶ δὲ τοῦ ἑτέρου γένους ἢ καὶ εἴδους ὑδάτων προστίθησι ταῦτα· δεύτερα δὲ, ὅσων αἱ πηγαὶ ἐκ πετρέων. σκληρὰ γὰρ ἀνάγκη εἶναι ἢ εἴτε ὅκου θερμὰ ὕδατά ἐστιν ἢ σίδηρος γίνεται ἢ χαλκὸς ἢ ἄργυρος ἢ θεῖον ἢ στυπτηρία ἢ ἄσφαλτον ἢ νίτρον. ταῦτα γὰρ πάντα ὑπὸ βίης γίνονται τοῦ θερμοῦ, διὸ πρὸς τὴν χρῆσιν καὶ τὴν ὑγείαν ταῦτα ψέγει, ἄριστα δὲ εἶναί φησιν ὅσα ἐκ μετεώρων χωρίων ῥέει καὶ λόφων γεηρῶν, διότι ἐστὶ γλυκέα καὶ λευκὰ καὶ τοῦ χειμῶνος θερμὰ γίνεται, τοῦ δὲ θέρους ψυχρά. ἐπαινεῖ δὲ μάλιστα ὧν τὰ ῥεύματα πρὸς τὰς ἀνατολὰς τοῦ ἡλίου ἐῤῥώγασι καὶ μᾶλλον πρὸς τὰς θερινάς. ἀνάγκη γὰρ λαμπρότερά τε εἶναι καὶ

quit, *peripneumoniae et insaniae* [574] *morbi, juniores invadunt; seniores vero febres ardentes; idque propter ventris duritiam exercent; mulieribus oedemata molesta sunt albaque pituita; vix in utero concipiunt ac difficulter pariunt.* Ad haec vero subjunxit etiam alia: *pueris*, inquit, *herniae, viris varices ulceraque tibiarum praecipue oriuntur; ex quo fit ut hujusmodi naturae esse longaevae non possint.* De altero vero aquae genere scripsit haec: *secundo loco censentur quarum fontes e petris scatent easque duras esse necesse est aut ubi aquae calidae sunt aut in quibus ferrum aut aes aut argentum aut sulphur aut alumen aut bitumen aut nitrum gignitur.* Quae omnia vis caloris efficit, quocirca et ad usum et ad bonam valetudinem hujusmodi aquas vituperat; praestantissimas autem putat eas quaecunque e sublimibus locis et collibus terreis manant; causa est, quia et dulces et albae sunt et hieme calidae, aestate frigidae; eas vero laudibus ornat maxime quarum defluxiones ad ortum solis prae-

εὐώδεα καὶ κοῦφα, ἀποψηφίζει δὲ τὰ ἁλικὰ καὶ ἀτέραμνα καὶ σκληρὰ, ὡς πρὸς τὸ πίνειν ἄχρηστα καὶ βλαβερὰ, ὄμβρια δὲ κουφότατα καὶ γλυκύτατά ἐστι καὶ λεπτότατα καὶ λαμπρότατα. εἰκότως οὖν φησιν, ὥσπερ ἐκ τῶν ὡρέων τὰς νούσους ἐστὶ τεκμαίρεσθαι, οὕτω ποτὲ ἐκ τῶν νούσων ὕδατα καὶ τὰ λοιπά· καὶ γὰρ λιθιῶσι μάλιστα ἄνθρωποι, φησὶν ὁ Ἱπποκράτης, καὶ ὑπὸ νεφριτίδων καὶ στραγγουρίης ἁλίσκονται καὶ ἰσχιάδων καὶ κῆλαι γίνονται, ὅκου ὕδατα πίνουσι παντοδαπὰ καὶ ἀπὸ τῶν μεγάλων ποταμῶν, εἰς οὓς ποταμοὺς ἕτεροι ἐμβάλλουσι. καὶ ἀπὸ λίμνης, εἰς ἣν ῥεύματα πολλὰ ἀφικνοῦνται καὶ τὰ πνεύματα ἀλλοιοῖ μάλιστα τὰ ὕδατα. τῷ μὲν γὰρ βορέης ἰσχὺν παρέχεται, τῷ δὲ ὁ νότος. διὸ ἀνάγκη τὴν ἰλὺν καὶ ψάμμον τοῖς τοιούτοις ἐν τοῖς ἀγγείοις ὑφίστασθαι καὶ ἀπὸ τούτων πινομένων τὰ προειρημένα γίνεσθαι νοσήματα. ἵνα δὲ μὴ τοῦτο ἐπὶ πᾶσι συμβαίνειν νομίζωμεν, προστίθησι τάδε· ὁκόσων μὲν ἡ κοιλία εὔροός τε καὶ ὑγιηρής ἐστι καὶ ἡ κύστις μὴ πυρετώδης, μηδὲ ὁ στόμαχος τῆς κύστιος ξυμπέπρωται λίην, οὗτοι

fertim aeftivum erumpunt, quod neceffe fit, eas fplendidas effe fuavi odore praeditas et leves; damnat falfas, indomitas durasque, utpote ad potum inutiles ac noxias; aqua pluvia leviffima dulciffimaque eft, itemque tenuiffima et limpidiffima. Quamobrem merito ait: *ut ex anni temporibus facimus de morbis conjecturam, ita etiam ex morbis nos praenofcere aquas futuras et alia poffe.* Nam ut eft apud Hippocratem confcriptum, calculi maxime gignuntur et renum vitia homines corripiunt et lotium aegre et coxendicum dolor fuboritur et herniae fiunt, quum aquas cujusque generis bibunt et ex magnis fluminibus hauriunt, in quae alii fluvii ingrediuntur et e lacu, in quem multae defluxiones derivant. Jam venti quoque aquas variant maxime; nam aliis aquilo, aliis aufter vires adjungit, idcirco in hujusmodi neceffe eft limum et arenam in vafculis fubfidere atque ex harum potu morbos antedictos exoriri; ne vero hoc de omnibus effe aquis dictum exiftimemus, addit haec: *quorum igitur venter fa-*

μὲν διουροῦσι ῥᾳδίως καὶ ἐν τῇ κύστει οὐδὲν ξυστρέφεται· ὁκόσων δ᾽ ἂν ἡ κοιλίη πυρετώδης ᾖ, ἀνάγκη καὶ τὴν κύστιν ταὐτὸ τοῦτο πάσχειν. ὁκόταν γὰρ θερμανθῇ μᾶλλον τῆς φύσιος ἐφλέγμηνεν αὐτῆς ὁ στόμαχος, ὁκόταν δὲ ταῦτα πάθῃ, τὸ οὖρον οὐκ ἀφίησιν, ἀλλ᾽ ἐν αὐτέῳ συνέχει καὶ συγκαίει, καὶ τὸ μὲν λεπτότατον αὐτέου ἀποκρίνεται καὶ τὸ καθαρώτατον διεῖ καὶ ἐξουρέεται, τὸ δὲ παχύτατον καὶ θολωδέστατον ξυστρέφεται καὶ ξυμπήγνυται, τὸ μὲν πρῶτον μικρὸν, ἔπειτα μεῖζον γίνεται· καὶ ταῦτά τ᾽ αὐτὸς περὶ τῶν νόσων τῶν ἐκ τῶν ὑδάτων γινομένων, ὡς ἐκ τῆς χρείας αὐτῶν τὰ εἴδη τῶν νοσημάτων γιγνώσκομεν. ὅπως δὲ ἐκ τῶν ὡρῶν ταὐτὸ τοῦτο γνωρίζωμεν, οὐ παρέλιπεν αὐτὸς διὰ βραχέων εἰπεῖν ὧδε· ἂν μὲν γὰρ κατὰ λόγον, φησὶ, γένηται τὰ σημεῖα ἐπὶ τοῖς ἄστροις δύνουσί τε καὶ ἐπιτέλλουσιν, ἔν τε τῷ μετοπώρῳ ὕδατα γένηται καὶ ὁ χειμὼν μέτριος καὶ μήτε λίαν εὔδιος μήτε ὑπερβάλλων τὸν καιρὸν τῷ ψύχει, ἔν τε τῷ ἦρι ὕδατα γένηται ὡραῖα καὶ ἐν τῷ θέρει, οὕτω

cile fluit ſanusque eſt et veſica non fervida, ac veſicae cervix non admodum ſimul ardeſcit, ii facile mingent ac nihil in veſica coacervabitur; at quorum venter fervidus eſt, veſicam quoque idem pati neceſſe eſt; propterea quod cum ſupra ſuam naturam ſit excaleſacta, ejus cervix inflammatione excipitur; his autem conflictata malis urinam non emittit, ſed in ſe ipſa concoquit et adurit, quodque ejus tenuiſſimum eſt excernitur, quod vero puriſſimum eſt permeat ac mingitur; at quod craſſiſſimum turbidiſſimumque eſt id coacervatur ac concreſcit; ac primum quidem parum, deinde vero magis. Atque haec quidem ipſe de morbis qui ex aquis oriuntur memoravit, ut ex illarum uſu genera morborum cognoſcamus. Quomodo autem ex anni temporibus idem nobis notum ſit, non omiſit ipſe, quin paucis exponeret: *ſi*, inquit, *in aſtris orientibus occidentibusque ſigna ex ratione fient, ſique in autumno pluat atque hiems moderata ſit, ut neque valde clemens, neque ſuo frigore modum illius temporis excedat,*

τὸ ἔτος ὑγιεινότατον εἰκὸς εἶναι. ἢν δὲ ὁ μὲν χειμὼν αὐχμηρὸς καὶ βόρειος γένηται, τὸ δ' ἦρ ἔπομβρον καὶ νότιον, ἀνάγκη τὸ θέρος πυρετῶδες γίνεσθαι καὶ ὀφθαλμίας ἐμποιεῖν. ὁκόταν δὲ τὸ πνῖγος γένηται ἐξαίφνης τῆς τε γῆς ὑγρᾶς οὔσης ὑπὸ τῶν ὄμβρων τῶν ἐαρινῶν καὶ ὑπὸ τοῦ νότου, ἀνάγκη δίπλοόν τε καῦμα εἶναι, ἀπό τε τῆς γῆς διαβρόχου τε οὔσης καὶ θερμῆς καὶ ὑπὸ τοῦ ἡλίου καίοντος. εἶτα μετ' ὀλίγον γράφει, ὥστε τοὺς πυρετοὺς εἰσπίπτειν ὀξυτάτους ἅπασι, μάλιστα δὲ τῇσι φλεβοτομίῃσι τὰς δυσεντερίας εἰκός ἐστι γίνεσθαι καὶ τῇσι γυναιξὶ καὶ τοῖς εἴδεσι τοῖς ὑγροτάτοις. καὶ ἢν μὲν ἐπὶ κυνὸς ἐπιτολὴν ὕδωρ ἐπιγένηται καὶ χειμὼν καὶ οἱ ἐτησίαι πνέωσιν, ἐλπὶς παύσασθαι καὶ τὸ μετόπωρον ὑγιεινὸν γίνεσθαι, ἢν δὲ μὴ, κίνδυνος θανάτους γενέσθαι τοῖς τε παιδίοισι καὶ τῇσι γυναιξὶ, τοῖσι δὲ πρεσβυτέροισιν ἥκιστα. καὶ πάλιν· ἢν μὲν ὁ χειμὼν νότιος γένηται καὶ ἔπομβρος καὶ εὔδιος, τὸ δε ἦρ βόρειόν τε καὶ αὐχμηρὸν καὶ χειμέριον, πρῶτον μέν φησι

ac vere et aestate pluviae tempestivae decidant, tunc verisimile est annum fore saluberrimum; at si hiems sicca aquilonarisque sit, ver pluvium et austrinum, aestas illa febres lippitudinesque afferat necesse est. Quum enim aestus derepente accedat terraque adhuc humida et propter vernos imbres et propter austrum sit, tunc necessitas cogit aestum a terra humecta et calida et a sole urente esse conduplicatum. Paulo vero post haec etiam habet, ut acutissimae febres omnes homines, praesertim pituitosos invadent, verisimile etiam est difficultates intestinorum affligere et mulieres et eos quorum natura est humidior; si vero circa ortum canis et pluvia et tempestas accedant etesiaeque spirent, spes est morbos sedatum iri autumnumque salubrem fore; sin secus et pueri et mulieres periclitantur, ne de vita excedant, senibus hoc periculum minime imminet; tum vero addit: *at si hiems austrina, pluvia clemensque fuerit, ver aquilonare et squalidum et hibernum*, in primis ait mulieres partum abjicere et quae

τὰς γυναῖκας τιτρώσκεσθαι καὶ τὰς τικτούσας ἀκρατῆ καὶ νοσώδη τὰ παιδία τίκτειν. τοῖς δ' ἀνθρώποις δυσεντερίας τε καὶ ὀφθαλμίας ξηρὰς ἐπιγίνεσθαι καὶ ἐνίοις δὲ κατάῤῥους ἀπὸ τῆς κεφαλῆς εἰς τὸν πνεύμονα· ὥστε οὐκ ἀδύνατον φαίνεται περὶ τῶν νοσημάτων προειπεῖν ὁρμηθέντας ἐκ τῶν ὡρῶν καὶ ἐκ τῆς αὐτῶν μεταβολῆς· ὡς τὸν παλαιὸν ἴσμεν τε καὶ εἴπομεν γεγονέναι. τὰ δὲ ὕδατα ἐσόμενα γινώσκεται πολυειδῶς, ὡς καὶ ἀπὸ τῆς σελήνης, καθάπερ Ἄρατός φησιν·

> εἰ δέ κέν οἱ κεράων τὸ μετήορον εὖ ἐπινεύει,
> δειδέχθαι βορέω, ὅτε δ' ὕπτια εἰσὶ, νότοιο·

καὶ τὰ λοιπά. Ἱπποκράτης δέ φησιν· ἀρκτούρου ἐπιτέλλοντος, ὡς τὸ πολὺ σὺν ἀνέμοις ψυχροῖς ὑετὸν γεγονέναι, ἀλλὰ καὶ γράφει τάδε· ὕδατα πολλὰ συνεχέα μαλθακὰ, ὡς ἐν νοτίοισιν. εἴπερ οὖν ἀληθές ἐστιν ὡσαύτως τῷ περιέχοντι

1. lib. III. de dieb. criticis.

foetum in lucem edunt eas puerulos imbecillos morbosque parere; homines vero lippitudinibus siccis et difficultatibus intestinorum corripi, ac nonnullos destillationibus a capite in pulmones; quamobrem fieri posse videtur, ut quis habita ratione temporum et eorum cognita mutatione possit futuros morbos praedicere; quemadmodum Hippocratem fecisse et novimus et monuimus; pluviae autem futurae multis modis cognoscuntur ut a luna, velut Aratus cecinisse videtur his versibus:

> *Quum vero incedit sublimi Cynthia cornu,*
> *Tum segnes borea campi spirante vigebunt;*
> *Sin prono, terris pluvium denunciat austrum.*

Hippocrates vero ait: *arcturo exoriente pluviam cum ventis frigidis plerumque decidisse.* Scribit vero etiam haec: *pluviae,* inquit, *multae, continuae, lenes, ut quum auster flat.* Itaque si verum est, corpora animantium cum aëre

συνεξαλλοιοῦσθαι τὰ τῶν ζώων σώματα, κατὰ μὲν τοὺς ὄμβρους ὑγρότερα γενήσονται κατὰ δὲ τοὺς αὐχμοὺς ξηρότερα, ὅθεν[1] καὶ πρόσεστι τὸ ψυχροτέρους καὶ φλεγματικωτέρους ἐν ταῖς ἐπομβρίαις γίνεσθαι τοὺς χυμοὺς, ὥσπερ αὖ πάλιν ἐν τοῖς αὐχμοῖς χολωδεστέρους. διὸ οὐ χρὴ θαυμάζειν, οἱ πόνοι περὶ τὰ ἄρθρα γίνονται, ὅταν τὰ ὕδατα μέλλῃ ἔσεσθαι. καὶ ἡ λέπρα, ἧς ἴσμεν περὶ τὸ δέρμα ἵστασθαι καὶ ἐνοχλεῖν, ὥσπερ καὶ τὴν ψῶραν καὶ ἀλφοὺς τοὺς μέλανας καὶ λευκὴν καὶ λειχῆνας καὶ μυρμήκια καὶ τοὺς ἀκροχορδόνας καὶ τὰ τοιαῦτα. ἔγγονος δέ ἐστιν ἡ λέπρα τοῦ μελαγχολικοῦ χυμοῦ, καθάπερ καὶ ψῶρα καὶ ὁ καλούμενος ἐλέφας. πάρεστι δὲ αὐτοῖς καὶ ὁ κνησμὸς, τοῖς γὰρ ἀλουτοῦσι καὶ ῥυπῶσι καὶ ἀπεπτοῦσι καὶ τροφὰς κακοχύμους ἐσθίουσι κνηστιᾶν συμβαίνει. καὶ πολὺ δὲ μᾶλλον ἐν ψώραις τε καὶ λέπραις, ὅτι χυμὸς ἐν τοιαύταις διαθέσεσι καὶ πλείων ἐστὶ καὶ παχύτερος καὶ μένει πλεῖστος ἐν τῷ δέρματι. ὅτε μὲν οὖν τὰ ὕδατα μέλλει, αἱ λέπραι κνησμώδεις

1. lib. III. aph. XVI.

nos ambiente immutari, certe per imbres humidiora, per ſqualores ſicciora reddentur; ad quod accedit, ut per imbres humores frigidiores pituitoſioresque fiant, ſicut viciſſim per ſqualores magis bilioſi efficiantur, quae res facit ut admirari non debeamus, ſi dolores circa articulos oriantur, quum pluviae futurae ſunt, itemque leprae quas cutem obſidere atque affligere perſpectum habemus, ſicut etiam ſcabiem, vitiligines albas et nigras et impetiginem et myrmecia et verrucas et cetera quae ſunt hujus generis. Ceterum lepra ex humore gignitur melancholico non ſecus quam ſcabies et morbus qui elephas nominatur, atque his conjunctus pruritus eſt: nam illoti et ſordidi et quos cruditas exercet et qui cibis mali ſucci veſcuntur pruritu conflictantur; multoque magis ſcabioſi ac leproſi propterea quod in his affectibus humor eſt et copioſior et craſſior et plurimum in cute manet; quocirca quum pluviae futurae ſunt, leprae pruritum excitant et

εἰσὶ καὶ οἱ πόνοι περὶ τὰ ἄρθρα ἐνοχλοῦσι καὶ ἄλλα πολλὰ τοιαῦτα συμβαίνειν εἴωθε.

κα'.

Καὶ τῶν ὑσμάτων οἷα ἢ διὰ τρίτης ἢ ἑκάστης ἢ διὰ περιόδων ἄλλων καὶ τὰ συνεχέα.

Οὐχ ὡσαύτως τὰ ὑάσματα πίπτειν βούλεται νῦν ὁ Ἱπποκράτης, ὅπερ καὶ ἀληθές ἐστιν, ἀλλὰ παραινεῖ βλέπειν καὶ εἰδέναι, οἷα διὰ τρίτης ἢ καὶ ἑκάστης ἡμέρας ἢ διὰ τετάρτης ἢ διὰ πέμπτης ἢ ἄλλης τινὸς καὶ οἷα συνεχῆ.
* * * *

κβ'.

* * * * *καὶ ἀντιπνέουσιν ἀλλήλοισιν, ἄλλοι δὲ διὰ βραχυτέρων. οἱ δὲ καὶ αὐτοὶ κατὰ περίοδον. ταῦτα ἔχει τῇσι καταστάσεσιν ὁμοιότητας, ἐπὶ βραχύτερον δὲ τὰ τοιαῦτα.*

dolores articulorum hominem vexant et alia hujus generis usu venire consueverunt.

XXI.

Et quae pluviae tertio quoque aut singulis diebus aut per alios circuitus et assiduae contingunt.

Negat hoc loco Hippocrates, pluvias eodem modo in terram decidere; quod etiam verum est, sed monet ut videamus ac cognoscamus, quae tertio quoque die aut singulis diebus aut quarto aut quinto aut alio quodam die aut quae continuae futurae sunt. * * * *

XXII.

[575] *Et venti quidam per multos dies flant et inter se oppositi spirant, alii per pauciores et iidem per circuitum. Haec autem habent cum temporum constitutionibus similitudinem, sed talia brevius.*

Ed. Chart. VIII. [575.]

Τοὺς ἀνέμους οὕτως εἶναι κειμένους ἐῤῥέθη, ὡς τοὺς μὲν ἀπὸ τῆς ἀνατολῆς τοῦ ἡλίου πνεῖν, τοὺς δὲ ἐκ τῶν δυσμῶν, τοὺς δὲ πάλιν ἐκ τῶν ἄρκτων καὶ τοὺς ἐκ μεσημβρίας. εἴπομεν δὲ ἔμπροσθεν τὸν μὲν εὗρον ἀντιπνεῖν τῷ ζεφύρῳ, τὸν δὲ βοῤῥᾶν τῷ νότῳ καὶ ἀνάπαλιν. οὕτω δὲ καὶ τοὺς ἄλλους ἄλλοις τοῖς ἐν τῷ μεταξὺ τούτων κειμένοις· ἄλλοι μὲν οὖν περὶ τὴν ἡμέραν μᾶλλον, ἄλλοι δὲ περὶ τὴν νύκτα πνέουσιν. ὡς καὶ ἄλλοι κατά τινας περιόδους, ἄλλοι δὲ οὔ, καὶ ἄλλοι πλέον, ἄλλοι δὲ ἧττον. ὅταν οὖν ἐπὶ πλέον πνέουσι τοιοῦτοί τινες, τότε καὶ τὴν κατάστασιν τοῦ περιέχοντος ἡμᾶς ἀέρος ἀλλοιοῦσι καὶ αὐτοῖς ὁμοίαν ποιοῦσιν, ὅτε δὲ βραχύτερον, τότε καὶ οὐ πάνυ ἀλλοιοῦσιν, ἀλλ' ἕως ἂν πνέωσιν. εἰ γὰρ δυναστεύοι ὁ νότος, ὡς αὐτὸς εἶπεν, ἡ κατάστασις νότιος ἔσται. οὕτω καὶ εἰ βορέης, βόρειος, καὶ τῶν ἄλλων ὁ αὐτὸς λόγος. εἰ δὲ κατὰ περίοδον τὸ πνεῦμα γένοιτο, μᾶλλον ἀνομοία ἡ κατάστασις γενήσεται καὶ πολὺ πλείονες νόσοι ἐν τῇ τοιαύτῃ ἕπονται. πλὴν γὰρ ὅτι οἱ ἄνεμοι πολλάς τε καὶ παντοδαπὰς μεταβολὰς ἐν τῷ ἀέρι

Ventos ita esse positos diximus, ut alii ab ortu solis, alii ab occasu, alii a septentrione, alii denique a meridie perflent; supra enim docuimus, eurum contra favonium flare, aquilonem contra austrum et vicissim hos contra illos; sic etiam facere alios qui medii sunt inter illos interjecti, aliqui item potius per diem, aliqui per noctem spirant, ut alii per circuitum quendam, alii secus; atque alii diutius, alii brevius. Itaque ubi plus aliqui spirarint, tunc aëris nos ambientis constitutionem immutabunt ac sibi similem reddent; quum vero minus, tum non admodum immutabunt, sed usque dum perflaverint; nam si auster dominetur, ut ipse ante dixit, austrina erit constitutio, si aquilo, aquilonaris; aliorum est eadem ratio. Si vero ventus per circuitum spiret, constitutio erit magis inaequalis et in tali caeli statu plures multo morbi orientur; praeterquam enim quod venti multas atque omnis generis mutationes in aëre faciunt, hoc acce-

Ed. Chart. VIII. [575.]

ποιοῦσιν, ἕπεται αὐτοῖς καὶ τοῦτο, ὅτι ἡ τῶν ἀνέμων ἀναλλαγὴ καὶ τῶν ζώων ἀναλλάττει τὰ σώματα. καὶ τοῦτό ἐστιν ὅπερ εἶπεν αὐτὸς, αἱ μεταβολαὶ τῶν ὡρέων μάλιστα τίκτουσι νοσήματα, τουτέστιν αἱ ἀλλοιώσεις αἱ[1] κατὰ τὴν κρᾶσιν αὐτῶν γενόμεναι τίκτουσι νόσους· ὡς αἱ μεγάλαι μεταβολαὶ ψύξιος ἢ θάλψιος ἢ ὑγρότητος ἢ ξηρότητος ἢ πνευμάτων ἢ ἀπνοιῶν καὶ τῶν ἄλλων πολλῶν, ἅπερ εἶναι τοιαῦτα δοκεῖ.

κγ΄.

Ἢν μὲν ἐπὶ πλέον τὸ ἔτος τοιοῦτον ἦν οἵην τὴν κατάστασιν ἐποίησεν, ἐπὶ πλεῖον καὶ τὰ νοσήματα τοιαῦτα. καὶ ἢν μᾶλλον ἰσχυρότερα καὶ μέγιστα νοσήματα οὕτως ἐγένετο καὶ κοινότατα καὶ ἐπὶ πλεῖστον χρόνον.

Εἰκότως ταῦτα προσέγραψεν· ὡς γὰρ ταῖς βραχυτέραις μεταβολαῖς αἱ βραχύτεραι καὶ ἐλάττω ὁμοιότητες ἕπονται, οὕτω ταῖς χρονιωτέραις αἱ χρονιώτεραι καὶ μείζοσι μείζω. καὶ

1. l. III. aph. I.

dit etiam quod ventorum varietas corpora animantium immutat; atque id eſt quod ipſe ſcriptum reliquit: *mutationes temporum maxime morbos*, hoc eſt immutationes temperaturae temporum morbos excitant: cujusmodi ſunt magnae mutationes frigoris, caloris, humiditatis, ſiccitatis, ventorum, aut quum vacuitas ventorum eſt aut etiam aliarum rerum multarum, quae eſſe hujusmodi videntur.

XXIII.

Si vero annus talis diutius fuerit, qualem conſtitutionem fecerit, certe tales quoque morbi diutius erunt; ac ſi graviores fuerint, maximi quoque morbi ſic erunt et communiſſimi et ad longiſſimum ſpatium temporis.

Merito haec adjunxit; ut enim breviores mutationes faciunt, ut breviores ac minores ſimilitudines conſequantur, ſic ex longioribus mutationibus diuturniores ſimilitu-

Ed. Chart. VIII. [575.]
ἐπὶ πλεῖστον χρόνον παραμένουσαι, τἄλλα δὲ σαφῆ ἐστι καὶ μάλιστα τῷ ἀνεγνωκότι τὸν ἀφορισμὸν, οὗ ἡ ἀρχή· ἐν[1] τοῖσιν αὐχμοῖσι πυρετοὶ ὀξέες γίνονται καὶ εἰ μὲν ἐπὶ πλέον τὸ ἔτος εἴ, τοιοῦτον ἐὸν, καὶ τὰ λοιπά.

κδ'.

Ἐκ τῶν πρώτων ὑδάτων ὅταν ἐξ ἀνυδρίης πολλῆς μέλλει ὕδωρ ἔσεσθαι, ἐστὶ περὶ ὑδρώπων προειπεῖν. καὶ ὁκόταν τἄλλα σμικρὰ σημήια φανῇ ἐν νηνεμίῃ, ἐν μεταβολῇ.

Ἴσμεν τὸν ὕδερον ψυχρὸν καὶ ὑγρὸν εἶναι νόσημα καὶ διὰ τὴν πλεονεξίαν τῶν ψυχρῶν καὶ ὑγρῶν χυμῶν γίνεσθαι, ἀλλὰ καὶ ἐκ τῆς περιουσίας τῶν μοχθηρῶν ὑγρῶν. ἅπαν γὰρ αὐτὴ νόσημα δύναται γεννᾶν ἄλλο κατ' ἄλλο σῶμα καὶ

1. l. III. aph. VII.

dines cum illis conftitutionibus et ex majoribus majores confequuntur et ad longiffimum temporis fpatium perdurant; cetera perfpicua funt, praefertim ei qui aphorifmum eum perlegerit, cujus hoc initium eft: *fqualoribus acutae febres fiunt;* ac fi annus talis diutius fuerit et reliqua.

XXIV.

Ex primis pluviis, ubi poft multum ficcitatem futura pluvia eft, licet hydropes praedicere, et ubi talia parva figna in ventorum quiete in mutatione apparuerint. Colligenda igitur funt quae in qualibus aquis aut ventis morbi fignificant et audiendus eft fi quis novit, quod tali hieme praegreffa tale ver aut aeftas erit.

Aquam inter cutem effe frigidum humidumque morbum et ex frigidorum humidorumque fuccorum nafci redundantia perfpectum habemus, fed oritur etiam ex nimia pravorum humorum copia. Haec enim omnia genera morborum in alio atque alio corpore, ac non folum aquam

Ed. Chart. VIII. [575.]

μὴ μόνον ὕδρωπας. οὐκοῦν ἀπίθανον ἐκ τῶν πρώτων ὑδάτων, ὅταν πολλὴ ἀνυδρία ἤδη γέγονε, περὶ τῶν ὑδρώπων προειπεῖν. εἰσὶ δέ τινες καὶ μάλιστα οἱ περὶ Ἐρασίστρατον, οἳ νομίζουσιν οὐδενὶ ἄλλῳ τρόπῳ συνίστασθαι ὕδερον ἢ διὰ τὸ τῇ στενοχωρίᾳ τῶν ὁδῶν κωλύεσθαι πρόσω τοῦ ἥπατος ἰέναι τὸ αἷμα. καὶ μὴ δύνασθαι συστῆναι διὰ τὸν σπλῆνα ἤ τι ἄλλο μόριον, ἀλλὰ ἀεὶ διὰ τὸν ἐν ἥπατι σκίῤῥον· καίτοι γε ὁσημέραι βλέπομεν, ἐπὶ ταῖς χρονίαις αἱμοῤῥοΐσι ἐπισχεθείσαις ἢ διὰ κένωσιν ἄμετρον εἰς ψύξιν ἐσχάτην ἀγούσαις τὸν ἄνθρωπον ταυτὸ τοῦτο γεγενῆσθαι καὶ τὰς γυναῖκας ἡ τῶν καταμηνίων παντελὴς ἀπώλεια καὶ ἄμετρος κένωσις, ὅταν αἱμοῤῥαγήσωσί ποτε αἱ μῆτραι αὐτῶν σφοδρῶς, εἰς τοῦτο τὸ νόσημα περιήγαγεν. ἀλλὰ καὶ ὁ καλούμενος γυναικεῖος ῥοῦς εἰς τοῦτο ποτὲ ἐτελεύτησε τὸ πάθος. λέλεκται δὲ κατὰ τοιαύτης τῆς δόξης ἡμῖν ἐπὶ πλέον κατὰ τὸν ἄλλον καιρὸν, νῦν δὲ οὐ καιρὸς ἐλέγχειν τινὰ,

inter cutem afferre poteſt; non igitur abſurdum eſt, ex primis pluviis, quum diuturna ſiccitas jam anteceſſerit, hoc ſumere, ut de aqua inter cutem futura praedicas. Quidam autem ſunt atque in iis Eraſiſtratus in primis, qui exiſtiment, nulla alia ratione oriri aquam inter cutem poſſe, niſi quod viarum anguſtia ſanguis ultra per jecur procedere prohibeatur nec poſſe ipſam excitari vitio lienis aut alterius membri, ſed ſemper ex ſcirrho qui jecur obſideat. Et tamen quotidie videmus, ex diuturnis haemorrhoidibus ſuppreſſis vel immodica evacuatione ad extremam refrigerationem hominem ducente, hunc ipſum morbum oriri; mulieres quoque perſecta menſtruae purgationis ceſſatio et item immodica ejusdem profuſio, quum interdum ipſarum uteri ſanguinem vehementer profundunt in hunc morbum perduxit. Imo vero etiam fluor qui muliebris appellatur in hunc affectum quandoque terminavit. Contra vero hanc ſententiam nos alibi copioſius diſſeruimus, nunc vero minime opportunum eſt, quem-

ἀλλὰ δεικτέον ὅ τι τῶν[1] ὑδέρων τις ἀθροίζει τὸ πλῆθος ὑγροῦ λεπτοῦ ἐν τῷ κάτω θώρακος χωρίῳ παντὶ, τοῦ παρακεντοῦντες ἐνίοτε τὸ ὑγρὸν ἐκκενοῦμεν. ἄλλος δὲ οὐχ ὕδατος, ἀλλὰ πνεύματος ἔχει μεστὸν τουτὶ τὸ χωρίον. καὶ τὰ ἄνω μέρη πάντα σχεδὸν διοιδισκόμενα, καὶ τοῦτον τυμπανίαν κατὰ τὴν τοῦ τυμπάνου ὁμοιότητα προσαγορεύουσιν. ἄλλος δέ τις ὅλην τὴν ἕξιν ἔχει φλέγματος μεστὴν, ὅν τινες καλοῦσι ὑποσαρκίδιον. ἐν ᾧ δὲ τόπῳ τὸ ὕδωρ κατὰ τὸ πάθημα ἤθροισται, πλὴν ὅ τι εἴρηται ἡμῖν ἐν τῷ πέμπτῳ τῶν πεπονθότων τόπων, οὐκ ἂν ἦν ἄκαιρον * * * * προσέχειν τὸν νοῦν τοῖς ἄλλοις σημείοις καὶ ταῖς νηνεμίαις καὶ τῇ τοῦ περιέχοντος ἡμᾶς ἀέρος μεταβολῇ· μάλιστα γὰρ πρὸς τὴν πρόῤῥησιν τῶν ἐσομένων ταῦτα συμφέρει * * * *

---

1. l. IV. de vict. rat. 111. 109.

quam reprehendere, ſed potius oſtendendum eſt, unum hydropum copiam humoris tenuis in tota thoracis inferna regione acervare, quam interdum pungentes humorem ipſum evacuamus; alter vero hunc ipſum locum non aqua, ſed flatu plenum habet et fere omnes ſuperiores partes in eo intumeſcunt, huncque tympaniam a tympani ſimilitudine vocant; alius autem totum habitum pituitae plenum habet, quem nonnulli hypoſarcidion nominant. Ceterum quo in loco ſit collecta aqua in hoc morbi genere etſi dictum eſt nobis in quinto de locis affectis, non tamen fuerit alienum hoc quoque loco exponere. * * * * [576] Aliis autem ſignis et ventorum vacuitatibus et aëris nos ambientis mutationi adhibere mentem oportet, ſiquidem haec ad futura praedicenda conferunt vel maxime. * * * *

κέ.

Τὰ χρώματα οὐχ ὅμοια ἐν τῇσιν ὥρῃσιν, οὐδὲ ἐν βορείοισι καὶ νοτίοισιν, οὐδὲ ἐν τῇσιν ἡλικίῃσιν αὐτὸς πρὸς ἑωυτὸν, οὐδὲ ἄλλος ἄλλῳ οὐδέν. σκεπτέον δὲ ἐξ ὧν ἴσμεν καὶ παρεόντων καὶ ἀτρεμεόντων περὶ χροιῶν, καὶ ὅτι αἱ ἡλικίαι τῇσιν ὥρῃσιν ἐμφερέες εἰσὶ καὶ χροιῇ καὶ τρόπῳ.

Καὶ[1] *ἐν τοῖς ἀφορισμοῖς γέγραπται τὰς μὲν βορείας καταστάσεις τὰ σώματα ποιεῖν συνεστηκότα καὶ εὔτονα καὶ εὐκίνητα καὶ εὔχροα. δῆλον γὰρ ἀλλοιοῦσθαι τὰ χρώματα διὰ πολλὰς προφάσεις, ὡς ἐν τῷ πρώτῳ ὑπομνήματι εἴρηται. καὶ γὰρ ὑπαλλάττεται διὰ τοὺς χυμοὺς ἐξισταμένους τῆς φυσικῆς ἰδέας, ἢ παλινδραμοῦντας εἰς τὸ βάθος τοῦ σώματος ἢ οἷον πρὸς τὸ δέρμα εἰσὶν εἱλκυσμένα. εἰσὶ δὲ καί τινες αἰτίαι, δι' ἃς ἀναγκάζονται χυμοὶ οὕτω κινεῖσθαί τε καὶ διατίθεσθαι. ἐν τούτοις δὲ θετέον καὶ τὰ πάθη τῆς ψυχῆς καὶ*

1. l. III. aph. XVII.

XXV.

Colores non ſunt ſimiles in anni temporibus, neque in aquilonaribus, neque in auſtrinis conſtitutionibus, neque in aetatibus; neque etiam quispiam ſecum, neque alius cum alio collatus. Conſiderandi autem colores ſunt ex iis quae praeſentia quieſcentiaque eſſe novimus et aetates ſimiles temporibus eſſe et colore et modo.

In aphoriſmis quoque ſcriptum eſt: *aquiloniis conſtitutionibus corpora cogi firmarique et expeditiora coloratioraque reddere.* Planum enim eſt colores multis de cauſis immutari, ut in primo commentario docuimus. Nam mutantur vel propter humores qui a forma naturali receſſerunt vel qui in imas corporis partes reverſi ſunt vel qui veluti ad cutem ſunt attracti. Sunt vero etiam cauſae quaedam quae humores ad tales motus talesque affectus impellunt. In his autem ſtatuendae ſunt animi perturba-

Ed. Chart. VIII. [576.]

τοῦ περιέχοντος ἡμᾶς ἀέρος αἱ εἰς τὸ θερμὸν καὶ ψυχρὸν μεταβολαὶ, περὶ ὧν νῦν Ἱπποκράτης λέγει· καὶ αὐτοῦ τοῦ σώματος διαθέσεις ἢ θερμότερον ἴσχοντος ἢ ψυχρότερον ἢ ἔλαττον ἢ πλέον ἢ ὠθούμενον ἐκτὸς ἢ ἔσω ἑλκόμενον τὸ αἷμα. ἔτι δὲ ἡ κακοχυμία πᾶσα τὴν ἅπαντος τοῦ σώματος χροιὰν ἀλλοιοῖ, ὡς ἐν ὑδέροις τε καὶ ἰκτέροις καὶ ἐλέφασι καὶ σπληνὸς καὶ ἥπατος πάθεσιν. ἔχεις δὲ ἰδεῖν ταυτὸν ἐν ταῖς καθ' ὁτιοῦν μόριον ἀχροίαις, αἵπερ τῇ κρίσει τῶν ὀφθαλμῶν διαγινώσκονται. καὶ ἡ περὶ πᾶν τὸ σῶμα ἢ περὶ μόριόν τι περὶ πᾶν μὲν καθάπερ ἐπὶ τῶν ἰκτεριώντων, ὡς εἴπομεν, ἔχει, καὶ τῆς ἡπατίτιδος καὶ σπληνίτιδος νόσου, καί τισιν εἴδεσι τῶν ὑδρώπων. κατά τι δὲ μόριον καθάπερ ἐν μόνῃ τῇ γλώττῃ πολλάκις ὁρᾶται ἄχροιά τις. καὶ ἐν τοῖς μορίοις τοῖς ἐξ ἀποστημάτων μελανθεῖσιν ἢ πελιδνοῖς γινομένοις. ὡσαύτως δ' ἐν [1] πολλοῖς παρὰ φύσιν ὄγκους ὡς τοῖς ἄνθραξι καὶ τοῖς ἐρυσιπέλασι καὶ ἕρπησι καὶ γαγγραίναις καὶ κατὰ φύσιν χρώματα μεταβάλλεσθαι πέφυκεν.

1. *Corr.* δ' ἐν pro ἄν.

tiones et aëris nos ambientis in calorem et frigus mutationes, de quibus Hippocrates hoc loco verba facit, itemque affectiones corporis, in quo ſanguis vel calidior inſit vel frigidior vel parcior vel copioſior vel foras protuſus vel intro retractus; omnis praeterea malitia ſuccorum totius corporis colorem immutat, ut in morbo regio, aqua inter cutem, elephantiaſi et lienis ac jecoris vitiis uſu venit; idem in quavis particula licet intueri, praeſertim in iis vitiis colorum, quae oculorum judicio dignoſcuntur; ſive haec totum corpus ſive particulam quandam obſideant; atque in toto quidem corpore, ut in arquatis, ut diximus, res ſe habet et jecoris lienisque morbis et hydropibus; in particula quapiam, quemadmodum in lingua ſole color alienus ſaepe conſpicitur; tum vero in particulis quae propter abſceſſum vel nigricant vel livent. Simili quoque modo in multis tumoribus praeter naturam, ut in carbunculis, igne ſacro, herpete, gangraena naturales colores immutantur. Jam vero nativum

ὑπαλλάττει δὲ καὶ τὰς κατὰ φύσιν χροιὰς καὶ ἀλφὸς καὶ λευκὴ καὶ ἐλέφας καὶ τοιαῦτα. ἔστι δὲ ἰδεῖν πολλάκις τὰς τῶν χρωμάτων μεταβολὰς περὶ τὰ σκέλη ἢ περὶ τὸ πρόσωπον ἢ σύμπαν γε τὸ ἄνω ἢ σύμπαν τὸ κάτω τοῦ σώματος. ἑώρακα δὲ ἐγώ τινος δηχθέντος ὑπὸ τῆς ἐχίδνης μεταβάλλουσαν τὴν χροιὰν ὅλην, ὡς γενέσθαι πρασοειδῆ. ἀλλὰ καὶ ἄνευ τούτου καὶ χωρὶς ἐμφράξεως ἢ φλεγμονῆς ἢ σκίῤῥου τοῦ ἥπατος τοιαύτη γίνεται κακοχυμία, ὡς τὸ σῶμα ὅμοιον ὠχρολεύκοις πόαις ὅλον ποιεῖσθαι. ἐνίοτε δὲ μολύβδῳ παραπλήσιον ἔχον τὸ χρῶμα ἢ καὶ φαιότερον· ἐνίοτε δὲ τὰς ἄλλας ἔχειν ἰδιότητας τῶν χρωμάτων, ἃς γνωρίζειν τὸν ἰατρὸν δεῖ. ὥσπερ ἐγὼ παρόντων πολλῶν Στησιανὸν θεασάμενος ἅμα τὸ πρῶτον εἰσελθεῖν ἔνθα κατέκειτο, ἔφην αὐτὸν ἔχειν οὐκ ἀπόστασιν ἐν τῷ ἥπατι, ὡς ἡγοῦντο πολλοὶ τῶν ἄλλων ἰατρῶν, ἀλλὰ ἐν τῷ βάθει μυῶν ἀπόστημα, ὅπερ ἤδη πῦον συνείλκετο μεταξὺ τῶν τε ἐγκαρσίων καὶ τῶν κάτωθεν ἄνω φερομένων λοξῶν. οἶδας δὲ σὺ καὶ πολλοὺς ἄλλους

quoque colorem variant vitiligines quae albae quaeque nigrae appellantur et quae ſunt hujus generis; licet etiam ſaepenumero colorum mutationes in cruribus aut in facie aut in toto ſuperno corpore aut toto imo intueri. Equidem hominem vidi quem vipera momorderat, in quo totus color immutatus, ut porri colorem referret conſpiciebatur; quin etiam vel citra hanc cauſam et ſine ulla obſtructione aut inflammatione aut ſcirrho jecoris humores hujusmodi vitio afficiuntur, ut totum corpus ſimile herbis candenti pallore infectis fiat; interdum colore ſit plumbeo aut etiam magis ſuſco, interdum alias colorum proprietates habeat, quas noſſe medicum oportet; quemadmodum ego, quum Steſianum multis praeſentibus vidiſſem, ut primum in cubiculum in quo decumbebat ingreſſus ſum, dixi ipſum habere abſceſſum non in jecore, ut plerique ex aliis medicis arbitrabantur, ſed in imis muſculis qui pus jam contraxerant, in medio ſpatio eorum muſculorum qui per transverſum incedunt et eorum obliqui ab infer-

Ed. Chart. VIII. [576.]
σημειωσάμενόν με ἐκ τῆς χροιᾶς τὰ πάθη, οἷς οἱ κάμνοντες ἐνοχλοῦντο, οὓς ἤδη ἐν ταῖς ἰδίαις πραγματείαις ἐμνημόνευσα, ὥστε οὐκέτι χρὴ μηκύνειν ὑπὲρ τῶν αὐτῶν. παραινεῖ δὲ αὐτὸς σκέπτεσθαι ἐξ ὧν φανερὰ ἤδη ἡμῖν καὶ ἐξ ὧν ἤδη ἐμπειρίαν ἔχομεν τῶν γνωρίμων ἡμῖν ἀνδρῶν εἰ τὰ παρόντα ὅμοιά ἐστι τοῖς παρεληλυθόσιν ἢ καὶ αὔξάνει ἢ μειοῦται. καὶ πότερον ἡ αὐτὴ χροιά, ἢ μεταβαλλομένη, καὶ πότερον ἡ ἡλικία ὁμοία ἐστὶ καὶ ἐμφερὴς τῇ ὥρᾳ καὶ τῇ χροιᾷ καὶ τῷ τρόπῳ τοῦ νοσήματος. οὕτω δὲ κελεύει κατὰ τὸ προγνωστικὸν εἰς τὸ πρόσωπον καὶ τὸ κατὰ φύσιν χρῶμα εἰσβλέπειν καὶ τότε κινδυνῶδες εἶναι νομίζειν, ὅτε πολὺ τῆς φύσεως ἀποκεχωρηκὸς ᾖ, ἧττον δέ, ὅτε τοῦτο οὐ πάνυ γεγονὸς εὑρίσκεται. εἰ γὰρ αὐτὸς ἑαυτῷ οὐδὲν ὅμοιος εὑρίσκεται ἄνθρωπος, ἴσθι ὅτι εἰς τὸν ἔσχατον κίνδυνον ἀφικνεῖται καὶ ἀγαπητὸν ἔσται, εἰ[1] μὴ τῷ θανάτῳ νικηθήσεται. εἰ δὲ περιεστηκὸς εἴη, χρονιωτέρα διάθεσις γενήσε-

1. l. IV. aph. XL.

nis ſurſum feruntur. Tu autem noſti me alios plerosque notaſſe ac morbos quibus conflictabantur ex ſolo colore cognoviſſe, de quibus jam in libris meis ſuo loco mentionem feci. Quocirca nihil opus eſt de eis nunc agere copioſius. Ipſe autem admonet, ſpectemus ea quae jam nobis ſint perſpicua et ea ex quibus jam peritiam nacti ſumus in iis hominibus qui noti nobis ſunt; utrum praeſentia ſint praeteritis ſimilia an vero aucta imminutave ſint; atque utrum idem ſit color an immutatus, et utrum aetas ſimilis parque ſit anni tempori et colore morbi modo. Sic etiam jubet in praeſagiis, ut in faciem et naturalem colorem intueamur ac tunc periculum imminere exiſtimemus, quum a naturali ſtatu multum receſſit; minus vero quum hoc parum eſſe factum invenimus; ſi enim ipſe ſibi nulla in re ſimilis comperiatur, ſcito eum ad extremum periculum eſſe perductum, ac bene cum illo agetur, ſi evadere mortem poterit; ſi vero ſuperſtes fuerit, ea profecto erit diuturnior affectio, idque ipſe con-

Ed. Chart. VIII. [576.]

ται, καθάπερ εἶπεν αὐτός· ὅκου ἐν ὅλῳ τῷ σώματι μεταβολὴ καὶ ἢν τὸ σῶμα καταψύχηται ἢ αὖθις θερμαίνηται ἢ χρῶμα ἕτερον ἐξ ἑτέρου γένηται, μῆκος νόσου σημαίνει. καὶ περὶ τούτων ἅλις. μεταβήσομεν δὲ πρὸς τὰς ἐχομένας ῥήσεις, ἵνα τὸ τέλος τούτῳ τῷ ὑπομνήματι εὐκαίρως θήσομεν.

κστ'.

Οἱ αἱμοῤῥοΐδας ἔχοντες οὔτε πλευρίτιδι οὔτε περιπνευμονίῃ οὔτε φαγεδαίνῃ οὔτε δοθιῆσιν οὔτε τερμίνθοισιν ἁλίσκονται, ἴσως δὲ οὔτε λέπρῃσιν, ἴσως δὲ οὔτε ἄλλοισιν.

Αἱμοῤῥοΐδες εἰ καὶ δύνανται πάντας ἀνθρώπους τε καὶ ἐν πάσαις ἡλικίαις ἐνοχλεῖν καὶ κατὰ πᾶσαν ὥραν τοῦ ἔτους, ἀλλ' ὅμως οἰκεῖον ὄντως εἰσὶ τῆς τῶν παρακμαζόντων ἡλικίας πάθος, ὥσπερ αἱ μελαγχολίαι. γίνονται γὰρ ὑπὸ με-

firmavit, quum dixit: *cum toto corpore mutationes accidunt*, et si corpus refrigeretur ac vicissim calefiat vel color alius ex alio oriatur, morbi longitudinem significat. Sed de his hactenus. Ad sequentes autem dictiones transeamus, ut huic commentario finem commode et opportune imponamus.

XXVI.

Qui haemorrhoides habent ii neque pleuritide, neque pulmonis inflammatione, neque phagedaena, neque furunculis, neque terminthis, fortassis vero neque lepra ac fortassis neque vitiliginibus corripiuntur.

Haemorrhoides quamvis omnes homines omnemque aetatem et omni in tempore anni vexare queant, tamen revera sunt affectus aetatis declinantis proprii non secus quam melancholiae; fiunt enim ab atra bile quae ad ve-

λαίνης χολῆς, ἐπειδὰν[1] εἰς τὰς κατὰ τὴν ἕδραν φλέβας ἀθροώτερον κατασκήψῃ. διὸ καὶ τοῖς μελαγχολικοῖς καὶ τοῖς νεφριτικοῖς ἐπιγενόμεναι αἱμοῤῥοΐδες θεραπεύειν εἰώθασιν, ὅπερ[2] οὐ μόνον λόγῳ κενώσεως, ἀλλὰ καὶ τῇ τῶν κενωμένων ποιότητι ἐργάζονται. κενῶσι γὰρ τὸ αἷμα παχὺ μεστὸν τοῦ μελαγχολικοῦ χυμοῦ, ὃν ἡμεῖς οἷον τρύγα καλοῦμεν. ἐπειδὴ οὖν τὴν οἷον ἰλὺν τοῦ αἵματος ἐκκενοῦσιν, εἰκότως[3] δι' αὐτῶν ἡ μελαγχολία ἰᾶται. τοσαύτην δὲ τοιαύτη κένωσις ἔχει δύναμιν, ὡς οἱ μὲν εἰωθότες δι' αὐτῶν ἐκκενοῦθαι πᾶσαν ἐπισχεῖν θέλωσι καὶ οὕτως ὡς οὐδεμία διαφυλαχθῇ κίνδυνον εἶναι, πολλὰ καὶ δυσίατα νοσήματα, μάλιστα δὲ τὸν ὕδερον ἢ τὴν φθίσιν ἐπιγενέσθαι. τούτου δὲ αἴτιόν ἐστιν ὅτι διὰ τὸ πλῆθος ἀναστομοῦνται φλέβες ἐκεῖναι κατὰ τὴν ἕδραν. καὶ ὑφ' ἥπατος ὑποτίθεται εἰς αὐτὰς ἠλιῶδές τε καὶ μελαγχολικὸν αἷμα. τῆς δὲ φορᾶς ταύτης κωλυθείσης τὸ ἧπαρ σκιῤῥῶδες ἅμα γίνεται καὶ τῷ πλή-

1. l. III. aph. XXX. 2. l. VI. aph. XI. 3. l. VI. aph. XII.

nas ſedis uberius cumulatiusque decumbit; quocirca quum melancholicis et vitio renum laborantibus ſuperveniunt, curare eas ſolent, quod non ſolum ratione evacuationis, ſed etiam humoris qui evacuatur, qualitate faciunt; effundere enim craſſum ſanguinem humoris melancholici plenum ſolent, qualem nos ſecem in vino appellamus. Itaque quum haemorrhoides veluti fecem ſanguinis evacuent, merito fit ut melancholiam curent; haec autem evacuatio tantam vim habet, ut qui ſoliti ſunt per eam partem evacuari, ſi totam excretionem cohibere velint atque ita ut ne una quidem haemorrhois aperta ſervetur, periculum ſubeant, ne [577] poſtea multos inſanabilesque morbos, praeſertim vero aquam inter cutem et tabem patiantur; hujus rei cauſa eſt quia venae illae propter plenitudinem in ſede aperiantur et ad ipſas ſanguis feculentus et melancholicus a jecore rejicitur; ſi quis igitur hanc viam illi praecluſerit, tum ſcirrhum jecur contrahet, tum mul-

θει τε καὶ τῷ πάχει βαρύνεται, ὅθεν ἡ θερμασία αὐτοῦ κατὰ μικρὸν μειοῦται καὶ οἷον ἀποσβέννυται, ὥστε τὴν αἱμάτωσιν χρηστὴν οὐ γίνεσθαι. δῆλον δὲ ὅτι ὕδρωψ ἀποτυχίᾳ τοῦ αἵματος ἀποτελεῖται, ἀλλὰ καὶ διὰ τὴν αὐτὴν ἐπίσχεσιν ἡ φθίσις γίνεται, τοῦ ἥπατος ἀπωθοῦντος τὸ πλῆθος ἐπὶ τὰς ἐν τῷ πνεύμονι φλέβας καὶ τοῦ ἀγγείου ἐνταῦθα ῥαγέντος. λύονται[1] γοῦν[2] ταῦτα τὰ παθήματα τῶν αἱμοῤῥοΐδων ἐπιγενομένων, ἢ καὶ μιᾶς διαφυλαχθείσης ἀνεωγμένης. ὡς καὶ διὰ τῶν κυρσῶν ἴσμεν ποτὲ καὶ τὴν μελαγχολίαν πεπαῦσθαι. καὶ τοῦτο δι' αὐτὴν αἰτίαν. εἰσὶ γὰρ κυρσοὶ ἀνευρέσεις τῶν φλεβῶν τῶν ἐν τοῖς μηροῖς καὶ σκέλεσιν ἀπὸ παχέος καὶ μελαγχολικοῦ αἵματος γενόμενοι. οὗπερ εἰς τὰ ἀκυρώτερα μέρη ὠθούμενον ἡ μελαγχολία λύεται. μεγίστη γὰρ ὠφέλεια ἐκ τοιαύτης τῆς κενώσεώς ἐστι· καὶ εἰ μή σοι παρακαλέσαντι γραφῆναι ταῦτα τὰ ὑπομνήματα διὰ ταχέων ἀπαγομένῳ τε πρὸς τὴν ἀποδημίαν γράφοιμι. πολλὰ ἂν ἔχοιμι εἰπεῖν σοι καὶ διηγήσασθαι

1. *Corr.* λύονται pro λεῖον τε. 2. l. VI. aph. XXI. 3. l. VI. aph. XLVII.

titudine ac craffitudine gravatum reddetur; unde ejus calor paulatim minuetur et quafi exftinguetur, atque ita bonum generare fanguinem non poterit. Perfpicuum autem eft aquam inter cutem fruftrata fanguinis procreatione effici; propter eandem vero cohibitionem tabes fit, quum jecur plenitudinem in venas pulmonis protrudit et vafculum inibi ruptum eft; his porro morbis homines liberantur, fi haemorrhoides fuperveniant aut etiam fi una adaperta fit confervata, qua fane ratione fcimus etiam melancholiam interdum varicum beneficio fedatam effe, idque ob eandem caufam eveniffe; funt enim varices venarum quae in cruribus et femoribus funt, dilatationes a craffo et melancholico fanguine factae, quo in partes ignobiliores detrufo fit melancholiae folutio. Maximus enim ex hac evacuatione functus exiftit, ac nifi hos commentarios te rogante ac difcedere properante celeriter et brevibus confcribendos recepiffem, multa fane eaque ad-

Ed. Chart. VIII. [577.]

περὶ τῶν αἱμοῤῥοΐδων θαυμαστά. νῦν δὲ ἀναγκασθεὶς ἐν ὀλίγαις ἡμέραις τήνδε τὴν ἐξήγησιν ποιεῖν, ἓν μόνον παράδειγμα παραγράψω. ἦν ἐν τῇ Ῥώμῃ τὸ πρῶτον, ὅταν, ὡς οἶσθα, ἕτεροι πάντες ἠνέδρευσαν ἐμοί· ἦν δὲ καὶ ἔνδοξος καὶ πλούσιος ἀνὴρ Λεύκιος ὁ Μάρτιος, ὃς μελαγχολίᾳ ἡλίσκετο καθ' ἕκαστον ἔτος. θαυμαστὸν δὲ ἦν ἰδεῖν ἄνοιάν τε ἅμα καὶ ἀμάθειαν καὶ τὴν ἀσέλγειαν τῶν ἐκείνων τῶν ἰατρῶν, οὓς τότε πάντες ἐν τοῖς πρώτοις εἶχον. ἄλλοι μὲν γὰρ φλεγματώδεις, ἄλλοι δὲ πικροχόλους ἐκενοῦντο χυμούς. Λεύκιος δὲ οὐδὲν πρὸς ἀγαθὸν ἐπιδιδοὺς, ἀκούων περὶ ἐμοῦ, εὐθὺς[1] ἐκάλεσέ με, ὅπως δὲ αὐτὸς περὶ τῆς γενέσεως τοῦ πάθους καὶ θεραπείας διαλέγοιμι. ἐγὼ δὲ παρελθὼν ἐκ τοῦ χρώματος μόνον τεκμαιρόμενος τὸν ἐνοχλοῦντα μελαγχολικὸν χυμὸν ἔγνων καὶ ἐκένωσα, καὶ παραχρῆμα ἐπαύσατο τῆς μελαγχολίας. καὶ συνεβούλευον ταὐτὸ καθ' ἕκαστον ἔτος τοῦ ἦρος καὶ εἰ χρὴ τοῦ φθινοπώρου ποιεῖσθαι, ἀπαγγει-

1. l. I. de loc. aff. V.

mirabilia mihi ſuppeterent, quae de haemorrhoidibus afferrem atque exponerem; nunc vero cum ſim coactus, hanc explicationem paucorum dierum curriculo conficere unum ſolum exemplum ſubjungam. Eram Romae primum quum, ut tu ſcis, ceteri omnes mihi inſidiabantur; erat etiam vir quidam praeclarus ac fortunatus L. Martius, qui quotannis incidere in melancholiam conſueverat; erat porro admirabile videre dementiam ſimul et inſcitiam et temeritatem illorum medicorum, quibus eo tempore cuncti principem locum tribuebant; alii enim pituitoſos, alii bilioſos humores evacuabant; at Lucius quum nihil proficeret nec meliusculus eſſe inciperet, ac de me eſſet ad ipſum perfatum, ſtatim me advocandum cenſuit, ut ego quoque et de origine et de curatione morbi diſſererem. Ego vero acceſſi et ex ſolo colore feci de noxio humore conjecturam ipſumque eſſe melancholicum cognovi; itaque eum ipſum evacuavi, et ſtatim Lucius eſt melancholia liberatus; hoc praeterea illi conſilii dedi, ut ſingulis annis verno tempore, ac ſi opus etiam fuiſſet, autumno idem

Ed. Chart. VIII. [577.]

λάμενος οὐκέτι αὐτὸν τὸ πάθος ἁλίσκεσθαι. ὅπερ ἐκεῖνος ποιῶν τὴν ἐμὴν φωνὴν ἐκ τρίποδος χρυσηλάτου εἶναι καὶ νῦν[1] φησι. τοῦτο μὲν οὖν γίνεται ἢ διὰ τῆς φλεβοτομίας ἢ διὰ φαρμάκου ἢ καὶ διὰ τῆς ἀναστομώσεως τῶν αἱμοῤῥοΐδων, ὃ καὶ ἀσφαλέστερόν ἐστι. διὸ συνήθους οὔσης τῆς κενώσεώς τινι, εἶτα ἐπισχεθείσης ἡ μελαγχολία εἴωθε συστῆναι. καὶ εἰ καταφρονῶν τίς με φθάσειε καθαρθῆναι, ἀνάγκη τῶν τοῦ πάθους συμπτωμάτων αἰσθάνεσθαι. ἕπεται[2] δὲ καὶ ὅσα αὐτὸς εἶπεν ὡς ἀποσκήψιες ἢ ἀποπληξία τοῦ σώματος ἢ σπασμὸς ἢ μανία ἢ ἄλλα ἀνιαρὰ πάθη. ὅταν ὁ μελαγχολικὸς χυμὸς ἐπὶ πλέον ἤτοι συγκαυθεὶς ἢ διασαπεὶς ἐπικτήσεται κακοηθῆ δριμύτητα. ὅτι μὲν οὖν ἀπὸ χολῆς μελαίνης ἐχομένῳ συντελεῖ ἡ αἱμοῤῥοῒς οὐκ ἔτι πάντες γινώσκουσι, καίτοι Ἱπποκράτους σαφῶς διδάξαντος, ἀλλὰ τοῦτο μόνοι ὅσοι γνησίως τῶν αὐτοῦ συγγραμμάτων ὡμίλησαν, μεμαθήκασι παρ᾽ αὐτοῦ, πῶς μὲν αἱμοῤῥοῒς γίγνεται πῶς

1. *Corr.* καὶ νῦν pro κενήν. 2. l. VI. aph. LVI.

faceret, eique recepi fore ut poſtea eodem morbo non corriperetur; quod quum feciſſet, meam vocem ex aureo Apollinis tripode miſſam etiam hodie praedicat. Ea autem evacuatio fit aut venae ſectione aut medicamento aut haemorrhoidibus reſeratis, id quod etiam tutius eſt; ex quo fit ut cum haec evacuatio ſit alicui conſueta, tum vero ſuppreſſa, exiſtere melancholia ſoleat; ac ſi quis id parvi faciat nec prius corpus expurget, eum ſymptomata hujusce affectus perſentiſcere neceſſe ſit. Sed conſequuntur ea etiam omnia quae ipſe memoravit, ut abſceſſus, morbus attonitus, convulſio, inſania aut alii affectus, quorum nulla poſſit inveniri levatio, quum humor melancholicus plus vel aduſtus vel putris redditus malignam acrimoniam contraxerit. Ceterum conferre haemorrhoidas ei quem atra bilis occupat non jam omnes norunt, quamvis hoc Hippocrates aperte doceat, ſed illi ſoli ab ipſo didicerunt, qui in ejus libris ſunt vere legitimeque verſati, quomodo haemorrhoides varicesque gignantur ac non

Ed. Chart. VIII. [577.]

δὲ καὶ κυρσός. καὶ ὅτι οὐκ ἀεὶ δεῖ ἕκαστον τούτων κωλύειν, ὅτε ἤδη συστῇ. ἀλλὰ[1] ὅτε συνεργεῖν ἢ τῆς φύσεως ἡσυχαζούσης αὕτη τὸ πᾶν διατρέπει,[2] ὅτε οὕτω συμφέρει. οἱ[3] γὰρ ταῦτα μαθόντες μὴ μόνον οὐ σπεύδουσι τὴν αἱμοῤῥοΐδα πρὸ τοῦ καιροῦ ἰᾶσθαι, ἀλλὰ καὶ αὐτοὶ μηδ' ὅλως οὖσαν ποιοῦσι, καὶ τίς ἀγνοεῖ, εἰ πολλοὺς μελαγχολήσαντας καὶ ἐκμανέντας ἐπὶ τοιαύταις ἐκκρίσεσιν ἰατρῶν ἀμαθίᾳ κωλυθείσας; ἄλλοι δέ τινες πλευρίτισι καὶ νεφρίτισιν ἑάλωσαν. ἄλλοις δὲ συνέβαινεν ὁ τοῦ αἵματος ἐκ γαστρὸς ἔμετος ἢ καὶ διὰ βῆχα ἐκ τοῦ θώρακος ἢ καὶ παραπληγίαις[4] ἢ ὑδέροις ἀπώλοντο. διαφυλάττειν οὖν χρὴ τὰς αἱμοῤῥοΐδας ὡς ἰωμένας τὰ μελαγχολικὰ πάθη. τῷ γὰρ ὄντι μελαγχολίας ἤδη γεγενημένης ἴαμα μέγιστόν ἐστιν αἱμοῤῥοΐς, μελλούσης ἔσεσθαί γε κώλυμα. διὸ εἶπεν[5] αὐτὸς τοῖς μελαγχολικοῖς αἱ αἱμοῤῥοΐδες ἐπιγενόμεναι ἀγαθόν. καὶ πάλιν, τοῖς μαινομένοις

1. *Corr.* vult ὅτι ante ὅτε interponi. 2. *Corr.* διατρέπειν. 3. *Corr.* οἱ pro εἰ. 4. l. IV. aph. XXV. 5. l. VI. aph. XI.

ſemper opus eſſe has ipſas prohibere, quum jam conſtiterint, ſed quandoque ſimul adjuvandum eſſe aut quum natura quietem agit, ei totum eſſe negotium committendum, quando ſic fore utile videatur; qui enim haec didicerunt, tantum abeſt ut haemorrhoidas ante tempus curare feſtinent, ut vel ipſi eas quae penitus non ſunt efficere ſtudeant; ac quis tandem ignorat plerosque in melancholiam inſaniamque hiſce excretionibus inſcitia medicorum ſuppreſſis incidiſſe? Alii dolore lateris, alii renum vitiis correpti ſunt, aliis accidit ut ſanguinem e ventriculo vomerent aut ex pectore tuſſi rejicerent aut paraplegia aut aqua inter cutem oppreſſi interirent; quocirca ſervandae haemorrhoides ſunt, utpote quae melancholicos affectus curent. Enimvero ejus melancholiae quae jam conſtiterit maximum eſt in haemorrhoidibus remedium; futuram vero eaedem prohibent; ideo fuit ipſius ſententia haec: *melancholicis haemorrhoides ſupervenientes bono ſunt;* itemque haec: *inſanis ſi varices aut haemor-*

κυρσῶν ἢ αἱμοῤῥοΐδων[1] ἐπιγενομένων τῆς μανίης λύσις. τὸ μὲν οὖν τὰς μελαγχολίας τε καὶ μανίας ὑπὸ τῶν αἱμοῤῥοΐδων ὠφελεῖσθαι τῶν ἐναργῶν φαινομένων ἐστί. καὶ ὅτι ὠφελεῖ μὲν γινομένη, βλάπτει δὲ ἐπισχεθεῖσα· καὶ ὅτι ἀναστομοῦν αὐτὴν χρὴ, ὅτε μύσειε· καὶ τοῦτ᾽ ἔστιν, ὅπερ γέγραφεν αὐτὸς κατὰ τὸ ἕκτον τῶν ἐπιδημιῶν, μελαίνης[2] χολῆς ὡς ὅμοιον αἱμοῤῥοΐδι. ἰστέον δὲ μὴ διὰ παντὸς ἀγαθὸν εἶναι τὸ αἷμα κάτω διὰ τῶν αἱμοῤῥοΐδων ἐκλυθὲν, ἀλλὰ ὅταν ἐκκενοῖ τὰ μέλανα καὶ ὅταν ἡ φύσις τοῦ ἀνθρώπου ἀθροίζῃ πολὺν τὸν τοιοῦτον χυμόν. ἄλλως δὲ οὐκ ἐπιτρεπτέον ἐθίζεσθαι τῇ τοιαύτῃ κενώσει, ἐπειδὴ σφαλερὰν ἔχει τὴν ἀμετρίαν ἑκατέρᾳ, ἐν δὲ τῷ περαιτέρω τοῦ δέοντος ἐκκρίνεσθαι, κἂν τῷ ἴσχεσθαι ὅλως· ἐν γὰρ τῇ ἀμετρίᾳ φοβοῦμεν μὴ τοσοῦτον ἐκκενωθῇ τὸ σῶμα ὡς τὸν ἄνθρωπον ἐξαίφνης ἀπόλλυσθαι ἢ ὕδρωπα ἀποτελεῖσθαι ἢ καχεξίαν ἐμποιεῖν. ἔμπαλιν δὲ τοὺς ἐξ ἐπισχέσεως τῶν αἱμοῤῥοΐδων ἠθροικότας αἷμα φλεβοτομεῖν δεῖ, ἵνα μὴ εἰς

1. l. VI. aph. II. 2. l. IV. aph. XXV.

rhoides supervenerint, insaniae solutio. Melancholias igitur atque insanias ex haemorrhoidibus levari evidenter constat, atque adjumento esse haemorrhoidas apertas; nocere vero quae suppressae sint, et aperiendas esse, si claudantur, atque id est quod ipse libro sexto de vulgaribus morbis scriptum reliquit: *atrae bilis ut simile per haemorrhoidas profluat.* Scire tamen convenit non semper boni consulendum esse, ut sanguis per infernas partes ex haemorrhoidibus effluat, sed tum denique quum nigra excernuntur et quum hominis natura multum humoris hujusmodi accumulat; alioqui natura non est tali evacuationi assuefacienda, quippe quae utrumque excessum periculosum habeat et quum sanguis ultra modum excernitur et quum et toto cohibetur. Nam in immodica evacuatione veremur ne homo derepente moriatur aut hydrops fiat aut malum habitum contrahat, contra vero iis qui ex cohibitis haemorrhoidibus sanguinem coacervant, secare venam oportet, ne in magnum aliquem morbum cadant;

Ed. Chart. VIII. [577.]

μέγα τι νόσημα πίπτωσιν. ἐνδέχεται μὲν γὰρ αὐτοὺς ἐπιτηδείους μὲν εἶναι πρός τι μέγα πάθος, οὐδέπω δὲ[1] πεπονθέναι διὰ τὴν ὑπὸ τῶν αἱμοῤῥοΐδων κένωσιν. ἀλλ᾽ οὐκ ἀεὶ σκοποὺς ἔχομεν τοῦ δύνασθαι ἡμᾶς ἀσφαλῶς αἷμα ἀφαιρεῖσθαι. διὸ ἐν τῷ τετάρτῳ περὶ διαίτης ὀξέων νοσημάτων ἔχεις γεγραμμένον, καὶ ἀεὶ μίαν καταλίμπανε. καλῶς μὲν οὖν εἶπεν ὁ Ἱπποκράτης τοὺς τὰς αἱμοῤῥοΐδας ἔχοντας οὔτε εἰς τὴν πλευρῖτιδα οὔτε περιπνευμονίαν οὔτε φαγέδαιναν οὔτε δοθιῆνα οὔτε τέρμινθον ἐμπίπτειν. αἴτιον δὲ ὅτι ἡ κακοχυμία, ἧς ἔκγονοί εἰσιν αἱ νόσοι τοιαῦται, διὰ τῶν αἱμοῤῥοΐδων ἐκκενοῦνται. νῦν δὲ λέγει φαγεδαίνας τὰ ἕλκη τὰ διαβιβρωσκόμενα, ἅπερ[3] ἅπαντα ἀεὶ μείζω καὶ χείρω γίνεται. καὶ οὕτως ἐκάλουν αὐτὰ οἱ παλαιοί. ὕστερον δὲ ἔνιοι ἐπεχείρησαν προσηγορίαις ἕκαστον διορίζεσθαι, τὰ μὲν αὐτῶν χειρώνια καλοῦντες, τὰ δὲ τηλέφια, φαγεδαίνας δὲ ἄλλα. ἡμεῖς δὲ τὰς φαγεδαίνας ὀνομάζομεν ὅσα

1. *Corr.* οὐδέπω δέ. 2. l. IV. de rat. vict. 124. 3. l. VI. aph. IV.

fieri enim poteſt ut apti ſint ad magnum quempiam affectum contrahendum, nondum tamen adhuc propter evacuationem ex haemorrhoidibus quidquam patiantur. Verum non ſemper nobis ſcopi ſuppeditant ut ſanguinem detrahere tuto poſſimus; quamobrem in quarto de ratione victus in morbis acutis ſcriptum eſt unam haemorrhoida ſemper eſſe relinquendam. Recte igitur ab Hippocrate dictum eſt: *eos qui haemorrhoidas habent neque dolore lateris, neque peripneumonia, neque phagedaena, neque furunculis, neque terminthis corripi;* cauſa eſt quia vitioſitas humorum, ex qua hujusmodi morbi oriuntur, per haemorrhoidas excernitur. Phagedaenas autem nunc vocat ulcera exedentia, quae omnia ſemper majora deterioraque redduntur, atque ea ita veteres appellabant; quidam vero poſtea ipſa diſtinguere conati ſunt et quaedam chironia et quaedam Telephia, quaedam etiam phagedaenas nominarunt; nos vero phagedaenas vocamus omnia ulcera

Ed. Chart. VIII. [577.]
τῶν ἑλκῶν τὴν ὑποκειμένην διαφθείρει σάρκα· ὅταν δὲ ἐπιπολῆς ᾖ καὶ κατ᾽ αὐτὸ τὸ δέρμα, ἕρπητας. ἄνθραξ δὲ καλεῖται ἕλκος ἐσχαρῶδες ἅμα πολλῇ τῇ τῶν πέριξ σωμάτων φλογώσει. δοθιῆνας[1] δὲ λέγει τοὺς ὄγκους ἐκ παραπλησίων τοῖς ἰόνθοις χυμῶν γινομένους. οὗτοι γὰρ καθ᾽ ὅλον τὸ σῶμα διττοί πώς εἰσι. καὶ ἔνιοι μὲν σκληροὶ καὶ δύσπεπτοι, ἔνιοι δὲ φλεγματώδεις. ἅπτεται δὲ ἐνίοτε ὑπὸ τούτων ὁ πυρετὸς καὶ αὐτοὶ εἰς μέγεθος αἱροῦνται καὶ εἰς πῦον μεταβάλλονται. τερμίνθοι δέ εἰσιν ὑπεροχαὶ ἐπὶ τοῦ χρωτὸς συνιστάμεναι, στρογγύλαι, μελανόχλωροι, ἐοικυῖαι τερεβίνθου καρπῷ. περὶ δὲ τῶν ἐπὶ τῷ τέλει ῥημάτων ἄδηλον ἢ ἄλλοισιν ἢ καὶ ἀλφοῖσιν γραφῆναι χρή. ἑκάτερον γὰρ οἰκεῖον τῇ ῥήσει, ἐπειδὴ καὶ οἱ ἀλφοὶ ἐκ τῆς κακοχυμίας τῆς ἐν τῷ δέρματι οὔσης γίνονται, ὥσπερ καὶ περὶ λέπρας δῆλόν ἐστι.

---

1. in marg. vel δοθηίνας.

quae fubjectam carnem corrumpunt, quum vero in fuperficie aut in ipfa cute confiftunt, herpetes nuncupamus, ut carbunculus dicitur ulcus cruftam excitans cum magna partium vicinarum inflammatione. Furunculos porro vocat eos qui ex fimilibus humoribus veluti rari generantur. Sunt autem per univerfum corpus duplices, alii duri et qui aegre concoquuntur, alii pituitofi, hi autem interdum febrem accendunt ipfique in magnitudinem attolluntur et in pus commutantur. Terminthi vero funt eminentiae in cute confiftentes, rotundae, colore ex nigro et viridi, fimiles ciceris fructui. De verbis autem quae in extrema oratione fcripta funt incertum eft, fcribendumne fit, neque aliis, an vero neque alphis, quum utrumque fit huic loco accommodatum, quando alphi quoque, hoc eft vitiligines, ex humorum vitio quod in cute fit, quemadmodum etiam de lepra planum eft, oriuntur.

Ed. Chart. VIII. [578.]

κζ'.

Ἰητρευθέντες γε μὴν ἀκαίρως συχνοὶ, τοῖσι τοιουτέοισι οὐ βραδέως ἥλωσαν καὶ ὀλέθρια οὕτως.

Εἴρηται ἤδη ἡμῖν δεῖν τοὺς καθ' ἕκαστον ἔτος ἢ καὶ κατὰ περιόδους ἢ καὶ πολλὰς ἡμέρας ἐνοχλουμένους τῇ τῶν αἱμοῤῥοΐδων κενώσει, μηδὲ ἐπισχεῖν αὐτίκα αὐτὴν, μηδὲ πάσας τὰς αἱμοῤῥοΐδας ἀφαιρεῖν, ἀλλὰ εἴ τις ἰᾶσαι ἐθέλοι, τὸν αὐτὸν τοῦτο ποιεῖν ἢ τμηθείσης φλεβὸς ἢ διὰ φαρμάκου κενοῦν τὸ σῶμα καὶ μήποτε πάσας ἀναιρεῖν, μίαν δὲ σώζειν, ἵνα σύνηθες γένηται ἔκκρισις. αὐτὸς γοῦν φησι τοὺς ἰατροὺς ἐκείνους ἀναίρως καὶ κακῶς θεραπεύεσθαι, ὅσοι μήτε διὰ φλεβοτομίας μήτε διὰ τῶν ὑπαγωγῶν φαρμάκων ἢ διὰ γυμνασίας τὴν κένωσιν ἐργάζονται, ἀλλὰ πάσας ἅμα ἐξαιροῦσι καὶ μηδεμίαν ἀφιᾶσι.

XXVII.

[578] *Intempestive tamen curati frequentibus ejusmodi morbis non multo post correpti sunt, iisque ita perniciosis.*

Est jam a nobis ante dictum, eos qui singulis annis et quodam temporum circuitu aut per multos dies evacuatione haemorrhoidum vexantur, neque eam evacuationem quam primum compescere, neque omnes auferre haemorrhoidas oportere, sed si quis curare eas velit, id ipsum efficere aut venae sectione aut medicamento corpus evacuare ac nunquam omnes adimere, imo potius, ut consueta fiat excretio, unam relinquere. Ipse autem ait, eos medicos et importune et male curare, qui neque venae sectione, neque medicamento alvum subducente, neque exercitationibus evacuationem moliuntur, sed omnes simul oblatas volunt nec ullam relinquunt.

Ed. Chart. VIII. [578.]

κη'.

Καὶ ὅσαι ἄλλαι ἀποστάσιες, οἷον σύριγγες, ἑτέρων ἄκος.

Περὶ τῶν ἀποστάσεων ἐν τῷ δευτέρῳ τῶν εἰς τὸ προγνωστικὸν βιβλίον ὑπομνήματι γράφεται ἐπὶ πλέον καὶ μὴ δέον ἐστὶν ἐκεῖνα καλῶς, ὡς ἐμοὶ δοκεῖ, ἐνταῦθα εἰρημένα μεταφέρειν ἐνθάδε. ἀλλὰ καὶ ἄνωθεν ἐῤῥέθη πολλὰ καὶ ἑξῆς εἰρήσεται. παράδειγμα δὲ προστίθησιν, ὅπερ εἶναι ἄκος τῶν ἄλλων φησὶν, οἷον σύριγγες. ἐστὶ γὰρ σῦριγξ κόλπος ἐξ ἀποστημάτων τὰ πολλὰ συνιστάμενος. ὀνομάζεται δὲ ἐκ μεταφορᾶς τῶν καλαμίνων συρίγγων. καὶ εἰ σῦριγξ εἰς ὀστοῦν καταλήγει, τῶν ἀδυνάτων ἐστὶν αὐτὴν ἄνευ χειρουργίας ἰαθῆναι, εἰ δὲ μὴ, οὐκ ἀδύνατον· εἰ δὲ καὶ μέχρι τοῦ ὀστοῦ ἀφικνῆται·καὶ τῷ χρόνῳ λεπὶς αὐτομάτως ἢ καὶ ὀστοῦν ἀποσταίη, τότε ὑπὸ τῶν ἰαμάτων ὠφεληθήσεται. εἰ δὲ μὴ καταλήγει εἰς ὀστοῦν, διὰ τῶν ἐκτυλωτικῶν τε καὶ κολλητικῶν ἰαθήσεται φαρμάκων, καθάπερ ἡμεῖς ἐν τῇ θεραπευτικῇ πρὸς Γλαύκωνα μεθόδῳ εἰρήκαμεν. κατὰ

XXVIII.

Et quicunque alii abſceſſus, ut fiſtulae, aliorum medela ſunt.

De abſceſſibus actum eſt copioſius in ſecundo in praeſagia commentario, nec decet ut quae illic mea quidem ſententia recte dicta ſunt, huc transferamus, quin etiam de eisdem ſupra prolixa habita eſt oratio et deinceps habebitur; exemplum autem ſupponit, quod eſſe remedium aliorum ſcribit, *ut fiſtulae.* Eſt autem fiſtula ſinus qui fere ex abſceſſibus conſtat, ita enim appellatnr per translationem a fiſtulis arundinum ductam, ac ſi in os fiſtula deſinat, ſine opera chirurgi curari nullo modo poteſt, ſecus vero poteſt; ſi vero ad os uſque perveniat et progreſſu temporis ſquama ſua ſponte ut etiam os abſcedat, tum medicamenta proderunt. Si vero in os non deſinat, tum medicamentis iis quae callos adimunt et in quibus agglutinandi vis ineſt curabitur; quemadmodum nos in libro de ratione curandi ad Glauconem docuimus. In

Ed. Chart. VIII. [578.]

γοῦν τοιαύτην σημασίαν ἔγραψεν Ἱπποκράτης ἀλλαχοῦ, ὅσοις[1] δὲ αἱ ἀποστάσιες γίνονται ἐκ τῶν περιπνευμονικῶν νοσημάτων παρὰ τὰ ὦτα καὶ ἐκπυοῦσιν ἢ εἰς τὰ κάτω χωρία ἢ συριγγοῦνται, οὗτοι περιγίνονται. ὅπου τῷ ῥήματι συριγγοῦνται κέχρηται πρὸς τὸ σημαίνεσθαι τὰς προμήκεις κοιλότητας ἐν τοῖς τῶν ζώων σώμασιν γινομένας ὁμοίας τοῖς τῶν μουσικῶν ὀργάνοις, ἅπερ σύριγγας ἅπαντες ὀνομάζουσιν. ὑπὸ δὲ τούτων, ὡς καὶ ὑπὸ τῶν αἱμοῤῥοΐδων ἡ περιουσία τῶν χυμῶν τῶν ἐν τῷ τοῦ ζώου σώματι ἠθροισθέντων ἐκκαθαίρεται. καὶ πολλοὶ καθάπερ τῇ ἐκκρίσει τῶν αἱμοῤῥοΐδων διὰ τὴν ταύτην κένωσιν ὑγιαίνουσιν. ὥσπερ οὖν οὐ χρὴ παρέργως καὶ ἄνευ μεγάλης προνοίας θεραπεύεσθαι τὰς αἱμοῤῥοΐδας, οὕτως οὐδὲ τὰς σύριγγας. ἀνάγκη γὰρ τὴν ἐπίσχεσιν τῶν χυμῶν πόνους καὶ νόσους ἐργάζεσθαι καὶ τοιαῦται οἷοί περ ἂν ὦσιν οἱ πλεονάζοντες χυμοί. οὐκοῦν ἀλόγως εἶπε τὰς σύριγγας εἶναι τῶν ἑτέρων παθημάτων ἄκος, ὡς καὶ περὶ αἱμοῤῥοΐδων εἶπε, μήτε περι-

1. l. II. prognost. LXIV.

hanc porro significationem hoc nomen accepit Hippocrates alio in loco, quum ait: *quibus ex pulmonis inflammatione abscessus circa aures fiunt et in partibus infernis suppurantur, ac fistulam efficiunt, ii sanescunt.* Quo in loco verbo συριγγοῦνται, hoc est fistulam efficiunt, usus est, ut oblongas cavitates significaret, in corporibus animantium exortas quae musicis instrumentis quae fistulae ab omnibus appellantur similes sunt; ab his enim, sicut etiam ab haemorrhoidibus redundantia humorum in corpore animantis collectorum expurgatur, ac plerique non secus quam ex haemorrhoidum excretione hujus evacuationis beneficio integra valetudine perfruuntur. Ut igitur neque oscitanter neque sine magna diligentia curare haemorrhoidas oportet, ita ne fistulas quidem: necesse enim est ut humores suppressi et dolores et morbos pariant, eosque ejusmodi, cujusmodi sint humores qui redundent; non igitur alienum a ratione est quod dixit, fistulas esse aliorum morborum remedia, sicut de haemorrhoidibus loquens

Ed. Chart. VIII. [578.]
πνευμονίᾳ, μήτε πλευρίτιδι, μήτε τοῖς λοιπαῖς νόσοις ἁλίσκεσθαι τοὺς ἔχοντας αὐτάς.

κθ'.

Ὅσα πέφυκεν ἐπιφαινόμενα παύειν, ῥύεται τούτων προγενόμενα κωλύματα, ἄλλοισιν αἱ κοινωνίαι.

Καθάπερ[1] τὰ παρὰ τῷ παλαιῷ καλῶς γεγραμμένα καὶ σὺν ἀποδείξει πολλάκις καὶ σαφηνείᾳ καὶ τοῖς διορισμοῖς προσήκουσιν, ἔχει διδασκαλίας ὠφελούσας, οὕτως οὐδὲ ἐκεῖνα διδάσκειν δύναται τὰ οὕτως ἐσπαρμένα, καθάπερ πολλὰ τῶν ἐν τῷδε τῷ βιβλίῳ εὑρισκόμενα. ἀλλ' ὅμως οὐκ ἔστι πεῖσαι τοὺς πολλοὺς τῶν ἀνθρώπων ὑπέρχεσθαι μὲν σαφῆ τῶν γραμμάτων μόνα, καταλιπεῖν δὲ τοῖς γράψασι τὰ μὴ τοιαῦτα. δίκαιον γὰρ ἐγὼ εἶναι ἡγοῦμαι, εἰ μηδεμίαν ἐκεῖνοι φροντίδα τοῦ γινώσκειν ἡμᾶς ἃ γεγράφασιν ἐποιήσαντο.

1. de rat. vict. 113.

affirmavit, eos in quibus illae essent neque lateris dolore, neque pulmonis inflammatione, neque ceteris corripi morbis posse.

XXIX.

Quae sedare consueverunt quum postea apparent, ea prius oborientia impedimenta ab iis liberant; aliis autem societates.

Quemadmodum quae ab Hippocrate sunt literarum monumentis recte ac saepe cum demonstratione, perspicuitate et opportunis distinctionibus consignata utilem nobis doctrinam afferunt, ita nihil docere nos possunt illa quae ita disjuncta dissolutaque sunt, ut multa eorum quae in hoc libro comperiuntur, et tamen plerisque hominibus suaderi non potest ut ea sola scripta quae clara sunt perlegant, quae vero non sunt hujusmodi, ea relinquant iis qui ea conscripserunt. Si enim nullam illi curam im-

Ed. Chart. VIII. [578.]

μήτε ἡμᾶς λιπαρῶς προσκεῖσθαι, ζητοῦντάς τε καὶ καταμαντευομένους ὧν λέγουσιν. ἐκεῖνα μὲν εὐκαταφρόνητα[1] μὴ εἰς σμικρὰ, ὅσα περὶ τὴν λέξιν ἀμφισβήτησιν ἔχει, τῆς τῶν πραγμάτων ἀληθείας φυλαττομένης. ἐὰν δὲ[2] κἀκεῖνα κινῆται, φευκτέον ἡμῖν ἐστι τὰς γραφὰς τοιαύτας. οὐχ ἡγητέον δὲ τὸν Ἱπποκράτην ἔνοχον εἶναι καὶ αἴτιον τῆς παρούσης δυσκολίας, ὥσπερ οὐδὲ πολλῶν ἄλλων, ἃς ἐν τοῖς γράμμασιν αὐτοῦ ἐξευρίσκομεν, ἀλλὰ τοὺς βιβλιογράφους, οἵπερ μὴ συνιέντες τὴν ἔννοιαν τῶν ῥητῶν, μήτε τῆς τέχνης τρίβονες, ἄλλα ἀντ' ἄλλων γράφουσι πολλάκις, ἅπερ οὐδὲ συνέχειαν, οὐδὲ ἔννοιάν τινα δοκοῖσιν ἔχειν. ἐν γὰρ τῇ προκειμένῃ ῥήσει θαυμαστόν ἐστιν ἰδεῖν τὴν τῶν ἐξηγητῶν ἁπάντων διαφωνίαν καὶ ταύτην μὴ μόνον κατὰ τὴν γραφὴν, ἀλλὰ κατὰ τὴν ἔννοιαν. Διοσκορίδης μὲν γὰρ οἴεται κἀνταῦθα λόγον εἶναι περὶ αἱμοῤῥοΐδων καὶ λέγειν τὸν ἰατρὸν

1. *Corr.* in marg. ἐκεῖνα μέντοι καταφρόνητα. 2. *Corr.* add. δέ.

penderunt, ut nos ea quae ipſi ſcripſerunt intelligeremus; par etiam eſſe cenſeo, ut neque nos in ſtudio tum perquirendi tum divinandi quae ab ipſis dicantur diligenter verſemur, quamquam illa contemnenda et parvi plane momenti ſunt quae de verbis ſervata rerum veritate diſputantur. Si vero res evertantur, hujusmodi quoque ſcripturae nobis fugiendae ſunt. Sed tamen non debemus exiſtimare hujus culpae affinem eſſe Hippocratem, neque hujus difficultatis auctorem; ſicut neque etiam aliarum multarum quas in ejus libris invenimus, ſed potius librarios, qui quum verborum ſententiam non intelligant, neque artis medicae ſint periti, alia pro aliis ſaepe deſcribant quae neque conjuncta inter ſe ſint neque ullam habere ſententiam videantur. Etenim in his verbis quae modo ſunt in manibus admirabile eſt omnium interpretum, varietatem, quae non ſolum in ſcriptura verborum, ſed etiam in ſenſu verſatur intueri. Dioſcorides enim putat hoc loco verba ſieri de haemorrhoidibus, ut Hippocrates

Ed. Chart. VIII. [578. 579.]

εἰκὸς καὶ ἀληθὲς εἶναι, εἰ διὰ τῶν αἱμοῤῥοΐδων ἔκκρισις ἐπιφαινομένη λύει τὰ προειρημένα πάθη, εἶναι καὶ τοῦτο ἀληθὲς αὐτὴν προγενομένην κωλύειν, ἵνα μὴ τὰ αὐτὰ πάθη συνιστῶσι, καὶ ἀκούει τὰ ἐπιφαινόμενα ἀντὶ τοῦ ἐπιφαινομένη, τουτέστιν ἡ αἱμοῤῥοΐς, οὕτω δὲ καὶ προγινόμεναι. τὸ δὲ ῥῆμα τὸ ῥύεται οὐ γράφει αὐτὸς, ἀλλὰ μεταβάλλει εἰς τὸ κωλύεται. τἄλλα δὲ ἃ ἐφεξῆς οὐκ ἔχειν δοκεῖ. Ἀρτεμίδωρος δὲ οὐκ οἶδ' ἔγωγε τί θέλει· λέγει γὰρ πολλὰ οὕτω συγκεχυμένα καὶ ἀνάρμοστα καὶ ἀλλόκοτα, ὡς μηδὲ αὐτὸν εἰδέναι τί τῶν ἐκείνων κατά γε τὴν ἐμὴν δόξαν. φησὶ μὲν κελεύειν Ἱπποκράτην πειρατέον εἶναι ὡς τὰ ἐπιφαινόμενα, τουτέστιν ὅσα ἐπὶ νοσήματί τινι φαίνονται, ἐπειδὰν συστῇ παύωμεν. ἔτι δὲ λύομεν τὰ πρότερον γεγενημένα καὶ διαστρέφει παντάπασι τὴν λέξιν, πολλά τε προστίθησιν, ἅπερ, ὡς εἶπον, ἄγνωστα πᾶσιν ὄντα τυγχάνει. Σαβῖνος δὲ τὴν ῥῆσιν ἔχει τόνδε τὸν τρόπον, σκέψις μὲν ἐφ' οἷσι ἐπιγινό-

dicat, verisimile et verum etiam esse, si excretio per haemorrhoidas superveniens solvit morbos de quibus dictum est; hoc quoque verum esse, eandem, si prius fiat, impedire ne illi morbi oriantur; et verbum ἐπιφαινόμενα, acuta antepenultima pro ἐπιφαινομένα cum tono in penultima intelligit, ut sit superveniens haemorrhois; sic etiam illud προγενόμενα, i. e. prius fit, ipseque verbum *liberant* non scribit, sed mutat in verbum *prohibet*, ac cetera quae sequuntur habere non videtur. [579] Artemidorus autem quid sibi velit nec vivam si scio; multa enim ita confusa itaque absurda et aliena affert, ut ne ipse quidem, ut mea fert opinio, quidquam illorum intelligat. Ait autem jubere Hippocratem dandam nobis esse operam ut quae post apparent, hoc est quae post morbum aliquem apparent, postquam constiterint, sedemus; deinde vero expellamus ea quae prius facta fuerint et sententiam omnino distorquet, multaque adjicit quae, ut dicebam, ignota sunt omnibus. Sabinus verba ita scripta habuit: considerandum in quibus facta liberat; alii vero in libris

Ed. Chart. VIII. [579.]

μενα ῥύεται. ἄλλοι δὲ ἐν τοῖς πάνυ παλαιοῖς ἐδάφοις γεγράφθαι οὕτω φασὶ, σκῆψις μὲν ἐφ' οἷσιν ἐπιγενόμενα ῥύεται, τούτων προγενομένων κωλύει καὶ τὴν σκῆψιν ἀκούειν ἐπὶ τῆς ἀποσκήψιος εἰρῆσθαι. ὡς[1] λέγειν Ἱπποκράτην, ἐφ' αἷς νόσοις γινόμεναι ἀποσκήψεις λύειν δύνανται τὰς νόσους. εἰ προγεγένηντο τούτων, κωλύει γενέσθαι. εἰ δὲ γράφεις μὴ[2] τὸ σκῆψις, ἀλλὰ σκέψις, δυνατὸν ἔσται οὕτως ἀκούειν τῆς ῥήσεως, ἵνα λέγῃ, σκεπτέον πάντα ἐφ' οἷς γενόμενα ῥύεται. καὶ ἰστέον ὅτι εἰ ταῦτα πρότερον γένηται, κωλύει γενέσθαι αὐτά. ὡς εἶναι συμβουλευτικὸν παράγγελμα καὶ προσέτι εἰς τὴν θεραπείαν συντελεῖν, ἵνα προγενομένων τοιούτων τινῶν, ἃ κωλύειν ἐσόμενα νοσήματα πέφυκε, μὴ θεραπεύσῃς ἂν πρὶν τὴν ὠφέλειαν παρέχειν. καὶ ἴσως ἡ παλαιὰ γραφὴ οὕτως εἶχεν, ἔπειτα δὲ σφαλέντος τοῦ πρώτου γράψαντος βιβλιογράφου ἡ τῶν ἐξηγητῶν διαφωνία τε καὶ τῆς ῥήσεως ἀσάφεια παρείπετο.

---

1. *Corr.* ὡς pro πῶς. 2. *Corr.* add. μή.

antiquiſſimis ita fuiſſe ſcriptum atteſtantur: σκῆψις in quibus facta ſolvit, in eis eadem antea facta prohibet, et σκῆψιν pro abſceſſu intelligunt, ut ſit haec Hippocratis ſententia. In quibus morbis abſceſſus qui fiunt poſſunt morbos ſolvere, ſi prius fiant, prohibent ne morbi poſtea ſint. Si vero ſcribas non σκῆψις, ſed σκέψις, ita hanc ſententiam poteris accipere ut dicat conſideranda eſſe omnia, in quibus quae fiunt liberent; ac ſciendum, ſi haec prius fiant, prohibere ne illa oriantur, ut hoc praeceptum ſit ad conſilium dandum accommodatum et inſuper ad curationem valeat, ut quum talia quaedam quae prohibere futuros morbos poſſunt ante morbos facta ſint, ea non cures prius quam uſum praeſtiterint utilitatemque attulerint, ac fortaſſe vetus haec ſcriptura fuit, deinde vero quum primus librarius erraviſſet, inde et interpretum diſcordia et ſententiae obſcuritas eſt conſequuta.

Ed. Chart. VIII. [579.]

λ'.

Οἱ ὕποπτοι τόποι ὑποδεξάμενοι πόνῳ ἢ βάρει ἢ ἄλλῳ τινὶ ῥύονται, ἄλλοισιν αἱ κοινωνίαι.

Τέσσαρές εἰσιν αἱ φυσικαὶ δυνάμεις ἐν[1] τῷ σώματι ἡμῶν, ὡς ἐν τοῖς περὶ τῶν φυσικῶν δυνάμεων ὑπομνήμασιν ἐδείχθη. πρώτη μὲν ἑλκτικὴ, δευτέρα δὲ καθεκτικὴ, τρίτη ἀποκριτικὴ καὶ τετάρτη ἀλλοιωτική. ὡς δὲ πᾶν μόριον δύναμιν ἔχει τὴν τῶν οἰκείων ἑλκτικὴν, οὕτω καὶ τὴν τῶν ἀλλοτρίων ἀποκριτικήν. τὸ δ' ἀλλότριον διττόν ἐστι· τὸ μὲν τῷ ποσῷ, τῷ δὲ τῷ ποιῷ. οὐ πᾶν δὲ μόριον ὁμοίως διάκειται πρὸς τὴν ἀποδοχὴν τῶν εἰσρεόντων καὶ ἀπόκρισιν τῶν ἐνοχλούντων, ἀλλὰ αἱ σάρκες τε καὶ οἱ ἀδένες τὰς μὲν ἄλλας τρεῖς δυνάμεις ἀσθενεστέρας ἔχουσι· τὴν ἀλλοιωτικὴν δὲ μόνην οὐ πολλῷ μείω τῶν ἄλλων μορίων. ἐπὶ δὲ τοῖς ἀδένεσιν ὁ πνεύμων, ἐπειδὴ τὸ σῶμα αὐτοῦ χαῦνόν ἐστι καὶ ἀσθενεῖς ἔχει τὰς τρεῖς δυνάμεις, ἑτοιμότατός ἐστι δέ-

1. *Corr.* add. ἐν.

XXX.

Suſpecti ad excipiendum loci aut dolore aut gravitate aut ob aliud quiddam liberant aut aliis ſocietates.

Quatuor ſunt in noſtro corpore naturales facultates, ut in commentariis de facultatibus naturalibus demonſtratum eſt; prima eſt attractrix, ſecunda retentrix, tertia expultrix, quarta alteratrix. Ut enim quaelibet pars vim habet quae ſunt ei propria attrahendi, ſic etiam aliena excernendi; duplex autem eſt id quod alienum eſt tum quantitate tum qualitate, non omnis tamen particula eodem modo affecta eſt ad ea quae irruunt excipienda et ad ea quae infeſtant rejicienda, ſed carnes ac glandulae quum alias tres facultates habent imbecillas, tum vero ſolam alterantem haud ita multo ceteris partibus minorem poſſident; poſt glandulas ſequitur pulmo, qui quoniam corpus laxum habet et tres facultates inſirmas, ideo eſt

Ed. Chart. VIII. [579.]

ξασθαι τὸ ῥεῦμα. εἶθ᾽ ἑξῆς ὁ σπλὴν, ἐγκέφαλος δὲ ἢ ὁμοίως τούτοις ἢ καὶ μᾶλλον ἐπιτήδειος τὸ ῥεῦμα δέξασθαι. ἀλλὰ διαφέρει αὐτῶν εἰς τὴν ἀπόκρισιν τῶν ὑποδεχομένων, ὅτι μεγάλας ἔχει κοιλίας, αἳ κατὰ τοὺς κατάντεις πόρους ἐκκενοῦνται. διὸ εἴδομεν πολλάκις εἰς τοὺς ἀδένας καὶ τὰς σάρκας καταβαίνεσθαι τὰ ῥεύματα οἷς ἂν ταῦτα τὰ ὄργανά ἐστι φύσει τοῦ σαρκώδους γένους ῥωμαλεώτερα, τουτέστιν ὁ πνεύμων καὶ ὁ σπλὴν καὶ ὁ ἐγκέφαλος. τοῦτο δὲ αἴτιόν ἐστιν, ὡς κἂν μὴ βαρύνοιτό τι μόριον ὑπὸ τῶν κατὰ αὐτὸ χυμῶν, ἀλλὰ ὅμως δύνηται ὑπὸ τῶν ἐκ τῶν ἄλλων μορίων ἐκρεόντων βαρύνεσθαι. καὶ εἰ ἴσχει τινὰ περιττώματα κατὰ τὴν ποιότητα παρὰ φύσιν ἐπὶ τὴν ἀπόκρισιν ὁρμᾷν αὐτῶν διὰ τῶν ἐν αὐτῷ φλεβῶν ὥσπερ δι᾽ ὀχετῶν. εἰ δὲ τὸ εἰσρέον αἷμα μοχθηρὸν εἶ εἴτ᾽ ἄλλος χυμὸς, τότε ἀνάγκη εἴς τι τῶν πλησίον ἀφικέσθαι μορίων αὐτόν. ἐπειδὰν δὲ ἐκεῖ καταστῇ, ἢ πεφθήσεται ἢ διαφθαρεῖται ἢ μηδὲν τούτων ποιηθήσεται, ἀλλὰ εἰς ἕτερόν τι μόριον συμβήσεται αὐτῷ με-

fluxioni excipiendae promptiffimus; deinde lien, tum cerebrum vel aeque ut illi vel etiam magis aptum ad excipiendam fluxionem. Sed ad ea quae excepit ejicienda, hoc illis praeftat, quod magnos ventriculos habet qui declivibus meatibus evacuantur; quocirca videmus perfaepe in glandulas et carnes comportari fluxiones in iis in quibus haec inftrumenta, hoc eft pulmo, lien et cerebrum funt carnofo genere robuftiora: haec caufa fecit ut licet aliqua pars non gravetur ab iis humoribus qui in ipfa continentur, ab iis tamen qui ex aliis partibus in ipfam irruunt gravari plane queat; ac fi excrementa quaedam habeat in qualitate praeter naturam, ad eorum excretionem per venas quae in ipfo funt ceu per canales infurgat. Si vero id quod influit pravus fanguis fit five alius humor, tunc neceffe eft ut in aliquam propinquam partem perveniat. Qui quum ibi conftiterit, aut concoquetur aut corrumpetur aut neutrum horum fiet, fed in aliam partem quampiam dilabetur; tum ex illa in aliam trans-

ταῤῥεῖν, εἶτα ἐξ ἐκείνου πάλιν εἰς ἄλλο. καὶ τοῦτο γίνεσθαι ἀεὶ ἄχρι ἂν εἴς τι κατασκήψῃ τοιοῦτον ὃ μηκέτι εἰς ἄλλο διώσασθαι δύνασθαι τὸ πλεονάζον ἐν αὐτῷ. ὅπερ εἴωθε συμβαίνειν μάλιστα ἐκείνοις τοῖς μορίοις, ἐν οἷς ἡ δύναμις ἀποκριτικὴ ἀσθενής ἐστι καὶ μᾶλλον εἰ τὰ πλησιάζοντά ἐστι ῥωμαλεώτερα. τότε γὰρ τὸ ἀσθενὲς μόριον οὐ δύναται ἀπώσασθαι τὸ λυποῦν εἰς τὰ πλησίον μὴ εἰσδεχόμενα διὰ τὴν ῥώμην αὐτῶν, ἀλλὰ μᾶλλον ἀντιπέμπει τε καὶ ἀντωθεῖ, ὡς ἰσχυρότερα τυγχάνοντα. ἐξ ἄλλων μὲν οὖν τόπων εἰς ἄλλας γίνονται διαδοχαὶ τῶν χυμῶν, οἳ μεταφερόμενοι γεννᾷν τὰ νοσήματα πεφύκασι, διὰ πολλὰς δὲ αἰτίας τὰ νοσήματα τίκτουσιν. αὐτὸς δὲ πόνον καὶ βάρος λέγει. καὶ διὰ πόνον μὲν, ὅταν πονῇ τὸ μόριον, εἰς ὃ μεθιστάμενοι οἱ χυμοὶ κατασκήπτουσι. διὰ δὲ τὸ βάρος, ὅταν βαρυνόμενοι οὐ δύνανται ὑπ' αὐτοῦ τοῦ μέρους φέρεσθαι, καὶ οὕτω νόσος γεννᾶται. ἐνίοτε δὲ φάρμακον δριμὺ ἢ τρῖψις ἢ θερμασία τις ἔξωθεν ἐμπίπτουσα ταὐτὸ τοῦτο ποιεῖ, ὥσπερ καὶ

fluet idque ſemper fiet uſque dum in aliquam hujusmodi decumbat, quae amplius in aliam propellere quod in ſua redundat non poſſit, quae res illis potiſſimum accidere partibus ſolet, quarum vis expellens imbecilla eſt, atque etiam magis, ſi vicinae partes robuſtiores ſint: tunc enim pars infirma repellere id quod moleſtum eſt in propinquas, quae propter virium robur illud non excipiunt, non poteſt; imo vero illae partes utpote robuſtiores id ipſum remittunt et contra repellunt. Itaque humores ex aliis locis in alia commigrant, qui translati gignere morbos ſolent; multis autem de cauſis morbos pariunt, ipſe vero dolorem ac gravitatem memoravit, ac propter dolorem morbi fiunt, quum membrum dolore conflictatur, in quod commigrantes humores decumbunt, propter gravitatem vero quum humores gravantes ferri ab ipſa particula non poſſunt, atque ita quidem morbus generatur. Interdum vero idem facit medicamentum acre aut frictio aut calor quis foris adveniens, ſicut etiam vehementes quaedam

Ed. Chart. VIII. [579.]

σφοδραί τινες τῆς ψυχῆς κινήσεις, ὡς ὀργὴ καὶ φόβος, αἰτίαν τούτου παρέχειν δοκοῦσι· γίνονται μέντοι καὶ διὰ τὴν κοινωνίαν τῆς φύσεως τῶν μορίων αἱ μεταστάσεις, ὡς ἴσμεν κοινωνίαν εἶναι τῶν τιτθῶν πρὸς τὴν μήτραν. ὅθεν ἐν τῷ * * τῶν ἐπιδημιῶν[1] εὑρήσεις γεγραμμένον· ἢν τῶν μασθῶν αἱ θηλαὶ καὶ τὸ ἐρυθρὸν χλωρὸν εἴη, νοσῶδες τὸ ἄγκος· καὶ εἰκότως γε οἱ τιτθοὶ ὑστέρᾳ συμπάσχουσιν. ἡ φύσις γὰρ ἀμφότερα τὰ μόρια εἰς ἑνὸς ἔργου ὑπηρεσίαν παρεσκεύασε. διὸ συνῆψεν αὐτὰ διὰ τῶν ἀγγείων καὶ φλέβας τε καὶ ἀρτηρίας εἰς ὑποχόνδρια καὶ τὸ σύμπαν ὑπογάστριον ἤγαγε. κἄπειτα συνῆψε τοῖς ἀπὸ τῶν κάτω μερῶν ἀναφερομένοις, ἀφ᾽ ὧν ἐπί τε μήτραν καὶ ὄρχεων ἀφικνοῦνται φλέβες. αὕτη δὲ ἡ κοινωνία διὰ τῶν ἀγγείων τούτων ἐγεννήθη, ἵνα, ὅταν μὲν ἐν ταῖς μήτραις αὔξάνηται καὶ διαπλάττηται τὸ ἔμβρυον, ἐκεῖνο μόνον[2] τῶν ἐξ ἀμφοτέρων ἐκεῖναι φλέβες[3] ἐπάρδωσι τροφὴν, ὅταν δὲ ἀποκυηθὲν ᾖ,

1. l. V. in VI. epid. XVIII. 2. Corr. ἐκείνῳ μόνῳ. 3. Corr. in marg. inquit, in codice ἀμφοτέρων ἐκεῖνα δὲ φλέβες. fortaſſis ἀμφοτέρων ἐκεῖ ἵνα δὲ φλέβες.

animi motiones, ut iracundia et metus eandem afferre cauſam videntur. Fiunt etiam hae migrationes propter naturae membrorum communionem, ut ſcimus inter mammas et uterum communionem intercedere; quocirca in ſexto de vulgaribus morbis ita ſcriptum comperies: *ſi papillae mammarum et rubrum earum pallidum ſit, vaſculum aegrotat*; ac merito quidem affecto utero ſimul etiam mammae quid patiuntur; ſiquidem natura ambas has partes ad unius operis miniſterium eſt machinata, ideo ipſas per vaſa conjunxit et venas atque arterias in hypochondria totumque hypogaſtrium deduxit, deinde iis quae a partibus infernis ſurſum feruntur conjunxit, a quibus venae ad uterum ſcrotumque perveniunt. Haec autem communio per haec vaſa facta eſt, ut quum foetus in utero augeretur ac conformaretur, communes venae illi ſoli ab utrisque alimentum affunderent, quum vero in lucem edi-

τῆς τιτθῆς αὖθις ἐπιῤῥεῖ σύμπασα. νῦν δὲ ὥσπερ κοινωνία τίς ἐστι ταῖς ὑστέραις πρὸς τοὺς τιτθοὺς, οὕτως εἴς τε τὸν ἀριστερὸν ὄρχιν καὶ τὴν ἀριστερὰν μήτραν ἐμβαίνουσιν ἀγγεῖα ἀπὸ τῶν εἰς τὸ κατ' εὐθὺ νεφρῶν ἐμπεφυκότα καὶ ὄρχεις ποτὲ διὰ τὴν βῆχα οἰδήσας· τεκμήριόν ἐστι τῆς κοινωνίας αυτῷ πρὸς τὸ στῆθος, μαζοὺς, γονὴν καὶ ὑστέραν καὶ τῷ στόματι τῆς κοιλίας πρὸς τὴν καρδίαν. ὅθεν[1] οἱ παλαιοὶ τὸ στόμα αὐτὸ καρδίαν ὠνόμαζον ἀφ' ὧν συμπτωμάτων, ὧν ἐπιφέρει. οὐ γὰρ μόνον ὡς καρδιακαῖς συγκοπαῖς, οὕτω καὶ ταῖς στομαχικαῖς ἁλίσκονταί τινες, ἀλλὰ καὶ σπασμοῖς καὶ κάροις, ἐπιληψίαις τε καὶ μελαγχολίαις καὶ ταῦτα πάντα συμπασχόντων αὐτῷ μορίων ἑτέρων γίνεται. διὸ ἐδιδάξαμεν ἐν τοῖς περὶ τῶν πεπονθότων τόπων ὑπομνήμασι δεῖν ἡμᾶς προσέχειν ἀκριβῶς τὸν νοῦν τοῖς κατὰ συμπάθειαν ἐπ' αὐτῷ τῷ μέρει γινομένοις νοσήμασι περὶ οὗ ἂν μέρους ὁ λόγος ᾖ. καὶ χωρίζειν αὐτὰ τῶν κατὰ πρῶτον τῶν μερῶν λόγον γινομένοις, ὅπερ οὐκ

1. l. V. de loc, aff. VI.

tus ſit, rurſus totum alimentum mammis afflueret. Nunc vero ut inter uterum ac mammas ſocietas eſt, ſic in ſiniſtrum teſticulum et ſiniſtram uteri partem vaſa quaedam perveniunt quae in renem e directo ſitum inferuntur. Et teſticulus tumefactus in tuſſientibus indicat ei cum mammis, pectore, genitura et utero ſocietatem intercedere. Eſt etiam ori ventriculi cum corde ſocietas, quamobrem veteres os ipſius, ducto ab iis ſymptomatis quae inducere videntur nomine cor appellarunt; non enim ſolum ut ſyncopis cardiacis, ita et ſtomachicis quidam corripiuntur, ſed etiam convulſionibus, ſoporibus, morbis comitialibus et melancholicis, atque omnes hi affectus conſentientibus ei ceteris partibus in eo fiunt; quocirca in libris de locis affectis docuimus, nos adhibere animum accurate debere iis morbis qui per conſenſum in ea parte exoriuntur, de qua parte habeatur oratio, eosque diſtinguere ab illis qui prima ratione partium naſcuntur, quod non difficulter

εἶναι χαλεπὸν δοκεῖ τῷ ἀνδρὶ τετριμμένῳ περὶ τὰς διαγνώσεις, ἃς ἡμεῖς παρεδώκαμεν. ἰστέον δὲ ὅτι ἡ αὐτὴ ῥῆσις κἀν τῷ ἕκτῳ τῶν ἐπιδημιῶν κατὰ τὸ τρίτον μέρος γέγραπται, ὥσπερ καὶ αἱ ἑξῆς πᾶσαι ἄχρι τοῦ τέλους, οὐ μὴν διὰ τῶν αὐτῶν ῥημάτων. ἄλλως γὰρ οἱ κατὰ τὸν Ῥοῦφον τὸν Ἐφέσιον, ἄλλως δὲ οἱ περὶ τὸν Σαβῖνον καὶ ἄλλως πάλιν Ἀρτεμίδωρος, ὁ ἐπικληθεὶς Καπίτων, ἔγραψεν. ὁ μὲν γὰρ Ῥοῦφός φησιν οὕτω ἐν τοῖς παλαιοῖς ἀντιγράφοις εὑρίσκεσθαι, ἄλλου τόπου τόποι ὑποδεξάμενοι ἢ πόνῳ ἢ βάρει ἢ ἄλλῳ τινὶ ῥύονται καὶ τῆς ἑπομένης ῥήσεως ἀρχὴν ποιεῖ τήνδε· ἀλλ' οἷαι κοινωνίαι, ὡς ἐπ' ἄλλο εἶδος κοινωνίας αὐτῶν μετεληλυθέναι. οἱ δὲ περὶ Σαβῖνον ταῦτα συνάπτονται καὶ τῆς ἐρχομένης ῥήσεως ἀρχὴν ποιοῦσι τήνδε διὰ τὴν ῥοπήν. Ἀρτεμίδωρος δὲ πάλιν οὕτω γράφει· ἢ ἄλλοισι κατὰ τὰς κοινωνίας. ἡμεῖς δὲ τὴν ἔννοιαν ἤδη ἑρμηνευσάμενοι περὶ τῆς παλαιᾶς γραφῆς οὐδὲν πλέον ἔχομεν εἰπεῖν, διὸ πρὸς τὰ ἑξῆς μεταβαίνωμεν, ἵνα μηδὲν ἔχῃς ἄνευ τῆς

diſcernet is qui ſit in notionibus quas nos tradidimus diligenter verſatus. Scire autem convenit hanc ipſam dictionem eſſe in tertia libri ſexti de vulgaribus morbis parte conſcriptam, ut ſunt etiam ceterae omnes quae deinceps ad finem uſque conſequuntur, non tamen eisdem expreſſae verbis, nam Rufus aliter, aliter Sabinus, aliter denique Artemidorus, qui Capito [580] cognomento dicebatur conſcripſit. Rufus enim ſic in veteribus libris ſcriptam eſſe hanc ſententiam memorat: *alterius loci loca excipientia aut dolore aut gravitate aut alia re quadam liberantur*; et ſequentis orationis hoc eſſe initium vult: *diverſae ſocietates*, ut Hippocratem ad aliud ſocietatis genus pertranſiſſe intelligamus. Sabinus autem haec conjunxit omnia et ſequentis dictionis hoc principium fecit: *propter propenſionem.* Artemidorus rurſum ſic ſcribendum cenſuit: *aut aliis ſecundum ſocietates.* Nos vero cum jam ſententiam expoſuerimus, de vetere ſcriptura nihil amplius habemus quod afferamus; ideo ad ea quae ſequun-

Ed. Chart. VIII. [580.]

ἐξηγήσεως· οἶσθα γὰρ καὶ σὺ ὅτι ἐν τοῖς ἅπασι σχεδὸν τοῖς τοῦ Ἱπποκράτους βιβλίοις ἐπιμαθεῖν μὲν οὐδὲν ἔχουσιν οἱ μανθάνοντες τὴν τέχνην, ἔξωθεν ὧν ἐν ταῖς ἰατρικαῖς πραγματείαις ἔγραψα κατὰ διέξοδον σαφῶς, ὡς καὶ τοὺς ὀκνηρούς τε καὶ βραδεῖς τὴν διάνοιαν ἕπεσθαι τοῖς λεγομένοις. ᾐσχυνάμην ἂν ταῦτα λέγων, εἰ μὴ πρότερον ἅπαντα σχεδὸν τὰ τῆς ἰατρικῆς τέχνης τὰ χρήσιμα ἐγεγράφην, καὶ σὺ εἴδῃς ἐμὲ τἀληθῆ λέγειν.

λα'.

Διὰ τὴν ῥοπὴν οὐκ ἔτι αἷμα ἔρχεται, ἀλλὰ κατὰ τοῦ χυμοῦ τὴν συγγένειαν τοιαῦτα πτύουσι.

Τὸ [1] αἷμα διά τε πολλὰς αἰτίας ῥεῖ καὶ διὰ πολλῶν τόπων ἐκκρίνεται. τμηθείσης δὲ φλεβὸς τοῦτο μὲν πρῶτον συμβαίνει καὶ τῆς ἀρτηρίας ἀναστομωθείσης· λεπτὸν γὰρ τότε καὶ ξανθὸν αἷμα ἐξακοντίζεται. εἴπερ συστάντος ἀνευ-

1. de humor. XI.

tur transibimus, ut nihil non explicatum habeas. Nosti enim tu quoque, in omnibus fere Hippocratis libris nihil esse quod perdiscere queant illi qui artis percipiendae studio ducuntur, praeter ea quae ego fusa et perpetua oratione in medicis lucubrationibus exposui, ut etiam qui hebeti tardoque ingenio sunt, assequi ea quae dicuntur possint; puderet autem me haec dicere, nisi prius quae ad medicam artem accommodata sunt omnia fere pertractassem, actu me verum dicere plane scires.

XXXI.

Ob inclinationem non amplius sanguis prodit, sed juxta humoris cognationem talia inspuunt.

Sanguis multis de causis fluit et per multa loca excernitur, nasu et secta vena hoc primum evenit et item arteria reserata; tunc enim tenuem flavumque sanguinem tenui multoque spiritui commixtum arteria ejaculatur, si

Ed. Chart. VIII. [580.]

ρίσματος τρωθῇ[1] πνεύματι λεπτῷ καὶ πολλῷ συμμιγὲς, ἔστι δὲ καὶ θερμότερον τοῦ κατὰ τὰς φλέβας, ἔστι δὲ καὶ ἡ ἐκ τῶν ῥινῶν αἱμοῤῥαγία, καθ' ἣν οἶδάς ποτε ἡμᾶς πω[2] εἰρηκέναι ὅτι ἐξ ἀριστεροῦ μυκτῆρος ῥυήσεται αὐθήμαρ τὸ αἷμα, καὶ γεγονὸς τοῦτο ἐθαυμάζετο ὑπὸ τῶν ἄλλων ἰατρῶν τότε παρόντων. οὐκ ἦν δὲ χαλεπὸν τοῦτο προγινώσκειν. τοῖς μέντοι πολλοῖς τῶν ἰατρῶν οὐ μόνον χαλεπὸν, ἀλλὰ οὐδὲ δυνατὸν ὅλως εἶναι δοκεῖ, μὴ δυναμένοις δύο ταῦτα σκέπτεσθαι, τό τε ὅθεν ἡ ὁρμὴ τῆς φύσεως καὶ τὸ ποῦ, ἵνα συνεργήσωμεν ταῖς ἐλλείψεσι καὶ κωλύσωμεν τὰς ἀμέτρως γινομένας φοράς. διὸ ἡμεῖς ποτὲ μὲν ἐκ δεξιοῦ μυκτῆρος, ποτὲ δὲ ἐξ ἀριστεροῦ ῥύσασθαι τὸ αἷμα ἐπιστημονικῶς εἰρήκαμεν. ὅτι μὲν ἐκ τοῦ στομάχου καὶ τῆς γαστρὸς ἐμεῖται τὸ αἷμα ὡμολόγηταί πως τοῖς ἰατροῖς· καὶ μετὰ μὲν βηχὸς ἐκ τῶν ὀργάνων ἀναπνευστικῶν ἀνάγεται, ἀποπτύεται δὲ ὥσπερ ἐκ τοῦ στόματος ἁπλῶς ἐκ τῶν κατὰ γαργαρεῶνα καὶ φάρυγγα χρεμπτομένης. ἀλλὰ κατὰ διά-

1. *Corr.* τρωθῇ pro τροφῇ. 2. *Corr.* add. πω.

contracto jam aneuryſmate ſit convulnerata, iisque ſanguis eſt eo qui venis continetur calidior. Jam vero e naribus quoque ſanguis prorumpit; qua in re ſcis, me quandoque praedixiſſe ſanguinem eo die e dextra nare prorupturum, quod quum eſſet factum, ceteri medici qui aderant hoc magnopere admirabantur nec tamen erat difficile id praeſagire et tamen plerisque medicis non modo difficile, ſed ne fieri quidem poſſe videbatur, quippe qui haec duo conſiderare non poſſent, et unde naturae motus agatur et quam in partem, ut quae deficiunt adjuvemus et quae immoderate feruntur coerceamus; quae res fecit ut nos modo ex dextra, modo e ſiniſtra nare fluxurum eſſe ſanguinem, certa veraque ſcientia praedixerimus. Ceterum ex gula ac ſtomacho ſanguinem vomitu rejectari fere inter medicos conſtat, ſicut cum tuſſi ex organis reſpirationis rejici ſolet, atque ut ex ore ſimplici exſpuitione, ſic ex faucibus et ſcreatu expellitur; eroſa et jam

βρωσιν γίνονται πολλάκις αἱ τοῦ αἵματος ἀνοφοραὶ ἀθρόαι μετὰ βηχὸς, ὅταν ἐμπεσόντος τινὸς τῷ θώρακι βάρους αἱμοῤῥαγία πολλὴ ἅμα βηχὶ γίνεται. εἰ δὲ ἀφρῶδές τι συνεπτύσθη, σημεῖον ἔσται τῆς ἐκ τοῦ πνεύμονος[1] ἀναγωγῆς, ἣν οἱ ἄριστοι τῶν ἰατρῶν ἢ ἀθεράπευτον ἢ καὶ δυσθεράπευτον εἶναί φασι. κατὰ δὲ τὸν θώρακα οὐκ ἄγαν δύσκολον κολλᾶσθαι[2] τὰ ἀγγεῖα ῥαγέντα, ἐφ' οἷς[3] ἔπτυσεν αἷμα. ὥσπερ ἐκ τοῦ θώρακος καὶ πνεύμονος πτύεται, οὕτω ἐκ τοῦ στομάχου καὶ γαστρὸς ἐμεῖται,[4] ἐκ νεφρῶν δὲ οὐρεῖται, ἐκ δὲ τῶν ἐντέρων διαχωρεῖται. πολλάκις δὲ τὸ αἷμα ἀπομύττεται, ἢν καὶ μὴ παρῇ ὀδύνη ἢ βάρος τῆς κεφαλῆς, μήτε πληγὴ αὐτόθι γένηται. σκεπτέον οὖν εἰ βδέλλη τις προσπεφυκυῖα τὴν τοῦ αἵματος ῥύσιν ἐργάζηται, ὡς καὶ ἐκ τῆς γαστρὸς ἐμεῖταί ποτε τὸ αἷμα βδέλλης καταποθείσης. οἶδα γὰρ ἐγὼ πολλοὺς τῶν ἰατρῶν ἀδυνατούντων διακρῖναι τὰς διαθέσεις, ἐφ' αἷς ἐκκρίσεις αἵματος γίνονται. ἡ μὲν γὰρ

1. *Corr.* πνεύμονος pro πνεύματος. 2. *Corr.* κολλᾶσθαι pro πολλάς τε. 3. *Corr.* ἐφ' οἷς pro εὐθύς. 4. *Corr.* ἐμεῖται pro αἱμεῖται.

vena persaepe sanguis affatim tussiendo ejicitur, ut quum aliquod grave pondus in thoracem ceciderit, copiosa fiat cum tussi sanguinis profusio. Si vero spumosum quidpiam simul educatur, signo erit excretionem e pulmone fieri, quam medici optimi aut insanabilem aut certe vix sanabilem esse censuerunt, at in thorace non admodum difficile est disrupta vasa a quibus sanguis exspuitur conglutinare. Quemadmodum autem sanguis ex thorace pulmoneque exspuitur, ita ex gula ventriculoque evomitur, ex renibus mingitur, ex intestinis dejicitur. Saepe etiam a capite quasi emungitur, licet neque dolor adsit, neque gravitas caput vexet, neque plaga ibi sit accepta. Considerandum igitur est utrum hirudo aliqua illic adhaereat ac sanguinis fluxum efficiat, sicut etiam cruor epota hirudine ex ventriculo interdum evomitur. Ego enim multos medicos novi qui affectiones eas in quibus sanguis excernitur dignoscere ac distinguere non valerent, at quae ex haemor-

ἀπὸ τῶν αἱμοῤῥοΐδων ἔκκρισις οὐδὲ αὐτοὺς τοὺς κάμνοντας λανθάνει, τῶν δὲ ἄνωθεν ἐπὶ τὴν ἕδραν ἀφικνουμένων αἱματωδῶν· ἔνια μὲν ἐκ τῆς ἀρχῆς αὐτῆς ἥκει, τινὰ δὲ προηγήσατό τι τοιοῦτον, εἰ ἐξαίφνης αἷμα πολὺ διαχωρήσειεν, γινώσκεις ἀναστόμωσιν ἀγγείου γεγενημένην, ἥπατος δ' αὐτοῦ ἀῤῥωστοῦντος ὡς τὸ πολὺ οἷον κρεῶν πλύμμα[1] ἐκκρίνεται, ποτὲ μὲν αἷμα καθαρὸν οὐ πολὺ, ποτὲ δὲ καὶ μετὰ χολῆς ξανθῆς, ποτὲ δὲ καὶ οἷον τρὺξ αἵματος. νῦν δὲ οὐ χρὴ λέγειν ὡς ἐκ τῆς μήτρας τε καὶ ἄλλων μορίων τινῶν ῥεῖ καὶ πῶς ἐπὶ κακῷ ἐν τοῖς μὴ διαλείπουσι πυρετοῖς. τοῦτο γὰρ αὐτὸς εἶπε διὰ ταύτην τὴν ῥῆσιν· αἱ[2] ἀποχρέμψιες ἐν τοῖς πυρετοῖσι τοῖσι μὴ διαλείπουσιν αἱ πελιδναὶ καὶ αἱματώδεες καὶ δυσώδεες καὶ χολώδεες πᾶσαι κακαί. ἐπειδὴ γοῦν ἐκ πολλῶν τόπων ἐκκρίνεται τὸ αἷμα, εἰ μὲν διὰ ῥινῶν ἢ ἐκ τῆς γαστρὸς ἢ ἀπὸ κεφαλῆς ἢ μήτρας ἢ ἥπατος ἢ νεφρῶν ἢ κύστεως τρωθείσης ἢ ἄλλου τινὸς μορίου τμηθέντος ἢ ἀγγείου ῥαγέντος ἢ ἄλλως κακοπρα-

1. *Corr.* πλύμμα pro πλῆμα. 2. l. II, aph. XLVII.

rhoidibus fit, ne aegrotos quidem latet; cruenta vero quae desuper ad sedem deferuntur, alia statim a principio veniunt; alia ubi tale aliquid praecesserit. Si repente multum sanguinis dejicitur, adapertum esse vasis osculum cognosces, ex jecoris autem infirmitate, ac plurimum velut carnium dilutum excernitur ac quandoque purus sanguis non multus, quandoque cum flava bile commixtus, quandoque velut fex sanguinis. Nunc vero minime opus est exponere sanguinem quoque ex utero et aliis quibusdam partibus fluere et quomodo malo consulendum sit, si in febribus non intermittentibus prodeat, id enim ipse docuit, quum ita scriptum reliquit: *exscreationes in febribus non intermittentibus lividae, cruentae, foetidae, biliosae, omnes malae.* Quum igitur sanguis ex multis locis excernatur, si per nares aut ex ventriculo aut a capite aut ab utero aut a sede aut a jecore aut a renibus aut a vesica vulnerata aut alia parte quadam incisa aut vase

Ed. Chart. VIII. [580.]

γοῦντος, ἐκκενούμενον ἐπὶ τὰ ἄλλα μόρια ῥέπει, δῆλόν ἐστιν ὅτι οὐκέτι ἐκκενοῦται διὰ τοῦ πρόσθεν χωρίου, ὥσπερ εἰ[1] ἐκ τοῦ ἥπατος εἰς τοὺς νεφροὺς ἐκκενοῦται καὶ τρέπεται εἰς τὸν θώρακα ἢ καὶ εἰς τὸν πνεύμονα. τότε γὰρ οὔτε οὐρεῖται οὔτε διαχωρεῖται, ἀλλὰ πτύεσθαι πέφυκε, καὶ εἰ φλεγματικὸς ὁ χυμὸς εἴ, ἀφρῶδες τὸ αἷμα ἔσται, εἰ δὲ χολώδης, ὠχρὸν καὶ ἐπὶ τῶν λοιπῶν κατὰ τὴν τοῦ χυμοῦ συγγένειαν. ἄλλοι δὲ τὴν ῥοπὴν εἰς τροπὴν τρέπουσι, βουλόμενοι τρέπεσθαι τὸ αἷμα πολυειδῶς ὡς ἐπὶ τὸ μελαγχολικὸν καὶ ὡς ἐπὶ τὸ πικρόχολον καὶ ἐπὶ τὸ φλεγματικὸν, ὡς καὶ ἐπὶ τὸ ἐρυθρὸν, ὅτε μεῖζόν ἐστι τοῦ αἵματος καθαροῦ ἢ τῶν ἄλλων χυμῶν μοῖρα. εἰ μὲν οὖν γραφὴ τοιαύτη εἴη, ἔσται ἀληθὲς ὃ λέγουσι καὶ οἰκεῖον τῇ τοῦ Ἱπποκράτους γνώμῃ· πτύουσι γὰρ πολλάκις τοιαῦτα οἱ κάμνοντες. καὶ ἐνίοτε οὐκ εὐπετὲς τοὺς χυμοὺς τοὺς ἐν τοῖς πτυέλοις συγκεχυμένους διακρίνειν, εἰ μή τις ἐν τοῖς τῆς τέχνης ἔργοις ᾖ πάνυ τετριμμένος.

---

1. *Corr.* add. εἰ.

rupto aut alio modo male affecto excretus ad alias partes repat. Planum eſt ipſum non jam per priorem locum evacuari, ut ſi ex jecore in renes evacuetur, tum in thoracem aut in pulmonem vertatur; nunc enim neque cum urina exit, neque per alvum ſecedit, ſed exſpui ſolet, ac ſi humor pituitoſus ſit, ſpumeus erit ſanguis, ſi bilioſus, tunc ſanguis flavus exibit et in aliis pro humoris affinitate continget. Alii vero nomen ῥοπήν, hoc eſt *propenſionem* in τροπήν, hoc eſt *verſionem* vertunt; quorum ſententia eſt, ſanguinem verti multis modis, ut in melancholicum, ut in bilioſum, ut in pituitoſum, ſicut in rubrum colorem, quum major eſt puri ſanguinis quam aliorum humorum copia. Si ita ſcriptum ſit, verum etiam erit quod ajunt et Hippocratis accommodatum ſententiae, ſiquidem aegroti exſpuunt talia perſaepe et interdum non ita facile eſt humores qui ſputis confuſi ſunt diſcernere, niſi quis ſit in arte exercenda diu multumque verſatus.

Ed. Chart. VIII. [580.]

λβ'.

Ἔστιν οἷσιν αἷμα ἀφίεσθαι ἐν καιρῷ ἐπὶ τοῖσι τοιούτοισιν, ἐπ' ἄλλοισι δὲ, ὥσπερ ἐπὶ τοιούτοισιν, τοῦτο οὐκ εἰκός.

Ἐν τῷ πρώτῳ τῶν εἰς τὸ παρὸν βιβλίον ὑπομνημάτων εἴρηται τοὺς σκοποὺς τῆς τοῦ αἵματος ἀφαιρέσεως εἶναι πολλούς. μέγεθος δὲ τοῦ νοσήματος καὶ τὴν ῥώμην δυνάμεως εἶναι πρώτους, φυλαττομένων ἁπάντων τῶν ἐκεῖ ἤδη εἰρημένων. ὅταν μὲν οὖν τὸ αἷμα πλέον ἐστὶν ἔν τισι[1] τούτοιν, περὶ ὧν ἄνω εἴρηται, συμβουλεύει νῦν Ἱπποκράτης συνοίσειν αὐτοῖς τὴν ἀφαίρεσιν. μάλιστα δὲ εἰ μὴ τρέπεται ἀξιολόγως εἰς ἄλλον τινὰ χυμὸν, εἰ δὲ τροπὴ γεγένηται, οὐκ ἀφαιρετέον. διὸ οὐκ ἀπίθανον ἴσως εἴη κατὰ τὴν προηγουμένην ῥῆσιν οὐ τὸ ῥοπὴν ὄνομα, ἀλλὰ τὸ τροπὴν γράφεσθαι.

1. *Corr.* τισι pro τοῖσι.

XXXII.

Est interdum opportune ſanguinem detrahi iis, qui hujusmodi ſunt; in aliis vero, ut in iis, non par eſt.

In primo horum commentariorum multos eſſe mittendi ſanguinis ſcopos diximus, ac primos eſſe eos qui morbi magnitudinem ac robur virium attingunt, iis omnibus obſervatis quae ibi jam dicta ſunt. Quum igitur ſanguis copioſior ſit in quibusdam eorum de quibus ante facta eſt mentio, hoc conſilium dat, detractionem utilem fore; praeſertim vero ſi non in alium quempiam humorem inſigniter convertatur. Si vero verſus ſit, non erit facienda detractio, quocirca non fuerit fortaſſe abſurdum in ſuperiore ſententia, ſi *verſionem*, non propenſionem ſcribamus.

Ed. Chart. VIII. [581.]

λγ'.

Κώλυσις ἐπὶ τοῖσι δὲ δὴ[1] *αἱματώδεα πτύουσιν ὥρη, πλευρῖτις, χολή.*

Πολλὰ πράγματα παρεῖχε τοῖς ἐξηγηταῖς αὕτη ἡ ῥῆσις ἐπειδὴ ἄλλοι ἄλλως καὶ γράφουσιν αὐτὴν καὶ ἐξηγοῦνται. ἐγὼ δὲ οὐ βούλομαι νῦν ἐνταῦθα διατρίβειν ἐν ταῖς φλυαρίαις ἀλλοτρίαις ὡς ἐλέγχειν αὐτὰς, μᾶλλον δὲ ἀπάδειν πρὸς τὸ τέλος προτιμοῦμαι. ἔννοια[2] *γοῦν τοῦ ῥητοῦ φαίνεται εἶναι, ὡς δεῖ προσέχειν τὸν νοῦν τοῖς τὸ αἷμα πτύουσι, πότερον ἀφαιρετέον τμηθείσης φλεβὸς τοῦ αἵματος ἢ οὔ. ὅσον μὲν γὰρ ἐπὶ τῷ αἱματώδει πτύσματι φλεβοτομητέον πάντως ἂν ἦν. κωλύεται δὲ ἡ φλεβοτομία διὰ τὴν ὥραν ἢ τὴν πλευρῖτιδα ἢ καὶ διὰ χολὴν, τουτέστι τὸν χολώδη χυμὸν πλεονάζοντα. πρόδηλον γὰρ ὅτι ὑπὸ κύνα*[3] *οὐ φλεβοτομοῦμεν, κἂν ὁ κάμνων ᾖ χολώδης ἱκανῶς, τὸ δὲ περὶ τῆς*

1. manus prima δεῖ. 2. Corr. ἔννοια pro ἔνια. 3. in marg. fortaffe ὑπὸ κύνα.

XXXIII.

[581] *Impedimentum certe in cruenta exſpuentibus tempus anni, pleuritis, bilis.*

Haec ſententia magnam interpretibus moleſtiam attulit, ſiquidem alii atque alii ipſam et ſcribunt aliter et exponunt. Ego vero nolo hoc loco in nugis aliorum recenſendis ac redarguendis immorari, imo potius ad finem mihi eſſe properandum propoſui. Sententia autem horum verborum eſſe haec videtur. Adhibendam eſſe mentem iis qui ſanguinem exſpuunt, utrum ſanguis mittendus ſit ſecta vena an ſecus; nam habita cruenti ſputi ratione vena eſſet omnino incidenda, ſed ſectionem prohibet anni tempus aut pleuritis aut bilis, hoc eſt humor bilioſus qui redundet in corpore; perſpicuum enim eſt ſub canem venam non ſecari, neque etiam ſi homo ſit admodum bilioſus. Quod vero ad pleuritidem pertinet, eſſe contro-

Ed. Chart. VIII. [581.]

πλευρίτιδος δοκεῖ ἀμφισβήτησιν ἔχειν, ἐπειδὴ ὡς ἐπὶ τῇ νόσῳ τὴν φλεβοτομίαν ἀπαιτεῖ, ἀλλὰ καὶ αὐτὴ οὐκ ἀεὶ, εἰ μὴ καὶ ἄλλα παρῇ, ὅσα τὴν τοῦ αἵματος ἀφαίρεσιν ἐνδείκνυσι, περὶ ὧν εἴπομεν ἤδη πολλάκις ἐν ταῖς ἡμετέραις πραγματείαις. ἔστι γὰρ ὅτε ἡ πλευρῖτις ἐπιεικής ἐστι καὶ οὐκ ἀναγκαῖον φλεβοτομεῖν ἢ καὶ τὸ αἷμα ὁ ἄνθρωπος πτύει. ἄλλοις δὲ τοῖς τῆς πλευρίτιδος βοηθήμασιν ἰᾶσαι συμφέρει, ὥστε οὐκ ἀπίθανον κωλύεσθαι τὴν φλεβοτομίαν ἐπὶ τοῖς αἷμα πτύουσι διὰ τὴν χώραν τοῦ ἔτους λίαν θερμὴν καὶ χολώδη φύσιν τοῦ ἀνθρώπου καὶ τὸ πλευριτικὸν πάθος ὅτε ὁ κάμνων διὰ πλευρῖτιν τὰ αἱματώδη πτύει, μικρᾶς δηλονότι καὶ μετρίας οὔσης τῆς πλευρίτιδος. ἴσθι δὲ ὅτι μὴ μόνον δεῖ τοῦ αἵματος ἀφαιρεῖσθαι τοὺς αἷμα πτύοντας, ἀλλὰ καὶ ὅσοι πτύσαντες ἐν τῷ παραυτίκα ἐθεραπεύθησαν, μάλιστα δὲ εἰ ταύτην ἔχουσιν ἐν τοῖς κατὰ τὸν θώρακα καὶ πνεύμονα μορίοις κατασκευήν. ὡς οἱ πλέον βραχὺ τὸ αἷμα ἀθροισθῇ, πάλιν αὐτοῖς ἀναστομωθῆναί τι[1] τῶν ἀγ-

1. Corr. τι pro τῇ.

versum videtur; propterea quod si morbum attendas venae sectionem postulat; ipsa tamen non semper id exigit, nisi alia quoque adsint quaecunque sanguinis detractionem indicant, de quibus jam saepe in nostris libris differuimus. Interdum enim pleuritis placida est ac mitis, neque necesse est sanguinem mittere, etiam si homo sanguinem exspuat, sed aliis remediis ad pleuritidem accommodatis curare morbum prodest; quocirca probabile est, venae sectionem prohiberi in iis qui sanguinem exspuunt, si anni tempus valde calidum sit, si homo sit natura biliosa et si morbus lateris adsit, quum is qui cruenta exspuit propter pleuritidem id facit, quod nimirum parva mitisque pleuritis existat. Scito autem non modo detrahendum esse sanguinem iis qui sanguinem sputo rejiciunt, sed etiam iis qui rejecerunt et modo curati sunt; praesertim si eam in partibus thoracis ac pulmonis κατασκευήν, structuram habeant, ut si vel plusculum sanguinis colli-

γείων ἢ ῥαγῆναι. τούτους εἰ καὶ μηδὲν εἴη κατὰ τὸ σῶμα σύμπτωμα, φλεβοτομεῖν χρὴ κατὰ τὴν ἀρχὴν τοῦ ἦρος, ὥσπερ καὶ τοὺς εἰς ἐπιληψίαν τε καὶ ἀποπληξίαν ῥᾳδίως ἐμπίπτοντας καὶ τούς τισι τῶν ἄλλων νοσημάτων εὐαλώτους ἀνθρώπους, καθάπερ εἴρηται ἤδη πολλάκις ἡμῖν, ὅπου καὶ τὴν αἰτίαν προστετύχαμεν.

λδ'.

Τὰ παρ' οὖς οἶσιν ἂν ἀμφὶ κρίσιν γινόμενα ἢν μὴ ἐκπυήσει, τούτου ἀπαλλασσομένου ὑποστροφὴ γίνεται καὶ κατὰ λόγον τῶν ὑποστροφέων τῆς ὑποστροφῆς γενομένης[1] κρινόμενα αὖθις αἴρεται καὶ παραμένει. ὥσπερ αἱ τῶν πυρετῶν ὑποστροφαὶ ἐν ὁμοίῃ περιόδῳ, ἐπὶ τούτοισιν ἐλπὶς εἰς ἄρθρα ἀφίστασθαι.

Οὐκ ἔστιν ὅπως[2] ἀπαλλαχθήσομαι τῶν πραγμάτων, εἰ[3] τὰς ἀρχαίας γραφὰς καὶ τὰς διαφόρους τῶν προτέρων

1. Corr. γενομένης uncinis inclusit. 2. Corr. οὐ expunxit. 3. Corr. εἰ pro ἤ.

gatur, rursus aut osculum vasis aperiatur aut rumpatur, his etiam si nullum symptoma sit in corpore, vena secanda est ineunte vere, sicut etiam iis qui facile in morbum comitialem atque attonitum cadunt et item iis quos facile ab aliis corripi morbis sciamus, ut nos saepe admonuimus, ubi etiam causam subjunxit.

XXXIV.

Quibus circa crisin juxta aures exorta tubercula minime suppurarunt, iis subsidentibus reversio fit, ac pro recidivarum ratione, dum reversione judicantur, rursum attolluntur ac permanent, quemadmodum febrium reversiones in simili circuitu, in his spes est ad articulos abscedere.

Nihil est cur explicari a molestiis possimus, si veteres scripturas hujus loci et varias interpretum superiorum

ἐξηγητῶν ἑρμηνείας τε καὶ ἐξηγήσεις θέλοιμι προστιθέναι. διαφέρουσι γὰρ σχεδὸν ἅπαντες πρὸς ἀλλήλους, Γλαυκίας, Ἡρακλείδης καὶ Σαβῖνος ἔν τε τῇ γραφῇ καὶ ἐν τῇ ἐξηγήσει. Λύκος δὲ οὐκ οἶδα ὅπως καὶ αὐτὸς περὶ τῆς ῥήσεως ταύτης διαλέγεται. καὶ Ἧρος δὲ καὶ Φηκιανὸς, εἷς ἀμφοτέροις διδασκάλοις ἐχρησάμην, πιθανώτερον ἐξηγοῦνται, ὧν τὴν ἔννοιαν ἡμεῖς μιμούμενοι δι᾽ ὀλίγων τὸν νοῦν τοῦ παλαιοῦ ὡς οἷοί τε[1] ἂν ὦμεν λέξομεν. τὰ παρ᾽ οὖς, φησὶν, οἰδήματα ἢ καὶ ἐπάρματα, ἀμφοτέρως γὰρ αὐτὰ καλεῖν εἴωθεν, ἃ ἐν τῷ τῆς κρίσεως χρόνῳ γινόμενα καὶ μὴ ἐκπυήσαντα ἀπαλλάττει, εἰώθασι τὴν ἀποστροφὴν ποιεῖσθαι, ὑποστροφῆς δὲ γινομένης τὰ ἐπάρματα πάλιν αὐξάνονται καὶ κρίνονται κατὰ τοῦ τῶν[2] ὑποστροφῶν λόγου. καὶ δεῖ προσδέχεσθαι τοῖς οὕτω διακειμένοις ἀποστάσεις τινὰς εἰς ἄρθρα γενήσεσθαι, ὅπερ ἐπὶ τῶν χρονιζόντων παθημάτων μάλιστα συμβαίνει. αὕτη μὲν οὖν ἐστιν ἡ τοῦ Ἱπποκράτους περὶ τῶν ἐπαρμάτων ἢ παρωτίδων ἔννοια. περὶ δὲ

1. *Corr.* ὡς οἷοί τε pro εἰ εἴτε. 2. *Corr.* τῶν.

ſententias explanationesque afferre voluerimus. Hi enim omnes fere, Glaucias, Heraclides et Sabinus tum in lectione, tum in expoſitione inter ſe differunt. Lycus vero quomodo ipſe quoque de hac ſententia differat, non ſat ſcio. Satyrus porro et Ficianus, quibus ego doctoribus uſus ſum probabiliorem explanationem attulerunt, quorum ſententiam nos ſequuti mentem veteris magiſtri, quoad ejus fieri a nobis poterit, breviter dilucideque exponemus. Tumores, inquit, qui *οἰδήματα* vel *ἐπάρματα* dicuntur qui prope aures judicationis tempore nati nec ſuppurati evaneſcunt, facere recidivam ſolent; facta autem recidiva, tumores iterum augentur et pro ratione recidivarum judicantur et iis ita affectis abſceſſus quosdam in articulos futuros exſpectandum eſt; quod praecipue in diuturnis morbis uſu venit. Atque haec quidem eſt Hippocratis de tumoribus aut de parotidibus explicata ſententia. De ve-

Ed. Chart. VIII. [581.]

τῆς τῶν παλαιοτέρων ἐξηγητῶν διαφωνίας ἔχω τοσοῦτον εἰπεῖν. πρῶτον μὲν περὶ τῆς γραφῆς ἐπεί τινες οὕτως ἀναγινώσκουσι καὶ τούτου λαπασομένου, τινὲς δὲ τούτων ἀπαλλαττομένων, ἄλλοι δὲ ἐκ τούτων[1] ὅ τι ἐν τοῖς ἀντιγράφοις τοῖς παλαιοῖς, ὧν ἡμεῖς * * * * οὐ χρὴ δὲ μηδὲ κατὰ τύχην καὶ τοῦ αὐτομάτου τὰς ἀρχαίας ῥήσεις μεταλλάττειν, ἢ μὴ θέλει τις πάντα τὰ τῶν προτέρων ἀνδρῶν δόγματα τόνδε τὸν τρόπον ἀπο * * καὶ ἀνασκευάζεσθαι, ὅπερ ὄντως ἐοίκασι ποιεῖν μάλιστα Διοσκορίδης τε καὶ Καπίτων καὶ ἄλλοι πολλοὶ τῷ τῶν ἐκείνων ἐπὶ τήδ * * * * αὐτὸς γὰρ ἢ ἁπλῶς καὶ ἐλλειπῶς ἢ καὶ μετὰ τῆς τοῦ οἰκείου ὀνόματος προσθήκης, καθάπερ ἐν τῷ * * τῶν ἐπι * * * * * *

λέ.

Οὖρον παχὺ, λευκὸν οἷον τὸ τοῦ Ἀρχιγένεος ἐπὶ τοῖσι κοπιώδεσι τεταρταίοις ἔστιν ὅτε ἔρχεται καὶ ῥύεται τῆς

1. *Corr.* in marg. γίνεται ὑποστροφή.

terum autem interpretum diſſenſione hoc tantum habeo dicere; in primis de ſcriptura, quum aliqui ſic legunt, *hoc ſubducto*, aliqui vero ſic, *his ſublatis*, aliqui denique ad hunc modum: *ex his fit recidiva;* in veteribus libris quos quidem nos vidimus ſic ſcriptum eſſe: * * * * Veteres autem ſcripturas non decet pro cujusque arbitrio et ut ſors ferat immutare, niſi velit quis omnia veterum decreta ad hunc modum pervertere et infirmare, quod Dioſcorides et Capito et qui illorum ſunt ſtudium aemulati, maxime videntur feciſſe; * * * * ipſe enim hoc uſurpat vel ſimpliciter et abſolute vel proprio adjuncto nomine, ut in libris de vulgaribus morbis. * * * * * * *

XXXV.

Urina craſſa, alba, qualis Archigenis erat in febribus laſſitudine obortis quarto die, interdum abſceſſuque li-

Ed. Chart. VIII. [581. 582.]

ἀποστάσιος· ἢν δὲ πρὸς τούτῳ καὶ αἱμοῤῥαγήσῃ ἀπὸ ῥινῶν ἱκανῶς καὶ πάνυ.

Τῷ μερικῷ παραδείγματι χρώμενος ἐπὶ τοῦ Ἀρχιγένους διδάσκει τοὺς ἐκ τῶν κόπων πυρέττοντας τοῦ πυρετοῦ ἐπὶ τῷ πλήθει φαύλων τε καὶ παχέων χυμῶν συνισταμένων ἰάσασθαι, εἰ κένωσις διὰ τῶν οὔρων ποιεῖται. διὸ εἶπεν αὐτὸς οὖρον παχὺ, εἰ δὲ ἐν τῇ ἡμέρᾳ κρισίμῳ ἡ ἔκκρισις τὴν ἀρχὴν ἔχει, τότε πιστοτέραν τε καὶ βεβαιοτέραν ἔσεσθαι λύσιν ἐλπίς ἐστιν, ἀλλὰ καὶ παύσεται ἡ νόσος, εἰ ἐκ τῶν ῥινῶν τὸ αἷμα ἐκρύσει. πρόσεχε δὲ τῷ προδιορισμῷ τὸν νοῦν. φησὶ γὰρ, ἱκανῶς καὶ πάνυ· ὡσεὶ μὴ πάνυ καὶ μὴ ἱκανῶς καὶ μὴ οἷον καὶ ὅσον δεῖ αἱμοῤῥαγήσῃ μὴ μέλλει τὴν νόσον λύσιν. σημαίνει δὲ καὶ ποίῳ κακῷ ἁλίσκονται οἳ μήτε διὰ οὔρων μήτε διὰ τῆς αἱμοῤῥαγίας κρίνονται τὸ τῆς ἀποστάσεως ὄνομα προστιθείς. διότι ἐπὶ πολὺ τούτοις τὸ νόσημα τὴν ἀπόστασιν ἐπιφέρει, ὅπερ μὴ ποιεῖν δύνα-

berat, si praeterea sanguis etiam a naribus abunde copioseque fluat.

Unici exempli appositione in Archigene docet, eos qui ex lassitudinibus in febrem inciderunt, quum febris [582] ex magna crassorum pravorumque humorum copia constat curari ac sanescere, si evacuatio per urinas fiat, quocirca dixit, *urina crassa.* Si vero etiam excretio in critico die inceperit, fideliorem ac firmiorem fore morbi solutionem, sperandum erit; quin etiam morbus sedabitur, si sanguis e naribus profluat, sed attendenda est ea quam adjunxit distinctio; sic enim loquitur: *si abunde copioseque fluat;* perinde ac si neque copiose, neque abunde et non tantum quantum opus sit fluxerit, non sit futura morbi solutio. Indicat enim in quem casuri morbum sint qui neque excretione urinae, neque sanguinis profusione judicantur, quum nomen abscessus adjungat, propterea quod in hujusmodi hominibus abscessum afferre morbus

ται ἐπὶ τοῖς ἤδη διὰ τῶν οὔρων ἢ τῆς τοῦ αἵματος ἐκ ῥινῶν κενώσεως κριθεῖσι. νῦν δὲ τὴν τῶν ἐξηγητῶν διαφωνίαν κατὰ τὴν γραφὴν παραβήσομαι καὶ πρὸς τὴν ἐχομένην ῥῆσιν τελευταίαν οὖσαν τῶν ἐν τῷδε τῷ περὶ χυμῶν συγγράμματι περιεχομένην ἥξω.

λστ'

Ὧι τὸ ἔντερον ἐπὶ δεξιὰ ἀρθριτικῷ πάθει ἐγένετο, ἦν ἡσυχαίτερος, ἐπεὶ δὲ τοῦτο ἰητρεύθη, ἐπιπονώτερος.

Τὴν τῶν ὀνομάτων κατὰ τὴν γραφὴν διαφωνίαν, ὅταν ἡ αὐτὴ φυλάττηται διάνοια, ἐατέον ἐστίν· ὅταν δὲ τὴν διάνοιαν ὑπαλλάττῃ, οὐκ ἀμελητέον αὐτῆς, ὥσπερ καὶ νῦν. παλαιοτέρα γὰρ ἔχει τὸ ἔντερον καὶ ἀρθριτικὸς ἐγένετο. ἄλλοι δὲ τὸ ἕτερον ἐπὶ δεξιὰ ἀρθριτικῷ πάθει ἐγένετο, ἵνα κατὰ τὴν πρώτην ἀκούωμεν περὶ τῶν ἀλγησάντων ἢ

consueverit, quem tamen excitare in iis non potest qui jam urinae aut sanguinis e naribus evacuatione sint judicati. Ceterum hoc loco omissa interpretum dissensione, quae in horum verborum lectione versatur, assequentem sententiam quae est earum quae hoc libro de humoribus continentur ultima pertransibo.

XXXVI.

Cui intestinum in dextra parte dolebat et arthritico affectu correptus est, quietior erat; quum autem hic sanatus fuit, magis doluit.

Dissensio quae in verbis cernitur, quum eadem sententia servatur, omittenda est; quum sensum immutat, non est plane contemnenda, ut hoc loco fieri videmus. Antiquior enim lectio est haec: *cui intestinum in dextra parte et arthriticus factus est;* altera vero hujusmodi: *alterum in dextra parte arthritico affectu factum est*, ut ex priore lectione intelligamus, hic verba fieri de iis

Ed. Chart. VIII. [582.]

τεινομένων τὸ ἔντερον. κατὰ δὲ τὴν ὑστέραν γραφὴν ἀκούομεν τὸ ἕτερον τῶν παρὰ τὸ οὖς γινομένων, περὶ οὗ καὶ πρότερον εἶπεν. ἀλλὰ πῶς δυνατὸν κουφίσαι τὸν ἀρθριτικὸν τὸ παρὰ οὖς συνιστάμενον; ἴσως μὲν ἐπὶ τοῦ ἀλγήματος τοῦ κοίλου πιθανὸν τὰ τῶν ἀρθριτικῶν ἀλγημάτων παύεσθαι, ἐπειδὴ ταῦτα σφοδρότερα τυγχάνει. γέγραπται γὰρ ἐν τοῖς ἀφορισμοῖς· τῶν πόνων ἅμα γινομένων μὴ κατὰ τὸν ἑαυτὸν τόπον,[1] ὁ σφοδρότερος ἀμαυροῖ τὸν ἕτερον. εἰσὶ καὶ οἳ περὶ τοῦ τυφλοῦ καλουμένου ἐντέρου λελέχθαι ταῦτα οἴονται. ἐγὼ δὲ ἡγοῦμαι μὴ πρέπειν ἡμᾶς ἐν ταῖς αἰνιγματώδεσι λέξεσιν ἐγχρονίζειν, ἔχοντας δηλονότι ἄλλα πολλὰ καὶ πρὸς τὴν τῶν πραγμάτων θεωρίαν καὶ πρὸς τὰ ἔργα τῆς τέχνης χρήσιμα, περὶ ἃ συμφερόντως τε καὶ μετὰ δόξης καλῶς δυνάμεθα καταγίνεσθαι.

1. Manus prima κατὰ τῶν ἑαυτῶν τόπων, ſed alius fecit κατὰ τὸν ἑαυτὸν τόπον.

quibus inteſtinum dolet aut diſtenditur; ex poſteriore vero agi de altero eorum oedematum quae ſecundum aures oriuntur, de quibus ſupra dixit. Sed qui fieri poterit, ut qui dolore articulorum vexatur a tumore qui ſecundum aures conſiſtat levetur? Fuerit igitur fortaſſis probabile ut dolores articulorum coli inteſtini dolore qui vehementior eſt leventur; ita enim eſt apud eum in aphoriſmis conſcriptum: *in doloribus ſimul excitatis, non eundem tamen locum obſidentibus, vehementior alterum obſcurat.* Non deſunt qui haec de inteſtino quod caecum vocant dicta eſſe arbitrentur; mea vero ſententia eſt minime par eſſe, ut quum multa quae ad rerum contemplationem et ad artem exercendam accommodata ſunt copioſe nobis ſuppetant, in quibus utiliter ac laudabiliter verſari poſſimus; in obſcuris et aenigmatum ſimilibus orationibus diutius verſemur.

ΓΑΛΗΝΟΥ ΕΙΣ ΤΟ ΙΠΠΟΚΡΑΤΟΥΣ ΠΡΟΡΡΗΤΙΚΩΝ ΒΙΒΛΙΟΝ ΠΡΩΤΟΝ ΥΠΟΜΝΗΜΑ ΠΡΩΤΟΝ.

Ed. Chart. VIII. [692.] Ed. Baf. V. (167.)

Προοίμιον. Οὐ μὴν οὐδὲ τὴν Ἡροφίλου νομοθεσίαν ἀποδεκτέον, ἐπιχειροῦντος διωρίσθαι πρόγνωσιν προῤῥήσεως τῷ βεβαίῳ τε καὶ οὐ βεβαίῳ· καὶ γὰρ καὶ προγινώσκομεν ἑκατέρως καὶ προλέγομεν, ὥσπερ καὶ τἄλλα πάντα κατὰ πάσας τὰς τέχνας. ὄμβρους γοῦν καὶ αὐχμοὺς καὶ κρύος καὶ θάλπος, ἀνέμους τε καὶ νηνεμίας ἔκ τινων σημείων προγινώσκουσι καὶ κυβερνῆται καὶ γεωργοὶ καὶ ποτὲ μὲν ἀκριβῶς τε καὶ βεβαίως, ποτὲ δ' ἄχρι πιθανῆς ἐλπί-

GALENI IN HIPPOCRATIS PRAEDICTIONUM LIBRUM I. COMMENTARIUS I.

Prooemium. Non equidem Herophili fententiam, qui praenotionem a praedictione certo et incerto diftinguere conatur, probare oportet; praenofcimus fiquidem modo utroque et praedicimus veluti et caetera omnia omni in arte. Imbres fiquidem ficcitatesque et frigora et aeftus et ventos et ventorum tranquillitates quibusdam ex fignis praenofcunt tum navium rectores tum ruftici, atque interdum quidem tum exacte tum certo, interdum

δος. καὶ γέγραπται περὶ τῶν τοιούτων σημείων, ἄλλοις τε πολλοῖς καὶ Ἀράτῳ κατὰ τὰ τελευταῖα τοῦ τῶν ἐν ἀέρι φαινομένων βιβλίου· πῶς δ' ἂν δύναιτό τις ἑτέρως προειπεῖν ὁτιοῦν ὡς ἐσόμενον, ἄνευ τοῦ πρότερον αὐτὸς γνῶναι; τοῦτο γοῦν αὐτὸ καὶ Ἱπποκράτης ἐδήλωσεν ἐν ἀρχῇ τοῦ προγνωστικοῦ γράψας ὧδε· προγινώσκων γὰρ καὶ προλέγων παρὰ τοῖσι νοσέουσιν. ἀλλ' ἡ μὲν πρόγνωσις ἐν ταῖς ψυχαῖς ἡμῶν, ἡ δὲ τῶν προγνωσθέντων τοῖς πολλοῖς πρόῤῥησις διὰ τῆς φωνῆς γίνεται, καὶ δῆλον ὡς οὐκ ἄλλα μὲν ἐν τῇ ψυχῇ δοξάζομεν, ἄλλα δὲ προλέγομεν. ἀλλὰ γὰρ ὅπως ἂν ἔχει τὰ τῆς ἐπιγραφῆς τοῦ βιβλίου καταλιπόντες ἑτέροις ἐπιζητεῖν, ὅσοι τῶν ἔργων τῆς τέχνης οὐ πάνυ τι πεφροντίκασιν, αὐτοὶ τῶν γεγραμμένων κατὰ τὸ βιβλίον, ἕκαστον ἐπισκεψώμεθα, καθότι κἀπὶ τῶν ἄλλων ἐποιήσαμεν, ἃ προεξηγησάμεθα, τοῖς μὲν διορισμούς τινας ἀναγκαίους προστιθέντες, οὐκ εἰρημένους ὑπὸ τοῦ γράψαντος, ἔνια δὲ δεικνύντες οὐκ εἶναι καθόλου κἂν τῷ χαρακτῆρι τῆς λέξεως, ὡς περὶ τοιούτων ὁ συγγραφεὺς φαίνεται διαλεγόμενος.

---

et ad probabilem uſque exſpectationem. De ſignis autem hujusmodi cum alii plerique tum Aratus in libri eorum quae in aëre conſpiciuntur calce ſcripſit. At quonam quis pacto futura praedicere valebit, niſi ea praecognoverit? Quod ſane demonſtravit etiam Hippocrates in exordio prognoſtici, ita ſcribens: *praenoſcens enim et praedicens apud aegros.* Praenotio autem in anima eſt noſtra; praedictio vero eorum, quae ſunt praecognita, per vocem efficitur; conſtatque non alia quidem in anima nos opinari, alia vero praedicere. Caeterum quonam pacto liber inſcribatur caeteris qui opera artis non valde curaverint perveſtigandum relinquentes, quae in libris ſingulis ſunt conſcripta, ipſi contemplemur, quomodo in aliis quoque fecimus, quae antea expoſuimus, aliis quidem diſtinctiones aliquas neceſſarias a ſcriptore praetermiſſas adjicientes, alia vero non eſſe univerſalia demonſtrantes quamvis dictionis charactere formave tanquam de ejusmodi auctor differere videatur.

α΄.

[693] *Οἱ κωματώδεες ἐν ἀρχῇσι γινόμενοι μετὰ κεφαλῆς, ὀσφύος, ὑποχονδρίου, τραχήλου ὀδύνης, ἀγρυπνέοντες ἆρά γε φρενιτικοί εἰσι; μυκτὴρ ἐν τουτέοισιν ἀποστάζων ὀλέθριον· ἄλλως τε καὶ ἢν τεταρταίοισιν ἀρχομένοισι.*

Τὰ πλεῖστα τῶν παλαιῶν ἀντιγράφων οὐκ ἔχει προσκείμενον τῷ φρενιτικοὶ τὸ εἰσί. διὸ καὶ ζήτησις ἐγένετο, πότερον ἤδη φρενιτικούς τις ὀνομάσει τοὺς οὕτως ἔχοντας ἢ γενήσεσθαι προσδοκήσει. προσκειμένου μέντοι τοῦ εἰσὶ καὶ γεγραμμένης ὁμοῦ τῆς λέξεως, ἆρά γε φρενιτικοί εἰσιν; ἡ ζήτησίς ἐστι πότερόν εἰσιν ἢ οὐκ εἰσὶν οἱ οὕτως ἔχοντες ἤδη φρενιτικοί. ταύτῃ δὲ τῇ ζητήσει καὶ ἄλλη τις οὐ σμικρὰ συνάπτεται ζήτησις, ἣν καὶ περὶ τῆς ἀρχῆς τῶν πυρεκτικῶν παροξυσμῶν ἐποιήσαντο. καὶ γὰρ ἐν ἐκείνοις εὔλογον εἶναι φαίνεται μὴ τὸν ἐσόμενον ὕστερόν ποτε παροξυσμὸν προγινώσκειν ἡμᾶς, ἀλλὰ τὸν ἀρχόμενον ἤδη διαγινώσκειν ἐκ τῆς τῶν σφυγμῶν ἀλλοιώσεως. ἐπεὶ δὲ οὐδέπω

I.

Qui foporati funt in principiis cum capitis, lumborum, hypochondrii et cervicis dolore, vigilantes, num phrenitici funt? Nafus in his diftillans perniciofum tum alias tum fi quarto die coeperit.

Plurima veterum exemplaria verbo *phrenitici* verbum *exiftant* non habent adjectum. Hinc exorta eft quaeftio utrumne eos qui ita habent quis jam phreniticos appellabit, an fore exfpectabit. Adjecto vero verbo *exiftant* atque in hunc modum fimul fcripta oratione, phreniticine exiftant? quaeftio eft an qui ita affecti funt jam phrenitici fint vel non fint. Quaeftioni autem ejusmodi jam et alia quaedam non momentanea annectitur quaeftio, quam et de febrilium acceffionum principio moverunt. Nempe in illis rationi confentaneum effe videtur non poftea venturam praecognofcere nos acceffionem, fed incipientem jam dignofcere ex alteratione pulfuum.

μέγεθος ἀξιόλογον εἴληφεν, ὡς καὶ τῷ νοσοῦντι φαίνεσθαι σαφῶς, ἐκείνῳ μὲν ὡς μέλλον τι λέγεσθαι, γινώσκεσθαι δ' ὑφ' ἡμῶν ὡς ἤδη γεγενημένον· ὁμοίου τοῦ πράγματος ὄντος τῇ διαγνώσει τῶν ἄρτι τῆς γῆς ἀνισχόντων φυτῶν, ἃ γεωργὸς μέν τις ἢ διαγνωστικὸς ἁπάντων φυτῶν εὐθέως γνωρίζει, τοῖς δ' ἄλλοις ἄγνωστά ἐστι. πολλάκις γοῦν ὁρῶμεν ἀρούρας ὁμοιοτάτας τὴν βλάστησιν ἐχούσας πόας, ἃς ἡμεῖς μὲν οὐ διαγινώσκομεν, οἱ γεωργοὶ δὲ ἴσασι τί μὲν ἐξ αὐτῶν ἐστι πόα, τί δὲ πυρὸς ἄρτι γεννώμενος, τί δὲ κριθὴ, τί δὲ ζειὰ, τί δὲ τῶν ἄλλων ἕκαστον. οὕτω δὲ κἀπὶ τῶν δένδρων ἔχει. καὶ γὰρ καὶ ταῦτα συμπεπληρωμένα πᾶσι τοῖς οἰκείοις μορίοις ἅπαντες γνωρίζομεν, ἀρχόμενα δὲ φύεσθαι παντάπασιν ὀλίγοις γνωρίζεται. τοῦτόν τε οὖν τὸν λόγον ὡς πάνυ πιθανὸν ἀποδεκτέον, ἐφεξῆς δὲ ζητητέον ἐστὶ περὶ τῆς κατὰ τὴν φρενῖτιν ἐννοίας. ἐν γὰρ τοῖς τῶν ἐπιδημιῶν βιβλίοις, ὡς ἐπιδέδεικταί μοι διὰ τῶν εἰς αὐτὰ γεγραμμένων ὑπομνημάτων, ὁ Ἱπποκράτης φαίνε-

Quoniam vero nondum inſignem acceperit magnitudinem ut aegro quidem tanquam dicenda conſpicue videatur, a nobis vero ut tanquam jam facta cognoſcatur; quae res eodem ſe modo habet ac cognitio plantarum recens e terra ortarum quas ruſticus quidam vel qui in plantis omnibus dignoſcendis eſt peritus, confeſtim internoſcit, caeteris vero incognitae manent. Agros ſiquidem herbas germinatione ſimillimas ſaepius ferre conſpicimus; quas nos quidem non internoſcimus, ruſtici vero internoverunt, quidnam ſcilicet ex his herba ſit, quid triticum nuper enatum, quid hordeum, quid zea et quidnam aliorum unumquodque. Ad hunc quoque modum res habet in arboribus, nempe et eas quum omnibus ſuis partibus abſolutae ſunt, univerſi cognoſcimus; quum vero incipiunt enaſci, omnino a paucis cognoſcuntur. Sermo igitur hic veluti admodum probabilis recipiendus eſt. Sed deinceps eſt inquirendum, quidnam per phrenitim oporteat intelligere. Nempe Hippocrates in libris epidemiorum, ut in

ται τὴν ἐν ὀξεῖ πυρετῷ διηνεκῆ παραφροσύνην φρενῖτιν ὀνομάζων. διηνεκῆ δὲ εἶπον, ἐπεὶ ταῖς ἀκμαῖς τῶν σφοδρῶν πυρετῶν, ἐνίοτε παραφροσύναι ἐμπίπτουσιν, ἐν ταῖς παρακμαῖς εὐθέως παυόμεναι. μαίνεσθαι μὲν γὰρ ὀνομάζουσι πάντες ἄνθρωποι τοὺς ἄνευ πυρετοῦ παραφρονοῦντας, φρενιτίζειν δὲ τοὺς ἐν πυρετῷ. τὸ δ' ἐν ἀκμῇ σφοδροῦ πυρετοῦ παραφρονῆσαι, παρακόψαι τε καὶ παραχθῆναι καὶ παραληρῆσαι καὶ αὐτὸ δὴ τοῦτο παραφρονῆσαι καλοῦσι. φρενῖτιν δ' οὐκ ὀνομάζουσιν, ἄνευ τοῦ πυρέσσειν καὶ τοῦ διηνεκοῦς τῆς παραφροσύνης. τῷ διηνεκεῖ δὲ τῆς παραφροσύνης, ὅτ' ἂν ἅμα πυρετῷ γένηται, τὴν φρενῖτιν γνωριοῦμεν. οὐδὲν δὲ ἧττον ὁρῶμεν εἶναι φρενιτικοὺς ὅσοι κωματώδεις ὄντες οὐ σωφρονοῦσιν, ἀλλὰ παράφορά τε φθέγγονται καὶ πρὸς τῶν παρόντον διεγερθέντες, ἐκτεθαμβημένοις ἐοίκασιν. οὕτω γοῦν κἀν τῷ τρίτῳ τῶν ἐπιδημιῶν ἔφη, οὐδ' ἐξεμάνη τῶν φρενιτικῶν οὐδεὶς, ὥσπερ ἐπ' ἄλλων, ἀλλ' ἄλλῃ τινὶ νωθρῇ καταφορῇ καρηβαρέες ἀπώλοντο. [694] καὶ

eorum docuimus commentariis, *continuam eam, quae cum acuta febre eſt, dementiam, phrenitin appellare videtur,* continuam autem dixi, quia nonnunquam in vehementium febrium vigoribus deſipientiae ſuperveniunt, ſed in declinationibus confeſtim ſedantur. *Μαίνεσθαι* ſiquidem, *inſanire*, omnes homines dicunt eos, qui deſipiunt citra febrem, *φρενιτίζειν* vero, qui cum febre id patiuntur; quod vero in febris vehementis vigore accidit, appellant et *παρακόψαι* et *παραχθῆναι* et *παραληρῆσαι* et *παραφρονῆσαι*· phrenitin vero non appellant, niſi febriat aeger et continue deliret. Continuitate igitur dementiae, quodque ſimul cum febre fiat, phrenitin agnoſcemus, nihilo vero minus phreniticos eſſe dicimus, quicunque comatoſi quum ſint, non ſapiunt, ſed delira loquuntur atque a praeſentibus expergefacti ſtupefactis ſimiles videntur. Sic itaque et in epidemiorum tertio ita ait: *nullus autem phreniticorum vehementer inſanivit, ut in aliis, ſed alia quadam veternoſa in ſomnum delatione capite gravati morieban-*

τοῦτον οὖν τὸν λόγον ἐγὼ, ὡς πιθανώτατον προσδέχομαι καὶ καλεῖσθαι πάντας ὑφ' Ἱπποκράτους ἡγοῦμαι φρενιτικοὺς, ὅσοι τὰς φρένας βεβλαμμένοι διηνεκῶς ὦσιν, ὥσπερ οἱ μαινόμενοι, μόνῳ τῷ πυρέττειν αὐτῶν διαφέροντες. ἐπεὶ δ' ὡς τὰ πολλὰ τούτοις ὑπάρχει καὶ τῶν βλεφάρων ἀνεῳγότων ἀγρυπνεῖν, οἱ πλεῖστοι τῶν ἰατρῶν ἐν τοῖς παθογνωμονικοῖς φρενίτιδος καὶ τὴν τοιαύτην ἀγρυπνίαν ἔγραψαν. εἶπον δὲ τοιαύτην, ἐπεὶ καὶ μετὰ κώματος ἀγρυπνίαι γίνονται, καθάπερ αὐτὸς ἐδήλωσεν ἐν τῷ γ' τῶν ἐπιδημιῶν εἰπών· ἦν δὲ ἢ τὸ κῶμα συνεχὲς, οὐχ ὑπνῶδες ἢ μετὰ πόνων ἀγρυπνοῖ, ὡς εἶναι τὸ κῶμα τὴν εἰς ὕπνον καταφορὰν οὐ δυναμένων τῶν ἐχομένων τῷ συμπτώματι τὰ τῶν ἐγρηγορότων πράττειν, ἀλλὰ κλείειν τε τὰ βλέφαρα δεομένων, ἐλπιζόντων τε κοιμηθῆναι. συμβαίνει δ' ἐνίοτε τούτων τισὶ μὴ δύνασθαι κοιμηθῆναι, κλεισθέντων τῶν βλεφάρων, ἀλλ' ἀγρυπνεῖν ἐπὶ πλεῖστον, ὅπερ ὠνόμασεν ὁ Ἱπποκράτης οὐχ ὑπνῶδες κῶμα. περὶ μὲν οὖν τοῦ κατὰ κῶμα σημαινομένου

tur. Sermonem itaque hunc tanquam maxime probabilem recipio, vocarique omnes ab Hippocrate phreniticos existimo, qui mente laesi continue fuerint, quo modo et qui insaniunt sola febre ab his discrepantes. Sed quoniam his magna ex parte insit ut palpebris apertis vigilent, ob id quam plurimi medicorum vigiliam etiam hujusmodi inter ea, quae phrenitidem indicant scripserunt. Dixi, *hujusmodi*, quoniam et cum comate vigiliae fiant, ut Hippocrates ipse in epidemiorum tertio ostendit inquiens: *prehendebat autem eos vel coma continuum non somniculosum vel pervigilium laboriosum.* Ut coma sit in somnum delatio, nequeuntibus, qui ab hoc occupantur symptomate, vigilantium munia obire, sed tum palpebras claudere cupientibus tum dormire sperantibus. Contingit autem interdum horum quibusdam, ut clausis palpebris dormire nequeant, sed plurimum vigilent, quod Hippocrates *coma non somnolentum* appellavit. De eo autem, quod per vocabulum coma significatur librum habes in-

βιβλίον ὅλον ἔχεις ἡμέτερον, ἐν ᾧ διὰ πλειόνων μαρτυριῶν ἐπιδέδεικται πᾶσαν ὀνομάζων καταφορὰν ὁ Ἱπποκράτης κῶμα, καὶ νῦν οὐδὲν θαυμαστὸν τοὺς αὐτοὺς ἅμα τε κωματώδεις εἰρῆσθαι καὶ ἀγρυπνοῦντας. ὡς εἴ γε κωματώδεις μὲν ἦσαν, ἀγρυπνίας δὲ χωρὶς, οὐδ' ἂν ἐζήτησα, εἰ φρενιτικοὺς ὀνομαστέον αὐτοὺς, εἴτε ὄντας ἢ γενησομένους. ἀεὶ γὰρ οὕτως ἄκουέ μου, διὰ τὰ προηγούμενα τῆς πρώτης γενέσεως (168) ἁπάντων πραγμάτων, οὐ μόνον τῶν παθῶν, οὐ μὴν οὐδ' εἰ τὰ νευρώδη μέρη κακῶς διέκειτο μετ' ἀγρυπνίας, ἐν ἀρχῇ τοῦ νοσήματος, οὐκ ἂν οὐδ' οὕτως ἐζήτησα, εἰ φρενιτικοὺς ὀνομαστέον αὐτούς. οἵ τε γὰρ ἄνευ τῆς ἀγρυπνίας κωματώδεις οὐδ' ὅλως φρενιτικοὶ, οἵ τε ἄγρυπνοι χωρὶς κώματος, ὅταν ἐν ἀρχῇ τοῦτο πάσχωσι, μετὰ τῆς τῶν εἰρημένων μορίων ὀδύνης, ἐξ ἀνάγκης φρενιτικοί. μιχθείσης δ' ἀγρυπνίας τῷ κώματι, ἀμφιβολία γίνεται καὶ διὰ τοῦτο τῷ λόγῳ τὸν ἆρα σύνδεσμον προσέθηκεν, ὃν περισπῶντες τῷ τόνῳ λέγομεν, ὅταν περί τινων πραγμάτων

tegrum noſtrum, in quo pluribus teſtimoniis Hippocratem cataphoram omnem, coma appellare demonſtravimus. Quo fit ut in praeſentia eosdem comatoſos et vigilantes dici mirum non ſit. Si enim comatoſi quidem, ſed absque vigiliis fuiſſent, non quaeſiiſſet, phreniticosne eos vocare oporteat vel jam exiſtentes vel futuros. Perpetuo ſiquidem ita me audias ob ea, quae primam rerum omnium generationem, non ſolarum affectionum praegrediuntur. Jam vero ſi nervoſae partes male cum vigilia ſine comate inter morbi initia affectae ſuiſſent nec ita quidem quaeſiviſſet, an phreniticos eos appellare opus ſit. Nempe qui ſine vigilia comatoſi exiſtunt, nullo pacto ſunt phrenitici; at qui ſine comate pervigilant, ſi id per initia cum praedictarum partium dolore perpeſſi ſuerint, neceſſario phrenitici exiſtunt. Si vero vigilia comati annexa ſuerit, ambiguitatem res habet atque ob id in oratione *ἆρα* conjunctionem, id eſt *ne*, adjecit; quam accentu circumflexo pronunciamus, quum de quibusdam rebus dubitamus.

ἀποροῦντες τύχωμεν. ὃ δὲ κἂν τοῖς ἐφεξῆς ἐστι μεμνῆσθαι χρήσιμον, ἀκούσαντας ἅπαξ δεῖ ἀεὶ πρόχειρον ἔχειν ἀφορίζοντας τὰ διά τι τῶν ἔξωθεν αἰτίων γεγονότα καὶ τὰ κατὰ τὸν τοῦ νοσήματος λόγον ἐπιφαινόμενα. ἐὰν γὰρ ὁδοιπορήσας τις συντόνως ἢ κατ' ἄλλας τινὰς ἐνεργείας κοπωθεὶς ἢ καὶ σὺν αὐτοῖς ἐκκαυθεὶς, ἅμα τε πυρέττειν ἄρξηται καὶ κεφαλὴν ἀλγεῖν καὶ ὀσφὺν καὶ ὑποχόνδριον καὶ τράχηλον, μηδὲν ἐκ τούτων ἔλπιζε μέγα λήψεσθαι γνώρισμα πρὸς διάκρισιν τῶν ἐσομένων ἢ γεννωμένων ἤδη παθῶν. εἰ δ' ἄνευ τῆς ἔξωθεν αἰτίας ὀδύνη τῶν εἰρημένων εἶεν μορίων, εἰ μὲν ἀγρυπνίαι τῷ κάμνοντι χωρὶς καταφορᾶς συμβαίν' ιεν, ἔλπιζε παραφρονήσειν αὐτόν· εἰ δὲ μετὰ κώματος συμβάλλει, κατὰ τὸ παρὸν ἀναμένειν ἡμέραν μίαν, ἐν ᾗ τὴν κίνησιν τοῦ νοσήματος διαγνώσῃ. φρενῖτις μὲν γὰρ ἡ ἀκριβὴς καὶ ἄμικτος ἑτέρῳ νοσήματι γίνεται χολῆς ξανθῆς καταλαβούσης τὸν τόπον, ἐν ᾧ τὸ τῆς ψυχῆς ἡγεμονοῦν ἐστι. λήθαργος δὲ τὸν αὐτὸν τόπον ὑγράναντός τε

Quod autem et in ſequentibus memoria tenere commodum exiſtit, id ſemel intellectum perpetuo habere in promptu debemus; et quae propter cauſarum externarum aliquam facta ſint et quae morbi ratione ſuperveniant diſtinguentes. Nam ſi quis ubi contente ambulaverit vel alia ex actione laſſitudinem ſenſerit vel et una cum his exuſtus fuerit, ſimul febrire coeperit, capite item dolere et lumbis, hypochondrio et cervice, nullam magnam profecto ex his accepturum te vel ad futurarum vel jam natarum affectionum diſcretionem ſperaveris notam. Verum ſi absque externa cauſa praedictas partes infeſtaverint dolores; ſi vigiliae quidem aegro contigerint abſque ea, quae in ſomnum fit, delatione, deliraturum eum ſperabis. Quod ſi una cum comate conjungantur, tunc diem unum exſpectes, in quo motionem morbi dignoſcas oportet. Phrenitis ſiquidem, quae exquiſita eſt et nulli alteri morbo permiſcetur, fit quum bilis flava locum, in quo princeps animae pars reſidet, prehenderit; lethargus vero quum

καὶ διαβρέξαντος φλέγματος. αἱ γὰρ ἐν ἑτέροις τισὶ μέρεσι δυνάμεναι εἰς συμπάθειαν ἀγαγεῖν τὸν ἐγκέφαλον, ἐκ χολῆς καὶ φλέγματος βλάβαι, τὸ διηνεκὲς οὐκ ἔχουσιν. [695] ὅταν οὖν ὑπ' ἀμφοτέρων τῶν χυμῶν ἐνοχλεῖσθαι συμβαίνει τὸν ἐγκέφαλον, ἐναντία συμπτώματα καταλαμβάνει τὸν ἄνθρωπον, ὡς ἀγρυπνεῖν τε ἅμα καὶ καταφέρεσθαι κατ' ὀλίγον. ὅταν δὲ καὶ καταφέρηται ἅμα καὶ παραφρονῇ, τὴν μικτὴν διάθεσιν διαμένειν αὐτῷ νομιστέον. ἐνίοτε δὲ ἐπὶ θάτερον ἔῤῥεψεν, ὡς ἤτοι τὴν χολὴν ἢ τὸ φλέγμα νικῆσαι καὶ γενέσθαι τὸν ἄνθρωπον ἤτοι φρενιτικὸν ἀκριβῶς ἢ ληθαργικόν. ἐγὼ μὲν οὖν, ὅταν ἄχρι τέλους ἥ τε παραφροσύνη καὶ τὸ κῶμα διαμείνῃ, μικτὸν ὀνομάζω τοῦτο τὸ πάθος φρενίτιδός τε καὶ ληθάργου. τινὲς δὲ τυφομανίας ἐκάλεσαν, ὡς κἀν τῷ περὶ νούσων Ἱπποκράτει γέγραπται κατὰ μέντοι τὸ γ' τῶν ἐπιδημιῶν, ὡς ἔφην ἀρτίως, ἅπαντας ὀνομάζει φρενιτικοὺς ὁ Ἱπποκράτης, ὅσοι διηνεκῶς παραφρονοῦσι πυρέττοντες. ὑπόλοιπον δέ ἐστι ζητῆσαι διὰ τί τῆς ῥήσεως ἀρχόμενος μὲν εἶπεν, οἱ κωματώδεες ἐν ἀρχῇ-

locum eundem humectarit perfuderitque pituita; nam quae partibus in aliis ex bile et pituita noxae cerebrum ipfum ad fympathiam trahere poffunt, hae continuae non funt; quoties igitur uterque humor cerebro moleftus fuerit, prehendunt contraria hominem fymptomata, ita ut tum vigilet tum leniter in fomnum deferatur. Quum vero et ad fomnum defertur fimul et defipit, mixtam ipfi permanere affectionem eft putandum. Nonnunquam et in horum alterum res ita deflexit, ut vel bilis vel pituita fuperior fit, aegerque reddatur aut phreniticus exquifite aut lethargicus. Ego vero, quoties ad finem ufque tum defipientia, tunc coma perfiftunt, affectionem hanc ex phrenitide et lethargo mixtam appello, quidam typhomaniam vocaverunt, ut et in libro de morbis ab Hippocrate fcriptum eft. In tertio vero epidemiorum, ut paulo ante dixi, phreniticos omnes appellat, qui continue defipiunt cum febre. Jam reliquum eft ut quaeramus quam ob caufam dictionis principio dixerit, qui comatofi inter ini-

σιν, τελευτῶν δὲ πάλιν ἄλλως τε καὶ τεταρταίοισιν ἀρχομένοισι. τὸ γὰρ τῆς ἀρχῆς ὄνομα δηλοῖ μὲν καὶ τὴν πρώτην εἰσβολὴν τοῦ νοσήματος, δηλοῖ δὲ καὶ τὴν ἐν πλάτει νοουμένην ἄχρι τῆς τρίτης ἢ τετάρτης ἡμέρας, δηλοῖ δὲ καὶ τὸν πρῶτον καιρὸν τοῦ νοσήματος, ὅταν εἰς τέσσαρα μέρη διελόντες αὐτὸν εἴπωμεν ἐξ ἀρχῆς τε καὶ ἀναβάσεως ἀκμῆς τε καὶ παρακμῆς συγκεῖσθαι. περὶ μὲν οὖν τοῦ σημαίνεσθαι ταῦτα παρὰ τοῦ τῆς ἀρχῆς ὀνόματος, ἐν τῷ πρώτῳ τῶν περὶ κρίσεων ἐπιδέδεικται. νυνὶ δὲ ἐπισκεψώμεθα κατὰ ποῖον αὐτῶν σημαινόμενον εἴρηται τοὔνομα. δοκεῖ δέ μοι κατὰ μὲν τὸ πρῶτον μέρος τῆς ῥήσεως ἀρχὴν εἰρηκέναι τὴν κατὰ πλάτος εἰσβολὴν ὅλου τοῦ νοσήματος. ἐπὶ δὲ τῆς τελευτῆς, ἔνθα φησὶν, ἄλλως τε καὶ τεταρταίοισιν ἀρχομένοισιν, ἄρχεσθαι τηνικαῦτα λέγειν μόνα τὰ προειρημένα συμπτώματα, φθάνοντος ἤδη πυρέττειν ἐκ τεττάρων ἡμερῶν τοῦ νοσοῦντος, ἵν' ἐν τῇ κατὰ πλάτος ἀρχῇ τὴν γένεσιν ἴσχει τό τε κῶμα καὶ ἡ ἀγρυπνία καὶ τὰ τῶν νευρωδῶν μορίων ἀλγήματα. κατὰ μὲν γὰρ τὴν πρώτην ἢ δευ-

tia fiunt, in calce autem tum alias, tum fi quarto coeperit die. Nempe principii nomen indicat quidem et primum morbi infultum, indicatque et eum, qui fecundum latitudinem ad tertium ufque vel quartum extenditur diem; indicat praeterea et primum morbi tempus, quum morbum in quatuor partes dividentes conftare ex principio, incremento, ftatu et declinatione pronunciamus. Quod autem haec nomine principii fignificentur, in primo de crifibus eft demonftratum. Nunc autem, in quo fignificatu dictum hoc nomen fit confideremus. Arbitror equidem Hippocratem in prima dictionis parte principium dixiffe morbi totius infultum, qui fecundum latitudinem intelligitur, in calce autem quum ait, tum alias, tum fi quarto coeperit die, dicere tunc incipere praedicta fola fymptomata, aegro jam quatuor ante diebus febre correpto, ut in eo, quod fecundum latitudinem fumitur, principio generentur tum coma, tum vigilia, tum partium nervofarum dolores. Nempe primo vel fecundo die prae copia fan-

τέραν ἡμέραν, ἐκ πλήθους αἵματος, ἔχοντός τινα δριμύτητα δακνώδη, δι' ἐπιμιξίαν χολῆς δύναται γενέσθαι κωματώδης τε καὶ ἄγρυπνος ὁ αὐτὸς ἄνθρωπος, ὑπὸ μὲν τοῦ πλήθους τοῦ αἵματος βαρυνομένης τῆς κατὰ τὸν ἐγκέφαλον δυνάμεως, ὑπὸ δὲ τῆς χολῆς ἐρεθιζομένης, ὡς ὕπνουν κωλύεσθαι, κατὰ δὲ τὴν τετάρτην ἡμέραν τοῦ πλήθους ἤδη συνῃρημένου καὶ μάλιστα ἐὰν ὁ ἰατρὸς αὐτὸ φθάσῃ κενῶσαι καὶ τῆς δριμύτητος πεπεμμένης, χρὴ ἀμφότερα παύεσθαι τὰ συμπτώματα, καὶ τὸ κῶμα καὶ τὴν ἀγρυπνίαν. ὅταν οὖν ἐν ᾧ χρόνῳ πεπαῦσθαι ἐχρῆν αὐτὰ, γινόμενα φαίνηται χολὴν, ἢ φλέγμα δηλοῖ κατειληφέναι τὸν ἐγκέφαλον, οὐχ αἵματος πλῆθος. εἴρηται δὲ ἐν τῷ περὶ κρισίμων ἡμερῶν ἡ τῆς τετάρτης δύναμις, ἐξηγουμένων ἡμῶν ἐν αὐτοῖς τὴν Ἱπποκράτους γνώμην, ὥσπερ κἀν τοῖς εἰς τὸ προγνωστικὸν ὑπομνήμασιν. ἐπίδηλον γάρ εἶναί φησιν αὐτὴν τῆς ἑβδόμης, ὅπερ ἐστὶ προδηλοῦν πεφυκέναι ὁποία τις ἡ ἑβδόμη γενήσεται. μοχθηροῦ μὲν οὖν ἐν τῇ τετάρτῃ φανέντος σημείου μοχθηρὰν ἀναγκαῖον ἔσεσθαι καὶ τὴν ἑβδόμην· σωτηρίου δὲ καὶ ἀγα-

guinis, qui propter bilis permixtionem acrimoniam quandam mordacem habeat, poteſt reddi idem aeger tum comatoſus tum vigilans gravata quidem ob ſanguinis copiam cerebri facultate, ſed a bile uſque adeo irritata, ut ſomnus inhibeatur. Quarto vero die copia jam imminuta et praeſertim ſi medicus eam vacuare praeverterit, atque acrimonia cocta deſinere utrumque ſymptoma, tum coma tum vigilias, par eſt. Si ergo, quo tempore ceſſaſſe debuerunt, ea fieri videantur, bilem vel pituitam cerebrum invaſiſſe, non ſanguinis copiam, id commonſtrat. De potentia autem quarti diei in libris de diebus decretoriis eſt dictum, quum inibi mentem Hippocratis explicaremus, quomodo et in prognoſtici commentariis; nempe hunc ait, *indicem ſeptimi eſſe*, quod eſt, eam habere naturam ut qualisnam ſeptimus futurus ſit indicet. Quum ergo ſignum malum quarto apparuerit die, malus neceſſario ſeptimus eſt futurus; ſi vero ſalubre et bonum, ſeptimus bonus

θοῦ καὶ τὴν ἑβδόμην ἀγαθὴν γενήσεσθαι. κατὰ γὰρ τὴν ἀναλογίαν τῆς τοῦ σημείου δυνάμεως τὸ ἧττόν τε καὶ μᾶλλον ἀγαθὴν ἢ κακὴν γενέσθαι τὴν ἑβδόμην ἡμέραν ἀκόλουθον. δέδεικται γὰρ ἐν τῷ προγνωστικῷ τὰ μὲν μᾶλλον, τὰ δὲ ἧττον ὀλέθριά τε καὶ σωτήρια τῶν σημείων. καὶ τὴν ἑβδόμην οὖν ἀνάλογον κατὰ τὴν τετάρτην ἤτοι μᾶλλον ἢ ἧττον ἀγαθήν τε καὶ κακὴν γενέσθαι συμβήσεται. [696] τῆς οὖν ἀπὸ τῶν ῥινῶν στάξεως οὔσης ἀεὶ κακοῦ σημείου τελειοτάτη κακία δηλοῦται τοῦ νοσήματος, ἐὰν ἐν τῇ τετάρτῃ τῶν ἡμερῶν γένηται. φαίνεται γὰρ ἐγκεχειρηκέναι μὲν ἡ φύσις, ἀποῤῥίψασθαι τὸ κατὰ τὴν κεφαλὴν ἠθροισμένον πλῆθος, οὐ δεδυνῆσθαι δέ. πρόδηλον δ' ὅτι κάκιστόν ἐστι τὸ γένος τῶν τοιούτων σημείων. καὶ γὰρ ὅσα φύματα καὶ ἐξανθήματα πρὸς τὸ δέρμα τοῦ βάθους ἐξανθήσαντα παλινδρομῇ, χαλεπώτατα πάντων ἐστί. καὶ οἱ ἀρξάμενοι μὲν ἱδρῶτες, εὐθέως δὲ παυσάμενοι, καὶ οὗτοι μοχθηροὶ καὶ τὰ διαχωρήματα δ' ὁμοίως, ὅσα τε δι' αἱμοῤῥοΐδων ἢ μήτρας ἐπὶ γυναικῶν κενοῦται. πάντα γὰρ

erit, nam proportione virtutis ſigni tum magis tum minus vel bonum vel malum fore ſeptimum ſequens eſt. Quae autem ſigna magis minusque tum pernicioſa tum ſalutaria exiſtunt in prognoſtico oſtenſum eſt. Septimum igitur proportione quarti magis minusque tum bonum tum malum fieri continget. Quum itaque ſtillatio e naribus ſemper malum ſignum ſit, abſolutiſſima morbi malitia ſignificatur, ſi quarto fiat die; videtur ſiquidem natura collectam in cerebro abundantiam conata eſſe ut expelleret, ſed non potuiſſe. Talium autem ſignorum genus deterrimum eſſe conſtat; nempe quae vel tubercula vel puſtulae ex imo ad cutem enata recurrerunt, graviſſima omnium exiſtunt, ſudores quoque, qui coeperunt quidem, ſed protinus ceſſaverunt, pravi ſunt; dejectiones item et quae per haemorrhoidas vel in mulieribus per uterum vacuantur; omnia ſiquidem haec deteriora his ſunt, quae

ταῦτα χείρω τῶν μηδ᾽ ὅλως ἐπιφανέντων, ὅταν ἀρξάμενα παύσηται. ἐνίοτε γὰρ συμβαίνει πέττουσαν ἔτι τὰ λυποῦντα τὴν φύσιν οὐδέπω τῆς ἀποκρίσεως αὐτῶν ἔχεσθαι. τῶν δ᾽ ἀρξαμένων μὲν, εὐθέως δὲ παυσαμένων, ὥσπερ ὁρμή τις ἐμφαίνεται, τῆς φύσεως ἐκκρῖναι τὰ λυποῦντα σπευδούσης καὶ οὕτω δι᾽ ἀσθένειαν μὴ δυναμένης ὃ προὔθετο κατεργάσασθαι.

β'.

Κοιλίης περίπλυσις ἐξέρυθρος κακὸν μὲν ἐν πᾶσι τοῖσι νουσήμασι, οὐχ ἥκιστα δὲ ἐπὶ τοῖς προειρημένοις.

---

(169) Ὁ μὲν οὖν Ἱπποκράτης ἔν τε τῷ προγνωστικῷ συγγράμματι τῶν σημείων ἑκάστου διδάσκει τὴν δύναμιν, ἐπὶ τέλει τε τοῦ βιβλίου συμβουλεύει τὰς δυνάμεις τῶν εἰρημένων σημείων ἐκλογιζόμενον, ὅπερ ἐστὶν ἀλλήλοις παραβάλλοντα τὴν πρόγνωσιν οὕτω ποιεῖσθαι. τινὰ μὲν γὰρ

nullo apparent pacto, fi ubi coeperint ceffent. Contingit enim interdum coquentem adhuc contriftantia naturam nondum ad horum expulfionem excitari; in illis vero, quae coeperunt quidem, fed protinus defierunt, apparet veluti excitatio quaedam, conante natura excernere, quae molefta funt, atque ita ob imbecillitatem, quod propofuerat, perficere nequeunte.

II.

Alvi proluvies admodum rubra malum quidem in omnibus morbis, non minime vero in praedictis.

Signorum fingulorum vires docet in prognoftico Hippocrates; vultque in calce libri, viribus dictorum fignorum aeftimatis perpenfisque, id eft inter fe collatis, fieri ita praenotionem. Nempe fignorum quaedam fpeciei ejusdem exiftunt, quum autem ejusdem fpeciei dico, quafi et

ὁμοειδῆ τῶν σημείων ἐστὶ, ἄκουε δέ μου νῦν οὕτως ὁμοειδῆ λέγοντος, ὡσεὶ καὶ ὁμογενῆ φθάσας εἶπον. ἔνια δὲ οὔτε γένος ἔχει ταὐτὸν οὔτε εἶδος. ὁμοειδῆ μὲν οὖν ἐστι τὰ καθ' ἕν τι πάθος γιγνόμενα, τὰ μὲν ἀναπτυόμενα τῆς κατὰ πνεύμονα καὶ θώρακα καὶ τραχεῖαν ἀρτηρίαν καὶ λάρυγγα, συνελόντα δὲ φάναι, τῶν ἀναπνευστικῶν ὀργάνων διαθέσεως εἶναι σημεῖα. τῶν δ' αὐτῶν τούτων ὅσα κἀπὶ τῆς ἀναπνοῆς πλημμελεῖται πρώτως· ἔξωθεν γὰρ αὐτῶν ἐστι τὰ κατὰ συμπάθειαν. ἐγκεφάλου δὲ καὶ μηνίγγων, ὅπως διάκειται σημεῖα διὰ μὲν τῶν ἐκκρινομένων, οἷα τὰ διὰ μυκτήρων ἢ ὑπερώας κενοῦται. διὰ δὲ τῶν βεβλαμμένων ἐνεργειῶν ἐν καταφοραῖς ἢ ἀγρυπνίαις ἢ παραφροσύναις ἢ σπασμοῖς ἢ τρόμοις ὅλου τοῦ σώματος. ἐὰν οὖν ἅμα παραφρονεῖ καὶ σπᾶταί τις, εὔδηλον ὅτι μείζων ἐστὶν ἡ διάθεσις ἢ εἰ τὸ ἕτερον ἦν μόνον. οὕτω δὲ κἂν δυσπνοῶν εὐθὺς καὶ πτύει μέλανα. καὶ ταῦτα μὲν οὖν ἴσως οὐκ ἂν

ejusdem generis jam dixerim ita me audias, alia vero neque genus habent idem neque ſpeciem. Speciei ergo ejusdem ſunt, quae in una aliqua fiunt affectione. Quae quidem per ſputa excernuntur, affectionis tum pulmonum, tum thoracis tum aſperae arteriae, tum gutturis atque, ut in ſumma dicam, reſpirationi ſubſervientium inſtrumentorum ſigna ſunt horum autem ipſorum, quae et in reſpiratione vitium per ſe et primum contraxerunt, nam ab his ſeparantur, quae per conſenſum afficiuntur. Cerebri quoque et membranarum ipſum tegentium, quonam afficiantur modo, ſigna ſunt, per ea quidem, quae excernuntur, quae per nares et palatum vacuantur, per functionum vero laeſionem quae in cataphoris vel vigiliis vel deſipientiis vel convulſionibus vel totius corporis tremoribus viſuntur. Si quis igitur ſimul tum deſipiat tum convellatur, quod affectio ea gravior ſit quam alterum illorum duntaxat fuerit, liquido conſtat omnibus; pari modo ſi difficulter ſpirans protinus et nigra exſpuat. Sed forſan haec non recte inter ſe quis permiſcuerit juxta

τις ὀρθῶς ἀλλήλοις ἐπιπλέκοι, διὰ τῆς ἐν τοῖς βιβλίοις διδασκαλίας. ἀρκεῖ γὰρ ἑκάστου τὴν δύναμιν εἰπεῖν ἐπιτρέψαντα τῷ μανθάνοντι σκοπεῖσθαι πάντα ἐπὶ τῶν ἀῤῥώστων. ἡ δὲ τῶν ἑτερογενῶν σημείων ἐπιπλοκὴ παντάπασιν ἄχρηστος, ἐν βιβλίοις τε γραφομένη καὶ διὰ τῆς ἐν τοῖς λόγοις συνουσίας εἰς γυμνασίαν ἥκουσα. [697] μετὰ γὰρ τὴν τῶν ἁπλῶν ἑκάστου δύναμιν ὁρισθεῖσαν ἀρκεῖ μόνον ἐφεξῆς ἅπαξ εἰπεῖν, ὅπερ εἶπεν ὁ Ἱπποκράτης, ὡς ἐκλογίζεσθαι δεῖ τῶν σημείων τὰς δυνάμεις καὶ παραβάλλειν ἀλλήλοις εἰς τὴν περὶ τῶν καμνόντων ἀπόφασιν. ἐὰν δέ τις εἰπὼν κακὸν εἶναι σημεῖον οὖρα μέλανα, προσθῇ τούτῳ κάκιον εἶναι κἂν πτύῃ μέλανα. καὶ τούτου πάλιν ἐφεξῆς φήσει, κἂν διαχωρήσῃ δὲ μέλανα, εἰ δὲ καὶ κατ' ἀρχὰς, ἔτι κάκιον. ἐφεξῆς τε πάλιν ἔτι κάκιον εἶναι φήσει τεταρταίῳ συμβῆναι τοῦτο, προσθῇ δὲ τούτοις καὶ τὸ κατ' ἀρχὴν τοῦ προγνωστικοῦ γεγραμμένον καὶ τὸ πρόσωπον νεκρῶδες, ὅπερ ἰδίως ὀνομάζουσιν οἱ ἰατροὶ, ματαίαν ἐπιπλοκὴν γράψει σημείων. οὐδεὶς γὰρ οὕτως ἐστὶν ἀδιανόητος, ὡς μὴ νοεῖν ἧττον μὲν

eam, quae in libris effe debet doctrinam; fufficit enim cujuslibet virtutem recenfere, permiffa difcentis arbitrio omnium in aegrotantibus contemplatione. Signorum autem diverfi generis connexio prorfus inutilis eft et quum in libris fcribitur et quum in exercitationem per eam, quae fermonibus fit conventionem venit. Nempe definita cujusque fimplicium virtute fatis eft poftea femel duntaxat dicere, quod dixit Hippocrates, perpendendas fcilicet fignorum vires conferendasque inter fe, ut de aegrotantibus quippiam enuncietur. Si quis autem fignum malum effe urinas nigras dixerit, adjeceritque et pejus effe, fi nigra quoque exfpuerit et deinceps hoc rurfum pejus, fi et nigra dejecerit atque fi inter initia id contigerit; praeterea et pejus adhuc effe, fi quarto id fuerit die; adjeceritque et his, tum quod in exordio prognoftici eft fcriptum, tum faciem illam, quam privatim cadaverofam medici appellant; vanam fane fignorum permixtionem fcripferit. Nullus fiquidem ita amens eft ut non intelligat

ἔχειν κακῶς, ᾧ περὶ πνεύμονα μόνον ἢ θώρακα διάθεσίς ἐστι νοσώδης, ᾧ δ' ἐν ἀμφοτέροις χεῖρον, ᾧ δὲ πρὸς τούτοις καὶ κατὰ γαστέρα μᾶλλον. εἰ δὲ καὶ καθ' ἧπαρ ἢ ἐγκέφαλον, ἔτι καὶ μᾶλλον. ἅπερ οὖν ἅπαντες νοοῦσι καὶ χωρὶς τοῦ γραφῆναι, μάτην ταῦτα γράφεται, πλὴν εἰ χάρτας τις ἢ χρόνον ἀπολλύναι βούλεται. τούτου μὲν οὖν ἀεί μοι μέμνησο. πρὸς δὲ τὸ προκείμενον ἐπανέλθωμεν. τοῖς κεφαλὴν ὀδυνωμένοις ὀσφύος μὲν ἀλγήματα καὶ τραχήλου καὶ ὑποχονδρίου προσθεῖναι λόγον ἔχει. πλειόνων γὰρ ὁμοειδῶν σημείων γενομένων ἅμα, οὐ μόνον τὸ τῆς διαθέσεως εἶδος ἢ γένος ἀσφαλέστερον, ἀλλὰ καὶ τὸ μέγεθος αὐτοῦ γνωσθήσεται. προστεθέντος τε κώματος ἅμα παραφροσύνῃ καὶ αὐτῶν ἐνδεικνυμένων τὰ κατὰ τὸν ἐγκέφαλον ἔχειν κακῶς, ἥ θ' ἡμετέρα γνῶσις ἀσφαλεστέρα γενήσεται καὶ ἡ διάθεσις μείζων φανεῖται. προσελθούσης δὲ τῆς ἀπὸ ῥινῶν στάξεως οὐκ ἀσφαλεστέραν ἂν ἔτι φαίην διάγνωσιν εἶναι, ἀλλ' ἐπιστημονικὴν καὶ βεβαίαν, ἐνδεικνυμένων τῶν σημείων νενικῆσθαι τὴν κατὰ τὸν ἐγκέφαλον δύναμιν ὑπὸ τοῦ νοσήματος.

minus male eum habere, cujus pulmonem vel thoracem morbofa urget affectio; deterius vero eum, cujus partem utramque fatigat; ficuti et adhuc deterius, quem una cum his ventris exercet affectio; atque adhuc deterius, quem vel jecoris vel cerebri affectus premit. Quae igitur universi vel non fcripta norunt, ea fruftra temereque fcribuntur; nifi quis vel chartas vel tempus perdere voluerit, quod perpetua fervari memoria velim. Sed ad inftitutum redeamus. Capite dolentibus non abfque ratione lumborum dolores cervicisque et hypochondrii adjecit; nempe pluribus generis ejusdem fimul factis fignis non folum fpecies vel genus affectionis compertius erit, verum quoque et magnitudo ipfius dignofcetur. Quum autem defipientiae coma adjunctum fuerit, eaque cerebrum male habere demonftrent, fecurior noftra erit cognitio, videbiturque affectio major. Quum vero et e naribus ftillatio acceflerit, jam non fecuriorem cognitionem effe dixerim, fed fcientificam et certam, quum figna victam a morbo

εἰ δὲ καὶ τὸ τῆς τετάρτης ἡμέρας προστεθῇ, βεβαιότατα ἂν οὕτως εἰδείημεν ἐν μεγάλῃ μὲν εἶναι διαθέσει τὸν ἐγκέφαλον, ὀλεθρίως δὲ τὸν ἄνθρωπον ἔχειν. ἐὰν δέ τις τούτοις προσθῇ, ψυχρὸν δὲ ἐκπνεόμενον ἐκ τῶν ῥινῶν καὶ τοῦ στόματος, ὀλέθριον μὲν ἐν πᾶσιν, οὐχ ἥκιστα δὲ ἐν τοῖς προειρημένοις, ἀληθὲς μέν τί φησι, περιττὸν δὲ πρὸς τὴν ἐν συγγράμμασι διδασκαλίαν. ὥσπερ εἰ καὶ τούτοις προσθείη μέλανα πτύσματα· κακὰ μὲν γὰρ καὶ ταῦτα, διαθέσεως δ' ἄλλης ἐστὶ παρὰ τὰς προειρημένας γνωρίσματα, καθάπερ καὶ τὰ οὖρα. καὶ γὰρ καὶ ταῦτα μελαινόμενα φαῦλόν ἐστι σημεῖον, ἀλλ' ἑτέραν διάθεσιν ἐνδείκνυται. κατὰ μὲν οὖν τὸ προγνωστικὸν ἑκάστου τῶν σημείων ἡ δύναμις ἰδίᾳ δηλοῦται καὶ σύνοδος αὐτῶν ἐνίοτε γέγραπται μίαν ἐνδεικνυμένων διάθεσιν. ὡς ἐν ἀρχῇ μὲν ἐπὶ τοῦ νεκρώδους προσώπου, κατωτέρω δὲ ἐπί τε τῶν ἐμπυημάτων καὶ ἐπὶ ὑδέρων καί τινων ἄλλων. ἐνταυθοῖ δὲ πολλάκις ἐν μιᾷ συνδρομῇ τῶν ἑτερογενῶν ἐπιπλέκεται πολλὰ περιττῶς. ἐξέρυθρος

cerebri facultatem commonſtrent. Quod ſi et quarto die factum eſſe id adjectum fuerit, certiſſime ita cerebrum in magna quidem eſſe affectione conſtabit, ſed pernicioſe hominem habere. Quibus ſi adjecerit quis frigidum cum e naribus, tum ex ore exſpiratum, pernicioſum quidem in omnibus eſt, non minime autem in praedictis, et verum quidem aliquid enunciabit, ſed doctrinae qua liber pollere debet ſupervacaneum. Quo modo et ſi his adjecerit nigra ſputa, nempe et haec quidem mala ſunt, ſed alteram a praedictis commonſtrant affectionem, veluti et urinae; nam et hae ſi nigrae fuerint, vitioſam praeſtant notam, affectionem tamen aliam oſtendunt. In prognoſtico igitur ſeorſum ſignorum ſingulorum virtus declaratur; atque eorum quae affectionem unam indicant, concurſus aliquando eſt ſcriptus, ut in exordio quidem in ea facie, quae mortem portendit; infra vero in ſuppurationibus, hydropibus et aliis quibusdam; in hoc autem libro ſaepius in una diverſi generis ſignorum concurſione complura ſu-

οὖν περίπλυσις ἐν ταῖς ἡπατικαῖς διαθέσεσι γινομένη κακῶς ἔζευκται νῦν τοῖς κατὰ τὸν ἐγκέφαλον. ἔστι μὲν οὖν καὶ αὐτὴ καθ' αὑτὴν οὐκ ἀγαθὸν σημεῖον, ἀῤῥωστίαν ἥπατος ἐνδεικνυμένη, προστεθεῖσα δὲ τῷ κατὰ τὸν ἐγκέφαλον πάθει, κατὰ δύο διαθέσεις ἰσχυρὰς ἐνδείξεται τὸν ἄνθρωπον κινδυνεύειν. ἀλλὰ τί τοῦτο; καὶ γὰρ ἐὰν πλευρῖτις καὶ περιπνευμονία καθ' ἕνα γένηται χρόνον, ἐπικινδυνότερόν ἐστιν ἢ εἰ θάτερον αὐτῶν μόνον ἐγεγόνει· κἂν δυσεντερικὸς ἐπὶ τούτοις ὁ αὐτὸς ἄνθρωπος γένηται ἔτι, κἂν ὁτιοῦν ἄλλο σὺν αὐτοῖς πάθη. ἀλλ' οὐδεὶς ἐν συγγράμματι τοιαύτας ἐπιπλοκὰς διδάσκει. [698] περιπλύσεις δὲ ὀνομάζει κοιλίας τὰς τῶν λεπτῶν κατὰ τὴν σύστασιν ὑγρῶν διαχωρήσεις, ὡσεὶ καὶ πλύνας τις ὕδατι κοιλίαν ᾑμαγμένην, ἐκχέει τὸ ὕδωρ. οὕτω δὲ καὶ χολώδης λέγεται περίπλυσις, ὅταν οἷον ἂν ἐξ ὕδατος ἐγένετο καὶ χολῆς ὀλίγης μιχθέντων τοιοῦτον φαίνηται διαχωρούμενον. ἀῤῥωστίᾳ δὲ τῆς καθεκτικῆς δυνάμεως τοῦ ἥπατος, ὡς τὰ πολλὰ δὲ σὺν αὐτῇ καὶ τῆς αἱματοποιητικῆς τὸ σύμπτωμα τοῦτο γίνεται, τοῖς ἐμουμένοις

pervacue implicantur. Valde rubens igitur proluvies, quae in jecoris fit affectionibus, perperam hoc in loco cerebri vitiis adjuncta eft; eft fane et ea per fe non bonum fignum, jecoris fcilicet imbecillitaten. oftendens; fed adjecta cerebri affectioni, duas ob valentes affectiones periclitari hominem praenunciabit. Sed quidnam hoc? Nam fi pleuritis et peripneumonia uno fiant tempore, periculofius id exiftit quam fi horum alterum duntaxat factum fit; nec minus fi praeter haec dyfenteria quoque aeger vexetur aut quaevis alia cum his oboriatur affectio. Sed nemo permixtiones hujusmodi in libris docet. Ventris autem proluviem valde rubentem appellat tenuium fubftantia humiditatum dejectiones, ut fi quis ventrem fanguine confperfum aqua abluerit aquamque excreverit; fic et biliofa dicitur proluvies, quum quod excernitur, tale apparet, quafi ex aqua et pauca bile mixtis fiat. Imbecillitas autem retentricis facultatis eft hepatis atque ut plurimum fanguificae fymptoma comitatur; hoc autem ex-

περιττώμασιν ἀνάλογον. ὅταν γὰρ ἡ κατὰ τὴν γαστέρα πέψις ἄμεμπτος γίνηται, τοιοῦτον οὐδὲν ἕπεται σύμπτωμα. βαρυνθείσης δὲ ὑπὸ πλήθους ἢ διαφθορᾶς αὐτῆς ἢ καὶ περιττῶν ὑγρῶν ὑπολειφθέντων ἐν τῷ στόματι τῆς κοιλίας οὐ πάνυ τι χρηστῶν, ἐπὶ τὴν ἀπόκρισιν αὐτῶν ἐξορμῶσα τοὺς ἐμέτους ἐργάζεται. τοιοῦτον δή τι καὶ κατὰ τὴν τοῦ αἵματος γένεσιν ἐν ἥπατι συμβαίνει. καὶ διὰ τοῦτο ποτὲ μὲν αἱματώδεις γίνονται διαχωρήσεις, ἐνίοτε δ' ἐξέρυθροι περιπλύσεις, ἐξ αὐτοῦ τοῦ ἥπατος ὑδατώδους ἅμα καὶ αἱματώδους ἰχῶρος εἰς τὴν γαστέρα συῤῥέοντος ἢ βραχέος αἵματος, δριμέος καὶ δακνώδους, ὡς ἂν ἡμιπέπτου λεπτοῖς καὶ ὑδατώδεσιν ὑγροῖς ἀναμεμιγμένου καὶ χρωννύντος αὐτάς.

γ'.

Αἱ δασεῖαι γλῶσσαι καὶ κατάξηροι φρενιτικαί.

crementis, quae vomuntur proportione refpondet. Nam quum ventris concoctio inculpata fuerit, nullum fymptoma hujusmodi fubfequitur; quum vero ob copiam vel corruptionem vel et fuperfluas humiditates non valde utiles in ore ventris relictas gravatus venter ad horum excretionem infurgit, vomitum facit. Tale quippiam et quum fanguis in jecore generatur contingit; atque ob id cruentae interdum fiunt dejectiones, interdum autem et impenfe rubens proluvies, aquofo fcilicet fimul et cruento ichore ex hepate in ventrem confluente; vel modico fanguine tum acri tum mordente et velut femicocto tenuibus et aquofis humiditatibus permixto, atque colorem illis praebente.

III.

Denfae linguae afperae et aridae phreniticae.

Ἄμεινον ἦν τραχεῖαι γεγράφθαι. σύμφυτον γὰρ ἐχούσης ὑγρότητα τῆς γλώττης τὴν ἐκ τῶν ὀνομαζομένων σιαλοχόων (170) ἀγγείων τε καὶ ἀδένων ἡ μὲν πρώτη ταύτης ἔνδεια δασεῖαν αὐτὴν, ἡ δ' ἐπὶ πλέον τραχεῖαν ἐργάζεται. ἡ δ' ἀμετροτέρα ξηρότης ῥήγνυσιν αὐτὴν, τουτέστι τὴν κάθυγρον, ὥσπερ τὴν λιπαρὰν γῆν ὁ πολυχρόνιος αὐχμός. οὔκουν οἷόν τε κατάξηρον ἅμα καὶ δασεῖαν εἶναι τὴν γλῶτταν. ἀλλ' ἄμεινον, ὡς ἔφην, γεγράφθαι τραχεῖαν, ὥστε δυοῖν θάτερον, ἢ αὐτὸς ὁ συγγραφεὺς ἀμελῶς ἡρμήνευσεν ἢ ὁ πρώτως ἐγγραφόμενος τὴν ῥῆσιν ἥμαρτεν. ἀλλά γε ἡ τοιαύτη γλῶττα ξηρότητός ἐστιν ἀμέτρου γνώρισμα, διὸ καὶ τοῖς καυσώδεσι πυρετοῖς ἐπιγίνεται. καὶ ἤρκει τοῦτο διδάξαι τῷ κατὰ τὸν ἐν τῷ προγνωστικῷ νόμον, ἐπὶ τὴν διδασκαλίαν ἀφικνουμένῳ. νοεῖ γὰρ ὁ μανθάνων κατὰ τὸν αὐτὸν λόγον ἔν τε τοῖς τοιούτοις πυρετοῖς γίνεσθαι κἂν τῷ φρενιτικῷ τὴν κατάξηρον γλῶτταν, ἐπειδὴ καὶ τὸ φρενιτικὸν πάθος ὑπὸ τῆς ξανθῆς χολῆς γιγνόμενον θερμὸν καὶ ξηρόν ἐστιν. ἐμοὶ μὲν οὖν ἄμεινον δοκεῖ τὴν λέξιν ἡμαρ-

Scriptum esse asperae, non densae erat melius. Nam quum lingua connatam tum ex vasis tum ex glandulis, quas salivam fundentes appellant, humiditatem habeat; primus quidem ipsius defectus densam eam facit; major vero asperam, immoderatior autem siccitas perrumpit eam non secus quam pinguem terram diutini squalores; quapropter ut lingua sicca simul et densa sit fieri non potest. Melius est igitur, ut retuli, asperam scribere. Quare alterum est e duobus; nempe aut scriptor neglectim enunciavit, aut qui primus adscripsit dictionem corrupit. Talis vero lingua siccitatis immoderatae nota est; quo fit ut et ardentibus superveniat febribus. Hocque docuisse ei qui secundum prognostici legem ad doctrinam accedit fuerit satis; nam qui discit, siccam linguam ratione eadem fieri intelligit tum in hujusmodi febribus tum in phrenitico; siquidem et phrenitica affectio, quam flava bilis parit, calida et sicca est. Praestat igitur mea sententia

τῆσθαι φάναι, καθάπερ καὶ ἄλλας πολλὰς ἐν πολλοῖς τῶν παλαιῶν ἐπεδείξαμεν ἡμαρτημένας τῶν πρὸ ἐμοῦ γεγονότων οὐκ ἰατρῶν μόνον, ἀλλὰ καὶ φιλοσόφων καὶ γραμματικῶν καὶ ῥητορικῶν. ἔνιοι δὲ τῶν ἐξηγησαμένων τὸ βιβλίον ἐπεχείρησαν αὐτῷ βοηθεῖν, γλώττας εἰρῆσθαι φάσκοντες δασείας τὰς ποιητικὰς τῆς δασείας φωνῆς. εἶναι γάρ τινάς φασιν οὕτως ὀνομαζομένας φωνὰς, ἀφ' ὧν τοὺς φθεγγομένους ἀνθρώπους αὐτὰς δασυστόμους ὀνομάζεσθαι. τὰς οὖν τοιαύτας φωνὰς μετὰ καταξήρου γλώττης φρενιτικὰς εἶναί φασιν, ὥσπερ οὐ δυνηθέντος ἂν εἰρηκέναι τοῦ συγγραφέως, αἱ δασεῖαι φωναὶ μετὰ καταξήρου γλώττης φρενιτικαί. τὸ δ' ἀντὶ τῶν φωνῶν γλῶτταν εἰπεῖν ἀλλόκοτόν ἐστιν. οὕτω γὰρ ἄν τις εἴπῃ καὶ βαρείας καὶ ὀξείας καὶ μεγάλας καὶ μικρὰς γλώττας, ὅταν ὀξεῖαν ἢ βαρεῖαν ἢ μικρὰν ἢ μεγάλην ἐθέλει δηλῶσαι φωνήν. [699] πρὸς τὸ μηδ' ἀκηκοέναι μέ τινας ὀνομαζομένας φωνὰς δασείας, ὥσπερ ἤκουσα μελαίνας τε καὶ λευκὰς ἐκ μεταφορᾶς ὀνομαζόντων ἐνίων, ὥστ' οὐδὲ τίνας λέγουσι δασείας οἶδα. τὰς μὲν γὰρ βραγχώ-

dictionem corruptam eſſe affirmare, quomodo et alias multas ita corruptas eſſe demonſtravimus apud plerosque me ſuperiores veteres, non medicos modo, verum quoque et philoſophos et grammaticos et rhetoricos. Sunt tamen ex libri expoſitoribus qui hoc ipſum defendere ſint conati, linguas denſas dici, quae denſam efficerent vocem affirmantes; nempe voces quasdam ita appellari ajunt, a quibus qui eas proferunt, *δασυστόμους*, id eſt denſi oris appellitari dicunt. Voces ergo hujusmodi cum ſicca lingua phreniticas eſſe ajunt, perinde quaſi ſcriptor dicere non potuiſſet, denſae voces cum ſicca lingua phreniticae. Sed pro vocibus linguam dicere extraneum eſt; nempe et hoc pacto quis dixerit tum graves tum acutas, tum parvas tum magnas linguas, ubi vel gravem vel acutam vel magnam vel parvam indicare vocem voluerit. Adde quod neque voces ullas denſas appellari audierim, quemadmodum nigras et albas audivi, per metaphoram quibusdam ita appellantibus; proinde nec novi quidem quasnam

δεις καὶ μελαίνας ἐν τοῖς περὶ φωνῆς ἔδειξα δι' ὑγρότητα τῶν φωνητικῶν ὀργάνων γιγνομένας, τὰς δασείας δὲ εἰ μὲν ἄλλας τινὰς παρὰ ταύτας λέγουσιν, ἐχρῆν ἑρμηνεύειν αὐτοὺς, εἰ δ' ἐκ τούτων τινὰς, δι' ὑγρότητα μᾶλλον, οὐ διὰ ξηρότητα τοιαῦται γίνονται φωναὶ, καθάπερ ὀξεῖαι καὶ κλαγγώδεις ἐπὶ ξηρότητι τῶν φωνητικῶν ὀργάνων, ἅπερ ἐστὶ τὰ κατὰ τὸν λάρυγγα. τὴν γλῶτταν δὲ οὐ φωνητικὸν, ἀλλὰ διαλεκτικὸν ὄργανον ἴσμεν οὖσαν καὶ διὰ τοῦτο πασχούσης αὐτῆς τραυλίζειν τε καὶ ψελλίζειν συμβαίνει κατὰ τὰς διαλέκτους, οὐ βραγχώδη φωνὴν ἢ μέλαιναν ἴσχειν, οὗ γένους ὑπονοῶ τινας εἶναι νομίζειν, ἃς αὐτοὶ καλοῦσι δασείας φωνάς. ἐγὼ μὲν γὰρ, ὡς ἔφην, οὐκ ἤκουσα καλοῦντος οὕτως οὐδ' ἑνὸς, καίτοι πολλῶν ἀκούσας ἰατρῶν λεγόντων δασέα βλέφαρα τὰ τραχύτητα ἔχοντά τινα μετρίως, καθάπερ ἡ δασεῖα γλῶττα. τὰς γὰρ ὁλοκλήρους δασύτητας ἐν τοῖς βλεφάροις οὐκέτι δασύτητας, ἀλλὰ τραχύτητας καλοῦσιν. ἀνάλογα οὖν πάλιν καὶ ταῦτα τῇ κατὰ τὴν γλῶτταν τραχύτητι.

---

vocent denſas. Raucas quidem et nigras in libro de voce propter vocalium inſtrumentorum humiditatem fieri oſtendi. Denſas vero ſi alias quasdam praeter has dicant, explicare debuerunt; et ſi ex his aliquas voces, ſane ejusmodi ob humiditatem potius, non ob ſiccitatem fiunt; ſicuti tum acutae tum clangentes ob vocalium inſtrumentorum, quae circa guttur ſita ſunt, ariditatem. Caeterum linguam non vocis, ſed loquutionis inſtrumentum eſſe conſtat; atque ob id, quum ea patitur, balbutiem blaeſitatemque in loquutionibus fieri contingit et non raucam habere vocem vel nigram; cujus generis eſſe quosdam ſuſpicor eas exiſtimare quas ipſi appellant denſas. Ego enim, ut retuli, neminem qui ita vocaret audivi; tametſi plerosque medicos audiverim dicentes palpebras denſas, quae aſperitatem quandam exiguam haberent, ſicuti eſt denſa lingua; nempe abſolutas denſitates in palpebris non amplius denſitates appellant, ſed aſperitates; proportione igitur linguae aſperitati haec reſpondent.

δ΄.

Τὰ ἐπὶ ταραχώδεσιν ἀγρύπνοισιν οὖρα ἄχροα, μέλανα, ἐναιωρούμενα ἐφ᾽ ἱδρῶτι φρενιτικά.

Σολοικώδεις κατὰ τὴν λέξιν εἰσὶν οὐκ ὀλίγαι τῶν ἐν τούτῳ τῷ βιβλίῳ ῥήσεις, ὡς καὶ διὰ τοῦθ᾽ ὑποπτεύειν αὐτό τινας εὐλόγως Ἱπποκράτους οὐκ εἶναι. διὰ βραχυλογίαν μὲν γὰρ ἀποκεχωρηκέναι τοῦ μοχλικοῦ, ὄντος τῶν ὁμολογουμένων Ἱπποκράτους βιβλίων οὐ μόνον τούτου, ἀλλὰ καὶ τῶν ἀφορισμῶν. καίτοι διὰ βραχυτάτης λέξεως ἑρμηνευομένων κἀκείνων, οὐ μὴν σολοικώδης γέ ἐστιν ἡ ἑρμηνεία κατ᾽ αὐτὸ, μετὰ καὶ τοῦ περιγίνεσθαι τῶν ἑρμηνευομένων, ὡς λέγειν δεινὸν ὄντα τὸν γεγραφότα τὸ βιβλίον ἐκεῖνο. τουτὶ δὲ τὸ προκείμενον ἡμῖν ἀλλόκοτον ἐν πολλαῖς ῥήσεσιν ἔχει τὴν ἑρμηνείαν, ὥσπερ ἐπὶ τῶν οὔρων ἐν τῇδε τῇ νῦν προκειμένῃ. οὕτω γὰρ ἀκύρως λέλεκται τὸ ἐναιωρούμενα γίνεται τὰ οὖρα, τῶν ἐμφερομένων αὐτοῖς ὀνομαζομένων οὕτως, οὐκ αὐτῶν τῶν οὔρων, διὸ καί τινες ὑπαλλάξαντες τὴν λέ-

IV.

In perturbatis vigilantibus urinae decolores, nigrae, fufpenfa ferentes cum fudoribus phreniticae.

Soloeco in dictione participant non paucae libri hujus orationes, ut ob eam rem jure fufpicati quidam fint librum Hippocratis non effe; ob fermonis enim brevitatem rejectus erat is qui de mochlicis liber, quamvis et ex iis fit quos Hippocratis effe fatemur, neque folum ille, fed et is qui eft aphorifmorum; qui quamquam maxima cum brevitate enuncientur, non tamen quod foloeci particeps fit in ipfis reperias; adde quod enunciationes adeo excellunt, ut plane dicant gravem ejus libri autorem effe. Praefens vero liber alienam in multis orationibus habet enunciationem; ut quum in praefenti dictione de urinis ait; nempe hoc pacto improprie dictum eft fufpenfae, quum quae urinis invehuntur dici ita debeant, non urinae ipfae. Ob eam caufam nonnulli permutata dictione

ξιν οὕτως ἔγραψαν. τὰ ἐπὶ ταραχώδεσιν ἀγρύπνοισιν οὖρα ἄχροα, μέλασιν ἐναιωρούμενα. ἔνι γοῦν καὶ κατὰ τήνδε τὴν γραφὴν τὸ σολοικοφανὲς, κἂν ὅτι μάλιστα δοκῶσιν αὐτὸ φεύγειν, ὑπαλλάττοντες τὴν λέξιν. τὸ γὰρ ἐναιωρούμενα φανερῶς ἐπὶ τὰ οὖρα τὴν ἀναφορὰν ἔχει. ταῦτα οὖν αὐτὰ καὶ φρενιτικὰ λέγεται, τουτέστιν ἤτοι σημαίνοντα φρενῖτιν ἢ ποιοῦντα. τὸ μὲν οὖν ποιεῖν οὐκ εὔλογον, τὸ δὲ σημαίνειν οὐκ ἄλογον. εἰ δὲ σημαίνει, αὐτῇ τῇ ποιούσῃ αἰτίᾳ τὴν φρενῖτιν κατά τι κοινωνεῖ αὐτά. δέδεικται δὲ τὰ μέλανα διὰ τὸν ὀῤῥὸν τῆς μελαίνης χολῆς τοῖς ὑδατώδεσι συναπερχόμενον περιττώμασι γίνεσθαι. διττὴ δ' ἐστὶν ἡ γένεσις τῆς μελαίνης χολῆς, ἢ τῆς ξανθῆς ὑπερωπτημένης ἢ τοῦ παχέος αἵματος. ὑπεροπτᾶται δὲ διὰ θερμασίαν ἰσχυράν. εἰκότως οὖν ἔν τε τοῖς καύσοις ὀνομαζομένοις πυρετοῖς οὐρεῖται κἀν ταῖς φρενίτισι ταῦτα τοιαῦτα. θερμὰ γὰρ καὶ ξηρὰ τὰ πάθη ταῦτα. χείρω δὲ τῶν οὔ-
[700] ρων ἐστὶ τὰ δι' ὅλων αὐτῶν μέλανα, τῶν ἐναιώ-

ita ſcripſerunt: *urinae in turbulentis, vigilibusque decolores, nigris ſuſpenſis.* Sed procul dubio reperitur et in ea ſcriptura ſoloeciſmus, etſi quam maxime vitare ipſum videantur, qui dictionem permutant; nempe haec oratio, ſublime petentes, manifeſtam ad urinas relationem habet. Hae igitur ipſae et phreniticae dicuntur, id eſt phrenitin vel ſignificantes vel facientes; quod faciant, non conſentaneum videtur; quod ſignificent non vacat ratione. Quod ſi ſignificent phrenitidem cum effectrice cauſa quadamtenus communicare ſignificant. Demonſtratum autem eſt nigras urinas ob ſerum bilis atrae una cum excrementis aquoſis emiſſum procreari. Gemina vero bilis atrae exiſtit generatio; nempe vel flava bile ſupra modum adusta vel craſſo ſanguine, ſupra modum autem aſſatur propter vehementem caliditatem. Jure ergo in febribus, quae cauſi appellantur et phrenitidibus tales mejuntur, quum tum calidae tum ſiccae affectiones ejusmodi exiſtant. Inter urinas autem quae per ſe totas nigrae ſunt deteriores

ρημα μόνον ἐχόντων μέλαν. ἀλλὰ κατὰ τὴν προκειμένην λέξιν οὐδὲ τοῦτο διήρθρωται σαφῶς εἴθ᾽ ὅλα λέγει τὰ οὖρα μέλανα εἴτε μόνα τὰ ἐναιωρήματα. βούλεται οὖν ὁ γράψας τὴν προκειμένην ῥῆσιν ὅστις ἂν ᾖ, τὰ τοιαύτην ἔχοντα χροιὰν, οὖρα γινόμενα ταραχώδεσί τε καὶ ἀγρύπνοις φρενῖτιν σημαίνειν, ταραχώδεις ἀκουόντων ἡμῶν τοὺς ἀλόγως ταραττομένους, ὃ γίνεται βεβλαμμένης μετ᾽ ὀλίγον τῆς διανοίας. αὐξηθείσης δὲ τῆς ὀλίγης ταύτης βλάβης οὐ ταραχώδεις ἁπλῶς, ἀλλ᾽ ἤδη παραφρονοῦντες λέγονταί τε καὶ γίνονται. περὶ δὲ τῆς ἀγρυπνίας τί δεῖ καὶ λέγειν ὡς ἕν τι τῶν φρενιτικῶν ἐστι συμπτωμάτων; ἐκ περιττοῦ δὲ πρόσκειται κατὰ τὴν ῥῆσιν τὸ ἄχροον ἐπὶ τῶν οὔρων, συνεδηλοῦτο γὰρ τοῖς μέλασι. τὸ δ᾽ ἐφ᾽ ἱδρῶσι δηλοῖ μὲν ἱδρῶτας γίνεσθαι περὶ τὴν κεφαλὴν, σημαίνοντας αὐτὴν ὑπὸ πλήθους ἐνοχλεῖσθαι. καὶ εἴη ἂν καὶ ἐν τοῖς ἄλλοις καὶ τοῦτο φρενιτικὸν σημεῖον. ἀκύρως δ᾽ ἡρμήνευται μὴ δυναμένων ἡμῶν ἐφευρεῖν τί νοῆσαι δεῖ ἐφ᾽ ἱδρῶτι, πότε-

his habentur, quae enaeorema duntaxat nigrum habent; in praefenti tamen dictione, neque hoc aperte diftinctum eft, an urinas totas nigras dicat, an fola enaeoremata. Vult autem dictionis hujus auctor quicunque fuerit urinas hujusmodi, quum in turbulentis vigilibusque apparuerint, phrenitiden indicare; ut turbulentos eos intelligamus, qui praeter rationem turbantur, quod offenfa leviter mente fieri confuevit; adaucta vero hujusmodi, quae exigua fuerat, offenfa non *perturbati* ταραχώδεις fimpliciter, fed jam παραφρονοῦντες *defipientes*, tum dicuntur tum funt. De vigilia autem quid attinet dicere quod ex phreniticis fymptomatis unum fit? Supervacaneum praeterea in dictione eft verbum hoc *decolores* in urinis quum per nigras confignificatum fit. Quod vero dictum eft in fudoribus oftendit quidem fudores circa caput fieri, prae copia ipfum conflictari indicantes; fitque inter caetera et hoc phreniticum fignum; improprie tamen enunciatum eft, quum quidnam intelligere oporteat excogitare nequeamus, ubi

ρον οὖρα. πιθανώτατον γοῦν τοῦτο δόξειεν ἀκούεσθαι, κατὰ τὴν ἀκολουθίαν τῆς ὅλης ἑρμηνείας ἢ τὰ πεπονθότα σώματα καὶ πρὸς τούτοις ἔτι τὰ πάθη. ὅπως δ᾽ ἂν τις ἀκούοι, τό γε τῆς ἑρμηνείας ἄκυρον οὐκ ἔστιν ἐκφυγεῖν, ἀλλὰ καταλιπόντες ταύτην ὅπως ἂν ἔχει περὶ τῶν γεγραμμένων ἐπισκεψώμεθα. τὰ μὲν οὖν τῆς ἀγρυπνίας τε καὶ ταραχῆς τῶν καμνόντων ὄντως φρενιτικὰ, τὰ δὲ τῶν οὔρων τε καὶ ἐφιδρώσεως οὐδαμῶς. τῶν γὰρ κατὰ τὰς ἀρτηρίας τε καὶ τὰς φλέβας χυμῶν ὅπως ἔχουσι γνωρίσματά ἐστι τὰ οὖρα, τὰ δὲ φρενιτικὰ σημεῖα τὴν περὶ τὸν ἐγκέφαλον ἐνδείκνυται διάθεσιν, ὥσπερ γε καὶ τὰ κατὰ τοὺς (171) ἱδρῶτας ἄλλων μέν τινων ἐστι διαθέσεων γνωρίσματα, περὶ ὧν εἴρηται πολλάκις. οὐ μὴν ὅπως ἔχει τὰ κατὰ τὸν ἐγκέφαλον ἱκανὰ δηλοῦν ἐστιν. ἔνιοι δὲ τῶν ἐξηγησαμένων τὸ βιβλίον ἐκ τῶν ἐν ταῖς ἐπιδημίαις γεγραμμένων ἀῤῥώστων ἐκλέγουσι τοὺς παραφρονήσαντας, οἷς συνέβη ἴσχειν τι τῶν ἐνταῦθα λεγομένων συμπτωμάτων τε καὶ σημείων ἢ ἐν διαχωρήμασιν ἢ ἐν οὔροις ἢ ἐμέτοις ἢ ἱδρῶσιν ἢ ἐξανθήμασιν

dicitur in fudoribus an urinas, quamquam ipfa totius enunciationis fequela hoc videatur maxime verifimile intellectu; an affecta corpora; an praeter haec et affectiones. Sed quovis modo quis intellexerit, quod enunciatio impropria non fit effugi non poteft. Omiffa igitur ea quovis modo habuerit fcripta confideremus. Vigiliae igitur et perturbationes aegrotantium revera funt phreniticae; urinae vero et fudores nullo pacto. Nempe quomodo fucci tum arteriarum tum venarum habeant urinae indicant; figna vero phrenitica cerebri oftendunt affectionem. Pari modo fudores aliarum quarundam affectionum notae exiftunt, de quibus mentionem faepius fecimus, non tamen cerebri affectionem fufficienter monftrare poffunt. Sunt fane nonnulli ex iis qui librum hunc expofuerunt, qui ex fcriptis in libris epidemiorum aegris defipientes colligant, quibus aliquod habere contigit eorum quae hic referuntur tum fymptomatum tum fignorum vel in dejectionibus vel urinis vel vomitibus vel fudoribus vel puftulis vel fputis vel

ἢ πτύσμασιν ἢ κατά τι μέρος ἐνοχλούντων. μὴ μέντοι γε ὄντων φρενιτικῶν τῶν τοιούτων σημείων, ὑπαρχόντων δὲ τοῖς ἀῤῥώστοις ἐξ ἀνάγκης. ἀδύνατον γὰρ ἦν ἐν αὐτοῖς μηδ᾽ ὅλως εὑρεῖν ἢ τοῖον ἢ μὴ τοῖον οὖρον. ὡσαύτως δὲ κἀπὶ τῶν διαχωρημάτων καὶ πτυσμάτων καὶ τῶν ἄλλων ἁπάντων. ἐὰν οὖν ἅμα τοῖς φρενιτικοῖς σημείοις ἐπ᾽ ἀῤῥώστου τινὸς ὀφθῇ διαχώρημα τοῖον ἢ τοῖον ἄλλοτε, κἄπειτα φρενιτικὸς ὁ ἄνθρωπος γένηται, μοχθηρῶς ἄν τις ἀποφαίνηται τὰ γενόμενα σημεῖα πάντα φρενίτιδος εἶναι δηλωτικά. δυοῖν γὰρ θάτερον ὑπάρχειν δεῖ τοῖς ἰδίοις τῶν νοσημάτων σημείοις, ἤτοι διὰ παντὸς ἢ μόνοις συμβαίνειν. ὅταν δὲ μήτε μόνοις ὑπάρχει μήτε διὰ παντὸς, οὐκ ἔστιν ἐκείνων ἴδια. καὶ τοίνυν καὶ τὰ φρενιτικὰ σημεῖα, βεβαιότατα μέν ἐστιν ὅσα διὰ παντός τε καὶ μόνοις ὑπάρχει τοῖς φρενιτικοῖς. εἶθ᾽ ἑξῆς ὅσα διὰ παντὸς μὲν, ἀλλ᾽ οὐ μόνοις. ὑφ᾽ ἡμῶν μὲν οὖν ἐν ταῖς περὶ τούτων πραγματείαις διώρισται ταῦτα καὶ δέδεικται μήτ᾽ ἐν οὔροις μήτ᾽ ἐν διαχωρήμασι μήτ᾽ ἐν ἱδρῶσι μήτ᾽ ἐν πτύσμασι μήτ᾽ ἐν τοῖς ἐμουμένοις

partem aliquam infeftantium; quum fane talia figna phrenitica non fint, quamquam aegris et ex neceffitate infint, fieri fiquidem non poterat ut talis vel non talis urina in his non inveniretur. Pari modo et de fputis dejectionibusque et caeteris omnibus eft dicendum. Si igitur in aegro quopiam dejectio ejusmodi vel tale aliud quippiam una cum fignis phreniticis vifum fuerit, atque deinde aeger phreniticus reddatur, perperam quis ea omnia phrenitidis indicatoria effe pronunciaverit. Neceffe eft enim ut propriis morborum fignis alterum e duobus infit; nempe ut vel perpetuo vel folis contingant; quum autem neque folis infint neque perpetuo propria illorum non funt. Ob eam caufam phreniticorum fignorum ea funt certiffima quae perpetuo et folis infunt phreniticis. Deinde ab his quae perpetuo quidem, fed non folis; quae in fuis tractationibus diftincte funt tradita a nobis, demonftratumque neque in urinis neque in dejectionibus neque in fudoribus neque in fputis neque in vomitibus phrenitica effe

φρενιτικὰ γενέσθαι σημεῖα. τοῖς δ' ἐξηγησαμένοις τὸ βιβλίον ὀλίγου δεῖν ἅπασιν ἔθος ἐστὶν, ὡς ἔφην, παραγράφειν τοὺς ἐκ τῶν ἐπιδημιῶν ἀῤῥώστους, οὐ μόνον ἐπὶ τῆς προκειμένης ῥήσεως, ἀλλὰ καὶ τῶν ὁμοίων αὐτῇ πασῶν. [701] διὰ τοῦτ' οὖν αὐτῶν οἱ ζηλωταὶ πολυλόγοι μὲν γίνονται καθ' ἑκάστην ἡμέραν ἐπὶ τῶν ἀῤῥώστων, ἰδιώταις δὲ ὅμοιοι φαίνονται προγνώσεως ἕνεκα. τὸ γὰρ συνεχές ἐστιν ἐν ἅπασι τοῖς προγνωστικοῖς τῆς τῶν νοσημάτων ἰδέας σημείοις ἐν τῇ περὶ τῶν πεπονθότων τόπων μεθόδῳ γεγυμνάσθαι, περὶ ἧς ἰδίᾳ μοι γέγραπται, καθάπερ γε καὶ περὶ τῶν τὰς κρίσεις σημαινόντων, ὧν ἀγύμναστοί τινες ὄντες ἐξηγεῖσθαι τολμῶσι τὰς τῶν παλαιῶν ἀνδρῶν βίβλους, οὐκ εἰδότες ὅτι τὸν ἀγαθὸν ἐξηγητὴν ἱκανὸν εἶναι χρὴ κρίνειν πρότερον αὐτὸν ὅσα καλῶς ἢ μὴ καλῶς εἶπεν ὁ συγγραφεὺς, ἵνα μὴ τοῖς κακῶς εἰρημένοις συναγορεύων, ἀγνοίας ἢ φιλονεικίας ἀπενέγκηται δόξαν. ἐπεὶ δὲ οὐ μόνον ἐν αὐτῇ τῇ ῥήσει τῇ νῦν προκειμένῃ παρατίθενται τοὺς ἐκ τῶν ἐπιδημιῶν ἀῤῥώστους, ἀλλὰ καὶ δι' ὅλου τοῦ

ſigna. Conſueverunt autem libri interpretes propemodum omnes, ut dixi, adnotare ex epidemiis aegros neque ſolum in praeſenti dictione verum quoque et ſimilibus huic omnibus. Eam ob cauſam qui ſeſe eorum aemulos praeſtant, ii apud aegros quotidie multa quidem effutiunt; ſed quantum ad praenotionem attinet idiotis conſpiciuntur ſimiles; nempe quod in omnibus prognoſticis ſpeciei morborum ſignis in affectorum locorum methodo exercitati eſſe debeant eſt perpetuum. De ea autem methodo a me ſeorſum ſcriptum eſt, veluti et de iis quae judicationes ſignificant. In quibus parum exercitati quidam veterum libros exponere audent plane ignorantes quod bonum enarratorem oporteat eſſe idoneum prius judicare quae bene et quae perperam ab autore dicta ſunt, ne iis quae perperam dicta ſunt, patrocinatus opinionem vel ignorantiae vel contentionis reportet. Verum quoniam non in hac dictione ſolum, ſed etiam per librum totum inſerunt, quos ex epidemiis collegerunt aegros, praeſentem ſermo-

βιβλίου τοῦτο πράττουσιν, ἄμεινον εἶναί μοι δοκεῖ τέλειον ὅλον ἐκπληρῶσαι τὸν ἐνεστῶτα λόγον. ἐὰν δέ τις ἄχθηται τῷ μήκει, νομίζων τῆς προκειμένης ῥήσεως ἴδιον αὐτὸν, οὐ κοινὸν ὑπάρχειν ὅλου τοῦ βιβλίου, παρ' ἡμῶν ἀκούσας, ὡς τοῖς μὲν ἐξηγηταῖς ἐν ἁπάσαις σχεδὸν ταῖς ἐξηγήσεσιν, ἐξ ὧν κακῶς παρατίθενται ῥήσεων, οὐ μόνον μακρὸς, ἀλλὰ καὶ βλαβερὸς τοῖς μανθάνουσιν ὁ λόγος γίνεται· τὰ δ' ὑπ' ἐμοῦ νῦν ἅπαξ ῥηθέντα χρησιμώτατά ἐστι καὶ τὴν τῶν μελλόντων ἁπάντων ἐξήγησιν σύντομον ποιεῖται, παύσεται μὲν ἐγκαλῶν τῷ μήκει, χάριν δ' εἴσεταί μοι τῆς τῶν διδαχθέντων ὠφελείας ἕνεκα καὶ τῆς τῶν μελλόντων λεχθήσεσθαι συντομίας. γενήσεται δ' ὁ λόγος, ὡς ἐπὶ παραδείγματος τῆς φρενίτιδος, ἁπάντων νοσημάτων κοινὸς ὤν. ἐπεὶ τοίνυν πρόκειται μεθόδῳ τὰ φρενιτικὰ σημεῖα πάνθ' εὑρεῖν, ἀπὸ τῆς τοῦ πάθους ἐννοίας ἀρξώμεθα. δέδεικται γὰρ ἐν τοῖς περὶ ἀποδείξεως ἀρίστη πάντων τῶν ῥηθήσεσθαι μελλόντων ἀρχὴ, τοῦ ζητουμένου πράγματος ἡ ἔννοια. φρενῖτιν

nem totum ad finem usque perducere fatius esse arbitror. Quod si quis prolixitatem moleste tulerit, proprium dictionis hujus fermonem, non libri totius communem esse existimans, ubi a nobis audierit quonam pacto expositoribus quidem in omnibus fere dictionum expositionibus quas perperam in medium afferunt, non prolixus modo, sed ediscentibus etiam ipsis nocuus sermo sit; quae vero a me nunc semel dicta et commodissima sint et dicendorum omnium brevem compendiosamque faciant explanationem; desinet certe prolixitatem incusare, habebitque mihi gratiam tum ob eorum quae ostensa sunt utilitatem tum ob eorum quae dicentur brevitatem. Erit autem sermo tanquam in exemplo phrenitidis, sed morborum omnium communis. Quoniam igitur phrenitica signa omnia methodo invenire proposuimus ab affectionis notione exordiemur; nempe quod optimum omnium dicendorum principium sit rei quae inquiritur, notio in libris de demonstratione est ostensum. Quum ergo phrenitin morta-

οὖν ὀνομαζόντων πάντων ἀνθρώπων τὴν τοιαύτην διάθεσιν, ἐν ᾗ τὰς φρένας ὁρῶσι βεβλαμμένας, ἃς δὴ καὶ νοῦν καὶ διάνοιαν ὀνομάζουσιν, εὑρῆσθαι χρὴ πρότερον ἐν ᾧ τοῦ σώματος μορίῳ τὸ φρονοῦν τῆς ψυχῆς ἐστιν. ἐπιδέδεικται δ' ἡμῖν πρῶτον τοῦτο ἐν τοῖς περὶ τῶν Ἱπποκράτους καὶ Πλάτωνος δογμάτων, ὥστε ἀπ' αὐτῶν νῦν ἀρξάμενοι διὰ κεφαλαίων εἴπωμεν, οἷον ἐπιτομήν τινα τῶν ἐν τῇ περὶ τῶν πεπονθότων τόπων πραγματείᾳ γεγραμμένων. ἀναγκαῖον γάρ εἶναί φημι τῇ τε βλάβῃ τῶν ἐνεργειῶν τοῦ πεπονθότος μορίου καὶ τοῖς κατ' αὐτὸ φαινομένοις εὑρίσκεσθαι τὴν διάθεσιν ἤτοι γ' ἀρχομένην ἢ συντετελεσμένην. εἴρηται δέ μοι καὶ πρόσθεν ὡς τὰ τῆς ἀρχομένης γνωρίσματα προγνωστικὰ σημεῖα τῆς ἤδη συμπεπληρωμένης ἐστί. τίνα τοίνυν ἔργα τοῦ ἐγκεφάλου κατὰ φύσιν ἔχοντός ἐστιν ὁ γνοὺς ἐκ τῆς βλάβης αὐτῶν εὑρίσκειν δυνήσεται, πρῶτον μὲν ὅτι πέπονθεν, εἶθ' ὁποῖόν τι τὸ πάθος ἐστὶν αὐτό. εὑρέθη δὲ ἡμῖν ταῦτα, ἥ τε κατὰ προαίρεσιν ἐνέργεια καὶ διανόησις, αἴσθησίς τε καὶ μνήμη. τούτων οὖν αἱ βλάβαι τὸν

les omnes eam appellitent affectionem, in qua φρένας *mentem* laefam effe videant, quam intellectum et intelligentiam etiam vocant; prius qua corporis in parte animae intelligentia fit invenire oportet; id quod primum in libris de Hippocratis et Platonis placitis demonftravimus; quare ab ipfis nunc exorfi fummatim quandam velut epitomen eorum quae in libro de affectis locis defcripta funt recenfeamus. Neceffe etenim dico effe ut affectio five quum incipit five quum abfoluta jam eft, ex functionum partis affectae noxa et ex iis quae in ea apparent reperiatur, dixi autem et ante exordientis affectionis notas prognoftica figna effe ejus quae jam completa eft. Qui igitur cerebri naturaliter habentis munia noverit, is ex offenfa horum primum quod perpeffum fit, deinde qualisnam is morbus fit invenire valebit; inventa autem a nobis funt haec, arbitraria functio, intelligentia, fenfus et memoria. Offenfae igitur horum cerebrum ipfum tali vexari malo,

ἐγκέφαλον ἐνδείξονται πάσχοντα τοιοῦτον πάθος, οἷον ἂν εἴη τὸ τῆς βλάβης εἶδος, οἷον αὐτίκα τῶν κατὰ προαίρεσιν ἐνεργειῶν ὄργανα μὲν οἱ μύες εἰσί. γίνονται δ' αὗται τοῖς διά τε τῶν χειρῶν καὶ σκελῶν ἐνεργοῦσι καὶ τὴν κεφαλὴν καὶ ῥάχιν κινοῦσι διαλεγομένοις τε καὶ φωνοῦσι καὶ ἀναπνέουσιν. ἐδείχθη γὰρ καὶ ἥδε ἡ ἐνέργεια τὴν πρώτην ἀρχὴν τῆς κινήσεως ἔχουσα διὰ τῶν ἀπ' ἐγκεφάλου νεύρων ἐπὶ τοὺς τοῦ θώρακος μῦς ἀφικνουμένων. ὅταν οὖν τις ἐνέργεια τῶν εἰρημένων φανεῖται βεβλαμμένη, ζητητέον ἐστί σοι πότερον τὸ ἴδιον πάθος ἐστὶ τῶν ἐργαζομένων αὐτὴν μυῶν [702] ἢ διὰ τὴν ἀπὸ τῆς ἀρχῆς ἀφικνουμένην ἐν αὐτοῖς δύναμιν ἡ βλάβη γίγνεται. εἶτ' ἂν εὕροις ὅτι διὰ τὴν ἀπὸ τῆς ἀρχῆς, ὑπόπτευε εὑρεθήσεσθαί τι νόσημα τῆς ἀρχῆς αὐτοῦ, ἐὰν ἡ φαινομένη βλάβη μὴ μικρὰ καὶ τὴν αὔξησιν ἀξιόλογον ἔχῃ, οἷον, ἵνα σαφὴς ὁ λόγος γένηται, τῆς ἀναπνοῆς ὑπὸ τῶν κατὰ τὸν θώρακα μυῶν γινομένης, ὅταν ἀπαθεῖς ὦσιν οἱ τοιοῦτοι, ζήτησαι μή τι τῶν ἄλλων μορίων πέπονθε, δι' ὧν τὸ πνεῦμα κατὰ τὰς ἀναπνοὰς

qualis fuerit offenfae fpecies demonftrabunt; verbi gratia functionum arbitrariarum inftrumenta mufculi exiftunt. Fiunt autem hae tum iis qui per manus cruraque agunt munera; tum iis qui caput fpinamque movent; atque iis qui loquuntur, vociferantur et refpirant; demonftrata eft enim et haec functio primum motionis initium habere per nervos a cerebro ad thoracis mufculos pervenientes. Quum igitur functio quaedam ex dictis laefa effe videbitur, inquirendum eft tibi an affectio ea propria fit eorum, qui functionem hanc obeunt mufculorum an ob eam, quae a principio in ipfos procedit virtutem offenfa haec oriatur. Deinde fi laefam ob eam quae a principio eft facultatem effe inveneris, morbum quempiam qui principium infeftet, reperiendum effe puta, fi quae apparet offenfa non levis fuerit incrementumque effatu dignum habuerit, verbi gratia, ut fermo confpicuus fiat, ubi thoracis mufculi a quibus refpiratio perficitur affectione vacuaverint, pervefliga num quaedam caeterarum partium, per quas fpiritus

εἴσω τε καὶ ἔξω φέρηται, καὶ μηδὲν εὑρὼν ἐκείνων βεβλαμμένον ὑπόπτευε τὸν ἐγκέφαλον πεπονθέναι. ἵνα δὲ ἀκριβὴς ὁ διορισμὸς ᾖ καὶ τὰ συγκινούμενα τῷ θώρακι μόρια συνεπίσκεψαι. δέδεικται γὰρ ἐν τῷ περὶ δυσπνοίας καὶ ταῦτα βλάπτοντα τὴν ἀναπνοήν. ἐὰν οὖν ἅπανθ᾽ εὕροις αὐτὰ τελέως ἀπαθῆ, τηνικαῦτα τὸ τῆς δυσπνοίας εἶδος ἐπίσκεψαι τίνα δύναται διάθεσιν ἐνδείξασθαι τῶν κατὰ τὸν ἐγκέφαλον, οἷον, ἵνα πλῆρες ᾖ τὸ παράδειγμα, φησὶν Ἱπποκράτης ἐν τῷ προγνωστικῷ, πνεῦμα δὲ πυκνὸν μὲν ἐὸν πόνον σημαίνει ἢ φλεγμονὴν ἐν τοῖς ὑπὲρ τῶν φρενῶν χωρίοις, μέγα δὲ ἀναπνεόμενον καὶ διὰ πολλοῦ χρόνου παραφροσύνην δηλοῖ. ὀνομάζει δὲ τὸ διὰ πολλοῦ τοῦτο πνεῦμα καὶ ἀραιὸν αὐτὸς, ὡς ἐπιδέδεικταί μοι κατὰ τὰ περὶ δυσπνοίας ὑπομνήματα. τὸ μὲν γὰρ ἀραιὸν ἴδιόν τε ἅμα καὶ ἀχώριστον παραφροσύνης σημεῖον. ἐπιδέδεικται δὲ καὶ κατὰ τὰ τῶν ἐπιδημιῶν βιβλία ὡς ἅπαντες οἱ μέγα καὶ ἀραιὸν ἀναπνέοντες παρεφρόνησαν. εἰ μὲν οὖν τις ἐν οὔροις ᾖ δια-

in refpirationibus tum intro tum foras feratur affecta fit; nam fi nullam ex his laefam inveneris, cerebrum laefum effe exiftimabis. Ut autem et res exquifite definiatur, confidera quoque et quae una cum thorace moveantur partes; nempe et eas refpirationem laedere in libro de difficultate fpirandi eft demonftratum. Si ergo hae omnes plane morbi expertes inventae fuerint, tunc difficultatis fpirandi fpeciem infpice, quamnam fcilicet cerebri affectionem indicare poffit; quomodo, ut exemplum integrum fit, ait in prognoftico Hippocrates: *fpiritus frequens quidem fignificat dolorem aut inflammationem, quae partes fepto transverfo fuperiores fatiget; magnus vero et ex longis intervallis delirium.* Vocat autem fpiritum ex longis intervallis etiam rarum, ut in commentariis de difficultate fpirandi oftendimus; nam magnus et rarus proprium fimul et infeparabile defipientiae eft fignum; demonftravimus quoque et in libris epidemiorum omnes quibus magna et rara refpiratio fuerit defipuiffe. Si quis

χωρήμασιν ἢ πτύσμασιν ἢ ἐμέτοις ἢ ἱδρῶσιν ἤ τινι τῶν ἄλλων δύναται δεῖξαί τι σημεῖον, εἴτε ἰδίᾳ μόνης τῆς παραφροσύνης ἐστὶν ἴδιον εἴτε μὴ καὶ μόνης, ἀλλ' ἀχώριστον αὐτῆς, εἰκότως αὐτὸ τοῖς φρενιτικοῖς συναριθμήσειε σημείοις. εἰ δ' οὔτ' ἐκ τῆς (172) τῶν πραγμάτων φύσεως ἀπόδειξιν εἰπεῖν αὐτῷ τινα δυνατόν ἐστιν οὔτ' ἐν τοῖς τῶν ἐπιδημιῶν δεῖξαι παραφροσύναις πάσαις ἤτοι διὰ παντὸς ὑπάρχον, ἢ εἰ μὴ διὰ παντὸς, ἀλλὰ μόναις ὑπάρχον αὐταῖς. οὐκ εὐλόγως τὸ τοιοῦτον σημεῖον ἐν τοῖς φρενιτικοῖς τάττει, τοῦτ' ἔχων ἓν μόνον εἰπεῖν, ὅτι τεθέαταί ποτε φρενιτικοῖς τισιν ὑπάρξαν αὐτό. κατὰ γοῦν τὸν αὐτὸν λόγον τἀναντία τοῖς φρενιτικοῖς νοοῦμεν σημεῖα εἶναι. φέρε γὰρ εἰκὸς ἡμῖν ἑωρᾶσθαι φρενιτικοὺς, ὧν τοῖς μὲν τὰ κατὰ τὴν κοιλίαν ἐπισχεῖσθαι, τοῖς δὲ ἄλλοις καὶ πλείω τῶν κατὰ φύσιν ἐκκρίνεσθαι. ἔγραψε δή πού τις, σὺν τοῖς φρενιτικοῖς σημείοις καὶ τὴν τῆς γαστρὸς ἐπίσχεσιν, εἶτά τινα τούτου μαρτύριον εἶναι νομίζει τῶν φρενιτισάντων ἐκείνους, οἷς προσεπεσχέθη γαστήρ. προπετοῦς γάρ τινος ἐν ταῖς απο-

igitur in urinis vel dejectionibus vel ſputis vel vomitibus vel ſudoribus vel aliorum quopiam ſignum aliquod demonſtrare poſſit, quod ſeorſum deſipientiae ſoli proprium inſit; vel ſi non ſoli quidem, ab ea tamen inſeparabile; jure id phrenitica inter ſigna collocaverit. Si vero neque ex rei natura demonſtrationem aliquam expromere poſſit, neque in libris epidemiorum, deſipientiis omnibus ineſſe vel perpetuo; vel ſi non perpetuo, ſaltem his ſolis oſtendere queat; non rationabiliter ſignum hujusmodi inter phrenitica conſtituit; hoc ſiquidem unum duntaxat aſſerere poteſt, quod phreniticis quibusdam adfuiſſe viſum ſit. Eadem vero ratione contraria phreniticis ſigna eſſe intelligimus. Jam age ponamus viſos a nobis phreniticos, quorum aliis ſupprimi alvum, aliis plura quam naturae juſtum ſit excerni contigerit; nempe et cum ſignis phreniticis ſcribat aliquis alvi ſuppreſſionem, deinde exiſtimet aliquis hujus rei teſtimonium eſſe eos phreniticos, quibus alvus ſuppreſſa ſit. Nam ſi protervus quidam in ſuis

φάσεσι γράψαντος, ἐπισχεθεῖσαν κοιλίαν φρενιτικὸν εἶναι σημεῖον, ἔνεστιν ἄλλῳ προπετεῖ, μὴ μαρτυρεῖν τῷ λόγῳ φάσκοντι καὶ τούσδε φρενιτικοὺς, ὧν ἐκταραχθεῖσαν ἐθεάσατο τὴν γαστέρα. γράφοντος οὖν Ἱπποκράτους ἐπὶ τῶν ἐπιδημιῶν ἅπαντα τὰ συμβαίνοντα τοῖς ἀῤῥώστοις, ἀναγκαῖόν ἐστιν ὥσπερ τοῖς φρενιτικοῖς, οὕτω καὶ τοῖς περιπνευμονικοῖς καὶ τοῖς κυναγχικοῖς ἅπασί τε τοῖς ἄλλοις ἤτοι γ' ἐπισχεθείσης τῆς γαστρὸς ἢ ὑπελθούσης, ἐκεῖνον μὲν γράψαι, σὺν τοῖς ἰδίοις τῶν παθῶν καὶ ταῦτα. τοὺς δ' ἐξηγητὰς ἡγεῖσθαι τοῦ νοσήματος αὐτὰ εἶναι σημεῖα, μὴ γινώσκοντας ἄλλα μὲν εἶναι τὰ παθογνωμονικὰ καὶ προγνωστικὰ νοσήματος ἴδια· ἄλλα δὲ καὶ ἀχώριστα σημεῖα. καθάπερ ὀλίγον ἔμπροσθεν ἔφην, ἐπὶ τῆς ἀναπνοῆς μεγάλης καὶ ἀραιᾶς γινομένης. ὅταν δὲ τούτων μὴ εὐπορῶμεν, τὸ μήτ' ἴδιόν τι ζητεῖν ἢ ἀχώριστον τοῦ πάθους γνώρισμα, [703] ἀλλὰ πότερον ὀλεθρίως ἢ σωτηρίως ὁ κάμνων ἔχει, τότε πάντων τῶν κατὰ τὸ σῶμα φαινομένων αὐτῷ σημείων τε καὶ συμπτωμάτων ἡ ἐπίσκεψις ἀναγκαία γίνεται. περιέ-

enunciationibus fuppreffam alvum phreniticum effe fignum fcripferit, poteft fane et alter qui etiam protervus fit fermoni non fubfcribere, eosque afferere phreniticos effe, quibus perturbatam alvum confpexerit. Sane quum Hippocrates in epidemiis fcribat omnia quae aegris contingunt neceffe eft, quo modo in phreniticis ita et peripneumonicis et anginofis aliisque omnibus, ut his quidem fi alvus fuppreffa fit vel fluat, una cum propriis morbi indiciis et haec fcribat; expofitores vero ea morbi effe figna exiftiment, non cognofcentes alia quidem effe pathognomonica prognofticaque morbi propria; alia vero et infeparabilia; veluti paulo ante dixi in ea, quae magna et rara eft refpiratione. At quum de his non dubitamus, quod nullum inquiramus proprium vel infeparabile morbi indicium, fed an perniciofe falubriterve aeger habeat, tunc neceffaria confideratio ipfi erit omnium, quae in corpore apparent, fignorum et fymptomatum. Continen-

χεται δ' ἐν αὐτοῖς καὶ τὰ τῶν κρίσεων δηλωτικά. πάλιν οὖν ἐπ' ἀρχὴν ἀναγαγόντες τὸν λόγον εἴπωμεν, ὡς κατὰ τὴν προκειμένην ῥῆσιν ὁ γράψας τὰ ἐπὶ ταραχώδεσιν ἀγρύπνοις οὖρα ἄχροα, μέλανα, ἐναιωρούμενα, ἐφ' ἱδρῶτι φρενιτικά. περὶ μὲν ἰδίων τε καὶ ἀχωρίστων φρενίτιδος ἔγραψεν ἐν τῷ φάναι τὰ ἐπὶ ταραχώδεσιν ἀγρύπνοις. τῶν δ' οὔτ' ἀχωρίστων οὔτε μόνης αὐτῆς ἰδίων, τὴν ἐφ' ἱδρῶσιν, ἀλλ' ὅμως αὐτὴ κατὰ τὸν πεπονθότα γιγνομένη τόπον, συνενδείκνυσθαι δύναται τοῖς προειρημένοις. τὰ δὲ περὶ τῶν οὔρων συνημμένα κεχώρισται μὲν τῶν φρενιτικῶν. εἰς γοῦν τὴν ἐπίσκεψιν τοῦ πότερον ὀλεθρίως ἢ σωτηρίως ὁ κάμνων ἔχει συντελεῖ, εἴ γε προσήκει πρῶτον ἁπάντων ἐν ταῖς πρὸς τοὺς ἀσθενοῦντας εἰσόδοις εὑρεῖν, εἴτε μιᾶς ἐκ τῶν τριῶν ἀρχῶν νοσούσης εἴτε δυοῖν ἢ καὶ πασῶν ὁ κάμνων ἔχει μοχθηρῶς, ἢ τῶν μὲν ἀρχῶν οὐδεμία πέπονθε, τῶν δ' ἀπό τινος αὐτῶν ἐκπεφυκότων ἢ ὁπωσοῦν ᾠκειωμένων τι. ἐὰν οὖν ἐπὶ ταραχώδεσιν ἀγρύπνοις ἐπισκεπτομένῳ σοι τὰ οὖρα

tur autem in his et quae judicationes praemonſtrant. Sed rurſus orationem ad principium revocantes dicamus, quomodo auctor in propoſita dictione: *urinae in turbulentis vigilibusque decolores, nigrae, ſublime petentes atque in ſudoribus phreniticae*, propria et inſeparabilia phrenitidis ſigna ſcripſit, quum inquit, in turbulentis vigilibusque; non inſeparabilia vero neque ei ſoli propria, quum ait atque in ſudoribus; quamquam ſudor, quum affectum occupaverit locum una cum praedictis demonſtrare poſſit. Quae de urinis dicta ſunt a phreniticis quidem ſeparata ſunt; ſed ad inſpiciendum utrum pernicioſe an ſalubriter aeger habuerit conducunt. Imo vero quum ad aegros introducimur, primum inveniri convenit an laborante uno ex principiis tribus vel duobus vel etiam omnibus aeger pernicioſe aegrotet; vel principiorum quidem nullum affectum ſit, ſed quippiam eorum quae ab horum aliquo enata ſunt vel quovis modo ſocietate conjuncta obſtrictaque. Si ergo quum in turbulentis vigilibusque urinas

μηδὲν ἐν αὐτοῖς σημεῖον μοχθηρὸν φαίνηται, ἀλλὰ μηδ' ἐν τοῖς σφυγμοῖς. ἕνεκα γὰρ ἀκριβεστάτης διαγνώσεως ἀναγκαῖόν ἐστι καὶ τοῦτο προσθεῖναι, φρενιτικὸν μὲν οὐδὲν ἧττον ἐγχωρεῖ γενέσθαι τὸν οὕτως διακείμενον ἄνθρωπον, ἐπειδὴ τὰ τῆς φρενίτιδος αὐτῷ πάρεστι σημεῖα, κινδυνεῦσαι δ' ἧττον ἐκείνων, ἀβλαβεῖς τὰς κυριωτάτας ἐνεργείας τῶν ὑπολοίπων δυοῖν ἀρχῶν ἔχοντα. ταῦθ', ὡς ἔφην, ἅπαξ μὲν εἰρήσθω μοι, μνημονευέσθω δὲ καθ' ὅλον τὸ βιβλίον, ἵνα μὴ πολλάκις ἀναγκάζωμαι λέγειν τὰ αὐτά.

ε'.

Ἐνύπνιά τε ἐν φρενιτικοῖσιν ἐναργῆ.

Τοῦτο Σάτυρος ὁ Κοΐντου μαθητὴς, ὃν ἐγὼ πρότερον ἔσχον διδάσκαλον Πέλοπος, οὕτως ἐξηγεῖτο· τῶν ἐν τοῖς φρενιτικοῖς ἐναργῶς ὁρωμένων τε καὶ πραττομένων πρὸς αὐτῶν ὅσα ὁρᾶσθαί τε καὶ πράττεσθαι δοκεῖ ἡμῖν, οὐκ ἔστι κατ' ἀλήθειαν ὕπαρ, ἀλλ' ἐνύπνια πάντα ἐναργῆ. ὅτι

inſpicis, nullum in ipſis pravum ſignum videatur, neque etiam in pulſibus, nempe et id dignotionis exactiſſimae gratia adjeciſſe eſt neceſſe, nihilo quidem minus ita affectum hominem phreniticum fieri poſſe contingit, ubi phrenitidis ſigna huic affuerint; verum inter hos periclitantur minus, qui principes facultates reliquorum duorum principiorum illaeſas habent. Haec ut dixi ſemel a me ſint dicta; totoque libro memoria non excidant velim, ne ſaepius ea cogar repetere.

V.

Inſomnia quoque in phreniticis conſpicua.

Satyrus Quinti diſcipulus, quem ante Pelopem habui praeceptorem, dictionem hanc ita expoſuit: *eorum quae in phreniticis conſpicue videntur atque ab ipſis fiunt, quaecunque et cerni et fieri nobis videntur revera non exiſtunt, ſed inſomnia omnia conſpicua.* Quod ergo et alii quidam

μὲν οὖν καὶ ἄλλοι τινὲς ἐκ τῶν ὕπνων ἀνιστάμενοι περιέρχονται, κοιμώμενοι μὲν, ἀναπεπταμένους δὲ τοὺς ὀφθαλμοὺς ἔχοντες ὁμοίως τοῖς ἐγρηγορόσιν, ἐν πολλοῖς ἱστόρηταί τε καὶ γέγραπται. εἰ δὲ τοιαῦτά ἐστι τοῖς φρενιτικοῖς τὰ πραττόμενα, τῶν ἀδήλων ἡμῖν ἐστιν. ὅπως δ' ἂν ἔχει τὸ ἀληθὲς, οὐδὲν εἰς πρόγνωσιν ὀνίνησιν ἡ ἐξήγησις αὕτη. εἰ δ' ἐγὼ τὰ προηγούμενα τῶν φρενιτικῶν ἐνύπνια βλέπεσθαι λέγω σαφῶς οὕτως, ὡς ἐκθροεῖσθαι τῶν ὕπνων αὐτοὺς, ἀναπηδῶντας ἢ φθεγγομένους διὰ τὴν ἐνάργειαν τῶν φαντασμάτων, χρήσιμον εἰς τὴν τοῦ πάθους τούτου πρόγνωσιν. ἡ γὰρ ξηρότης αὐτὴ τῆς ἀγρυπνίας ἐστὶν αἰτία καὶ τῆς τῶν ὀνειράτων ἐμφάσεως. οὕτω γοῦν καὶ τοῖς μελαγχολικοῖς διὰ τὴν ξηρότητα πάντη ἐναργῆ φαίνεται τὰ κατὰ τοὺς ὕπνους φαντάσματα. καὶ τῶν ὑγιαινόντων δὲ τοῖς μὲν ἐνδεῶς διαιτηθεῖσιν ἐναργεῖς οἱ ὄνειροι γίνονται, τοῖς δ' ἐμπεπλησμένοις ἢ μεθύουσιν οὕτως ἀφάνταστοι δοκοῦσιν εἶναι, διαῤῥεόντων αὐτοῖς τῶν φαντασμάτων ὑπ' ἀμυδρότητος, ὡς μηδὲ ἴχνος αὐτῶν καταλιπεῖν εἰς μνήμην· [704] οὕτω καὶ τῶν

e fomno furgentes obambulent dormientes quidem, fed apertos vigilantium inftar oculos habentes in multis eft narratum fcriptumque. Si vero talia fint quae a phreniticis fiunt, inter ea quae nobis manifefta non funt reponuntur. Sed quovis modo verum hoc fit, ita tamen expofuiffe nihil ad praenotionem contulerit. Si vero ego antecedentia phreniticorum infomnia confpici dico evidenter ita ut exturbentur e fomno exfilientes vel loquentes propter viforum confpicuitatem, praenotioni morbi hujus adjumentum id confert; nempe ficcitas ipfa vigiliae caufa eft et confpicuitatis fomniorum. Sic fane et melancholicis ob ficcitatem prorfus confpicua videntur in fomnis phantafmata; atque ex fanorum genere his quidem qui jejune parciufque funt cibati fomnia confpicua fiunt; repletis vero temulentifque, ita ut fine vifis effe videantur, phantafmatibus propter obfcuritatem parvitatemque ita effluentibus, ut ne reliquias quidem et veftigia in memoria relinquant; fic et affectiones quae cum cerebri humi-

παθῶν ὅσα μεθ' ὑγρότητος ἐγκεφάλου γένηται, κωματώδη τέ εἰσι καὶ ὑπνώδη καὶ ἀφάντασα. μοχθηρὸς οὖν ἐστιν ὁ λόγος τῶν οἰομένων οὐδ' ἐνύπνιον ὁρᾶσθαι τοῖς φρενιτικοῖς ἐναργὲς, εἴ γε φασιν ὡς μηδ' ὅλως ὁρῶσιν ἐνύπνιον, ὡς ἂν μὴ κοιμώμενοι. πρῶτον μὲν γὰρ ἑτοίμως λαμβάνουσι τὸ τὰ συμπεπληρωμένα σὺν τοῖς οἰκείοις μεγέθεσι πάθη, μόνα καλεῖται ταῖς ἰδίαις προσηγορίαις, ὑπεριδόντες οὐ σμικροῦ λόγου τοῦ κατ' ἀρχὰς ἡμῖν ῥηθέντος, ὡς οὐδὲ προγινώσκεταί τι τοῖς ἰατροῖς μέλλον πάθημα. τῶν δὲ ἤδη μὲν ἀρχὴν γενέσεως ἐχόντων, οὐδέπω δὲ τοῖς πολλοῖς διὰ τὴν σμικρότητα γνωριζομένων, ἡ γενομένη τοῖς τεχνίταις γνῶσις ἐπαγγελθεῖσα τοῖς ἰδιώταις πρόγνωσις ὡς πρὸς ἐκείνους ἐστὶν, ὥστε καὶ τοὺς φρενιτικοὺς ἤδη τοῖς τεχνίταις γνωρίζεσθαι τῆς κατὰ τὸν ἐγκέφαλον διαθέσεως ἄρτι συνισταμένης. ἔπειτα δὲ εἰ καὶ μὴ συγχωρεῖ τις ὀνομάζειν φρενιτικοὺς ἤδη τοὺς μηδέπω σαφῶς παρακόπτοντας, ἀλλ' ὅτι γε φρενιτικοὶ γενήσονται, προγνῶναι δυνατόν ἐστιν ἐκ τῶν ἐνυπνίων, ὡς κατὰ τὴν προκειμένην ῥῆσιν ἐγχωρεῖ λε-

ditate fiunt comatoſae ſunt, ſomniculoſae et ſine viſis. Pravus itaque eſt eorum ſermo qui neque ſomnium phreniticis videri conſpicuum putant, quod utique, ut dicunt, ii veluti ſomno deſtituti ſomnia prorſus non videant. Primum ſiquidem prompte illud aſſumunt, ſolos videlicet eos morbos qui cum ſuis magnitudinibus abſoluti ſint propriis nominibus appellari, refutantes non parum ſermonem eum qui inter initia a nobis dictus eſt; nempe quod nullum futurum pathema a medicis praenoſcatur; verum eorum quae jam principium quidem generationis habent, ſed nondum multis propter parvitatem cognita ſint, facta ab artificibus cognitio, idiotiſque pronunciata, praenotio apud illos exiſtit ita ut et phrenitici jam ab artificibus cognoſcantur affectione in cerebro nuper conſiſtente; poſtea vero etiam ſi quis non permiſerit jam phreniticos appellari eos, qui nondum conſpicue delirant, tamen quod phrenitici fient, praenoſcere ex inſomniis eſt poſſibile; ut dici in

λέχθαι, τὰ ἐν τοῖς φρενιτικοῖς ἐσομένοις ἐνύπνια προηγούμενα, πᾶσιν αὐτοῖς ἐναργῶς ὁρᾶσθαι.

στ'.

Ἀνάχρεμψις πυκνὴ, ἢν δή τι καὶ ἄλλο σημεῖον προσῇ, φρενιτικά.

Βέλτιον ἦν ἴσως προσκεῖσθαι τῷ λόγῳ τὸ μηδενὸς ἀποπτυομένου κατ' αὐτὴν, ὡς εἴ τι ἀποπτύοιτο, καθάπερ ἐν κατάῤῥοις ἐνίοτε συμπίπτει, διὰ τὸ συῤῥέον εἰς τὸ στόμα διὰ τῶν εἰς τὴν ῥῖνα συντρήσεων, εἴωθε γίνεσθαι τοῦτο· συμβαίνει δ' ἐνίοτε καί τινος ἔξωθεν τῇ ῥώμῃ τῆς ἀναπνοῆς ἑλχθέντος, εἶτ' ἐν αὐτοῖς τοῖς κατὰ τὴν σύντρησιν πόροις ἐμπλασθέντος ἢ σφηνωθέντος ἀνάχρεμψιν γίνεσθαι πυκνήν. ἀλλ' ὅπερ ἔμπροσθεν ἔφην, ὑπὲρ τῶν ἀμελέστερον ἢ ἁπλοϊκώτερον ἑρμηνευόντων ἄνευ διορισμοῦ, χρὴ μεμνῆσθαι τὰ λεγόμενα πάντα κατὰ τὰς τοιαύτας διδασκαλίας,

praeſenti dictione potuerit, in futuris phreniticis ſomnia antecedentia omnibus his conſpicua videri.

VI.

Screatus frequens, ſi ſane quoddam et aliud ſignum affuerit, ſunt phrenitica.

Commodius forſan erat, ſi ſermoni adjectum fuiſſet, nullo per eum exeunte ſputo. Nam ſi quid exſpueretur, quomodo in diſtillationibus interdum uſu evenit, ob id quod in os confluit per foramina, quae in nares perveniunt, fieri id conſuevit. Contingit autem et aliquando frequens hujusmodi ſcreatus, ubi reſpirandi facultas externum quippiam attraxerit, ipſisque qui ſecundum foramina ſunt meatibus vel adhaeſerit vel impactum fuerit. Sed quod antea dixi propter eos qui vel negligentius vel ſimplicius citra diſtinctionem enarrant, quaecunque in

ὑπεξῃρημένων τῶν ἔξωθεν αἰτίων λέγεσθαι. διὰ τοῦτο οὖν καὶ ἡ ἀνάχρεμψις ἕν τι τῶν προαιρετικῶν οὖσα ἔργων, γίγνεται πυκνὴ βλαβέντος τοῦ λο- (173) γισμοῦ, καθάπερ καὶ ἄλλη τις τῶν προαιρετικῶν ἐνεργειῶν, ὡς ἔνιοι μὲν γε μετὰ ψόφου φῦσαν ἐκκρίνουσι, περὶ παντὸς ἄνωθεν ποιούμενοι, τοῦτο δρᾷν ἀκούοντός τινος. ἔνιοι δὲ χεῖρα κινοῦσιν ἀλόγως ἢ σκέλος ἢ ὁτιοῦν ἄλλο τοιοῦτον πράττουσιν ἢ λέγουσι. κατὰ τὸν κοινὸν οὖν λόγον ἁπασῶν τῶν προαιρετικῶν ἐνεργειῶν ἀλόγως πλεοναζουσῶν ἢ ἐλλειπουσῶν καὶ ἡ ἀνάχρεμψις ἐν τοῖς φρενιτικοῖς σημείοις ἐστίν. οὐ μὴν οὕτω γε ἰσχυρὸν, ὡς ἡ ἀγρυπνία καὶ μάλιστα ἡ ταραχώδης, αὕτη γὰρ ἡ ἴδιος τῶν φρενιτικῶν. ἔστι δὲ ταραχώδης, ὡς ἔφην, εἰ ἐν φαντασίαις ἐκβοῶσιν ἢ ἀναπηδῶσι καὶ μόλις γνωρίζωσι τοὺς οἰκείους. καλῶς οὖν προσέθηκεν ἐπὶ τῆς ἀναχρέμψεως, εἰ δέ τι καὶ ἄλλο σημεῖον προσῇ· μικρὰν γὰρ ἔχον τὴν δύναμιν τοῦτο τὸ σημεῖον, ἑτέρων δεῖται μαρ-

hujusmodi doctrinis dicuntur, quod ea omnia ſecluſis externis dicantur meminiſſe oportet. Ob eam igitur cauſam ſcreatus, qui ex arbitrariis functionibus una exiſtit, frequens redditur oblaeſa ratione quomodo et arbitraria alia quaevis functio. Nonnulli quidem cum ſtrepitu flatum excernunt, qui quum extra morbum ſunt, ſummopere ſibi cavent, ne id agant, idque praeſertim ſi quis audiat; alii manum abſque ratione movent vel crus aut quidvis aliud ſimile faciunt vel dicunt. Communi igitur ratione functionum voluntariarum omnium praeter rationem vel exſuperantium vel deficientium phrenitica inter ſigna ſcreatio annumeratur, quamquam non uſque adeo valens ſit, ut vigilia et potiſſimum quae turbulenta exiſtit; nempe propria haec phreniticorum eſt. Turbulenta autem exiſtit ut dixi quum per viſiones vel exclamant vel exſiliunt et vix familiares agnoſcunt. Bene itaque in ſcreatione adjecit: *et ſi aliud quoddam ſignum adfuerit*, nempe ſignum hoc, quod parum momenti habeat, alia quae ſubſcribant patro-

τυρούντων αὐτῷ. γιγνομένης δέ ποτε πυκνῆς ἀναχρέμψεως, διὰ γλίσχρον πτύελον ἐμπεφραγμένον τοῖς εἰς τὸ στόμα πόροις ἐκ τῆς ῥινὸς, οὐκ ἀδύνατον οὐδ' οὕτως [705] τισὶ τῶν φρενιτίζειν μελλόντων συμπίπτειν αὐτὴν, διὰ τὴν κατὰ τὸν ἐγκέφαλον διάθεσιν ξηρὰν καὶ θερμὴν οὖσαν. τὸ δὲ ἐπὶ τῷ τέλει τῆς ῥήσεως εἰρημένον οὐχ ἑνικῶς φρενιτικὸν, ἀλλὰ πληθυντικῶς φρενιτικὰ, πάντως πρὸς τὰ σημεῖα τὴν ἀναφορὰν ἢ πρὸς τὰ πάθη λήψεται, καθ' ἑκάτερον δὲ τὴν ἑρμηνείαν ἀλλόκοτον ἐργάζεται.

ζ'.

Τὰ ἐγκαταλιμπανόμενα καύματα ἐν ὑποχονδρίῳ πυρετοῦ περιψυχθέντος κακὸν, ἄλλως τε κἂν ἐφ' ἱδρῶσιν.

Ἀσφαλῶς εἶπε, πυρετοῦ περιψυχθέντος, οὐ γὰρ ἀληθὲς ἦν φάναι πυρετοῦ παυσαμένου. διαμένει γοῦν ἐν τοῖς κυρίοις μέρεσιν, εἰ καὶ κατὰ τὴν ἐπιφάνειαν ἐπαύσατο, πυ-

cinenturque expoftulat. Quando igitur frequens fcreatio contigerit et ob glutinofum fputum, quod in canalibus a naribus ad os pertingentibus infarctum fit, ut ea deliraturis quibusdam propter calidam et ficcam cerebri affectionem pariter obtingat impoffibile non eft. Quod autem in orationis calce dictum eft non fingulariter phreniticum, fed pluraliter phrenitica, vel ad figna vel ad morbos prorfus referetur; modo vero utroque abfurdam facit enunciationem.

VII.

Qui in hypochondrio refrigerata febre ardores relinquuntur tum alias tum in fudoribus malum.

Secure protulit refrigerata febre, non enim vere dixiffet fedata; nempe in praecipuis manet partibus quamquam in fuperficie placata fuerit. Febrire fiquidem exi-

ρέττειν ἡμῶν λεγόντων, οὐ μόνον τὸν κατὰ τὸ δέρμα καὶ τὴν ἐκτὸς ἐπιφάνειαν ἔχοντα πυρώδη θερμασίαν, ἀλλὰ καὶ πολὺ μᾶλλον τούτου τοὺς ἐν τῷ βάθει τε καὶ τοῖς σπλάγχνοις. ὁ μὲν οὖν ὀλέθριος καῦσος τὰ μὲν ἔνδον ἐκκαίει, τὰ δ' ἔξωθεν οὐδὲ μετρίως θερμαίνει. καὶ μέμνηται τοῦ τοιούτου πυρετοῦ κατὰ τοὺς ἀφορισμοὺς αὐτὸς ὁ Ἱπποκράτης ἐν ᾧ φησιν, ἢν ἐν μὴ διαλείποντι πυρετῷ τὰ μὲν ἔξω ψυχρὰ ᾖ, τὰ δ' ἔνδον καίηται καὶ δίψαν ἔχῃ, θανάσιμον. τὸ δ' ἐφ' ἱδρῶσιν, ἐπειδὴ ποτὲ μὲν ἐπὶ τοῖς κατα κεφαλὴν ἢ θώρακα χωρίοις ἱδρώτων γινομένων εἰώθασι λέγειν, ἐνίοτε δὲ ἐπὶ τῶν δι' ὅλου μὲν τοῦ σώματος, ἀλλ' ὀλίγον· ὁπότερον δ' ἂν εἴη νῦν εἰρημένον, οὐκ ἀγαθόν ἐστι σημεῖον· οἱ μὲν γὰρ δι' ὅλου τοῦ σώματος ἱδρῶτες ἐπ' ὀλίγον οὕτω γιγνόμενοι, διότι μὴ λύουσι τὴν καθ' ὑποχόνδριον φλόγωσιν οὐκ ἀγαθοί. οἱ δ' ἐν τοῖς ἄνω μέρεσιν, ἐπειδὴ κατὰ διττὸν γίνονται τρόπον ἢ ἀῤῥωστούσης τῆς δυνάμεως ἢ βαρυνομένης ὑπὸ πλήθους.

ſtimamus non eum modo, qui in cute et ſuperficie exteriori igneam habet caliditatem, verum etiam et hoc magis eos, qui in corporis imo et viſceribus eam continent. Letalis igitur cauſus interna quidem extorret, externa vero mediocriter quidem caleſacit. Febrem ſimilem recenſuit Hippocrates in aphoriſmis quum inquit: *ſi in febre non intermittente frigida exteriora fuerint et interna exurantur, ſitimque aeger habuerit, letale.* Caeterum quum orationem hanc in ſudoribus dicere conſueverit interdum de iis qui ex capitis thoracisque ſedibus oriuntur ſudoribus; interdum quoque et de iis qui per totum corpus, ſed exigui effluunt; utrum in praeſentia dixerit ſignum bonum non eſt. Nempe qui per totum corpus ita fiunt ſudores ſed exigui, quod non flammeam illam quae hypochondrium fatigat, ſolvant caliditatem, ob id boni non ſunt; nempe etiam boni ſunt qui in ſuperioribus oriuntur partibus, quum geminam ob cauſam fiant, neque ob vel languentem vel prae copia gravatam facultatem.

η'.

Αἱ προεξαδυνατησάντων παραφροσύναι κάκισται, οἷον καὶ Θρασύνοντι.

Οὕτως εἰσὶν αἱ προεξαδυνατησάντων παραφροσύναι κάκισται, ὡς οὐκ ἂν ἐλπίσῃς σωθῆναί τινα ἐξ αὐτῶν, ἀκούειν δὲ δηλονότι περὶ τῶν παραφροσυνῶν ἐκείνων προσῆκον, ὅσαι κατὰ διάθεσιν νοσώδη γίγνονται τοῦ φρονοῦντος ἐν ἡμῖν μορίου. πρόσκαιροι γὰρ ἕτεραί τινες συμπίπτουσιν ἀπὸ τῶν ἔξωθεν αἰτίων, οἷον ἀνθράκων θέρμης ἢ οἴνου πόσεως ἢ οἴκου τὴν ἐκ τῆς τιτάνου διασώζοντος ποιότητα. βλαβεραὶ μὲν γὰρ καὶ κινδυνώδεις εἰσὶ καὶ αἱ τοιαῦται προεξαδυνατηκόσι συμπίπτουσαι. παντάπασι δ' ὀλέθριαι τῶν κατὰ διάθεσιν ἐγκεφάλου φρενιτικὴν παρακοπτόντων. μέγεθος γάρ τι τῆς κατὰ τὴν δύναμιν ἀῤῥωστίας ἐνδείκνυται τὸ προεξαδυνατησάντων ὄνομα προσκειμένης τῆς ἐξ προθέσεως, τῷ προαδυνατησάντων, ὃ καὶ αὐτὸ καθ' αὐτὸ βλάβην ἱκανὴν σημαίνει τῆς δυνάμεως καὶ κατά τινα τῶν ἀντιγράφων

VIII.

Praedebilitatorum desipientiae pessimae, ut et Thrasynonti.

Pessimae praedebilitatorum desipientiae ita sunt, ut nullum ex ipsis sanari speraveris; sed de iis intelligendum desipientiis, quae ex sapientis in nobis partis morbosa affectione fiunt. Temporariae siquidem aliae quaedam ab externis eveniunt causis, ut ex carbonum caliditate vel vini potione vel domo calcis servante qualitatem; noxiae enim ac periculosae tales sunt si praedebilitatis accidant; sed letales plane sunt eorum qui ex phrenitica cerebri affectione desipiunt. Nempe magnitudinem quandam in virtutis debilitate ostendit nomen *προεξαδυνατησάντων* praedebilitatorum propter adjectam *ἐξ* praepositionem nomini huic *προαδυνατησάντων*, quod etiam per se sufficientem virtutis laesionem ostendit; atque in exemplaribus quibus-

οὕτως εὑρίσκεται γεγραμμένον. οὐ μόνον δὲ αἱ παραφροσύναι δέονται δυνάμεως ἐῤῥωμένης, ἵνα κάμνων ἐξαρκέσῃ τῇ πέψει τοῦ νοσήματος, ἀλλὰ καὶ περιπνευμονία καὶ [706] πλευρῖτις καὶ κυνάγχη καὶ τἄλλα τὰ μεγάλα πάθη. προέρχεται δὲ ἐξ ἐπιμέτρου τῇ παραφροσύνῃ καὶ ἀγρυπνία καταλύουσα τὴν δύναμιν, οὐδὲν ἧττον τῶν αἰσθητῶν ἐκκρίσεων, ἥ τ' ἐν κινήσεσι πολλαῖς καὶ ἀτάκτως γινομέναις πλημμέλεια. τὸ δ' οἷον καὶ Θρασύνοντι, μᾶλλον ὑπομνήματι πρέπον ἐστὶν ἢ συγγράμματι. κατὰ γοῦν τὸ προγνωστικὸν καὶ τοὺς ἀφορισμοὺς καὶ τὸ περὶ ἀγμῶν καὶ ἄρθρων, ὁμοίως δὲ καὶ κατὰ τὸ περὶ διαίτης ὀξέων, ἔτι τε τὸ περὶ τῶν ἐν κεφαλῇ τραυμάτων οὐδαμόθι φαίνεται μεμνημένος ὀνόματος, ὥσπερ γε οὐδ' ἐν τοῖς ἄλλοις, ὅτι μὴ μόνοις τοῖς τῶν ἐπιδημιῶν, ἐν οἷς αὐτὸ τοῦτο προκείμενόν ἐστιν, ἐξετάσαι τὰ καθόλου διδαχθέντα διὰ τῶν κατὰ μέρος φαινομένων, ἐφ' ἑκάστης ἀῤῥωστίας.

---

dam ita fcriptum reperitur. Non folum autem defipientiae virtutem expoftulant robuftam, ut aeger fufficere morbi coctioni poffit; verum quoque et peripneumonia et pleuritis et augina et graves aliae affectiones id defiderant. Praecedit autem et ex abundanti defipientiam tum vigilia quae virtutem non minus exfolvit quam fenfibiles evacuationes, tum qui in motionibus multis inordinatifque committitur error; quod autem dicitur, ut et Thrafynonti, commentarium magis quam opus id decet; neque enim in prognoftico aphorifmisque et libris de fracturis articulisque, neque in libro de victus ratione in morbis acutis, neque in libro de capitis vulneribus, ullo pacto nominis meminiffe videtur, ficuti neque in aliis, praeterquam in libris epidemiorum; in quibus duntaxat propofitum eft generatim tradita per ea confirmare, quae particulariter in unoquoque morbo videntur.

θ'.

Τὰ φρενιτικὰ νεανικῶς τρομώδεα τελευτᾷ.

Τὸ νεανικῶς δηλονότι ἀντὶ τοῦ γενναίως ἢ σφοδρῶς ἢ ἰσχυρῶς εἴρηκε. μέσον δὲ τεταγμένον τοῦ τε φρενιτικὰ καὶ τοῦ τρομώδεα δύναται μὲν, ὅσον ἐπὶ τῇ τάξει, μεθ' ἑκατέρου λέγεσθαι. κατὰ δὲ τὴν τῶν πραγμάτων ἀλήθειαν ἐξεταζόντων τὸν λόγον οὐ δύναται τῷ τρομώδεα συντάσσεσθαι. γενήσεται γὰρ ἡ διάνοια τοιαύτη, ὅτι τὰ φρενιτικὰ πάθη τελευτᾷν εἴωθεν εἰς τρόμον σφοδρὸν, ὃ προφανῶς ψευδές ἐστι, μόναις ταῖς σφοδροτάταις φρενίτισιν ἑπομένου τοῦ συμπτώματος. αἱ γὰρ ἀτονίαι τῶν νεύρων διὰ τὴν τοῦ πάθους ξηρότητα τοῖς φρενιτικοῖς ὑπάρχουσιν ἄχρι πλείστου. καταλυθείσης δὲ τῆς δυνάμεως ἀγρυπνίαις τε καὶ πολλαῖς κινήσεσιν, ἅμα δὲ καὶ τῶν νεύρων ὑπερξηρανθέντων οἱ τρόμοι γίνονται.

IX.

Phreniticae vehementer affectiones tremulae desinunt.

Adverbium *νεανικῶς* pro *γενναίως* vel *σφοδρῶς* vel *ἰσχυρῶς*, id eſt generoſe vel vehementer vel valide dixit. In medio autem horum nominum phrenitica et trementia ordinatum poteſt, quantum ex ordine eſt, cum utroque enunciari, ſed ſi ſecundum rei veritatem ſermo pendatur, non poteſt cum hoc nomine trementia ordinari, ſieret ſiquidem talis ſenſus. Phreniticae affectiones in tremorem vehementem ſiniri conſueverunt; quod manifeſte falſum exiſtit, quum ſolas vehementiſſimas phrenitidas conſequatur hoc ſymptoma. Nempe nervorum imbecillitates propter affectionis ſiccitatem phreniticis diutiſſime inſunt; exſoluta autem virtute tum vigiliis tum motionibus multis, ſimul vero et nervis ſupra modum reſiccatis, tremores ſiunt.

ι.

Τὰ ἐν κεφαλαλγίῃσιν ἰώδεα ἐμέσματα μετὰ κωφώσιος ἀγρυπνώδεα, ταχὺ ἐκμαίνει.

Μεμνημένῳ σοι τῆς τῶν χυμῶν τῶν τε ἄλλων καὶ τῆς μελαίνης χολῆς οὐ χαλεπὸν ἐννοῆσαι περὶ τῶν ἰωδῶν ἐμεσμάτων, ὡς κατὰ τὴν ἐπὶ τὸν μέλανα χυμὸν ὁδοιπορίαν γίνεται. μεμάθηκας γὰρ ἔκ τε τῆς ξανθῆς χολῆς ὑπεροπτηθείσης καὶ τοῦ παχέος αἵματος γεννᾶσθαι τὴν μέλαιναν. ἡ ξανθὴ χολὴ δ' ὑπεροπτωμένη πρῶτον μὲν εἰς τὸν ἰώδη τρέπεται χυμὸν, ἔπειτα εἰς τὸν μέλανα. ὑπεροπτᾶται δὲ διὰ μέγεθος πυρετοῦ. κατειληφυίας οὖν τὸν ἐγκέφαλον χολῆς ξανθῆς ἐν τοῖς φρενιτικοῖς πάθεσιν, ὅταν ἡ τοῦ πυρετοῦ σφοδρότης, ὀπτῶσα τὸν χυμὸν τοῦτον, ἐργάζηται μελαγχολικὸν, αἱ παραφροσύναι γίγνονται σφοδραὶ, διὰ τὴν κακοήθειαν τῆς μελαίνης χολῆς, ὡς μανιώδεις κἀν τοῖς τῶν ἐπιδημιῶν βιβλίοις Ἱπποκράτης ὠνόμασεν. αὐτὸς οὖν ὁ ἰώδης χυμὸς ἄν τε δι' ἐμέτων, ἄν τε διὰ τῆς κάτω γαστρὸς,

X.

In capitis doloribus aeruginofi vomitus cum furditate et pervigilio citam infaniam fignificant.

Si generationem humorum cum aliorum tum atrae bilis in memoria tenueris, quod aeruginofi vomitus progreffu ad nigrum humorem fiant mente concipere difficile non eft; nempe atram bilem ex flava fupra modum affata et craffo fanguine fieri novifti. Flava autem bilis quum fupra modum affatur, primum quidem in aeruginofum migrat fuccum, deinde nigrum; fupra modum autem affatur propter febris magnitudinem. Quum igitur flava bilis in phreniticis affectionibus cerebrum prehenderit, febrisque vehementia affatum hunc fuccum melancholicum reddiderit, propter atrae bilis malignitatem vehementes fiunt infaniae, quas furiofas in libris epidemiorum appellavit Hippocrates. Aeruginofus igitur humor five per vomitum five per ventrem inferiorem five per fputa five per uri-

ἄν τε διὰ πτυσμάτων, ἄν τε δι' οὔρων ἐπιφανῆται, τόν τε χυμὸν ἐξ οὗ γεννᾶται δηλώσει καὶ τὸ νόσημα θερμόν τ' εἶναι καὶ ξηρὸν ἰσχυρῶς. ἀδήλου δ' ὄντος, ὅσον ἐπὶ τῷ κενουμένῳ χυμῷ, πότερον ἄνευ τόπου πεπονθότος τινὸς ἐξαιρέτου [707] ἢ μετά τινος κυρίου (174) μορίου φλεγμονὴν ἐρυσιπελατώδη ἔχοντος ἡ γένεσις αὐτῷ γέγονε, διαγινώσκεται καὶ διορίζεται τοῦτο τοῖς συνεζευγμένοις συμπτώμασι. καὶ γὰρ καὶ δι' ἧπαρ οὕτω φλεγμαῖνον ἰώδης γεννᾶται χυμὸς, οὗ νῦν μνημονεύει. τῇ κοινωνίᾳ γοῦν τῶν ἄλλων συμπτωμάτων ὅσα τῶν εἰρημένων μορίων τε καὶ παθῶν ἐστιν ἴδια τὴν διάγνωσιν αὐτῶν ποιεῖται. ἥ τε γὰρ ἀγρυπνία καὶ ἡ κεφαλαλγία καὶ ἡ κώφωσις ἐν τῇ κεφαλῇ δηλοῖ τὴν διάθεσιν εἶναι. χαλεπῶς δ' ἔχοντος τοῦ ἐγκεφάλου πρὸς ἔμετον ὁρμᾶν τὸ στόμα τῆς γαστρὸς ἴσμεν, εἴρηται γὰρ ὑπὲρ τούτων πολλάκις. εὔλογον οὖν ἐστι παρακόψαι σφοδρῶς τὸν τοιοῦτον ἄνθρωπον ἐπὶ ξηρᾷ καὶ θερμῇ κατὰ τὴν κεφαλὴν δυσκρασίᾳ, διὰ ξανθῆς χολῆς πλεονεξίαν ὑπεροπτωμένης. ἐν τάχει δὲ γενήσεσθαι τοῦτο διὰ

nas apparuerit, et fuccum, ex quo ortum habet et morbum vehementer tum calidum tum ficcum effe demonftrabit. At quum perfpicuum non fit quantum ex humore eft, qui vacuatur an is progenitus fit non affecto praecipuo aliquo loco, an principe aliqua parte phlegmonem eryfipelatofam habente conjunctis id dignofcitur diftinguiturque fymptomatis. Nam et ob jecur ita phlegmone affectum aeruginofus generatur fuccus cujus nunc meminit. Per communionem igitur aliorum fymptomatum, quae praedictarum cum particularum tum affectionum propria funt dignotio ipforum facienda eft. Nam et vigilia et capitis dolor et furditas morbum in capite effe demonftrant. Graviter autem affecto cerebro ventris os excitari ad vomitum novimus; nempe de his dictum faepius. Ratione igitur optima homo hic ex ficca et calida capitis intemperie propter flavae bilis fupra modum affatae redundantiam vehementer infaniet. Cito autem id fiet tum

τε τὸ μέγεθος τῆς διαθέσεως καὶ τὴν ἰδέαν τοῦ πλεονεκτοῦντος χυμοῦ. ὅσα μὲν γὰρ ἐπὶ ψυχροῖς ἢ παχέσιν ἢ γλίσχροις ἢ ὅλως δυσκινήτοις χυμοῖς παθήματα γίνεται, βραδεῖαν ἴσχει τὴν ἐπὶ τὴν ἀκμὴν ἀνάβασιν. ὅσα δ' ἐν λεπτοῖς μὲν τῇ συστάσει, θερμοῖς δὲ τῇ κράσει, δακνώδεσι δὲ τῇ ποιότητι, χρόνον οὐ περιμένει πλείονα, καθάπερ οὐδὲ τὰ Φιλίστῳ γενόμενα τῷ γεγραμμένῳ κατὰ τὸ τρίτον τῶν ἐπιδημιῶν, ὃν ἐμέσαι μὲν ἔφη χολώδεα ὀλίγα, ξανθὰ πρότερον, μετὰ δὲ ταῦτα ἰώδεα πλείω. εἶτα εἰπὼν ὅτι κώφωσις αὐτῷ συνέπεσεν, ἐφεξῆς φησιν, ἐξεμάνη. καὶ νῦν οὖν ὀρθῶς οὐ μόνον ὅτι παρακόψουσιν οἱ οὕτως ἔχοντες, ἀλλὰ καὶ ὅτι σφοδρῶς, ἐδήλωσε προσθεὶς τὸ ἐκμαίνει, μεγάλης παρακοπῆς δηλωτικὸν ῥῆμα.

ια'.

Τὰ ἐν ὀξέσι κατὰ φάρυγγα ὀδυνώδεα ἰσχνὰ, σμικρὰ, πνιγώδεα, ὅτε χάνοι μὴ ῥηϊδίως συνάγειν τε καὶ ἐκκλείειν

propter affectionis maguitudinem, tum propter fpeciem redundantis humoris. Nam quae ex frigidis vel craffis vel lentis vel omnino difficulter mobilibus affectiones oriuntur, tardius hae ad vigorem adfcendunt. Verum quae ex tenuibus fubftantia et temperie calidis et qualitate mordacibus procreantur non multum hae cunctantur; ficuti neque quae Philifto fcripto in tertio epidemiorum facta funt, quem vomuiffe quidem biliofa pauca, flava primum, mox aeruginofa plura, deinde fimul accidiffe homini furditatem, atque demum vehementer infaniviffe eum pronunciavit. Recte igitur nunc non folum quod infanient ita affecti, verum quoque et quod vehementer infanient oftendit, quum verbum hoc *ἐκμαίνει*, adjecit, quod magnae defipientiae indicatorium exiftit.

XI.

In acutis faucium partes dolentes ftrigofae parvae et fuffocantes, quum aeger hiaverit, non facile os tum co-

τὸ στόμα, παρακρουστικὰ, ἐκ τοιουτέων φρενιτικοὶ καὶ ὀλέθριοι.

Ὅτι μὲν οὖν ἐπὶ τοιούτοις συμπτώμασιν ἐνίοτε γίνεται φρενῖτις, ὅτι τε γιγνομένη πάντως ἐστὶν ὀλέθριος ὀρθῶς εἴρηται. μὴ μέντοι παρυπονοήσαις ἔσεσθαι τοῖς εἰρημένοις συμπτώμασιν ἐξ ἀνάγκης φρενῖτιν, οὐδὲν γὰρ πρόσκειται τῇ συνδρομῇ τῶν συνενδεικνυμένων πεπονθέναι τὸν ἐγκέφαλον. ἐκ δὲ τοῦ τὰ κατὰ τὸν φάρυγγα κακῶς διακείμενα, τὸν τοιοῦτον ἄνθρωπον ἔχειν ἄνευ τινὸς ὄγκου παρὰ φύσιν, οὐ δυνάμενον ὁπότε χάνῃ συνάγειν ἑτοίμως τὴν γένυν καὶ ἐκκλείειν τὸ στόμα, τεκμαίροιτ' ἄν τις ἐνίοτε πεπονθέναι τὴν ἀρχὴν τῶν νεύρων. ἄρχεσθαι γὰρ εἰκός ἐστιν, ὡς ἐπὶ τῶν φαινομένων μορίων τὰς διαθέσεις, οὐκ ἀθρόως ὅλων ἤτοι φλεγμαινόντων ἢ οἰδισκομένων ἢ ἐρυσιπέλατα ἰσχόντων, ἀλλὰ ἐφ' ἑνός τινος αὐτῶν τόπου, κατὰ τὸν αὐτὸν τρόπον ἐπὶ τῶν ἐν τῷ βάθει κειμένων. μέγεθος οὖν ἀξιόλογον ἔχοντος τοῦ ἐγκεφάλου καὶ πολλὰς νεύρων ἐκφυ-

gere tum claudere poffit, deliria portendunt. Ex his phrenitici ac perniciofe laborant.

Quod ex fymptomatis hujusmodi phrenitis interdum oriatur, quodque fi fit, prorfus perniciofa fit, recte eft pronunciatum. Neque tamen quod ex dictis fymptomatis neceffario futura fit phrenitis intellexeris; nihil enim eorum quae affectum cerebrum commonftrant concurfui adjacet. Ex quo autem aeger is male in faucibus abfque tumore aliquo praeter naturam affectus quum hiaverit, prompte tum maxillam reducere tum os aperire nequeat, conjicere quis poffit principium nervorum aliquando affectum effe. Nempe ut in confpicuis nobis partibus affectiones exordium aliquod fumunt et non univerfim totae vel inflammantur vel oedema vel eryfipelata contrahunt, fed in uno aliquo harum loco; ita et his quae in imo corporis pofitae funt fieri eft verifimile. Quum igitur cerebrum ipfum magnitudinem infignem habeat, multasque

σεις εἰκός ἐστιν, ἄλλοτ' ἀπ' ἄλλων αὐτῶν πρώτων ἄρχεσθαι τὴν φλεγμονὴν αὐτοῦ. καθ' ὅ τι δ' ἂν μέρος πάθῃ, κατ' ἐκεῖνο καὶ τὰς τῶν νεύρων ἐκφύσεις πασχούσας ἀδυνάτους γίνεσθαι κινεῖν τοὺς μῦς εἰς οὓς ἐμφύονται τὴν τοίνυν κάτω γένυν, ἑτέρων μὲν μυῶν ἀνοιγόντων, ἑτέρων δὲ κλειόντων, ὅταν μὲν ἐν τοῖς τῶν διανοιγόντων μυῶν νεύροις ἡ διάθεσις γένηται, δυσκόλως ἀνοιγνύουσιν· [708] ὅταν δ' ἐν τοῖς τῶν κλειόντων, οὐ ῥᾳδίως κλείουσιν. ἐνδεχομένου δὲ ὄντος αὐτοὺς μόνους ἐνίοτε τοὺς μῦς πεπονθέναι, χωρὶς τῆς τῶν νεύρων ἀρχῆς, οὐκ ἀναγκαῖόν ἐστι τοῖς εἰρημένοις συμπτώμασιν ἀκολουθεῖν φρενῖτιν. οὐδὲ γὰρ ὃ μάλιστα αὐτὸν ἔπεισεν, ὑποπτεῦσαι πεπονθέναι τὴν ἀρχὴν τῶν μυῶν, ἔστι δὲ τοῦτο τῶν κατὰ τὸν φάρυγγα χωρίων ἡ ἰσχνότης, τῶν ἀναγκαίων ἐστὶ μορίων. ἐγχωρεῖ γὰρ τοὺς ἐν τῷ φάρυγγι μῦς φλεγμαίνοντας τὸ πνιγῶδες ἐργάζεσθαι σύμπτωμα, μὴ δυναμένους φανῆναι, μηδ' ἂν ἐπὶ πλεῖστόν τις διανοίξῃ τὸ στόμα, ὡς εἴ γε χωρὶς τῆς τούτων φλεγμονῆς γίνοιτο τὰ εἰρημένα συμπτώματα, σκοπεῖ-

nervorum propagines phlegmonem ipfius alias ab aliis earum primum exordiri par eft; qua vero parte membrum affectum fuerit, ea et nervorum propagines affectae, mufculos quibus inferuntur movere non poffunt. Quum igitur maxillam inferiorem mufculi quidem alii aperiant, alii vero claudant, quum in aperientium mufculorum nervis affectio fuerit, difficulter aperiunt; ubi vero in claudentium, non facile claudunt. At quum fieri poffit ut foli ipfi mufculi interdum abfque nervorum principio fint affecti, quod phrenitis praedicta fymptomata fubfequatur, neceffe non eft. Neque enim quod ipfum maxime adduxit, ut affectum effe mufculorum principium fufpicaretur, eft autem hoc locorum quae in faucibus funt gracilitas, inter neceffaria cenfetur; fieri fiquidem poteft ut faucium mufculi inflammatione laborantes ftrangulationis efficiant fymptoma, nequeant tamen videri, etiam fi plurimum quis os aperuerit. Si igitur abfque horum inflammatione praedicta fiant fymptomata, infpiciendum eft an folorum mu-

σθαι χρὴ μή τις τῶν μυῶν μόνων τῶν κινούντων τὴν κάτω γένυν ἰδία τίς ἐστι διάθεσις. ἐὰν γὰρ μήθ' οὗτοί τι πεπονθότες ὦσι μήθ' οἱ τοῦ λάρυγγος, εὐλόγως ἄν τις αἰτιάσαιτο τὴν ἀρχὴν τῶν νεύρων. ἐὰν μέντοι διὰ τὴν ἀρχὴν ᾖ τὰ τοιαῦτα συμπτώματα γεγονότα, χαλεπωτάτην εὔλογον εἶναι τὴν διάθεσιν, ὡς καὶ σπασμὸν ἀκολουθῆσαι. μεμαθήκαμεν γὰρ ἐπὶ ταῖς τῶν μυῶν τάσεσι διὰ τὴν ἀρχὴν γινομέναις ἕπεσθαι σπασμόν. οὐκ ἐμνημόνευσα δὲ ἐν ᾧ διῆλθον λόγῳ τῶν ἐπὶ τοῖς τοῦ τραχήλου σπονδύλοις εἰς τὸ πρόσω ῥεύσασι κυναγχικῶν, διά τε τὸ σπάνιον τῆς διαθέσεως, ὅτι τέ μοι δοκοῦσι καὶ τότε συμφλεγμαίνειν οἱ τοῦ λάρυγγος μύες.

ιβ'.

Ἐν τοῖσι φρενιτικοῖσιν ἐν ἀρχῇ τὸ ἐπιεικὲς, πυκνὰ δὲ μεταπίπτειν, κακὸν τὸ τοιοῦτον. καὶ πτυελισμὸς κακόν.

fculorum maxillam inferiorem moventium propria quaedam fit affectio; nam fi neque hi neque qui in gutture exiftunt aliquatenus affecti fuerint, ratione optima laefum effe nervorum principium quis pronunciaverit. Quod fi ob principium nervorum oborta fint hujusmodi fymptomata, graviffimam effe talem affectionem rationi confonum eft, adeo ut et convulfionem fecuta fuerit; nempe eas mufculorum quae ob principium fiunt tenfiones convulfionem fequi didicimus. Non feci autem in eo quem percurri fermone mentionem eorum, qui angina ex colli vertebris in anteriorem partem luxatis corripiuntur, tum quod raro contingat affectio tum quod gutturis mufculi tunc quoque fimul inflammari mihi videantur.

XII.

In phreniticis per initia moderatum effe, fed crebro permutari malum id eft; fputatio quoque malum.

Οὐδὲν ἐξαίρετον ἐπὶ φρενίτιδος ὁ λόγος ἔχει. καὶ γὰρ κἀπὶ τῶν ἄλλων παθῶν εἰ μεταπέσῃ τὸ ἐπιεικὲς, ἐνδείκνυται τὴν δύναμιν ὑπὸ τοῦ νοσήματος νικᾶσθαι. τὸ δ' ἐν ἀρχῇ πρόσκειται τάχα μηδ' ἄλλως γενήσεσθαι δυναμένου. ἐν ἀρχῇ γὰρ ὁρῶνται συνεχεῖς μεταπιώσεις, οὐχ ὅταν χρονίζῃ τὰ νοσήματα, καὶ ταῦτ' εἰκὸς συμβαίνειν ἐν ταῖς κατὰ πλῆθος ἢ ποιότητα μοχθηρῶν χυμῶν διαθέσεσι, ἄλλοτ' εἰς ἄλλο μόριον, ἐνίοτε μὲν εἰς κύριον μεθισταμένων, ἐνίοτε δὲ εἰς ἄκυρον. αἱ μὲν οὖν εἰς τὰ κύρια μέρη μετάῤῥοιαι, διαφθείρουσι τὸ ἐπιεικὲς, αἱ δ' ἐς τὰ μὴ κύρια δηλοῦσιν ἐν ᾧ καιρῷ μάλιστα χρὴ τὸν ἰατρὸν ἐπὶ τὰς κενώσεις ἰέναι τῶν λυπούντων χυμῶν ἢ κατὰ πλῆθος ἢ ποιότητα. τοῦτο μὲν οὖν, ὡς ἔφην, ἁπάντων νοσημάτων κοινόν. ὁ πτυελισμὸς δὲ γίνεται μὲν καὶ διὰ τὸ στόμα τῆς γαστρὸς ἀῤῥωστιοῦν ἐφ' ὑγρότητι, γίνεται δὲ καὶ διὰ τὸν ἐγκέφαλον ἐμπεπλησμένον ὑγρῶν, ἐξ ὧν συῤῥεῖ τι καὶ εἰς τὸ στόμα παραπλησίως τῷ κατὰ τοὺς φλεγμαίνοντας ὀφθαλμοὺς δακρύῳ λεπτῷ. νῦν οὖν ἐπειδὴ τοῖς φρενιτικοῖς ἔφη γίνεσθαι τὸν

Nihil quod phrenitidi peculiare ſit ſermo hic habet; nempe et in caeteris affectionibus ſi permutetur clementia, vires vinci a morbo ſignificatur. Adjecit autem *in principio*, quia nec forſan alias fore poteſt; nempe in principio permutationes aſſiduas videmus, non autem quum morbi protracti fuerint. Continguntque haec ex ratione in his affectibus qui ex copia vel qualitate fiunt pravorum humorum in aliam alias partem, interdum quidem in principem, interdum vero in ignobilem transmigrantium. Qui igitur in principes partes confluxus fiunt clementiam corrumpunt; qui vero in ignobiles, quo maxime tempore medicis ad infeſtantium vel copia vel qualitate humorum vacuationes procedendum ſit oſtendunt, quod ſane morborum omnium, ut dixi, commune exiſtit. Caeterum ſputatio et propter os ventriculi ex humiditate imbecillum et propter cerebrum humiditatibus refertum oritur; ex quibus nonnihil et in os confluit, lacrymae tenui quae ex inflammatis oculis manat ſimile. Nunc ergo quod phre-

πτυελισμὸν, ἐγκεφάλου κακοπραγοῦντός ἐστι σημεῖον, τουτέστι πεπληρωμένου ὄντος.

ιγ'.

Ἐν φρενιτικοῖσι λευκὴ διαχώρησις κακόν· ὡς καὶ Ἀρχεκράτει. ἆρά γε ἐπὶ τούτοισι καὶ νωθρότης γίνεται; ῥῖγος ἐπὶ τούτοισι κάκιστον.

---

[709] Αἱ λευκαὶ διαχωρήσεις ὅτι καὶ δι' ἐδεσμάτων χρόαν γίνονται πρόδηλον· ὁρῶμεν γὰρ ὅσοι γάλα προσηνέγκαντο μόνον ἢ ἄρτον καθαρὸν ἢ χόνδρον ἢ θέρμους ἤ τι τοιοῦτον, τὴν διαχώρησιν αὐτῶν λευκὴν γινομένην, εἰ παραβάλλοιτο τοῖς φακῆν ἐδηδοκόσιν ἢ κράμβας ἢ ἑφθὸν αἷμα λαγωῶν ἢ ζωμὸν μέλανα τῶν διὰ σιραίου πολλοῦ σκευαζομένων. ἀλλ' ὅμως καὶ τοῖς ἐδέσματα λευκὰ προσενηνεγκαμένοις προσαπερχόμενόν τι τῆς ξανθῆς χολῆς χρώννυσι τὴν διαχώρησιν, ὡς ὠχροτέραν φαίνεσθαι τῶν ἐδηδεσμένων. ὅταν οὖν ἀκούσῃς τινὸς τῶν ἰατρῶν ἐπὶ τῶν ἰκτεριώντων λεγον-

niticis fputationem fieri ait, cerebri male affecti, id eft repleti, fignum exiftit.

XIII.

In phreniticis alba dejectio malum; quemadmodum et Archecrati. An et his torpor fuccedat? Rigor in his peffimum.

Quod albae dejectiones et ob ciborum colorem fiant liquido conftat; videmus fiquidem eos qui lac folum ingefferunt vel panem purum vel chondrum vel lupinos vel tale quippiam dejectionem habere albam, fi his comparentur, qui lenticulam ederunt vel braffiicas vel decoctum leporinum fanguinem vel jus nigrum eorum, quae cum multa conficiuntur fapa. At certe iis qui alba ingefferunt edulia, flavae bilis quiddam adveniens dejectionem colorat, ita ut ingeftis pallidior efficiatur. Quum igitur medicum quempiam audieris dicentem, albas effe

τος λευκὰ γίνεσθαι τὰ (175) διαχωρήματα, δεῖ πρὸς τὰ κατὰ φύσιν ἔχοντα αὐτὰ παραβάλλειν καὶ πρὸς παραβολὴν τούτων γεγονέναι τὸν λόγον αὐτῷ καὶ καθάπερ ἄλλοι πολλοὶ τῶν ἰατρῶν ἔγραψαν, λευκὰ διαχωρήματα γίγνεσθαι τοῖς ἰκτεριῶσιν. οὕτω καὶ νῦν οὗτος ἐπὶ τῶν φρενιτικῶν εἶπεν, ὡς εἰ καὶ μηδ' ὅλως ἔχοντα τὴν ξανθὴν χολὴν εἴρηκε. γίνεται δὲ τοῦτο μηκέτ' αὐτῆς εἰς τὴν γαστέρα συῤῥεούσης, ἀλλὰ τῷ πρὸς ὅλον τὸ σῶμα φερομένῳ κατὰ τὴν ἀνάδοσιν αἵματι συναναφερομένης, διὰ στέγνωσίν τινα τοῦ καταφέροντος αὐτὴν εἰς τὴν γαστέρα πόρου, καθάπερ ἐπὶ τῶν ἰκτεριώντων ἢ διὰ σφοδρὰν πύρωσιν ἐν τοῖς ἄνω τοῦ ἥπατος μορίοις ἀναρπάζουσαν τὸ αἷμα σὺν τῇ χολῇ κατὰ μὲν οὖν τὸν πρῶτον τρόπον ἀναφερομένης εἰς ὅλον τὸ σῶμα τῆς χολῆς ἡ βλάβη γίνοιτ' ἂν ἐξ αὐτῆς τοῖς κατὰ τὸν ἐγκέφαλον, ἤδη καὶ πρόσθεν ἐκκεχολωμένοις. κατὰ δὲ τὸν δεύτερον τρόπον οὐ μόνον αἴτιον βλαβερὸν ἡ τῆς χολῆς ἀνάδοσις, ἀλλὰ καὶ σημεῖον ἔσται θερμασίας παμπόλλης, ἐνδεικνυμένης ὑπάρχειν ἐν αὐτῷ. τὸ δ', ὡς καὶ Ἀρχεκράτει

ictericorum dejectiones, ad naturales eas comparare et ad collationem harum fermonem ipfi effe oportet. Atque quo modo plerique alii medici dejectiones in ictericis albas fieri dixerunt, ita et nunc in phreniticis dixit; quafi eas prorfus flava carere bile dixerit. Fit autem id quum ea non amplius in ventrem confluat, fed una cum fanguine, qui in univerfum corpus diftribuitur furfum fertur; idque vel propter adftrictionem quandam ejus, qui bilem ad ventrem defert canalis, veluti in morbo regio laborantis ufu evenit; vel propter vehementem ardorem, qui in fuperioribus jecoris partibus exiftens fanguinem una cum bile furfum rapit. Priore igitur modo delata in totum corpus bile cerebrum laeditur, jam et antea bile ipfa affectum; pofteriore modo bilis diftributio non folum caufa noxia, verum quoque et caliditatis multae, quae in ipfo effe demonftratur fignum erit. Oratio autem haec ut Ar-

πρόσκειται, συγγράμματι μὲν οὐ πάνυ προσιθέμενον, ὡς ἔφην, ὑπομνήματι δὲ πρέπον καὶ μάλισθ' ὅταν ἑαυτὸν ὁ γράφων ἀναμιμνήσκειν ἐθέλει. τῶν δ' ἑξῆς εἰρημένων το μὲν, ἆρά γε ἐπὶ τούτοις καὶ νωθρότης γίνεται; δοκεῖ μοι προσγεγράφθαι, ὡς τοῦ Ἀρχεκράτους οὕτως διατεθέντος. ἀλλ' ἐπειδὴ μὴ διὰ παντὸς ἥ τε πεῖρα δείκνυσιν ὅ τε λόγος ἐνδείκνυται, λέγεσθαι δεῖ ἐπὶ τοῖς εἰρημένοις νωθρότητα ου προσηκόντως. νωθρότης γὰρ ἐπὶ ψυχροῖς καὶ παχέσι καὶ γλίσχροις καὶ ὅλως δυσκινήτοις χυμοῖς, οὐκ ἐπὶ θερμοῖς καὶ λεπτοῖς καὶ δριμέσιν, οἷος ὁ τῆς ξανθῆς χολῆς εἴωθε γίγνεσθαι, πλὴν εἰ θανάτῳ πλησίον ἥκοιεν, ὡς διὰ νέκρωσιν ἤδη τῆς δυνάμεως ἡσυχάζειν. καὶ γὰρ διὰ νέκρωσιν τῆς δυνάμεως, οὐ διὰ τὸν χυμὸν γέγονεν. ἀδύνατον δὲ τοὺς οὕτω γενομένους νωθροὺς σωθῆναι, καὶ κοινὸν τοῦτό ἐστι σύμπτωμα τῶν κατὰ δυσκρασίαν ἄμετρον ἀποθνησκόντων ἁπάντων, οὐκ ἴδιον τῶν φρενιτικῶν. εἴπερ οὖν ἐγένετο νωθρότης τῷ Ἀρχεκράτει, κατὰ τοῦτον ἂν ἐγένετο τὸν λό-

checrati, operi quidem non admodum convenit, ut retuli, fed commentarium magis decet et potiffimum quando fcriptor fe ipfum admonere voluerit. Inter ea quae confequenter dicta funt oratio haec, an et in his torpor fiat? Videtur mihi adfcripta effe perinde atque Archecrates ita affectus fuerit; fed non congruenter quidem, quoniam non perpetuo dici debere in his fegnitiem demonftrant tum experientia tum ratio. Nempe ignavia ex frigidis craffisque et glutinofis et omnino moveri contumacibus humoribus et non ex calidis tenuibusque et acribus, cujusmodi eft flava bilis fieri confuevit, nifi aeger morti ita propinquus fuerit, ut ob exftinctionem virtutis jam conquiefcat; nempe defidia hujusmodi non propter humorem, fed propter virtutis exftinctionem facta eft; fieri autem nequit, ut qui ita defides facti fint ferventur; eftque id fymptoma commune omnium ob immoderatam intemperiem morientium et non proprium phreniticorum. Si igitur torpor Archecrati factus fit, hac occafione factus eft atque pror-

γον καὶ πάντως ἀπέθανεν, οὐχ ὅτι λευκὰ διεχώρησεν ἢ τῆς νωθρότητος ἢ τοῦ θανάτου συμβάν τι, ἀλλὰ διὰ τὸ μέγεθος τοῦ νοσήματος, οὗ σημεῖον ἡ λευκὴ διαχώρησις ἦν. τὸ μέντοι ῥῖγος αὐτοῖς εἶναι κάκιστον οὐχ ἁπλῶς ἀκουστέον. ἐπιφαίνεται γὰρ ἐνίοτε καὶ κρίσιμον ῥῖγος τοῖς φρενιτικοῖς, ἱδρῶσι λύων τὴν νόσον. ἀλλὰ καὶ τὸ κατ' ἐκεῖνον τὸν χρόνον ῥῖγος εἰρῆσθαι χρὴ νομίζειν ὀλέθριον, ἐν ᾧ διαχωροῦσι λευκά. δέδεικται γὰρ ἐν τοῖς περὶ κρίσεων ἐν ἀπέπτῳ νοσήματι μὴ δύνασθαι γενέσθαι κρίσιν ἀγαθήν. ἄπεπτον δέ ἐστιν ἐν ᾧ συναναφέρεται τῷ αἵματι χολὴ, καθ' ὃν ἂν χρόνον τοῦτο γίνηται, καὶ μᾶλλόν γε ὅταν ἀμετρίᾳ πυρώδους θερμασίας ἠθροισμένης ἐν ἐγκεφάλῳ, συμβαίνει τι τοιοῦτον.

ιδ'.

[710] *Τοῖσιν ἐξισταμένοισι μελαγχολικῶς, οἷσι τρόμοι ἐπιγίνονται, κακόηθες.*

fus obiit; non quod alba dejecerit torpore vel morte accita, fed propter morbi magnitudinem, cujus fignum alba dejectio fuit. Rigorem vero ipfis contingere peffimum non fimpliciter eft intelligendum; nempe et interdum criticus rigor fuper apparet phreniticis morbum fudoribus folvens; fed fane rigorem perniciofum dici eo tempore eft exiftimandum quo alba excernunt. Nempe in libris de crifibus in morbo crudo crifin bonam fieri non poffe eft demonftratum; crudus autem eft in quo una cum fanguine bilis furfum fertur quocunque tempore id fiat; magisque quum tale quiddam ex igneae caliditatis in cerebro collectae immoderatione contingit.

XIV.

Mente ob melancholiam oberrantibus, quibus tremores fuperveniunt, malignum.

Μελαγχολικὴν ἔκστασιν ἀκουστέον τὴν σφοδρὰν καὶ θηριώδη· γίνεται δ' αὕτη διαβρεχούσης τὸν ἐγκέφαλον ξανθῆς χολῆς κατοπτηθείσης· ἐμάθομεν δὲ ἐν τῷδε τὴν μεταβολὴν αὐτῆς εἰς τὸ μέλαιναν ποιεῖσθαι. ὅταν οὖν ἐπὶ τῇ τοιαύτῃ διαθέσει τρόμος γίνηται, μεγάλως ὑπεξηράνθαι δηλοῖ τὰ νεῦρα καὶ διὰ τοῦτο τὸν ἄνθρωπον ὀλεθρίως ἔχειν. οὐ καλῶς οὖν ἡρμήνευσεν εἰπὼν κακόηθες. ἐσχάτως γὰρ ὀλέθριον ὂν τὸ σύμπτωμα προσηγορίας ἑτέρας ἐδεῖτο. τὸν γοῦν ἐκστάντα μελαγχολικῶς ἐπιγινομένου τρόμου βεβαίως τις ἀποθανεῖσθαι λέγων οὐκ ἂν ἁμάρτοι. κακοήθη δὲ νοσήματα καλοῦμεν ὅσα κίνδυνον ἀπειλοῦντα τοῖς κάμνουσιν οὐκ ἀποκόπτει τὴν τῆς σωτηρίας ἐλπίδα. βέλτιον οὖν εἰρῆσθαι τὴν γεγραμμένην συνδρομὴν ὀλέθριον ἢ θανατικὴν ἤ τι τοιοῦτον.

ιε'.

Οἱ ἐκστάντες ὀξέως ἐπιπυρέξαντες σὺν ἱδρῶτι φρενιτικοὶ γίνονται.

Melancholicam ecſtaſin mentis motionem oberrationemque intelligere oportet vehementem et ferinam, quae irrigante cerebrum aſſata flava bile oritur; nempe et ex hoc commentario permutari eam in nigram didicimus. Quum igitur talem ob affectionem tremor fiat, vehementer exſiccatos oſtendit nervos, atque ob id hominem letaliter habere. Non recte ergo enunciavit, quum dixit, malignum, nam quod ſumme pernicioſum exiſtit ſymptoma aliam exigebat appellationem. Qui ergo ex atra bile mente aberrantem, ſuperveniente tremore certo moriturum affirmat non fallitur, morbos autem malignos appellamus, quicunque periculum minantes ſpem ſalutis non adimunt. Melius igitur erat ſcriptam concurſionem dici vel pernicioſam vel mortiferam vel quiddam hujusmodi.

XV.

Inſanientes acute in febrem relapſi cum ſudore phrenitici fiunt.

Ἀσύμφωνον μὲν καλοῦμεν τὴν τοιαύτην ἑρμηνείαν. ἀσαφὴς δ᾽ αὐτῶν ἡ διάνοια γίνεται, δυναμένων ἀλλήλοις ἁπάντων τῶν ὀνομάτων συνάπτεσθαί τε καὶ χωρίζεσθαι. μία μὲν γάρ ἐστι σύνθεσις αὐτῶν, οἱ ἐκστάντες ὀξέως, εἶτ᾽ ἀπ᾽ ἄλλης ἀρχῆς ἐπιπυρέξαντες ὀξέως. ἄλλη δ᾽ αὖ πάλιν σύνθεσις τὸ σὺν ἱδρῶτι, ποτὲ μὲν τῷ πρὸ αὐτοῦ, ποτὲ δὲ τῷ μετ᾽ αὐτὸ συνταττόμενον. δύναται γὰρ καὶ οὕτως ἡ ῥῆσις ἀναγνωσθῆναι, ἐπιπυρέξαντες σὺν ἱδρῶτι, κἄπειτα ἀφ᾽ ἑτέρας ἀρχῆς φρενιτικοὶ γίνονται δύναται δὲ καὶ σὺν ἱδρῶτι φρενιτικοὺς αὐτοὺς γίνεσθαι λέγειν ὁ γράψας ταῦτα. δῆλον οὖν ἐστιν ὅπερ ἀεὶ λέγω τὰς ἀσαφεῖς ἑρμηνείας οὐδὲν διδάσκειν. ἐννοήσαντας γὰρ ἡμᾶς τὸ ἀληθὲς ἐφαρμόσαι χρὴ δυναμένῃ λέξει προσίεσθαι τὸν λόγον ἢ κατατριβῆναι μὲν χρόνου πάμπολυ, οὐδὲν δ᾽ ἡμᾶς ἐπιμαθεῖν. ἐν ᾗ γὰρ χρήσει παρ᾽ αὐτοῦ χρὴ φέροντα τὸ ἀληθὲς ἐφαρμόζειν πειρᾶσθαι ταῖς κατὰ μέρος λέξεσιν, ἐν ταύτῃ βοήθεια μέν τις ἐξ ἡμῶν τῇ ῥήσει γίνεται, κινδυνευούσῃ φανῆναι μοχθηρᾷ,

Confonantia alienam talem dicimus enunciationem; fed obfcura hujus intelligentia ideo fit, quod nomina inter fe omnia tum conjungi tum feparari poffunt. Componuntur fiquidem uno tali haec modo, *mente oberrantes acute;* deinde altero principio *fuperfebrientes acute.* Rurfus quoque et alia eft orationis hujus, *cum fudore* compofitio, quae aliquando quidem praecedenti, aliquando vero et fequenti coordinatur. Poteft enim et ita dictio legi, *fuperfebrientes cum fudore,* deinde altero principio *phrenitici fiunt;* poteft etiam et qui haec fcripfit, quod cum fudore phrenitici hi fiunt enunciare. Conftat itaque quod femper dico, nihil obfcuras enunciationes docere; fiquidem nos excogitata veritate eam dictioni, quae rationem admittere poteft, accommodare oportet aut temporis plurimum conterere nihilque addifcere; quatenus enim fingulis dictionibus ab auctore acceptis veritas accommodanda nobis eft, eatenus juvamen quoddam a nobis dictioni accedit periclitanti, ne videatur vitiofa, caeterum nihil ab ea

διδασκόμεθα δὲ οὐδὲν ἐξ αὐτῆς. ἀλλὰ καίτοι τούτων οὕτως ἐχόντων καὶ φαινομένης ἐναργοῦς τῆς τῶν ἀσαφῶν ἀχρηστίας, ὅμως οὐκ ὀλίγοι τῶν σαφῶν συγγραμμάτων ἥδιον ὁμιλοῦσι τοῖς ἀσαφέσι. μὴ τοίνυν ἐμὲ τοῦ μήκους τῆς ἐξηγήσεως μέμψαιτ' ἄν τις, ἀλλὰ τὴν ἑαυτῶν ἄλογον ἐπιθυμίαν ὅσοι τὰ τοιαῦτα βιβλία προθύμως ἀναγινώσκουσιν. ἐγὼ μὲν γὰρ ὅτι οὐχ ἑκὼν ἐπὶ τὰς ἐξηγήσεις αὐτῶν ἥκω οἱ ἑταῖροι πάντες ἴσασι καὶ μάλιστα οἱ τῶν νῦν γραφομένων αἴτιοι. μοχθηρῶς δὲ πάντων ἐξηγησαμένων τὸ σύγγραμμα τοῦτο, κἀγὼ τοῖς ἀναγκάσασί με πεισθεὶς ἐπὶ τὴν ἐξήγησιν ἧκον, ἧς αὖθις ἀρξάμενοι λέγομεν. ἐὰν μὲν συνάψαντες ἀλλήλοις τό τ' ἐκστάντες [711] καὶ τὸ ὀξέως, ἔπειτα δὴ σιωπήσαντες εἴπωμεν, ἐπιπυρέξαντες σὺν ἱδρῶτι καὶ πάλιν ἐφεξῆς, φρενιτικοὶ γίνονται, τὴν ἐξήγησιν ποιησόμεθα τοιάνδε. πρῶτον μὲν ἐπισκεψώμεθα τὸ κοινὸν ἄπορον ἁπασῶν τῶν ἀναγνώσεων. ἐκστάντας γὰρ ὀξέως εἶπεν ἐν ἀρχῇ, οὓς κατὰ τὴν τελευτὴν τῆς ῥήσεως ἔφη φρενιτικοὺς γίνεσθαι, ὥσπερ οὐχὶ καὶ τῶν ἐκστάντων ἤδη φρενι-

docemur. Quamquam vero haec ita habeant, videaturque conſpicua eſſe obſcurorum inutilitas, non pauci tamen libentius in obſcuris quam manifeſtis verſantur operibus. Nemo igitur expoſitionis prolixitatem mihi obiiciat, ſed irrationabile accuſet eorum deſiderium, qui libros hujusmodi legunt alacriter. Nempe quod invitus ad horum explanationes veniam familiares mei omnes noverunt et potiſſimum qui me ad ea quae nunc ſcribuntur incitaverunt. Quum igitur librum hunc perperam omnes expoſuerint, aggreſſus ſum et ipſe expoſitionem, ab iis perſuaſus qui me impulerunt; a qua rurſus incipientes dicimus; ſiquidem ſimul conjunxerimus et mente aberrantes et adverbium acute; deinde ſilentio facto dicamus, ſuperſebrientes cum ſudore et deinceps phrenitici ſiunt, talem faciemus expoſitionem. Sed primum quidem lectionum omnium commune dubium conſideremus. Nam mente aberrantes acute dixit per exordia, quos in calce dictionis phreniticos ſieri dixit; tanquam mente aberrantes non jam phre-

τικῶν ὄντων. ἐροῦμεν οὖν κατεσπάσθαι τὴν λέξιν ἐνδεικνυμένην διὰ τοῦ ἐπιπυρέξαντες, τὸ καὶ πρότερον αὐτοὺς, οἵπερ ἐξέστησαν, ὀξέως πυρέττοντας ὕστερον παύεσθαι, κἄπειτα πάλιν ἐξ ὑποστροφῆς πυρέξαι σὺν ἱδρῶτι. τούτους οὖν φησι φρενιτικοὺς γίνεσθαι. τὸ μὲν οὖν ὅτι γενήσονται φρενιτικοὶ λογισάμενος ἐκ τῆς ἔμπροσθεν αὐτοῖς γενομένης παρακοπῆς σφοδρᾶς, ἣν διὰ τῆς ἐκστάντες ἐδήλωσε φωνῆς. ἐκ δὲ τοῦ σὺν ἱδρῶτι τὴν ὑποστροφὴν γίνεσθαι βεβαιούμενος τὴν ὑπόνοιαν, ἐπειδὴ τὰς τοιαύτας εἰσβολὰς τῶν πυρετῶν, ἄν τ' ἐξ ἀρχῆς ἄν τε μεθ' ὑποστροφῆς γίνωνται, πλῆθος ἴσμεν ἐνδεικνυμένας. ἐπεὶ τοίνυν ὅσα περιττὰ κατὰ τοὺς χυμοὺς ἢ ἐν ποσότητι ἐν αὐτοῖς ἢ ἐν ποιότητι ἀθροίζεται κατὰ τὸ σῶμα, ταῦτα ἐπὶ τοὺς πεπονθότας εἴωθε ῥεῖν τόπους, ἐπεπόνθει δὲ τούτοις ὁ ἐγκέφαλος, οὐκ ἂν γὰρ ἐξέστησαν ὀξέως ἂν ἐπιπυρέξωσι καὶ μάλιστα μεθ' ἱδρῶτος. εὔλογον οὖν ἐστιν ἐλπίσαι φρενιτικοὺς οὕτως (176) ἔσεσθαι. γνωσθήσεται γὰρ ἡ διάθεσις αὐτῶν ὅλη τοιάδε τις οὖσα, πλήθους χολωδῶν δριμέων εὐθὺς

nitici exiſtant. Diſtrahi ergo dictionem dicimus per verbum ſuperfebrientes, quod oſtendit prius eos, qui mente aberrarunt, acute febrientes poſtea deſinere; deinde rurſum ex recidiva febrire cum ſudore; hos itaque phreniticos fieri ait; quod phrenitici quidem ſient ex vehementi ea, quae ipſis ante facta eſt deſipientia, quam per orationem mente aberrantes indicavit, arbitratus; ex eo vero, quod cum ſudore recidiva fiat confirmans ſuſpicionem; quoniam tales febrium invaſiones ſive ab initio ſive cum recidiva fiant plenitudinem ſignificare nobis conſtat. Quoniam igitur quae ex humoribus vel quantitate vel qualitate ſuperflua in corpore colliguntur fluere in affectos locos conſueverunt; affectum autem fuerat cerebrum, non enim mente moti fuiſſent acute ſi ſuperfebrierint et praeſertim cum ſudore; ratione ſane optima phreniticos ita fore eſt ſperandum. Nota ſiquidem tota horum affectio ita evadet quae talis eſt. Copia bilioſorum acrium prote-

Ed. Chart. VIII. [711.] Ed. Baf. V. (176.)

ἐν ἀρχῇ ῥυέντος ἐπὶ τὸν ἐγκέφαλον ἐκστῆναί τινι συμβαίνει, τούτου δ' αὖθις εἰς ἕτερόν τι μόριον μεταῤῥυέντος παύσασθαι τὴν ἔκστασιν. ἂν δ' ἐπιπυρέξωσιν οὗτοι μεθ' ἱδρῶτος, ἐπὶ τὸ πεπονθὸς αὐτοῖς παλινδρομήσει τὸ χολῶδες πλῆθος, ὡς γενέσθαι φρενιτικούς. ἐὰν δὲ τὸ ὀξέως τῷ ἐπιπυρέξαντες συντάξωμεν, ὁ λόγος ἔσται τοιοῦτος. οἱ ἐκστάντες εἶτα παυσάμενοι καὶ πάλιν ἐπιπυρέξαντες ὀξέως σὺν ἱδρῶτι φρενιτικοὶ γενήσονται, τῆς προῤῥήσεως καὶ ταύτης καὶ τῆς προειρημένης οὐκ ἐχούσης τὸ διηνεκὲς, ἀλλ' ὥσπερ καὶ ἄλλαι πολλαὶ τὸ πλειστάκις. ἐὰν δὲ τῷ σὺν ἱδρῶτι τὸ φρενιτικοὶ γενήσονται συντάξωμεν, ὁ λόγος ἔσται καθ' ἑτέραν ἀνάγνωσιν τῶν προειρημένων κατὰ τὴν ἀρχὴν τῆς ῥήσεως τοιόσδε· κατὰ μὲν τὴν προτέραν οἱ ἐκστάντες ὀξέως, εἶτα ἐπιπυρέξαντες, φρενιτικοὶ σὺν ἱδρῶτι γίνονται· κατὰ δὲ τὴν β' οἱ ἐκστάντες φρενιτικοὶ σὺν ἱδρῶτι γίνονται. καὶ δύναται μὲν ὁ γράψας ταῦτα τοιοῦτον ἄῤῥωστον ἑωρακέναι, τὸ πολλάκις δὲ προειρημένον οὐχ ἕξει. πολλὰ μέντοι καὶ

nus ab initio ad cerebrum fluente mente moveri cuipiam contingit; quae fi rurfus aliam in partem transfluat, definit mentis motio; fi vero hi fuperfebrierint, cum fudore in affectum locum recurret biliofórum copia, ita ut phrenitici fiant. Si vero adverbium acute nomini fuperfebrientes compofuerimus, talis erit fermo: mente aberrantes deinde defìnentes et rurfum fuperfebrientes acute cum fudore phrenitici fiunt. Sed praedictio tum haec tum antedicta quod perpetuum fit non habet, fed quod maxima ex parte fit, veluti et aliae multae. Verum fi orationi huic cum fudore orationem hanc phrenitici fiunt conjunxerimus, fermo fecundum alteram earum, quae in capite enarrationis dictae funt, lectionem talis erit, fecundum priorem quidem: *mente aberrantes acute, deinde fuperfebrientes phrenitici cum fudore fiunt;* fecundum vero alteram: *mente aberrantes deinde acute fuperfebrientes phrenitici cum fudore fiunt.* Poteft quidem et qui haec fcripfit talem aegrum vidiffe, fed quod faepius praedictum fit

ἄλλα τῶν κατὰ βιβλίον τοῦτο γεγραμμένων οὐκ ἔστιν ὡς ἐπὶ τὸ πολὺ γιγνόμενα, τοῦ γράψαντος αὐτὰ θεασαμένου μέν τινας ἀῤῥώστους τοιούτους, οὔπω δὲ γιγνώσκοντος εἴτε τὸ διηνεκὲς ἔχουσιν εἴτε τε τὸ πλειστάκις. ἔοικε γὰρ ἐκ τηρήσεως μᾶλλον οὐ τῆς τῶν παθῶν οἰκείας κατασκευῆς ὁ γράψας ταύτας ἀποφάσεις ἐθέλειν ποιεῖσθαι. τῷ δ' οὕτως ἀθροίζοντι τὴν ἰατρικὴν θεωρίαν οὐχ ἑκατὸν, ἀλλὰ χιλίων ἐτῶν ἐστι χρεία καὶ διὰ τοῦτο τὴν μικρὰν καὶ ταπεινὴν ὁ Ἱπποκράτης ηὔξησεν ἐπὶ πλεῖστον, οἷς ἔκ τε τῆς ἱστορίας ἔμαθε καὶ αὐτὸς ἐθεάσατο τὴν λογικὴν κρίσιν προσθείς. ἐκ πολλῶν οὖν ὑπονοήσαιεν ἄν τις οὐκ εἶναι τοῦ Ἱπποκράτους σύγγραμμα τὸ βιβλίον τοῦτο, πολυλογεῖ γὰρ ἐμπειρικῶς αὐτὸ συνθεὶς, μὴ δυνάμενος εἰς τὸ καθόλου λογικῶς ἀναγαγεῖν τὰ θεωρήματα.

ιστ'.

[712] *Οἱ φρενιτικοὶ βραχυπόται, ψόφου καθαπτόμενοι, τρομώδεες.*

non habebit. Multa vero et alia ex his, quae in hoc libro fcripta funt, non magna ex parte fiunt, quum auctor quidem hujus libri nonnullos tales aegros viderit, nondum vero cognoverit an id quod femper fit an quod magna ex parte habuerint. Nempe ex obfervatione magis, non ex peculiari affectionum conditione, auctor has enunciationes velle facere eft vifus. Qui autem medicam fpeculationem ita congerit, is non centum, fed mille annis opus habet; atque ob id parvam humilemque eam plurimum adauxit Hippocrates, iis quae et ex hiftoria didicit et ipfe infpexit logicam adiiciens cenfuram. Ex multis igitur opus Hippocratis librum hunc non effe quis exiftimaverit; multa fiquidem loquitur, quae empirice compofuit nec theoremata ad univerfale rationabiliter reducere valens.

XVI.

Phrenitici pauculum bibentes levi ftrepitu quum turbantur, tremuli.

Οὐκ αὐτοὶ ψόφου καθαπτόμενοι βέλτιον ἦν εἰπεῖν, ἀλλ' ὧν ὁ ψόφος καθάπτεται. τὸ μέντοι λεγόμενον ἀληθές ἐστιν, ὑπὸ γὰρ τῶν ψόφων θορυβοῦνται, παραπλησίως τοῖς δειλοῖς, ὅταν ἐξαίφνης ἀκούσωσι μεγάλης βροντῆς ἢ θηρίον τι θεάσωνται πλησίον. ἀλλὰ καὶ βραχυπόται πάντως εἰσὶν οἱ φρενιτικοὶ, καίτοι διάθεσιν ἔχοντες θερμὴν καὶ ξηρὰν ὥστε καὶ τὴν γλῶτταν ἔχειν διὰ τὴν πολλὴν ξηρότητα τραχεῖαν. ἐδίδαξε δὲ ὁ Ἱπποκράτης ἡμᾶς ὅτι τούτοις ἡ γνώμη νοσεῖ, κατὰ τὸν ἀφορισμὸν, ἐν ᾧ φησιν, ὁκόσοι πονέοντές τι τοῦ σώματος τὰ πολλὰ τῶν πόνων μὴ αἰσθάνονται, τουτέοισιν ἡ γνώμη νοσεῖ. καὶ μέντοι κἀν τῷ τρίτῳ τῶν ἐπιδημιῶν, ἐν τῇ λοιμώδει καταστάσει περὶ τῶν φρενιτικῶν αὐτὸς εἶπεν, ἄδιψοι δὲ οὗτοι πάνυ ἦσαν. τρομώδεις δὲ οὐ πάντες ἐγίνοντο οἱ φρενιτικοὶ, ἀλλ' οἱ χείριστα διακείμενοι, καθάπερ εἴρηται καὶ πρόσθεν. ἔνιοι δὲ βραχυπόπαι γράψαντες ἀξιοῦσιν ἀκούειν τοὺς ὑποτοπουμένους τὰ βραχύτατα, καὶ τοῦτο μαρτυρεῖν φασι τὸ ψόφου καθαπτό-

Non hi ſtrepitum tentantes ſed quos ſtrepitus tentat dicere erat melius. Quod vero dicitur verum exiſtit; nempe ob ſtrepitus tumultuantur, non ſecus quam timidi, quum magnum aliquod tonitruum derepente audierint vel ſeram aliquam propius conſpexerint. Prorſus item paucibibae ſunt phrenitici quamquam affectionem habeant calidam et ſiccam, ita ut et linguam prae multa ſiccitate aſperam habeant; ſed docuit nos Hippocrates mentem his aegrotare in eo aphoriſmo, qui ita habet: *quicunque parte aliqua corporis dolent, atque ut plurimum dolores non ſentiunt, hi smens aegrotat.* Praeterea in tertio epidemiorum ubi de peſtiſero agit ſtatu, de phreniticis idem inquit: valde autem hi ſine ſiti erant. Non autem phrenitici omnes tremorem incurrunt ſed qui deterrime habent, ut dictum etiam eſt ſupra. Quidam vero qui βραχυπόπαι, *parum ſuſpicantes*, ſcripſerunt, volunt intelligi metuentes ea quae maxime ſunt exigua; ajuntque rei huic ſidem ſacere quod dicitur, ψόφου καθαπτόμενοι, id eſt ταραττόμενοι, *turbati*,

μενοι, τουτέστι ταραττόμενοι, διὰ τὸ καὶ βραχύτατα ὑποτοπεῖσθαι, τουτέστιν ὑποπτεύειν.

ιζ'.

Τὰ ἐξ ἐμέτου ἀσώδεος, κλαγγώδης φωνὴ, ὄμματα ἐπίχνουν ἔχοντα, μανικά· οἷον καὶ ἡ Ἑρμοζύγου ἐκμανεῖσα ὀξέως ἄφωνος ἀπέθανε.

Εἰ τινάς που θέρους ὥρᾳ καύματος ἰσχυροτάτου διὰ κόνεως ὁδοιπορήσαντας, τεθέασαι ξηροὺς ἱκανῶς ἔχοντας τοὺς ὀφθαλμοὺς, ὡς δοκεῖν τοῦ καλουμένου χνοῦ μεστοὺς εἶναι, τούτους ἐν νῷ λαβὼν νοήσεις ὅ βούλεται δηλοῦν ἡ προκειμένη ῥῆσις. ἔστι γὰρ τῶν κατ' αὐτὴν εἰρημένων τὸ κυριώτατον τοῦτο. κοινὸν μὲν οὖν τῶν τε μαραινομένων καὶ τῶν σφοδρότατα φρενιτιζόντων, οὐ μὴν δυσχερῆ τὴν γνῶσιν ἐχόντων τῶν μαραινομένων ἑωρακότι ποτὲ κἂν ἕνα. τοῖς μὲν γὰρ μαραινομένοις ἐκτέτηκε πᾶν ὅσον ἐστὶ κατὰ τὸ πρόσωπόν τε καὶ τοὺς κροτάφους σαρκῶδες, ἅμα τῷ καὶ

propterea quod ea quae maxime exigua funt, ὑποτοποῦνται, id eft ὑποπτεύουσι, *fufpicantur.*

XVII.

Ex vomitu faftidiofo vox clangens oculique fordes habentes infaniam portendunt; ut Hermozygae uxori, quae vehementi infania acute correpta muta obiit.

Si aeftivo tempore per vehementiffimum aeftum, via pulverulenta proficifcentes quosdam videris reficcatis ita oculis ut pulvere pleni videantur, eosque animo fueris complexus, quid praefens dictio indicare velit intelliges; nempe id eorum quae in ea dicuntur maxime proprium exiftit, commune nimirum et tabefcentium et vehementiffima phrenitide laborantium; neque ei cognitu difficile, qui ex tabefcentibus unum aliquando etiam confpexerit. Nempe tabefcentibus colliquatum eft id omne quod tum in facie tum in temporibus carnofum exiftit, factis una

τοὺς ὀφθαλμοὺς κοίλους ἱκανῶς γεγονέναι. οἱ φρενιτικοὶ δὲ χωρὶς τούτων τὸν ὀφθαλμὸν ἐπίχνουν ἔχουσι, πρὸς τῷ καὶ τὸ βλέμμα θρασὺ μὲν τοῖς φρενιτικοῖς, δειλὸν δ' εἶναι τοῖς μαραινομένοις. ὁ δὲ ἀσώδης ἔμετος κοινὸν μὲν σύμπτωμα τοῖς τοιούτοις φρενιτικοῖς ἐστι πρός τινας τῶν κακοήθων πυρετῶν, ὥσπερ καὶ ἡ κλαγγώδης φωνή. γίνεται δὲ ὁ μὲν ἀσώδης ἔμετος ἐπί τε χολώδει καὶ δακνώδει χυμῷ, ἡ φωνὴ δὲ κλαγγώδης διὰ ξηρότητα φωνητικῶν ὀργάνων, ὡς ἐν τοῖς περὶ φωνῆς ὑπομνήμασι δέδεικται. ὅταν οὖν τοῖς φρενιτικοῖς ταῦτα συμπέσοι, μανιωδῶς παραπαίουσιν, ὅπερ ταὐτὸν βούλεται σημαίνειν τῷ σφοδρῶς καὶ γίνεται τοῦτο διά τε τὴν κακοήθειαν τοῦ χυμοῦ καὶ τὴν ἄμετρον ξηρότητα, διὸ καὶ ἄφωνοι γίνονται.

ιη'.

[713] *Ἐν πυρετῷ καυσώδει ἤχων προσγενομένων μετὰ ἀμβλυωγμοῦ καὶ κατὰ τὰς ῥῖνας προσελθόντος βάρεος, ἐξίστανται μελαγχολικῶς.*

---

et cavis admodum oculis. Phrenitici vero abſque his oculum habent pulverulentum. Praeterea phreniticis adſpectus audax feroxque; marceſcentibus timidus exiſtit. Vomitus autem faſtidioſus commune quidem ſymptoma talibus eſt phreniticis cum malignis quibusdam febribus, veluti et vox clangoroſa. Fit autem hujusmodi vomitus ex humore tum bilioſo tum mordenti; vox vero clangoroſa propter ſiccitatem voci aſſervientium inſtrumentorum, ut in commentariis de voce oſtendimus. Quum igitur phreniticis haec obtigerint, ferine deſipiunt; quod idem cum vehementer vult ſignificare; fitque tum propter humoris malignitatem tum propter immoderatam ſiccitatem; quo fit ut et muti evadant.

XVIII.

In ardente febre ſi aurium tinnitus cum viſus hebetudine fuerit proveneritque in naribus gravitas, mente ex melancholia aberrant.

Γίνεται μὲν ὁ καυσώδης πυρετὸς καὶ δι' ἄλλας αἰτίας, ὡσαύτως δὲ καὶ διὰ τὸν ἐγκέφαλον φλεγμαίνοντα. τούτῳ γὰρ ἕπεται καὶ ἡ διηνεκὴς παραφροσύνη ἐκ τῶν οἰκείων τῆς φρενίτιδος σημείων. ἐκ δὲ τοῦ πλεονάζοντος ὑγροῦ τῇ κεφαλῇ γεννᾶται πνεῦμα φυσῶδες, διὸ καὶ οἱ ἦχοι γίνονται. ὡσαύτως καὶ ἀμβλυωγμὸς παχέος τινὸς ὑγροῦ ἢ πνεύματος ἐμπίπτοντος τοῖς ὀφθαλμοῖς. ἀλλὰ καὶ κατὰ τὰς ῥῖνας ἐμπεσὸν ὑγροῦ πλῆθος αἴσθησιν ποιεῖ βάρους ἐν αὐταῖς. εἰκὸς δ' ἔσθ' ὅτε γίνεσθαι τὴν τῶν εἰρημένων συμπτωμάτων συνδρομὴν καὶ διὰ συνεχῆ πυρετὸν χολώδους ὕλης ἐμφερομένης ταῖς φλεψὶ καὶ στεγομένης ἐκεῖσε, ἐξ ἧς καὶ πνεύματα φυσώδη πρὸς τὴν κεφαλὴν πέμποντα πρὸς ὦτά τε καὶ ὀφθαλμοὺς, πλῆθός τε κατὰ τὰς ῥῖνας ὑγροῦ. εἰ δέ που ἐγκαυθῇ, εἴτ' ἐν τῇ κεφαλῇ ἡ ξανθὴ χολὴ εἴτ' ἐν ὅλῳ τῷ σώματι, πρὸς τὸ μελαγχολικώτερον ῥέπει, κἀκεῖθεν πρὸς αὐτὸν ἐκπέμπεται, καὶ διὰ τοῦτο ἐξίστανται μελαγχολικῶς.

Febris ardens tum ob alias caufas tum propter cerebri inflammationem aeque fit; nempe et huic fuccedit ex propriis phrenitidis fignis continua defipientia. Ex ea vero quae in capite redundat humiditate fpiritus flatuofus procreatur, quapropter et aurium tinnitus fiunt; pari modo caligo quum craffus quidam humor vel fpiritus oculos invadit. Naribus praeterea ingruens humoris copia fenfum gravitatis in ipfis facit. Probabile eft autem et nonnunquam dictorum fymptomatum concurfionem propter affiduam fieri febrem ex biliofa materia, quae per venas fertur inibique eft condita; a qua flatuofi fpiritus ad caput mittuntur, adque aures et oculos atque ad nares humoris copia. Quod fi flava bilis quodammodo exufta five in capite five in toto corpore fuerit, ad id quod melancholicum magis eft vergit, atque hinc in cerebrum ipfum emittitur; ob idque mente ex melancholia moventur.

ιθ'.

Αἱ παρακρούσιες σὺν φωνῇ κλαγγώδει, γλώσσης σπασμοὶ τρομώδεες, καὶ αὗται τρομώδεες γενόμεναι ἐξίστανται, σκληρυσμὸς τουτέοισιν ὀλέθριον.

Ὅταν ἐπὶ φρενίτιδι παραφροσύνη γένηται θερμὸν οὔσῃ καὶ ξηρὸν πάθος, τῇ ἐν αὐτῇ δὲ ξηρότητι μεταδοθείσῃ τῇ τραχείᾳ ἀρτηρίᾳ, γίνεται ἡ φωνὴ κλαγγώδης, ὥσπερ τῷ ταῖς ὑγρότησιν ἀναποθείσαις βρογχώδης, ἀλλ' οὐχ ὡς ἴδια τῆς φρενίτιδος. γίνονται γὰρ καὶ ἑτέροις νοσήμασιν, οὐδὲ γὰρ συνυπάρχουσι διηνεκῶς τῇ φρενίτιδι. ὁ γοῦν τρόμος γίνεται τῇ γλώσσῃ, διὰ τὴν ἐκ τοῦ προειρημένου πάθους ξηρὰν δυσκρασίαν ἀτονησάσης τῆς ψυχικῆς δυνάμεως. σπασμοὶ δὲ τῇ τῶν ἐν αὐτῇ μυῶν ξηρότητι ἕπονται, τῇ κεφαλῇ συμπασχόντων. ὥσπερ καὶ ἡ φωνὴ τρομώδης δι' ἀτονίαν (177) ὑπὸ τῆς αὐτῆς δυσκρασίας. ταῦτα δὲ σύμπαντα τὰ προειρημένα συμπτώματα δι' ἐπίτασιν γινόμενα τῆς ἐν τῇ κεφαλῇ ξηρότητος ἔκστασιν δηλοῦσι γενέσθαι. τούτοις δὲ

XIX.

Desipientiae cum voce clangente linguaeque convulsiones tremulae et voces ipsae tremulae evadentes, mentis indicant alienationem, duritiesque his perniciosa.

Quamquam ex phrenitide, quae calida et sicca est affectio, desipientia proficiscatur, atque ex ipsius siccitate, quae asperae arteriae communicata est, vox clangosa fiat, veluti et ex humiditatibus imbibitis rauca; non tamen propria phrenitidis existunt, nempe et aliis in morbis reperiuntur et non perpetuo simul phrenitidi insunt. Tremor igitur linguae accidit debilitata propter siccam praedictae affectionis intemperiem animali facultate; convulsiones vero siccitatem musculorum ipsius una cum capite affectorum consequuntur; sicuti et vox obtremiscit propter infirmitatem, quae ab horum contracta est intemperie. Praedicta autem haec omnia symptomata, quae ob siccitatis capitis intensionem fiunt, mentis motionem fieri

πᾶσι σκληρυνθεῖσιν ὀλέθριον διὰ τὴν ἐν τῷ ἐγκεφάλῳ ἄμετρον γεγονυῖαν ξηρότητα.

κ'.

Αἱ τρομώδεες γλῶσσαι σημεῖον οὐχ ἱδρυμένης γνώμης.

---

[714] Εἴρηταί μοι πολλάκις ὡς αἱ τρομώδεις γλῶσσαι δι' ἀσθένειαν τῆς ψυχικῆς δυνάμεως γίνονται. σημεῖον δ' ἐστὶν οὐχ ἱδρυμένης γνώμης, διὰ τὸ ἐπὶ τῇ φρενίτιδι γίνεσθαι. πάσχοντος γὰρ τοῦ ἐγκεφάλου καὶ τοῦ πάθους ὄντος θερμοῦ ἠρεμεῖν οὐ δύναται. ὥσπερ γὰρ τοῦ ψυχροῦ τὸ ποιεῖν στάσιμα δυσκίνητά τε καὶ ἀκίνητα ἐν οἷς ἐμφιλοχωρήσει, οὕτως τοῦ θερμοῦ τὸ κινεῖν ἀεὶ καὶ μὴ ἐᾷν ἠρεμεῖν. μέλλων οὖν ὁ Ἱπποκράτης δηλῶσαι τὴν ἐν τῇ κεφαλῇ διάθεσιν ὁποία τίς ἐστιν, οὐχ ἱδρυμένην γνώμην ὠνόμασεν. οὐκ ἔστι δὲ ἡ τρομώδης γλῶσσα τῶν οἰκείων τῆς φρενίτιδος σημείων ἐνταῦθα, ἀλλὰ τῶν κατὰ συμπά-

indicant. Univerfis autem his induratis perniciofum propter immoderatam eam, quae in cerebro facta eft, ficcitatem.

XX.

Linguae tremulae fignum non conftantis mentis.

Dixi faepius linguas ob facultatis animalis imbecillitatem contremifcere, eftque fignum non conftantis mentis quod ex phrenitide fiat; patiente fiquidem cerebro calidaque exiftente affectione quiefcere non poteft. Nempe ut frigidi eft tum ftabilia tum difficile mobilia tum immobilia ea efficere, in quibus moram facit, fic calidi movere femper et non finere quiefcere Oftenfurus igitur Hippocrates qualisnam capitis affectio fit, non conftantem mentem nominavit. Non eft autem hic tremor linguae peculiare phrenitidis fignum, fed per fympathiam com-

θειαν πασχόντων ἑτέρῳ τινὶ πρωτοπαθοῦντι ἢ διὰ γειτνίασιν ἢ διὰ κοινωνίαν τῶν ἐν αὐτῇ μορίων.

κα'.

Ἐπὶ τοῖσι χολώδεσι ἀκρήτοισι διαχωρήμασι τὸ ἀφρῶδες ἐπάνθισμα κακόν· ἄλλως τε καὶ ὀσφὺν προηλγηκότι καὶ παρενεχθέντι.

Ὅτι μὲν ὁ ἀφρὸς γίνεται διὰ ψύξιν καὶ διὰ θερμότητα δῆλον ἐκ τοῦ τοὺς ἀνέμους ἀφροὺς ἐμποιεῖν τοῖς ὕδασι καὶ τὴν ἐν τῷ λέβητι ζέουσαν θερμασίαν. τὸ γοῦν ἐν τοῖς χολώδεσι διαχωρήμασιν ἀφρῶδες ἐπάνθισμα, οἷον ἄνθος ἄνωθεν ἐπικείμενον, ζέσιν οὐ μικρὰν ἐνδείκνυται τῆς τοιαύτης χολῆς. προοδυνῶνται δὲ τὴν ὀσφὺν διὰ τὸ δριμεῖαν εἶναι καὶ δακνώδη τὴν ἐν τοῖς ἐντέροις διερχομένην χολήν. τοῦ γὰρ τοιούτου διαχωρήματος παρενεχθέντος τοῖς ἐντέροις, οὐ τοῖς κατ' ὀσφὺν μόνον, ἀλλὰ καὶ τοῖς λοιποῖς, ὀδύναι τούτοις ἐπακολουθοῦσι.

---

patientium alteri cuidam primum patienti vel propter vicinitatem vel propter ſocietatem quae in ea ſunt partium.

XXI.

In bilioſis ſincerisque dejectionibus ſpumoſa effloreſcentia malum tum alias tum ei qui lumbis ante doluerit et deſipuerit.

Quod ſpuma tum propter frigiditatem tum propter caliditatem fiat indicium faciunt tum venti in aquis ipſis ſpumam concitantes, tum efferveſcens ea quae in lebete eſt caliditas. In bilioſis igitur dejectionibus ſpumoſa effloreſcentia veluti flos ſuperne incumbens bilis hujusmodi fervorem non modicum oſtendit. Sed lumbis ante dolent, propterea quod bilis per inteſtina penetrans acris ſit et mordax; tali ſiquidem excremento per inteſtina deducto translatoque non lumbos modo, verum quoque et reliquas partes dolores ſubſequuntur.

κβ'.

Τὰ ἀραιὰ κατὰ πλευρὸν ἐν τουτέοισιν ἀλγήματα παραφροσύνην σημαίνει.

Ἐλλιπῶς οὕτως καὶ ἀπροσδιορίστως ῥηθεὶς ὁ περὶ τῶν ἀλγημάτων τῶν πλευρῶν λόγος ἀσάφειαν οὐ τὴν τυχοῦσαν ἐμποιεῖ. ἀλλ' ἡμεῖς σπουδάζοντες ἐν σαφεῖ διδασκαλίᾳ τὰ πρὸς αὐτοῦ ἀσαφῶς εἰρημένα διδάξαι τῆς ἐξηγήσεως ἐφαψόμεθα. ἀραιὰ ὀδύνη γίνεται ἐν πλευραῖς, ὅταν τι φυσῶδες πνεῦμα γεννᾶται ἐν αὐταῖς. τοῦτ' οὖν καταλεπτυνθὲν καὶ διαφορηθὲν παύει τὴν ὀδύνην, εἶθ' ὕστερον πάλιν ἕτερον γεννηθὲν αὔξει ταύτην. ἡ γοῦν οὕτως ἀραιὰ γιγνομένη ὀδύνη παραφροσύνην οὐ σημαίνει. ὅταν δὲ φλεγμαίνῃ ἡ πλευρὰ καὶ ποτὲ μὲν συνεχοῦς αἰσθάνεται τῆς ὀδύνης ὁ κάμνων, ποτὲ δὲ διὰ χρόνου δείκνυσι τὴν γνώμην νοσεῖν, οὐχὶ παντελῶς σημεῖον γοῦν τὸ τοιοῦτο παραφροσύνης.

XXII.

Rari in his laterum dolores delirium ſignificant.

Imperfecte hoc pacto indiſtincteque prolata de laterum doloribus oratio obſcuritatem non vulgarem efficit. Nos vero qui obſcure ab eo dicta perſpicue docere omni ope affectamus explanationem attingemus. Dolor rarus in lateribus progignitur, quum ſpiritus quidam flatuoſus in ipſis procreatur; nempe is tum extenuatus tum diſcuſſus dolorem ſedat; deinceps rurſus procreatus alter dolorem ipſum inaugebit; quomodo ſi rarus fiat dolor, deſipientiam non ſignificat. Quum vero latus inflammatum fuerit et interdum quidem continue dolorem ſentit aeger, interdum vero et per intervallum mentem aegrotare indicat. Hoc itaque non plane eſt ſignum deſipientiae.

κγ'.

Αἱ μετὰ λυγγὸς ἀφωνίαι κάκιστον.

---

[715] Ἀφωνίαι γίνονται μὲν καὶ διὰ τὴν τῶν φωνητικῶν ὀργάνων βλάβην καὶ διὰ τὴν ἀρχὴν τῶν νεύρων πεπονθυῖαν. ἡ δὲ λὺγξ οἷον σπασμώδης τίς ἐστι τοῦ στόματος τῆς γαστρὸς διάθεσις ἐπὶ πλήθους ὑγρῶν βαρυνομένου ἢ δακνομένου ἢ διὰ ψύξιν ἀνιωμένου. τίνι παθόντων οὖν τῶν φωνητικῶν ὀργάνων λὺγξ ἐπηκολούθησε; λείπεται οὖν ἢ πλῆθος ὑγροῦ τοῦ καὶ τὴν ἀφωνίαν ἐμποιήσαντος παραῤῥυῆναι εἰς τὸ στόμα τῆς γαστρὸς ἢ διὰ τὸ εἶναι δριμὺ ἢ ψυχρόν.

κδ'.

Αἱ μετ' ἐκλύσιος ἀφωνίαι κάκιστον. ἐν ἀφωνίῃ πνεῦμα οἷον τοῖσι πνιγομένοισι πρόχειρον πονηρόν. ἆρά γε καὶ παρακρουστικὸν τὸ τοιοῦτον;

XXIII.

Vocis interceptiones cum ſingultu peſſimum.

Vocis privationes fiunt quidem et propter voci inſervientium inſtrumentorum laeſionem et propter principium nervorum affectum. Singultus autem eſt veluti convulſiva quaedam oris ventriculi affectio, quod ex humorum copia gravatur vel mordetur vel propter frigiditatem contriſtatur. Quam ergo vocalium inſtrumentorum laeſionem ſubſequutus eſt ſingultus? Relinquitur itaque aut copiam humiditatis, quae vocis privationem procreavit, in os ventris defluxiſſe aut quod acris ſit aut frigida.

XXIV.

Cum exſolutione vocis interceptiones peſſimum. In vocis defectione ſpiritus veluti his qui ſtrangulantur promptus malum; an et tale delirium portendat?

Πνίγονταί τε εἰκότως, διότι ἀέρος πλῆθος οὐχ ὑπάρχει, φαινόμενόν τε λέγειν αὐτῷ ἔθος ἐστὶ τὸ τοιοῦτον πνεῦμα. φαίνονται γὰρ οὗτοι πάντες οἱ τὴν τοιαύτην εἰσπνοὴν εἰσπνέοντες, ὅλας κινεῖν τὰς ὠμοπλάτας, ὡς καὶ διὰ τῶν ἀμφιεσμάτων ἐναργῶς ὁρᾶσθαι τὴν κίνησιν, ὡς ἂν ἰσχυρῶς ἐνεργούντων αὐτῶν τοῖς ἄνω μέρεσι τοῦ θώρακος. εἰκότως οὖν ἐνταῦθα μὲν ὠνόμασε πρόχειρον τὸ τοιοῦτον πνεῦμα, κατὰ δὲ τὸ δεύτερον τῶν ἐπιδημιῶν μετέωρον· πρόχειρον μὲν, ἐπειδὴ φαίνεται προχείρως, ὅπερ ἐστὶν ἑτοίμως τε καὶ ῥᾳδίως τοῖς τὸν κάμνοντα θεωμένοις εἰωθότων ἡμῶν αὐτῶν ἀντιδιαιρεῖν τοῖς ἀποκεκρυμμένοις καὶ μὴ φαινομένοις τὸ πρόχειρον· μετέωρον δὲ, ἐπειδὴ τὰ μετέωρα μέρη τοῦ θώρακος οἱ οὕτως ἀναπνέοντες φαίνονται κινοῦντες. δύναται τοιγαροῦν τὸ τοιοῦτο πνεῦμα καὶ διὰ τὴν τῶν ἀναπνευστικῶν ὀργάνων στενοχωρίαν γίνεσθαι καὶ διὰ τὴν ἀρχὴν τῶν νεύρων πεπονθυῖαν, ἣν ἐδείξαμεν ὀρθῶς τὸν Ἱπποκράτην βλαβεῖσαν ἡγεῖσθαι μεγάλην ἀναπνοὴν ἐργάζεσθαι. δυναμένης οὖν καὶ τῆς ἀφωνίας αὐτῶν τε τῶν

Strangulantur jure optimo quoniam aëris copia non ſit; eſtque ipſi conſuetudo ut talem ſpiritum apparentem dicat. Videntur autem omnes qui talem inſpirant inſpirationem ſcapulas movere totas, ita ut per veſtimenta motio conſpicue appareat; tanquam valide ipſi ſuperioribus thoracis partibus operentur. Non igitur absque ratione hoc in loco talem ſpiritum promptum appellavit, quem in ſecundo epidemiorum dixit ſublimem; promptum quidem quoniam prompte, id eſt tum parate tum facile his, qui aegrum cernunt, videtur; quoniam et nos ipſi conſuevimus abſconditis et non apparentibus promptum opponere; ſublimem vero vocavit quoniam qui ita reſpirant ſublimes thoracis partes movere videntur. Poteſt ſane reſpiratio hujusmodi et propter reſpirationi deſtinatorum inſtrumentorum fieri anguſtiam et ob affectum nervorum principium; quod ſi laeſum fuerit, magnam efficere reſpirationem recte Hippocratem exiſtimare oſtendimus. Quum ergo poſſit et vocis privatio contingere, tum ipſis

φωνητικῶν ὀργάνων βεβλαμμένων καὶ διὰ τὴν ἀρχὴν τῶν νεύρων πεπονθυῖαν γίγνεσθαι καὶ τοῦ προχείρου πνεύματος ὁμοίως, ἄδηλον ἦν ὅσον ἐπὶ τούτοις εἰ παραφρονήσουσι, καὶ διὰ τοῦτο ἀμφιβάλλων εἶπεν, ἆρά γε καὶ παρακρουστικὸν τὸ τοιοῦτον; περὶ μέντοι τοῦ πονηρὸν εἶναι τὸ σημεῖον οὐχ ὡς ἀμφιβάλλων, ἀλλ' ὡς βεβαίως ἐπιστάμενος ἀπεφήνατο. εἰ γὰρ μὴ τῆς ἀρχῆς τῶν νεύρων πεπονθυίας, ἀλλ' αὐτῶν τῶν ἀναπνευστικῶν τε καὶ φωνητικῶν ὀργάνων βεβλαμμένων ἡ ἀναπνοὴ τοιαύτη μετ' ἀφωνίας ἐγγένηται, κίνδυνον οὐ τὸν τυχόντα φέρει, πνιγομένων ἐν τάχει τῶν οὕτω διακειμένων.

κε'.

Αἱ ἐπ' ὀλίγον θρασεῖαι παρακρούσιες θηριώδεές εἰσιν· οὐ μόνον ἐὰν ἐπ' ὀλίγον χρόνον γίνωνται.

Τάχα ἂν εἴποι τις ἐγκαλῶν τῷ λόγῳ τὰς ἐπὶ πολὺ γινομένας θρασείας παρακρούσεις μᾶλλον τῶν ἐπ' ὀλί-[716] *γον*

vocalibus inſtrumentis laeſis tum ob affectum nervorum principium, pariterque ſpiritus promptus, incertum erat quantum ad haec an futurum eſſet ut deſiperent; atque ob eam rem ambigue protulit: *an et tale delirium portendat?* Quod vero malum ſignum ſit non ut dubitans, ſed ut certo ſciens pronunciavit. Si enim non affecto nervorum principio, ſed oblaeſis tum reſpirationi tum voci deputatis organis talis reſpiratio cum vocis privatione facta ſit, periculum non qualecunque affert, quum qui ita affecti ſint celeriter ſtrangulentur.

XXV.

Quae pauco tempore feroces fiunt deſipientiae, ferinae ſunt; nec ſolum ſi pauco tempore fiant.

Non ſolum ſi pauco tempore fiunt, feroces deſipientiae ferinae ſunt, forſan dixerit quispiam orationem vitio ver-

εἶναι θηριώδεις. ἀλλὰ καὶ ταύτας μὲν οὐδὲ δεόμεθα ἐπιγνῶναι, τὰς δ' ἐπ' ὀλίγον γινομένας θρασείας, εἶτα παυσαμένας, ὑποπτεύειν συμβουλεύει καὶ μὴ πιστεύειν αὐταῖς ὡς οὐκ ἐπανελευσομέναις. αἱ μὲν γὰρ ἐπὶ πυρετοῖς θερμοῖς γινόμεναι παρακρούσεις οὐκ ἔχουσι τὸ θρασὺ, ταῖς δὲ φρενιτικαῖς λεγομέναις τοῦθ' ὑπάρχει. δυνάμει τοιγαροῦν ὁ λόγος ἔσται τοιοῦτος· ὅταν ἴδῃς τινὰ θρασέως παρακρούσαντα, κἂν ὀλίγον ὕστερον παύσηται, γίνωσκε τοῦτον οὐ πυρετοῦ λόγῳ βλαβέντα τὴν γνώμην, ἀλλὰ τῷ φρενιτικὴν ὑποτρέφεσθαι διάθεσιν, ἥτις ὕστερον αὐξηθεῖσα θηριώδης σοι φανεῖται. θηριώδεις δ' ὀνομάζει παραφροσύνας ἐν αἷς καὶ πατοῦσι καὶ λακτίζουσι καὶ δάκνουσι καὶ χολῶσιν, ὡς ἐπιβούλους τοὺς εἰσιόντας νομίζοντες.

κστ'.

(178) *Αἱ μετὰ καταψύξιος οὐκ ἀπυρέτῳ ἐφιδρῶοντι τα*

tens exiſtimans eas deſipientias, quae multo tempore feroces ſunt, magis eſſe ferinas quam illae quae pauco tempore ſunt. Sed neque ut has cognoſcamus opus habemus; eas vero quae pauco tempore fiunt feroces, deinde deſinunt, ſuſpectas haberi admonet, ipſisque tanquam non redituris haud ſidendum eſſe. Nam quae in calidis febribus fiunt deſipientiae ferocitatem non habent, ſed phreniticis appellatis deſipientiis id ineſt. Talis igitur potentia ſermo erit; quum videris quempiam cum ferocitate deſipientem, etſi paulo poſt ſedetur, cognoſces mentem ejus non febris ratione laeſam eſſe, ſed quia phrenitica ſubalitur affectio, quae poſt adaucta ferina tibi videbitur. Ferinas autem deſipientias vocat in quibus aegri calcitrant, pedibus feriunt, mordicus impetunt et excandeſcunt, eos qui ingrediuntur tanquam hoſtes exiſtimantes.

XXVI.

Jactationes cum perfrictione non febris experti ſuperiori-

ἄνω, δυσφορίαι φρενιτικαὶ, ὡς καὶ Ἀρισταγόρῃ, καὶ μέντοι καὶ ὀλέθριαι.

Τινὰ μὲν, ὡς καὶ πρόσθεν ἔφην, βέβαια γνωρίσματα ἀρχομένων γίνεσθαι νοσημάτων, τινὰ δ' ἐστὶ μὲν ὡς τὸ πολὺ, ἀλλ' ἐγγὺς τῶν βεβαίων. ἔνια δ' οὐκ ἐγγὺς μὲν, οὐ μὴν ἤδη γε πόῤῥω. τινὰ δ' ἀμφίδοξα καὶ τινα τούτων ἤδη κατωτέρω, περὶ ὧν ὅταν γράφει, ποτὲ μὲν ἀπορεῖν ὁμολογεῖ, ποτὲ δὲ ὀνομαστὶ μνημονεύει τῶν ἀνθρώπων, ἐφ' ὧν ἐθεάσατο γενόμενόν τι τοιοῦτον, ὥσπερ καὶ νῦν ἅπαντα ἃ διῆλθε συμπτώματα καὶ ἄλλων ἐστὶ πυρετῶν. ἐγχωρεῖ γε μὴν καὶ φρενῖτιν ἐπ' αὐτοῖς μάλιστα διὰ τὴν ἐφίδρωσιν τῶν ἄνω. τὸ δ' ὀλεθρίας εἶναι τὰς τοιαύτας διαθέσεις, ἐάν τε φρενῖτιν ἐνέγκωσιν ἐάν τε μὴ, δῆλόν ἐστι τοῖς τε τῶν ἄχρι δεῦρο λελεγμένων μὴ παρέργως ἀκηκοόσι καὶ μεμνημένοις τῶν ἐν τῷ προγνωστικῷ.

---

bus partibus parce ſudanti phreniticae, ut et Ariſtagorae, atque etiam perniciosae.

Nonnulla quidem, ut et antea dixi, incipientium morborum indicia certa ſunt; alia autem magna quidem ex parte ſunt, ſed certis prope accedentia; alia vero etſi non prope quidem accedant, non tamen jam longe recedunt; alia praeterea ambigua et alia his jam inferiora. De quibus quum ſcribit, interdum ſeſe addubitare confitetur, interdum quoque et nominatim mentionem aegrorum facit, in quibus tale fieri conſpexit; ſicut et nunc omnia quae percurrit ſymptomata aliarum quoque ſunt febrium; phrenitin certe et ex ipſis ſieri eſt poſſibile et potiſſimum propter partium ſuperiorum ſudores. Quod autem tales affectiones ſive phrenitin inferant ſive non perniciosae ſint, his conſtat qui non incurioſe hucusque dicta intellexerunt atque eorum meminere quae in prognoſtico recenſentur.

κζ'.

Τὰ ἐν φρενίτισι πυκνὰ μεταπίπτοντα σπασμώδεα.

Ἔμπροσθεν μὲν εἴρηκε τὸ ἐπιεικὲς ἐπὶ τῶν ἐν ἀρχῇ τῆς νόσου μεταπιπτόντων οὐκ ἀγαθὸν σημεῖον εἶναι, νυνὶ δὲ προέθετο περὶ τίνων μεταπιπτόντων ὁ λόγος ἐστὶν αὐτῷ διαρθρῶσαι. δύναται γὰρ καὶ συμπτώματα ταῖς δυνάμεσιν ἐναντία μεταβάλλειν εἰς ἄλληλα, καθάπερ ἐν τοῖς ἐφεξῆς αὐτὸς εἶπεν, ἄκρεα ἐπ' ἀμφότερα ταχὺ μεταπίπτοντα κακόν· καὶ ἡ δίψα δὲ ἡ τοιαύτη κακόν. ἐπ' ἀμφοτέρων γὰρ ἀκουστέον, ἐπὶ μὲν τῶν ἀκρέων ἐκθερμαινομένων σφοδρῶς καὶ πάλιν ψυχομένων ἰσχυρῶς, ἐπὶ δὲ τῆς δίψης γιγνομένης σφοδρᾶς καὶ μετ' ὀλίγον οἰχομένης τελέως. οὐ ταὐτὸν δὲ τοῦτ' ἔστι τὸ ἐπιεικὲς ταχὺ μεταπίπτειν. ἐπ' ἐκείνου μὲν γὰρ ἐξ ἀγαθοῦ πρὸς τὸ μοχθηρὸν, αὖθις δ' ἐξ ἐκείνου πρὸς τὸ κατὰ φύσιν ἐπάνοδος γίνεται, κατὰ δὲ τὴν νῦν εἰρημένην ῥῆσιν μετάπτωσις ἐκ μοχθηρῶν συμ-

XXVII.

Crebrae in phreniticis permutationes convulfionem denunciant.

Supra quidem clementiam in iis qui circa morbi initia permutantur non bonum fignum effe dixit, nunc vero de quorum agat permutationibus explanare propofuit. Poffunt fiquidem et fymptomata viribus contraria invicem transmigrare, ut in fequentibus ipfe dixit: *fummae corporis partes fi celeriter in utramque conditionem tranfeant, malum; fitisque hujusmodi mala.* Nempe in utramque conditionem intelligere oportet, in fummis quidem corporis partibus ut vehementer calefiant, deinde rurfum refrigefcant valide; in fiti vero ut vehemens fit et poft paulo prorfus reftinguatur. Non idem autem cum hoc eft clementiam cito transmutari, nempe in illo ex bono ad pravum eft tranfitus et rurfus ex illo ad naturalem habitum fit regreffus; in nunc vero propofita dictione ex

πτωμάτων εἰς μοχθηρὰ δηλοῦται. αἱ τοιαῦται δὲ ἅπασαι μεταπτώσεις ἐπὶ χυμοῖς μεταῤῥέουσι γίνονται. τοῖς μὲν γὰρ ἑνὶ μορίῳ στηριχθεῖσιν ἓν εἶδος ἕπεται συμπτώματος οἰκεῖον τῇ τε τοῦ μορίου φύσει [717] καὶ τῇ τοῦ χυμοῦ δυνάμει. καὶ μὴν ἐκ τοῦ διαμένειν ἐπ' αὐτῶν τὴν φρενῖτιν ἐστηρίχθαι τις ἂν ἐν τῇ κεφαλῇ τὸν τὸ πάθος ἐργαζόμενον ὑπονοήσειε χυμόν. ὄντως οὖν κατ' αὐτὸν τὸν ἐγκέφαλον ἡ μετάῤῥυσίς ἐστιν, ἄλλοτε κατ' ἄλλο μέρος αὐτοῦ τι γινομένη, τὴν μὲν ἰδέαν τοῦ πάθους φυλάττουσα, κατὰ μέρος δ' ὑπαλλάττουσα τὰ συμπτώματα. καὶ νῦν ὁ γράψας τὸ προκείμενον βιβλίον ἐπὶ τῶν τοιούτων μεταπτώσεων ποιεῖται τὸν λόγον, ἵνα κροκυδίζοντες ἢ καρφολογοῦντες ἐφ' ἡσυχίας πολλῆς ὀλίγον ὕστερον ἀναπηδῶσιν ἢ καί τι μανιῶδες πράξωσιν, εἶτ' αὖθις ἡσυχάσωσιν ἢ μέμψωνταί τι τῶν ἔξωθεν οὐ παρόν. ὥσπερ οὖν κελεύουσιν ἀπενεχθῆναι τοὺς σαλπιστὰς ἢ τοὺς αὐλητὰς οὐδ' ἑνὸς τοιούτου παρόντος. ὡς γὰρ τὸ κροκυδίζειν καὶ τὸ καρφολογεῖν βλάβη τῆς ὀπτικῆς ἐστιν αἰσθήσεως, οὕτω ταῦτα τῆς ἀκουστικῆς. καὶ κατὰ

pravis fymptomatis ad prava oftenditur permutatio. Permutationes autem hujusmodi ex migrantibus fiunt humoribus; nempe firmatos ftabilitosque una in parte fpecies una fymptomatis tum naturae partis tum humoris virtuti peculiaris confequitur. Atqui quod phrenitis in ipfis perduret, ex eo firmatum in capite eum, qui affectionem parit, humorem quis fuerit fufpicatus. Vere igitur in cerebro ipfo transfluxio eft, alias in alia quapiam ipfius parte orta, fpeciem quidem affectionis fervans, fed pro parte affecta fymptomata ipfa permutans. Et fane libri hujus auctor nunc de hujusmodi permutationibus agit, ut fcilicet vel floccos evellentes vel feftucas colligentes in quiete multa, poft paulo exfiliant vel etiam quippiam violentius agant, deinde rurfus conquiefcant; aut externum quippiam quod praefens non fit incufent, quomodo et expelli jubent tibicinas tibicinasque, quamquam ex his adfit nemo. Ut enim floccos evellere et feftucas colligere fenfus videndi eft offendiculum, ita hoc audiendi. Fit quo-

τὴν ὀσφραντικὴν δὲ παραπλήσιον γίνεται σύμπτωμα, δυσώδεις τινὰς ὀσμὰς οὐ παρούσας αἰτιωμένων αὐτῶν. εἰσὶ δ' οἳ καὶ τῶν ἐπικειμένων τι κελεύουσιν αἴρειν, ὡς βαρῦνον σφοδρῶς ἢ θερμαῖνον ἢ δάκνον ἢ ψῦχον βαστάζοντες, τῆς ἁπτικῆς αἰσθήσεως ἐν τοῖς τοιούτοις συμπτώμασι βεβλαμμένης. εἰκὸς οὖν ἐστι τὸν συγγραφέα τοῦ βιβλίου τούτου τὰς τῶν συμπτωμάτων μεταπτώσεις αἰτιᾶσθαι, διαμένοντος τοῦ φρενιτίζειν. ἑώρανται γὰρ ἡμῖν οὐκ ὀλιγάκις αἱ τοιαῦται παρακοπαὶ διὰ παντὸς μὲν ἐν τῷ παρανοεῖν ἔτι ὄντος τοῦ κάμνοντος, ὑπαλλαττομένου δὲ τοῖς τρόποις κατὰ πάντα τὰ γένη τῶν ψυχικῶν ἐνεργειῶν. ὡς γὰρ ἐπὶ τῶν αἰσθητικῶν διῆλθεν, οὕτω κἀπὶ τῶν κατὰ λόγον καὶ γνώμην μνήμην τε καὶ νόησιν ὁρῶμεν ἐνίοτε τοῖς φρενιτικοῖς μεταπτώσεις γιγνομένας, ὥστε ποτὲ μὲν ὀργίζεσθαι, ποτὲ δ' ἐνήδεσθαι ἢ σπουδαίου τινὸς ἔχεσθαι λόγου παραφρονοῦντας αὐτούς. καὶ γὰρ ῥήτορος ἤκουσα μελετῶντος ἐν παρακοπῇ καὶ γραμματικοῦ βιβλίον ἀναγινώσκειν οἰομένου Βακχυλίδειον ἢ Σαπφικόν. ἀριθμητικοῦ δέ τινος ἢ γεωμέτρου

que et in olfactu fymptoma non diffimile, quum fcilicet grave olentes quosdam odores qui non adfunt accufant. Sunt qui incumbens quippiam fuftolli jubent, tanquam grave admodum vel calefaciens vel mordens vel refrigerans portent, fenfu tactus in hujusmodi fymptomatis oblaefo. Quod igitur libri hujus auctor permutationes fymptomatum permanente phrenitide culpet confentaneum eft. Vidimus fiquidem faepenumero tales dementias perpetuo quidem delirante adhuc aegro, fed modis fecundum univerfa functionum animalium genera variante. Quo autem modo in fenfitivis percurri, ita in ratione, mente, memoria et cogitatione permutationes phreniticis fieri videmus, ita ut nunc excandefcant nunc laetentur defipientes ipfi vel ftudiofa quadam detineantur cogitatione. Nempe et rhetorem quum defiperet meditantem audivi, grammaticumque librum legere putantem Bacchylidion vel Sapphicon; alium arithmeticum vel geometram theoremata

θεωρήματα διερχομένου τῆς αὐτῆς τέχνης. ἐὰν οὖν ταῦτα σεμνῶς λέγοντες ὀλίγον ὕστερον αἰσχρῶν καὶ ἀσελγῶν πραγμάτων μνημονεύσωσιν, ὅπερ ἐν ταῖς ἐπιδημίαις αἰσχρομυθεῖν ἐκάλεσεν, ἡ μετάπτωσις οὐκ ἐκ φαύλων εἰς ἐπιεικῆ, ἀλλ' ἐκ μοχθηρῶν εἰς μοχθηρὰ γίνεται. καθάπερ ἐνίοτε θρασύτατοι κατά τινα καιρὸν ὀφθέντες οἱ παραφρονοῦντες ὀλίγον ὕστερον φαίνονται δειλοὶ καὶ κατεπτηχότες. ὁρᾶται γὰρ τὰ τοιαῦτα περὶ αὐτοὺς συμπτώματα ποτὲ μὲν μηδὲ τὰ φοβερώτατα φοβουμένους, ἐνίοτε δ' ἐπὶ τοῖς σμικροτάτοις ἐκπληττομένους. τῶν γοῦν τοιούτων μεταπτώσεων δοκεῖ μοι καὶ κατὰ τὴν ἐπομένην ῥῆσιν γεγραφὼς παράδειγμα, καθ' ἥν φησι τὰ οὐρούμενα μὴ ὑπομνησάντων ὀλέθρια. νόει οὖν μοί τινα τὰς εἰρημένας μεταβολὰς ἁπάσας ἐσχηκότα περί τε τὴν οὔρησιν καὶ τὰ ἄλλα, ὅσα κατὰ τὴν μνήμην σφάλλονταί τινες, νόησον δὴ καὶ κατὰ τὰς αἰσθητικὰς παρατυπώσεις ἁπάσας ἐν μέρει σφαλλόμενον, ὡσαύτως καὶ κατὰ τὰς διανοητικὰς, ἐπὶ τοῦ τοιούτου, κατὰ μὲν τὸν ἐγκέφαλόν ἐστι τὸ αἴτιον, ἀλλ' ἄλλοτ' ἄλλον αὐτοῦ τό-

fuae artis narrantem. Si igitur haec graviter cafteque proferentes poft paulo turpia obfcoenaque commemorent, quod in epidemiis turpia loqui vocavit, permutatio haec non ex vitiofis ad clementia, fed ex pravis ad prava eft. Quo pacto audaciffimi interdum tempore aliquo vifi defipientes, poft paulo timidi et perterriti videntur. Talia fiquidem circa ipfos videntur fymptomata, ita ut interdum ne horrendiffima quidem timeant, interdum vero et minimis perterreantur. Talium permutationum exemplum fcripfiffe mihi videtur et in fequenti dictione, quum inquit: *mictus in non admonitis perniciofi.* Imaginare itaque mihi et aegrum aliquem dictas permutationes omnes habuiffe et circa urinas et circa alia, quibus memoria in nonnullis offenditur; imaginator item et in fenfibilibus repraefentationibus viciffim offenfas fieri, pari modo et intellectualibus; in tali caufa quidem in cerebro exiftit, fed alias alium ipfius locum infeftat quod transfluit. Demon-

που ἐνοχλεῖ μεταῤῥέον. ἐδείχθησαν δ' ἡμῖν αἱ τοιαῦται μεταῤῥύσεις γινόμεναι τῶν δεχομένων μορίων ἑκάστου τὸ περιττὸν ὠθοῦντος εἰς ἕτερον ἀφ' ἑαυτοῦ. καὶ τοίνυν εἰκός ἐστιν, ἐὰν ἄλλοτ' ἐξ ἄλλου μέρους τοῦ κατὰ τὸν ἐγκέφαλον εἰς ἄλλο καταῤῥέων ὁ λυπῶν χυμὸς ὑπὸ πάντων ὠθεῖται, τοῖς ἀποπεφυκόσιν αὐτοῦ νεύροις ἐμπεσών ποτε σπασμὸν ἐπενεγκεῖν. εἴρηκε γὰρ αὐτὸς ὁ Ἱπποκράτης ὑπὸ πληρώσεως καὶ κενώσεως τὸ πάθος τοῦτο γίνεσθαι.

κη'.

[718] *Τὰ οὐρούμενα μὴ ὑπομνησάντων ὀλέθρια. ἆρά γε τουτέοισιν οὐρέεται, οἷον εἰ τὴν ὑπόστασιν ἀναταράξειας;*

Ἐπὶ φρενιτικῶν ἄκουε τοῦ λεγομένου, παραβάλλοντος αὐτοῦ τοὺς μετὰ τῆς ὑπὸ τῶν παρόντων ἀναμνήσεως οὐροῦντας, τοῖς χωρὶς ταύτης. οἵτινες οὐδὲ ἀγγεῖον αἰτοῦσιν, ἀλλ' ἀτάκτως καὶ ἀλόγως εἰς τὴν στρωμνὴν προΐενται τὸ οὖρον. εὔδηλον οὖν, ὅτι πολὺ χεῖρον ἔχουσιν οὗτοι τῶν

ſtravimus autem transfluxiones hujusmodi fieri, unaquaque partium ſuſcipientium in alteram a ſeſe quod ſupervacuum eſt expellente. Si igitur ex alia cerebri parte in aliam defluens qui contriſtat humor ab omnibus rejiciatur, ut enatis ab ipſo nervis aliquando obrepens convulſionem inferat eſt veriſimile; nempe affectionem hanc a repletione et inanitione fieri dixit Hippocrates.

XXVIII.

Quae urinae non recordantibus nec admonitis effluunt perniciosae. Num et ab his mejuntur, ac ſi ſedimentum conturbaveris?

De phreniticis quod dicitur intellige. Comparat ſi quidem auctor mejentes ex praeſentium admonitione cum iis, qui abſque illa mejunt; qui ſane neque matellam petunt, ſed citra ordinem rationemque urinam in lectum effundunt. Quod igitur longe hi deterius habeant quam

μηδ' ὅλως οὐρούντων, εἰ μή τις αὐτοὺς ὑπομνήσειεν. ἐπ' ἐκείνων μὲν γὰρ ἕν γοῦν τι σώζεται τῶν κατὰ φύσιν ἔργων τῆς διανοίας, φυλαττομένων οὖρον εἰς τὴν στρωμνὴν ἀποκρίνειν, ἐπὶ τούτων δ' ἀπόλωλε καὶ τοῦτο· τὸ δὲ προσκείμενον ἐπὶ τῇ τελευτῇ τῆς ῥήσεως, ἔνθα φησὶν, ἆρά γε τούτοισιν οὐρέεται; οἷον εἰ τὴν ὑπόστασιν ἀναταράξειας; διὰ τοῦτό μοι δοκεῖ προστεθεικέναι, διότι τοιαύτην ἰδέαν οὔρων ἐφ' ἑνὸς ἢ δυοῖν ἐθεάσατο τῶν οὕτως οὐρούντων. ἀδύνατον οὖν ἐκ τῆς τοῦ πράγματος φύσεως ἐνδεικτικῶς ἀποφήνασθαι τὸ καθόλου μετὰ τοῦ μηδ' ἐκ τῆς ἐμπειρίας (179) ἐσχηκέναι τι πιστὸν ὀλιγάκις ἑωραμένου τοῦ πράγματος, εἰκότως τὸν τῆς ἀπορίας δηλωτικὸν προσέθηκε σύνδεσμον τὸν ἆρα. τολμήσωμεν οὖν ἡμεῖς ἀποφήνασθαι τὸ καθόλου, καθάπερ ἔμπροσθεν ἐπ' ἄλλων ἐποιήσαμεν, ὡς τοῦ τῶν ὠμῶν χυμῶν πλήθους ἤτοι πεττομένων ἢ πνευματωθέντων ἡ τοιαύτη τῶν οὔρων ἰδέα σύμπτωμά ἐστιν, οὐ φρενίτιδος. ἀλλὰ καὶ τοῦτο καὶ γενέσθαι ποτὲ δύναται τοῖς φρενιτικοῖς καὶ μὴ γενέσθαι, καθάπερ τι καὶ

qui nullo pacto nifi admoniti urinam excernunt liquere arbitror; in his enim fervatur naturalium intellectus functionum una, quum urinam in lectum excernere averfentur, in illis autem periit et ea. Quod autem in fine orationis adjacet ubi, inquit, excernaturne et his tanquam fubfidentiam returbaveris? ob id adjecifle arbitror, quod talem urinae fpeciem in uno vel duobus ita mejentium confpexerit. Quum igitur ex rei natura fieri non poffit ut indicative univerfaliter hoc pronuncietur, neque praeter hoc probabile quippiam experimento ipfo habuerit, propterea quod res ipfa raro vifa fit, jure conjunctionem dubitandi ἆρα i. e. num adjecit. Audebimus itaque nos univerfaliter pronunciare, ut antea in aliis fecimus, quod copiae crudorum humorum, qui vel coquuntur vel in flatum verfi funt, talis urinae fpecies fymptoma fit et non phrenitidis; verum et hoc phreniticis aliquando fieri pot-

ἄλλο σύμπτωμα τῶν οὔτ' οἰκείων φρενίτιδι οὔτ' ἐναντίων αὐτῇ.

κθ'.

Οἱ παλμώδεες δι' ὅλου, ἆρά γε ἀφώνως τελευτῶσι;

Δῆλός ἐστι πάλιν ἐνταῦθα παλμώδη τινὰ τεθεαμένος, ἤτοι δι' ὅλου τοῦ σώματος ἢ τῷ τυχόντι μέρει. ἄδηλον γὰρ πότερον εἶπε τὸ δι' ὅλου, κἄπειτα πλησίον τοῦ θανάτου γενόμενον ἄφωνον ἰδὼν ὄντα, οὐ δυνάμενος ἐμπειρικῶς οὔτε λογικῶς εὑρεῖν ἐξ ἀνάγκης ἀφωνίαν ἑπομένην τῷ παλμώδει παθήματι καὶ διὰ τοῦτο ἐπιζητῶν καὶ ἀπορῶν προστεθεικέναι τῷ λόγῳ τὸν ἆρα σύνδεσμον. ἡμεῖς οὖν πάλιν ἀποφαινόμεθα κἀνταῦθα τὸν παλμὸν, καθότι δέδεικται, διὰ πνεῦμα φυσῶδες γιγνόμενον, τοῦ φυσώδους ἀθροιζομένου πνεύματος διὰ ψύξιν. ὅταν οὖν ὅλον τὸ σῶμα παλμῶδες γένηται, δυνατὸν τὸν οὕτως ἔχοντα διὰ ψύξιν ἀποθανεῖν ἄφωνον, μηκέτι τῶν τὸν λάρυγγα κινούντων μυῶν ἢ τῶν

est et non fieri, veluti et fymptoma aliud quoddam eorum quae phrenitidi neque propria neque contraria exiftunt.

XXIX.

Palpitantes per totum an voce capti intereant?

Conftat quod et hic palpitantem aliquem viderit vel toto corpore vel quavis parte, non etenim liquet utrum dicat oratio haec per totum; deinde aegrum proxime mortem voce privatum videns neque empirice neque logice quod vocis privatio palpitationem de neceffitate fequatur, reperire valens ob id quaerens et addubitans fermoni conjunctionem *an* adjecit. Nos fane rurfum et in praefentia pronunciabimus palpitationem, quatenus demonftratum eft, flatuofum ob fpiritum fieri congefto ob frigiditatem flatuofo fpiritu. Quum igitur corpus totum palpitaverit, fieri poteft ut qui ita affectus fit propter frigiditatem voce deftitutus pereat, non amplius mufculis qui

εἰς τούτους ἐμβαλλόντων νεύρων ἐνεργεῖν δυναμένων. διὰ τοῦτ' οὖν αὐτὸ βέλτιόν ἐστιν ἀκούειν τοὺς δι' ὅλου τοῦ σώματος παλμώδη κίνησιν ἔχοντας. οὔτε γὰρ ἡ πεῖρα τοῦτο ἔδειξεν οὔτ' εὔλογόν ἐστι τῷ τυχόντι μέρει παλμώδει γενομένῳ συμπάσχειν τὰ φωνητικὰ μόρια.

λ'.

[719] *Τὰ ἐν τοῖσι φρενιτικοῖσι μετὰ καταψύξεως πτυελίζοντα μέλανα ἀνεμεῖται.*

Ἐπεὶ μηδέν ἐστιν ἄλλο τι ὑπονοῆσαι σημαίνειν τὴν πτυελίζουσαν φωνὴν, ὅτι μὴ τὸ πτύειν πολλάκις ἢ πληροῦσθαι συνεχῶς πτυέλου τὸ στόμα, διὰ τοῦτο κἀγὼ καὶ οἱ ἄλλοι πάντες οὕτως ἤκουσαν ὅσοι τὸ βιβλίον ἐξηγήσαντο. καὶ μέντοι καὶ φαίνεται πληρούμενον σιάλου λεπτοῦ τὸ στόμα τοῖς μέλλουσιν ἐμεῖν διὰ τὴν κοινωνίαν τοῦ χιτῶνος, ἑνὸς ὄντος αὐτοῦ συνεχοῦς, τοῦ τε τὸ στόμα πᾶν ἔνδον ὑπαλείφοντος τῇ φάρυγγι καὶ τοῦ κατὰ τὸν στόμαχόν τε

laryngem movent aut iis qui in eos prorunt nervis fuo fungi munere queuntibus. Quare ut hi per totum corpus palpitantem motum habeant intelligere eft melius; neque enim ut cuivis parti voci afservientes partes compatiantur, experientia demonftravit neque rationi eft confentaneum.

XXX.

Quum crebrae in phreniticis cum perfrigeratione fputationes fiunt, nigra revomuntur.

Quoniam nihil aliud fufpicari liceat per vocem fputare fignificari quam faepius fpuere vel os ipfum affidue fputo plenum effe, ob id tum ego tum caeteri omnes, qui librum expofuerunt, ita intelleximus. Adde quod et os ipfum vomituris fputo tenui plenum effe videatur, propter tunicae communitatem, quae una eft, ori toti interno continua faucibusque et ftomacho et ventriculo. Hinc fit ut

καὶ τὴν γαστέρα· καὶ διὰ τοῦτο ἐνίοτε τὸ κάτω σείεται χεῖλος εἰς ἔμετον ὁρμῶντος τοῦ στόματος τῆς γαστρός. ἐνδείκνυται γὰρ ἡ σεῖσις τοῦ χείλους δάκνεσθαί τε καὶ σπαράττεσθαι καὶ κλονεῖσθαι τὸν ἐκτεταμένον ἀπὸ τοῦ στόματος ἐπὶ τὴν γαστέρα χιτῶνα. ἐπὶ μὲν οὖν τῶν δυναμένων εἰπεῖν ἃ πάσχουσι καὶ καρδιωγμός ἐστι σημεῖον οὐ σμικρὸν ἐμέτου μέλλοντος, ἀλγοῦσί τε καὶ κεφαλὴν καί τι καὶ τοῖς ὀφθαλμοῖς φαντάζονται ὀρφνῶδες. εἴρηται γοῦν ἐν τῷ προγνωστικῷ ταῦτα· ὅστις δ' ἂν ἐν πυρετῷ μὴ θανατώδει φησὶ κεφαλὴν ἀλγέειν ἢ καὶ ὀρφνῶδές τι πρὸ τῶν ὀφθαλμῶν φαίνεσθαι, ἢν καρδιωγμὸς τουτέων προσγένηται, χολώδης ἔμετος παρέπεται· τῶν φρενιτικῶν δ' οὐ δυναμένων ἃ πάσχουσι λόγῳ δηλοῦν, ἐξ ὧν αὐτοὶ θεώμεθα μόνων ἐπιχειροῦμεν τῇ προγνώσει. θεώμεθα δὲ ἐπὶ τῶν φρενιτικῶν τὸ λεπτὸν τῇ συστάσει πτύελον ἱκανώτατον ἐνδεῖξασθαι τὸν ἔμετον. οὐ γὰρ ἂν ἄλλως ἐν ξηρῷ νοσήματι φρενίτιδι, καθ' ὃ καὶ ἡ γλῶττα πολλάκις γίνεται ξηροτάτη, περιττεῦον ἐν τῷ στόματι φαίνοιτο τὸ λεπτὸν ὑγρόν. ἡ δὲ κατάψυξις

labrum inferius interdum concutiatur, ventris ore ad vomitum excitato nempe labii concuſſio tunicam eam, quae ab ore in ventrem extenditur tum morderi tum vellicari tum concuti oſtendit. In his igitur qui ſuam affectionem recenſere poſſunt cardiogmus, id eſt *cordis ſeu ſtomachi morſus*, futuri vomitus ſignum exiguum non eſt; dolent praeterea et hi capite et atra quaedam ante oculos obſervantur; quo fit ut in prognoſtico dictum ſit: *ſi quis per febrem non letalem ait ſe capite dolere et atrum quippiam ante oculos cernere, ſtomachi quoque morſus huic advenerit, bilioſus aderit vomitus. In phreniticis vero qui affectionem ſermone aperire nequeunt, ſolis iis quae cernimus praenotionem adſtruimus.* Cernimus autem in phreniticis tenue ſubſtantia ſputum maxime idoneum ut vomitum indicet; non enim alias in phrenitide, quae ſiccus morbus eſt, in qua et ſaepius lingua ſicciſſima eſt, ſuperfluere in ore ipſo videretur tenuis humiditas; perſrigera-

αὐτῷ προσερχομένη τὴν ποιότητα δηλοῖ τοῦ μέλλοντος ἐμεῖσθαι χυμοῦ. διὰ μὲν οὖν τὸν πτυελισμὸν, ὅτι γενήσεταί τις ἔμετος, διὰ δὲ τὴν κατάψυξιν ὅτι μελάνων ἔνεστι προγνῶναι.

λα'.

Κώφωσις καὶ οὖρα ἀκατάστατα, ἐξέρυθρα, ἐναιωρούμενα, παρακρουστικά. τοῖσι τουτέοισιν ἰκτεροῦσθαι κακόν. κακὴ δὲ καὶ ἡ ἐπὶ ἰκτέρῳ μώρωσις. τούτους ἀφώνους μὲν, αἰσθανομένους δὲ συμβαίνει γίνεσθαι. οἶμαι δὲ κα κοιλίαι καταῤῥήγνυνται τουτέοισιν, οἷον ἐγένετο Ἑρμίππῳ, καὶ ἀπέθανεν.

Εἴρηταί μοι καὶ πρόσθεν, ὡς ἐν οἷς πάθεσιν οὔτε τήρησιν ἐπὶ πολλῶν εἶχεν ἀῤῥώστων οὔτε τῆς τοῦ πράγματος φύσεως ἔνδειξιν βεβαίαν, ἐπὶ τούτων εἴωθεν ἤτοι τοὺς ἀνθρώπους ὀνομαστὶ γράφειν, ἐφ' ὧν ἐθεάσατο τὰ συμπτώματα ἢ περὶ ὧν ἑκάστοτε πεποίηται τὴν διήγησιν, ἢ ζητεῖν

tio autem huic adveniens vomendi humoris qualitatem oftendit. Quod ergo ob fputationem vomitus fiet, quodque ob perfrigerationem nigra revomentur licet praenofcere.

XXXI.

Surditas et urinae non fubfidentes praerubrae cum fufpenfis mentis emotionem portendunt. His icterum oboriri malum. Mala vero et ictero fatuitas fuccedens; hos quidem voce privari, verum fentientes effe contingit. Quum et arbitror his alvus prorumpit, ut Hermippo contigit ac mortuus eft.

Dixi antea quod in quibus morbis neque obfervationem in multis aegris habebat, neque certam naturae rei indicationem in his confuevit homines nominatim perftringere, in quibus fymptomata confpexit; aut de his ubilibet enarrationem fecit, perveftigare adhuc et addubitare

ἔτι καὶ ἀπορεῖν ὁμολογεῖ, πῆ ποτ' ἔχει τὸ ἀληθές. ἔοικεν οὖν καὶ νῦν ἐπί τινος Ἑρμίππου θεάσασθαι τὰ κατὰ τὴν προκειμένην ῥῆσιν εἰρημένα συμπτώματα παρακρούσαντός τε καὶ ἰκτερωθέντος ἐπὶ κωφώσει καὶ οὔροις ἐξερύθροις ἀκαταστάτοις. ἡ μὲν δὴ κώφωσις ἕν τι τῶν ἐνδεικνυμένων ἐστὶ πεπονθέναι τὸν ἐγκέφαλον. ἐξέρυθρα δὲ οὖρα διαφέρει [720] μὲν δή που τῶν ὑπερύθρων, ἃ κατὰ τὸ προγνωστικὸν εἴρηται χρόνου μὲν εἶναι σημεῖα, μὴ μέντοι κινδύνου. τίνα δ' ἄλλα νοήσειε τις ἐξέρυθρα ἢ τὰ καλούμενα πρὸς ἁπάντων αἱματώδη, πολλοῖς τῶν νεφριτικῶν οὐρούμενα; καὶ εἴπερ ταῦτα βούλεται δηλοῦν, ἀνάλογόν τι σημαίνει τοῦ πρόσθεν εἰρημένου, κοιλίης περίπλυσις ἐξέρυθρος. ὥσπερ οὖν ἐκείνην ἔφαμεν ἥπατος ἀῤῥωστοῦντος γίνεσθαι, κατὰ τὸν αὐτὸν τρόπον ἐπὶ νεφροῖς κακοπραγοῦσιν, οὖρον ἐξέρυθρον ἐροῦμεν γίγνεσθαι. τὸ δ' ἀκατάστατον αὐτοῦ μετὰ τοῦ φαίνεσθαί τινα παχύτερα τῆς ὅλης οὐσίας τῶν οὔρων ἐναιωρούμενα ταραχὴν ἐνδείκνυται κατὰ τὰς φλέ-

fefe fatetur quatenus veritatem habeat. Videtur igitur et nunc quae in praefenti recenfentur dictione fymptomata in quodam confpexiffe Hermippo, qui et mente aberrarat et morbo regio fuerat correptus, cum furditate et urinis praerubris non fubfidentibus. Surditas autem unum eft ex fignis, quae cerebrum affectum indicant. Praerubrae vero urinae a fubrubentibus, quas in prognoftico diuturnitatis, non periculi figna effe pronunciavit, difcrepant. Quas vero alias intelligat quis praerubras quam quae a cunctis vocantur cruentae, quales in nephriticis multis excernuntur? quas fi indicare voluerit, analogum quippiam fignificant ei quod antea eft dictum. Ventris valde rubens proluvies. Quo igitur modo ventris valde rubram proluviem affecto jecore fieri diximus, ita praerubram urinam ex renibus fuo perperam fungentibus munere effici affirmamus. In urina vero fubfidentiae privatio, cum qua craffiora quaedam tota urinarum fubftantia fublime petentia appareant, perturbationem in venis effe demonftrant,

βας ὑπάρχειν ἅμα θερμασίᾳ τινὶ παρὰ φύσιν, οὐκ ὀλίγου πνεύματος ἠθροισμένου φυσώδους. ὥσπερ οὖν ἐνδεχόμενόν ἐστιν ἐπὶ τῶν εἰρημένων συνόδων παρακροῦσαι τὸν ἄνθρωπον, οὕτως οὐκ ἀναγκαῖον. ἡ γὰρ ἐπιπλοκὴ τῶν σημείων οὐχ ἁπάντων ἐστὶν ὁμογενὴς, τῆς μὲν κωφώσεως τὴν κεφαλὴν ἐνδεικνυμένης πεπονθέναι, τῶν δ' ἐξερύθρων οὔρων τοὺς νεφροὺς, τῶν δὲ ἀκαταστάτων οὔρων ἐν τοῖς ἐναιωρήμασι, πρῶτον μὲν ἐν ταῖς φλεψὶν ἀπέπτων χυμῶν ταραχὴν ἐνδεικνυμένων, κατὰ συμβεβηκὸς δὲ καὶ τῇ τῆς παρακρούσεως γενέσει συντελούντων. τὸ δ' ἐφεξῆς τῶν εἰρημένων γεγραμμένον, τὸ τοὺς τοιούτους ἰκτεροῦσθαι κακὸν, ἀληθὲς μέν ἐστιν, ἀλλ' ὅτι συνδρομὰς ἑτερογενῶν σημείων οὐ χρὴ ποιεῖσθαι κατὰ τὰς τοιαύτας διδασκαλίας ἔμπροσθεν δέδεικται. καὶ μὲν δὴ καὶ περὶ τοῦ κακὸν εἶναι μώρωσιν ἐπὶ τοῖς ἰκτέροις εἴρηται πρόσθεν ἡνίκα προειπὼν ἐν φρενιτικοῖς λευκὴ διαχώρησις κακὸν, ἐπήνεγκεν, ἆρά γε καὶ ἐπὶ τούτοισι νωθρότης γίνεται; καὶ γὰρ μεταλαμβάνει τὸν λόγον εἰς ἑτέρας φωνὰς, ἀντὶ μὲν τῆς λευκῆς διαχωρήσεως, ἥτις ἐστὶν ἴδιον τῶν ἰκτερικῶν σύμπτωμα τοῦ πά-

una cum caliditate praeter naturam non pauco acervato flatuofo fpiritu. Ut igitur in dicto fymptomatum concurfu delirare aegrum contingens eft, fic et non neceffarium; nempe fignorum permixtio non omnium ejusdem generis exiftit. Surditas etenim caput affectum indicat; praerubrae urinae renes; privatio fubfidentiae et fublime petentia, primum quidem et per fe crudorum humorum in venis perturbationem fignificant; per accidens vero et ad defipientiae generationem conferunt. Quod autem poftea fcriptum eft, morbum regium his malo effe, verum quidem eft; fed quod fignorum diverfi generis concurfiones facere in talibus difciplinis non oporteat fupra eft demonftratum. Praeterea quod ex morbo regio mala fit fatuitas dictum eft antea quum ubi in phreniticis dixiffet, dejectio alba malum fubintulit, an et ex his veternus fiat? Nempe fermonem in alias transfert voces, pro alba quidem dejectione quae ictericorum peculiare fymptoma

θους αὐτοῦ μνημονεύσας, ἀντὶ δὲ τῆς νωθρότητος τὴν μώρωσιν εἰπών. τούτους οὖν, φησὶν, ἀφώνους μὲν, αἰσθανομέ- (180) νους δὲ συμβαίνει γίνεσθαι. φαίνονται δὲ τῶν ἀφώνων ἐν ὀξέσι νοσήμασι γιγνομένων ἔνιοι μὲν οὐδ' αἰσθανόμενοι διὰ τὸ τῆς ἀρχῆς πάθος ἀμφοτέρων αὐτοῖς τῶν συμπτωμάτων ἑπομένων, ἔνιοι δὲ μόνον ἄφωνοι γιγνόμενοι καὶ τούτων οἱ μὲν ἅμα τῷ καὶ τὰς ἄλλας κινήσεις ὅσαι κατὰ προαίρεσιν γίνονται βεβλάφθαι πάσας, οἱ δὲ τὴν φωνὴν μόνην. ἐὰν οὖν ἅμα τῇ φωνῇ καὶ τῶν ἄλλων ἐνεργειῶν ἡ βλάβη γένηται, τῆς ἀρχῆς τῶν νεύρων ἐστὶ τὸ πάθος· ἐὰν δὲ μόνης τῆς φωνῆς, μόνων τῶν φωνητικῶν ὀργάνων. ἀλλ' ἐπί γε τῆς προειρημένης συνδρομῆς, ὅταν πλησίον ἤδη ἥκωσι τοῦ θανάτου, τὸ τῆς ἀφωνίας αὐτῆς ἀκολουθεῖ σύμπτωμα. τὸ δ' ἐπὶ τῷ τέλει τῆς ὅλης ῥήσεως εἰρημένον, καὶ κοιλίαν καταῤῥήγνυνται, οἷον ἐγένετο καὶ Ἑρμίππῳ καὶ ἀπέθανεν, οὕτως αὐτὸν εἰκὸς εἰρηκέναι, διότι μήτε ἐτεθέατο πολλάκις ἑπόμενον τὸ σύμπτωμα τοῦτο τῇ προκειμένῃ συνδρομῇ μήτ' αὖ λογικῶς εὑρεῖν ἠδυνήθη.

---

eſt affectionem ipſam commemorans; pro veterno vero fatuitatem. Hos igitur, inquit, voce quidem privari, ſed ſentientes contingit. Qui autem in acutis morbis ſine voce fiunt, quidam horum non ſentiunt propter principii affectionem utrisque ipſos ſequentibus ſymptomatis; alii duntaxat voce privantur; atque horum quidam laeſis quoque et aliis omnibus, quae ex arbitrio ſunt functionibus, alii ſola voce oblaeſa. Si igitur tum vocis tum functionum aliarum oblaeſio fiat, principii nervorum affectio eſt, ſi vero ſolius vocis, ſolorum voci inſervientium organorum. Sed in praedicta concurſione, quum jam prope mortem ventum ſit, aphoniae conſequitur ſymptoma. Quod item in orationis fine dicitur venterque, arbitror, his prorumpit, ut Hermippo factum eſt et obiit, ita auctorem dixiſſe probabile eſt, quoniam neque ſaepius ſymptoma hoc praeſentem concurſionem ſequi viderit neque ratione inveniri potuerit.

λβ'.

Κώφωσις ἐν ὀξέσι καὶ ταραχώδεσι παρακολουθοῦσα κακόν.

Γίνεται μὲν καὶ διά τινα χυμὸν κατὰ τοὺς ἀκουστικοὺς πόρους σφηνωθέντα κώφωσις οὐδὲν ἔχουσα κακόηθες. γίνεται δὲ ἐνίοτε καὶ τῆς ἀκουστικῆς δυνάμεως νενεκρωμένης, ἣν ἐν τοῖς ὀξέσιν ἅμα καὶ ταραχώδεσι νοσήμασιν ὁρῶμεν συμπίπτουσαν, ὑπὲρ ἧς νῦν ἀπεφήνατο, κακὸν εἶναι λέγων αὐτὴν σύμπτωμα, οὔτε τὸ ἆρα προσθεὶς οὔτ' αὐτὸ τὸ ὄνομα τοῦ νοσήσαντος οὕτως, ἐπειδὴ ἔνεστιν ἀποφήνασθαι περὶ τῶν τοιούτων συμπτωμάτων.

λγ'.

[721] *Αἱ τρομώδεες ἀσαφέες καὶ ψηλαφώδεες παρακρούσιες πάνυ φρενιτικαὶ, ὡς καὶ τῷ Διδυμάρκῳ ἐν Κῷ.*

Γίνεται καί τι τοιοῦτον παραφροσύνης εἶδος οὐκ ὀλίγακις, ὡς ἡσυχάζοντα κατακεῖσθαι τὸν νοσοῦντα, μὴ ὅτι

XXXII.

Surditas in acutis et turbulentis confectaria malum.

Fit surditas et ob humorem quendam in auditoriis meatibus impactum infarctumque nihil quod malignum sit habens. Fit quoque interdum emortua audiendi facultate, quam in acutis turbulentisque morbis contingere cernimus; quam nunc pronunciavit malum esse symptoma, neque adjecit conjunctionem an, neque nomen ipsum aegroti, quoniam certo de tali symptomate pronunciare licet.

XXXIII.

Tremulae, obscurae et contrectabiles desipientiae valde phreniticae; ut Didymarcho in Co.

Fit et talis quaedam desipientiae species non raro, ut aeger quietus jaceat neque solum non tumultuose ex-

θορυβωδῶς κεκραγότα καὶ ἀναπηδῶντα, καθάπερ ἔμπροσθεν, ἀλλὰ μηδὲ φθεγγόμενον ὅλως, μηδὲ τὸ τῆς κατακλίσεως σχῆμα μεταβάλλοντα καὶ πολλάκις γε τοῖς οἰκείοις οὗτοι παρέσχον δόξαν, ὡς εἰ γένοιτό τις σιγὴ κοιμηθησομένοις. συγκλείσαντες οὖν τὰς θυρίδας ἡσυχάζουσιν ἐπιτηροῦντες· ἐν τούτοις τε τρίβεται χρόνος ἐνίοτε μακρὸς, τῶν μὲν οἰκείων τῶν καμνόντων ἐκ τοῦ μὴ φθέγγεσθαί τι μηδὲ κινεῖσθαι τὸν νοσοῦντα τεκμαιρομένων κοιμᾶσθαι τὸν ἄνθρωπον, αὐτοῦ δὲ τοῦ νοσοῦντος μήτε κοιμωμένου καὶ τὰς χεῖρας κινοῦντος ἀτρέμα, ὁμοίως τοῖς διὰ ψηλαφίας ἠρεμαίας ἅψασθαί τινος ἢ εὑρεῖν τι βουλομένοις. ἔπειτα τούτων οὕτως ἐχόντων ἔνιοι μὲν κεκλεισμένων τῶν βλεφάρων ταῦτα πράττουσι, καὶ εἰ προσελθών τις αὐτοῖς διαλέγοιτο, τινὲς μὲν οὐδ' ὅλως ἀνοίγουσι τοὺς ὀφθαλμοὺς, ἔνιοι δὲ ἀνοίξαντες ἤτοι μικρὸν ὕστερον ἔκλεισαν ἢ ἀκινήτους φυλάττουσιν, ἔνιοι δ' οὐδ' ἂν ἐμβοήσῃ τις αὐτοῖς ἢ νύξῃ, τὰ βλέφαρα διανοίγουσι. περὶ τοιούτων οὖν φρενιτικῶν ὁ Ἱπποκράτης κατὰ τὸ γ' τῶν ἐπιδημιῶν οὕτως ἔγραψεν, οὐδ'

clamet exfiliatque ut antea, fed neque prorfus loquatur, neque figuram decubitus permutet; faepiusque qui ita affecti funt familiaribus praebent opinionem, quod mox fint, fi quod fiat filentium, dormituri. Claufis itaque feneftris conquiefcunt cuftodes, tempusque in his interdum longum conterunt dormire aegrum, quod neque loquatur neque moveatur arbitrati, aegro ipfo non dormiente et manus quiete movente non fecus quam qui per levem contrectationem aliquid vel tangere vel invenire volunt. Deinde his ita fe habentibus quidam claufis palpebris haec agunt; et fi quis accedens cum eis loquatur, quidam neque prorfus oculos aperiunt; alii pofteaquam aperuerunt aut paulo poft clauferunt aut immotos fervant. Alii neque fi quis eos inclinaverit vel ftimulaverit, palpebras aperiunt. De phreniticis hujusmodi Hippocrates in tertio epidemiorum ita fcripfit: *nullus vero phreniticorum vehementer infani-*

ἐξεμάνη τῶν φρενιτικῶν οὐδεὶς, ὥσπερ ἐπ' ἄλλοις, ἀλλ' ἄλλῃ τινὶ καταφορῇ νωθρῇ καρηβαρέες ἀπώλοντο. τοὺς δ' αὐτοὺς τούτους φρενιτικοὺς κατὰ τὴν προκειμένην ῥῆσιν ὠνόμασεν ἀσαφεῖς, ὡς εἰ καὶ δυσγνώστους εἶπε τοῖς πολλοῖς οὐ μόνον τῶν ἰδιωτῶν, ἀλλὰ καὶ τῶν ἰατρῶν. οἴονται γὰρ ἐκείνους μόνους εἶναι φρενιτικοὺς, ὅσοι κεκράγασιν ἢ ἀναπηδῶσιν, Ἱπποκράτους τοὺς βεβλαμμένους τὰς φρένας οὕτως ὀνομάζοντος, κἂν διὰ παντὸς ἐν καταφορᾷ τινι τύχοιεν ὄντες. συνεισβάλλει μὲν οὖν ἐξ ἀρχῆς παραφροσύνη κώματι. δέδεικται γὰρ ἐν τῷ περὶ τοῦ παρ' Ἱπποκράτει κώματος, ἐπὶ ταὐτὸν ἀναφέρων ἀμφοτέρας τὰς προσηγορίας, τήν τε τῆς καταφορᾶς καὶ τὴν τοῦ κώματος. ἀλλὰ τὸ μὲν τῆς ἡσυχίας ἀσαφὲς αἱ τοιαῦται φρενίτιδες οὐκ ἔχουσι. τὸ δ', ὡς εἴρηται, νῦν ἀσαφὲς εἶδος φρενίτιδος ἐπὶ προήκοντι τῷ χρόνῳ γίνεται καὶ πάντας οὓς εἶδον οὕτω παθόντας, ἄῤῥωστον καὶ σκληρὸν καὶ στενὸν καὶ βραχὺν εἶχον τὸν σφυγμὸν, ὡς τεκμαίρεσθαι κεκμηκυίας τῆς δυνάμεως αὐτοῖς γίνεσθαι τὴν ἡσυχίαν, οὐ δυναμένοις ἰσχυρότατα κι-

vit, veluti aliis uſu venit; ſed alia quadam veternoſa cataphora capite gravati peribant. Caeterum hos ipſos in praeſenti dictione phreniticos obſcuros nominavit, perinde atque multis cognitu difficiles dixiſſet neque idiotis ſolum verum quoque et medicis. Nempe ſolos illos opinantur eſſe phreniticos, qui exclament vel exſiliant, Hippocrate mente oblaeſos ita appellante, tametſi in quadam cataphora perpetuo fuerint. Deſipientia igitur una cum comate ſtatim ab initio aliquando ſimul invadit; nempe in libro de comate apud Hippocratem, ad idem utrasque appellationes, tum cataphorae tum comatis referre ipſum demonſtravimus. Atqui tales phrenitides quietis obſcuritatem non habent; ſed obſcura, ut dictum nunc eſt, phrenitidis ſpecies ex procedente tempore efficitur; omnesque quos ita affectos viderim, languidum durumque et anguſtum et exiguum habuerunt pulſum, ita ut quies fieri ipſis fatigata virtute conjiciatur, qui ſcilicet validius mo-

νεῖσθαι. τινὲς δ᾽ αὐτῶν ὥσπερ τὰς χεῖρας ἠρέμα κινοῦσιν, οὕτω καὶ φθέγγονται βραχύτατα· καὶ τοῦτο λανθάνει τοὺς πολλοὺς καὶ μόνοις γίνεται κατάδηλον ὅσοι περ ἂν ἐγγυτέρω γενόμενοι κατακύψωσιν εἰς αὐτούς. ἔστι δ᾽ ὅτε πειρᾶταί τις πρὸς τὸ κατακούειν σαφῶς πλησίον αὐτῶν τοῦ προσώπου καταθεῖναι τὸ οὖς, ἀλλὰ καὶ ἡ τῶν χειρῶν κίνησις αὐτοῖς βραχεῖα τρομώδης οὖσα, λανθάνει τοὺς πολλοὺς, μόνοις τοῖς ἀκριβῶς κατεσκεψαμένοις φαινομένη. τεκμήριον μὲν οὖν τοῦτ᾽ ἔστι τοῦ τὴν δύναμιν αὐτῶν ἀῤῥωστεῖν. ἑκτικὴν δέ τινα διάθεσιν εἶναι φρενίτιδος, ὥσπερ πυρετῶν ἐκείνων, οὓς δι᾽ αὐτὸ τοῦτο προσαγορεύομεν ἑκτικούς. εἴρηται δὲ περὶ αὐτῶν ἔν τε τοῖς περὶ τῆς διαφορᾶς τῶν πυρετῶν ὑπομνήμασι καὶ τοῖς τῆς θεραπευτικῆς μεθόδου γράμμασι καὶ μέντοι κἀν τῷ περὶ μαρασμοῦ, τὰ στερεὰ τοῦ ζώου μόρια κατειληφέναι τοὺς τοιούτους πυρετοὺς ἐνδεικνυμένους, οὐκ ἐπὶ χυμῷ σηπεδονώδει γίνεσθαι. [722] καὶ τῆς φρενίτιδος οὖν ἐπὶ χολώδει χυμῷ τὴν γένεσιν ἐχούσης ὅταν ἐπὶ τὸν ἐγκέφαλον οὗτος κατασκήψει, κατ᾽ ἀρχὰς μὲν οὐδέπω τῆς ποιότητος αὐτοῦ κεκραμένης ὅλῳ τῷ σώ-

veri nequeant. Quidam horum ut manus quiete pacateque movent, fic et breviffime loquuntur; id quod multos latet folisque illis patefcit, qui propiores facti fefe in eos inclinaverunt; funt autem qui aurem prope faciem ipforum deponere tentent ut manifefte audiant. Praeterea manuum motio his exigua et tremula exiftens multos etiam latet folis his qui diligenter infpiciunt confpicua. Hoc igitur arguit virtutem horum languere atque hecticam quandam effe affectionem phrenitidis veluti febrium earum, quas ob id hecticas appellamus. Sed de his dictum eft in commentariis de differentiis febrium atque in libris de methodo medendi, praeterea et in libro de marafmo, folidas animalis partes prehendiffe tales febres, non ex putredinofo humore fieri indicantes. Phrenitide igitur ipfa ex biliofo fucco generationem habente, quum is in cerebrum decubuerit, principio quidem qualitate ipfius

ματι τοῦ ἐγκεφάλου, θορυβώδεις παραφροσύναι γίνονται. προήκοντος δὲ τοῦ χρόνου παραπλήσιόν τι πάσχει τοῖς ὑπὸ τῶν καλουμένων βαφέων ἐρίοις βαπτομένοις. καὶ γὰρ καὶ ταῦτα δευσοποιὰ γίνεται, τοῖς κατ' ἀρχὰς ἴδιον ἔχουσι τὸ χρῶμα παραπλησίως. καὶ ἡ τοιαύτη τοίνυν οἷον βαφὴ τοῦ ἐγκεφάλου τὴν παραφροσύνην ἑκτικὴν ἴσχει καὶ διὰ τοῦτ' ἔστιν ἡ διάθεσις αὐτῶν μοχθηρὰ τοῖς ἑκτικοῖς πυρετοῖς ὡσαύτως, οὓς ἐδείκνυμεν ἀρχομένους μὲν συνίστασθαι μόγις λυομένους, συστάντας δὲ ἀκριβῶς καὶ ἐκπληρωθέντας οὐκέτι δύνασθαι λυθῆναι. ὀρθῶς οὖν εἴρηται τὰς τοιαύτας παρακρούσεις πάνυ φρενιτικὰς εἶναι. ταύτην τὴν ῥῆσιν, ὥσπερ καὶ ἄλλας τινὰς τῶν ἰατρῶν παρατρέχοντες οἱ ἐξηγηταὶ, χρονίζουσιν ἐν τοῖς σοφιστικοῖς ζητήμασιν. ὀνομάζω δὲ, ὡς ἴστε, σοφιστικὰ τὰ μηδὲν εἰς τὸ βέλτιον ἰατρεύειν συντελοῦντα. τοιαῦτα δὲ οὐκ ὀλίγα καὶ κατὰ τὰς ἐξηγήσεις εὑρίσκεται, τινὰ μὲν μᾶλλον ἀποκεχωρηκότα τοῦ πρὸς τὰς θεραπείας χρησίμου, τινὰ δὲ ἧττον, ὥσπερ ἀμέλει καὶ τὸ ζητῆσαι τὴν αἰτίαν, δι' ἣν προσέθηκεν ἐπὶ τῷ τέλει τῆς

nondum toti cerebri corpori permixta tumultuofae fiunt defipientiae; procedente vero tempore fimile quippiam contrahitur lanis, quae a tinctoribus appellatis tincturam accipiunt; nempe et hae vix eluibiles redduntur non fecus quam quae proprium ab initio colorem habent. Talis igitur cerebri veluti tinctura defipientiam hecticam, habet; atque ob id affectio horum, ut febrium hecticarum prava eft; quas quidem, quum incipiunt conftitui, vix folvi, exquifite vero conftitutas abfolutasque folvi non amplius poffe demonftravimus. Recte igitur pronunciatum eft tales defipientias phreniticas effe. Dictionem hanc veluti et alias quasdam medicorum praetercurrentes expofitores in fophifticis quaeftionibus cunctantur; voco autem, ut fcitis, fophiftica, quae nihil ad melius fanandum conferunt. Talia autem non pauca et in expofitionibus reperiuntur; quorum nonnulla ab eo quod fanationi commodat recefferunt magis, alia vero minus, quomodo profecto et caufam perveftigare, ob quam in calce praefentis dictionis

προκειμένης ῥήσεως, οἷον τῷ Διδυμάρχῳ ἐν Κῷ. δέδεικται γὰρ ἐν τῷ πρὸ τούτου λόγῳ, προσγράφειν ὀνομαστὶ τοὺς νοσήσαντας ἐπ᾽ ἐκείνων τῶν ῥήσεων ἐν αἷς οὐ τολμᾷ καθόλου τοῦ πράγματος, ὑπὲρ οὗ ποιεῖται τὸν λόγον, ἕν τι κοινὸν ἀποφήνασθαι. νυνὶ δὲ ἀληθές γε φαίνεται λέγων, καθόλου κατὰ πάντων τῶν οὕτως ἐχόντων ἀποφαινόμενος, οὐχ ὡς ἀμφιβάλλων, ἀλλ᾽ ὡς πάνυ πεπεισμένος. προσέθηκε γοῦν (181) τῷ λόγῳ καὶ πάνυ φρενιτικαὶ, καίτοι δυνάμενος ἁπλῶς φρενιτικαὶ εἰπεῖν. δοκεῖ δέ μοι μαρτύριον τῷ λόγῳ προσγράψαι τὸν ἄῤῥωστον ὀνομαστὶ, διὰ τὸ πολλοὺς οὐ μόνον τῶν ἰδιωτῶν, ἀλλὰ καὶ τῶν ἰατρῶν ἐπὶ τῶν τοιούτων ἐξαπατᾶσθαι. καί μοι γοῦν ποτέ τις ἠμφισβήτησε περί τινος οὕτω φρενιτίζοντος, οὔτ᾽ ὀλεθρίως ἔχειν αὐτὸν οὔθ᾽ ὅλως φρενιτικὸν εἶναι νομίζων. ἴσως δὲ καὶ αὐτῷ τὸ προῤῥητικὸν τοῦτο γράψαντι τοιαύτη τις ἀμφισβήτησις ἐγένετο πρός τινα, διὸ τοῦ παθόντος ἐμνημόνευσεν ὀνομαστί.

---

adjecit: *ut Didymarcho in Co*; nempe in eo qui praecedit ſermone quod auctor nominatim aegros in illis adſcribat dictionibus, in quibus non audet rei de qua agit unum quippiam quod commune ſit univerſaliter pronunciare, eſt demonſtratum. Nunc autem verum dicere videtur de omnibus ita habentibus univerſaliter pronuncians, non tanquam dubius, ſed tanquam valde perſuaſus. Adjecit autem ſermoni valde phreniticae, tanquam ſimpliciter phreniticae dicere potuiſſet. Videtur autem mihi teſtimonium ſermoni adſcripſiſſe aegroti nomen, quod multos non idiotarum modo, verum etiam et medicorum in talibus falli contingat. Imo et de quodam aliquando quis mihi quaeſtionem movit ita deſipiente neque hunc pernicioſe habere neque prorſus phreniticum eſſe exiſtimans, et forſan huic qui prorrheticum hoc ſcripſit talis quaepiam dubitatio cum aliquo facta eſt, ideoque nominatim aegrum memoravit.

λδ'.

Αἱ ἐκ ῥίγεος νωθρότητες οὐ πάνυ παῤ ἑωϋτοῖσιν.

Οὐκ οἶδ' ὅπως ὃς ἔγραψε τοῦτο τὸ βιβλίον ἐν πολλαῖς ταῖς ῥήσεσιν ἀλλοκότῳ χρῆται τῇ λέξει, μεταβαίνων ἐνίοτε μὲν ἀπὸ τῶν παθῶν ἐπὶ τοὺς πάσχοντας ἀνθρώπους, ἐνίοτε δὲ ἀπὸ τῶν πασχόντων ἐπὶ τὰ πάθη. καὶ νῦν γοῦν προειπὼν, αἱ ἐκ ῥίγεος νωθρότητες, ἐπήνεγκεν, οὐ πάνυ παῤ ἑωϋτοῖσιν, καίτοι δυνάμενος εἰπεῖν οἱ ἐκ ῥίγεος νωθροὶ, οὐ πάνυ παῤ ἑωϋτοῖσιν. ὃ δ' οὖν λέγει τοιοῦτόν ἐστιν· ὅταν ἀκολουθήσει ῥίγει νωθρότης, οὐ πάνυ τὴν διάνοιαν οὗτοι ἀβλαβεῖς γίνονται, δηλοῦται γὰρ ἐκ τοῦ συμβάντος ἐψῦχθαι τὸ σῶμα μεγάλως. ἐμάθομεν δ' ὅτι ταῖς καθ' ὅλον τὸ σῶμα δυσκρασίαις ἕπεται πολλάκις ἡ τῆς διανοίας βλάβη, παθόντος ὁμοίως τῷ παντὶ σώματι τοῦ ἐγκεφάλου.

XXXIV.

Ex rigore torpores non valde apud ſeſe exiſtunt.

Haud ſcio cur libri hujus auctor orationibus in multis aliena utatur dictione; qui interdum ab affectibus ad affectos homines pertranſeat, interdum vero et ab affectis ipſis ad affectus. Praefatus igitur et nunc, ex rigore deſidiae, ſubintulit, non valde apud ſe exiſtunt, quum dicere potuiſſet, ex rigore deſides non ſibi admodum conſtant. Quod ergo inquit tale eſt: quum rigorem conſequetur deſidia ignaviaque, hi non admodum incolumi mente exiſtunt; nempe corpus vehementer refrigeratum ex eo, quod contingit oſtenditur. Conſtat autem quod totius corporis intemperiem magnam conſequitur mentis laeſio, affecto non ſecus quam totum corpus cerebro.

λε΄.

[723] *Οἱ περὶ ὀμφαλὸν πόνοι παλμώδεες ἔχουσι μέν τι καὶ γνώμης παράφορον. περὶ κρίσιν δὲ τουτέοισι πνεῦμα ἅλις ξὺν τόνῳ διέρχεται· καὶ οἱ κατὰ γαστροκνημίην πόνοι ἐν τούτοισι γνώμης παράφοροι.*

Τινὲς οὐ μόνον ἅλις, ὅπερ ἀθρόον σημαίνει, γράφουσιν, ἀλλὰ καὶ τὸ συχνὸν αὐτῷ προστιθέασιν, ἕτεροι δὲ τὸ γόνῳ διέρχεται, διὰ τοῦ γ γράφουσιν, οὐ διὰ τοῦ τ καὶ προστιθέασιν αὐτῷ εἴκελον, ὅλην τὴν λέξιν ποιοῦντες τοιάνδε, γόνῳ εἴκελον διέρχεται. ἔνιοι δὲ ἀντὶ τοῦ πνεῦμα φλέγμα γράφουσι. τὸν μὲν οὖν παλμὸν ἐδείξαμεν ὑπὸ φυσώδους πνεύματος γίνεσθαι, διὸ τοῦτο κατὰ μὲν τὸ διάφραγμα συστὰν παραβλάπτει τι καὶ τὴν γνώμην, ἐπειδὴ τοῖς νευρώδεσι μορίοις ἡ ἀρχὴ συμπάσχειν εἴωθεν. ὅταν δὲ κατ᾽ ἄλλο τι τῶν ἐνταῦθα μερῶν γένηται, τὰ μὲν τῆς γνώμης ἀβλαβῆ μένει, διέρχεται δ᾽ αὐτοῖς κριτικῶς φλέγμα συχνὸν κάτω

XXXV.

Dolores circa umbilicum palpitantes habent quidem aliquid mentis efferatum, fub judicationem vero his fpiritus cumulate cum vehementi contenfione prodit. Surae quoque dolores in his mentis alienationem fignificant.

Quidam non folum *ἅλις*, id eft *fatis*, quod *ἀθρόον*, id eft *fimul* totum univerfimque fignificat fcribunt; verum quoque et multum verbo *ἅλις* adjiciunt; alii *γόνῳ* per *γ* fcribunt et non per *τ τόνῳ*, adjiciuntque *γόνῳ* fimile, totam dictionem talem facientes, *γόνῳ εἴκελον διέρχεται*, id eft geniturae fimilis prodit; alii pro fpiritus *φλέγμα*, *pituita*, fcribunt. Palpitationem ergo flatuofo a fpiritu proficifci demonftravimus. Ideo fecundum feptum transverfum collectus laedit nonnihil et mentem, propterea quod nervofis partibus principium compati affuevit; quum vero aliam quandam earum quae inibi funt, partium occupaverit, mens quidem incolumis manet, fed critice his pi-

μετὰ τόνου, τουτέστι μετὰ προθυμίας ἰσχυρᾶς, ὁποία κατὰ τοὺς τεινεσμοὺς γίνεται. τοιαῦται δὲ τάσεις εἰώθασι συμβαίνειν ἐπὶ τοῖς παχέσι καὶ γλίσχροις χυμοῖς μόγις διερχομένοις εἰς τὰ εἴσω χωρία τῶν ἐντέρων· ἔν τισι δ', ὡς ἔφην, τῶν ἀντιγράφων οὐ διὰ τοῦ τ γέγραπται, τόνῳ διέρχεται τὸ κενούμενον, ἀλλὰ διὰ τοῦ γ γόνῳ εἴκελον, τουτέστι γόνῳ ὅμοιον. εἴτε δὲ κατὰ τὴν σύστασιν εἴτε κατὰ τὴν χρόαν εἴτ' ἄμφω βούλεται γόνῳ παραπλήσιον εἶναι τὸ κενούμενον, ἄδηλον ὑπάρχον ἐστίν. ὅ γε μὴν ὑπὸ Πραξαγόρου καλούμενος ὑαλώδης χυμὸς ὅμοιος ὢν ὑέλῳ κεχυμένῃ, τοιοῦτός ἐστιν, ὡς ὀδύνας μεγίστας τονώδεις παρέχειν, ὅταν διεξέρχηται τοὺς χιτῶνας τῶν ἐντέρων. ἔστι δὲ τῇ κράσει ψυχρότατος ἁπάντων τῶν κατὰ τὸ σῶμα γεννωμένων χυμῶν. ὅτι δ' ἐκ τῶν παχυτέρων χυμῶν τὸ φυσῶδες πνεῦμα τὴν γένεσιν ἴσχει, καὶ τοῦτ' ἔμπροσθεν ἤκουσας ἐν τοῖς περὶ τοῦ παλμοῦ λόγοις, οὐ μὴν οἵ γε κατὰ γαστροκνημίαν πόνοι παραφροσύνην ἐν τούτοις σημαίνουσι, διὸ κελεύουσιν ἡμᾶς οἱ βοηθοῦντες τῇ ῥήσει προσυπακοῦσαι καταπαυσάμενοι, τουτέστιν ἀλόγως ἐξαίφνης ἀφανισθέντες καὶ παρατί-

tuita multa cum tenſione, id eſt cum vehementi cupiditate, qualis in teneſmis fieri ſolet, deorſum agit. Tales tenſiones evenire conſueverunt ex craſſis lentiſque humoribus, vix ad internas inteſtinorum ſedes commeantibus. In exemplaribus quibusdam non eſt ſcriptum per *τ τόνῳ διέρχεται τὸ κενούμενον*, ſed per *γ γόνῳ εἴκελον*, *geniturae ſimile*; ſi vero vel ſubſtantia vel colore vel utroque velit geniturae ſimile eſſe quod vacuatur non conſtat nobis. Qui autem a Praxagora vitreus appellatur humor, quod vitro fuſo ſimilis ſit, ejusmodi eſt ut maximos tenſivos inferat dolores, quum per inteſtinorum meat tunicas; eſt autem temperamento omnium qui in corpore generantur humorum frigidiſſimus. Quod autem ex craſſioribus humoribus ſpiritus flatuoſus oriatur, id etiam antea audiviſti, quum de palpitatione ageremus. Non tamen qui ſuram infeſtant dolores, deſipientiam in ipſis indicant. Unde fit ut qui dictioni opem praeſtant ſubaudiri velint, absque ratione

θενται τὸν ἐγγεγραμμένον ἄῤῥωστον ἐν τῷ τρίτῳ τῶν ἐπιδημιῶν ἐν τῷ Δεάλκους κήπῳ κατακείμενον, ἐφ' οὗ προειπὼν ὁ Ἱπποκράτης, ὅτι γούνατα καὶ κνήμας ἐπωδύνως εἶχε λωφησάντων αὐτῶν, ἀκολουθῆσαι παραφροσύνην φησὶν εἴρηταί τέ μοι πρόσθεν, ὡς οὐ χρὴ διὰ τοιούτων ἀῤῥώστων παραθέσεως ἐξηγήσεις ποιεῖσθαι. πάντα γὰρ ἔσται πάντων σημεῖα κατὰ τοῦτον τὸν λόγον. ἀλλὰ καὶ τὸ τοὺς κατὰ γαστροκνημίαν πόνους γνώμης γενέσθαι παραφόρους, ἐπειδὰν ἀφανισθῶσιν, οὐ προκειμένου κατὰ τὴν ῥῆσιν τοῦ παύσασθαι τοὺς τοιούτους πόνους, ἀτοπωτάτην ἔχει τὴν ἐξήγησιν. οὕτω γὰρ ἔξεστι πᾶν ὅτι ἂν βουληθῶμεν εἰς τοὐναντίον ἕλκειν, ὥστε κἂν κεφαλαλγίαν εὕρωμέν που γεγραμμένην, οὐ τὴν οὖσαν, ἀλλὰ παυσαμένην ἀκούειν ἡμᾶς καὶ βῆχα καὶ δύσπνοιαν, κἂν ἦχον ὤτων κἂν ὁτιοῦν ἄλλο.

derepente occultati; citantque fcriptum in tertio epidemiorum aegrum, qui in Dealcis horto jacebat, in quo praefatus Hippocrates quod genibus et tibiis doluerit, fedatis ipfis confequutam ait defipientiam. Sed dixi antea expofitiones faciendas non effe per talium aegrorum citationem; omnia fiquidem omnium figna hac ratione erunt. Praeterea furae dolores mentis perturbationem indicaturos, quod fefe occultaverint, quum in oratione non fit appofitum ejusmodi ceffaffe dolores, abfurdiffimam habet enarrationem. Nam hoc pacto liceret quidquid vellemus, in contrarium trahere, ut fi et capitis dolorem fcriptum alicubi invenerimus non qui exiftit, fed qui placatus fit audire oporteat; tuffim item et fpirandi difficultatem, aurium etiam ftrepitum atque quodcunque aliud.

ΓΑΛΗΝΟΥ ΕΙΣ ΤΟ ΙΠΠΟΚΡΑΤΟΥΣ ΠΡΟΡΡΗΤΙΚΩΝ ΒΙΒΛΙΟΝ ΠΡΩΤΟΝ ΥΠΟΜΝΗΜΑ ΔΕΥΤΕΡΟΝ.

Ed. Chart. VIII. [724.] Ed. Baf. V. (181.)

λστ΄

[724] Ἢν ἐναιωρηθῇ τι τῷ οὔρῳ, τοῦ κατὰ τὸν μηρὸν ἀλγήματος ἀφανισθέντος παρακρουστικὸν καὶ οἷα περὶ ἤχους τοιαῦτα.

Ἔστι μὲν οὐκ ὀλίγον ἐν ὅλῳ τῷ βιβλίῳ τὸ ἀσαφές. τὸ δὲ τῆς διανοίας ἐφεξῆς ἴδωμεν. ἐὰν ἐναιωρηθῇ τι τῷ οὔρῳ τοῦ κατὰ τὸν μηρὸν ἀλγήματος, ὡς οἱ ἐξηγηταὶ λέγουσιν, ἀφανισθέντος, ἀσφαλέστερόν τε καὶ βεβαιότερον

GALENI IN HIPPOCRATIS PRAEDICTIONUM LIBRUM I. COMMENTARIUS II.

XXXVI.

Si quid in urina innatarit, diſſipato femoris dolore delirium portendit, et quae circa aurium ſonitus talia exiſtunt.

Multa quidem in libro toto carent perſpicuitate, ſed quem ſenſum habeant deinceps videamus. Si occultato, ut interpretes dicunt, coxarum dolore quippiam in urina ſublime petierit, nos ſecurius certiusque de futura deſi-

ἀποφαινόμεθα περὶ τῆς ἐσομένης παραφροσύνης. οὐ μὴν γ' ἀληθὲς ὃ λέγουσιν, ἐὰν ὡς καθόλου λέγηται. τὸ γὰρ λευκὸν καὶ λεῖον καὶ ὁμαλὸν ἐναιώρημα κάλλιστόν ἐστιν. οὔκουν ἁπλῶς χρὴ λέγειν, ἐὰν ἐναιωρηθῇ τι τῷ οὔρῳ, τοῦ κατὰ τὸν μηρὸν ἀλγήματος ἀφανισθέντος, ἔσεσθαι παραφροσύνην, ἀλλ' ἐὰν μοχθηρὸν ᾖ τὸ ἐναιώρημα, καὶ οὐδὲ τοῦτο αὔταρκες, ἀλλ' εἴ τι κἂν ἓν ἅμα τοῖς εἰρημένοις γενήσεται παρακρουστικὸν σημεῖον. ἐνδέχεται γὰρ τοῦ κατασκήπτοντος εἰς τὸν μηρὸν χυμοῦ παλινδρομήσαντος ἄλλο τι κατωτέρω τῆς κεφαλῆς μόριον ὑποδεξάμενον αὐτὸ μὲν παθεῖν, κωλῦσαι δὲ βλαβῆναι τὴν κεφαλήν· ἐὰν ἀφανισθῇ μὲν τὸ κατὰ τὸν μηρὸν ἄλγημα, ἐναιώρημα δὲ φανεῖται μηδὲν τῆς κεφαλῆς πασχούσης· ὅτι ἐστὶν οὖρον ἄμεμπτον, μὴ ἔχον ἐναιώρημα. μόνον γὰρ ἕν ἐστιν ἄμεμπτον, ὅπερ ἂν ᾖ, κατὰ μὲν τὴν χρόαν ὕπωχρον μετρίως, κατὰ δὲ τὴν σύστασιν σύμμετρον, ἐν τῷ μεταξὺ δηλονότι τοῦ τε παχέος οὔρου καὶ λεπτοῦ. ἐγὼ μὲν οὖν ἀεὶ προσδιορίζομαι τὰ κατὰ τὸ βιβλίον ἀδιορίστως εἰρημένα. καὶ διὰ τοῦτο μέλ-

pientia pronunciabimus. Non tamen verum eft quod dicunt, fi tanquam univerfale proferatur; nempe enaeorema optimum eft tum album tum laeve tum aequale. Non eft igitur fimpliciter dicendum futuram effe defipientiam, fi quippiam in urina fublime petierit, occultato coxarum dolore, fed fi enaeorema pravum fuerit. Neque hoc fatisfacit, fed fi aliquod et unum delirii fignum fimul cum dictis apparuerit. Nam fieri poteft ut fi delapfus in coxam humor recurrerit, pars quaedam alia capite inferior eo recepto ipfa quidem afficiatur, caput vero laedi inhibeat, fi coxae dolor apparere defierit atque enaeorema comparuerit capite nihil patiente; quoniam eft urina inculpata quae enaeorema non habet. Sola quidem una eft inculpata, quae colore quidem fubflavo mediocriter fuerit et fubftantia moderata, quae fcilicet tum craffae tum tenuis urinae medium obtinet. Ego fane quae in libro indiftincte prolata funt atque ob id legentes offenfura per-

λοντα βλάψαι τοὺς ἀναγινώσκοντας αὐτά. τοῖς δ' ἐξηγηταῖς ἀδιόριστος ἡ διδασκαλία γιγνομένη βλάπτει μᾶλλον ἢ ὠφελεῖ τοὺς νέους. ἀρετὴν γὰρ ἐξηγήσεως νομίζουσιν εἶναι συναγορεύειν τοῖς γεγραμμένοις ἐξ ἅπαν- (182) τος τρόπου, κἂν προφανῶς ὑπάρχῃ ψευδῆ. ὅπου δὲ καὶ τοῦτο πράττουσιν ἑτοίμως ἐπὶ τῶν προφανῶν, πολὺ δήπου μᾶλλον ἐπὶ τῶν ἀφανῶν οὐδὲν αὐτοῖς μέλει τῆς ἀληθείας. τὸ δὲ ἐπὶ τῷ τέλει τῆς ῥήσεως εἰρημένον, [725] τὸ καὶ οἷα περὶ ἤχους τοιαῦτα, καλὸν ἦν αὐτὸ καθ' ἑαυτὸ γεγράφθαι χωρὶς τῆς τῶν οὔρων ἐπισκέψεως, ἵν' ὁ λόγος ᾖ μερικὸς, ὃν μικρὸν ἔμπροσθεν εἶπον ἐγὼ καθόλου. τὰ γὰρ κατὰ μηρὸν ἀλγήματα παλινδρομήσαντος τοῦ ποιήσαντος αὐτὰ χυμοῦ δύναταί ποτε παραφροσύνην ἐνεγκεῖν, ἐπὶ τὴν κεφαλὴν ἀφικνουμένου τοῦ χυμοῦ. σημεῖον οὖν ἔσται τῆς ἐπὶ τὴν κεφαλὴν ἀνόδου τὰ ἐν αὐτῇ συμπτώματα, ὧν εἰσι καὶ οἱ ἦχοι. γράφουσι δ' ἔνιοι καὶ ὅσα περὶ κύστιν τοιαῦτα καί φασι δηλοῦν τὴν λέξιν οὐ μόνον ἐναιωρήματα σκοπεῖσθαι τῶν οὔρων, ὡς παρακρουστικὸν σημεῖον, ἀλλὰ καὶ εἴ

petuo diſtinguo; nam quae indiſtincta eſt expoſitoribus doctrina, novitios ea laedit magis quam juvat. Virtutem ſiquidem expoſitionis exiſtimant eſſe, ſi ſcripta omni ope omnique pacto, etiam ſi conſpicue falſa fuerint, defendant. Quod ubi in manifeſtis conſpicuisque ſtudioſe faciant, multo utique magis in obſcuris abſconditisque nihil ipſis curae eſt veritatis. Quod in fine dictionis dictum eſt et quae circa aurium ſonitus talia exiſtunt, bene per ſe ſcriptum fuiſſe ſine urinarum conſideratione, ut ſermo particularis eſſet quem paulo ante univerſalem dixi; nempe dolores coxae, ſi qui eos fecit humor recurrerit, poſſunt aliquando deſipientiam inferre, ſi ad caput humor pervenerit. Adſcenſus igitur humoris ad caput ſignum erunt ea quae in eo apparent ſymptomata; quo e numero habentur et ſonitus. Scribunt autem nonnulli et quae in veſica talia; ajunt ſiquidem orationem hanc oſtendere non ſolum conſideranda eſſe urinarum enaeoremata tanquam delirii ſignum, verum quoque et ſi aliud quippiam tale

τι ἄλλο τοιοῦτον φαίνοιτο τῶν ἐκ τῆς κύστεως ἀποκρινομένων, ὥσπερ οὐ δυνηθέντες ἄνευ τούτου εἰπεῖν ὃ ὁ συγγραφεὺς ἠβουλήθη κατὰ τόνδε τὸν τρόπον ἑρμηνεῦσαι· ἄλλως τε καὶ ἢν οὖρον ἐναιωρηθῇ καὶ ὅσα ἄλλα κατ' αὐτὸ γίγνεται παρακρουστικὰ σημεῖα. πάλιν κἀνταῦθα τοὺς νέους ἀναμνῆσαι ἀναγκαῖον μηδὲν τῶν ἐν οὔροις σημείων γίγνεσθαι παρακρουστικόν. ἐνδείκνυται γὰρ ταῦτα διάθεσιν μορίων ἥπατος καὶ νεφρῶν καὶ κύστεως καὶ τῶν τὸ αἷμα περιεχόντων ἀγγείων, ῥώμην τε καὶ ἀῤῥωστίαν τῆς τοὺς χυμοὺς γεννώσης δυνάμεως. τῶν δὲ κατὰ τὸν ἐγκέφαλον παθῶν ἄλλα συμπτώματά ἐστι καὶ σημεῖα, περὶ ὧν ἔμπροσθεν ἤκουσας.

λζ'.

Ἐπὶ κοιλίῃ ὑγρῇ, κοπώδει, κεφαλαλγικῷ, διψώδει, ἀγρύπνῳ, ἀσαφεῖ, ἀδυνάτῳ, οἷσι τὰ τοιαῦτα, ἐλπὶς ἐκστῆναι.

videatur ex his quae ex vefica excernuntur, tanquam citra hoc affirmare, quod fcriptor enunciare hoc pacto voluerit nequeuntes. *Praefertimque fi urina enaeorema habuerit et quaecunque alia in ea fiunt defipientiae figna.* Rurfus et in praefentia memoria tenere tirones ipfos oportet, nullum in urinis effe fignum quod delirium portendat. Nempe hae partium hepatis renumque et veficae affectionem indicant, vaforumque fanguinem continentium et facultatis fuccos generantis tum robur tum imbecillitatem; affectionum vero cerebri alia funt tum fymptomata tum figna, de quibus antea audivifti.

XXXVII.

In alvo liquida laffitudine laboranti, caput dolenti, fiticulofo, vigilanti, obfcure loquenti, impotenti; quibus talia funt, mentis emotio metuenda eft.

Ἡ μὲν ὑγρὰ κοιλία, λέγοιτο δ' ἂν οὕτως ἐφ' ἧς ὑγρὰ διαχωρεῖται, καὶ ἡ κοπώδης αἴσθησις, ἡ αὐτῷ τῷ κάμνοντι δηλονότι γιγνομένη, νοσώδη μέν ἐστι συμπτώματα, παρακρουστικὰ δὲ οὐκ ἔστιν, εἴ τι μεμνήμεθα τῶν ἔμπροσθεν εἰρημένων, ἔνθα διῆλθον ὅπως χρὴ γνωρίζειν τὰ δηλωτικὰ τῶν νοσημάτων ἑκάστου σημεῖα καὶ τἄλλα πάντα τὰ κατὰ τὸ σῶμα τοῦ νοσοῦντος φαινόμενα. τινὰ μὲν ἕνεκα τοῦ τὰς ἐν ἑκάστῳ νοσήματι διαφορὰς ἀπ' ἀλλήλων χωρίσαι, τινὰ δὲ χάριν τοῦ γνῶναι τὸ ἦθος ἑκάστου τῶν παθῶν ἢ τὴν ἐσομένην κρίσιν, ὁποία τέ τις ἔσοιτο καὶ ὁπότε· τήν γε μὴν διδασκαλίαν ἑκάστου τῶν συμπτωμάτων τε καὶ σημείων ἐδείκνυον οὕτω χρῆναι ποιεῖσθαι, καθάπερ ὁ Ἱπποκράτης ἐν τῷ προγνωστικῷ πεποίηκεν, ἑνὸς ἑκάστου κατὰ μόνας ἐκδιδάσκων τὴν δύναμιν ἢ πάλιν ἅμα πλειόνων ὁμοειδῶν, ὥσπερ καὶ νῦν ὁ ταῦτα γράψας ἐμνημόνευσε κεφαλαλγικῶν, ἀγρύπνων, ἀσαφῶν. ἐὰν μὲν γὰρ ἀσαφεῖς ἀκούσωμεν εἰρῆσθαι τοὺς διαλεγομένους ἀσαφῶς ἤτοι διὰ τὴν τῶν διαλεκτικῶν ὀργάνων βλάβην, ἣν ἐκ τῆς τῶν νεύρων κακώσεως

Liquida alvus, ita autem appelletur in qua liquida dejiciantur, et laſſitudinis ſenſus, qui ſcilicet aegro fit, morboſa quidem ſunt ſymptomata; ſed delirium non portendunt, ſi quae ante dicta ſunt memoria non exciderint; ubi quonam pacto ſingulorum morborum ſigna atque alia omnia, quae in aegri corpore appareant, cognoſcere oporteat percurrimus. Quaedam enim ſunt, ut morborum ſingulorum differentiae inter ſe ſeparentur; alia vero ut ſingularum affectionum mores cognoſcantur vel futura cognoſcatur criſis, qualiſnam futura ſit et quando. De ſingulis porro tum ſymptomatis tum ſignis ita docendum eſſe oſtendimus, quomodo Hippocrates in prognoſtico fecit, ſingulorum vires per ſe edocens aut cum pluribus ejusdem generis; quo modo libri hujus auctor capite dolentes commemoravit vigileſque et obſcuros. Nam ſi obſcuros dici intellexerimus eos qui obſcure loquuntur, propter vocalium organorum offenſam, quam ex nervorum vitio con-

ἔσχον ἢ διὰ τὴν τῆς διανοίας αὐτῆς, εἴη ἂν ὁμοειδῆ τὰ τρία σημεῖα, κεφαλαλγία μὲν ἄντικρυς δηλοῦσα τὸν πεπονθότα τόπον, ἀγρυπνία δὲ τῷ γινώσκοντι κατὰ διαφερούσας ἐγκεφάλου διαθέσεις ἐγρήγορσίν τε καὶ ὕπνον ἀγρυπνίαν τε καὶ κῶμα γιγνόμενα. περὶ δὲ τῆς ἀσαφείας ἀρτίως εἶπον, ὅπως ἀκουόντων ἐστὶ παρακρουστική. ταῦτα μὲν οὖν ἐκ τοῦ γένους ἢ εἴδους, ἢ ὅπως ἂν ἐθέλῃ ὀνομάζειν, τῶν φρενιτικῶν ἐστι σημείων. ἐπεὶ δὲ ξηρὸν μάλιστα τὸ φρενιτικὸν πάθος ὁρῶμεν ὑπάρχον, ὅσα συμπτώ- [726] ματα ξηρότητος ἐν τοῖς πλησίον τῆς κεφαλῆς ὀργάνοις ἐστὶν ἢ καθ' ὀντιναοῦν αὐτῇ τρόπον κοινωνοῦσι, καὶ ταῦτα συνενδείκνυται τὴν μέλλουσαν ἔσεσθαι παραφροσύνην, ὧν σημείων κατὰ τὴν ἐν τῇ προκειμένῃ ῥήσει νόσον εἴρηται τὸ διψῶδες, τὸ κοπῶδες, διὰ τὸ πολλαχῶς γίγνεσθαι τὸν κόπον, ὡς ἐν τοῖς ὑγιεινοῖς δέδεικται, σαφὲς ἡμῖν οὐδὲν ἄλλο δηλοῖ. τοῦ μὲν οὖν ἑλκώδη τὴν αἴσθησιν ἔχοντος κόπου, διὰ χυμοὺς δακνώδεις τε καὶ δριμεῖς γινομένου, τοῦ δὲ τονώδη διὰ πλῆ-

traxerunt vel propter mentis laefionem, tria ejusdem generis erunt figna. Dolor quidem capitis fere locum affectum demonftrabit; vigilia vero quae in diverfis cerebri affectionibus fiunt, vigiliam fomnumque et vigilias comaque cognofcenti oftendet. De afaphia, quam obfcuritatem diximus, quo fenfu intelligentibus delirium portendat nuper egi. Haec igitur vel genere vel fpecie vel quovis modo quis appellare voluerit, inter phrenitica connumerantur figna. At quoniam phreniticam affectionem maxime ficcam cernimus, quaecunque ficcitatis fymptomata in vicinis capiti inftrumentis aut quamcunque cum eo habeant focietatem exiftunt, ea quoque et futuram defipientiam coindicant. Quo fignorum in genere in praefentis dictionis morbo dictum eft fitis. Laffitudo autem quod multis modis fiat, ut in commentariis de tuenda valetudine demonftratum eft, nihil aliud nobis manifefti indicat. Quum enim laffitudo, quae ulcerofum fenfum habet ob mordaces acrefque humores fiat; quae tenfivum ob copiam quae

θος, τοῦ δὲ φλεγμονώδη δι' ἄμφω. εἰ μὲν ἑλκώδης ἢ φλεγμονώδης ὁ κόπος εἴη, συντελέσει τι πρὸς τὴν ἐλπίδα τῆς γενέσεως τοῦ παρακοπτικοῦ πάθους, εἰ δὲ τονώδης, οὐδέν. οὕτω δὲ καὶ ἡ ὑγρὰ κοιλία χολῆς μὲν ξανθῆς ἀκράτου κενουμένης ἢ καὶ τὸν ἐκ συντήξεων συνενδείξεταί τι περὶ τῆς τοῦ φρενιτικοῦ πάθους γενέσεως, καὶ μᾶλλον ἐὰν ἀφρώδη τὰ διαχωρήματα γίνηται. μὴ προστεθείσης δ' ἐν τῷ λόγῳ τῆς ποιότητος τῶν ἐκκρινομένων, ἀλλ' ἁπλῶς ὑγρᾶς κοιλίας ῥηθείσης, οὐδὲν ἂν ἔχοιμεν ἐξ αὐτῆς λαβεῖν εἰς πρόγνωσιν τοῦ τοιούτου νοσήματος. ὡς γὰρ εἴρηται καὶ πρόσθεν ἐπὶ τοῖς ἰδίοις τοῦ πάθους σημείοις ὅσα τοῦ γένους ἐν ᾧ τὸ πάθος ἐστὶ δηλωτικὰ ἐνδείξεταί τι. πρῶτον μὲν γὰρ οὐ τοῦ πάθους αὐτοῦ δηλωτικὰ τὰ τοιαῦτά ἐστιν, ἀλλὰ τοῦ γένους ἐν ᾧ περιέχεται τὸ πάθος, ὅ ἐστι θερμὸν καὶ ξηρόν. ἐπεὶ δὲ ἕκαστον γένος ᾠκείωται τοῖς εἴδεσι, χρήσιμον εἰς τὴν τῶν εἰδῶν γίνεται πρόγνωσιν, ὅταν τῶν ἰδίων τοῦ γένους σημείων φαίνηταί τινα. τὸ δὲ ἀδυνάτῳ προσκείμενον ἐν τῇ συνδρομῇ τῶν εἰρημένων σημείων οὐδὲν

phlegmonofum ob utrumque; fi fane ea vel ulcerofa vel phlegmonofa fuerit, ad fpem defipientiae generandae quippiam conferet; fi tenfiva nihil. Sic et alvus liquida bile quidem flava fincera exeunte vel et ex colliquamentis, de generatione phreniticae affectionis quippiam coindicabit; magisque fi fpumofae fuerint dejectiones. Quum vero non adjecta fit in dictione exeuntium qualitas, fed dicta fimpliciter alvus liquida, nihil ad morbi hujus praenotionem ex ea affumere valebimus. Nempe ut antea dictum eft poft propria affectionis figna, quaecunque generis in quo affectio eft indicatoria exiftunt, ea quippiam indicabunt. Primum fiquidem non affectionis ipfius indicatoria talia exiftunt, fed generis in quo affectio continetur, quae calida et ficca eft. Quoniam vero unumquodque genus fpeciebus familiare eft, ad praecognitionem fpecierum conferet, fi fignorum generis propriorum quaedam apparuerint. Verbum autem impotentia in dictorum fignorum

ὅλως εἰς τὴν τοῦ παρακοπτικοῦ πάθους πρόγνωσιν συντελεῖ, καθάπερ οὐδ' εἰς τὴν τοῦ μεγέθους αὐτοῦ γνῶσιν. εἰπὼν γὰρ ἐλπὶς ἐκστῆναι, παρακοπτικὸν μὲν ἐδήλωσεν ἔσεσθαι πάθος, οὐ μὴν δὲ μικρὸν ἢ μέγα τοῦτο. πόθεν οὖν ἔλαβεν αὐτοῦ τὸ μέγεθος; οὔτε γὰρ ἰώδης ἔμετος οὔτε μέλας οὔτ' οὖρον οὔτε διαχώρημα τοιοῦτον φαίνεται γεγονὸς, ὥσπερ οὐδὲ τῶν ἄλλων, ὅσα προείρηκεν αὐτὸς ἐκστάσεως σημεῖα. οὐ τοίνυν τὴν εἰρημένην ἄρτι συνδρομὴν ἐλπίζομεν εἰς φρενῖτιν τελευτῆσαι, καὶ κινδυνώδη φρενῖτιν, ἐπειδὴ προσέθηκεν ἀδυνάτῳ, τοιαύτην δ' ἕπεσθαι φρενῖτιν, ὡς ἐκστῆναι, μήτ' αὐτὸς προσδοκήσεις μήτ' ἄλλῳ προειπεῖν τολμήσεις. ἐνδέχεται γὰρ ποτὲ μὲν γενέσθαι καὶ τοιαύτην, ἀλλ' οὐκ ἐκ τῶν σπανίων σημείων ἡ πρόγνωσις· ἀλλ' ἐκ τῶν ἤτοι διηνεκῶν ἢ πλειστάκις ἀληθευόντων γίνεται. βουλόμεθα γὰρ ἐν ταῖς προῤῥήσεσι μάλιστα μὲν, εἰ οἷόν τε, διὰ παντὸς ἐπιτυγχάνειν, ὡς ἐάν γέ τις ὀκτάκις ἀποτυχὼν, ἐπι-

concurfione adjectum, nihil prorfus ad affectionis delirii praecognitionem affert auxilii, ficuti neque ad magnitudinis ipfius cognitionem. Nempe, inquiens, ut hi mente moveantur fpes eft, delirii quidem affectionem fore oftendit, non tamen hanc vel parvam vel magnam. Unde igitur magnitudinem ipfius accepit? Neque enim aeruginofus neque niger vomitus factus videtur, non urina non dejectio talis, ficuti neque alia quae ecftafeos, id eft commotionis mentis, figna prius recenfuit. Non igitur dictam nuper fyndromen in phrenitin finituram fperamus et periculofam phrenitin, propterea quod verbum impotentia adjecit; talem autem fequi phrenitin ut mente moveatur, neque ipfe fperabis neque alteri praedicere audebis. Talis fiquidem fieri quandoque poteft; fed praenotio non ex his quae raro contingunt fignis fit, fed ex his quae continua funt vel maxima ex parte veritatem habent. Volumus fiquidem in praedictionibus ipfis perpetuo, fi fieri poffit, voti compotes effe, ita ut fi quis octies animi fententia fruftretur, bis vero ei fuccedat ex voto, is quam

τύχη δὶς, ἰδιώτου φαυλότερός ἐστι. δύναται γοῦν ἰδιώτης ἐπὶ τῶν νοσούντων ἀποφαινόμενος ἀεὶ τὸ ἐπελθὸν, ἐὰν ἐπιτύχῃ πλεονάκις, ἀληθεύειν ἢ ψεύδεσθαι.

λη'.

Οἱ ἐφιδροῦντες καὶ μάλιστα κεφαλὴν ἐν ὀξέσιν ὑποδύσφοροι, κακὸν, ἄλλως τε καὶ ἐπ' οὔροισι μέλασι, καὶ τὸ θολερὸν ἐπὶ τουτέοισι πνεῦμα κακόν.

Καὶ χωρὶς μὲν τῶν ἄλλων ὀλέθριόν ἐστι τὸ μέλαν οὖρον. εἰ δὲ κἀκεῖνα προστεθῇ, συνεπαυξήσει τὸ πλεῖστον τῆς προγνώσεως. τὸ δὲ θολερὸν πνεῦμα τί ποτε δηλοῖ τῶν ἀσαφῶν ἐστι, καὶ μάλιστα ὅτι μήτ' ἐν τῷ προγνωστικῷ [127] μήτ' ἐν (183) ἀφορισμοῖς μήτε ἐν ἄλλῳ τινὶ τῶν γνησίων ὁ Ἱπποκράτης συγγραμμάτων εἴρηκε πνεῦμα θολερὸν, ὥσπερ, οὖρον. ἀλλὰ τὸ μὲν οὖρον ὁποῖόν ἐστι τὸ θολερὸν ἡμεῖς τε νοοῦμεν ἀκούοντες ἑκάστοτε τῶν ἀνθρώπων λεγόντων θολερὸν ὕδωρ καὶ ὁ Ἱπποκράτης ἐδίδαξεν

idiota abjectior et contemptibilior ſit. Poteſt ſiquidem idiota de aegris pronuncians ſemper quod evenit, ſi ſaepius aſſequatur quod velit, vera loqui vel falſa.

XXXVIII.

Exſudantes ac potiſſimum circa caput in acutis ſubmoleſte ferentes malum, tum alias tum in urinis nigris; turbidus quoque et in his ſpiritus malum.

Pernicioſa quidem et absque aliis eſt nigra urina, verum ſi et illa adjecta fuerint, praecognitionem valde augebunt. Sed quidnam indicet turbidus ſpiritus inter obſcura collocare oportet; et potiſſimum quod neque in prognoſtico neque in aphoriſmis neque in legitimo alio libro ſpiritum turbidum dixerit, quemadmodum urinam. Sed quaenam urina ſit turbida non nos modo ex iis, qui turbidas aquas perpetuo dicunt intelligimus, verum quoque et Hippocrates ipſe docuit, quum inquit, tanquam

αὐτὸ εἰπὼν, οἷον εἰ τὴν ὑπόστασιν ἀναταράξειας. εἰκάζει δὲ αὐτὸ καὶ τοῖς τῶν ὑποζυγίων. οὐ μὴν ὁποῖον δή τι τὸ θολερὸν πνεῦμα χρὴ νοῆσαι δῆλόν ἐστιν, ἐπεὶ μηδεὶς λέγει ὥσπερ ὕδωρ θολερὸν οὕτω καὶ ἀέρα, πλὴν εἴ τις ἀτμοῦ μεστὸν ἀκούσειεν, ὥσπερ καὶ ἤκουσάν τινες τῶν ἐξηγησαμένων τὴν προκειμένην ῥῆσιν, καὶ λέγουσί γε ὥσπερ ἐκτὸς ἀποχεόμενον ἱδρῶτα κατὰ τὰς συγκοπὰς ὁρῶμεν, οὕτως ἔσω τὴν ῥύσιν τῶν ὑγρῶν ἐπὶ τῶν ἔσω διαφορουμένων ἀῤῥώστων γίγνεσθαι, καὶ διὰ τοῦτο πάμπολυν ἀτμὸν ἐκπέμπεσθαι διὰ τῆς ἐκπνοῆς καὶ τοῦτ' εἶναι τὸ θολερὸν πνεῦμα. εἰ δ', ὡς ἔνιοι τὴν πρώτην συλλαβὴν, οὐ διὰ τοῦ ο γράφουσι θολερὸν, ἀλλὰ διὰ τοῦ α θαλερὸν, οὐκέτι τεκμήρασθαι ποῖόν τι τὸ θαλερὸν πνεῦμά ἐστι. πρόσωπον μὲν γὰρ θαλερὸν, ὥσπερ εἴρηται, τάχ' ἄν τις ἤκουσε τὸ οἷον εὐεκτικὸν καὶ εὔχρουν. πνεῦμα δὲ θαλερὸν οὐκ ἔστι νοῆσαι τί σημαίνει, πλὴν εἰ τὸ σφόδρα μέγα βούλεται δηλοῦν. ἡ γὰρ τῶν ὀνομάτων ἀλλόκοτος χρῆσις ἀφορμὴν παρέχει τοῖς βουλομένοις νοεῖν, ὡς ἂν ἐπέλθοι. τοιγαροῦν καὶ διὰ

ſedimentum returbaveris, aſſimilat quoque et eam jumentorum urinis; non tamen quid per ſpiritum turbidum intelligere oporteat liquet; quoniam nullus dicat ut aquam turbidam ita et aërem turbidum; niſi quis vapore plenum intellexerit, quomodo expoſitores quidam hujus orationis intellexerunt. Quo etenim pacto ſudorem in ſyncope foras effundi conſpicimus, ita effluvium humiditatum in iis qui intus divaporantur, aegris internum fieri dicunt; atque ob id per exſpirationem vaporem effundi perquam multum, idque turbidum ſcriptum eſſe. Si vero, ut nonnulli, primam ſyllabam non per *ο θολερὸν*, ſed per *α θαλερὸν* ſcripſeris, non amplius qualisnam ſit ſpiritus *θαλερὸς* conjectura eſt colligendum. Faciem enim *θαλερὰν* forſan quis intellexit veluti bene habitam et bene coloratam; ſed quidnam ſignificet ſpiritus *θαλερὸς*, noſſe non eſt, niſi vehementer magnum indicare voluerit. Nominum ſiquidem alienus uſus cauſam praebet iis qui volunt, quoquo pacto evenerit, intelligendi. Proinde quidam per *ο*

τοῦ ο γεγραμμένον θολερὸν τὸ δυσῶδες ἤκουσαν ἔνιοι, καθάπερ ἄλλοι τὸ βραγχῶδες, ἄλλοι δ' αὖ τὸ τεταραγμένον, ὡς δύσπνοιαν ὑπ' αὐτοῦ δηλοῦσθαι, καθάπερ κἂν εἰ οὕτως εἶπε, καὶ δύσπνοια δὲ ἐπὶ τούτοις κακόν. οὐ μὴν ἔοικεν ὁ συγγραφεὺς ἁπλῶς δύνασθαι δηλῶσαι δύσπνοιαν, ἀλλά τινα μίαν ἐν αὐτῇ διαφοράν. εἴτε γὰρ διὰ τοῦ α θαλερὸν εἴτε διὰ τοῦ ο θολερὸν εἴη γεγραμμένον, ἐμφαίνεται τῇ προσηγορίᾳ δηλῶσαι βουλόμενος ἓν εἶδος δυσπνοίας, οὐχ ἁπλῶς πᾶσαν δύσπνοιαν.

λθ'.

Αἱ παρὰ λόγον κενεαγγικὸν ἀδυναμίαι, οὐκ ἐούσης κενεαγγείης, κακόν.

Οὔτε τὸ λεγόμενον ἀσαφὲς οὔτε τὴν αἰτίαν αὐτοῦ χαλεπὸν εὑρεῖν. αὐτὸ μὲν γὰρ τὸ λεγόμενον ἔστι τοιοῦτον· τοὺς ἀδυνάτους καὶ ἀῤῥώστους κατὰ τὰς ἐνεργείας ὁμοίως

ſcriptum θολερὸν, grave olentem intellexerunt ut alii raucum; alii rurſus turbatum ut difficultatem ſpirandi ab eo ſignificari velint, veluti ac ſi ita dixiſſet: *ſpirandi quoque difficultas in his mala.* Neque tamen libri hujus auctor poſſe ſimpliciter ſpirandi difficultatem indicare videtur, ſed unam quandam ejus differentiam; ſive enim per α θαλερὸν, ſive per ο θολερὸν ſcriptum ſit, videtur ea appellatione ſpeciem unam difficultatis ſpirandi, non ſimpliciter difficultatem ſpirandi omnem indicare voluiſſe.

XXXIX.

Praeter vacuationis vaſorum rationem impotentiae, non exiſtente vaſorum vacuatione, malum.

Quod dicitur neque obſcurum eſt neque ipſius cauſa inventu eſt difficilis; nempe quod dicitur tale eſt: invalidos imbecillosque in actionibus ſicuti plurimum vacuatos

τοῖς ἐπὶ πολὺ κεκενωμένοις, ἐν κινδύνῳ καθεστάναι νόμιζε, μηδεμιᾶς αὐτῆς γεγενημένης ἀξιολόγου κενώσεως. ἡ δὲ κατὰ τὴν δύναμιν ἀῤῥωστία, ὅταν ἐπὶ μηδεμιᾷ φανερᾷ κενώσει γένηται, πλῆθος ἐνδείκνυται βαρῦνον ἢ δυσκρασίαν μιᾶς τῶν ἀρχῶν. τριῶν δὲ οὐσῶν, ὡς ἔμαθες, τῶν ἀρχῶν τῆς μὲν τῶν προαιρετικῶν ἐνεργειῶν ἐγκεφάλου· τῆς δὲ τῶν ζωτικῶν ὀνομαζομένων καρδίας· τῆς δὲ περὶ τὴν τροφὴν, ἃς δὴ καὶ φυσικὰς ὀνομάζουσιν ἥπατος. ἡ τῆς φυσικῆς δυνάμεως καὶ ζωτικῆς ἀῤῥωστία χειρίστη τέ ἐστι καὶ διὰ ταχέων ἀναιρεῖ. συγκαταλύεται γὰρ αὐτῇ καὶ ἡ κατὰ τὸν ἐγκέφαλον εὐθέως. ἐκείνης μέντοι πασχούσης οὐκ εὐθέως ἡ καρδία βλάπτεται. μεμάθηκας δὲ περὶ τῶν τοιούτων ἁπάντων ἐν πολλαῖς τῶν ἡμετέρων πραγματειῶν.

μ'.

[728] *Κοιλίαι ἀπολελαμμέναι, σμικρὰ δὲ μέλανα σπυραθώδεα πρὸς ἀνάγκην χαλῶσαι, μυκτὴρ ἐπὶ τουτέοισι ῥηγνύμενος, κακόν.*

---

in periculo eſſe exiſtima, ſi nulla in ipſis facta fuerit inſignis vacuatio. Nam ſi facultas ſine ulla manifeſta vacuatione imbecilla fuerit, gravantem oſtendit copiam vel unius principiorum intemperiem. Quum vero tria ſint, ut didiciſti, principia, cerebrum quidem functionum earum quae ex voluntate oriuntur; cor vitalium appellatarum; jecur vero earum quae alimoniae inſerviunt, quas et naturales vocant; naturalis facultatis vitaliſque imbecillitas deterrima eſt et cito hominem tollit; nempe et una cum ea quae a cerebro eſt confeſtim exſolvitur; quae ſi afficiatur, non protinus cor ipſum laeditur. Sed de hujusmodi cunctis in multis noſtris lucubrationibus didiciſti.

XL.

Alvi interceptae ſed parva, nigra, caprinis ſtercoribus ſimilia ad neceſſitatem dejicientes; naſus in his ſanguinem fundens malum.

Σπυράθους ὀνομάζουσι τὰ τῶν αἰγῶν διαχωρήματα. ξηρὰ δέ ἐστι ταῦτα καὶ περιφερῆ κατὰ περιγραφὴν ἰδίαν ἕκαστον ἐκκρινόμενον. ὅταν οὖν τις ὁμοίως ξηρὰ καὶ περιγεγραμμένα διαχωρήσει, σπυραθώδη καλεῖται καὶ γίνεται τοιαῦτα διά τε τὸ χρόνῳ πλείονι κατεσχῆσθαι καὶ διὰ θερμασίας πυρώδους πλῆθος. ἐὰν οὖν πρὸς τῷ τοιαῦτα εἶναι καὶ μέλανα γίνηται, καυσώδη διάθεσιν ἐνδείκνυται περὶ τὰ μέσα τοῦ σώματος εἶναι καὶ διὰ τοῦτ' ἔστι κακά. πρόσκειται δὲ τῷ λόγῳ τὸ, μυκτὴρ ἐπὶ τούτοις ῥηγνύμενος κακὸν, ὥσπερ ἐν ἄλλαις πολλαῖς ῥήσεσι, τὸ κοινὸν πολλῶν ὡς ἴδιον γράφοντος αὐτοῦ, διὰ τὸ μὴ δύνασθαι περιλαβεῖν, ἑνὶ λόγῳ καθόλου τὴν διδασκαλίαν. ἔστι δὲ τὸ κοινὸν ἐν αὐτοῖς τοιοῦτον, χολῆς πολλὴν κένωσιν, ὡς κλόνον σφοδρὸν κρισίμως ἐπὶ πολλῶν γινόμενον νοσημάτων, οὐ φέρουσιν οἱ καταξηρανθέντες οὔτε ῥῖγος οὔτε γαστρὸς ἔκκρισιν οὔτε ἱδρῶτας οὔτε παρωτίδας μεγάλας ἤ τι τῶν ἄλλων ἀποσκημμάτων. οὕτω γάρ τοι τὰς ἐν τοῖς τῶν ἐπιδημιῶν μεμ-

Σπυράθους vocant caprarum dejectiones; funt autem hae ficcae atque id quod excernitur, propria circumfcriptione rotundum circumductumque exiftit. Quum igitur quis hoc pacto ficca et circumducta dejecerit in fpiras voluta appellantur; fiuntque talia et quod plufculo tempore retineantur et propter copiam igneae caliditatis. Si igitur praeterquam quod talia exiftant, nigra quoque fuerint, flagrantem ardentemque circa medium corporis affectionem effe declarant; atque ob id mala exiftunt. Sermoni adjectum eft *et per nares eruptio fiat malum;* veluti in aliis multis dictionibus fcribente quod multorum commune eft tanquam proprium auctore; quod fermone uno univerfali doctrinam comprehendere non poffit. Eft autem commune in ipfis tale. Bilis vacuationem multam tanquam quaffationem vehementem atque multis in morbis commode factam non fuftinent praeficcati neque rigorem neque alvi excretionem neque fudores neque parotidas infignes vel quempiam decubitum alium. Ita enim

φόμεθα γενομένας ἀποστάσεις ἢ μείους, ὡς ἔφην, ὡς μηδὲν ὠφελεῖν, ἢ μείζους ὡς μὴ δύνασθαι φέρειν. οὕτως οὖν καὶ τὰς αἱμοῤῥαγίας οὐ φέρουσιν οἱ προεξηραμμένοι. τοιαύτη δέ ἐστιν ἡ προειρημένη διάθεσις, οὐδ᾽ ἐνὶ κατ᾽ ἀρχὴν τῆς νόσου σπυραθωδῶν διαχωρημάτων ἐκκρινομένων καὶ τούτων οὐχ ἁπλῶς, ἀλλὰ μετὰ τοῦ πραγματεύεσθαί τι τὸν ἰατρὸν ἢ διὰ κλυστῆρος ἢ διὰ βαλάνου. τὸ γὰρ πρὸς ἀνάγκην τοιοῦτόν τι σημαίνει.

μα΄.

Οἷσιν ὀσφύος ἄλγημα ἐπὶ πολὺ μετὰ καύματος ἀσώδεος, ἐφιδροῦντες οὗτοι κακόν. ἆρά γε τουτέοισι τρομώδεα γίγνεται; καὶ φωνὴ δὲ ὡς ἐν ῥίγει αὐτοπτική.

Πάλιν ἡ συνδρομὴ τῶν εἰρημένων συμπτωμάτων αὐτοπτική ἐστιν, οὐ λογική. διὰ τοῦτο καὶ αὐτὸς ἀπορῶν περί γε τούτου λέγει, ἆρά γε τούτοις τρομῶδες γίγνεται;

eos qui in epidemiis facti ſunt, abſceſſus incuſamus vel minores, ut dixi, tanquam nihil juvantes, vel majores tanquam ſuſtineri nequeant. Sanguinis itaque eruptiones hoc modo non ferunt, qui ante ſunt arefacti. Talis autem eſt praedicta affectio, quum ne uni quidem per morbi initia, in ſpiras circumducta exeant excrementa; neque ea ſimpliciter ſed cum medici diligentia et operatione vel per clyſterem vel per glandem; nempe haec oratio ad neceſſitatem tale quippiam oſtendit.

XLI.

Quibus lumborum dolor diuturnus cum aeſtu faſtidioſo, hi ſi exſudent, malum. Num et his tremores fiunt? Sed et vox ut in rigore conſpicua.

Rurſus concurſio dictorum ſymptomatum ex proprio conſtat intuitu, non logica eſt; atque ob id ipſe quoque de hoc addubitans inquit an et his tremor fit? Malam

κακὴν μέντοι φησὶ τὴν συνδρομὴν, οὐκ ἀπορῶν περὶ ταύτης, διὰ τὸ μετὰ καύματος ἀσώδους ἐπὶ πολὺ παραμένειν τὸ τῆς ὀσφύος ἄλγημα. καὶ ἡ ἐφίδρωσις δὲ τούτοις προσελθοῦσα βεβαιοτέραν ἐργάζεται τὴν πρόγνωσιν. ἐάν τε γὰρ ὀλίγον ἱδρῶτα, καθ' ὅλου τοῦ σώματος γιγνόμενον, ὑπὸ τοῦ τῆς ἐφιδρώσεως ὀνόματος δηλοῦσθαι νοήσωμεν, οὐκ ἀγαθὸν τὸ σημεῖον. ἐχρῆν γὰρ ὑπ' αὐτοῦ, κἂν εἰ μὴ τὸ τῆς ὀσφύος ἄλγημα, τό γε ἀσσῶδες καῦμα λυθῆναι. ἐάν τε περὶ θώρακα καὶ κεφαλὴν ἱδρῶτας γινομένους, ἐμάθομεν ὅτι διὰ παντὸς οὗτοι μοχθηροὶ, δυνάμεως ἀῤῥωστίαν ἢ πλῆθος ἐν τοῖς τοιούτοις μορίοις ἐνδεικνύμενοι. διὰ μὲν δὴ ταῦτα πάντα ἡ εἰρημένη συνδρομὴ τῶν σημείων ὑπάρχει κακή. [729] πολλῶν δὲ κατὰ τὴν ὀσφὺν κειμένων μορίων, ἄδηλον ὅσον ἐπὶ τοῖς εἰρημένοις τὸ πεπονθός ἐστιν, ἐφ' ᾧ τὸ ἄλγημα διαμένει μέχρι πολλοῦ. καὶ τὸ καῦμα τὸ ἀσῶδες οὐ παύεται. διακρίνειν οὖν προσήκει τοῖς ἄλλοις. σημείοις εἰ μὲν οὖν οἱ νεφροὶ πεπόνθασιν, ἔμαθες ὅπως χρὴ γινώσκειν δι' οὔρων τὰ κατ' αὐτούς. εἰ δέ τις τῶν ἐνταῦθα μυῶν ἢ κατὰ

vero ait concurfionem de ea re non dubitans quod lumborum dolor una cum aeftu faftidiofo diutius maneat: fudatiuncula autem his adveniens certiorem efficit praecognitionem. Sive namque fudorem exiguum toto fieri corpore ab *ἐφιδρώσεως* nomine fignificari intellexerimus, fignum bonum non eft, quum ab eo et fi non lumborum dolorem, certe faftidiofum aeftum folvi oportebat; five fudores eos qui circa thoracem caputque fiunt intellexerimus, quod perpetuo hi mali fint conftat, facultatis imbecillitatem vel in his partibus copiam indicantes. Ob haec quidem omnia praedicta fignorum concurfio mala eft. Quum vero multae in lumbis fint partes, non liquet ex auctoris verbis quaenam afficiatur, in qua dolor diu perfeveret et aeftus faftidiofus non defινat, fed fignis aliis dijudicare convenit. Si igitur renes fuerint affecti, fcis horum affectiones per urinas cognofcendas effe; fi vero aliquis vel eorum qui inibi funt vel dorfalis medullae

τὸν νωτιαῖον αὐτὸν, ἔτι δῆλον ἅμα τῷ προσγενέσθαι τι γνώρισμα καὶ ἄλλο. τοῦ γὰρ νωτιαίου παθόντος αἴσθησις ἔσται ναρκώδης ἐν τοῖς μορίοις ἐκείνοις, ὅσα τοῦ πεπονθότος ἐκφύεται. ἔμαθες δὲ ἀπὸ τῆς τῶν τοῦ νωτιαίου νεύρων ἀνατομῆς τά τε καθ' ἕκαστον σπόνδυλον ἐκφυόμενα νεῦρα, τά τε τοῦ σώματος μόρια εἰς ἃ διασπείρεται. ἐὰν οὖν τί σοι γνώρισμα τοῦ νωτιαίου πεπονθότος γένηται, καὶ τρόμον ἔλπιζε καὶ πᾶν ἄλλο πάθος ἔσεσθαι νεύρων, ἓν δέ τι τούτων ἐστὶ καὶ ἡ τῆς τρομώδους φωνῆς βλάβη. τὸ γὰρ ὡς ἐν ῥίγει τὴν τρομώδη φωνὴν δηλοῖ.

μβ'.

(184) Ἄκρεα ἐπ' ἀμφότερα ταχὺ μεταπίπτοντα κακόν. καὶ δίψα τοιαύτη πονηρόν.

Ἔνιοι τῇ προγεγραμμένῃ ῥήσει συνάπτουσι τὴν νῦν εἰρημένην καὶ διὰ τοῦτο μετὰ τοῦ δέ συνδέσμου γράφουσιν αὐτὴν κατὰ τόνδε τὸν τρόπον· ἄκρεα δὲ ἐπ' ἀμφότερα

musculorum paffus fuerit, jam tibi et cum alio adjecto figno conftat; nempe affecta dorfali medulla fenfus torporis erit in his partibus, quae ex ea affecta enafcuntur. Didicifti autem ex diffectione nervorum dorfalis medullae et qui ab unaquaque vertebra enafcantur nervi et partes corporis, ad quas difpertiantur. Si igitur fignum aliquod affectae dorfalis medullae tibi adfuerit, tum tremorem tum aliam omnem nervorum affectionem fore exfpecta, quas inter una exiftit tremulae vocis oblaefio. Nempe oratio haec ut in rigore, vocem tremulam indicat.

XLII.

Extrema corporis quae ad utraque contraria cito permutantur malum; fitis quoque hujusmodi, malum.

Quidnam cum praefcripta dictione praefentem annectunt; atque ob id eam cum conjunctione *autem*, hoc fcribunt pacto: *extrema autem corporis, fi celeriter in*

ταχὺ μεταπίπτοντα κακόν. ἔστι δὲ τὰ κατ᾽ αὐτὴν λεγόμενα τῆς προειρημένης συνδρομῆς ἀφωρισμένα. διὸ καὶ ὁ συγγραφεὺς ἅμα ἐκείνοις αὐτὰ γεγραφὼς, καθάπερ καὶ ἄλλα πολλὰ συνῆψεν ἀλλήλοις οὐκ ἀναγκαίαν ἔχοντα κοινωνίαν. ἡμᾶς οὖν αὐτῶν τὴν ἐξήγησιν ἰδίᾳ χρὴ ποιεῖσθαι. μεταπίπτοντα γὰρ ἐπ᾽ ἀμφότερα ῥᾳδίως τὰ τοῦ σώματος ἄκρεα πονηρόν ἐστι σημεῖον. ἄκρεα δὲ δηλονότι πόδες καὶ χεῖρές εἰσι καὶ ὦτα καὶ ῥὶς, ἃ δὴ κἀν ταῖς μετὰ καταψύξεως εἰσβολαῖς τῶν παροξυσμῶν ἁπάντων πρῶτα ψύχεται. τὸ δ᾽ ἐπ᾽ ἀμφότερα δῆλον ὅτι θερμασίαν τε καὶ ψύξιν λέγει κατὰ φύσιν μὲν οὖν ἐχόντων ἡμῶν εὐκράτως διάκειται τὰ τοῦ σώματος ἄκρεα, μηδεμιᾶς ἐξαιφνιδίου γενομένης μεταβολῆς ἐν αὐτοῖς. εἰ γὰρ καὶ ὅτι μάλιστα χειμῶνος μὲν εἴη ψυχρὰ, θέρους δὲ θερμὰ, κατὰ βραχὺ τὴν τοιαύτην ἴσχει μεταβολὴν, οὐ διὰ ταχέων, οὐδ᾽ ἰσχυρὰν, ὡς ἤτοι κρυστάλλῳ παραπλησίως ἐψῦχθαι χειμῶνος ἢ τοῖς παρὰ πυρὶ πολλῷ θαλφθεῖσιν ἐοικέναι τοῦ θέρους. ἐν δέ γε ταῖς κακοηθε-

utramque conditionem permutentur, malum. Sed quae in ea dicuntur, ab ante dicta concurſione diſtinguuntur; quapropter et ſcriptor, qui cum illis ea ſcripſit, veluti et multa alia inter ſe conjunxit, quamquam nullam habeant communitatem. Nos igitur horum expoſitionem ſeorſum moliri oportet. Nam ſi ſummae corporis partes facile in utramque permutentur conditionem, malum ſignum eſt. Summae corporis partes pedes ſunt, manus, aures et naſus, quae et in his, quae cum frigore fiunt, acceſſionum invaſionibus primae omnium frigeſcunt. Quod autem oratio haec in utramque conditionem caliditatem dicat et frigiditatem, liquido conſtat omnibus. Quum igitur ſecundum naturam habemus, temperate habent ſummae corporis partes, nulla repentina facta in his mutatione. Nam tametſi quam maxime hieme frigidae et aeſtate calidae fuerint, paulatim tamen talem aſſequuntur permutationem; non celerem quidem nec uſque adeo validam, ut vel hieme ſimiliter glacie refrigerentur vel aeſtate iis quae ab igne

στάταις νόσοις ἡ μετάπτωσις αὐτῶν ἐν ὥρᾳ μιᾷ γίνεται πρὸς τἀναντία, ποτὲ μὲν, ὡς ἐν χειμῶνι, ψυχρῶν γινομένων, ποτὲ δὲ, ὡς ἐν θέρει, θερμῶν. καὶ συμβαίνει τὸ τοιοῦτον τὴν μὲν οἰκείαν θερμασίαν οὐκ ἐχόντων αὐτῶν, ὑπὸ δὲ τῆς πυρεκτικῆς θερμαινομένων, ἥτις ἀπὸ τῶν μέσων τοῦ σώματος ἀρξαμένη παραπλησίως φλογὶ πᾶν ἐπινεμομένη τὸ σῶμα συνεκθερμαίνει τὰ πέρατα. διαπνευσάσης δ' αὐτῆς εὐθέως ψυχρὰ γίνεται, τῆς ἐμφύτου θερμασίας ἐσβεσμένης. καὶ δίψα δὲ, φησὶν, ἡ τοιαύτη κακόν. εὔδηλον δ' ὅτι τοιαύτην λέγει τὴν ἐπὶ τἀναντία μεταπίπτουσαν ἐν τάχει, παραπλησίως τοῖς ἄκροις. ἐπὶ δὲ τἀναντία μετάπτωσις γίνεται δίψης, ὅταν διψῶν ὀλίγον ἔμπροσθεν, [730] ἄδιψος ἐν τῷ παραυτίκα γενήσεται, καὶ μετ' ὀλίγον αὖθις διψῶν ἔσται, μὴ παυομένης δηλονότι τῆς διψώδους διαθέσεως. ἀδύνατον γὰρ ὀλίγον ἔμπροσθεν ἰσχυρῶς ἐξηραμμένον τὸν ἄνθρωπον ὑγρανθῆναι τελέως, ὡς ἄδιψον γενήσεσθαι. τί ποτ' οὖν ἐστι τὸ συμβαῖνον ἐπὶ τῶν οὕτως ἐχόντων; ὅπερ κἀπὶ τῶν δι' ὅλης ἡμέρας τε καὶ νυκτὸς

multo caleſacta ſint aſſimilentur. In morbis autem ſumme malignis permutatio harum hora una ad contraria efficitur, interdum quidem ut tanquam hieme perſrigeſcant, interdum vero tanquam aeſtate caleſcant. Id autem contingit, quum propriam caliditatem non habuerint, atque a febrili caleſiant; quae a corporis medio incipiens, flammaeque ſimilis corpus totum depaſcens extrema concaleſacit; quae et quum tranſpiraverit, ſtatim ea reſrigeſcunt, exſtincta naturali caliditate. Sitis quoque hujusmodi, inquit, mala eſt; ubi verbum hujusmodi quod eam dicat, quae celeriter in contraria permutatur, veluti de ſummis dictum eſt partibus, nemo ignorat. Permutatio aut ſitis ad contraria ſit, quum paulo ante ſitiens confeſtim ſine ſiti reddatur; et rurſum poſt paulo ſitiens erit, non deſinente ſcilicet ſiticuloſa affectione; fieri ſiquidem non poteſt ut aeger paulo ante valenter exſiccatus ita perfecte humectetur ut ſine ſiti fiat. Quidnam ergo eſt quod in ita affectis contingit? Sane quod his qui toto die totaque nocte in-

ἐνίοτε οὐδ' ὅλως οὐρησάντων. πρότερον μὲν γὰρ οὔτε παρηκολούθησε τοῖς κατὰ τὸ σῶμα παθήμασιν ἡ γνώμη τοῦ ἀνθρώπου, τό τ' ἀθροιζόμενον οὖρον οὔπω διέτεινεν ἰσχυρῶς τὴν κύστιν. ἐπεὶ δὲ ἥ τε διάνοια παρηκολούθησεν ἥ τε κύστις ἐπληρώθη, δι' ἄμφω ταῦτα τοῦ παθήματος ὁ κάμνων ᾔσθετο. καθάπερ οὖν τοῦτο παραφροσύνης ἐστὶ σημεῖον, οὕτω καὶ τὸ κατὰ τὴν δίψαν· ἐχόντων μὲν αὐτῶν ἀεὶ τὴν τοῦ διψῆν διάθεσιν, οὐκ αἰσθανομένων δὲ πρινὴ τήν τε ψυχικὴν αὐτῶν αἰσθητικωτέραν γενέσθαι, τήν τε τοῦ διψῆν διάθεσιν εἰς ἄκρον αὐξηθῆναι. τὴν μὲν οὖν τῶν ἄκρων μετάπτωσιν ἐπὶ τἀναντία κακὸν εἶναι νομιστέον, ἐνδεικνυμένην ἀῤῥωστίαν μὲν τῆς ἐμφύτου θερμασίας, εὐρωστίαν δὲ τῆς παρὰ φύσιν. τὴν δὲ τῆς δίψης μετάπτωσιν ἀμαύρωσιν μὲν τῆς αἰσθητικῆς δυνάμεως, ἰσχὺν δὲ τῆς διψώδους διαθέσεως.

μγ'.

Ἐκ κοσμίου θρασεῖα ἀπόκρισις κακόν.

terdum nullo pacto fecernunt urinam. Prius fiquidem neque corporis affectiones mens aegri confequuta eft, collectaque urina nondum valenter veficam diftendit; at posteaquam mens confequuta eft et vefica impleta, ob haec ambo fenfit affectionem aeger. Quo igitur modo id defipientiae eft fignum, fic et quod in fiti dictum eft; quum aegri quidem fitiendi affectionem femper habeant, fed non fentiant, donec eorum anima fenfu praedita magis reddatur et fitiendi affectio ad fummum augeatur. Summarum igitur corporis partium ad contraria permutationem malum effe putandum, utpote quae caloris nativi imbecillitatem oftendat et ejus qui praeter naturam eft robur. Sitis vero permutationem languorem quidem fenfificae facultatis, robur vero fiticulofae affectionis.

XLIII.

Ex moderato ferox refponfio malum.

Καὶ τούτου τοῦ λόγου γενικώτερος ἄλλος ἐστὶ περιέχων οὐ τοῦτον μόνον, ἀλλὰ καί τινας ἄλλους πολλούς. τὸ γὰρ παρὰ τὴν οἰκείαν φύσιν ἅπαν κακὸν γένος τούτων καὶ ἄλλων πολλῶν τῶν λόγων ἐστίν. ὅτῳ μὲν γὰρ ἡ οἰκεία φύσις κόσμιος, οὗτος οὐ μόνον ἐν ἀκόσμῳ παραφρονήσας ὀλεθρίως ἔχειν ἐνδείκνυται τὴν διάθεσιν, ἀλλὰ καὶ θρασέως ἀποκρινόμενος ἐγγὺς ἥκει φρενίτιδος. ὅτῳ δ' ἔμπαλιν ἀπόκρισις κόσμιος ἐν τῷ φύσει θρασεῖ, τοῦτο καταφορὰν ἢ λήθαργον ἐλπίζειν ἔσεσθαι.

μδ'.

Φωνὴ ὀξεῖα, ὑποχόνδρια τουτέοισιν εἴσω εἰρύαται.

Κατὰ φύσιν μὲν οὖν ἦν εἰπεῖν, οἷς ὀξύνεται νοσοῦσιν ἡ φωνὴ, τούτων ἕλκεται τὰ ὑποχόνδρια πρὸς τὴν ἔσω χώραν. ἀλλ' οὐκ οἶδ' ὅπως χαίρει ταῖς ἀλλοκότοις ἑρμηνείαις ὁ τοῦ βιβλίου συγγραφεύς. ἐάσαντες οὖν τὴν περὶ τούτων

Sermone hoc generalior exiſtit alius qui non ſolum hunc continet, verum et alios quosdam non paucos. Omne ſiquidem quod praeter naturam propriam malum, genus horum eſt atque multorum aliorum ſermonum. Cui enim proprie natura compoſita eſt, is non ſolum, quum incompoſitus deſipit, pernicioſe affectionem habere demonſtrat, verum quoque et cum ferocitate reſpondens prope ad phrenitidem acceſſit; cui vero vice verſa reſponſio in feroci natura compoſita eſt, ut is vel in cataphoram vel lethargum venturus ſit ſpes eſt.

XLIV.

Vox acuta, his hypochondria intro trahuntur.

Secundum naturam ſane dicendum erat, quibus in morbis vox acuitur, trahuntur his hypochondria ad internam ſedem. Sed neſcio quo modo oblectatur libri hujus auctor ita enunciationibus alienis. Relicto igitur de hac

σπουδὴν, ἐπὶ τὴν τῶν εἰρημένων διάνοιαν ἔλθωμεν, οὐδ᾽ αὐτὴν μὲν οὖσαν καθόλου παραπλησίως ταῖς πολλαῖς τῶν κατὰ τοῦτο τὸ βιβλίον εἰρημένων, ἀληθῆ δ᾽ ἂν ὧδέ πως λεχθησομένην, πολλαῖς τῶν ὀξυφωνούντων ἐν ταῖς νόσοις, τὰ ὑποχόνδρια πρὸς τὴν ἔσω χώραν ἕλκεται. τοῦτο γὰρ δηλονότι σημαίνει τὸ εἰρύαται, οὐκ αὐτοῦ τοῦ ὑποχονδρίου προστρέχοντος τοῖς εἴσω κατά τινα διάθεσιν ἰδίαν, ἀλλ᾽ ἐκείνων ἑλκόντων αὐτὸ μᾶλλον. τὸ γάρ τοι διάφραγμα τοῦ τοιούτου συμπτώματος αἴτιόν ἐστιν, ἤτοι φλεγμαῖνον ἢ ξηραινόμενον ὑπὸ τῆς πυρώδους θερμότητος ἢ ἀνασπώμενον ὑπὸ τοῦ τὰς πλευρὰς ὑπεζωκότος ὑμένος, [731] αὐτοῦ πάλιν ἐκείνου διὰ φλεγμονὴν ἢ ξηρότητα τεινομένου· καὶ οἱ μὲν πολλοὶ τῶν ἰατρῶν ἐν τοῖς συνεδρεύουσι τῇ φρενίτιδι καὶ τὸ ἀνεσπασμένον ὑποχόνδριον ἔγραψαν. καὶ γὰρ καὶ φαίνεται τοῖς τῶν φρενιτικῶν πλείστοις οὕτω διακείμενον. ἀλλ᾽ ἡ προκειμένη ῥῆσις οὐκ ἀνασπᾶσθαι τὰ ὑποχόνδριά φησιν, ἀλλ᾽ εἴσω ἕλκεσθαι. σὺ δ᾽ εἰ βούλει τελέως ἀληθεύειν, ἐξ ἡμίσεος ἀμφότερα συνθεὶς ἐρεῖς εἴσω τε καὶ ἄνω

re ſtudio ad eorum quae dicuntur intelligentiam veniamus; quae neque ipſa univerſalis eſt, ut aliae multae eorum quae in hoc libro dicuntur, vera tamen ita enuncietur, quod plerisque, qui in morbis vocem mittunt acutam, ad internam ſedem trahantur hypochondria. Nempe id verbum εἰρύαται ſignificat neque quod hypochondrium ipſum propria quadam affectione intro accurrat, ſed quod interna magis ipſum trahant. Nempe ſeptum transverſum ſymptomatis ejusmodi cauſa eſt, quum vel inflammatur vel areſcit propter igneam caliditatem, vel a membrana coſtas ſuccingente retrahitur; quum rurſus et ea ipſa ob phlegmonem et ob ſiccitatem tendatur. Suntque ex medicis plerique, qui retractum hypochondrium inter ea, quae ſimul cum phrenitide aſſident, ſcripſerunt; nam plerique phrenitici ita affici videntur; ſed praeſens oratio retrahi hypochondria non dicit, ſed ad interna trahi. Tu autem ſi verum prorſus loqui lubet, ex dimidio utrumque compones dicesque, intro ſurſumque trahi hypochondrium

τὸ ὑποχόνδριον ἕλκεσθαι. καὶ τοῦτο εἰκότως γίνεσθαι διὰ τὴν τοῦ διαφράγματος θέσιν λοξὴν οὖσαν. ἄρχεται γὰρ ἀπὸ τοῦ κατὰ τὸ στέρνον πέρατος. ἐντεῦθεν δὲ καὶ βραχὺ λοξούμενον εἴσω τε καὶ κάτω πρὸς τὴν ὀσφὺν ἀφικνεῖται, ὥστε τὸ πλεῖστον μὲν αὐτοῦ τῆς ὅλης οὐσίας ὑποκεῖσθαι κατὰ τὸ βάθος τῶν ὑποχονδρίων, τὴν δ' ἄνωθεν ἀρχὴν ὑψηλοτέραν εἶναι. καὶ τοίνυν διὰ ταῦτα φαίνεται πρὸς τὴν εἴσω τε καὶ ἄνω χώραν ἑλκόμενον. εἰ δὲ παραβάλλοις ἀλλήλοις ταῦτα, πλέον εἴσω μεθεστὸς ἢ ἄνω σοι φανεῖται. τὴν οὖν φωνὴν παρὰ φύσιν ὀξυνομένην, διά τε τὴν τῶν ὀργάνων ξηρότητα καὶ φλεγμονὴν τῶν μυῶν καταλιπὼν, ἐπειδὴ κυνάγχη τοῖτο τὸ πάθος προσαγορεύεται, περὶ τῆς ὀξυνομένης ἐν ταῖς ἄλλαις νόσοις φωνῆς ἀπεφήνατο λέγων εἰρύαται κατὰ ταύτας εἴσω τὰ ὑποχόνδρια. δέδεικται μὲν οὖν ἐν τοῖς περὶ φωνῆς ἐπὶ στενότητι τῶν φωνητικῶν ὀργάνων ὀξυνομένη φωνή. καὶ διὰ τοῦτο εὐνοῦχοί τε καὶ παῖδες καὶ γυναῖκες ὀξυφωνοῦντές εἰσιν. ἀλλ' ἐν τοῖς πυρετώδεσι νοσήμασιν ἡ ξηρότης ἐργάζεται τὴν στένωσιν αὐτῶν.

---

neque immerito id fieri propter obliquum ſepti transverſi ſitum. Incipit enim ab oſſis pectoris, quod ſternum appellatur, extremo; atque hinc ſenſim oblique deſcendens tum intro tum infra ad lumbos pervenit, ita ut plurimum quidem totius ipſius ſubſtantiae profundis hypochondriis ſubjaceat, ſupernum vero principium altius ſit. Ob haec igitur ad internam ſupernamque ſedem trahi videtur. Quod ſi haec inter ſe comparaveris, plus intro quam ſurſum transpoſitum eſſe tibi videbitur. Relicta itaque ea, quae praeter naturam ob inſtrumentorum ſiccitatem phlegmonemque muſculorum acuitur, voce quoniam angina haec affectio vocetur de ea quae aliis in morbis acuitur, voce pronunciavit inquiens, his hypochondria intro trahuntur. Vocem itaque acutam ex vocalium inſtrumentorum anguſtia in commentariis de voce demonſtravimus; atque ob id tum ſpadones tum pueri tum mulieres vocem reddunt acutam; in febribus vero ſiccitas horum anguſtiam efficit.

με΄.

Ὄμμα ἀμαυρούμενον φλαῦρον καὶ τὸ πεπηγὸς καὶ ἀχλυῶδες κακόν.

Τὸ ἀμαυρούμενον ὄμμα, καθάπερ γε καὶ τὸ ἀχλυῶδες, αὐτῷ τε τῷ κάμνοντι καὶ τοῖς ὁρῶσι γίνεται δῆλον· αὐτῷ μὲν τῷ κάμνοντι μηκέτ' ἐναργῶς ὁρῶντι, καθάπερ ἔμπροσθεν ἐν ταῖς ἀμαυρουμέναις ὄψεσιν, ὥσπερ ἐν τοῖς ἀ- (185) χλυώδεσι πρὸς τὸ βλέπειν ἀμαυρὸν, ἔτι καὶ διά τινος ἀχλύος οἰομένῳ βλέπειν. ἀχλὺν δ' ὀνομάζουσι θόλωσιν ἀέρος ἐν τῷ μεταξὺ νέφους τε καὶ ὀμίχλης ἔχουσαν τὸ πάχος, ὡς ὀμίχλης μὲν μᾶλλον πεπιλῆσθαι, νέφους δ' ἧττον. καὶ γίνεται τὸ τοιοῦτον πάθημα κατὰ τοὺς ὀφθαλμοὺς καὶ τῶν ἀπυρέτων μὲν οὐκ ὀλίγοις, ὥσπερ καὶ ἡ ἀμαύρωσις ἀμυδρὰ τῶν ὀργάνων αἴσθησις οὖσα χωρὶς τῆς κατὰ τὴν ἀρχὴν φαντασίας ἤδη καὶ τῶν νοσούντων πολλοῖς. ἔστι δὲ γενικώτερον ἡ ἀμαύρωσις τῆς ἀχλυώδους ὄψεως. ἀμυδρῶς γὰρ ἀμφοτέρων ὁρώντων προσέρχεται τοῖς μὲν κά-

XLV.

Oculus hebefcens pravum, et fixus et caliginofus malum.

Oculus hebefcens ficuti caliginofus tum ipfi aegro tum videntibus fit manifeftus; aegro quidem, quum non amplius confpicue videt quomodo antea in hebefcentibus confpectibus; quemadmodum in caliginofis praeter id, quod obtufe refpicit, adhuc per quandam caliginem videre putat; vocant autem *ἀχλὺν*, aëris turbationem, quae medium tum nubis tum nebulae habet craffamentum, ita ut quam nebula quidem magis concreverit, quam nubes vero minus. Fit autem tale in oculis pathema et non paucis qui febre carent, veluti et *ἀμαύρωσις*, quae obfcura imbecillaque inftrumentorum fenfio exiftit fine turbamenti apparitione; jam vero et laborantibus multis. Eft autem *ἀμαύρωσις* turbido adfpectu generalior; nempe quum in utroque obfcure cernatur, aegris quidem ipfis fenfio ve-

μνουσιν αὐτοῖς αἴσθησις οἷον ἀχλύος τινὸς ἐν ταῖς ἀχλυώδεσιν ὄψεσι· τοῖς δ' ἔξωθεν ὁρῶσι τῶν ὀφθαλμῶν ὁ μὲν ἠμαυρωμένος οὐδεμίαν ἔχων φαίνεται σύστασιν ὑγροῦ παρὰ φύσιν· ἀπόλωλε δ' ἐξ αὐτοῦ τὸ λαμπρὸν καὶ στίλβον ἐν τοῖς ὀξέως ὁρῶσιν ὀφθαλμοῖς ὑπάρχον καί εἰσιν οἱ ἀμαυρούμενοι παραπλήσιοι τοῖς τῶν νεκρῶν. καὶ πολλοῖς τῶν ἀποθνησκόντων ἔτι ζῶσιν οἱ ὀφθαλμοὶ τοιοῦτοι φαίνονται, καθάπερ καὶ τοῖς ἐν ἐσχάτῳ γήρᾳ, ἀχλυώδεις δ' οὐ πᾶσιν, ἀλλ' οἷς μόνοις τεθολῶσθαι φαίνεται τὸ κατὰ τὴν κόρην ὑγρὸν, ὃ λαμπρόν τε καὶ λευκὸν ἦν ὅθ' ὑγίαινον. ἐκ γοῦν τῶν εἰρημένων εὔδηλον μοχθηρὰς τὰς διαθέσεις ἀμφοτέρας εἶναι τῶν ὀφθαλμῶν. [732] τὸ δὲ πεπηγὸς ὄμμα διὰ τὴν ἀκινησίαν γίνεται τῶν κινούντων τὸν ὀφθαλμὸν μυῶν, ἥτις ἀκινησία διὰ παράλυσιν ἢ τάσιν ἰσόῤῥοπον ἁπάντων αὐτοῦ γίνεται τῶν μυῶν ἢ διὰ τελείαν ἀῤῥωστίαν τῆς κινούσης αὐτοὺς δυνάμεως, ἐναντίας τῆς τοιαύτης καταστάσεως οὔσης τῇ τῶν ἐνδεδινημένων ὀφθαλμῶν. ἀστήρικτοι

luti turbationis cujusdam in caliginoſis conſpectibus evenit; extrinſecus vero videntibus oculus hebeſcens nullam humidi praeter naturam habere videtur conſiſtentiam; periit autem ex eo tum ſplendidum tum lucidum, quod in acute videntibus oculis ineſt. Hebeſcentes item mortuorum oculis ſimiles exiſtunt; multisque morientium atque adhuc tamen viventium tales oculi videntur, veluti et his quos extrema habet ſenectus; caliginoſi vero non omnibus, ſed ſolis iis quibus turbidum in pupilla videtur humidum, quod ſanitatis tempore tum lucidum tum albicans erat. Ex dictis itaque affectiones oculorum utrasque pravas eſſe maniſeſto liquet; fixus vero oculus propter moventium oculos muſculorum immobilitatem fit; immobilitas autem ea propter omnium ipſius muſculorum vel reſolutionem vel aequam et quae in neutram partem vergat tenſionem proficiſcitur; vel propter exactam moventis muſculos facultatis imbecillitatem. Talis conſtitutio ei qua oculi in gyrum vertuntur ex adverſo pugnat;

γάρ εἰσι παραπλησίως ἐκείνοις τοῖς τὸν καλούμενον ἵππον ἔχουσιν, ὡς μηδέποθ' ἡσυχάζειν. ἔμπαλιν δ' αὐτοῖς οἱ πεπηγότες οὐδέποτε κινοῦνται. τὰς οὖν αἰτίας ἀκηκοότι σοι τῆς τοιαύτης καταστάσεως τῶν ὀφθαλμῶν εὔδηλόν ἐστι καὶ τὸ μοχθηρὰς αὐτὰς εἶναι. γράφουσι δ' ἔνιοι καὶ τὸ πεπηγὸς ἀχλυῶδες κακὸν, ἀχλύν τινα παραπεπηγέναι βουλόμενοι τοῖς ὀφθαλμοῖς, κατὰ τὴν τῆς διαθέσεως ξηρότητα καὶ θερμότητα.

μστ'.

Ὀξυφωνίη κλαγγώδης πονηρόν.

Ἔνιοι μὲν κλαγγώδης, ἔνιοι δὲ κλαυθμώδης γράφουσι. λέλεκται δὲ ὅτι κλαγγώδης γίνεται φωνὴ τῆς ξηρότητος ἐπιτεινομένης τῶν φωνητικῶν ὀργάνων. ἡ κλαυθμώδης δὲ κατὰ τὴν αὐτὴν ταύτην ἐπίτασιν νοεῖται καὶ ἔστι χαλεπωτέρα τῆς κλαγγώδους, ὅσῳ καὶ τὴν διάθεσιν ἐνδείκνυται μείζονα.

nempe inftabiles funt non fecus, quam qui equum appellatum habet, ita ut nunquam conquiefcant; contra autem fixi nunquam moventur. Si igitur caufas talis conftitutionis oculorum intellexeris, conftat et eas pravas effe. Scribunt aliqui in dictione et fixum caliginofum malum, caliginem quandam concreviffe in oculis volentes ex affectionis tum ficcitate tum caliditate.

XLVI.

Vox acuta clangorofa malum.

Nonnulli quidem clangorofa, alii querula plorabundaque fcribunt. Quod autem clangorofa vox fiat, quum ficcitas vocalium organorum intenditur, eft demonftratum. Plorabunda vero fecundum eandem nofcitur intenfionem, fed difficilior quam clangorofa exiftit, quanto majorem indicat affectionem.

μζ'.

Ὀδόντων πρίσις ὀλέθριον, οἷσι μὴ σύνηθες καὶ ὑγιαίνουσι· πνιγμὸς ἐν τούτοισι πάνυ κακόν.

Τῶν ἐν τῷ προγνωστικῷ γεγραμμένων οὐκ εἰωθὼς μνημονεύειν ὁ τὸ βιβλίον τοῦτο γράψας ἐμνημόνευσε νῦν τῆς τῶν ὀδόντων πρίσεως, ἔτι προσθεὶς κατὰ τὸ τέλος αὐτὸ, τὸ πνιγμὸς ἐν τούτοισι πάνυ κακόν. ἔμαθες δὲ καὶ περὶ πρίσεως ὀδόντων ὅπως γίνεται καὶ περὶ πνιγμοῦ, ὥστε οὐδὲν ἔτι κατὰ τήνδε τὴν ῥῆσιν λέγεσθαι ἀναγκαῖον περιττότερον, αὐτὸς γὰρ ἐξ ἐκείνων νοήσεις ἅπαντα.

μη'.

Προσώπου εὔχροια καὶ τὸ λίην σκυθρωπὸν πονηρόν.

Ἐπειδὴ πολλάκις ἐξαπατᾶσθαι συμβαίνει διὰ τὴν εὔχροιαν τοῦ προσώπου καὶ νομίζουσιν ἤτοι γε αἱμοῤῥαγίας κρισίμου τῆς ἐκ τῶν ῥινῶν ἢ παρωτίδων αὐτὴν εἶναι δη-

XLVII.

Dentium ſtridor pernicioſum, quibus non eſt per ſanitatem aſſuetus; ſuffocatio quoque in his peſſimum.

Quum libri hujus auctor memorare non conſueverit quae in prognoſtico ſcripta ſunt, nunc tamen de ſtridore dentium mentionem fecit, adjecitque in fine quod ſuffocatio in his valde mala ſit. At quum didiceris quonam pacto ſtridor dentium procreetur, quonam item modo ſuffocatio, nihil in hac etiam dictione fuſius recenſere eſt neceſſe, nempe ex illis univerſa ipſe cognoſces.

XLVIII.

Probus faciei color et vultus vehementer triſtis malum.

Quod ſaepius fallat coloratior facies, putentque hanc vel ſanguinis per nares eruptionis criticae vel abſceſſuum poſt aures ſignificatoriam eſſe, ob id jure etiam ſi cum

λωτικὴν, εἰκότως ἔγραψεν, ὅταν ἅμα σκυθρωπότητι πολλῇ γίνηται, μοχθηρὸν εἶναι σημεῖον αὐτήν. εὐχροεῖν γὰρ ἐν νοσήμασιν ὁμοίως τοῖς ὑγιαίνουσιν ἄριστα κατὰ μὲν τὴν αὐτὴν ἐκείνοις διάθεσιν οὐκ ἐνδέχεται, καταλείπεται δ' ὑπὸ θερμασίας πολλῆς ἐξερύθρους αὐτοὺς γεγονότας ὁμοίους τοῖς εὐχροοῦσι φαίνεσθαι. τὸ δ' ἐξέρυθρον ἐν τῷ δευτέρῳ τῶν ἐπιδημιῶν ἐπιτήδειον εἰς μελαγχολίαν εἶναί φησιν, ἧς σημεῖον ἡ σκυθρωπότης ἐστίν. [733] ὅταν δὲ καὶ τὸ λίαν αὐτῇ παρῇ πολὺ δή που μᾶλλον, ὥσθ' ὅταν εὐανθὲς μὲν φαίνηται τὸ πρόσωπον, ὁ δ' ἄνθρωπος ᾖ λίαν σκυθρωπὸς, ἐμφαίνεταί τις εἶναι κατὰ τὸν ἐγκέφαλον ἱκανῶς θερμὴ διάθεσις ἐκκαίουσα τὸ αἷμα καὶ διὰ τοῦτο γεννῶσα τὴν μέλαιναν χολὴν, ὡς ἐπιδέδεικται. εὔδηλον δ' ἴσως ἐστὶν, ὥσπερ τινῶν εἰς ὅλον τὸ βιβλίον ἀδιανοήτων ἁπλῶς ἐμνημόνευσα, καὶ νῦν οὕτω ποιήσω καὶ γράψω τινὰ τῶν ἀδιανοήτων ἐξηγήσεων ἕνεκα παραδείγματος, ὑπὲρ ὧν οὐχὶ τὸν εἰπόντα πρῶτον ἐθαύμασα. κοινὸν γὰρ ἁμάρτημα τοῦτο πάντων, ὥσπερ τοὺς υἱεῖς, οὕτω καὶ τὰ πρὸς ἑαυτῶν ἐπινοούμενα

multa triſtitia ſiat, malum eſſe ſignum ſcripſit. Fieri ſiquidem nequit ut aegri ita bene colorentur ut qui optime valent pro ea quidem quae in illis eſt affectione, ſed ob caliditatem multam impenſe rubros ipſos factos et bene coloratis ſimiles videri relinquitur. Quod autem valde rubrum eſt, id ad melancholiam idoneum eſſe ait in epidemiorum ſecundo; cujus ſignum moeſtitia exiſtit; atque ſi multa ipſi adſuerit, multo magis. Quum itaque florida quidem apparuerit facies, aeger autem valde triſtis fuerit, quaedam in cerebro valde calida affectio eſſe videtur quae ſanguinem exurit; eamque ob cauſam bilem atram ut demonſtratum eſt gignit. Sed forſan alienum non erit, ut quaedam per totum librum ſenſu carentia ſimpliciter commemoravi, ita et nunc faciam ſcribamque ex enarrationibus ſenſu et intelligentia carentibus aliquam gratia exempli. Neque ſane eum qui primus de his dixit ſum admiratus; commune ſiquidem id omnium eſt vitium, ut quo-

στέργειν, πλὴν εἴ τις ἀσφαλὴς ἱκανῶς ὑπάρχων ἐν μνήμῃ διὰ παντὸς ἔχει τὸν Αἰσώπειον μῦθον, ἐξῆφθαι δύο πήρας ἡμᾶς εἰπόντα, ἔμπροσθεν μὲν τὴν τῶν ἀλλοτρίων κακῶν μεστὴν, ὄπισθεν δὲ τὴν τῶν ἰδίων, καὶ διὰ τοῦτο τὰ μὲν τῶν ἄλλων ἁμαρτήματα θεᾶσθαι, τὰ δὲ ἑαυτῶν μὴ βλέπειν. οὗτος γὰρ μόνος ἑαυτὸν ἀσκήσει πρὸς τὴν τῶν ἀληθῶν γνῶσιν. οὔκουν, ὡς ἔφην, θαυμάζω τοῦ πρώτου γράψαντος τὴν ἐξήγησιν, ἀλλὰ τῶν ἀδιανοήτως τὰ ἐκείνου ἐπαινούντων, ὥσπερ καὶ νῦν τις ἐπαινεῖ τὴν ἐξήγησιν τῶν εἰπόντων ἀκούειν χρῆναι προσώπου μὲν εὔχροιαν πρὸς τὴν τοῦ νοσοῦντος αὐτοῦ, τὸ δὲ λίαν σκυθρωπὸν ἐπὶ τοῦ ἰατροῦ θεωμένου τὴν παρὰ φύσιν εὔχροιαν, ὡς κακὸν σημεῖον. εἰ γὰρ τοῦτ' ἐβούλετο διδάσκειν ὁ γράψας τὸ προῤῥητικὸν, οὕτως ἂν εἰρήκει, προσώπου εὔχροια λίαν σκυθρωπὸν ἐργάζεται τὸν ἰατρόν. ἐπὶ τούτῳ δὲ πονηρὸν οὐκ ἂν ἔτι προσεγέγραπτο κατὰ τὸ τέλος. ἀδιανόητον γὰρ ἱκανῶς προσώπου λέγειν εὔχροιαν, λίαν σκυθρωπὸν σημεῖον ἰατρῷ πονηρόν. ἢ πάλιν οὕτω, προσώπου εὔχροια, λίαν σκυθρωπὸν

modo filios ita et quae ab illis excogitantur diligant; nisi quis valde securus Aesopi fabulam perpetua in memoria habuerit, quae duas nos gestare manticas ait, anteriorem quidem vitiorum alienorum plenam, posteriorem nostrorum; atque ob id delicta aliorum videre nos, nostra vero non cernere; is etenim solus ad verorum cognitionem sese exercebit. Non igitur, ut dixi, eum qui primus expositionem scripsit demiror, sed eos qui dicta prius inepte laudant; quomodo et nunc quidam laudibus extollit eorum explicationem, qui intelligendum esse ajunt faciei quidem bonum colorem in aegrotantis ipsius colore; moestitiam vero multam in medico colorem bonum praeter naturam ut signum malum cernente. Nam si id docere voluisset prorrhetici auctor, ita dixisset: *faciei color bonus valde moestum signum medico;* aut si non ita: *faciei color bonus valde moestum reddit medicum;* neque ad hoc in fine postea adscripsisset, malum. Absurdum siquidem admodum atque ab omni intelligentia alienum dicere,

ἐργάζεται τὸν ἰατρὸν καὶ πονηρόν ἐστι σημεῖον. ἤτοι γὰρ τὸ σκυθρωπὸν ἐργάζεται τὸν ἰατρὸν καὶ πονηρόν ἐστι σημεῖον ἢ πονηρὸν εἶναι τὴν εὔχροιαν ἤρκει λελέχθαι μόνον. ἀμφότερα δ᾽ ἅμα λέγειν οὐκ ἐγχωρεῖ, μετὰ τοῦ καὶ τὸν σύνδεσμον προσκείμενον ἐνδείκνυσθαι σαφῶς, ἐν τῷ κάμνοντι ταῦτ᾽ ἄμφω συμβεβηκέναι, τήν τ᾽ εὔχροιαν τοῦ προσώπου καὶ τὸ λίαν σκυθρωπόν. ἵνα δέ τις ἐάσας τὴν ἀπὸ τῆς λέξεως ἔνδειξιν ἐπὶ τὸ λεγόμενον ἔλθοι, ψευδής ἐστιν ὁ λόγος τῶν οὕτως ἐξηγησαμένων. οὐ γὰρ ἐξ ἀνάγκης ἡ εὔχροια τοῦ προσώπου λίαν ἐργάζεται σκυθρωπὸν τὸν ἰατρὸν, ἀλλ᾽ ἔστιν ὅτε καὶ φαιδρότερον ἢ πρόσθεν, ὅταν αἱμοῤῥαγίας ἢ παρωτίδων κρισίμων ἐλπίσῃ σημεῖον εἶναι τὴν εὔχροιαν. εἰ μὲν οὖν ἀπόρου καὶ ἀσαφοῦς ἐσχάτως τῆς ῥήσεως οὔσης ἐπενόουν τοιαῦτά τινα, ἴσως ἂν αὐτοῖς συνέγνωμεν· ἐπεὶ δὲ χρησιμώτατον πρᾶγμα διδάσκει σαφῶς διοριζόμενον, πότε μὲν ἀγαθόν ἐστι σημεῖον ἡ εὔχροια

faciei colorem bonum valde moeſtum ſignum medico malum vel rurſum hoc pacto, faciei color bonus valde moeſtum reddit medicum et eſt ſignum malum. Nempe vel id moeſtum reddit medicum et ſignum eſt malum vel malum eſſe colorem bonum duntaxat dictum ſat fuerit; ſed ut utrumque ſimul dicatur fieri nequit. Adde quod etiam conjunctio *et* appoſita clare indicat in aegroto haec ambo contigiſſe, tum coloratam faciem tum vehementem triſtitiam. Ut ergo quis praetermiſſa hujus lectionis indicatione, ad id quod recenſetur veniat, falſus eſt eorum qui expoſuerunt, ſermo. Non enim de neceſſitate color faciei bonus valde moeſtum reddit medicum, ſed interdum laetiorem quam antea reddit, quum ſcilicet faciei colorem bonum vel ſanguinis eruptionis vel abſceſſuum poſt aures criticorum ſignum eſſe ſperaverit. Si itaque dictione ipſa ſumme tum ambigua tum obſcura exiſtente talia quaedam excogitarent, veniam hi a nobis mererentur; ſed quoniam rem commodiſſimam clare diſtinguens docet, quando ſane quidem bonum exiſtat ſignum bene

τοῦ προσώπου, πηνίκα δὲ οὐκ ἀγαθὸν, τίς αὐτοῖς συγγνώμη; καθάπερ τοῖς λέγουσι περὶ τῆς εἰς (186) ἄλληλα μεταπτώσεως, τῆς τ' εὐχροίας τοῦ προσώπου καὶ τῆς σκυθρωπότητος εἶναι τὸν ἐνεστῶτα λόγον. ἡγοῦνται μὲν γὰρ, ὅταν ἄλληλα διαδέχεται ταῦτα, καὶ τῆς μὲν εὐχροίας παυσαμένης ὁ κάμνων γένηται λίαν σκυθρωπὸς, αὖθις δὲ τὴν σκυθρωπότητα γενομένην εὔχροια διαδέχηται, χαλεπὸν εἶναι σημεῖον ὡς οὐ δυναμένων ἀμφοτέρων ἅμα γίγνεσθαι, ἢ οὐ περὶ τῶν ἐναντίων ἔμπροσθεν εἰρηκότος αὐτοῦ, τὴν εἰς ἄλληλα μετάπτωσιν οὐκ ἀγαθὸν εἶναι σημεῖον, ἐκεῖ μὲν γὰρ ἡ θατέρου γένεσις ἀναιρεῖ τὴν ὕπαρξιν θατέρου καὶ διὰ τοῦτο ἀδύνατον αὐτοῖς ὑπάρχειν ἅμα. τῇ δ' εὐχροίᾳ τοῦ προσώπου σκυθρωπότητα συνυπάρχειν ἅμα, οὐκ ἀδύνατον. ἐὰν μὲν οὖν ἐφ' ἑκάστῃ τῶν ῥήσεων, ὅσα κακῶς εἴρηταί τισιν ἐξελέγχωμεν, [734] μέμψονται πολλοὶ τῷ μήκει τῶν ὑπομνημάτων. ἐὰν δ' ἀνέλεγκτα παραλίπωμεν, συμβήσεταί τινας ἐφεξῆς ἀκούσαντας ἐξηγήσεως ξένης, ὡς παραλελειμμένης ὑπ' ἐμοῦ μέμφεσθαι καὶ μάλισθ' ὅταν διακρίνειν οὐδέπω

colorata facies, quando vero non bonum, quisnam ipſis ignoſceret? Sicuti et his qui praeſentem ſermonem de mutua inter ſe transmutatione boni faciei coloris et moeſtitiae eſſe dicunt. Exiſtimant ſiquidem, quum haec ſibi invicem ſuccedunt, quando ſcilicet colore bono deſinente aeger valde moeſtus reddatur, rurſusque et moeſtitiam illam ſubſequatur color bonus, difficile ſignum eſſe, ac ſi ambo ſimul eſſe nequeant vel ipſe de contrariis antea non dixerit, mutuam in ſeſe transmutationem non bonum ſignum eſſe; inibi ſiquidem generatio alterius tollit alterius eſſentiam, quo fit ut ſimul eſſe nequeant; ſed quod moeſtitia ſimul cum colore bono conſiſtat, non eſt impoſſibile. Si igitur quae in unaquaque oratione ab aliquibus perperam dicta ſunt redarguamus, commentariorum prolixitatem non pauci incuſabunt; ſi vero non reprehenſa praetermittamus, jam poſtea erunt qui auditam peregrinam expoſitionem tanquam a me praetermiſſam vitio vertant, et maxime quum expoſitionis tum vitium

δύνωνται κακίαν καὶ ἀρετὴν ἐξηγήσεως. ἐπεὶ τοίνυν ἀδύνατόν ἐστιν ἐκφυγεῖν τὴν μέμψιν ἢ ὡς μηκύναντα περιττῶς ἢ ὡς παραλιπόντα τι τῶν χρησίμων, εἱλόμην θάτερον, ὃ τοῖς ἀναγνωσομένοις τὰς ὑπ' ἐμοῦ γεγραμμένας ἐξηγήσεις ὠφελιμώτερον ἔσεσθαι πέπεισμαι.

μθ'.

Τὰ τελευτῶντα ὑποχωρήματα εἰς ἀφρώδεα ἄκρητα παροξυντικά.

Οὐκ οἶδ' ὅπως οἱ ἐξηγησάμενοι τὸ βιβλίον ὥσπερ ἄλλων πολλῶν παρακηκόασι λέξεων, οὕτω καὶ τῆσδε. τελευτῶντα γὰρ εἰπόντος αὐτοῦ τὴν ἐξήγησιν οὗτοι ποιοῦνται διαχωρημάτων ἀφρωδῶν ἀκράτων. οὐ ταὐτὸν δέ ἐστιν ἢ ᾧ τὰ τοιαῦτα διαχωρεῖται παροξυνθήσεσθαι τὴν νόσον ἢ ᾧ τελευτήσονται αἱ διαχωρήσεις εἰς τὰ τοιαῦτα. μοχθηρᾶς μὲν οὖν ἐστι διαθέσεως γνωρίσματα τὰ ἀφρώδη καὶ τὰ ἄκρητα, μεμνημένων ἡμῶν ἄκρατα καλεῖσθαι διαχωρήματα

tum virtutem nondum discernere queant. Quum ergo fieri non possit ut incusationem devitemus, qua vel supervacue sermonem protrahamus vel utile quippiam praetermittamus, ad alterum divertam, quod lecturis scriptas a me explanationes commodius fore credidi.

XLIX.

Dejectiones in spumosas sincerasque desinentes exacerbant.

Causa cur qui librum exposuerunt ut multas dictiones alias, ita et hanc perperam obaudierunt, non novi. Nempe quum ipse dixerit desinentes, expositionem hi faciunt dejectionum spumosarum sincerarumque; at idem non est aut cui talia dejiciuntur exacerbandum morbum, aut cui desinent dejectiones in talia. Pravae igitur affectionis signa sunt spumosae, et sincerae si memoria tenuerimus dejectiones sinceras appellari quae duntaxat unum

τὰ μόνον ἕνα τὸν ἀποκρινόμενον ἔχοντα χυμὸν ἄμικτον ἑτέροις. οὐ μὴν τοῖς ἐκκρίνουσι τὰ τοιαῦτα παροξυνθῆναι τὴν νόσον ἀναγκαῖόν ἐστιν, ἀλλ' ἐγχωρεῖ καὶ λωφῆσαι κατὰ βραχὺ πεττομένης τῆς διαθέσεως, ἐφ' ᾗ τὰ τοιαῦτα ἐξεκρίνετο. πότε οὖν ἀναγκαῖον παροξυνθήσεσθαι τὴν νόσον; ὅταν τὰ διαχωρήματα πρὸς τῷ μὴ παύεσθαι τὴν μεταβολὴν εἰς ἀφρώδη τε καὶ ἄκρατα ποιήσηται. χείρονα γὰρ ὄντα τῶν ἔμπροσθεν ἐκκρινομένων ταῦτα παροξυνθήσεσθαι δηλοῖ.

ν'.

Αἱ ἐκ καταψύξιος ἐν ὀξέσιν οὔρων ἀπολήψιες κάκισται.

Τὰ ὀξέα νοσήματα γίνονται ἐπὶ θερμοτέραις ὕλαις. εἰ οὖν ἐπίσχεσις τῶν οὔρων ἐκ καταψύξεως γένηται τῆς κύστεως, κακόν. δηλοῖ γὰρ ἐκ τῆς τοιαύτης δυσκρασίας ἀτονίαν γενέσθαι τῆς ἀποκριτικῆς ἐν τῇ κύστει δυνάμεως ἢ ἀναισθησίαν, διὰ τὸ καταψυχθῆναι τὸ ἐν αὐτῇ νεῦρον καὶ

qui excernitur, humorem caeteris impermixtum habent; non eft tamen ut talia excernentibus morbus exacerbetur neceffe, quum fieri poffit ut conquiefcat paulatim cocta affectione, in qua talia excernebantur. Quando igitur neceffe eft ut morbus exacerbetur? Quum fcilicet dejectiones praeter id quod non ceffent, in fpumofas quoque fincerafque permutabuntur; nempe hae aliis quae ante excernebantur deteriores, exacerbandum morbum indicant.

L.

Urinarum in morbis acutis ex refrigeratione interceptiones peffimae.

Morbi acuti ex calidiore materia ortum habent. Si ergo urinarum retentio ex veficae refrigeratione fiat, malum; nempe ex tali intemperie fecretricis, quae in vefica eft, facultatis factam imbecillitatem vel fenfus ob refrigeratum ipfius nervum privationem, nervumque ipfum quod

μὴ αἰσθάνεσθαι τῆς ἀνίας. ἡ δὲ κατάψυξις ἐν τῇ κύστει γίνεται τοῦ κατὰ φύσιν ἐν αὐτῇ θερμοῦ ὑπὸ τῆς παρὰ φύσιν θερμασίας διαφορηθέντος. ἴσως δ' ἄν τις εἴπῃ, διὰ ποίαν αἰτίαν τοῦ πυρετοῦ ἐν ὅλῳ τῷ σώματι ὄντος ἐψύχθη ἡ κύστις; λύσις δὲ τούτων ἐστὶν ἡ τοῦ μορίου ἐπιτηδειότης, οὐ γὰρ ἅπανθ' ὡσαύτως τῆς αὐτῆς ἔτυχε φύσεως.

να'.

Τὰ ὀλέθρια ἀσήμως ῥαστωνήσαντα θάνατον σημαίνει.

---

[735] Χωρὶς σημείων ἤτοι ἐκκρίσεως ἢ πέψεως. ταὐτὸν δὲ δηλοῖ τῷ καθόλου ἐν ἀφορισμοῖς εἰρημένῳ τῷδε, τοῖσι μὴ κατὰ λόγον κουφίζουσιν οὐ δεῖ πιστεύειν οὐδὲ φοβεῖσθαι λίην τὰ μοχθηρὰ γινόμενα παρὰ λόγον. ἡ γὰρ νῦν προκειμένη ῥῆσις ἀποχωρήσασα τοῦ καθόλου τῶν ὑποπεπτωκότων αὐτῷ τι διδάσκει. περὶ γὰρ τῶν ὀλεθρίων ἀποφαίνεται μόνον, οὐχ ἁπάντων τῶν μοχθηρῶν. οὐκ ἐξ ἀ-

contriſtat haud quaquam ſentire oſtendit; refrigeratio autem veſicae fit diſſoluto ab eo qui praeter naturam eſt naturali veſicae calore. Sed forſan quis objecerit, quam ob cauſam, ſi febris totum occupaverit corpus, veſica refrigerata eſt? Quaeſtionem ſane diluit partis aptitudo; non enim omnia naturam eandem pariter ſortita ſunt.

LI.

Pernicioſa ſine ſignis levantia mortem ſignificant.

Sine ſignis inquit, vel excretionis vel concoctionis; non autem aliud docet quam univerſale illud in aphoriſmis ita ſcriptum: *quae non ex ratione levant, his fidendum non eſt; neque valde formidanda mala, quae praeter rationem eveniunt.* Praeſens ſiquidem dictio ab univerſali recedens, eorum quae univerſali ſubjecta ſunt, quippiam edocet, de pernicioſis ſiquidem duntaxat pronunciat, non de pravis omnibus; neque enim prorſus quid-

παντος δὲ πᾶν ὅ τι περ ἂν ᾖ μοχθηρὸν ἤδη τοῦτο καὶ ὀλέθριόν ἐστιν. ἀπεδείξαμεν γὰρ ἐν τῷ προγνωστικῷ διαφορὰς πολλὰς τῶν μοχθηρῶν εἰρημένας, ἐφ' ὧν αὐτὸν τὸν Ἱπποκράτην προσθήκῃ τῶν οἰκείων ὀνομάτων ἐνδείκνυσθαι τὸ μέγεθος αὐτῶν. περὶ μὲν οὖν τῶν ἁπλῶς μοχθηρῶν, οὐ μὴν ὀλεθρίων γε, ἀρκεῖ τοῦτο μόνον γινώσκειν ὡς οὐ χρὴ πιστεύειν αὐτοῖς ἀσήμως παυσαμένοις, ἐπανήξει μὲν γὰρ αὖθις, οὐ μὴν ἀποκτενεῖ γε τὸν ἄνθρωπον. ὅσα δ' εἰς τοσοῦτον προήκει μοχθηρίας, ὡς ἐν τοῖς ὀλεθρίοις εἶναι, ταῦθ' ὅτι μὲν ἀπιστότερα τῶν μετρίως μοχθηρῶν ἐστιν, οὐ δυνάμενα πιστῶς παύσασθαι, χωρὶς ἐπιφανῶν σημείων, ἐν τοῖς περὶ κρίσεων ἐπὶ πλεῖόν μοι δέδεικται. κατασκευάσαντα γὰρ ἐν τῷ χρόνῳ τὰ τοιαῦτα βλάβην ἑκτικὴν καὶ ἄλυτον ἐπανήξει κατὰ τὸ μέγεθος τῆς αὐτῶν κακίας, τὸ τοῦ κινδύνου φέροντα μέγεθος. ἔνια γὰρ αἴτια τῶν κατὰ τὸ σῶμα γεννωμένων παραπλησίαν ἔχει δύναμιν τῷ τε τῶν λυττώντων κυνῶν ἰῷ καὶ τῶν θανασίμων φαρμάκων ἐκείνοις, ὅσα κατὰ τὰ πεπονθότα ἐπίδηλον οὐδὲν ἐν τῷ παραυτίκα

quid pravum fuerit, mox idem et perniciofum exiftit. Demonftravimus fiquidem in prognoftico malorum fignorum differentias non paucas dictas efſe, in quibus Hippocratem ipfum ex nominum propriorum adjectione magnitudinem horum indicare oftendimus. De pravis igitur fimpliciter et non perniciofis noſſe id duntaxat fatis eft, non eſſe his fidendum, fi absque fignis defierint; redibunt fiquidem, fed non tollent hominem. Quae vero eo pravitatis devenerunt ut et inter perniciofa cenfeantur, quod haec quidem mediocriter pravis infida magis fint, nequeantque fecure et cum fiducia fine manifeftis fignis fedari, in libris de crifibus eft latiffime a me demonftratum. Nempe ubi talia tractu temporis laefionem habitualem indiffolubilemque confecerint, revertentur pro malitiae fuae magnitudine, periculi magnitudinem afferentes. Nam caufae aliquae eorum quae in corpore procreantur potentia, virtuteque tum virus rabidorum canum tum letalia ea medicamenta repraefentant, quae et fi in affecto loco nullum

σύμπτωμα ἐργάζεται, μετὰ δὲ τέτταρας ἢ ἓξ μῆνας ἢ καὶ πλείονα χρόνον ἀναιρεῖ τὸν ἄνθρωπον. ἴσμεν δ' ἐνίους καὶ τῶν ὑπὸ κυνὸς λυττῶντος δηχθέντων ὕστερόν ποτε δείσαντάς τε τὸ ὕδωρ καὶ τελευτήσαντας ἀπὸ τῆς πρώτης ἀρχῆς, ἐν ᾗ δηχθέντες ἔτυχον, μετὰ δύο μῆνας ἢ τρεῖς ἢ τέτταρας ἢ πολὺ πλείους· οἶδα γοῦν τινα καὶ κατὰ ἐνιαυτὸν εἰς τοῦτο δὴ τὸ πάθος, ὃ καλοῦσιν ὑδροφόβον, ἐμπεσόντα, περὶ οὗ πᾶσι τοῖς ἰατροῖς ἔδοξεν ἐσχάτη γίνεσθαι ξηρότης ἐν τοῖς στερεοῖς τοῦ ζώου μορίοις, ἅμα τῷ καὶ τὴν κατὰ φύσιν θερμασίαν παρηυξῆσθαι, τετραμμένην ἐπὶ τὸ πυρῶδες. ταύτην οὖν τὴν διάθεσιν ὁ τοῦ κυνὸς ἰὸς ἐργάζεται, πολλῷ χρόνῳ κατὰ βραχὺ δηλονότι, καὶ διὰ τοῦτ' ἔστιν ἀνιατότερον, διότι τῶν στερεῶν μορίων ἡ οὐσία μεταβάλλεται, καθάπερ εἴωθε κἀν ταῖς καλουμέναις λεύκαις γίνεσθαι. ἄχρι μὲν γὰρ ἐντός ἐστιν ἡ παρὰ φύσιν διάθεσις, ἀλλοιούντων μὲν αὐτῶν τὰ στερεὰ σώματα, μηδέπω δ' αὐτῶν ἠλλοιωκότων ἅμα τῷ κενωθῆναι ταῦτα καὶ ἡ τῶν στερεῶν ἀλ-

protinus quod notabile ſit pariant ſymptoma, poſt quatuor tamen vel ſex menſes vel longinquiorem temporis moram hominem perimunt. Scimus autem nonnullos et a cane rabido morſos, qui poſtea tum aquas formidaverunt tum interierunt, a primo principio, in quo morſi fuerant, poſt duos vel tres vel quatuor vel multo plures menſes. Novi ſane et quendam qui exacto anno eum incurrit affectum quem hydrophobum, id eſt *aquae timorem*, vocant; de quo medicis omnibus ſumma in ſolidis animalis partibus ſiccitas fieri videbatur, atque una adaucta naturalis caliditas in igneam converſa. Affectionem hanc caninum virus parit longo tempore, hoc eſt paulatim; atque ob id immedicabilior exiſtit, quod partium ſolidarum ſubſtantia in aliam tranſeat conditionem; veluti in vitiliginibus, leucis appellatis, fieri conſuevit, nempe et altius deſcendit haec praeter naturam affectio. Quum autem haec alterent quidem ſolida corpora, ſed nondum alteraverunt, ſimul ut vacuata ſunt, ſolidorum quoque al-

λοίωσις παύεται, ποτὲ μὲν ἡμέρᾳ μιᾷ, ποτὲ δὲ καὶ θᾶττον εἰς τὸ κατὰ φύσιν ἐπανερχομένων. γινομένη γὰρ ἡ διάθεσις καὶ οὔπω γεγονυῖα συντόμως ἀποκαθίσταται τοῦ ποιοῦντος αὐτὴν αἰτίου χωρισθέντος. συμπληρωθείσης δ' αὐτῆς, κἂν ἐκκενωθῇ τὰ ποιήσαντα τὴν διάθεσιν ὑγρὰ, πλέον οὐδὲν εἰς ὑγείας λόγον. ὅμοιον γάρ τι συμβαίνει τῷ γινομένῳ περὶ τὰ ξύλα τὰ πλησίον τοῦ μαλθακοῦ κειμένου πυρός. θερμαίνεται μὲν γὰρ μέχρι πολλοῦ, καίεται δὲ οὐδέπω, κἂν φθάσῃς ἀποχωρίσαι τοῦ πυρὸς αὐτὰ πρὶν ἄρξασθαι καίεσθαι, ταχέως ἀποτίθεται τὴν γεγονυῖαν αὐτοῖς θερμότητα. δεξάμενα δ' εἰς ἑαυτὰ τοσοῦτον, ὡς ἄρξασθαι καίεσθαι, κἂν ἀπαχθῇ τοῦ πυρὸς, οὐδὲν ἧττον καίεται, κἂν εἰς αὐτὸ δὲ τὸ πῦρ τὸ ὑγρὸν ξύλον ἔλθοι, οὐκ εὐθέως ἅπτεται, καθάπερ εἰ στυππίον ἐνθείης ἢ κάλαμον ξηρὸν ἢ θρυαλλίδα, καὶ εἰ μετὰ βραχὺ βαστάσειας τὸ τοιοῦτον ξύλον, [736] ἀποθήσεται τὴν ἐκ τοῦ πυρὸς ἐν αὐτῷ γενομένην ἀλλοίω- (187) σιν οὐ μετὰ πολὺν χρόνον. οὔκουν ἀπεικὸς καὶ γεννηθῆναι κατὰ βραχὺ τοιοῦτον ἐν τῷ σώματι χυμὸν,

teratio cessat; interdumque die uno, interdum vero citius etiam ad naturalem redeunt habitum. Nempe quum affectio fit et nondum facta est, breviter separata efficiente ipsam causa sedatur; si vero completa ea fuerit, etiam si vacuata fuerint quae affectionem procreaverint humida, nihil in sanationis ratione amplius existit. Simile enim quippiam contingit, quemadmodum in lignis evenit, quae proxime mollem ignem sunt apposita; calefiunt siquidem valde, sed nondum inuruntur; quae si prius ab igne separaveris quam inuri incipiant, celeriter contractam caliditatem deponunt; si vero tantum in se exceperint, ut inuri incipiant, etiam si ab igne tollantur, nihilo minus inuruntur. Quod si lignum humidum in ignem eundem conjiciatur, non protinus accenditur, ut si vel stuppam vel calamum siccum vel ellychnium conjeceris, et si post paulo lignum hujusmodi sustuleris, brevi post intervallo deponet eam, quam ab igne contraxerat, alterationem. Non est igitur absurdum, ut talis in corpore paulatim progeni-

ὁποῖος ὅ τε τῶν λυττώντων κυνῶν ἐστι καὶ τῶν ἐν χρόνῳ πλείονι διαφθειρόντων φαρμάκων, ὡς καὶ λανθάνειν τοὺς πολλοὺς τῶν ἰατρῶν, ὡς ἐπὶ τοῦ διὰ κόπον, ὡς ἔδοξε, μετριώτατον πυρέξαντος, ὃς μετὰ τὴν τετάρτην ἡμέραν ἀπέκρινεν οὖρον, τῇ μὲν συστάσει λεπτὸν, τῇ χρόᾳ δὲ μέλαν, ὡς ἐοικέναι κατ᾽ ἄμφω τῇ γινομένῃ κράσει μέλανος ὀλίγου γραφικοῦ μιχθέντος ὕδατι πολλῷ, καὶ ἄλλως γε εἰ μὴ τὸ μέλαν αὐτὸ νοήσαιμεν μεμιγμένον, ἀλλὰ κἂν τὴν καλουμένην ὑπὸ τῶν πολλῶν ἀσβόλην, ἣν ἄσβολον οἱ Ἕλληνες ὀνομάζουσιν· ὁ ἄνθρωπος οὗτος ἔδοξεν ἔχειν καλῶς κατὰ τὴν τετάρτην ἡμέραν, ὡς καὶ λούσεσθαι ταῖς ἑξῆς ἡμέραις, εἶτα κατὰ τὴν ἑβδόμην ἡμέραν εἰς ἑσπέραν ἀρξάμενος πυρέττειν ἀπέθανε μαρανθείς. τοῦτο αὐτὸ κατὰ τὴν προκειμένην ῥῆσιν διδάσκεται, τοῖς ἀρίστοις τῶν ἰατρῶν ὠφέλειαν φέρον, οὐ τοῖς ἐπιτυχοῦσιν. οὗτοι γὰρ οὐδὲ γινώσκουσι τὰ τῶν ὀλεθρίων νοσημάτων σημεῖα. νεανίσκος γοῦν τις ἐξέκρινεν ἅμα πυρετῷ βληχρῷ περίπλυσιν ἐρυθρὰν οὐκ ὀλίγην πολλάκις ἐν ἡμέρᾳ μιᾷ καὶ νυκτὶ μετὰ χλιαροῦ πυρετοῦ τοὐν-

tus fit humor, qualis eft et rabientium canum et medicamentorum tractu temporis longiore corrumpentium, ita ut plerosque medicos lateant. Quomodo in eo qui ob laffitudinem, ut videbatur, moderatiffime febriit, qui poft quartum diem urinam fecrevit fubftantia quidem tenuem, fed colore nigram, ut in utroque eam, quae ex pauco atramento fcriptorio aquae multae diluto confurgit mixturam reprefentaret; atque modo alio, fi non atramentum ipfum dilutum intellexerimus, certe eam quae a multis fuligo appellatur, quam *ἄσβολον* appellant Graeci. Vifus eft aeger hic quarto die bene habere ita, ut fequentibus diebus lavaret; deinde die feptimo vefperi, quum febrire coepiffet, tabefactus obiit. Docetur autem in praefenti dictione id, quod optimis medicis opem affert, non vulgaribus; neque enim perniciioforum morborum figna hi noverunt. Adolefcens praeterea quidam excernebat cum febre imbecilla rubidam proluviem non paucam; faepiusque die uno nocteque cum tepida febre; qui hinc moderatius

τεῦθεν ἔδοξε μετριώτερον ἔχειν ὡς τῇ γ' τῶν ἡμερῶν ἀπύρετον εἶναι δοκεῖν. ἐγὼ μὲν οὖν ἐπισκοπούμενος αὐτοῦ τὰ οὖρα λεπτὰ καὶ λευκὰ, καθάπερ ὕδωρ ὄντα, τὴν κατὰ τὸ ἧπαρ ἀτονίαν ἐτεκμηράμην διαμένειν, ἐκέλευόν τε τοῖς πρὸς αὐτὴν ἁρμόττουσιν ἐπιθέμασί τε καὶ βρώμασι καὶ συμπάσῃ τῇ διαίτῃ χρῆσθαι. καταγελάσας δέ μου τῶν ἀπὸ Θεσσαλοῦ τις ἰατρῶν, οὐ μόνον αὐτὸς οὐδέποτε τὴν δι' οὔρων ἐπίσκεψιν πεποιημένος, ἀλλὰ καὶ τοὺς ἐπισκεπτομένους αὐτοὺς γναφέας ἀποκαλῶν, κεκώλυκε βοηθεῖσθαι τὸν ἄνθρωπον, ἀναθρέψεως μόνης ἐπὶ κενώσει χρῆζειν εἰπών. ἀλλὰ καὶ τοῦτο κατὰ τὴν ἑβδόμην ἀπὸ τῆς ἀρχῆς ἡμέραν ἐπελθὸν τὸ νόσημα φανερὸν ἐγένετο πᾶσιν ἡπατικὸν ὑπάρχον. τὰ μὲν οὖν τοιαῦτα πάντα παρατρέχουσιν οἱ ἐξηγηταὶ μεγάλως ὄντα χρήσιμα, κατατρίβονται δ' ἐνίοτε περὶ λεξίδια μηδ' ὅλως χρήσιμα.

---

habere eſt viſus, ita ut tertio die a febre immunis eſſe videretur. Ego itaque urinas ipſius, quae tum tenues tum albae inſtar aquae eſſent, conſpiciens, jecoris infirmitatem permanere conjeci, praecepique ut occurrerent huic idoneis tum epithematis tum eſculentis et ratione vivendi univerſa. Deridens vero me medicus quidam a Theſſalo edoctus, qui non ſolum ipſe nunquam urinas contemplatus erat, ſed et contemplantes ſullones appellabat, prohibuit| ne homini praeſidium ferretur, ſola poſt inanitionem refectione utendum eſſe inquiens; ſed morbus ſeptimo a principio die ſuperveniens patuit omnibus eſſe hepaticus. Talia igitur omnia, quae valde utilia ſunt, praetermittunt expoſitores, tempusque interdum circa dictiunculas nullo pacto utiles conterunt.

νβ'.

Τὰ ἐν ὀξέσι χολώδεσιν ἔκλευκα, ἀφρώδεα, περίχολα διαχωρήματα κακόν. κακὸν δὲ καὶ οὖρα τοιαῦτα· ἆρα τουτέοισιν ἧπαρ ἐπώδυνον;

Τὸ πολλάκις ἤδη καὶ πρόσθεν εἰρημένον ἐρῶ καὶ νῦν. ὁ συνθεὶς τὸ βιβλίον τοῦτο φαίνεται μὲν ἀπὸ τῆς αὐτῆς ὢν Ἱπποκράτει τῷ μεγάλῳ τέχνης, ἀπολείπεται δ' αὐτοῦ πάμπολλα, καὶ δια τοῦτο ἐνίοις μὲν ἔδοξε τοῦ Δράκοντος Ἱπποκράτους, ἐνίοις δὲ τοῦ Θεσσαλοῦ τὸ συγγραμμα τοῦτο εἶναι. δύο γὰρ υἱεῖς τοῦ μεγάλου Ἱπποκράτους ὁμολογοῦνται γεγενῆσθαι, Δράκων καὶ Θεσσαλὸς, ὧν ἑκατέρου πάλιν Ἱπποκράτης. εἴτ' οὖν ὑπὸ θατέρου τούτοιν εἴτε καὶ ὑπ' ἄλλου τινος ἐγραφη τὸ βιβλίον εἰτ' ἔφθασεν ὁ γράψας αὐτὸ πρὶν ἐκδοῦναι τοῖς Ἕλλησιν ἀποθανεῖν, περιττόν ἐστιν ἔργον ζητεῖν. ἱκανὰ γὰρ καὶ τὰ νῦν εἰρημένα περὶ αὐτοῦ. σπουδασμα δ' ἔστω τοῖς ἀναγινώσκουσιν αὐτὸ τὴν διάνοιαν τῶν λεγομένων ἐξετάζειν. ἡ δὲ ἐξέτασις ἔσται διττὴ πρός

LII.

In acutis biliofis albicantes, fpumofae et circum biliofae dejectiones malum; malum quoque et urinae hujusmodi; an et his jecur dolore affectum?

Quod faepius jam et antea dictum eft, dicam et nunc. Qui librum hunc compofuit, videtur quidem ejusdem cum magno Hippocrate effe artis; fed ipfo longe eft inferior, atque ob id quidam librum hunc Draconis Hippocratis, alii Theffali effe putaverunt. Duo fiquidem magni Hippocratis filii fuiffe perhibentur, Draco et Theffalus, quorum utriusque rurfus filius Hippocrates. Sive igitur ab horum altero five ab alio quodam fcriptus fit liber; five qui fcripfit, priusquam Graecis publicaret, obierit, pervefligare fupervacuum videtur; nam quae de ipfo dicta nunc funt, fufficiunt. At legentes conquirere intelligentiam eorum, quae dicuntur, ftudeant, fitque gemina inquifitio, id

τε τὴν τῶν ὁμολογουμένων Ἱπποκράτους βιβλίων καὶ πρὸς τὴν τῶν πραγμάτων ἀλήθειαν ἀναφερόντων ἡμῶν, ὅ τι περ ἂν αὐτῷ λέγηται. καὶ νῦν αὐτὸ τὸ προκείμενον οὕτως ἐξετάσωμεν, ὡς ἐπιπλέκοντος ἐνίοτε [737] συμπτώματα τοῦδε τοῦ ἀνδρὸς, ὧν ἑκάστου καθ' ἑαυτὸ τὴν δύναμιν ἐμάθομεν ἐν τῷ προγνωστικῷ. τὰ γὰρ ἔκλευκα καὶ τὰ ἀφρώδη διαχωρήματα μοχθηρὰ λέλεκται κατ' ἐκεῖνο τὸ βιβλίον. ἀλλὰ καὶ ὅτι κινδυνεύουσιν ἐν ταῖς νόσοις ἧττον, οἷς ἂν οἰκείη τῆς φύσεως ἡ νόσος ᾖ, μεμαθήκαμεν ἐν τοῖς ἀφορισμοῖς, ὥσθ' ὅσοις ἂν μὴ οἰκεία τύχοι, μᾶλλον οὗτοι κινδυνεύουσι. τοῖς οὖν χολώδεσιν εἴτ' ἀνθρώποις εἴτε νοσήμασι χολῶδες διαχωρεῖν ἢ οὐρεῖν οἰκεῖον. ἄχολα δὲ καὶ λευκὰ παρὰ τὴν φύσιν αὐτῶν ἐστι καὶ διὰ τοῦτο μοχθηρά. ἀφρώδη δὲ διαχωρεῖν ἁπάσαις φύσεσι κακόν. εἰ μὲν δὴ ταῦτ' εἴρητο μόνα κατὰ τὴν προκειμένην ῥῆσιν, οὐδὲν ἂν ἦν ζήτημα, προσκειμένου δὲ τοῦ περίχολα μέγιστον γίνεται ζήτημα. πῶς γὰρ ἂν χολώδεά τε ἅμα καὶ ἔκλευκα διαχωρεῖσθαι δυνατόν ἐστιν; ἐγὼ μὲν οὖν νομίζω καὶ ταύτην τὴν λέξιν

quod ab ipſo dicatur, tum ad librorum Hippocratis conseſſorum tum ad rerum veritatem referentibus nobis. Et nunc ſane quod proponitur ita inveſtigabimus, quod auctor plerumque ſymptomata implicet, quorum uniuscujusque vires per ſe in prognoſtico didicimus. Nempe quod dejectiones tum albicantes tum ſpumoſae malae ſint, dictum eſt in libro illo. Quod praeterea minus periclitentur, quorum naturae convenit morbus, ex aphoriſmis conſtat; quare quibus non convenit, hi magis periclitantur. Bilioſae igitur dejectiones et bilioſa veſicae excrementa cum bilioſis hominibus et morbis familiaritatem habent et cognationem; non bilioſa autem et albicantia his praeter naturam ſunt atque ob id prava cenſentur. Spumoſa vero dejectio naturis omnibus mala eſt. Quae ſi tantummodo in oratione dicantur, nulla oborietur quaeſtio; verum ſi adjeceris circumbilioſa, maximam movebis quaeſtionem; quo etenim pacto fieri poteſt ut albicantia ſimul et bilioſa dejiciantur? Vitiatam equidem et hanc dictionem,

ἡμαρτῆσθαι, καθάπερ καὶ ἄλλας πολλάς. ἄμεινον γὰρ ἦν ἢ μὴ περίχολα γεγράφθαι κατὰ αὐτὴν ἢ μηδ' ὅλως γεγράφθαι τὰ ἔκλευκα, εἰ δέ περ ἀναγκαζόμεθα τὴν λέξιν ὡς ἀναμάρτητον ἡγεῖσθαι, δυοῖν θάτερον, ἢ τὸν μὲν ἕνα καιρὸν ἔκλευκα διαχωρεῖσθαι νομιστέον, ἐν ἑτέρῳ δὲ περίχολα, ἢ εἴπερ ἐνὶ χρόνῳ βούλοιτό τις ἀμφότερα λέγειν ἐκκρίνεσθαι, τὰ μὲν ἔκλευκα τῶν ἑστώτων τε καὶ σκληρῶν διαχωρημάτων τὴν χρόαν δηλώσει, τὰ περίχολα δὲ τὰ πέριξ αὐτῶν ἔχοντα χολὴν τῇ συστάσει λεπτήν. εἰώθασι δὲ ὀνομάζειν τὰς τοιαύτας ἐκκρίσεις περίχρους. τά γε μὴν οὖρα τοιοῦτον μὲν ἔχειν οὐδὲν δύναται μεμιγμένον, ἤτοι δὲ θάτερον τῶν εἰρημένων ἐπ' αὐτῶν ἢ τὸ ἕτερον ἀκούειν ἀναγκαῖόν ἐστιν. ἄμφω δὲ μοχθηρὰ, τό τε ἔκλευκον καὶ τὸ περίχολον. ἀκοῦσαι δὲ ἐπὶ τῶν οὔρων τὸ περίχολον ἀναγκαῖόν ἐστιν, αὐτὸ τὸ περιττῶς χολῶδες. οὐ γὰρ οἷόν τε κατὰ τὸν αὐτὸν τρόπον, ὃν ἐπὶ τῶν διαχωρημάτων εἶπον, ἐγχωρεῖν γενέσθαι τὰ περίχολα μετὰ τῶν ἐκλεύκων, οὕτω

veluti et alias multas, exiſtimo; nempe commodius fuit ut in ea ſcriberetur non circumbilioſae, vel omnino omiſſa fuiſſet haec dictio circumbilioſae. Si vero dictionem tanquam vitio carentem exiſtimare cogimur, e duobus alterum ut ſit oportet; nam vel uno tempore albicantia, in altero circumbilioſa, dejici eſt putandum; vel ſi tempore uno ſecerni utraque quis aſſerere voluerit, albicantia quidem tum conſtantium tum durorum excrementorum colorem indicabunt; circumbilioſa vero, ea quae circa ipſa ſunt, bilem ſubſtantia tenuem habere. Conſueverunt autem tales excretiones circumcoloratas appellare. Urinae autem permiſceri quidem hoc pacto non poſſunt, ſed in his alterum eorum, quae dicta ſunt, vel alterum intelligere eſt neceſſe; atque utraque eſſe mala, et albicans et circumbilioſum. In urinis autem circumbilioſum, quod ſuperflue bilioſum eſt, de neceſſitate eſt intelligendum; neque enim fieri poteſt ut quomodo in dejectionibus circumbilioſa cum albicantibus

κἀπὶ τῶν οὔρων ἀκούειν. ὃ ἐπὶ τῷ τέλει τῆς ῥήσεως ἔγραψεν, ἆρά γε τούτοισι ἧπαρ ἐπώδυνον; ὀρθῶς εἴρηται. τισὶ μὲν γὰρ αὐτῶν ἐπώδυνον γίνεται, τισὶ δὲ οὔ, διὰ φλεγμονὴν καὶ δι' ἔμφραξιν καὶ διάθεσιν φλογώδη κατά τε τὴν γαστέρα καὶ διὰ τῆς κύστεως ἐκκρίνεσθαι. λέλεκται δέ σοι περὶ τῶν τοιούτων ἁπάντων ἅμα ταῖς οἰκείαις ἀποδείξεσιν ἐν ταῖς ἡμετέραις πραγματείαις, ὥστε οὐ χρὴ νῦν καθ' ἑκάστην ῥῆσιν ἀποδείξεις ἀκούειν φυσικὰς, ἀλλ' ἀρκεῖσθαι μόνοις τοῖς ἐξ αὐτῶν ἀποδεδειγμένοις.

νγ'.

Αἱ ἐν πυρετοῖσιν ἀφωνίαι σπασμώδεα τρόπον ἐξίστανται σιγῇ, ὀλέθριον.

Ἁπάντων μὲν τῶν παλαιῶν ἀντιγράφων τὴν γραφὴν ταύτην ἐχόντων, ἁπάντων δὲ τῶν ἐξηγησαμένων το βιβλίον

fieri poffe retuli, ita et in urinis intelligatur. Quod autem in fine dictionis fcriptum eft, an et his jecur dolore affectum? recte eft dictum: nempe aliis dolorofum fit et aliis non propterea quod haec ob tum phlegmonem tum obftructionem tum inflammatoriam quandam affectionem et per ventrem et per veficam excernantur Sed de talibus omnibus una cum peculiaribus demonftrationibus in noftris tractationibus diximus; ut neque nunc fingulis in dictionibus phyficas audire demonftrationes conveniat, fed folis his, quae ex ipfis demonftrata funt, unumquemque contentum effe oporteat.

LIII.

Si vocis interceptiones in febribus convulfivo modo obortae mentis alienationem cum filentio afferant, perniciofum.

Quamquam vetera omnia exemplaria ita fcripta fint, librique interpretes omnes hoc pacto recipiant, quidam

δεχομένων αὐτὴν, ἔνιοι τῶν χθὲς καὶ πρώην γεγονότων μεταγράφουσιν εἰς τοιαύτην λέξιν, ἣν ἐξηγήσασθαι ῥᾷστον αὐτοῖς. ἐγὼ δὲ τὸν μὲν ἀποροῦντα περὶ τῆς ἐξηγήσεως ὑπονοῆσαί τε τὴν λέξιν ἡμαρτῆσθαι καὶ μεταγράψαι πρὸς τὸ φαινόμενον ἀληθὲς οὐ μέμφομαι· τὸ δ' οὕτω γεγραμμένον ἐξ ἀρχῆς, ὡς αὐτὸς ἐτόλμησε μεταγράψαι τὴν ἐξήγησιν ποιεῖσθαι, μέμψεως ἄξιον εἶναι νομίζω. πεποιηκότων δ' ἐνίων τοῦτο κατὰ [738] πολλὰς λέξεις, ἐπὶ πάντων μεμνῆσθαι τῆς ῥᾳδιουργίας αὐτῶν μακρὸν εἶναι νομίζω. ὥσπερ δὲ καὶ ἄλλα πολλὰ τῶν καθ' ὅλον τὸ βιβλίον γεγραμμένων ἅπαξ ἢ δὶς ἐπεσημηνάμην, οὕτω καὶ τοῦτο λέλεκται μὲν οὖν μοι ταῦτα διὰ τοὺς (188) ὅλον ἀφελοντας τῆς προκειμένης ῥήσεως τὸ σιγῇ ὀλέθριον· ἐγὼ δὲ ἡγοῦμαι τὴν διανοιαν εἶναι τοιαύτην· αἱ ἐν πυρετῷ ἀφωνίαι, ὅσαι κατὰ σπασμώδη τρόπον γίνονται τελευτῶσιν εἰς τὴν μετὰ σιγῆς ἔκστασιν ὀλέθριον. τὸ δ' εἴτε πάθος ἢ σύμπτωμα προσυπακοῦσαι δεῖ τοῦτο, συνήθως αὐτοῖς ἑρμηνεύοντος τοῦ γράψαντος τὸ βιβλίον. χρὴ τοίνυν τὸ σιγῇ κατὰ δοτικὴν

tamen ex iis, qui tum heri tum nudius tertius nati funt, in eam quae expofitu ipfis facilis fit, tranfcribunt dictionem. Ego vero eum, qui de expofitione dubitans vitiatam effe dictionem fufpicetur et ad id quod verum appareat tranfcribat, non increpo; fed quod expofitionem faciat, ut ipfe tranfcribere eft aufus perinde atque ab initio ita fcriptum fit, increpatione dignum effe arbitror. Quum vero plurimis in dictionibus fecerint id nonnulli, malam ipforum in omnibus adulterationem memorare longum effe puto. Quo autem modo et alia multa hoc toto libro fcripta femel aut bis annotavi, ita et hoc. Dicta igitur a me funt haec propter eos, qui prorfus a praefenti oratione auferunt verba haec duo, cum filentio perniciofum. Ego autem fenfum talem effe autumo. Si in febre vocis privationes, quae convulfivo modo fiunt, definant in eam quae cum filentio fit, ecftafin, perniciofum; perniciofum autem vel pathema vel fymptoma fubaudire oportet, libri auctore ita ex confuetudine enunciante.

πτῶσιν ἀκούειν, συντάττοντας τὸ ἐξίστανται τῷ σιγῇ· κατὰ δοτικὴν δὲ πτῶσιν ἀκουόμενον τὸ σιγῇ οὐκέτι αὐτὸ σημαίνει μόνον τὸ ἐξίστανται μετὰ σιγῆς πάνυ κακόν· δῆλος γάρ ἐστι πάλιν ὑποτάξας τῷ σιγῇ τὸ ὀλέθριον, ὅπερ ἀκουστέον ἀντὶ τοῦ λεληθότως τε καὶ ἀδήλως τοῖς πολλοῖς. γιγνομένων οὖν ἀφωνιῶν κατὰ πολλοὺς τρόπους, ὡς δέδεικται νῦν, οὗτός φησι τὴν σπασμώδη τρόπον γινομένην ἀφωνίαν εἰς τὴν μετὰ σιγῆς ἔκστασιν τελευτᾷν. τίνων τοίνυν σπασμώδη τρόπον ἀκούσομεν; εἴπῃ τις τῶν φωνητικῶν ὀργάνων, ἃ καὶ τῷ παραλελύσθαι καὶ τῷ μηδ' ὅλως ὑπὸ τῆς προαιρέσεως κινεῖσθαι τῆς ἀφωνίας αἴτια γίγνεται. τούτων οὖν τὴν διάθεσιν ἀφορίζων τὴν σπασμώδη, διὰ τοῦτο εἶπεν, αἱ ἐν πυρετοῖς ἀφωνίαι σπασμώδεα τρόπον. αὗται τοίνυν οὐ μετὰ θορύβου καὶ κραυγῆς, οὐ γὰρ δύνανται φωνεῖν οἱ ἄφωνοι γεγονότες, ἀλλὰ μετὰ σιγῆς εἰς ἔκστασιν ἀφικνοῦνται καὶ ζήτημα οὐδέν ἐστι πῶς ἐξίστανται μετὰ

Nomen igitur σιγῇ, id eſt *cum ſilentio*, in caſu dandi eſt intelligendum et cum verbo ἐξίστανται, id eſt *mente moventur*, conſtruendum ordinandumque. In caſu autem dandi intellectum non amplius hoc ſignificat ſolum, ſi in mentis motionem tranſeant, cum ſilentio valde malum; nam rurſus eum nomini ſilentio verbum pernicioſum ſubjeciſſe conſtat; quod ſane intelligendum pro latenter et obſcure vulgo. Quum ergo vocis interceptiones multis fiant modis, ut dictum eſt, nunc eam, quae convulſivo modo fit, in eam quae cum ſilentio efficitur, ecſtaſin deſinere ait. Sed quorumnam convulſivum modum intelligemus? Dixerit quis vocalium inſtrumentorum, quae tum quod reſoluta ſunt tum nullo pacto a voluntate moveantur, interceptionis vocis cauſa exiſtunt. Ab his ergo affectionibus convulſivam diſtinguens inquit: *ſi in febribus vocis interceptiones convulſivo modo.* Non hae igitur cum tumultu et clamore, non enim vociferari poſſunt qui voce ſunt deſtituti, ſed cum ſilentio in ecſtaſin perveniunt; et nulla ſane quaeſtio eſt, quonam modo cum

σιγῆς οἱ μηδ' ὅλως φωνεῖν δυνάμενοι. πόθεν οὖν, φασὶ, γνῶμεν αὐτοὺς ἐξισταμένους; γελοιότατον ἐρωτῶντες ἐρώτημα, μόνοις πρέπον ἐκείνοις ἐρωτᾷν, ὅσοι μηδέποτε ἑωράκασι βεβλαμμένους τὴν διάνοιαν ἀνθρώπους. κἂν γὰρ μὴ φθέγγωνται, τῷ μὴ βλέπειν αὐτους προσηκόντως τοὺς συνήθεις μήτ' ἐρωτωμένους ἃ πεπόνθασι λέγειν ἢ διὰ γραφῶν ἢ νευμάτων ἐνδείκνυσθαί τε κινήσεις ἀλόγους, ἀναπηδῶντας ἢ ἐσπασμένους ἀτάκτως, ἐνδεικτικόν ἐστι τῆς παραφροσύνης αὐτῶν, κἂν ἰσχυρῶς ἐκστατικὸν τούτων γίνεται τὸ πάθος, οὐ παραφροσύνην ἁπλῶς, ἀλλ' ἔκστασιν εἰκότως ὀνομάζομεν.

νδ'.

Αἱ ἐκ πόνου ἀφωνίαι δυσθάνατοι.

Τὸ δυσθάνατοι σημαίνει μέν ποτε καὶ τὸ βραδυθάνατοι, σημαίνει δὲ καὶ τὸ σὺν ὀδύνῃ θνήσκειν, ὅπερ εὐ-

filentio mente moveantur, qui nullo pacto vocem emittere poffint. Unde igitur, inquiunt, mente aberrantes eos cognofcimus? Ridiculam admodum interrogantes interrogationem, folisque iis interrogari dignam, qui nunquam aegros mente laefos confpexerint. Nempe et fi non loquantur, quod domefticos convenienter ipfi non videant, neque quum interrogentur, affectionem dicant vel fcripto vel nutibus; quod item motus oftendant a ratione alienos exfilientes vel inordinate convulfi, haec defipientiam ipforum indicant; et fi valenter horum affectio excedat, jam non defipientiam fimpliciter, fed ecftafin, id eft *infaniam*, jure appellamus.

LIV.

Vocis ex dolore interceptiones, cum cruciatu letales.

Verbum *δυσθάνατοι*, id eft *difficiles ad moriendum*, modo qui tardius moriuntur, modo qui cum dolore figni-

λογόν ἐστι κατὰ τὴν προκειμένην ῥῆσιν εἰρῆσθαι, καὶ μάλιστα, ὅτι τοιαύτης ἀφωνίας ἐμνημόνευσεν ἐν τῇ πρὸ αὐτῆς, ὀδυνηρὸν γὰρ πάθος σπασμός.

νε'.

Οἱ ἐξ ὑποχονδρίων ἀλγημάτων πυρετοὶ κακοήθεες.

[739] *Εἴθ' ὁ* συνθεὶς τὸ βιβλίον εἴτ' ἄλλος ἔγραψεν αὐτὸς τήνδε τὴν ῥῆσιν, οὐκ ἐπαινῶ. χωρὶς γὰρ διορισμοῦ λεγομένη διττῶς ἐστι ψευδής, ὅτι καὶ διττοῦ διορισμοῦ δεῖται. πολλῶν γοῦν ἐν τοῖς ὑποχονδρίοις κειμένων μορίων οὐκ ἐπὶ πᾶσιν αὐτοῖς οἱ πυρετοὶ κακοήθεις εἰσὶν, ἀλλ' ἐπὶ διαφράγματι καὶ γαστρὶ καὶ ἥπατι. γινώσκομεν δ' ὅτι καὶ τῶν μυῶν ἔνιοι τῶν ἐνταῦθα φλεγμαίνοντες ἀνάπτουσι πυρετούς. οὐ μὴν οὐδ' ὅταν ἐφ' ἥπατος ἢ γαστρὸς ἢ διαφράγματος φλεγμονὴ γίγνηται, πυρετὸς εὐθὺς οὗτός ἐστι κακοήθης, ἀλλ' ὀξὺς ἴσως ἂν εἴη, καίτοι γε οὐδὲ τοῦτο,

ficat, quod optima ratione in praeſenti oratione dicitur; et maxime quia vocis interceptionem hujusmodi in antecedente dictione memoravit; nempe convulſio doloris plena eſt affectio.

LV.

Febres ex hypochondriorum doloribus malignae.

Orationem hanc ſive libri hujus auctor ſive alius ſcripſerit, non laudo; niſi etenim diſtinguatur, bifariam falſa eſt, quod et gemina indigeat diſtinctione. Quum ergo non paucae in hypochondriis ſitae ſint partes, febres non ſunt ex omnibus his malignae; ſed ex ſepto transverſo, ventriculo et jecore; ſcimus quoque et muſculos quosdam qui inibi jacent, ſi inflammentur, febrem accendere. Quin imo neque ubi in jecore vel ventre vel ſepto transverſo phlegmone oriatur, febris haec continuo maligna eſt; ſed acuta forſan fuerit, quamquam ne hoc qui-

κακοήθης δὲ οὐδέπω. διότι δὲ μηδ' ὀξὺν ἀεί φημι γίγνεσθαι, μαρτυρεῖ μὲν καὶ ἡ πεῖρα καὶ ὁ λόγος δὲ ἀποδείκνυσιν, ἀπὸ τῶν ἐκτὸς φλεγμονῶν ἐναργῆ κομιζόμενος πίστιν. ἀνάλογον γὰρ ἀεὶ τῷ μεγέθει τῶν φλεγμονῶν τῶν πυρετῶν ἀκολουθούντων. ὥσπερ οὐκ ἔστιν ἀναγκαῖον ἀεὶ φλεγμαίνειν ἰσχυρῶς τῶν ἐν ὑποχονδρίοις τι κυρίων μορίων, οὕτως οὐδὲ πυρετὸν ὀξὺν ἐπιφέρειν. ἀφίημι τοιγαροῦν τὴν λέξιν τοῖς καὶ τῶν ψευδῶς εἰρημένων αἰτίας ψευδεῖς ὡς ἀληθεῖς λέγουσιν. ἐμοὶ δ', ὡς ἔφην, οὔτε συναγορεύειν τινὶ πρόκειται τῶν παλαιῶν οὔτε φιλονείκως αὐτοῖς ἀντιλέγειν, ἀλλ' ἅπερ ἀληθῶς οἶδα γιγνόμενά τε καὶ φαινόμενα κατὰ τοὺς ἀῤῥώστους, ταῦτα καὶ τοῖς ἀσκοῦσι τὴν ἰατρικὴν τέχνην διέρχεσθαι.

νστ'.

Δίψα παραλόγως λυθεῖσα ἐν ὀξέσι κακόν.

---

dem perpetuo, nondum vero maligna. Quod autem neque acutam perpetuo fieri dicam teſtatur experientia et ratio demonſtrat, ab externis inflammationibus conſpicuam reportans fidem. Nam quum inflammationum magnitudinem perpetuo febris ex proportione ſequatur, ut in hypochondriis non perpetuo partem aliquam ex praecipuis valenter inflammari eſt neceſſe, ſic neque febrem inferri acutam. Orationem igitur his dimitto, qui et falſe dictorum cauſas falſas tanquam veras pronunciant. Ego vero, ut retuli, neque veterum cuiquam patrocinari neque illis pertinaciter contradicere propoſui; ſed quae vere tum fieri tum apparere in aegris vidi, ea iis, qui medicam exercent artem, narrare.

LVI.

Sitis praeter rationem ſoluta in acutis malum.

Μέρος ἐστὶ καὶ τοῦτο τοῦ καθόλου λόγου, καθ' ὃν πάντα τὰ παρὰ λόγον ῥηΐζοντα πρῶτον μὲν ἄπιστά φησιν ὑπάρχειν, εἶτα καὶ κινδυνώδη πολλάκις, ὅταν καὶ αὐτὰ παρὰ λόγον ῥηΐζοντα τὰ κινδυνώδη συμπτώματα. εἴρηται δέ τις καὶ ἄλλος ἐν ἀφορισμοῖς καθόλου λόγος, ἐφ' ᾧ καὶ αὐτὸ λέλεκται τὸ νῦν εἰρημένον. ὁκόσοι γὰρ πονέοντές τι τοῦ σώματος τὰ πολλὰ τῶν πόνων οὐκ αἰσθάνονται, τουτέοισιν ἡ γνώμη νοσεῖ. τὸ τοίνυν ἐν ὀξέσι νοσήμασι παραλόγως λυθῆναι δίψαν, ὅτι μὲν κακόν ἐστι σημεῖον αὐτὸ τὸ παρὰ λόγον λυθῆναι διδάσκει ἱκανῶς. ὅτι δὲ καὶ τῆς γνώμης βλάβην σημαίνει, ἐκ τούτου δῆλόν ἐστιν, ὅτι τῆς διαθέσεως ἔτι μενούσης ἀναίσθητός ἐστιν αὐτὸς, καίτοι γε ὀδυνηρᾶς οὔσης διαθέσεως. τὸ δὲ παραλόγως ὁποῖόν τι δηλοῖ, πολλάκις μὲν ἐν πολλοῖς εἶπον, οὐ χεῖρον δὲ καὶ νῦν ἀναμνῆσαι, ὅταν μήθ' ἱδρῶτος γενομένου μήτε ἐμέτου μήτε διαχωρήσεως, ἀλλὰ μηδὲ ἀποστήματος κρισίμου λυθῆναι συμβῇ τὴν δίψαν, οὐ τῷ πεπαῦσθαι τὴν διάθεσιν, ἀλλὰ

Eft et hic fermo pars illius univerfalis, qui omnia non ex ratione levantia primum quidem fufpecta effe ait; deinde et periculofa faepius, quum et ea ipfa quae praeter rationem levant fymptomata, periculofa exiftant. Dictus autem et alius quidam in aphorifmis univerfalis fermo, in quo et id, quod nunc dicitur, eft pronunciatum: *qui etenim parte aliqua corporis dolent et magna ex parte dolorem non fentiunt, his mens aegrotat.* Quod igitur in acutis morbis fitim praeter rationem folvi fignum malum fit, declarat abunde quae praeter rationem fit folutio; quod vero mentis laefio fignificetur ex eo patet, quod aeger manentem adhuc affectionem non fentit, quamquam affectio doloris expers non fit. Quodnam autem *παραλόγως*, id eft *praeter rationem*, indicet, tametfi faepius plerifque in locis dixerim, non perperam tamen et in praefentia dicetur. Quum igitur neque per vomitum, neque per fudorem, neque per dejectionem neque etiam per abfceffum criticum folvi fitim contingat; non quod

τῷ τὴν αἴσθησιν ἠμαυρῶσθαι. τοῦτο γιγνόμενον οὐκ ἀγαθόν ἐστι σημεῖον. ἐὰν δὲ γλώσσης ξηρᾶς μενούσης καὶ τῶν οὔρων ἀπέπτων ὄντων ἡ δίψα παύσηται, βεβαιότερον ἔτι διαγνώσῃ τὴν κακίαν τῆς διαθέσεως. ἐὰν δὲ καὶ χωρὶς τοῦ τὸν ἰατρὸν ἐπιθεῖναί τι τῶν ψυχόντων τε καὶ ὑγραινόντων ἔξωθεν, ἐπειδὴ καὶ μᾶλλον τὰ τοιαῦτα τὴν ἐν ὀξέσι νοσήμασι δίψαν οὐ παύειν, ἀλλὰ πραΰνειν πέφυκε, παντοίως δὲ κακὸν τὸ παύεσθαι τελέως τὴν δίψαν ἐν ὀξέσι νοσήμασι. καί μοι μέμνησο τῶν εἰρημένων ἄρτι, τῷ τοῦ παραλόγως λύεσθαι παραδείγματι, ὅπως μὴ πολλάκις αὐτῶν χρήζῃς ἀκούειν.

νζ'.

[740] Ἱδρὼς πολὺς ἅμα πυρετοῖσιν ὀξέσι γιγνόμενος φλαῦρος.

Τῷ πολὺς μάλιστα πρόσεχε τὸν νοῦν, ἐπεί τοι πολλάκις ἐν ὀξέσι νοσήμασιν ἱδροῦντες ἀεὶ μετρίως χρονίζουσι μέν, οὐ μὴν ἀποθνήσκουσιν. εἰ δὲ καὶ πολὺς ἱδρὼς γι-

affectio fedata fuerit, fed quod fenfus hebetatus fuerit; id fi fiat, fignum bonum non eft. Quod fi et lingua ficca manente, urinisque crudis exiftentibus fitis tollatur, certius adhuc malitiam affectionis dignoveris; atque adhuc fi medicus nihil tum refrigerantium tum humectantium exterius adhibuerit; quandoquidem talia in acutis morbis magis fitim non tollere, fed mitigare nata funt. Prorfus autem in acutis morbis malum, fi fitis perfecte tollatur. Atque haec, quae nuper dicta funt, in exemplo ejus, quae praeter naturam eft, folutionis memoria teneri velim, ne faepius eadem audire tibi opus fit.

LVII.

Sudor multus cum febribus acutis oboriens malus.

Ad nomen multus mentem potiffimum converte, quoniam faepius qui in acutis morbis affidue fudant mediocriter, quamquam cunctentur quidam trahantque, non

νοιτο, μὴ λύων τὸν πυρετὸν, εὔδηλον ὅτι καταλυθήσεται ταχέως ἡ τοῦ κάμνοντος δύναμις.

νή.

Καὶ οὖρα δ' ἐπίπονα, πονηρόν.

Κατὰ τὰ πλεῖστα τῶν ἀντιγράφων οὖρα πέπονα γέγραπται καὶ οἱ ἐξηγησάμενοι τὸ βιβλίον οὕτως ἴσασι γεγραμμένον, ὅτι μὴ Ῥοῦφος ὁ Ἐφέσιος, ἀνὴρ φυλάσσειν μὲν ἀεὶ πειρώμενος τὰς παλαιὰς γραφὰς, ἐνταυθοῖ (189) δὲ ἐπιτιμῶν Ζεύξιδι, τῷ παλαιτάτῳ ἐμπειρικῷ, τῷ εἰς ἅπαντα τὰ Ἱπποκράτους βιβλία γεγραφότι ὑπομνήματα, τάδε φησὶν αὐτοῖς ὀνόμασι· Ζεῦξις δὲ, εἰ ἄρα δεῖ καὶ τούτου μνημονεῦσαι, κατὰ πολὺ διαφεύγων τὸ ἀσύνετον ἐνταῦθα διαπέφηνεν. ἐπιπεσὼν γὰρ ἁμαρτήματι ἐφύλαξεν αὐτό. βούλεται γὰρ γεγράφθαι τὸ οὖρα πέπονα, ὡσεὶ καὶ οὖρα πυώδη καὶ πάχος ἔχοντα μοχθηρὸν, οὐκ εἰδὼς τοῦθ' ὅτι ταῦτ' ἐν

tamen moriuntur. Si vero multus fuerit fudor, qui febrem non folvat, quod aegri virtus cito exfolvetur, liquido oftendit.

LVIII.

Atque urinae laboriofae malum.

In non paucis exemplaribus urinae coctae fcriptum eft; librique interpretes ita fcriptum norunt; nifi quod Rufus vir Ephefius veteres fcripturas obfervare conatus, hoc in loco Zeuxidem increpet, tum vetuftiffimum empiricum tum qui in omnes Hippocratis libros commentaria fcripfit, his ufus verbis: Zeuxis autem, fi utique et ipfius meminiffe oportet, quum diu effugiffet infcitiae opinionem, hic aperuit; obviam enim vitio factus in ipfo immoratus eft. Vult enim urinas coctas fcriptas effe ut purulentas et pravum continentes craffamentum, nequaquam quod hae inter praefentiffima numerarentur au-

τοῖς μεγίστοις βοηθήμασι καταριθμεῖται. ταῦτα μὲν ὁ Ῥοῦφος οὐκ ἀγεννῶς ἔγραψε πρὸς τὸν Ζεῦξιν, ἡμαρτῆσθαι λέγων τὴν πέπονα γραφὴν, ταύτης δὲ τὴν τὰ ἐπίπονα προελόμενος, ἵνα σημαίνῃ τὰ μετὰ πόνου ἀποκρινόμενα. τοῖς δὲ προσιεμένοις τὴν πέπονα γραφὴν εἴρηταί τινα μὲν ἀπίθανα μηδὲ τοῦ μνημονεύειν αὐτῶν ἄξια. πιθανὸν δέ τι δυνάμενον παρακρούσασθαι τοὺς πολλοὺς τοιοῦτον, ἐπειδὴ φαίνεται λέγων ὁ Ἱπποκράτης, τὰ κρίσιμα μὴ κρίνοντα, τὰ μὲν θανατώδεα, τὰ δὲ δύσκριτα διὰ τοῦτό φησι καὶ τὰ πέπονα οὖρα, ὅταν μὴ λύει τὴν νόσον, οὐκ ἀγαθὸν εἶναι σημεῖον. ἀγνοοῦσι δ' οὗτοι κρίσιμα μὲν ὑφ' Ἱπποκράτους ὀνομαζόμενα, συμπτώματά τε καὶ σημεῖα, τὰ σημαίνοντα κρίσιν ἢ καὶ ποιοῦντα παρ' ἑαυτῶν, καθάπερ αἱμοῤῥαγία ἢ διὰ γαστρὸς κένωσις, οὔρων τε πλῆθος, ἔμετος, ἐπιμήνια, αἱμοῤῥοΐς, παρωτίδες, ἀποσκήμματα πᾶν, ἄλλο. τούτων δὲ ἕτερα τὰ τῆς πέψεως σημεῖα περὶ ὧν αὐτὸς εἶπεν ἐν τῷ πρώτῳ τῶν ἐπιδημιῶν. οἱ δὲ πεπασμοὶ ταχύτητα κρίσεως, ἀσφάλειαν εἰς ὑγίειαν σημαίνουσι, καὶ μέντοι

xilia confpicatus. Haec Rufus non ingenerofe adverfus Zeuxin fcripfit, vitiatam quidem fcripturam, qua urinae coctae fcribatur, afferens, atque huic urinae, quae cum labore excernuntur, praeferens. Qui fcripturam *πέπονα* recipiunt, hi nonnulla quidem tum improbabilia tum memoratu indigna effutiunt; fed probabile quiddam, quod vulgus in errorem pellere poffit, hoc eft: videtur fiquidem dicere Hippocrates: *criticorum non judicantium alia letalia, alia difficilem faciunt judicationem* Ob eam caufam et coctas urinas, ubi morbum non folvunt, non bonum effe fignum ait. Ignorant autem hi judicatoria quidem ab Hippocrate appellari tum fymptomata tum figna, quae judicationem indicant vel ex fefe etiam faciunt; ut eft fanguinis eruptio, per ventrem vacuatio, urinarum copia, fudores, vomitus, menftrua, haemorrhois, parotides, collectiones et quodcunque aliud, quorum alia coctionis figna exiftant, de quibus in primo epidemiorum ait: *coctiones celeritatem portendunt judicationis fecuramque fanitatem.*

κἀν τῷ προγνωστικῷ ἐπὶ τῶν οὔρων αὐτὸς ἔγραψεν· οὖρον δὲ ἄριστον μέν ἐστιν, ὅταν ἡ ὑπόστασις λευκή τε εἴη καὶ λείη καὶ ὁμαλὴ παρὰ πάντα τὸν χρόνον, ἔστ' ἂν κριθῇ ἡ νοῦσος, σημαίνει τε γὰρ ἀσφάλειαν καὶ τὸ νόσημα ὀλιγοχρόνιον ἔσεσθαι. πάρεστι δέ σοι καὶ τήνδε τὴν τῶν νοσημάτων διήγησιν, ἐν τοῖς τῶν ἐπιδημιῶν βιβλίοις ἀναγνόντα μαθεῖν, ὡς οὐδεὶς τῶν ἀποθανόντων οὔρησε πέπονα. χρὴ δὲ γινώσκειν σε κατὰ πολλὰ τῶν ἀντιγράφων ἁπλῶς γεγραμμένον καὶ οὖρα πέπονα μὴ προσκειμένου τοῦ πονηρά. ἐπενήνεκται γὰρ ὀλίγον ὕστερον καὶ τούτοις καὶ τοῖς ἐφεξῆς εἰρημένοις οὔροις τὸ πονηρά.

νθ'.

[741] *Καὶ τὰ ἐρυθρὰ ἐκ τούτων ἐπανθίσματα κατεχόμενα καὶ τὰ ἰώδεα πονηρά. καὶ τὸ μικρὰ ἐπιφαίνεσθαι οἷον στάξιας.*

Quin et in prognoſtico de urinis ipſe ſcripſit: *urina optima eſt, ſi quod ſubſidet album fuerit, laeve et aequale per totum tempus, donec morbus judicetur; ſecuritatem enim morbumque brevem fore oſtendit.* Tibi autem, qui in epidemiorum libris morborum enarrationem legeris, conſtat nullum ex iis, qui mortem obierunt, coctas urinas excrevisse. Caeterum te latere non debet exemplaribus in multis ſimpliciter ſcriptum eſſe, urinae etiamnum coctae, non adjecto nomine malae, nempe paulo poſt tum his tum deinceps dictis urinis adjectum eſt nomen malae.

LIX.

Rubrae quoque ex his effloreſcentiae retentae ac aeruginoſae malae; parvas quoque veluti ſtillas apparere malum.

Περὶ τῶν εἰρημένων οὔρων ὁ λόγος, συνάψαι δὲ χρὴ ταῦτα σαφηνείας ἕνεκα, ὡς γενέσθαι τὴν ὅλην ῥῆσιν τοιάνδε· καὶ οὖρα ἐπίπονα καὶ τὰ ἐρυθρὰ ἐκ τούτων ἐπανθίσματα κατεχόμενα καὶ τὰ ἰώδεα πονηρά. τὸ τοίνυν ἐκ τούτων, ἐκ τῶν ἐπιπόνων οὔρων βούλεται σημαίνειν, οὐκ ἐκ τῶν πεπόνων. οὐδὲ γὰρ ἐφίσταταί ποτε πεπανθεῖσιν οὔροις οὔτε ἐπανθίσματα κατὰ χροιὰν ἐρυθρὰ οὔτ' ἰώδη. τὸ δὲ κατεχόμενα πρόσκειται τοῖς τοιούτοις οὔροις, ἤτοι μόγις ἐκκρινόμενα δηλοῦν ἢ καὶ τελείως ἰσχόμενα. φαίη δ' ἂν τις ἴσως ἀδύνατον εἶναι τὰ κατεχόμενα διαγνῶναι τίνος ἐστὶ χροιᾶς, ἀλλ' ὅταν φθάνῃ τε πρότερον οὐρεῖσθαι τοιαῦτα καὶ μετὰ τὴν ἐπίσχεσιν ἐκκριθῇ, βιασαμένων τῶν ἀῤῥώστων ἢ καὶ πραγματευσαμένων τῶν ἰατρῶν, ἅμα τε τῷ τὰς χρόας αὐτῶν ἐγνῶσθαι καὶ τὸ κατέχεσθαι καὶ οὕτως ἀποκρίνεσθαι λέγων ἄν τις οὐ ψεύσηται. προσκειμένου δὲ τῷ λόγῳ καὶ τοῦ μικρὰ ἐπιφαίνεσθαι οἷον στάξιας, ἔτι καὶ μᾶλλον ἥ τε τῆς χροιᾶς αὐτῶν γνῶσίς ἐστι σαφὴς καὶ ἀλη-

De urinis jam dictis eft fermo, fed claritatis gratia copulanda funt haec, ut tota dictio talis fiat: *urinae etiamnum laboriofae et rubrae ex his efflorefcentiae fi retinentur et aeruginofae, malae.* Oratio autem haec ex his vult fignificare ex urinis quae cum labore excernuntur et non ex coctis; nunquam enim ex coctis urinis efflorefcentiae colore rubrae neque aeruginofae fuperveniunt. Verbum fi retinentur adjectum eft talibus urinis, vel quod aegre excernantur vel quod prorfus detineantur indicans. Sed forfan quis dixerit fieri non poffe ut cujusnam coloris fint cognofcatur, fi retinentur; verum quum talia prius minxerint et poft retentionem excreta fuerint, ubi vel aegri vi exprefferint vel arte fua medici provocaverint, atque una cognitis tum colore tum retentione quisquis ita excerni dixerit, nequaquam mentietur. Ex eo autem quod fermoni adjectum fit, atque exigua parvaque velut ftillae fuperapparentia, adhuc quoque coloris ipforum notitia evidentior erit et retentionis

θὲς τὸ κατέχεσθαι. μεμνῆσθαι δέ σε βούλομαι τῶν κατὰ τὸ προγνωστικὸν εἰρημένων ἐπὶ τῶν ὑπερύθρων οὔρων κατὰ τήνδε τὴν λέξιν. εἰ δὲ εἴη τὸ οὖρον ὑπέρυθρον καὶ ἡ ὑπόστασις ὑπέρυθρός τε καὶ λείη, πολυχρονιώτερον μὲν τοῦτο τοῦ πρόσθεν γίνεται, σωτήριον δὲ κάρτα. τῶν τοίνυν ἐξερύθρων οὔρων ὧν νῦν μέμνηται, πάμπολυ διαφέρει τὸ κατὰ προγνωστικὸν ὑπέρυθρον λελεγμένον. τὸ μὲν γὰρ ἐξέρυθρον ὅτι τῶν ἀπέπτων ἐστὶ καὶ πρόσθεν ἐδήλωσα, τὸ δ' ὑπέρυθρον ἐπαινεῖ μὲν ὡς σωτήριον, χρόνου δὲ πλείονος εἶναί φησι σημεῖον. ὅτι δὲ καὶ τὸ ἐρυθρὸν οὖρον ἐν τῷ μέσῳ τοῦ τ' ἐξερύθρου καὶ τοῦ ὑπερύθρου τεταγμένον ἐν τῷ μεταξὺ καθ' ἑκάτερον αὐτῶν ἐστιν ἐπαίνου τε καὶ ψόγου πρόδηλον.

ξ'.

Καὶ ἔμετοι μετὰ ποικιλίας κακὸν, ἄλλως τε καὶ ἐγγὺς ἀλλήλων ἰόντων.

veritas. Volo autem ut memoriae mandes quae de fubrubentibus urinis in prognoftico dicta fint his verbis: *urina fubrubens fi fuerit, fedimentumque tum fubrubrum tum laeve, haec priore quidem diuturnior, fed valde falubris.* Subrubrens igitur urina, cujus meminit in prognoftico, a praerubra, de qua nunc agit, valde diftat. Nempe quod praerubra ex incoctis fit, fupra oftendi; fubrubentem vero commendat quidem tanquam falubrem, fed diuturnioris temporis fignum effe ait. Quod vero rubens urina in medio tum praerubrae tum fubrubentis conftituta medium tum laudis tum vituperii obtineat palam eft omnibus.

LX.

Vomitus quoque cum varietate malum tum alias tum fi prope inter fe prodeant.

Ὑπαλλάξειεν ἄν τις τὸ τῆς ἑρμηνείας ἀλλόκοτον, ᾧ φαίνεται χαίρων ὁ γράψας τὸ βιβλίον. ὁ δὲ λόγος ἔσται τοιοῦτος καὶ ἔμετοι κατὰ ποικιλίας τῶν ἐμυυμένων κακὸν σημεῖόν ἐστιν, ἄλλως τε καὶ ἐγγὺς ἀλλήλων ἰόντων τῶν ἐμουμένων, ὅπερ ἐστὶν οὐ μετὰ πολὺν χρόνον καὶ διὰ τοῦ προσθεῖναι τοῦτο τῆς ποικιλίας τῶν ἐμουμένων ἐμνημόνευσε. φαίνεται γὰρ οὐ πάντων τῶν ἐν τῷ προγνωστικῷ μνημονεύων, εἰ μή τις προσθεῖναι βούλοιτο. γέγραπται δὲ ἐν τῷ προγνωστικῷ περὶ τῶν ἐμέτων οὕτως· εἰ δὲ εἴη τὸ ἐμούμενον πρασοειδὲς ἢ πελιδνὸν ἢ μέλαν, ὅ τι ἂν εἴη τούτων τῶν χρωμάτων, πονηρὸν χρὴ νομίζειν εἶναι. εἰ δὲ καὶ πάντα τὰ χρώματα ὁ αὐτὸς ἄνθρωπος ἐμέοι, κάρτα ὀλέθριον γίνεται. τὰ μὲν ἐν τῷ προγνωστικῷ [742] σαφῶς εἴρηται, μεμφομένου τοῦ Ἱπποκράτους τὴν ποικιλίαν τῶν ἐμουμένων, ἐπειδὴ πολλὰς διαθέσεις μοχθηρὰς κατὰ τὸ σῶμα τοῦ κάμνοντος ἐνδείκνυται. κατὰ δὲ τὴν προκειμένην ἐνταῦθα ῥῆσιν, ὡς ἔφην ἄρτι, πρόσκειται τὸ συνεχῶς ἐπ' ἀλλήλοις ἐμεῖσθαι τοὺς παρὰ φύσιν ἐν τῷ σώματι πλεονάζοντας χυ-

Permutaverit quis interpretationis abſurditatem, qua libri auctor delectari videtur, erit autem ſermo talis: vomitus quoque cum varietate eorum quae vomuntur malum ſignum exiſtit tum alias tum ubi quae vomuntur propius, id eſt non multo poſt tempore ſeſe conſequantur. Atque propter adjectum illud *cum varietate*, eorum quae vomuntur mentionem fecit; neque enim omnium quae in prognoſtico dicuntur videtur meminiſſe, niſi quis adjicere maluerit. Nempe in prognoſtico de vomitibus ita ſcriptum reperitur: *ſi vero quod vomitur porri colorem repraeſentet vel livens vel nigrum fuerit, quicunque horum fuerit color, malum eſſe eſt exiſtimandum; ſi colores omnes idem homo vomuerit, valde pernicioſum exiſtit.* Clare quidem in prognoſtico dicta ſunt haec, varietatem eorum quae vomuntur, accuſante Hippocrate, quod affectiones multas in aegri corpore, quae pravae ſint, demonſtret. At in praeſenti dictione, ut modo dixi, adjectum eſt redundantes praeter naturam in corpore humores continenter

μούς. ὅτι δὲ οἱ συνεχῶς κενούμενοι χείρους εἰσὶ τῶν διαλειπόντων εὔδηλον παντί. πολλοὶ μέντοι τῶν ἐξηγησαμένων τὸ βιβλίον τοῦτο μίαν ῥῆσιν ἐξ ἁπάντων ποιοῦνται τῶν ἀπὸ τῆσδε τῆς ἀρχῆς προειρημένων. ἱδρὼς πολὺς ἅμα πυρετοῖς ἐν ὀξέσι γινόμενος φλαῦρον. ἀλλήλοις ἅπαντα συνῆφθαι βουλόμενοι ἄχρι τοῦ, ἄλλως τε καὶ ἐγγὺς ἀλλήλων ἰόντων, ὡς ἐφ' ἑνὸς ἀῤῥώστου, μίαν συνδρομὴν ἡγεῖσθαι τῶν γεγραμμένων, μεταξὺ τῆς ἀρτίως ἀρχῆς εἰρημένης καὶ τῆς ἐν τῇ προκειμένῃ ῥήσει τελευτῆς καὶ δυνατόν ἐστι κατὰ τὴν διάνοιαν ταύτην ὑπὸ τοῦ γράψαντος τὸ βιβλίον ἐζεῦχθαι ταῦτα τὰ εἰρημένα συμπτώματα. φαίνεται γὰρ ἐξ ἀνομοιογενῶν ἐνίοτε συνδρομὰς ποιούμενος.

ξα'.

Οκόσα ἐν κρισίμοις ἀλυσμῷ ἀνιδρῶτι περιψύχεται κακόν· καὶ τὰ ἐπιῤῥιγώσαντα ἐκ τουτέων κακά.

viciſſim evomi. Quod autem qui continenter vacuantur deteriores iis ſunt qui intermittunt cuivis patet. Plerique vero eorum qui librum hunc expoſuerunt, dictionem unam ex omnibus conficiunt, quae ante dicta ſunt, ab hoc principio: *ſudor multus, ſi cum febribus acutis fiat, malus;* copulata eſſe omnia volentes ad uſque orationem hanc, tum alias tum ſi propius ſeſe conſequantur, ut in aegro uno concurſionem ſcriptorum in medio nuper dicti principii et finis hujusce praeſentis dictionis comprehenſorum exiſtiment. Fierique poteſt ut hoc ſenſu ab auctore libri conjuncta fuerint praedicta haec ſymptomata; nempe et ex diſſimilibus genere concurſiones interdum facere videtur.

LXI.

Quaecunque in diebus judicatoriis cum anxietate abſque ſudore perfrigerantur malum; et quae ex his inſuper riguerint, mala ſunt.

Ὅτι καὶ τῶν κατὰ τὴν ῥῆσιν ταύτην ἐκ τῶν ὑφ' Ἱπποκράτους κατὰ μόνας εἰρημένων ἤθροισε τὴν συνδρομὴν, εὔδηλόν ἐστιν. ὅ τε γὰρ ἀλυσμὸς ἀεὶ κακὸν, ὡσαύτως δὲ καὶ τὸ περιψύχεσθαι ὡς πρὸς τοῦτον κακόν ἐστι. τὸ δὲ κατὰ (190) τὰς κρισίμους ἡμέρας τὰ φαινόμενα πάντα πιστότερον τῶν ἄλλων εἶναι, παρ' ἐκείνου μεμαθήκαμεν. ἐνταυθοῖ δὲ πρόσκειται κακῶς τῷ ἀλυσμῷ τὸ ἀνιδρῶτι· δόξει μὲν γὰρ ὁ μεθ' ἱδρῶτος ἀλυσμὸς οὐκ εἶναι κακὸς, ἢ εἴπερ ἐστὶν, οὐδὲν ἧττον, ἀλλὰ καὶ μᾶλλον κακὸς, οὐ μόνον ἐκ περιττοῦ φανεῖται. τὸ δ' ἀνιδρῶτι προσκείμενον, ἀλλὰ καὶ πρὸς κακοῦ τῶν ἀναγινωσκόντων τὸ βιβλίον ἡγησομένων τὸν χωρὶς ἱδρῶτος ἀλυσμὸν, κακοηθέστερον εἶναι τοῦ σὺν ἱδρῶτι. καὶ μέντοι καὶ τὸ κατὰ τὴν τελευτὴν εἰρημένον καὶ τὰ ἐπιῤῥιγώσαντα ἐκ τούτων κακὰ ψεῦδός ἐστιν ἁπλῶς οὕτως ῥηθὲν, ὡς εἴρηται νῦν. ἐὰν μὴ προστεθῇ καθάπερ τῷ ἀλυσμῷ, οὕτως καὶ τῷ ῥίγει τὸ χωρὶς ἱδρῶτος καὶ μᾶλλον ἐπὶ τοῦ ῥίγους ἡ προσθήκη γνώριμός τε καὶ χρήσιμος. ὁ μὲν γὰρ ἱδρῶτος χωρὶς ἀλυσμὸς ἧττον κακόν

Quod concurfionem orationis hujus ex his acervaverit quae feorfum ab Hippocrate dicta funt, nemo ignorat; nempe quod anxietas femper mala fit: pari modo et perfrigerationes tanquam confequentes malae funt. Quod vero omnia, quae criticis diebus apparent, caeteris fideliora fint, ab ipfo Hippocrate didicimus; hoc autem in loco anxietati perperam adjacet, *abfque fudore;* nempe anxietas cum fudore non mala effe videbitur, aut fi eft nihilominus, imo mala magis. Non folum autem fupervacue oratio haec abfque fudore adjecta videbitur, verum quoque et in detrimentum librum legentium, qui eam, quae fine fudore eft, anxietatem ea, quae cum fudore eft, maligniorem effe exiftimabunt. Praeterea quod in fine orationis dicitur, atque ex his fupervenientes rigores mali, falfum eft fimpliciter ita dictum, ut nunc dictum eft; nifi ut anxietati, ita et rigori adjectum fit, abfque fudore, magisque rigori tum familiaris tum commoda adjectio exiftit; nam quae fine fudore anxietas eft, minus mala eft;

ἐστι. τὸ δὲ μὴ μεθ᾽ ἱδρῶτος ῥῖγος μεῖζον κακὸν, ὡς ἐὰν γε κρίσιμον ῥῖγος ἐπ᾽ ἀλυσμῷ γένηται, λύει τὴν νόσον καὶ ἱδρώτων ἐπιγενομένων ἢ ἐμέτων χρηστῶν ἢ γαστρὸς ὑπελθούσης.

ξβ΄.

Ἐμέσματα ἄκρητα, ἀσώδεα, πονηρά.

Σύγκειται πάλιν ἐνταῦθα δύο σημεῖα τῶν Ἱπποκράτους εἰρημένων πονηρῶν. ἐμάθομεν γὰρ ἐν τῷ καθόλου διδάσκοντος καὶ τὰς ἀκράτους τῶν χυμῶν κενώσεις μοχθηρὰς καὶ πᾶσαν ἄσην ἐν νόσοις. οὐ μόνον οὖν ἐμέσματα ἄκρητα, ἀσώδη, πονηρὰ, ἀλλὰ καὶ διαχωρήματα καὶ πτύσματα καὶ οὖρα καὶ ὁτιοῦν ἄλλο.

ξγ΄.

[743] Τὸ καρῶδες ἆρά γε πανταχοῦ κακόν;

rigor vero ſine ſudore majus malum; nam ſi criticus rigor ex anxietate fiat, morbum ſolvit, ſupervenientibus ſudoribus vel vomitionibus commodis vel alvo ſubducta.

LXII.

Vomitiones ſincerae atque faſtidioſae malae.

Compoſita ſunt rurſus hoc in loco ſigna duo ex iis, quae ab Hippocrate mala eſſe dicta ſunt; nempe et quum univerſaliter ſinceras humorum vacuationes et faſtidium omne in morbis mala eſſe doceret, didicimus. Non ſolum igitur vomitiones ſincerae et faſtidioſae malae ſunt; verum quoque et dejectiones et ſputa et urinae et quidvis aliud.

LXIII.

Sopor an ubique malus?

Ἀπορίαν ἡμῖν ἡ ῥῆσις κινεῖ διὰ τὸ μὴ σαφῶς εἰρῆσθαι τὸ σημαινόμενον ἐκ τῆς κάρου φωνῆς. ὅταν οὖν ἐν οἴνου πόσει πλείονι κεκαρωμένον τινὰ λέγωμεν, ὥσπερ ὁ Πλάτων ἐπὶ τοῦ Πώρου κατὰ τὸ συμπόσιον εἶπεν, οὐδεμίαν ἐνδεικνύμεθα νοσώδη διάθεσιν. ὃ δ' ἂν εἴποιέ τις ἑρμηνεύων λόγῳ μακροτέρῳ βαθὺν καὶ δυσέγερτον ὕπνον κάρος ἐνταῦθα φαίνεται σημαίνειν οὐ χρηστόν. ἀλλὰ καὶ ζήτησις οὐ σμικρὰ γέγονε περὶ τοῦ νοσώδους κάρου πότερον τὴν αὐτὴν κατὰ γένος αἰτίαν ἔχων τῷ διὰ τὸν οἶνον κάρῳ τὸ δύσλυτον προσείληφεν ἢ γένος ἕτερόν ἐστι τῆς αἰτίας. εἰκότως οὖν ἀπορεῖ περὶ τοῦ κάρου ζητῶν εἴτε παντελῶς εἶναι χρὴ νομίζειν κακὸν εἴτε ποτὲ καὶ ἀγαθὸν καὶ μέσον ἀγαθῶν τε καὶ κακῶν. ἐὰν γὰρ ὁ βαθύς τε καὶ δυσδιέγερτος ὕπνος ἀκούηται κάρος, οὐκ ἔχοντος ἑτέραν τῷ γένει διάθεσιν τοῦ νοσώδους κάρου, γένοιτ' ἂν ποτε ἀγαθὸν αἴτιόν τε καὶ σημεῖον ὁ κάρος. ἑωράκαμεν οὖν ἐπ' ἐνίων ἀῤῥώστων ἠγρυπνηκότων ἐφεξῆς ἡμέραις τρισὶν ἢ τέτταρσι

Ambiguitatem nobis movet dictio, quia fignificatum ex voce *κάρου*, id eft *foporis*, non clare dictum fit. Neque enim quum ex liberaliore vini potu foporatum quempiam dicamus, ut Plato in convivio de Poro dixit, morbofam ullam affectionem oftendimus; foporem autem quem quis interpretando dixerit oratione longiore, profundum aegreque excitabilem fomnum, hic videtur fignificare non bonum. Praeterea quaeftio non parva de morbofo fopore oborta eft, an eandem genere caufam habens cum eo, qui ob vini potionem obortus eft, difficilem folutionem affumpferit, an alterum genus caufae exiftat. Jure igitur ambigit de fopore quaerens, an omnino effe malum exiftimandum fit, an interdum et bonum et medium inter ea, quae bona et quae mala dicuntur. Si enim et profundus et excitatu difficilis fomnus fopor intelligitur, nullamque genere diffidentem affectionem fopor morbofus habeat, erit fane aliquando fopor bona tum caufa tum fignum. Vidimus enim in aegris quibusdam, qui tribus vel qua-

δυσδιέγερτον ὕπνον γενόμενον, ὡς ὅλης ἡμέρας τε καὶ νυκτὸς ὠφελήσαντα μεγάλως. ἐπὶ δὲ παιδίων εἶδον πολλάκις οὐ μιᾶς μόνον, ἀλλὰ καὶ δυοῖν ἡμερῶν ἐφεξῆς ἐπ' ὠφελείᾳ μεγάλῃ γενόμενον τοιοῦτον. ἐὰν δ' ἑτέρα τῷ γένει διάθεσις εἴη τοῦ νοσώδους κάρου, διαφέρειν μὲν ἐροῦμεν ὕπνον βαθὺν τοῦ κάρου, τὸ δὲ καρῶδες πανταχοῦ κακὸν εἶναι. δεδειγμένου δ' ἡμῖν ἐγρήγορσι μὲν γίνεσθαι διά τε ξηρότητα καὶ θερμότητα τοῦ πρώτου αἰσθητικοῦ μορίου, τουτέστι τοῦ ἐγκεφάλου, τὸν δ' ὕπνον ἐπὶ τοῖς ἐναντίοις, ὅταν ὑπὸ πλήθους ὑγροῦ χρηστοῦ βαρύνηται τὸ σῶμα, καθάπερ ἐν ταῖς μέθαις ὕπνος ἐστὶ βαθὺς, ὃν ἔξεστι τῷ βουλομένῳ κάρον ὀνομάζειν. ὁμολογηθείσης δὲ τῆς διαθέσεως ἐν ὀνόματι μόνον ἡ διαφωνία γίνεται. ὅταν δ' ὑπὸ φλέγματος ὁ ἐγκέφαλος ὑγρανθῇ καὶ ψυχθῇ, τὸ κατὰ τὰς ληθαργικὰς διαθέσεις ἔσται κῶμα καὶ καλεῖν ἔξεστι τῷ βουλομένῳ καὶ τοῦτο κάρον. ἔνιοι δ' ὅταν ἀκίνητος καὶ ἀναίσθητος ὁ ἄν-

tuor deinceps diebus vigiles permanſerant, difficilem excitatu ſomnum ſupervenientem, qui prorſus nocte dieque perſeverans magnum attulit auxilium; ſaepius quoque et in infantibus ſomnum ejusmodi ſupervenientem non uno die ſolum, verum quoque et duobus ex ordine diebus, magno ipſis fuiſſe commodo conſpexi. Si vero morboſi ſoporis alia genere fuerit affectio, ſomnum profundum a caro diſcrepare afferemus, atqne quod ſoporoſum ſit, ubique malum eſſe. Demonſtravimus autem vigilias quidem fieri propter tum ſiccitatem tum caliditatem primae ſentientis partis, id eſt cerebri; ſomnum vero ex contrariis, quum ſcilicet ex humidi utilis copia gravetur corpus, quomodo ex crapula profundus ſomnus oritur, quem ſoporem, ſi lubet, appellare potes. Non diſcrepante autem affectione, in nomine ſolum controverſia eſt. Quum vero cerebrum ob pituitam tum humectetur tum refrigeretur, in lethargicis affectionibus coma erit; quod et ipſum, ſi lubet, ſoporem appellare poteris. Sunt qui ubi aeger

θρωπος ἐπὶ χρόνον τινὰ γένηται, κἂν νύττῃς αὐτὸν, κἂν πλήττῃς, κἂν ἐκβοᾷς, ὀνομάζουσι κάρον, ὁποῖος ἐνίοις γίνεται τῶν πληγέντων σφοδρῶς τὴν κεφαλὴν κατὰ τοὺς κροταφίτας μῦς. ὁρᾶται δὲ πολλάκις ἡμῖν καὶ κατὰ τὰς πυρετώδεις νόσους ἐν ἐπισημασίαις, καθ' ἃς οὔτε νυττόντων οὔτε θλώντων οἱ κάμνοντες αἰσθάνονται καὶ πολλῷ μᾶλλον βοώντων. ἐὰν οὖν τις τὸ μὲν τοιοῦτον πάθημα κάρον ὀνομάζει, τὴν δὲ δυσδιέγερτον κατάστασιν κῶμά τε καὶ καταφοράν· τὸ δὲ τρίτον ἐπ' αὐτοῖς, ὑπὲρ οὗ πρῶτον διῆλθον, ὕπνον βαθύν· οὔτε κῶμά ποτε ἀγαθὸν οὔτε πολὺ μᾶλλον αὐτὸν τὸν κάρον λέγεσθαι χρή. ἐὰν οὖν δή τις ἀμφισβητῇ περὶ τῶν εἰρημένων διαθέσεων, ἑτέροις γίνεσθαι λέγων αὐτὰς ἢ οὐχ, ὡς ἐγὼ νῦν λέγω, ἐν πράγματι οὐ διαφωνήσει, συγχωρῶν δὲ ὡς εἴρηται γίγνεσθαι, τοῖς ὀνόμασιν ἑτέρως χρώμενος, ἐν τούτοις μόνον ἡμῖν διενεχθήσεται.

ξδ'.

[744] *Μετὰ ῥίγεος ἄγνοια κακόν. κακὸν δὲ καὶ λήθη.*

tum motu tum fenfu tempore aliquo privatur, etiam fi vel ftimules vel ferias vel inclamites, foporem appellant; qualis in quibusdam vifitur, ubi temporalibus in mufculis vehementer percuffi fuerint. Videtur quoque faepius et in febrilium morborum acceffionibus, in quibus neque ftimulantes neque ferientes nedum inclamitantes fentiunt aegri. Si ergo pathema ejusmodi quis foporem appellaverit, difficilem vero excitatu conftitutionem et coma et cataphoram; tertius autem ab ipfis fomnum profundum, cujus primum meminimus; nunquam quod coma bonum fit, nedum quod fopor, dicere oportet. Si vero quis de recenfitis affectionibus dubitaverit, alias eas effe affirmans vel non, ut ego nunc dico, in re controverfus erit, fi vero, ut dictum eft, fieri concefferit, nominibus aliter ufus in his folum a nobis diffidebit.

LXIV.

Ignorantia cum rigore malum; malum quoque et oblivio.

Εἴτε μετὰ ῥίγεος γεγραμμένον εἴη, ὡς γενικὴν δηλοῦσθαι πτῶσιν, εἴτε μετὰ ῥῖγος, ὡς αἰτιατικὴν, ἐγγὺς ἀλλήλων εἰσὶν αἱ διάνοιαι τῶν λόγων ἑκατέρων, νενικῆσθαι γὰρ δηλοῖ τὴν ἔμφυτον θερμασίαν ὑπὸ τῆς κατὰ τὸ σύμπτωμα ψύξεως ἡ μετὰ ῥίγους ἄγνοια καὶ λήθη. ἐμάθομεν γὰρ ὅτι καὶ τὸ μὴ γνωρίζειν τοὺς συνήθεις καὶ τὸ μὴ μεμνῆσθαι τῶν πεπραγμένων ἐπὶ τῇ κατὰ τὸν ἐγκέφαλον γίνεται ψύξει καὶ πρόδηλον, ὡς ἑκάτερον καὶ καθ' ἑαυτὸ μοχθηρόν ἐστι σύμπτωμα καὶ εἰ ἄμφω γένηται, διπλασίως ἄτοπον.

ξε'.

Αἱ ἐκ ῥίγεος καταψύξιες μὴ ἀναθερμαινόμεναι κακαί.

Ἀσθένειαν δηλοῖ καὶ νέκρωσιν τῆς ἐμφύτου θερμασίας ἡ τοιαύτη κατάψυξις.

Sive cum rigore in gignendi cafu five poft rigorem in cafu accufandi fcriptum fit, non admodum diffident inter fe fermonis utriusque intelligentiae; nam cum rigore ignorantia et oblivio victum calorem nativum ab ea, quae fymptomatica eft, refrigeratione indicant. Quod enim non cognofcant familiares neque factorum recordentur, ex cerebri refrigeratione enafci id conftat. Patetque utrumque per fe malum fymptomata effe et fi ambo fimul fiant, geminari pravitatem.

LXV.

Ex rigore perfrigerationes non recalefcentes malae.

Inopiam caloris nativi extinctionemque talis refrigeratio indicat.

ξστ.

Οἱ ἐκ καταψύξεως ἱδρώδεες ἀναθερμαινόμενοι κακόν· ἐπὶ τούτοις ἐν πλευροῖς καῦμα ὀδυνῶδες καὶ τὸ ἐπιῤῥιγῶσαι κακόν.

Ἀναθερμαινομένους ἀκοῦσαι νῦν χρὴ τοὺς ἀναπυρέττοντας. ἔστι δὲ ὁ λόγος τοιοῦτος, ἐὰν ἱδρώσας τις ἐν νόσῳ ψυχρότερος μὲν ἐν τῷ παραχρῆμα γένηται τοῦ κατὰ φύσιν, ἀναπυρέξῃ δ' αὖθις, οὐκ ἀκινδύνως διάκειται. τοῦτο μὲν οὖν ὅτι καὶ αὐτὸ κακόν ἐστι πρόδηλον παντί. συνάπτει δ' αὐτῷ καθάπερ ἐπ' ἄλλων συμπτώματά τινα, διαφερούσαις ἑπόμενα διαθέσεσι. τὸ γὰρ ἐν τῇ πλευρᾷ καῦμα ὀδυνῶδες σημεῖόν ἐστι τῆς ἐν ἐκείνῳ τῷ μορίῳ φλεγμονῆς, δι' ἣν ἂν ἐπύρεξεν. ἐὰν δὲ καὶ ῥῖγος αὐτοῖς ἐπιγένηται, καὶ διαπυῆσαι προσδόκα τὴν φλεγμονήν. ὥσπερ δὲ ἐπὶ πλευρᾷ φλεγμαινούσῃ δυνατὸν ἀναπυρέξαι τὸν ἄνθρωπον, οὕτω καὶ διὰ πνεύμονα καὶ δι' ἧπαρ ἢ κοιλίαν ἢ ὁτιοῦν

LXVI.

Sudantes ex perfrictione recalefcentes malum; in his laterum aeftus cum dolore et rigor fuperveniens malum.

Recalefcentes nunc intelligere oportet eos, qui rurfus febricitant. Sermo autem talis eft: fi in morbo quis, pofteaquam fudaverit, frigidior quidem protinus quam naturae conveniat fiat, rurfusque febricitet, non fine periculo afficitur. Quod autem et id ipfum malum fit, cuivis patet. Connectit autem huic, veluti et in aliis fymptomata quaedam, quae diverfas comitantur affectiones; lateris fiquidem aeftus dolorofus fignum eft phlegmones, quae partem eam infeftet, ob quam febricitavit; fi vero et rigor ipfis fupervenerit, fuppuraturam exfpecta phlegmonem. Quo autem modo fieri poteft ut ex latere phlegmone obfeffo aeger rurfum febriat, fic et ex pulmone ex hepate vel ventre vel quavis alia parte. Particularis igitur fermo

ἄλλο. μερικὸς οὖν καὶ αὐτὸς ὁ λόγος καὶ οὐ καθόλου καὶ μέντοι καὶ μετὰ σύνθεσιν οὐχ ὁμοιογενῶν σημείων.

ξζ'.

(191) Τὰ καυματώδεα ῥίγεα ὑπό τι ὀλέθρια καὶ τὸ φλογῶδες ἐν προσώπῳ μεθ' ἱδρῶτος ἐν τούτοις κακὸν, ἐπὶ τούτοις ἡ ψύξις τῶν ὄπισθεν σπασμὸν ἐπικαλέεται.

[745] Εἴτε καυματώδεα γεγραμμένον εἴη τῆς πρώτης συλλαβῆς διὰ τοῦ α καὶ υ γεγραμμένης, εἴτε κωματώδεα διὰ τοῦ ω, χαλεπὴν ἑκάτερον ἐνδείκνυται τὴν διάθεσιν. ἐν γὰρ τῷ καθόλου περὶ ῥίγους ἐγνωκότας χρὴ μεμνῆσθαι διὰ παντὸς ὡς ἐν μὲν τριταίῳ καὶ τεταρταίῳ γινόμενον οἰκεῖόν ἐστι σύμπτωμα τῶν τοιούτων πυρετῶν, ἐν νόσοις δὲ ἐπιφαινόμενον, ἐὰν μὴ κρίσιν ἐπενέγκῃ, κάκιστον. ἔμαθες γὰρ ὡς τὰ κρίσιμα μὴ κρίνοντα τὰ μὲν θανατώδεα, τὰ δὲ δύσκριτα. πάλιν καὶ τούτῳ συνῆψεν ἕτερα συμπτώματα διαθέσεων οὐκ ἀναγκαίων ἅμα ῥίγει γίγνεσθαι.

et is eſt non univerſalis, praeterea et ſecundum compoſitionem diſſimilis generis ſignorum.

LXVII.

Aeſtuoſi rigores quadamtenus pernicioſi et flammea cum ſudore facies in his mala; ex his poſteriorum partium refrigeratio convulſionem arceſſit.

Sive καυματώδεις, i. e. *aeſtuoſi*, prima ſyllaba per α et υ ſcriptum fuerit, ſive κωματώδεις, *comatoſi*, per ω, difficilem gravemque verbum utrumque indicat affectionem. Nam qui univerſaliter de rigore intellexerunt, perpetuo eos meminiſſe oportet quod in tertiana vel in quartana eveniens talium febrium peculiare eſt ſymptoma. In morbis vero poſtea apparens, ſi criſin non intulerit, deterrimum exiſtit. Scis etenim, quod judicatoriorum non judicantium quaedam letalia ſint et quaedam difficilis judicii. Rurſum huic ſymptomata alia conjunxit affectio-

λέλεκται δὲ καὶ πρόσθεν ὡς ὅσῳ περ ἂν πλείονα συμπτώματα κινδυνώδη περὶ τὸν ἄνθρωπον γίγνηται, τὴν ἐν αὐτῷ πρόῤῥησιν ἀξιοπιστοτέραν ἐργάζεται τοῖς ἰατροῖς, ὥσπερ εἰ καὶ τῶν σωτηρίων σημείων πολλὰ φαίνοιτο· καὶ γὰρ καὶ οὕτω βεβαιοτέρα ἡ της σωτηρίας ἐλπίς. ἴσμεν δ' ὅτι καὶ χωρὶς τοῦ ῥίγους τὸ φλογῶδες ἐν προσώπῳ μεθ' ἱδρῶτος κακόν ἐστι σημεῖον, ἓν γάρ τι τῶν κρισίμων καὶ ὁ ἱδρώς ἐστιν. ὅταν οὖν μὴ κρίνῃ, τὴν κακοήθειαν ἐνδείκνυται τοῦ νοσήματος, ἐπὶ τούτοις δὲ καταψυχθέντων τῶν ὀπίσω, σπασμὸν οὐκ ἄν τις ἀλόγως ἐλπίσειεν, ὅτι καὶ τὰ μέρη νευρώδη καὶ ἡ ψύξις σπασμοῦ ποιητική.

ξη'.

Οἱ ἐφιδρῶντες ἄγρυπνοι ἀναθερμαινόμενοι κακόν.

Εἰ μέμνησθε τοῦ πολλάκις εἰρημένου περὶ τῶν οὕτω συμπλεκομένων, τῆς παρ' ἡμῖν ἐξηγήσεως οὐκέτι χρῄζετε.

num, quae non neceſſario cum rigore fiunt. Dictum autem antea quod quanto plura periculoſa homini fiant ſymptomata, tanto fideliorem in eo efficiant praedictionem; quomodo ſi et ſignorum ſalubrium multa appareant, eo certior ſit ſalutis exſpectatio. Non ignoramus autem quod etiam ſine rigore flammea cum ſudore facies malum eſt ſignum, quoniam et unum ex judicatoriis ſudor ſit. Quum igitur non judicaverit, malignitatem morbi oſtendit. Ex his autem refrigeratis poſterioribus partibus convulſionem non abſque ratione ſperaveris, quoniam et partes nervoſae ſint et frigus convulſionem pariat.

LXVIII.

Parum ſudantes vigiles, recaleſcentes malum.

Si quod de ita complicatis dictum eſt memoria non excidit, non eſt quod amplius noſtra indigeatis explica-

ὑπάγεται γὰρ ἐν ὀλίγῳ καθόλου πάντα τὰ τοιαῦτα, τῷ τὰ κρίσιμα μὴ κρίνοντα, τὰ μὲν θανατώδη, τὰ δὲ δύσκριτα.

ξθ'.

Ἐξ ὀσφύος ἀναδρομῆς ὀφθαλμοῦ ἴλλωσις κακόν.

Οὐδὲν ἄλλο νοῆσαι δυνατόν ἐστιν ἢ ὅτι τῶν κατ' ὀσφὺν ἀλγημάτων εἰς τὴν ἄνω χώραν μεταστάντων ἐγχωρεῖ καὶ τὴν ἀρχὴν τῶν νεύρων παθεῖν, ἧς σύμπτωμά ἐστιν ἡ τῶν ὀφθαλμῶν διαστροφή. τὰ γὰρ ἀπ' ἐγκεφάλου λαμβάνοντα μόρια τὴν τῶν νεύρων ἔκφυσιν οὐ νωτιαίου πάσχοντός τι τοιοῦτον πάθος ἐνδεικτικὰ τῶν ἐν αὐτοῖς διαθέσεών ἐστιν. ὅμοιος δὲ ὁ λόγος οὗτος ὑπάρχει τοῖς κατὰ τὸ προγνωστικὸν ὧδέ πως εἰρημένοις· αἱ δὲ ξὺν πυρετῷ ὀδύναι γινόμεναι περὶ τὴν ὀσφύν τε καὶ τὰ κάτω χωρία ἢν τῶν φρενῶν ἅπτωνται τὰ κάτω ἐκλείπουσαι, ὀλέθριον κάρτα.

tione. Nempe talia omnia fubjacent tantulo huic univerfali: *judicatoriorum non judicantium quaedam letalia et quaedam difficilis funt judicii.*

LXIX.

Ex lumborum recurfu oculi perverfio malum.

Fieri non poteft ut aliud quippiam intelligatur quam quod lumborum doloribus ad fuperiorem tranfeuntibus regionem, principium quoque nervorum affici contingit, cujus fymptoma eft oculorum perverfio. Nam quae a cerebro nervorum propaginem affumunt partes, quum fpinalis medulla talem non patitur affectum, fuas affectiones demonftrant. Hic autem fermo iis fimilis eft, quae in prognoftico ita dicta funt: *qui cum febre circa lumbos et infernas fedes fiunt dolores, fi feptum transverfum relictis infernis regionibus attigerint, letales admodum exiftunt.*

ο'.

Ὀδύνη ἐς στῆθος ἱδρυνθεῖσα σὺν νωθρότητι κακόν. ἐπιπυρεττήναντες οὗτοι καυστικοὶ ὀξέως ἀποθνήσκουσιν.

---

[746] Ἔμιξε πάλιν ἐνταῦθα διαθέσεων συμπτώματα δυοῖν, ἡ μὲν γὰρ ἱδρυνθεῖσα, τουτέστι στηριχθεῖσα δυσλύτως κατὰ τὸ στῆθος ὀδύνη, τὴν τοῦ θώρακος ἐνδείκνυται φλεγμονήν. ἡ δὲ νωθρότης ὑγρότητα κατὰ τὸν ἐγκέφαλον ἢ ψύξιν ἢ ἄμφω. δῆλον δὲ ὅτι κατὰ τοὺς τοιούτους ἅπαντας λόγους μεμνῆσθαί σε χρὴ τοῦ συνδέσμου, τοῦτο σημαινόμενον ἔχοντος, ὡς παραδιαζευκτικοῦ, οὐ μὴν ἀναγκαῖόν γε τοὺς οὕτω πάσχοντας, καυστικοὺς ὀξέως γινομένους ἀποθανεῖν, εἴ γε τὸ καυστικοὶ τὸ οἷον καυσώδεις σημαίνει. τινὲς μέντοι νωθρότητα τὴν δυσκινησίαν τοῦ σώματος ἤκουσαν ὅπερ γὰρ εἴρηταί μοι πολλάκις ἐν ταῖς ἀσαφέσι ῥήσεσιν, ὡς ἂν ἐθέλοι τις ἀκούειν ἔξεστιν.

LXX.

Dolor ad pectus firmatus cum torpore malum; hi ſuborta febre exaeſtuantes acute intereunt.

Miſcuit rurſus hoc in loco duarum affectionum ſymptomata. Dolor etenim pectori inſitus, i. e. firmatus et aegre ſolubilis, thoracis indicat phlegmonem, torpor vero cerebri humiditatem vel frigus vel utrumque. Quod autem in talibus ſermonibus omnibus meminiſſe te oportet conjunctionis diſiunctive ſignificantis, cuivis patere poteſt. Non eſt tamen neceſſe, ita affectos, ſi cauſtici acute fiant, mori; ſi utique nomen καυστικοὶ idem quod velut ardentes ſignificat. Quidam vero torporem movendi difficultatem corporis intellexerunt; nempe quod ſaepius dixi, in obſcuris et luce carentibus dictionibus cuipiam ut lubet intelligere conceditur.

οα'

Οἱ ἐπανεμέοντες μέλανα ἀπόσιτοι, παράφοροι, καθ' ἥβην μικρὰ ὀδυνώδεες, ὄμμα θρασὺ κεκλεισμένον, τούτους μὴ φαρμακεύειν· ὀλέθριον γάρ.

Τὸ μὲν ὀλεθρίως ἔχειν ἅπαντας τούτους, ὅπερ ἐπὶ τῇ τελευτῇ τῆς ῥήσεως εἴρηκεν, ἀληθές ἐστιν, ὥσπερ δή γε καὶ τὸ μὴ δεῖν φαρμακεύειν αὐτοὺς, ὅπερ ἐστὶ καθαίρειν. ἐδείχθη γὰρ ἤδη πολλάκις ἐπὶ τούτου λεγόμενον τὸ φαρμακεύειν, ἀλλ' ὅμοιός ἐστιν ὁ λόγος ὅδε τῷ τοιούτῳ λόγῳ. τοὺς τετρωμένους καρδίαν οὐ χρὴ θεραπεύειν ἐπαγγέλλεσθαι, τεθνήξονται γάρ. εἴτ' οὖν ἕκαστον ὧν εἴρηκε κατὰ τὴν προκειμένην ῥῆσιν αὐτὸ καθ' αὑτό τις ἀκούσει, μοχθηρᾶς διαθέσεώς ἐστι σημεῖον, εἴτε πολλὰ ἅμα, παραπλησίως ἂν εἴη ὀλέθριον. τὸ γοῦν πρῶτον αὐτῶν εἰρημένον, τὸ ἐπανεμεῖν μέλανα, τῶν ὀλεθριωτάτων ἐστὶ σημείων, εἰ καὶ χωρὶς τῶν ἄλλων μόνον εἴη. ἐφεξῆς δὲ αὐτῷ γέγραπται το ἀπόσιτοι, τουτέστι τὸ ἀνόρεκτοι, πολύ γε μὴν ἧττον ἐκείνου κακὸν,

LXXI.

Qui nigra revomunt, cibos averſantur, deliri ſunt, ad pubem nonnihil dolent, oculum ferocem aut clauſum habent, eos medicamentis purgare non oportet, pernicioſum enim eſt.

Quod hi omnes pernicioſe habeant, ut in fine dictionis retulit, verum eſt ſicuti et quod eos non oporteat medicari, quod eſt purgare; ſaepius enim jam demonſtratum eſt de hoc dici medicari. Hic autem ſermo illi diſſimilis non eſt. *Corde vulneratis promittenda curatio non eſt, morientur enim.* Sive igitur ſingula ea, quae in dictione continentur, ſeorſum quis intelligat, pravae affectionis ſigna ea ſunt; ſive multa quoque ſimul, aeque pernicioſa fuerint. Quod ergo primo dictum eſt, revomere nigra inter pernicioſiſſima cenſetur ſigna, etiam ſi abſque aliis ſolum fuerit. Deinde ſcriptum eſt *ἀπόσιτοι*, quod eſt *ἀνόρεκτοι*, i. e. *cibos averſantes*, quod quamquam

ὅμως γε μὴν κακὸν καὶ αὐτὸ, καθάπερ καὶ τὸ παράφοροι, τουτέστι παρανοοῦντές τε καὶ παραπαίοντες. τὸ δὲ καθ' ἥβην σμικρὰ ὀδυνώδεες οὐδὲ σαφές ἐστι τῶν ἐξηγησαμένων τὸ βιβλίον, οὐχ ὡσαύτως αὐτὸ νοησάντων. ἔνιοι μὲν γὰρ διελόντες ἑκάτερον ἰδίᾳ τὸ μὲν καθ' ἥβην αὐτὸ, τὸ κατὰ τὴν ἡβικὴν ἡλικίαν ἤκουσαν. τὸ δὲ σμικρὰ ὀδυνώδεες, ἕν τι καὶ αὐτὸ τῶν συμπτωμάτων ὧν ἐποιήσατο καταλογον. ἔνιοι δὲ καὶ καθ' ἥβην ὀδυνώδεες ἐπὶ τοῦ μέρους εἰρῆσθαί φασιν, ἐν ᾧ καὶ ἡ κύστις κεῖται. βούλεται γὰρ αὐτὸς ἐνδείξασθαι πεπονθέναι μὲν αὐτὴν μεγάλως, παραφόρους δὲ ὄντας τῷ τοὺς πάσχοντας σμικρὰν αἴσθησιν ἔχειν ἀπ' ἀρχῆς αὐτῆς. ἐφεξῆς δὲ πάλιν ἄλλα δύο συμπτώματα γράψας σαφῶς φρενιτικὰ, τό τε θρασὺ καὶ τὸ κεκλεισμένον ὄμμα. δύο γάρ ἐστι ταῦτα, κἂν ἐφ' ἑνὸς μορίου λέγηται· δύναταί γε μὴν καθ' ἑαυτὸ συστῆναι τὸ ἕτερον αὐτῶν μόνον, ὥσπερ καὶ φαίνεται θρασὺ ποτὲ μὲν γινόμενον, οὐ μὴν κεκλεισμένον γε τὸ ὄμμα, ποτὲ δὲ κεκλεισμένον μὲν, οὐ μὴν καὶ θρασύ. τὸ γὰρ κεκλεῖσθαι συμβαίνει τοῖς κατ' ὀφθαλ-

minus, quam illud malum exiſtat, verum tamen et ipſum malum. Pari modo παράφοροι, quod eſt παρανοοῦντες et παραπαίοντες, i. e. deliri. Verum oratio haec, parum in pube dolentes, neque luculenta exiſtit, neque qui librum expoſuerunt idem cenſuerunt. Quidam enim utramque ſeorſum explicantes nomine pubis pubertatis aetatem intellexerunt, parum vero dolentes, unum et ipſum ex ſymptomatis, quorum catalogum fecit. Alii autem in pube parum dolentes de parte dictum eſſe ajunt, in qua veſica ſita eſt, vult ſiquidem partem eam graviter eſſe affectam oſtendere, ſed eos deſipere, quod exiguam habent a principio ipſo ſenſionem. Deinceps autem duo alia ſcripſit ſymptomata, manifeſte phrenitica, ferocem inquam oculum et clauſum, duo ſiquidem ſunt haec, quamquam de parte una dicuntur. Poteſt quidem alterum ipſorum per ſe ſolum conſtare, ut oculus ferox quidem interdum exiſtat, non tamen clauſus, interdum vero clauſus quidem, non tamen et ferox claudi, ſiquidem oculorum palpebras con-

μοὺς βλεφάροις, ἤτοι διὰ τάσιν σπασμώδη τῶν κλειόντων αὐτοὺς μυῶν ἢ δι' ἀῤῥωστίαν τῶν ἀνοιγνύντων αὐτούς. τὸ τοίνυν τοὺς οὕτως ἔχοντας ἐπιχειρεῖν φαρμακεύειν ἀμαθοῦς ἐστι καὶ τελέως ἰδιώτου τέχνης ἰατρικῆς. οὐχ ὁ συμβουλεύων οὖν μὴ φαρμακεύειν σοφὸς, οὐ μὴν οὐδὲ τὸ γνῶναι μέγα τι τούτους ὀλεθρίως ἔχοντας. ὥστ' οὐδὲν ἡμᾶς διδάσκει θεώρημα τεχνικὸν ἡ ῥῆσις ἄξιον συγγράμ- [747] ματος, ὥσπερ κατὰ τοὺς ἀφορισμοὺς ἡμᾶς ἐδίδαξεν ἐν τῷ καθόλου μὲν μία ῥῆσις, ἐν ᾗ φησιν· ἐν τοῖς ὀξέσι παθήμασιν ὀλιγάκις καὶ ἐν ἀρχῇσι τῇσι φαρμακίῃσι χρέεσθαι. δεύτερον δὲ καθ' ἣν λέγει, τὰ ὀξέα φαρμακεύειν, ἢν ὀργᾷ, αὐθημερόν. ἄξια γὰρ ἰατροῦ μεγάλου ταυτὶ, καθότι δέδεικται διὰ τῆς ἐξηγήσεως αὐτῶν. τὰ δὲ νῦν εἰρημένα περιττά. καθαίρειν γὰρ οὐδεὶς ἐπιχειρεῖ τοὺς οὕτω διακειμένους, οἷς ἡ ῥῆσις ἐδήλωσε μετὰ τοῦ καὶ συνενδείκνυσθαι προήκοντος τοῦ νοσήματος ταῦτα γίνεσθαι καὶ μὴ κατ' ἀρχὰς ἡνίκα μόνον τοῖς ὀξέσι τοῦ καθαίρειν ὁ καιρός.

---

tingit vel propter convulſivam claudentium oculos muſculorum tenſionem vel propter aperientium imbecillitatem. Qui igitur ita affectos medicari ingreditur, is indoctus eſt et artis medicinalis plane inſcius, neque ſane, qui non medicari conſulit, ſapiens eſt, nec vero quod hi pernicioſe habeant noſſe magnum quippiam exiſtit. Nullam itaque artificioſam ſpeculationem, quae libro digna ſit, nos docet dictio; quomodo nos univerſaliter docuit in aphoriſmis una, in qua inquit: *in acutis morbis raro et in principiis medicamentis purgantibus uti*; atque alia in qua dicitur: *in acutis medicari, ſi turgeant, eodem die.* Haec ſiquidem medico inſigni digna ſunt, ut in horum explicatione demonſtravimus. Quae vero nunc dicuntur ſupervacua; nullus etenim ita affectos purgare ingreditur, ut dictio oſtendit, cum hoc, quod procedente morbo fieri haec commonſtret et non circa principia, quando in acutis ſolum purgandi eſt occaſio.

οβ'.

(192) *Μηδὲ τοὺς ἐποιδέοντας, σκοτώδεας ἐν τῷ πλανᾶσθαι ἐκλείποντας ἀποσίτους, ἀχρόους.*

Ὥσπερ δεδιὼς ὁ τοῦ βιβλίου συγγραφεὺς εἰπεῖν τι σαφὲς, οὕτως ἐπιτηδεύει πανταχοῦ τὰ κύρια καὶ σαφῆ τῶν ὀνομάτων ὑπερβαίνων ἑτέροις χρῆσθαι. τοὺς γὰρ ἐν τῷ πλανᾶσθαι ἐκλείποντας, εἴπερ τούτους βούλεται σημαίνειν, τοὺς ὅσοι κἂν ἠρέμα κινοῦνται, λειποψυχοῦσιν ἰσχυρῶς ἐνῆν αὐτὸν δι' ὧν νῦν ὀνομάτων ἐγὼ λέγω ἐτύγχανον ἑρμηνεῦσαι σαφῶς. ἔτι δὲ ἄμεινον εἰπεῖν οὕτως, ἐν τῷ καθόλου τὸ πᾶσιν ἰατροῖς ὁμολογούμενον, οὐχ ἥκιστα δὲ καὶ τοῖς ἰδιώταις γινωσκόμενον, ὡς οὐ χρὴ φαρμακεύειν τοὺς ἀσθενῆ τὴν δύναμιν ἔχοντας. ὅσον μὲν γὰρ ἐπὶ τῷ οἰδαλέους τε εἶναι καὶ σκοτώδεις, ὅπερ ἐστὶν ἐν ταῖς κινήσεσι σκοτουμένους, δόξαιεν δεῖσθαι καθάρσεως οἱ κατὰ τὴν

LXXII.

Neque eos qui intumeſcunt, tenebricoſa vertigine laborant, levi motu deficiunt, cibum averſantur, decolores, purgare oportet.

Ac ſi libri ſcriptor luculentum quippiam promere ſit veritus, ita tum propria tum perſpicua nomina pertranſiens aliis uti ſtudio ſibi habet. Nempe ſi per orationem hanc *in errando deficientes*, hos ſignificare voluerit, qui quamquam quiete leviterque moveantur forti tamen animi deliquio corripiantur, is per nomina quae nunc dico clare explicare poterat. Praeter haec quoque ſatius erat ita univerſum quod medicis omnibus eſt confeſſum et non minime idiotis notum dixiſſe, imbecillas habentes vires medicari non oportere. Nempe ex eo quod intumeſcant ſintque vertiginoſi, quod eſt ſi in motionibus obtenebrentur, purgatione indigere videbuntur, qui per

προκειμένην δηλούμενοι ῥῆσιν. ὅσον δ' ἐπὶ τῷ καταπεπτωκέναι τὴν δύναμιν αὐτῶν οὐκ οἴσουσι τὴν κένωσιν.

οϒ'.

Μηδὲ τοὺς ἐν πυρετῷ, εἰ κωματώδεες, κατακεκλιμένους, ὀλέθριοι γάρ.

Τοὺς κατακεκλιμένους μᾶλλον ἐνταῦθα πάλιν εἰπεῖν εἵλετο διὰ τὴν ἀσάφειαν, ἐπειδὴ σαφὲς ἦν, ἐκλύτους εἰπεῖν. ὑποπεπτώκασι δ' οὗτοι τῷ κοινῇ πᾶσι γινωσκομένῳ καθόλου λόγῳ. τίς γὰρ οὐκ οἶδεν ἢ τίς οὐκ εἴρηκεν ὡς τοὺς ἐκλύτους οὐ χρὴ καθαίρειν; ἐκ περιττοῦ τοίνυν τὸ εἰ κωματώδεις πρόσκειται διττῶς γραφομένης τῆς πρώτης συλλαβῆς, διά τε τοῦ κ καὶ ω καὶ διὰ τοῦ κ καὶ α καὶ υ. ὅπου γὰρ ὡμολόγηται τὸ μηδ' ἕνα τῶν ἐκλύτων φαρμακεύειν, ἔξεστιν ἡμῖν τῶν παθῶν ἕκαστον προσάπτουσιν αὐτῷ μυρίους ἐργάζεσθαι κατὰ μέρος λόγους.

---

praeſentem ſignificantur dictionem, ex eo vero quod vires collapſae ſint, vacuationem non ferent

---

LXXIII.

Neque in febre ſi ſoporati ſint, proſtratos purgare oportet; pernicioſum enim.

Proſtratos in hac dictione rurſus propter obſcuritatem dicere maluit, quoniam clare dicere potuiſſet exſolutos. Subjacent etenim hi univerſali ſermoni omnibus plane cognito; quis enim non novit aut quis non dixit exſolutos purgandos non eſſe? Supervacue igitur eſt adjectum verbum comatoſos, bifariam ſcripta prima ſyllaba et per κ et ω et per κ et α et υ. Quum enim in confeſſo ſit nullum exſolutorum medicari oportere, licebit nobis hinc unumquemque affectum aſſignando mille particulares ſermones conſicere.

οδ'.

Καρδίης πόνος ἅμα ὑποχονδρίῳ συντόνῳ καὶ κεφαλαλγίῃ κακόηθές καί τι ἀσθματῶδες. ἆρά γε ἐξαίφνης οὗτοι τελευτῶσιν; ὡς ἐν Δυσώδει, τούτῳ καὶ οὖρα ἐζυμωμένα ἐγένετο βιαίως ἐξέρυθρα.

---

[748] *Δῆλός ἐστιν ὡς ἐπὶ τῷ Δυσώδει ταῦτα εἶδε γενόμενα, ζητεῖν εἴτε καθόλου περὶ αὐτῶν ἀποφήνασθαι προσῆκεν εἴτε μή. λέλεκται δέ μοι περὶ τῶν τοιούτων ἔμπροσθεν ἐπιδεικνύντι τὰ μὲν ἐπὶ μιᾷ διαθέσει γινόμενα συμπτώματα προσηκόντως ἐφεξῆς ἀλλήλων διδάσκεσθαι, τὰ δ' ἐπὶ διαφερούσαις οὐκ ὀρθῶς συνάπτεσθαι, μηδεμιᾶς διδασκαλίας τεχνικῆς ἐκ τῆς μίξεως αὐτῶν γινομένης. ἐπὶ μέντοι τῶν νοσούντων τῶν χρησιμωτάτων ἐστὶν ἅπαντα σκοπεῖσθαι καὶ μηδὲν παραλιπεῖν, ἅπερ ἀμφότερα πεποίηκεν ὁ Ἱπποκράτης, ἐν μὲν τῷ προγνωστικῷ καὶ τοῖς ἀφορισμοῖς τὰς προγνώσεις διὰ τῶν καθόλου ποιούμενος, ἐν δὲ τοῖς τῶν ἐπιδημιῶν ἅπαντα γράφων τὰ συμβάντα τοῖς*

LXXIV.

Cordis dolor cum hypochondrio diſtento dolorque capitis malignum et ſuſpirioſum aliquid. An repente hi moriantur? ut in Dyſode; huic et urinae fermentatae erant vehementer et faciei vehemens rubor.

Quod quaerat an, ſicut vidit haec in Dyſode accidere, ita de ipſis univerſaliter pronunciare conveniat necne clare oſtendit. De talibus autem antea dixi, quum oſtenderem, quae in uno affectu fiunt ſymptomata, commode continuo inter ſe ordine doceri, quae vero in diverſis non recte copulari, quum nulla quae artiſicioſa ſit doctrina ex eorum miſcella fieri ſoleat. In aegris itaque utiliſſimum eſt omnia contemplari, nihilque praetermittere, quod utrumque fecit Hippocrates tum in prognoſtico tum in aphoriſmis, praenotiones per univerſalia efficiens; in epidemiis vero quae aegris contigerunt omnia ſcribens,

ἀῤῥώστοις. ἔγκειται δέ τινα καὶ κατ᾽ αὐτὰ τὰ βιβλία τῶν καθόλου χωρὶς ἀῤῥώστων διδασκόμενα. κατὰ μέντοι τὸ προῤῥητικὸν τοῦτο σύγγραμμα πολλαχόθι συγκέχυται τὰ τῆς διδασκαλίας τῶν φανέντων κατὰ τοὺς νοσοῦντας, ἁπάντων εἰς μίαν ἀναγομένων συνδρομὴν, κἂν ἐπὶ διαθέσεσιν ἑτερογενέσι γίνηται, καθάπερ καὶ νῦν ἐπὶ τοῦ Δυσώδους, καρδίας πόνον εἰπὼν, τουτέστι στόματος τῆς γαστρὸς ἅμα ὑποχονδρίῳ συντόνῳ καὶ κεφαλαλγίαν, προσέθηκε τὸ ἀσθματῶδες. εἶτα μετὰ ταῦτα ἐπὶ τῇ τελευτῇ καὶ οὖρα ἐζυμωμένα βιαίως, πρόσκειται γὰρ τῷ λόγῳ καὶ τὸ βιαίως, ἵνα κἀνταῦθα ζητῶμεν εἴτε βιαίως ἐζυμωμένα φησὶ γεγενημένα τὰ οὖρα, τὸ βιαίως ἀντὶ τοῦ σφοδρῶς εἰπὼν, εἴτε προσυπακοῦσαι δεῖ τὸ βιαίως τῷ οὐρούμενα, δηλοῦντος αὐτοῦ τὸ μόγις καὶ μετὰ βίας οὐρεῖν. ἀλλὰ καὶ τὰ ἐζυμωμένα κατὰ τὸν λόγον εἴρηται, μήτε κατὰ τὸ προγνωστικὸν γεγραμμένα μήτε ἐν τοῖς τῶν ἐπιδημιῶν, εἴθ᾽ ὅταν ἅπαντα διεξέλθωμεν, οὐδὲν ἡμῖν ἐστι πλέον. ὅμως δ᾽ οὖν, ἐπειδὴ κατέστημεν ἐπὶ τὸ σαφηνίζειν αὐτὰ καὶ περὶ τῶν ἐζυμωμένων εἴπωμεν.

docentur quoque et in his ipfis libris quaedam citra aegrotantium mentionem univerfalia. In hoc vero prorrhetico faepius confufa eft doctrina, his omnibus quae in aegris videntur, unam in congeriem reductis, quamquam in diverfi generis affectibus fiant, quomodo et nunc in Dyfode inquiens cordis, hoc eft oris ventriculi dolor cum hypochondrio contento, et capitis dolor, adjecit et fufpiriofum; deinde poft haec in dictionis calce et urinae fermentatae erant *βιαίως*, nam *βιαίως* fermoni adjectum eft, ut hic inftigemus, an fermentatas vehementer urinas factas dicat, *βιαίως* pro *σφοδρῶς vehementer*, accipiendo, an cum adverbio *βιαίως* fubintelligere oporteat, excretae, oftendente auctore urinas tum aegre tum cum violentia excerni Quin etiam in oratione dictum eft, fermentatae, quod neque in prognoftico dictum eft neque in libris epidemiorum. Praeterea jam quum omnia percurrerimus, nihil amplius nobis accedit, fed quia explicare inftituimus, de fermentatis quoque dicamus. Quum igitur in terram

ὅταν τοίνυν κατὰ τῆς γῆς ὄξος ἐκχυθῇ δριμὺ, πνευματούμενον αὐτίκα, συναναφέρει τινὰ τῆς γῆς αὐτῆς μόρια καὶ γίνεταί τι σύνθετον ἔκ τε τῆς γεώδους οὐσίας καὶ τῆς ὑγρᾶς τοῦ ὄξους καὶ τοῦ γεννηθέντος ἀτμώδους πνεύματος. ὅμοιον δ' αὐτῷ συμβαίνει, κἀπειδὰν καὶ μέλαινα χολὴ κατὰ τῆς γῆς ἐκχυθῇ καὶ σαφῶς γε φαίνεται πνευματώδης τις κίνησις ἐπ' ἀμφοτέροις γινομένη παραπλησία τῇ κατὰ τὸ ζέον γλεῦκος. ὅμοιον δὲ τούτοις κἀπὶ τῶν ἐζυμωμένων ἄρτων ὁσημέραι φαίνεται γινόμενον. ὅταν γὰρ ἀναμίξαντες ὕδατι τὸ τῶν πυρῶν ἄλευρον μίξαντες αὐτῷ καὶ τὴν ζύμην ἐῶσι διαφυσηθῆναι μετρίως, ἡ ζύμωσις φαίνεται γιγνομένη, χεομένης τε ἅμα καὶ πνευματουμένης τῆς ζυμουμένης οὐσίας. ὥστε καὶ τὰ ζυμούμενα τῶν οὔρων πάντως πάχος μὲν ἔχειν χρὴ ἀξιόλογον, εἶτα τούτου βραχεῖάν τινα ζέσιν ἐν ταὐτῷ καὶ κίνησιν λαβὸν τὸ πνευματῶδες, μείζονα τὸν ὄγκον ἔχειν, οὗ κατὰ τὴν ἔκκρισιν εἶχεν. οὖρα δὲ ὅτι τοιαῦτα γίνεται, τῶν ὠμῶν χυμῶν ταραχωδῶς κινουμένων, ἐν τοῖς περὶ κρίσεων ἐμάθομεν. ὁ δ' αὖ προῤῥηθεὶς ἄῤῥωστος

acetum acre eſſuſum fuerit, protinus intumeſcens, ſurſum quasdam terrae partes ſimul tollit, fitque compoſitum quoddam ex terreſtri ſubſtantia et aceti humiditate et ex facto vaporoſo ſpiritu. Simile rei huic contingit, quum atra bilis in terram eſſuſa fuerit, nempe in utroque ſpirituoſa quaedam motio evidenter fieri videtur, ei ſimilis quae in fervente muſto apparet. Simile quoque et in panibus quotidie fieri videtur; quum enim remixta aquae tritici farina mixto illis et fermento mediocriter macerari permiſerint, fermentatio fieri videtur, fuſa ſimul et intumeſcente quae fermentatur ſubſtantia. Quapropter et urinae quae fermentantur ut prorſus craſſitiem notabilem habeant oportet; deinde et in ea levem quandam efferveſcentiam, quodque pars ſpirituoſa motionem nacta, tumorem habeat majorem quam quum excerneretur habebat. Quod autem urinae ejusmodi fiant perturbatis agitatiſque crudis humoribus, in commentariis de criſibus didicimus. Praeterea ante dictus aeger forſan non multo

μετ' οὐ πολὺ ἴσως ἐξαίφνης τελευτήσας ζήτησιν αὐτῷ παρέσχεν εἴτε πάντας χρὴ τοὺς οὕτως ἔχοντας ἐξαίφνης φάναι τελευτᾶν εἴτε μή. πρόδηλον δὲ καὶ ὅπως ἡμᾶς ἀποκρίνασθαι προσήκει τοῖς οὕτως ἐρωτῶσιν, ὡς ὁ γράψας εἶπεν, ἆρά γε ἐξαίφνης οὗτοί γε τελευτῶσιν; ἀποκρινόμεθα γὰρ ὡς εἰκάσαι μέν ἐστιν ἀποθανεῖν ἐξαίφνης αὐτὸν πνιγέντα. τοῦτο γὰρ ἐκ τοῦ ἄσθματος δηλοῦται. τίς δ' ἦν ἡ διάθεσις, ἐφ' οὗ τοῦτο γίνεται τὸ σύμπτωμα, μαντείας δεῖσθαι μηδὲν εἰπόντος αὐτοῦ συγγραφέως. [749] καὶ γὰρ ὑπό τε πνεύματος καὶ φλέγματος κατενεχθέντος πολλοῦ διὰ τῆς τραχείας ἀρτηρίας ἐκ κεφαλῆς εἰς τὰ τοῦ πνεύμονος βρογχία καὶ μεταστάσεως εἰς αὐτὰ γενομένης ἐκ πλευρίτιδος, διά τε πάθος ἕτερον, πύου πολλοῦ τὴν μεταξὺ χώραν τῶν δυοῖν καταλαβόντος ὀργάνων, ἀσθματώδης ὀξεῖα γίνεται δύσπνοια, πυκνουμένης τε πάνυ τῆς ἀναπνοῆς καὶ τοῦ θώρακος ἐπὶ πολὺ διαστελλομένου. ὅταν οὖν τοιοῦτον γένηται δυσπνοίας εἶδος, ἐρυθρὸν εἰκότως ἀποτελεῖται τὸ πρόσωπον. ὅπου δὲ καὶ κεφαλαλγία σύνεστιν, οὐδὲν θαυμαστὸν ἐξέρυθρον

post repente defunctus quaestionem fcriptori movit, an omnes ita affectos repente morituros dicere oporteat necne. Conftat vero et quonam pacto nos refpondere oporteat ita interrogantibus, ut pronunciavit fcriptor: *an hi repente moriantur*: refpondebimus enim verifimile effe hominem mori repente ftrangulatum, nempe id ex afthmate fignificatur. Sed quaenam fuerit affectio, in qua efficitur hoc fymptoma, eft divinandum, quod nihil fuerit loquutus auctor. Nempe et ob flatus pituitaeque multae ex capite in pulmonis bronchia per afperam arteriam delapfum atque ex pleuritide in ea translata et pure multo propter affectionem aliam medium inftrumentorum duorum occupante locum, afthmatica acuta oritur fpirandi difficultas, crebrefcente admodum refpiratione et valde fefe dilatante thorace. Quum igitur fuerit talis difficultatis fpirandi fpecies, rubens jure optimo reddetur facies. Si vero et capitis dolor fimul fuerit, nil miri, fi valde rubens fuerit,

αὐτὸν γενέσθαι. πᾶσαι γὰρ αἱ κατὰ τὰ τοιαῦτα νοσήματα κεφαλαλγίαι μετὰ θερμασίας πολλῆς εἰώθασι γίγνεσθαι.

οε'.

Τραχήλου πόνος κακὸν μὲν ἐν παντὶ πυρετῷ, κάκιστον δὲ οἷς ἐκμανῆναι ἐλπίς.

Καὶ τοῦτο τῶν κατὰ μέρος ὂν ἔγραψεν ὡς καθόλου. ὁ γὰρ πόνος, ἐὰν μὲν ἤτοι διὰ τὸ κακῶς ἔχειν τὸν ἐγκέφαλον ἢ τὸν νωτιαῖον ἢ τὰς περὶ αὐτὸν μήνιγγας γίνηται, μοχθηρόν ἐστι σημεῖον· ἐὰν δὲ τῶν ἔξωθεν περικειμένων τῷ σπονδύλῳ σωμάτων, οὐ κακόν. ἐφ' ὧν δὲ ἐλπὶς ἐκμανῆναι, τί ἂν ἔτι χεῖρον σχοῖεν οὗτοι πάθος ἢ τοῦ ἐκμανῆναι;

οστ'.

(193) Κωματώδεες, κοπιώδεες, ἀχλυώδεες, ἄγρυπνοι, ἐφιδροῦντες πυρετοὶ κακοήθεες.

omnes ſiquidem in morbis ejusmodi capitis dolores cum caliditate multa fieri conſueverunt.

LXXV.

Cervicis dolor malum quidem in omni febre, ſed peſſimum quibus inſania ſperatur.

Particulare et hoc quoque tanquam univerſale ſcripſit. Nam ſi dolor vel propter affectum cerebrum vel ſpinalem medullam vel ipſas cerebri membranas oriatur, malum eſt ſignum; ſi vero affectis quae extrinſecus circa vertebras jacent, partibus enaſcatur, malum non eſt. In quibus autem inſaniae ſpes eſt, quaenam affectio deterior eſſe poteſt quam ea quae cum inſania exiſtit?

LXXVI.

Febres cum comate, laſſitudine, lucis caligine, vigiliis et levibus ſudoribus malignae.

Ἐκ τῶν ἔμπροσθεν εἰρημένων καὶ ταῦτ᾽ ἔστι δῆλα, κατάλογος ὄντα συμπτωμάτων κακῶν, οὐδεμίαν ἀνάγκην ἔχοντα ἅμα γίγνεσθαι.

οζ΄.

Ἐκ νώτου φρῖκαι πυκναὶ, ὀξέως μεταπίπτουσαι, δύσφοροι, οὔρου ἀπόληψιν ἐπώδυνον σημαίνουσιν.

Ἔνεστι καὶ μέχρι τοῦ δύσφοροι τὸ πρῶτον μέρος τῆς ῥήσεως περιγράψαντα δεύτερον ἐπ᾽ αὐτῷ λόγον ποιήσασθαι τὸ οὔρου ἀπόληψιν ἐπώδυνον σημαίνουσι, ὡς εἰ καὶ οὕτως εἶπεν, ἐκ νώτου φρῖκαι πυκναὶ, ὀξέως μεταπίπτουσαι, δύσφοροί τέ εἰσι καὶ προσέτι σημαίνουσιν ἀπόληψιν, ὅπερ ἐστὶν ἐπίσχεσιν οὔρου ἐπώδυνον. ἀλλ᾽ ἄμεινον ἐπὶ πᾶσι τοῖς εἰρημένοις τὴν τῶν οὔρων ἐπίσχεσιν αὐτὸν εἰρηκέναι σημαίνεσθαι. δῆλος γάρ ἐστιν ἑωρακώς τινα πεπονθότα τὸν κατὰ τὴν ὀσφὺν νωτιαῖον ἢ τὰς ἀμφ᾽ αὐτὸν

Ex fupra dictis manifefta funt, quae hic dicuntur, nempe catalogum malorum fymptomatum efficiunt, nullamque ut fimul fiant habent neceffitatem.

LXXVII.

Crebri ex dorfo horrores frequentes celeriter recidentes, molefti; urinae interceptionem dolorem inferentem fignificant.

Praefinita in verbo molefti priore dictionis parte fecundam efficere licet, urinae interceptionem dolorem inferentem indicant, quafi ita dixerit: *ex dorfo frequentes horrores celeriter recidentes molefti funt;* atque adhuc urinae interceptionem, quod eft fuppreffionem, indicant. Sed melius eft quod urinarum retentio ex dictis omnibus fignificetur protuliffe. Conftat fiquidem vidiffe aegrum quendam affecta dorfali medulla, quae in lumbis eft vel membranis, quae circa ipfam funt, vel utroque

μήνιγγας ἢ ἀμφότερον, κἄπειτα κατὰ συμπάθειαν οὔρων ἀπόληψιν ἐπώδυνον ἐσχηκότα. πιθανὸν γὰρ καὶ τὰς ταχὺ μεταπιπτούσας φρίκας τὰς δυσφόρους ἐπὶ φλεγμονῇ τῶν εἰρημένων μορίων γίγνεσθαι.

οη'.

[750] *Καὶ οἱ ἀσώδεες ἀνεμέτως παροξυνόμενοι κακοί.*

Ἐχρῆν αὐτῷ προστεθῆναι πότερον ναυτιώδεις ὄντες, η οὔ. τινὲς μὲν γὰρ οὐκ ἐμοῦσι ναυτιῶντες, ἔνιοι δὲ ἀσώδεις ὄντες οὐδ' ὅλως ἐναυτίασαν, οὓς καὶ δοκεῖ μοι διὰ τῆς προκειμένης ῥήσεως ἐνδείκνυσθαι. διττῶς γὰρ γινομένων ἀσωδῶν τῶν καμνόντων, ἕνα μὲν τρόπον, ὅταν ἡ δύναμις ὑπὸ τοῦ σώματος βαρύνηται καὶ μηδὲν φέρῃ σχῆμα ῥᾳδίως, ἕτερον δὲ ὅταν τὸ στόμα τῆς γαστρὸς ὑπὸ μοχθηρῶν δάκνηται χυμῶν· οἱ πρότεροι μὲν ὀλεθρίως διάκεινται, ναυτιώδεις δ' εἰσὶν οἱ δεύτεροι.

---

deinde affectus participatione urinarum interceptionem dolorofam habuiffe; nempe quod qui celeriter recidunt horrores molefti, ex dictarum partium phlegmone fiant verifimile eft.

LXXVIII.

Qui cum jactatione et fine vomitu exacerbantur, male habent.

Debuit auctor adjeciffe an naufearent necne; quidam enim naufeant et non vomunt, alii faftidio correpti nunquam naufeaverunt, quos per praefentem dictionem fignificare mihi videtur. Bifariam enim quum jactatione premantur aegri uno modo, quum facultas a corpore gravatur, nullamque figuram facile fuftinet; altero modo quum os ventris a pravis mordetur humoribus, priores perniciofe afficiuntur, naufeabundi funt pofteriores.

οθ'.

Κατάψυξις μετὰ σκληρυσμοῦ σημεῖον ὀλέθριον.

Κατὰ διττὸν τρόπον σκληρύνεται τὰ σώματα, ποτὲ μὲν διὰ βάθος ὅλα σφοδρῶς ψυχόμενα, ποτὲ δὲ ἰσχυρῶς ξηραινόμενα. καὶ ἡ κατάψυξις δὲ, εἰ οὕτως εἴη βίαιος, ὡς ὅλα δι' ὅλων ψῦξαι τὰ σώματα καὶ σκληρῦναι, νεκρώσεώς ἐστι σημεῖον. εἰ δὲ καὶ ξηρότητα προσλάβοι, κατ' ἄμφω ἐστὶν οὐκ ἀγαθὸν σημεῖον. ἐὰν μὲν οὖν ἐν μόναις ταῖς ἐπισημασίαις γίγνοιτο τοῦτο, μετριώτερον ἐνδείκνυται τὸ κακὸν, ἐὰν δὲ ἄχρι πολλοῦ, παραμένει μεῖζον, ἐὰν δὲ καὶ διὰ παντὸς, ἐγγὺς ὁ θάνατος.

π'.

Ἀπὸ κοιλίης λεπτὰ μὴ αἰσθανομένῳ διιέναι, ἐόντι παρ' ἑωυτῷ κακὸν, οἷον τῷ ἡπατικῷ.

Καλῶς ἐποίησεν αὐτὸς προσθεὶς οἷον τῷ ἡπατικῷ. καὶ γὰρ ἡμεῖς ἱστορήσαμεν ἐνίοις τῶν ἡπατικῶν ἄδηκτα δια-

LXXIX.

Perfrigeratio cum duritie fignum perniciofum.

Duobus modis corpora indurantur, interdum quidem quum in imo tota vehementer refrigerantur, interdum quum valenter exficcantur. Refrigeratio autem, fi ita violenta fuerit, ut tota omnino refrigerentur corpora indurefcantque exftinctionis fignum exiftit; fi vero et ficcitatem acceperint, nomine utroque fignum grave eft. *Quod fi in folis acceffionibus id fiat, moderatius indicat malum; fi diutius permaneat, majus; fi vero perpetuo, prope mors eft.*

LXXX.

Ab alvo tenuia non fentienti prodire, ei qui apud fe fit malum, ut hepatico.

Bene fecit auctor quum adjecit ut hepatico; nempe et nos tenuia excrementa morfu carentia hepaticis non-

χωρήματα λεπτὰ γιγνόμενα, καίτοι δακνόντων ὡς τὸ πολὺ τῶν τοιούτων διαχωρημάτων. ἔοικεν οὖν ἐπ᾽ αὐτῶν ἢ μὴ γεννᾶσθαι χολώδεις χυμοὺς, ἀῤῥωστίᾳ τῆς ἐν ἥπατι θερμασίας ἢ μὴ καταῤῥεῖν εἰς τὰ ἔντερα. ἐὰν δὲ κυρίως ἀκούσωμεν τοῦ μὴ αἰσθανομένῳ καὶ φῶμεν ἐπὶ τῶν ἀπροαιρέτως ἐκκρινομένων τὸν λόγον αὐτοῦ γεγονέναι νῦν οὐ περὶ τῶν ἀδήκτων, ἄτοπόν τι συμβήσεται. κατὰ διττὸν γὰρ τρόπον ἀπροαιρέτως ἐκκρινόντων ἢ διὰ τὸ τὴν γνώμην νοσεῖν ἢ δι᾽ ἀναισθησίαν τῶν μορίων, δι᾽ ὧν ἡ ἔκκρισις γίγνεται. τὸ μὲν μὴ νοσεῖν τὴν γνώμην αὐτὸς ἐδήλωσεν εἰπὼν, ἐόντι παρ᾽ ἑαυτῷ, τουτέστι κατανοοῦντι [751] καὶ σωφρονοῦντι. τὸ δ᾽ ὑπόλοιπον οὐ πιθανὸν ὑπολαβεῖν· μάτην γὰρ ἔσται κατὰ τὸν λόγον εἰπὼν, ἐπὶ τῶν διαχωρημάτων τὰ λεπτὰ τῶν ἀναισθήτων μορίων ἐπὶ πᾶσι τοῖς διεξερχομένοις αὐτῶν, ἀναισθήτως ἐχόντων, οὐδ᾽ ἑνός τε συμπτώματος ἄλλου γεγραμμένου κατὰ τὴν ῥῆσιν, ὃ δύναται νεύρων ἐνδείξασθαι πάθος. τὸ γὰρ οἷον τῷ ἡπατικῷ, τοῖς μὲν ἄλλοις λεπτοῖς διαχωρήμασιν ἐζεῦχθαι δύναται νεύρων

nullis fieri narravimus, quamquam talia excrementa magna ex parte mordeant. Videtur igitur in his vel non generari biliofos humores ob caloris qui in hepate eft imbecillitatem vel non defluere ad inteftina. Si vero proprie orationem non fentienti aegro intellexerimus, dixerimusque nunc ab auctore factum effe fermonem de iis, quae involuntarie excernuntur et non de morfu carentibus, abfurdum quippiam continget. Nempe quum duobus modis involuntarie excernat aeger aut quod mens aegrotet aut quod partes per quas excretio fit, minime fentiant; quod mens quidem non aegrotet explicavit, inquiens, *fi apud fe fuerit*, hoc eft cognoverit et fapuerit; reliquum vero non verifimile exiftimandum; fruftra enim in fermone dixerit de excrementis, *tenuia*, quum partes infenfibiles in omnibus, quae per ipfas tranfeunt, infenfibiliter fe habeant; nullumque aliud in dictione fcriptum fit fymptoma, quod nervorum affectum indicare poffit. Nempe haec oratio, ut hepatico, aliis quidem tenuibus excrementis juncta effe

ἐπενεγκεῖν βλάβην κατὰ συμπάθειαν οὐ δύναται διὰ τὸ μόνον ἐγκεφάλῳ τε καὶ νωτιαίῳ τὰς τῶν νεύρων ἀποφύσεις ὁρᾶσθαι συμπασχούσας. ἥπατι γὰρ οὐκ οἴδαμεν ἑπομένην τὴν τοιαύτην συμπάθειαν, οὔτε ἡ φύσις ἐνδείκνυται τοῦ σπλάγχνου νεύρων ἐλαχίστων μετέχοντος.

πα΄.

Τὰ μικρὰ ἐμέσματα χολώδεα κακὸν, ἄλλως τε καὶ ἢν ἐπαγρυπνήσωσι· μυκτὴρ ἐν τουτέοισιν ἀποστάζων ὀλέθριον.

Ἐπὶ τῶν νοσούντων ἕν τι καὶ τοῦτο τῶν καθόλου μοχθηρῶν ἐστι σημείων, ἀποκρίνεσθαι σμικρὰ εἴθ᾽ αἷμα διὰ μυκτήρων εἴτε κάτω διὰ τῆς γαστρὸς εἴτε δι᾽ ἐμέτων ὁτιοῦν περίττωμα. ταὐτὸ δὲ τοῦτο κἀπὶ τῶν ἱδρώτων ἐστὶ καὶ τῶν διὰ μήτρας ἐκκρινομένων. οὐδὲν γὰρ τῶν κρισίμων σμικρὸν ἐκκρίνεσθαι προσῆκεν, ἀλλὰ πάντα τὰ οὕτω κενούμενα δυοῖν θάτερον, ἢ μὴ στεγόμενα, διὰ τὸ πλῆθος ἀπο-

poteſt; nervorum vero noxam inferre per ſympathiam non poteſt, quod ſolum tum cerebro tum ſpinali medullae nervorum propagines condolere videantur. Neque enim ſympathiam hujusmodi hepati ſuccedere vidimus, neque id natura commonſtrat viſceris, quod minimos nervos obtineat

LXXXI.

Vomitus exigui, biliosi, malum, tum alias tum ſi pervigilia ſupervenerint, naſus in his ſtillans perniciosum.

Excerni pauca in aegris unum quoddam ex ſignis eſt, quae ex toto pravitatem habent, ſive ſanguis per nares excernatur ſive deorſum per ventrem; ſive per vomitus tale quippiam quod ſuperfluum ſit excernatur; idem et in ſudoribus eſt et iis quae per uterum excernuntur; nihil etenim eorum, quae decretoria exiſtunt, exigue ſecerni convenit. Sed quae ita vacuantur, omnia duorum alterum ſubeunt: nam vel quod non queant tolerari ob co-

χεῖται τῶν πεπονθότων μορίων ἢ τῆς φύσεως ἀσθένειαν ἐνδείκνυται, προελομένης μὲν ἐκκρῖναι τὰ περιττὰ, μὴ δυνηθείσης δέ. τοῦτο οὖν καθόλου γινώσκοντας ἐχρῆν τὰ κατὰ μέρος ἐξ αὐτῶν ἐξευρίσκειν καὶ τοῦτ' ἔστι τὸ νῦν εἰρημένον ἐπὶ τῶν χολωδῶν. πρόσκειται δ' αὐτῷ τῶν ἰδίων γνωρισμάτων ἡ ἀγρυπνία, χολώδεσι μὲν ἑπομένη χυμοῖς, φλεγματώδεσι δ' οὐχ ἑπομένη. καταφοραὶ γὰρ ἐπὶ τῶν τοιούτων, οὐκ ἀγρυπνίαι γίνονται. καὶ τοίνυν ὅταν μὲν ὀλίγον ἐμῆταί τε φλεγματῶδες, μακρότερον δὲ καὶ βραδύτερον τοῦ συνήθους ὑπνοῦντες φαίνωνται, τῶν καταφορικῶν τι νοσημάτων προσδόκα, μεμνημένος τοῦδε τοῦ ἀφορισμοῦ, ὕπνος, ἀγρυπνίη, ἀμφότερα μᾶλλον τοῦ μετρίου γιγνόμενα κακόν.

πβ'.

Αἷς ἐκ τόκου γε λευκὰ, ἐπιστάντα δ' ἅμα πυρετῷ, κώφωσις καὶ εἰς πλευρὸν ὀδύνη ὀξείη, ἐξίστανται ὀλεθρίως.

---

piam ab affectis effunduntur partibus vel imbecillitatem oftendunt naturae, quae proponit quidem fuperflua excernere, fed nequit. Hoc igitur univerfali intellecto particularia invenire oportet, idque eft, quod nunc de biliofis pronunciatur, cui adjecta eft ex fignis propriis vigilia, quae biliofos confequitur humores et non pituitofos, nempe cataphorae in talibus fiunt et non vigiliae. Quum igitur pituitofi exiguum vomatur, longiusque et tardius folito dormire videantur, ex cataphoricis morbis quempiam exfpecta, fervans in memoria aphorifmum illum: *fomnus et vigilia, utraque, fi modum excedant, malum.*

LXXXII.

Quibus ex partu alba purgamenta retinentur cum febre, furditas oboritur et acutus lateris dolor, hae perniciofe infaniunt.

Καὶ τὸ νῦν εἰρημένον, ὥσπερ καὶ τὸ πρὸ τούτου καὶ ἄλλα πολλὰ τῶν ἐν τούτῳ τῷ βιβλίῳ γεγραμμένων, ὑποπέπτωκε καθολικοῖς θεωρήμασιν. οὐ μόνον γὰρ ἐπὶ λευκῶν τῶν ἐπὶ τῷ τόκῳ κενουμένων, εἰ ἐπίστασις γένηται, μοχθη- (194) ρόν ἐστιν αἴτιον καὶ σημεῖον, ἀλλὰ καὶ ἐπὶ χολωδῶν καὶ αὐτοῦ τοῦ αἵματος. ἡ γάρ τοι λοχία κάθαρσίς ἐστιν, ἀλλὰ καὶ [752] κατὰ τοὔνομα κάθαρσις τῶν ἀλλοτρίων, ἃ κατὰ τὸν τῆς κυήσεως χρόνον ἠθροίσθη ἐν ταῖς φλεψὶ, δαπανωμένου μὲν εἰς τροφὴν τῷ κυουμένῳ τοῦ κατ᾽ αὐτὰς χρηστοῦ αἵματος, μένοντος δὲ τοῦ φαυλοτέρου, ὃ καθ᾽ ἕκαστον μῆνα πρότερον ἐξεκρίνετο διὰ τῆς μήτρας. ὅταν οὖν τοῦτο μὴ κενωθῇ, τεκούσης τῆς γυναικὸς, ἤτοι τὰς μήτρας εἰς φλεγμονὴν ἐξαίρει μεγάλην ἢ πρός τινα τῶν ἀνωτέρω τόπων ἐνεχθὲν οἰκεῖον τῷ δεξαμένῳ, τό τε πάθος ἐπιφέρει καὶ τὸν κίνδυνον, ἐς ὅ τι δὲ διήκει, διὰ τῶν ἐπιφαινομένων συμπτωμάτων εἴσῃ, καθάπερ καὶ νῦν ὅ τε θώραξ καὶ ἡ κεφαλὴ τὸ ἀπὸ τῶν ὑστέρων ἀναφερόμενον ἐδέξατο πονηρὸν αἷμα.

Quod item nunc dicitur veluti et quod antea eft dictum, atque alia multa quae in hoc libro fcripta funt, univerfalibus fubjecta funt theorematis. Non enim in albis folum, fi eorum, quae a partu vacuantur, retentio fiat, prava eft tum caufa tum nota, verum quoque in biliofis et fanguine ipfo nempe lochia purgatio eft, atque etiam ex nominis ratione purgatio alienorum, quae geftationis uteri tempore in venis acervata funt, abfumpto quidem in foetus alimentum utili qui in ipfis erat fanguine, fed permanente vitiofiore, qui fingulis menfibus antea per uterum excernebatur. Quum igitur is vacuatus non fuerit a mulieris puerperio aut uterum ipfum in phlegmonem agit magnam aut ad fuperiorem aliquam fedem vectus, parti excipienti proprium affectum periculumque infert; ad quam autem pervenerit, mox apparentia fymptomata indicabunt, quomodo et nunc tum thorax tum caput vitiofum fanguinem ab utero furfum delatum exceperunt.

πγ'.

Ἐν πυρετοῖσι καυσώδεσιν ὑποπεριψύχουσι, διαχωρήμασιν, ὑδατοχόλοις, συχνοῖσιν, ὀφθαλμῶν ἴλλωσις, σημεῖον κακὸν, ἄλλως τε καὶ ἢν κάτοχοι γένωνται.

Κατάλογον πάλιν ἐνταῦθα σημείων τε καὶ συμπτωμάτων ἐποιήσατο μοχθηρῶν, ὧν ἕκαστον ἰδίᾳ καθ' ἑαυτὸ παρ' Ἱπποκράτους μεμαθήκαμεν εἶναι μοχθηρὸν, ἐν μὲν τοῖς πάθεσι τὸν καῦσον πυρετὸν, ἐν δὲ τοῖς διαχωρήμασι τὰ ὑδατόχολα. τῶν δ' ἐν τοῖς ὀφθαλμοῖς μοχθηρῶν σημείων, ἕν ἦν καὶ ἡ ἴλλωσις. περὶ δὲ τῆς κατοχῆς τί δεῖ καὶ λέγειν; εἰ μὲν οὖν ἠθέλησεν ἅπαντα εἰπεῖν τὰ ὀνόματα τῶν μοχθηρῶν σημείων, πάμπολλα πλείω παραλέλοιπεν ὧν εἶπεν. εἰ δ' ὡς μίαν συνδρομὴν, οὐκ ἔστιν ὁμοιογενῆ τὰ εἰρημένα· καῦσος μὲν γὰρ, πυρετὸς σὺν τῇ περιψύξει, χαλεπώτατον σύμπτωμά ἐστι, τά τε διαχωρούμενα καὶ ὅλως τὰ κατὰ τοὺς ὀφθαλμοὺς, ταῦτα μὲν ἑτερογενῆ, ἡ κατοχὴ δὲ αὐτῇ

LXXXIII.

In febribus ardentibus cum aliqua perfrigeratione et aqueis biliosisque dejectionibus crebris, oculorum distortio, signum malum tum alias tum si stupore prehensi detineantur.

Rursus hoc in loco malorum tum signorum tum symptomatum catalogum fecit, quorum singula seorsum et per se ab Hippocrate prava esse didicimus, in morbis quidem febrem ardentem, in dejectionibus vero aquosae bilis excrementa. Signorum autem malorum, quae oculis obvenire solent, unum existit et perversio. De catoche quid dicere attinet? Si igitur signorum pravorum nomina omnia recensere voluit, longe plura praetermisit quam recensuit. Si vero tanquam congeriem unam, non sunt generis ejusdem quae dicta sunt. Nam febris ardens cum refrigeratione, gravissimum est symptoma; quae vero dejiciuntur et plane omnia quae in oculis contingunt, diversi haec sunt generis: catoche vero generis alterius sym-

μὲν γένους ἄλλου συμπτωμάτων ἐστίν· ἡ δὲ συστροφὴ τῶν βλεφάρων πάλιν ἑτέρας διαφορᾶς.

πδ'.

Τὰ ἐξαίφνης ἀποπληκτικὰ λελυμένως ἐπιπυρετήναντι χρονίως ὀλέθρια, οἷόν τι ἐπεπόνθη ὁ Νουμηνίου υἱός.

Κἀνταῦθα μὲν ἐδήλωσεν εἰπὼν ἑαυτὸν ἐπὶ καθολικὴν ἀπόφανσιν ἀφικνούμενον ἐξ ἑνὸς ἀῤῥώστου, μετὰ τοῦ καὶ τῶν συνήθων τι περὶ τὴν λέξιν πρᾶξαι. τὸ γὰρ ἐπιπυρετήναντι λελυμένως εἶπεν, ἀφίστασθαι προῃρημένος τῶν κυρίων ὀνομάτων, ἵνα ἔχωσιν ὕλην οἱ σοφισταὶ περιέργων ἐξηγήσεων. ἀμέλει καὶ νῦν ἔνιοι μὲν ἐπὶ τῶν ἀποπληκτικῶν ἀκούουσι τὸ λελυμένως ἀντὶ τοῦ μετρίως, ἔνιοι δὲ ἐπὶ τὰς ἰδίως παραπληγίας λεγομένας μεταφέρουσιν, ἐφ' αἷς εἰς ἀκινησίαν καὶ ἀναισθησίαν μορίων τινῶν κατασκήπτει τὸ νόσημα. ταύτας μὲν γὰρ καὶ νῦν βούλονται ἀποπληγίας εἰρηκέναι, καταχρησάμενον αὐταῖς. [753] εἶτα διττῶς

ptomatum exiftit: palpebrarum perverfiones rurfus alterius funt differentiae.

LXXXIV.

Repentinae apoplexiae folute fuperfebrienti diutine perniciofae; quale quiddam paffus eft Numenii filius.

Declaravit quidem et hic fefe ex aegro uno ad univerfalem pervenire enunciationem unaque ex confuetis quippiam circa dictionem facit Nam folute fuperfebrienti dixit, a propriis nominibus difcedere conftituens, ut curiofarum expofitionum materiam fophiftae haberent. Porro et in hoc loco funt, qui in apoplecticis adverbium *λελυμένως* pro *μετρίως*, id eft mediocriter, intelligant, alii transferunt in proprie dictas paraplegias, in quibus ad partium aliquarum immobilitatem fenfusque privationem decumbit morbus. Nempe et has apoplexias nunc dixiffe volunt per abufum; poftea quum hae bifariam fiant, ut

αὐτῶν γιγνομένων, ὡς Ἐρασίστρατος ἐν τοῖς περὶ παραλύσεως εἶπεν, αἱ μὲν γὰρ συνάγουσι καὶ συντείνουσιν, αἱ δὲ ἐκλύουσί τε καὶ χαλῶσι τὰς διαρθρώσεις, εἰρῆσθαί φασι νῦν ὑπ' αὐτοῦ τὸ κατ' ἔκλυσίν τε καὶ χάλασιν τῶν νευρωδῶν σωμάτων εἶδος τῆς παραπληγίας. ἀλλ' ἐπί γε τῶν τοιούτων ἁπάντων παθῶν, ὅσα τοῦ νευρώδους ἐστὶ γένους, ὅταν ὑπὸ ψυχρῶν τε καὶ φλεγματικῶν γένηται χυμῶν, ὥσπερ αἵ τε ἀποπληξίαι καὶ αἱ παραπληγίαι, πυρετὸς ἐπιγινόμενος θερμὸς, οὐ σμικρὸν γίνεται βοήθημα. τὰ γοῦν ἐν ἀφορισμοῖς εἰρημένα ἐνταῦθα ἡμᾶς διδάσκει. τό γε πυρετὸν ἐπὶ σπασμῷ βέλτιον γενέσθαι ἢ σπασμὸν ἐπὶ πυρετῷ καὶ τὸ ἢν μεθύων ἐξαίφνης ἄφωνός τις γένηται, σπασθεὶς ἀποθνήσκει, ἢν μὴ πυρετὸς ἐπιλάβοι ἢ εἰς τὴν ὥρην ἐλθὼν καθ' ἣν αἱ κραιπάλαι λύονται φθέγξηται. συνέβη τοιγαροῦν, ὡς ἡ ῥῆσις ἐνδείκνυται, τῷ τοῦ Νουμηνίου υἱῷ γενομένης ἀποπληξίας οὐκ ὀξὺν καὶ θερμὸν, ἀλλὰ βληχρὸν καὶ χρόνιον ἀκολουθήσαντα πυρετὸν μηδὲν ὠφελῆσαι.

Eraſiſtratus in commentariis de reſolutione ait, nam hae articulos contrahunt contenduntque, aliae vero exſolvunt laxantque, ſpeciem paraplegiae in nervoſorum corporum exſolutione et relaxatione conſiſtentem ab eo nunc dici ajunt. Sed in talibus omnibus nervoſi generis affectibus, quum ob pituitoſos et frigidos fiant humores; ut ſunt tum apoplexiae tum paraplegiae, febris calida ſuperveniens non modico adeſt juvamento. Quae igitur in aphoriſmis dicta ſunt, hic nos docet: *febrem ſcilicet a convulſione fieri melius, quam a febre convulſionem.* Item: *ſi ebrius quisquam repente obmutuerit, convulſus moritur, niſi febris prehenderit vel ubi in horam, qua crapulae ſolvuntur, venerit, loquatur.* Accidit itaque ut dictio oſtendit, Numenii filio, quod oborta apoplexia, non acuta et calida, ſed debilis et diuturna ſubſecuta febris nihil profuerit

---

πέ.

Ἐξ ὀσφύος ἀλγήματος ἀναδρομαὶ εἰς καρδίην πυρετώδεες, φρικώδεες, ἀνεμοῦσαι ὑδατώδεα, λεπτὰ, πλέονα, παρενεχθεῖσαι, ἄφωνοι, ἐμέσασαι μέλανα τελευτῶσιν.

Ἤθροισται κἀνταῦθα συμπτώματα πολλὰ μοχθηρὰ μετὰ τοῦ καὶ τὴν ἑρμηνείαν εἶναι κακόζηλον. αἱ γὰρ ἀναδρομαὶ, φησὶν, ἐμέσασαί τε καὶ παρενεχθεῖσαι, δέον αὐτοὺς ἐμέσαντάς τε καὶ παρενεχθέντας εἰπεῖν. ἀλλὰ σύ γε καὶ τῶν συμπτωμάτων ἑκάστου τὴν δύναμιν εἰδὼς, οὐ χαλεπῶς εὑρήσεις εἰς ὅσον ὁ κάμνων ἥκει κινδύνου. τοῦτο δ᾽ ἐπὶ τέλει τοῦ προγνωστικοῦ παραινέσας ὁ Ἱπποκράτης ἠρκέσθη.

πστ'.

Ὄμματος κατάκλεισις ἐν ὀξέσι κακόν.

Ἤδη καὶ πρόσθεν ἐν ἀθροίσματι πλειόνων σημείων, ἃς συνδρομὰς ὀνομάζουσιν οἱ ἀπὸ τῆς ἐμπειρίας, ὄμματος

LXXXV.

Ex lumborum dolore ad os ventriculi recurfiones febriles cum horrore, aquofa, tenuia et multa revomentes, mente aberrantes, voce privatae, nigra vomentes, moriuntur.

Congefta funt et hoc loco prava et multa fymptomata atque una inepte pronunciata. Nam recurfiones dixit et vomentes et mente aberrantes, ubi aegros et vomentes et mente aberrantes dicere debuiffet. Tu vero, qui fymptomatum fingulorum vires novifti, non magno negotio invenies ad quantum periculum aeger veniat; hoc vero in fine prognoftici fufficienter admonuit Hippocrates.

LXXXVI.

Oculi claufio in acutis mala.

Jam fupra inter plurium fignorum acervationes, quas fyndromas empirici vocant, oculi claufionem fcripfit. Sunt

κατάκλεισιν ἔγραψεν. ἔνιοι δὲ διὰ τοῦ α, οὐ διὰ τοῦ ει κατάκλασιν γράφουσιν, οὐ μεγάλης οὔσης διαφορᾶς περὶ τὸ σημαινόμενον ἐξ ἀμφοῖν. βούλεται γὰρ δηλῶσαι τὸ κατακεκλασμένον ἢ τὸ κατακεκλεισμένον βλέφαρον, ἐφ' ᾧ δυοῖν θάτερον, ἢ τῇ συντονίᾳ τῶν κλειόντων αὐτὸ μορίων ἢ ἀῤῥωστίᾳ τῶν ἀνοιγόντων, ἕπεται τὸ πάθος.

πζ'.

Ἀρά γε τοῖς ἀσώδεσιν ἀνεμέτοις, ὀσφυαλγέσιν, ἢν θρασέως παρακρούσωσιν, ἐλπὶς μέλανα διελθεῖν;

[754] Ἀποκρινούμεθά σοι καὶ πρὸς τοῦτο ῥᾳδίως, ὅτι μὴ πᾶσιν, ἀλλά τισιν αὐτῶν ἔσται τοῦτο καθάπερ δέδεικται πρόσθεν.

πη'.

Φάρυγξ ἐπώδυνος ἰσχνὴ, μετὰ δυσφορίης, πνιγώδης, ὀλεθρίη ὀξέως.

qui κατάκλασιν per α et non κατάκλεισιν per ει fcribant, non magno fane circa amborum fignificata exiftente difcrimine; vult enim oftendere palpebram vel confractam vel claufam; in quo duorum alterum, nam vel robur contentionemque claudentium ipfam partium vel imbecillitatem aperientium, fequitur affectio.

LXXXVII.

Num anxie fe jactantibus non vomentibus et lumbos dolentibus, ferociter deliraverint, fpes fit nigra per alvum prodire?

Ad hoc quoque prompte tibi refpondemus quod non omnibus, fed quibusdam id erit, ut fupra eft demonftratum.

LXXXVIII.

Fauces dolentes, graciles cum jactatione ftrangulantesque acute perniciofae.

Ἀναμνήσθητι τῆς ἐν τῷ προγνωστικῷ ῥήσεως, ἧς ἡ ἀρχὴ, αἱ δὲ κυνάγχαι δεινόταται μέν εἰσι καὶ τάχιστα ἀναιροῦσαι, ὅσαι μήτ' ἐν τῇ φάρυγγι μηδὲν ἔκδηλον ἐμποιέουσι μήτ' ἐν τῷ αὐχένι, πλεῖστόν τε πόνον παρέχουσι καὶ ὀρθόπνοιαν· ἔνθα σοι καὶ παραβάλλειν ἔξεστιν ἑρμηνείαν ἐπιστήμονος ἀνδρὸς ὧν λέγει πραγμάτων, τῇ τοῦ πλανωμένου κατὰ τὰς συνδρομὰς ἀδυναμίᾳ τοῦ πρὸς τὸ καθόλου ποιεῖσθαι τὴν συναγωγήν. ὁ μὲν γὰρ Ἱπποκράτης τό τε τοῦ πάθους ὄνομα προεῖπε καὶ τὰς διαφορὰς ἁπάσας ἐφεξῆς εἶπεν, ἀρξάμενος ἀπὸ τῆς χαλεπωτάτης αὐτῶν, ἧς νῦν παρέγραψα τὴν ῥῆσιν. ὁ δὲ τοῦτο τὸ βιβλίον γράψας πρῶτον μὲν ἥμαρτεν εἰπὼν τὴν φάρυγγα πνιγώδη, δέον τὴν (195) κυνάγχην. οὐδὲ γὰρ τοῦτ' ἔστιν εἰπεῖν ὡς ἀντὶ τοῦ πάθους τῷ πεπονθότι μορίῳ κατεχρήσατο. τὴν ἀρχὴν γὰρ οὐδὲ πέπονθέ τι τοῖς οὕτως ἔχουσι φάρυγξ, ὡς Ἱπποκράτης ἐδήλωσε, δεινοτάτας εἰπὼν εἶναι κυνάγχας, ὅσαι μήτε ἐν τῇ φάρυγγι εὔδηλον μηδὲν ποιοῦσι μήτ' ἐν τῷ αὐχένι.

Memineris velim ejus orationis, quae in prognoftico eft, hoc principio: *anginae graviſſimae ſunt et celerrime enecant, quae neque in faucibus neque in cervice conſpicuum quippiam habent, plurimum vero doloris inferunt, ac ſpirandi, quae non niſi recta cervice fit, difficultatem.* Nempe hinc viri docti interpretationem rerum earum quas promit, comparare poteris cum interpretatione errantis in concurſionibus propterea, quod eas ad univerſale reducere nequeat. Nam Hippocrates et nomen affectionis prius dixit et differentias omnes continuata ſerie recenſuit a graviſſima earum exorſus, cujus nunc dictionem annotavi. Qui vero librum hunc ſcripſit, primum quidem peccavit, fauces ſtrangulantes inquiens, quum angina ſtrangulans dicere debuiſſet. Neque enim eſt dicendum quod parte affecta pro affectu ſit abuſus; primo enim neque ita affectis affectae quippiam ſunt fauces, ut Hippocrates oſtendit graviſſimas inquiens eſſe anginas, quae neque in faucibus neque in collo conſpicuum quid efficiunt;

ὁ δὲ τὸ προῤῥητικὸν τοῦτο γράψας ἔφη, φάρυγξ ἐπώδυνος ἰσχνή. τὸ γὰρ ἰσχνὴ ταὐτὸν τῷ μηδὲν εὔδηλον ἔχειν δύναται. προσέθηκε δὲ οὗτος μάτην τὸ μετὰ δυσφορίας, ἐξ ἑτέρου γένους ὑπάρχον συμπτωμάτων, εἶτα καὶ τὸ πνιγώδης. ὁ μὲν τοῦτο τὸ βιβλίον γράψας ἀδιορίστως τε καὶ κοινῶς εἶπεν, ὁ Ἱπποκράτης δὲ οἰκείῳ τῆς διαφορᾶς ὀνόματι προσηγόρευσεν εἰπὼν ὀρθόπνοιαν ἐπιφέρειν αὐτήν. ὀνομάζει δὲ καὶ αὐτὸς καὶ ἄλλοι πάντες ὀρθόπνοιαν ἐκεῖνο τὸ τῆς δυσπνοίας εἶδος, ἐν ᾧ πνίγονται κατακείμενοι καὶ μόλις ἐξαρκοῦσιν ὄρθιον ἔχοντες τὸν θώρακα κατὰ μηδενὸς ἐρηρυσμένου μεταφρένου. κατασχιζομένης γὰρ εἰς τὸν πνεύμονα τῆς τραχείας ἀρτηρίας, τὴν ἀρχὴν ἀπὸ τοῦ λάρυγγος ἐχούσης, ὅταν μὲν ἀνατείνωμεν ὄρθιον τὸν θώρακα, σὺν τῷ τραχήλῳ τὴν τραχεῖαν ἀρτηρίαν ἐξευρύνεσθαι συμβαίνει καὶ τὰς ἐξ αὐτῆς ἀποφύσεις ἁπάσας τὰς εἰς τὸν πνεύμονα κατασχιζομένας εὐρύνεσθαι, κἂν τούτῳ τὴν ἔνδον αὐτῷ χώραν αὐξάνεσθαι. διὰ τοῦτο μὲν οὖν κἀπὶ τῆς περιπνευμονίας ἡ ὀρθόπνοια γίνεται κἂν τοῖς καλουμένοις ἀσθ-

qui autem prorrheticum hoc fcripfit, ait: *fauces dolentes graciles*, nempe vox ἰσχνὴ, id eft *graciles*, idem poteft quod nihil confpicuum habere. Adjecit modo hoc fruftra, cum jactatione, quod alterius fymptomatum generis exiftit; deinde et verbum ftrangulantes. Qui quidem librum hunc fcripfit, indiftincte et communiter eft loquutus. Hippocrates vero proprio differentiae nomine appellavit, inquiens orthopnoeam inferre ipfas. Vocant autem cum ipfe tum caeteri omnes orthopnoeam illam difficultatis fpirandi fpeciem, in qua jacentes fuffocantur et vix recto thorace fufficiunt nulli rei innixo dorfo. Nam quum afpera arteria principium a gutture habens in pulmonem dividatur, quoties quidem thoracem cum collo recte extendimus, arteriam ipfam dilatari contingit, atque etiam, quae ex ea in pulmones diftribuuntur, propagines omnes; atque interim regionem augeri eis internam. Ob id fane et in peripneumoniis orthopnoea fit et in appellatis afth-

ματικοῖς πάθεσι, δι' αὐτὸ δὲ τοῦτο κἀπὶ τῆς χαλεπωτάτης κυνάγχης, ἐν ᾗ φλεγμαίνοντες οἱ τοῦ λάρυγγος ἔνδον μύες ἀποφράττουσι τὴν ὁδὸν τῆς ἀναπνοῆς. ἐπιτείνεται γὰρ καὶ τοῦτο τὸ πάθημα κατακειμένων, αὐξανομένης τῆς στενοχωρίας. ἀλλὰ καὶ τῆς ἄλλης κυνάγχης διαφορὰς ὁ Ἱπποκράτης ἔγραψεν ἐν τῷ προγνωστικῷ σαφέστατά τε καὶ ἀκριβέστατα κατ' ἐκεῖνο τοῦ βιβλίου τὸ χωρίον, ἐν ᾧ καὶ ἡ ῥηθεῖσά μοι νῦν εἴρηται ῥῆσις. [755] ἐν δὲ τῷ προῤῥητικῷ τούτῳ, καίτοι πολλάκις φάρυγγος μνημονεύσας ὁ γράψας τὸ βιβλίον, οὐδὲν ἡμᾶς σαφὲς οὐδὲ διηρθρωμένον ἐδίδαξε περὶ τῶν κατὰ ταῦτα παθῶν.

πθ'.

Οἷς πνεῦμα ἀνέλκεται, φωνὴ δὲ πνιγώδης, ὁ σπόνδυλος ἐγκάθηται, τουτέοισιν ἐπὶ τῶν τελευτῶν ὡς συσπῶντός τινος τὸ πνεῦμα γίνεται.

---

maticis affectibus, ob id ipfum et in graviffima angina, in qua phlegmone obfeffi interni mufculi gutturis viam refpirationis intercludunt. Intenditur autem et hujusmodi affectio cubantibus, fufcipiente augmentum anguftia. Praeterea et anginarum differentias alias in prognoftico fcripfit Hippocrates tum evidentiffime tum accuratiffime in ea libri parte, in qua dicta a me nunc recenfetur dictio. In hoc autem prorrhetico et fi faucium faepius meminit libri auctor, nihil tamen nos, quod manifeftum articulatumque fit, de his, qui inibi funt, morbis docuit.

LXXXIX.

Quibus fpiritus furfum trahitur, vox autem fuffocans eft et vertebra intro confidet, his in fine velut contrahentis cujuspiam fpiritus redditur.

Περὶ δυσπνοίας ὑπομνήματα γέγραπταί μοι δεικνύντι πόσαι μὲν αἱ πᾶσαι διαφοραὶ κατ' αὐτῶν εἰσιν ἑκάστην, τίνες δὲ αἰτίαι αἱ γεννῶσαι ἑκάστην, ὅ τί τε σημαίνειν πεφύκασιν. ἐπιδέδεικται δὲ διὰ τῶν αὐτῶν ὑπομνημάτων καὶ περὶ τῶν ὑφ' Ἱπποκράτους εἰρημένων δυσπνοιῶν, ἐν τοῖς ὁμολογουμένοις αὐτοῦ γνησίοις βιβλίοις. οὔτ' οὖν ἐγὼ διαφοράν τινα ἀνελκομένου πνεύματος εὗρον οὔτε παρ' Ἱπποκράτους μαθὼν, ἐζήτουν οὖν ἥντινά που λέγει τὴν δύσπνοιαν ταύτην ὁ γράψας τὸ βιβλίον τοῦτο. εἰσὶ μὲν οὖν καὶ ἄλλαι δύο γραφαὶ τῆς αὐτῆς λέξεως, ὧν ἡ μὲν σημαίνει ἑτέρας βραχὺ παραλλάττουσα κατὰ τὴν φωνὴν, οὐ μὴν τήν γε διάνοιαν ὑπαλλάττουσα. πρόσκειται γὰρ ἐν αὐτῇ κατὰ τὴν ἀνέλκεται φωνὴν τὸ ω γράμμα μετὰ τὰ πρῶτα δύο τό τε α καὶ τὸ ν, ὡς γενέσθαι τὴν λέξιν τοιάνδε· οἷς πνεῦμα ἄνω ἕλκεται· πολὺ δὲ ἀποχωρήσαντες ἔνιοι τῶν νεωτέρων ἀνέρχεται γράφουσιν, οὐδ' ἑνὸς τῶν παλαιοτέρων ἐπισταμένου τὴν γραφήν. ταύτης μὲν οὖν τελευταῖον μνημονεύσω, περὶ προτέρας δὲ διασκεψόμεθα τὰ τῶν ὁμολογου-

De ſpirandi difficultate commentarios ſcripſi, quot in ſingulis ipſarum differentiae omnes ſint demonſtrans; quaenam item cauſae cujusque effectrices et quid ſignificare natae ſint. Demonſtravi quoque et in eisdem commentariis eas, quae ab Hippocrate in legitimis ipſius libris dictae ſunt, ſpirandi difficultates, neque ſane differentiam ullam reperi, qua ſpiritus retrahitur, neque ab Hippocrate didici, atque ob eam cauſam, quodnam difficilis reſpirationis genus dicat libri auctor perveſtigavi. Sunt ſane et aliae duae orationis hujus ſcripturae, quarum haec quidem ſignificat, ab altera parum quidem voce evarians, ſed intellectu eodem. Nempe in ea, vocem *ἀνέλκεται*, id eſt *retrahitur*, litera ω interjacet poſt duas primas literas α et ν ut dictio talis ſit, *quibus ſpiritus ἄνω ἕλκεται*, id eſt *ſurſum trahitur*, valde recedentes. Recentiores autem quidam *ἀνέρχεται* ſcribunt, nullo ex antiquioribus agnoſcente ſcripturam, de qua quidem circa finem agemus, de prioribus vero, quae tum certorum tum

μένων, εἰς ἃ οὐδὲν ευρον οὐδ᾽ ἕνα πιθανὸν εἰπόντα, τινὰς δὲ καὶ μεμψαμένους ἄντικρυς, ὥσπερ καὶ τοὺς μεταγράψαντας εἰς τὴν ἀνέρχεται φωνήν. ὥσπερ γὰρ ἀβοηθήτων οὐσῶν τῶν προτέρων γραφῶν, ἐπὶ τὸ μεταγράφειν αὐτὰς ἀφίκοντο. δοκεῖ δέ μοι τὸ ἀνελκόμενον πνεῦμα τὸ ἄνω ἑλκόμενον λέγειν, ἐφ᾽ οὗ κατὰ τὸν ἔμπροσθεν λόγον ἔφην εἰρῆσθαι τό τε πρόχειρον καὶ τὸ μετέωρον, ὅταν τοῖς ἄνω μέρεσιν ὁ θώραξ μεγάλην ποιεῖ τὴν ἀναπνοὴν εἰσπνεόντων, ὡς φαίνεσθαι κινουμένας τὰς ὠμοπλάτας καὶ διὰ τί τὸν τρόπον τοῦτον ἀναπνέουσιν οἱ πνιγόμενοι πάντες ἐδήλωσα. καὶ μέντοι καὶ περὶ τῶν πνιγωδῶς ἐνοχλουμένων οὐ διὰ τὴν ἐν πνεύμονι στενοχωρίαν, οὔτε διὰ τὴν φλεγμονὴν τῶν ἐν τῷ λάρυγγι μυῶν, ἀλλὰ διὰ τὴν τῶν ἐπικειμένων μὲν τῷ λάρυγγι καὶ τῷ στομάχῳ, τοῖς πρόσω δὲ μέρεσι τῶν ῥαχιτῶν μυῶν ἐπιβεβλημένων ἔμπροσθέν τε καὶ κατ᾽ αὐτὸ τοῦτο τὸ προῤῥητικὸν βιβλίον εἴρηταί μοι καὶ δι᾽ ὧν ἐξηγησάμην τὸ δεύτερον βιβλίον τῶν ἐπιδημιῶν, ἔνθα φησίν· ἦν δὲ τῶν κυναγχικῶν τὰ παθήματα τοιάδε τοῦ τραχήλου

confefforum funt confiderabimus, de quibus qui quod probabile effet diceret ne unum quidem reperi; alios vero palam conviciantes, quemadmodum eos, qui in vocem *ἀνέρχεται* tranfcripferunt, fiquidem quafi priores fcripturae fine praefidio effent, ad tranfcribendas eas accefferunt. Videtur autem mihi auctor fpiritum retrahi vel furfum trahi dicere, quem fuperius tum promptum tum fublimem dici afferui; quum videlicet thorax inter infpirandum partibus fuperioribus magnam efficit refpirationem, ita ut fcapulae moveri videantur et quam ob caufam qui fuffocantur, omnes hoc refpirent pacto, demonftravi. De iis item qui ftrangulatione afficiuntur non propter pulmonis anguftiam, neque propter mufculorum gutturis inflammationem, fed propter eorum, qui gutturi quidem et ftomacho fubjacent, anterioribus autem partibus fpinalium mufculorum fuperjacent; tum fupra in hoc ipfo prorrhetico libro recenfui tum in iis quibus fecundum epidemiorum librum expofui, ubi inquit: *erant autem angina laboran-*

οἱ σπόνδυλοι εἴσω ἔῤῥεπον, τοῖσι μὲν ἐπὶ πλέον, τοῖσι δὲ ἐπ᾽ ἔλαττον. καὶ ἔξωθεν δ᾽ ἦν δῆλος ἐγκοίλως ἔχων ὁ τράχηλος καὶ ἤλγει ταῦτα ψαυόμενος. ἦν δὲ κατώτερόν τινι τοῦ ὀδόντος καλουμένου ὃ οὐχ ὁμοίως ὀξύ ἐστι πρόδηλον δ᾽ ὅτι τὸν δεύτερον σπόνδυλον ὅλον ἀπὸ μέρους ὀδόντα κέκληκεν ἢ μόνην αὐτοῦ τὴν ἀπόφυσιν ἐκείνην, ἣν οἱ μὲν ὀδοντοειδῆ προσαγορεύουσιν, οἱ δὲ ἄντικρυς ὀδόντα, διότι παραπλήσιός πως φαίνεται τῷ καλουμένῳ κυνόδοντι. ἐπεὶ [756] δὲ μετὰ τὸ εἰπεῖν, ἦν δὲ κατωτέρω τινὶ τοῦ ὀδόντος καλεομένου, προσέθηκεν ὃ οὐχ ὁμοίως ὀξύ ἐστιν, ἐδήλωσε κίνδυνον οὐχ ὁμοίως ἐπιφέρειν ὀξὺν ὁ γράψας ταῦτα τὸν σπόνδυλον τοῦτον ὥσπερ κἀπειδὰν ἐν τοῖς ἀφορισμοῖς καταλέγων τὰ λεγόμενα πάθη τῶν παίδων εἴπῃ, σπονδύλου τοῦ κατὰ τὸ ἰνίον εἴσω ὤσιες, οὐκ ἄλλον σπόνδυλον ἀκούειν χρὴ παρὰ τὸν εἰρημένον. ὅταν γὰρ οἱ ἐπικείμενοι μύες ἐν τοῖς πρόσω μέρεσιν αὐτοῦ φλεγμήναντες ἢ ὁπωσοῦν ἐνταθέντες πρὸς ἑαυτους ἐπισπάσωνται ὅλον τὸν

tium affectiones ejusmodi; cervicis vertebrae ad interna vertebantur, aliis quidem magis, aliis vero minus exteriusque cervix evidentem oſtendebat cavitatem, doloremque qui hac parte tangebatur, ſentiebat. Erat etiam cuidam ſub ea vertebra, quam dentem nominant, ſed non adeo eſt acuta. Quod autem vertebram ſecundam totam a parte dentem appellavit vel ſolam ipſius propaginem illam, quam nonnulli dentiformem, alii plane dentem, quod canino denti appellato ſimilis quodammodo videatur, conſtat omnibus. Quia autem ubi dixerat: *erat autem cuidam ſub ea vertebra quam dentem nominant;* adjecit: *quod non ſimiliter acuta eſt;* oſtendit qui haec ſcripſit vertebram hanc periculum non ſimiliter inferre acutum; veluti et quum in aphoriſmis puerorum affectiones recenſens dixit: *vertebrae, quae in occipitio, ad interna luxationes;* non aliam intelligere oportet vertebram quam eam quae dicta eſt. Quum enim adjacentes partibus anterioribus muſculi vel inflammati vel quovis modo intenſi vertebram totam

σπόνδυλον, ἡ μὲν ὀπίσω χώρα κοιλοτέρα φαίνεται, θλίβεται δ' ὁ λάρυγξ καὶ κατὰ τοῦτο πνίγονται. σπανιωτάτη δὲ ἡ τοιαύτη κυνάγχη γίνεται. καὶ νῦν οὖν ὁ σπόνδυλος αὐτὸς ἐγκαθῆσθαι λέλεκται, τὸ δὲ κινδυνῶδες τοῦ πάθους δεδήλωται διὰ τῆς προκειμένης ῥήσεως, ἔνθα φησὶ, τούτοισιν ἐπὶ τῶν τελευτῶν ὡς συσπῶντός τινος τὸ πνεῦμα γίνεται. τὸ γὰρ ἐπὶ τῶν τελευτῶν, ὅταν ἀποθνήσκουσι δηλοῖ· τὸ δ' ὡς συσπῶντος, ἐπειδὴ σπασμώδης αὐτοῖς ἡ ἀναπνοὴ γίνεται, τελευτῶσι σφοδρῶς μὲν ἕλκοντος τοῦ θώρακος, ὁδὸν δ' οὐκ ἔχοντος αὐτάρκη τοῦ πνεύματος, ἀλλὰ διὰ τῆς στενῆς ὀπῆς βιαίως εἰσπνεομένου, τοῦτ' οὖν ἡγούμενοι δηλοῦσθαι κἀκ τῆς ἀνέχεται φωνῆς ἔγραψάν τινες οἷς πνεῦμα ἀνέχεται.

ϛ'

Οἱ κεφαλαλγικοὶ κατόχως παρακρούοντες κοιλίης ἀπολελαμμένης, ὄμμα θρασύνοντες, ἀνθηροὶ, ὀπισθοτονώδεες γίνονται.

ad ſe traxerint, poſterior ſedes cava magis videtur, comprimitur autem guttur et ob id ſtrangulantur aegri. Talis autem angina rariſſime cernitur. Nunc igitur vertebra ipſa intro fugere dicta eſt. Periculum autem affectus per propoſitam dictionem eſt demonſtratum, quum inquit: *his in fine veluti contrahentis cujuspiam ſpiritus efficitur.* In fine autem quum moriuntur ſignificat; velut vero contrahentis, quod morientibus his convulſiva efficiatur reſpiratio, vehementer quidem trahente thorace, ſpiritu vero viam ſufficientem non habente, ſed per anguſtum foramen violenter inſpirato. Id igitur et ex voce ἀνέχεται quidam ſignificari putantes ſcripſerunt, quibus ſpiritus ἀνέχεται, id eſt *cohibetur.*

XC.

Caput dolentes, cum catoche delirantes, intercepta alvo, oculo ferocientes et floreſcentes, opiſthotono corripiuntur.

Ἐδείχθη καὶ πρόσθεν ὁ ἀνὴρ οὗτος ἐξ ἀνομοιογενῶν σημείων γράφων συνδρομὰς, ἃς ἐφ' ἑνὸς ἢ δυοῖν ἐθεάσατο (196) καὶ διὰ τοῦτο πολλάκις αὐτῷ προστίθησι τὸν ἆρα σύνδεσμον, ὃν καὶ νῦν ἄμεινον ἦν αὐτῷ συντεθεικότι φάναι, ἆρά γε ὀπισθοτονώδεες γίνονται; ἡ μὲν γὰρ κεφαλαλγία δηλοῖ πεπονθέναι τὴν κεφαλὴν αὐτὴν, τὸ δὲ κατόχως τὸν ἐγκέφαλον αὐτὸν, ὥσπερ δὴ καὶ τὸ παρακρούοντες. ἐδείχθη δὲ καὶ πρότερον ὡς οὐ μάχεται τὰ τοιαῦτα συμπτώματα, καθάπερ οἴονταί τινες, ἀδύνατον εἶναι φάσκοντες ἅμα τε κατέχεσθαι καὶ παρακρούειν τὸν ἄνθρωπον. ἀλλὰ περὶ μὲν τῶν τοιούτων διὰ τῶν ἔμπροσθεν εἶπον, ὁπηνίκα τὴν πρώτην ἁπασῶν ἐξηγούμην ῥῆσιν καὶ τήνδε, τρομώδεες, ψηλαφώδεες παρακρούσιες, πάνυ φρενιτικαί· ὥστ' οὐδὲν ἔτι χρῆναι λέγειν περὶ αὐτῶν. βέλτιον δ' ἐπισημήνασθαι δύο ταῦτα, ὑπόλοιπα τῶν προγεγραμμένων ἐν τῇ προκειμένῃ ῥήσει τὸ μὲν ἕτερον, ἔνθα φησί· κοιλίης ἀπολελαμμένης, τὸ δ' ἕτερον ὄμμα θρασύνοντες. αἱ μὲν γὰρ ἀπολελαμμέναι κοιλίαι, τουτέστιν ἐπεχόμεναι τῆς κατὰ

Supra demonſtravimus virum hunc ſignorum diverſi generis cuncurſiones, quas in aegro uno vel duobus conſpexerit, ſcribere; atque ob eam rem ſaepenumero conjunctionem *an* adjicit, quam ſi et in hac dictione adjeciſſet, ſatius feciſſet dicendo: *an opiſthotono corripiuntur?* Nempe capitis dolor caput ipſum affectum oſtendit, κατόχως vero *cum catoche*, cerebrum ipſum, quomodo et verbum delirantes. Demonſtratum eſt quoque antea ſymptomata hujusmodi nequaquam controverſa eſſe, quo pacto exiſtimant quidam fieri non poſſe aſſerentes ut aeger catocho laboret ſimul et mente vacillet. Sed de his antea egi, quum primam omnium enarravi dictionem, atque eam ubi dicitur: *tremulae*, *obſcurae*, *blandaeque et contrectabiles deſipientiae, valde phreniticae*; quocirca nihil amplius de his dicendum videtur, ſatiusque eſt exponere reliqua duo haec quae praeſenti in dictione ſunt adſcripta, unum quidem quo ait: *intercepta alvo*, alterum vero quo dicitur, *oculo feroci.* Nempe alvus intercepta, hoc eſt re-

τὸν ἐγκέφαλον διαθέσεως οὐκ εἰσὶν οἰκεῖον σημεῖον. αὐξάνουσι μέντοι καὶ χείρονα ποιοῦσιν αὐτήν. τὸ δ' ὄμμα θρασύνοντες ἀναγκαίως πρόσκειται τῇ συνδρομῇ. τοὺς γὰρ ἰδίως κατόχους καλουμένους καὶ οἱ περὶ τὸν Ἀρχιγένην καὶ Φίλιππον ἴσασιν ἀναπεπταμένους ἔχοντας τοὺς ὀφθαλμοὺς, οὐχ ὡς οἱ κωματώδεις καὶ οἱ καταφορικοὶ κεκλεισμένους. ἐπ' ἐκείνων μὲν γὰρ ὑγρότης αἰτία τοῦ παθήματος, ἐκλύουσα τὸν τόνον τῶν νεύρων, ἐπὶ τούτων δὲ διὰ ξηρότητα τάσις γίνεται, καί τις τῶν ἡμετέρων συμφοιτητῶν, κάμνων συχνῶς ποτε περὶ μαθήματα ἔπαθε τὸ πάθος τοῦτο. [757] κατέκειτο γὰρ οἷόν περ ξύλον ὅλον ἄκαμπτος ἀποτεταμένος, ἐφαίνετό τε βλέπων ἡμᾶς ἀνεῳγότων τῶν ὀφθαλμῶν, ὡς μηδὲ σκαρδαμύττειν, οὐ μὴν ἐφθέγγετό τι. οὗτος μέντοι καὶ ἀκούειν ἔφη κατὰ τὸν καιρὸν ἐκεῖνον ὅσα λαλοῦντες ἐτυγχάνομεν, οὐ μὴν ἐναργῶς τε καὶ σαφῶς, ἔλεγε δέ τινα ἀναμεμνημένος. ἐμβλέπειν τ' ἔφη τοὺς παρόντας ἅπαντας ὡς καὶ τὰς ἐνεργείας ἐνίων ἀπομνημονεύων διηγεῖσθαι, μήτε δὲ φθέγγεσθαι δύνασθαι μήτε τι

tenta, affectionis cerebri ſignum proprium non eſt, auget tamen et deteriorem ipſam reddit. Oratio vero oculo feroci de neceſſitate concurſioni adjecta eſt; nam quod catoche correpti proprie appellati tenſos apertosque habeant oculos, norunt tum Archigenes tum Philippus; non ut comatoſi et cataphorici clauſos; in his ſiquidem humiditas affectionis cauſa eſt nervorum diſſolvens firmitatem roburque; in illis vero propter ſiccitatem tenſio oritur. Quidam etiam ex noſtris condiſcipulis, quum aſſiduo diſciplinarum ſtudio ſe fatigaret, malo hoc correptus eſt. Jacebat enim veluti lignum prorſus inflexus, rigidusque atque extenſus, videbaturque oculis apertis nos ita intueri, ut ne conniveret quidem, nihil tamen loquebatur. Is quoque tempore eodem, quae loqueremur, audire ſe dixit, quamquam non evidenter clareque, nonnulla item et memoria tenens referebat, praeſentesque omnes ſeſe conſpicere dixit, ita ut quorundam actiones recordatus exponeret, ſed neque loqui poſſe neque membrum ullum

μέλος κινεῖν. διὸ καὶ νῦν ἔστιν ἀπορῆσαι τὸ κατὰ τὴν εἰρημένην συνδρομὴν, τὸ παρακρούοντες ὅπως πρόσκειται. τὸ μὲν γὰρ ἐπὶ τῆς ῥήσεως αἱ τρομώδεες, ἀσαφώδεες, ψηλαφώδεες παρακρούσιες, οὐ παντελῶς ἀκινήτους εἶναι τοὺς οὕτω διακειμένους σημαίνει, ὥσπερ οὖν οὐδὲ τοὺς ἐν κώματι παραφρονοῦντας. ἐπὶ δὲ τῶν κατόχων, οὐδεμίαν κίνησιν κινουμένων, οὐδὲ τὴν παραφροσύνην ἐστὶ γνωρίσαι. τάχ' οὖν οὗτος εἶδε κατόχου εἶδος, ὡς ἀκίνητον μὲν εἶναι καὶ πεπηγὸς ὅλον τὸ σῶμα, βραχὺ δέ τι φθεγγόμενον τὸν ἄνθρωπον, ἐξ οὗ δυνατὸν ἦν γνωρίσαι καὶ παραφροσύνην ἢ προηγησαμένης τῆς παραφροσύνης, παρηκολούθησεν ἡ κατοχὴ καὶ γραπτέον ἐστὶ κατ' αὐτὴν τὴν ἐξήγησιν, οἱ κεφαλαλγικοὶ καὶ κατόχως παρακρούσαντες. ἐγχωρεῖ δὲ καὶ κατὰ τὴν πρώτην αὐτοῦ σύστασιν ἐπιφθεγγομένων αὐτῶν δηλοῦσθαι τὴν παραφροσύνην. συμπληρωθείσης δὲ τῆς κατοχῆς μηκέτι φθέγγεσθαι τοὺς κάμνοντας. ἀνθηροὺς δὲ ὠνόμασεν, ὡς εἰκὸς, αὐτοὺς, οὕσπερ ὀλίγον ἔμπροσθεν ἐξερύθρους ἐκάλεσε. σημεῖον δ' ἂν εἴη τοῦτο τοῦ κατὰ τὴν

movere. Quare in dicta concurſione exoritur ambiguitas, quonam modo adjectum ſit, delirantes. Nam quod in ea dictione dicitur; *tremulae, obſcurae et contrectabiles deſipientiae;* non prorſus immotos eſſe eos, qui ita affecti ſunt ſignificat, quemadmodum ſane neque eos qui in comate delirant: at in catochis, in quibus nulla prorſus adeſt motio, nec delirium cognoſci poteſt. Forte igitur vidit catoches ſpeciem, ut immotum quidem et concretum corpus totum eſſet, exiguum tamen homo quippiam loqueretur, unde dignoſci poterat deſipientia; vel deſipientiam, veluti ducem ſubſequuta eſt catoche, ſcribendumque ſecundum eam expoſitionem: *capite dolentes, cum catoche delirantes.* Fieri etiam poteſt, ut ſecundum primam ipſius conſtitutionem loquentibus ipſis declararetur deſipientia, completa vero catoche non amplius loquerentur aegri, floreſcentes vero vocavit eos, ut par eſt, ſicut paulo ante impenſe rubentes nominavit, quod copiae in

κεφαλὴν πλήθους ἠθροισμένου μετὰ θερμότητος, ἐφ᾽ ᾧ καὶ ἡ προηγησαμένη κεφαλαλγία καὶ ὁ μετ᾽ αὐτὴν ἀκολουθῶν ὀπισθότονος, ἀλλὰ καὶ ταῦτα μὲν εἰς τὴν γένεσιν αὐτῶν πρότερον ἄν τις λάβοι σημεῖον. δευτέρως δὲ τὴν ἀπολελαμμένην κοιλίαν παροξύνουσαν ἀεὶ τὰ τῆς κεφαλῆς συμπτώματα.

ϞΑ'.

Ἐπ᾽ ὀμμάτων διαστροφῇ πυρετώδει, κοπιώδει, ῥῖγος ὀλέθριον καὶ οἱ κωματώδεες ἐν τούτοισι πονηρόν.

Ἐδείχθη κἀν τοῖς ἔμπροσθεν ὁ ἀνὴρ οὗτος ἐπιπλέκων ἀλλήλοις χαλεπὰ συμπτώματα, περὶ ὧν ἑκάστου κατὰ μόνας ἐχρῆν ἅπαξ εἰπεῖν ὡς ἡμῶν δυναμένων ἐννοεῖν, ὡς ἐπειδὰν ἀλλήλοις ἐπιπλέκηται πλείω, σφοδρότερον μὲν ἀποτελεῖσθαι κίνδυνον ἐξ αὐτῶν τοῖς κάμνουσι, βεβαιοτέραν δ᾽ ἡμῖν γίνεσθαι τὴν πρόγνωσιν, οὐδὲν οὖν εἴρηται καινόν. μεμαθήκαμεν γὰρ τήν τε τῶν ὀμμάτων διαστροφὴν κατὰ

capite una cum caliditate collectae fignum fuerit; huic et antecedens capitis dolor atque ab hoc fequens in pofteriorem partem inflexio corporis a convulfione, fed et haec quidem in ipforum generationem quispiam prius fignum acceperit, pofterius vero interceptam alvum femper capitis fymptomata exacerbantem.

XCI.

In oculorum perverfione febriculofo, laffato, rigor, perniciofus et comatofi in his malum.

Demonftravimus etiam fupra libri hujus auctorem permifcere invicem gravia fymptomata, de quorum fingulis per fe dicendum femel erat, quum quoties plura inter fe permifceantur, gravius aegris quidem ex ipfis periculum reddi, nobis vero certiorem effici praenotionem, intelligere valeamus. Nihil igitur novi nunc dictum eft, nempe quonam in affectu perverfio oculorum fiat, quae-

τίνα γίνεται διάθεσιν, τίνες τε τῶν κόπων αἱ διαφοραὶ καὶ πότε χρὴ ῥῖγος ἐπιφαίνεσθαι χρησίμως, ὁποῖόν τε τὸ κῶμα καὶ ἥτις αὐτὸ διάθεσις ἐγκεφάλου γεννᾷ.

ϞΒ'.

Αἱ ἐν πυρετοῖσι πρὸς ὑποχόνδριον ὀδύναι ἀναύδως, ἱδρῶτι λυόμεναι, κακοήθεες, τούτοισιν ἐς ἰσχία ἀλγήματα ἅμα καυσώδει πυρετῷ. καὶ ἢν κοιλίη καταῤῥαγῇ, ὀλέθριον.

[758] Ἀπορίαν τοῖς ἀναγινώσκουσιν αἱ ἀσαφεῖς τῶν ῥήσεων ἐργάζονται καὶ τῶν σαφῶν ὅσαι τοῖς ἐναργῶς φαινομένοις ἐναντίως ἀποφαίνονται. τινὲς δὲ καὶ κατ' ἀμφοτέρους τοὺς τρόπους τὴν ἀπορίαν ἐπιφέρουσιν, ὥσπερ καὶ ἡ νῦν προκειμένη. πλέον δὲ ἐν αὐτῇ τὸ μὴ συμφωνεῖν τοῖς φαινομένοις ἐπὶ τῶν νοσούντων, τὰ κατ' αὐτὴν λελεγμένα. προχείρως μὲν οὖν δοκεῖ τοιόνδε τὸν λόγον τινὰ δηλοῦν ἡ προκειμένη ῥῆσις. αἱ ἐν πυρετοῖς πρὸς ὑποχόνδρια ὀδύναι ἅμα ἀφωνίῃ, ἱδρῶτι λυόμεναι, κακοή-

nam item laſſitudinum differentiae et quando rigorem commode apparere oporteat, praeterea qualenam coma ſit et quaenam cerebri affectio ipſum pariat, didicimus.

XCII.

In febribus ad hypochondrium dolores ſine voce, ſi ſudore non ſolvuntur, maligni, his ad coxas dolores cum ardente febre et ſi alvus affatim proruperit, pernicioſum.

Dubitationem legentibus pariunt non obſcurae dictiones modo, verum quoque et ex perſpicuis, quae contra evidenter apparentia pronunciantur quaedam modo utroque ambiguitatem inferunt; in quo genere praeſens dictio collocatur; exſuperat tamen in ea, quod quae in ipſa dicta ſint, minime his conſentiant, quae in aegris cernuntur. Prompte igitur talem quendam ſermonem oſtendere praeſens dictio videtur. *In febribus ad hypochondria dolores cum vocis privatione, ſudore ſi ſolvuntur, ma-*

θεες. ψευδοῦς δ' εἶναι φαινομένου τοῦ τὰς μεθ' ἱδρῶτος λύσεις κακοήθεις εἰρῆσθαι, κατ' αὐτὸ τοῦτο πρῶτον ἀπορία τις ἡμᾶς καταλαμβάνει. τὰ μὲν γὰρ ἄνευ τινὸς ἤτοι τεχνικοῦ βοηθήματος ἢ φυσικοῦ παυσάμενα παθήματα προσηκόντως ὡμολόγηται τὴν λύσιν ἄπιστον ἔχειν. τὰ δὲ μετὰ τοιούτου τινὸς, ὁποῖον καὶ νῦν ὁ ἱδρὼς εἴρηται, βεβαίως λελύσθαι φαίνεται. τοὐναντίον γὰρ ἅπαν, ὅταν ἱδρῶτος ἢ τινος ἄλλου φυσικοῦ βοηθήματος γενομένου μὴ λύηται, τὸ νόσημα κακόηθες νομίζεται. διὸ καὶ πιθανῶς τις ἐπ' αὐτῆς τῆς ῥήσεως ἔλεγε λείπειν ἀπόφασιν τὴν μὴ παραλελειμμένην ὑπὸ τοῦ πρῶτον τὸ βιβλίον μεταγραψαμένου, καθάπερ καὶ ἄλλα πολλὰ πολλάκις ἐν πολλοῖς βιβλίοις ὡμολόγηται τὰ μὲν παραλελεῖφθαι, τὰ δὲ ὑπηλλάχθαι, μηδενὸς ὕστερον ἐπανορθῶσαι τὰ ἡμαρτημένα τολμήσαντος. ἀληθὴς γὰρ ὁ λόγος, ἐὰν οὕτω γράψωμεν, ἔσται αἱ ἐν πυρετῷ πρὸς ὑποχόνδρια ὀδύναι ἀναύδως, ἱδρῶτι μὴ λυόμεναι, κακοήθεες. ἀλλὰ τὰ σαφῆ καὶ γνώριμα καταλιπόντες οἱ πολλοὶ τῶν ἀνθρώπων χαίρουσι τοῖς αἰνιγματωδῶς εἰρημένοις.

ligni. At quum falfum effe videatur ut folutiones cum fudore malignae dicantur, in hoc ipfo primo ambiguitas quaedam nos occupat. Nam quae absque ullo auxilio vel artis vel naturae cefſaverunt affectiones, quod infidam habeant folutionem in confeffo eft, quae vero cum tali quodam, qualis nunc fudor dictus eft, non firmiter folutae effe videntur, contrario fiquidem prorfus modo, quoties fudore vel aliquo alio naturae auxilio non folvantur, morbus malignus exiftimatur. Atque ob eam rem probabiliter quis deficere in ea dictione negationem *non*, ajebat, atque ab eo qui primus librum tranfcripferat praetermiffam, quomodo et alia multa multoties in multis libris nemo negat, alia quidem praetermiffa, alia vero permutata effe, quum nullus poftea erratum aufus fuerit emendare. Verus fiquidem erit fermo, fi ita fcripferimus: *in febribus ad hypochondria dolores fine voce fudore fi non folvuntur, maligni.* Sed plerique hominum relictis tum claris tum notis aenigmatice pronunciatis oblectantur.

ἔνιοι δὲ καὶ τοῖς προφανῶς ἡμαρτημένοις συναγορεύειν ἐπίδειγμα σοφίας ἡγοῦνται, παραπλησίως τοῖς κατὰ τὰ δικαστήρια ῥήτορσιν, οἳ τοὺς φανερῶς ἤτοι φόνον ἐργασαμένους ἤ τι τοιοῦτον κακὸν, εἰρύσαντο τῆς προσηκούσης κολάσεως ἐξαπατήσαντές τε καὶ παρακρουσάμενοι τοὺς δικαστὰς, ὅταν ἰδιῶται λόγων ὦσι καὶ τὰς ἐν αὐτοῖς πανουργίας ἀγνοῶσιν. οὕτως οὖν κἀπὶ (197) τῆς προκειμένης ῥήσεως ἐπενόησάν τινες ἀναύδως εἰρῆσθαι τὸ ἀλόγως, ἐπειδήπερ ὁ λόγος μὲν ἐν τῷ γένει τῆς φωνῆς ἐστι. λέγεται δὲ η φωνὴ παρὰ τοῖς παλαιοῖς οὐχ οὕτω μόνον, ἀλλὰ καὶ αὐδή. κατὰ δὲ τὴν μετάβασιν ταύτην τὸ ἀλόγως φαμὲν ἐκ τοῦ ἀναύδως σημαίνεσθαι. τὰ δ' ἀλόγως παυσάμενα πάντα ἐστὶν ἄπιστα. μαχομένων δὲ καὶ τούτῳ τῷ λόγῳ τοῦ τε κακοήθεις εἰρῆσθαι τὰς τοιαύτας ἐκκρίσεις, οὐκ ἀπίστους καὶ τοῦ μηδ' ἀλόγως λύεσθαι σὺν ἱδρῶσιν, ὡς αὐτὸς εἶπεν, ἕτεροί τινες ὑπερβαλλόμενοι τῇ σοφίᾳ τούτους ἀλόγως λύεσθαί φασιν, οὐ μόνον ὅσα χωρὶς τοῦ γενέσθαι τι βοήθημα τεχνικὸν ἢ φυσικὸν ἐῤῥαστώνησαν, ἀλλὰ καὶ ταῦτα τὰ γενό-

Sunt etiam qui patrocinari manifeftis erratis fpecimen fapientiae arbitrentur, eorum inftar, qui apud tribunalia rhetoris obeuntes munus manifefte vel caedis vel talis cujuspiam flagitii convictos a jufta liberant poena, judices ipfos, quum fermonum rudes fuerint et fubdolas eorum aftutias ignoraverint decipientes et mente vacillare facientes; fic fane nonnulli in praefenti oratione *fine voce* pro *fine fermone* dici putaverunt, quia fermo in vocis genere fit. Dicitur autem apud veteres φωνὴ non id folum, verum quoque αὐδὴ, atque hoc translatu ἀλόγως ex ἀναύδως fignificari dicunt, quae autem ἀλόγως, id eft *abfque ratione,* defierunt, infida omnia et fufpecta exiftunt. At quum fermoni huic adverfentur et quod tales excretiones malignae dicantur, non infidae; et quod non abfque ratione cum fudoribus folvantur, ut ipfe dixit; quidam alii fapientia validiores, fine ratione folvi dicunt, non folum quae nullo auxilio vel artis vel naturae facilitata funt, verum quoque et haec facta quidem, fed non pro magni-

μενα μὲν, οὐ μὴν κατ' ἀξίαν τοῦ νοσήματος, ὥσπερ εἰρηκότος τοῦ συγγράψαντος ὀλίγον γενέσθαι τὸν ἱδρῶτα καὶ μὴ χωρὶς ἁπάσης προσθήκης γράψαντα ἱδρῶτι λυόμενα, ἀλλὰ προσυπακοῦσαί φησι τὸ ὀλίγῳ. τάχα δέ τις καὶ ἄλλος ἀναφανείς ποτε τούτων τολμηρότερος ἀξιώσει τὸ πολλῷ καὶ ἀμέτρῳ προσυπακούειν, εἶτα περὶ συμμετρίας ἀμαθέσι παισὶ καὶ ἀγυμνάστοις πάσης παιδείας, ληρήσας μακρὰ δόξει τις εἶναι σοφός. εἰ δ' ὅλως οἷςπερ ἔξεστι τῷ ἱδρῶτι λύμεναι προστίθεται τοιοῦτον, πολλῷ βέλτιον ἦν προστιθέντας μίαν συλλαβὴν τὴν μὴ γράψαντας μὴ λυόμεναι, πραγμάτων ἀπηλλάχθαι. αἱ γὰρ σὺν πυρετῷ τῶν ὑποχονδρίων ὀδύναι, ἃς ἱδρὼς μὴ λύει, κακοήθεις εἰσίν. [759] ἔργῳ τοίνυν ἐδείχθη μοι καὶ νῦν, ὥσπερ ἤδη πολλάκις, τῶν ἐπὶ πολλῶν ἀσαφῶν ῥήσεων οὐδὲν μὲν ὧν οὐκ ἴσμεν ὑπ' αὐτῶν διδασκόμενον, ἀνηλωμένον δὲ χρόνον, ὥσπερ ἐπὶ τῶν αἰνιγμάτων, εἰ ἐφαρμόσωμεν ἃ γινώσκομεν τῇ λέξει. καὶ γὰρ οὖν καὶ τὸ κατὰ τὴν τελευτὴν τῆς ῥήσεως εἰρημένον οὐ μικρὰν ἔσχε ζήτησιν αὐτῶν, διὰ τί, ἐὰν ἡ κοιλία καταῤ-

tudine morbi, tanquam fcriptor exiguum factum fudorem dixerit, etfi abfque nulla adjectione fcripferit, *fudore fi folvuntur*, fubintelligendum autem *modico*, ajunt. Forfitan vero et alius quispiam audacius caeteris pronuncians, multo et immoderato fubintelligendum volet, deinde pueris tum rudibus indoctisque tum difciplinae omnis inexercitatis, multa de fymmetria nugatus, aliquis fapiens videbitur. Quod fi prorfus his licet orationi, fudore fi folvuntur, ejusmodi dictionem adjicere, multo melius erat adjecta fyllaba, non fcripta oratione, fi non folvuntur, a negotiis nos extricare; nam hypochondriorum cum febre dolores, quos fudor non folvit, maligni exiftunt. Re ipfa igitur oftendi et nunc quomodo jam faepius in obfcuris multis dictionibus nihil quidem eorum, quae non novimus, ab ipfis doceri, fed infumi tempus veluti in aenigmatis, fi qua novimus, dictioni accommodaverimus. Itaque et quod in fine dictionis recenfetur, non parvam habuit quaeftionem, quare, fi venter *καταῤῥαγῇ*, quod eft

ῥαγῇ, τουτέστιν ἀθρόως ἐκκριθῇ πολλὰ, θανατῶδες εἶναι τὸ νόσημα δηλώσει. τὰ γὰρ χωρέοντα μὴ τῷ πλήθει τεκμαίρεσθαί φησιν ὁ Ἱπποκράτης, ἀλλ᾽ ὡς ἂν χωρέῃ οἷα δεῖ καὶ φέρει εὐφόρως. οὗτος μὲν ὁ λόγος, ὅτι καὶ σαφής ἐστι καὶ καθόλου τι διδάσκει καταφρονεῖται. τὰ δ᾽ αἰνιγματωδῶς εἰρημένα σπουδάζεται τοῖς μὲν σοφισταῖς εἰκότως, ἵνα τι θαυμαστὸν διδάσκειν δόξωσι τοὺς μαθητὰς, αὐτοῖς δὲ τοῖς μαθηταῖς, διὰ τὴν ἀπαιδευσίαν τῶν πρώτων μαθημάτων, ἐν οἷς οἱ παλαιοὶ τοὺς παῖδας ἔτρεφον. ἀγύμναστος δὲ ὢν ὁ λογισμὸς αὐτῶν οὔθ᾽ ἕπεται τοῖς λεγομένοις οὔτε κρῖναι τὴν ἐν αὐτοῖς ἀλήθειαν δύναται· ἐπεί τις ἀκούσας ἄνευ διορισμοῦ ἐπικαταῤῥηγνυμένης κοιλίας ἀπόφασιν ἡντιναοῦν, οὐκ εὐθέως μέμφεται τὸν λόγον, ὡς μηδὲν διδάσκοντα. κοιλία μὲν γὰρ, ἐν ᾡτινιοῦν νοσήματι καταῤῥαγεῖσα χωρὶς μὲν τῶν τῆς πέψεως σημείων, ἃ πολλάκις ἀκήκοας, οὐδὲν ὀνίνησιν· ἐὰν δὲ δυσφορώτερον ἐργάσηται, πρὸς τῷ μηδὲν ὠφελεῖν ἔτι καὶ βλάβην ἤνεγκεν. ἅμα δὲ τούτοις ὠφελεῖ καὶ μᾶλλον, ἐὰν ὁ λυπῶν ἐκκενῷτο χυμός.

ἀθρόως ἐκκριθῇ πολλὰ, id eſt *confertim multa excreverit*, letalem morbum indicabit. Nam, ut inquit Hippocrates, *dejectiones multitudine aeſtimandae non ſunt, ſed ſi talia dejiciantur, qualia conveniunt et aeger facile ferat.* Hic quidem ſermo, quod et manifeſtus ſit et univerſaliter quippiam doceat, contemnitur; quae vero aenigmatice dicuntur, ſophiſtis quidem jure affectantur, ut diſcipulos mirum quippiam docere videantur; diſcipulis vero propter primarum diſciplinarum, in quibus antiqui pueros alebant, ruditatem; inexercitata autem horum cogitatio neque quae dicuntur aſſequitur, neque veritatem in ipſis diſcernere poteſt. Nam quis ſine diſtinctione de erumpente alvo pronunciationem aliquam audiens, non continuo ſermonem incuſat, tanquam nihil docentem? Nempe alvus in quovis morbo erumpens, ſine quidem coctionis ſignis, quae ſaepius audiviſti, nihil juvat; ſi vero implacidius operata fuerit, praeter id, quod nihil juvat, noxam etiam attulit; cum his vero juvat magisque, ſi contriſtans hu-

ἔτι δὲ μᾶλλον, ἐὰν εὐφορώτερος ὁ κάμνων ἐπὶ τῇ κενώσει γίγνηται, καὶ βεβαιότερον, ὅταν ἐν ἡμέρᾳ κρισίμῳ φανῇ τι προδεδηλωμένον διὰ τῆς ἐπιδήλου. ταῦτ' οὖν ὁ ἐπιγινώσκων καὶ τῆς εἰρημένης ῥήσεως καταφρονεῖ καὶ τῶν ἄλλων ἁπασῶν ὅσαι τῶν συμπτωμάτων τῶν κατα μέρος ἢ νοσημάτων μνημονεύουσιν. ἐφ' οἷς γὰρ ἂν ἡ κοιλία καταῤῥαγῇ νοσήμασιν ἢ συμπτώμασιν, ἐν οἷς μηδ' ὧν εἶπον ἄρτι γένηται διορισμῶν, ἀσφαλῆ τὴν γνῶσιν ἐργάζεται. χωρὶς δὲ τούτων τῶν διορισμῶν οὐδέποτε ἀληθὴς ὁ λόγος ἔσται, κοιλίαν λέγων καταῤῥηγνυμένην ὠφελεῖν ἢ βλάπτειν. ἐπὶ πάντων γὰρ ἑκάτερον γίνεται. κατὰ δὲ τοὺς ὡρισμένους διορισμοὺς οὐδέν ἐστιν εἰπεῖν, ἐπὶ μὲν ἥπατος φλεγμονῇ φαῦλον εἶναι σύμπτωμα καταῤῥαγεῖσαν κοιλίαν, ἐπὶ δ' ἄλλου τινὸς ἀγαθόν. ἀλλ' ἐπὶ πάντων, ὡς εἴρηται, καὶ ἀγαθὸν καὶ κακὸν γίνεται μετὰ τῶν οἰκείων διορισμῶν.

---

mor vacuetur; atque adhuc magis, ſi aeger poſt vacuationem placidior ſit, certiusque quum in die judicatorio apparuerit quippiam, quod per indicem ſignificatum fuerit. Qui ergo haec novit, dictam dictionem neglectui habet, atque alias omnes, quae particularium ſymptomatum vel morborum mentionem faciunt. Nempe in quibus alvus erumpit vel morbis vel ſymptomatis, ſi cum eis quas nuper dixi fiat limitationibus, ſecuram efficit cognitionem, absque eis autem limitationibus nunquam verus erit ſermo, qui erumpentem alvum vel juvare vel nocere aſſerit. In omnibus ſiquidem utrumque fit, at in definitis diſtinctionibus nihil eſt dicere, in hepatis quidem inflammatione vitioſum eſſe ſymptoma erumpentem alvum, in alio vero quodam bonum, verum in omnibus, ut dictum eſt, et bonum et malum fit cum propriis diſtinctionibus.

ϟγ'.

Οἷσι φωναὶ ἅμα πυρετοῖσιν ἐκλείπουσαι μετὰ κρίσιν, τρομώδεες καὶ κωματώδεες τελευτῶσι.

Καὶ ἥδε ἡ ῥῆσις ὁμοία ταῖς εἰς ἀσάφειαν ἐξεπίτηδες ἐπιτετηδευμέναις ἐστί. τὸ γοῦν ἐκλείπουσαι ἔνιοι μὲν ἐπὶ τῶν φωνῶν μόνων ἤκουσαν, ἔνιοι δὲ καὶ τοὺς πυρετοὺς αὐταῖς προσέθηκαν, ἄμφω λέγοντες εἰρῆσθαι ἐκλείπειν καὶ τὰς φωνὰς καὶ τοὺς πυρετούς. ὡς εἶναι τὸν λόγον τοιοῦτον, οἷς δοξάντων λελύσθαι τὸν πυρετὸν ἀφωνία γίνεται καὶ μετὰ τὴν κρίσιν, οὗτοι τρομώδεες τελευτῶσι καὶ κωματώδεες, δηλονότι τῶν πυρετῶν οὐκ ἀσήμως, ἀλλὰ μετὰ κακῆς κρίσεως δοξάντων πεπαῦσθαι. [760] κακὰς δ' ἴσμεν κρίσεις ἐκείνας λεγομένας ὅσαι γινόμεναι μετὰ φυσικῶν κενώσεων ἢ ἀποστάσεων οὐ μόνον οὐδὲν ὠφέλησαν τοὺς κάμνοντας, ἀλλὰ καὶ χεῖρον ἔχειν ἢ πρόσθεν ἐποίησαν. ἕτεροι δὲ οὐδὲ τὰς φωνὰς ἅμα τοῖς πυρετοῖς, ἀλλὰ μόνας αὐτὰς νομίζοντες ἐκλείπειν, ὅλον τὸν λόγον τοιόνδε ποιοῦσιν. οἷσιν ἐκλεί-

XCIII.

Quibus voces cum febre deficiunt poſt judicationem, hi trementes ac ſoporati pereunt.

Haec item dictio iis, quae obſcuritatem de induſtria ſectantur, ſimilis exiſtit. Quidam enim verbum deficiunt de ſolis vocibus intellexerunt, alii vero et febres vocibus adjecerunt, dictum eſſe aſſerentes, quod utraeque deficiant, et voces et febres, ut ſermo talis ſit: *quibus apparente ſoluta febre vocis interceptio fit et poſt judicationem, hi trementes et comatoſi pereunt*; febribus ſcilicet non ſine ſignis, ſed cum mala judicatione viſis deſiiſſe. Conſtat autem malas dici judicationes, quae cum naturalibus vacuationibus vel abſceſſibus factae, non ſolum aegros nihil juverunt, verum quoque et deterius habere quam antea fecerunt. Alii autem non vocem cum febre, ſed ſolam vocem deficere exiſtimantes totum ſermonem ita efficiunt:

πουσι φωναὶ, μενόντων τῶν πυρετῶν, εἰ τοῦτο γίνεται, μετὰ κρίσιν οὗτοι τρομώδεές τε ἅμα καὶ κωματώδεες τελευτῶσι, καίτοι κἀνταῦθα πάλιν ἑτέρα διαφωνία τοῖς ἐξηγουμένοις ἐγένετο. τινὲς μὲν γὰρ, ὅταν ἐπὶ τοῖς εἰρημένοις τρομώδεις γένωνται, τελευτᾶν φασι τούτους καὶ κωματώδεις ἅμα καὶ τρομώδεις, τινὲς δὲ κωματώδεις γενομένους οὕτως ἀπόλλυσθαι, οὐδεὶς δ' αὐτῶν οὔτ' ἐκ τῆς τῶν πραγμάτων φύσεως ἀπόδειξιν ἔγραψε λογικὴν οὔτε τὴν ἐμπειρίαν ἔχει δεῖξαι μαρτυροῦσαν. οὔτε γὰρ τρομώδεις οὔτε κωματώδεις ἐπὶ τοῖς προειρημένοις ὡς τὸ πολὺ φαίνονται τελευτῶντες. εἰ δέ τινες ἐν τῷ σπανίῳ γίνονται τοιοῦτοι, τοῦ προγνωστικοῦ τε καὶ προῤῥητικοῦ μέρους τῆς τέχνης ἐκπεπτώκασιν, οὐ γὰρ τῶν τοιούτων, ἀλλὰ τῶν ἢ διηνεκῶς ἢ ὡς τὸ πολὺ γινομένων, εἰς τὰς προῤῥήσεις χρήζομεν. εἰ δὲ βούλει καὶ τῶν ἀμφιδόξως ἀποβαινόντων, οὐ μήν γε σπανίων. οὐδεὶς γὰρ βούλεται πολλάκις ἀποτυχὼν ἅπαξ ἐπιτυχεῖν.

---

quibus voces manente febre deficiunt, ſi id fit poſt judicationem, hi trementes ſimul et comatoſi moriuntur. Atqui rurſus in praeſentiarum diſcordia alia inter expoſitores orta eſt. Quidam enim ajunt, quando ex praedictis trementes fiunt, perire hos tum comatoſos tum trementes; alii autem comatoſos factos ita interire. Nemo autem inter eos ex natura rerum logicam ſcripſit demonſtrationem, neque atteſtantem experientiam oſtendere poteſt, neque enim ex praedictis et trementes et comatoſi magna ex parte interire videntur. Quod ſi quidam raro tales fiant, ab artis parte tum prorrhetica deſciverunt; non enim ad praedictiones talibus utimur, ſed iis, quae vel aſſidue vel ut plurimum fiunt; imo vero et iis, quae ambigue contingunt, non tamen raris; nullus enim vult ſaepius animi voto fruſtratus ſemel aſſequi quod petiit.

ϟδ'.

Οἶσι καυστικὰ, μεμωρωμένα, κάτοχα, ποικίλλοντα ὑποχόνδρια καὶ κοιλίην ἐπηρμένοι, σίτων ἀπολελαμμένων, ἐφ' ἱδρῶσι, ἆρα τούτοις τὸ θολερὸν πνεῦμα καὶ τὸ γονοειδὲς ἐπελθὸν λύγγα διασημαίνει, καὶ κοιλίη δὲ ἔπαφρα χολώδεα προσδιέρχεται; τὸ λαμπῶδες ἐν τούτοισιν ὠφελέει οὐρηθὲν, κοιλίη δὲ τούτοισιν ἐπιταράσσεται.

Ἤθροισε πάλιν ἐνταῦθα συμπτώματα διαθέσεων οὐχ ὁμογενῶν, ἐφ' ὧν ἐδείχθη πρόσθεν οὐδεμία διδασκαλία γενομένη τεχνική. πάντα μὲν γὰρ ἐπισκέψασθαι δεῖ τὰ κατὰ τὸν νοσοῦντα καὶ μηδὲν μήτε παρορᾶν μήτ' ἀργῶς (198) ὁρᾶν. ἑκάστου δ' αὐτῶν ἰδίᾳ μεμαθηκέναι τὴν δύναμιν, οἷον εὐθέως τὰ καυστικὰ πρῶτα πάντων εἴρηται, δυναμένων μὲν ἀκούεσθαι καὶ παθῶν καυστικῶν, ὡς εἰ θερμῶν καὶ διακαῶν εἰρήκει. δυναμένων δὲ καὶ διαχωρημάτων νοεῖσθαι τοιούτων, ὧν ἡ δύναμίς ἐστιν ὀξύ τε τὸ νόσημα

XCIV.

Quibus deurentia, fatuitatem inferentia, inducentia catochen, variantia hypochondria, ventre tumidi, cibis interclusis cum sudatiunculis, an his turbidus spiritus et geniturae quid simile superveniens, singultum indicet, ventrique spumosa tum biliosa prodeant? Emictum in his splendidum juvat et venter his perturbatur.

Acervavit iterum hoc in loco affectionum diversi generis symptomata, in quibus nullam artificiosam doctrinam esse supra demonstravimus. Omnia siquidem, quae in aegro sunt contemplari nihilque neque negligere neque ociose inspicere oportet; singulorum vero horum vires seorsum discere convenit. Ut verbi gratia, verbi καυστικὰ, id est *deurentia*, quod primum omnium dictum est, nempe intelligi possunt affectiones causticae, id est *deurentes*, quasi calidas et urentes dixerit; possuntque et ejusmodi intelligi excrementa, quorum facultas est, morbum et acutum et

καὶ ταχυκρίσιμον ἐργάζεσθαι καὶ μέντοι καὶ κινδυνῶδες, ἐὰν ἰσχυρῶς γένηται καυστικά. μεμωρωμένα δὲ καλεῖ τὰ μώρωσιν ἐμποιοῦντα τῇ διανοίᾳ. αὕτη δέ ἐστι χωρὶς παραφροσύνης σύμπτωμα, τοῖς φύσει μωροῖς ὁμοίως ἀποφαῖνον τοὺς νοσοῦντας, ὁποίους καὶ τῶν λεγομένων ἀπογηρᾶν ἐνίους ἴσμεν γιγνομένους. ᾧ παθήματι παραπλήσιον μέν ἐστιν, οὐ μὴν ταὐτὸν, ὅπερ ὀνομάζουσιν ἄγνοιαν, ὑπὲρ ἧς καὶ ὁ Θουκυδίδης ἔγραψεν ἐπὶ τῶν ἐκ τοῦ λοιμοῦ διασωθέντων ὧδε· καὶ ἠγνόησαν σφᾶς τε αὐτοὺς καὶ τοὺς ἐπιτηδείους. ᾧτινι δὲ διαφέρει τῆς λήθης, οὐκ ἀναγκαῖον εἰς τὰ παρόντα σκοπεῖσθαι. τά γε μὴν κάτοχα, τὰ τὴν καλουμένην κατοχὴν ἐπιφέροντα, νοούντων ἡμῶν, ἕτεροί φασι τὰ βεβαίως ἱδρυμένα [761] καὶ οἷον κατεχόμενα νοσήματα κεκλῆσθαι κάτοχα. καὶ μέντοι καὶ ποικίλλοντα τὰ συνεχεῖς ἐπὶ τἀναντία συμπτώματα τὰς μεταβολὰς ποιούμενα τινὲς ἤκουσαν, ἀποχωρίζοντες δὲ τῆς λέξεως ταύτης τὰ ὑποχόνδρια ἐφ' ἓν αὐτὸ πάλιν ἀναγινώσκουσι, τὸ κοιλίην ἐπηρμένοι. τινὲς δὲ

velocis judicationis reddere, praeterea et periculofum, fi vehementer talia fuerint. *Μεμωρωμένα* autem, id eft *fatuitatem inducentia*, vocat, quae *μώρωσιν*, id eft *fatuitatem*, menti inducunt; ea autem eft fymptoma citra delirium aegros naturalibus fatuis fimiles reddens, quales etiam ex iis, qui dicuntur confenefcere, nonnullos fieri novimus. Cui pathemati fimile quidem eft, quamquam non idem, quod vocant *ignorantiam*, de qua et Thucydides fcripfit in iis, qui ex pefte fervati funt, hoc pacto: *ignoraveruntque tum fe ipfos tum familiares.* Quo autem modo differat ab oblivione non eft ut in praefentia confideremus neceffe. Quum autem *κάτοχα*, id eft *quae catochen* vocatam *inferant*, intelligamus, alii morbos ftabiles firmosque et veluti *κατεχομένους*, id eft *detinentes*, appellata effe catocha dicunt. Variantia item, affiduas contraria in fymptomata permutationes facientia quidam intellexerunt; feparantesque a voce hac hypochondria, uno contextu legunt, ventre tumidi. Alii autem uno etiam

ὑφ' ἓν ἀγνοοῦντες τὰ ποικίλλοντα ὑποχόνδρια, καθ' ἑαυτὸ πάλιν ἀναγινώσκουσι τὸ κοιλίην ἐπηρμένοι, καί φασιν ἐπὶ τῶν ὑποχονδρίων εἰρῆσθαι τὰ ποικίλλοντα· καθάπερ γὰρ εἴρηται ἔμπροσθεν, ἐπὶ τῶν καθ' ὅλον τὸ σῶμα γινομένων ἐπὶ τἀναντία μεταπτώσεων, οὕτως ἐπὶ τῶν ὑποχονδρίων ἐποίησαν, καὶ μὴν καὶ οἱ συνάπτοντες ὅλην τήνδε τὴν λέξιν, ὑποχόνδρια καὶ κοιλίην ἐπηρμένοι, τοὺς παρὰ φύσιν ὀγκουμένους τὰ μέρη ταῦτα δηλοῦσθαί φασιν. ὥσπερ καὶ σίτων ἀπολελαμμένων, ὧν ἐφεξῆς ἐμνημόνευσεν, ἔνιοι μὲν τοὺς ἀνορέκτους φασὶν εἰρῆσθαι νῦν, ὡσεὶ καὶ ἀποκεκλεισμένους εἰρήκει τῆς τῶν σιτίων προσφορᾶς, ἔνιοι δὲ τοὺς ἐπεσχημένους τὴν γαστέρα. καὶ γὰρ κἂν τῷ περὶ διαίτης ὀξέων ἐπὶ τῶν διαχωρουμένων εἰρῆσθαί φασι τὴν φωνὴν ταύτην. ἅπαντα οὖν ταῦτα προειπὼν ὁ γράψας τόδε τὸ βιβλίον, εἶτα ἐπὶ τῷ τέλει προσθεὶς ἐφίδρωσιν, ὃ καὶ αὐτὸ πάλιν ὅλου τοῦ σώματος ὀλίγον ἱδρῶτα, καθάπερ νοτίδα δύναται δηλοῦν ἢ τὸν περὶ θώρακα καὶ κεφαλὴν μόνην, ἐπήνεγκεν αὐ-

contextu legentes, variantia hypochondria per ſe rurſus legunt; ventre tumidi ajuntque variantia de hypochondriis dici; nam ut antea in his, quae in toto corpore ad contraria fiunt, transmutationibus dixerunt, ſic in hypochondriis fecerunt. Qui vero totam hanc copulant dictionem, hypochondria ventre tumidi, ſignificari ajunt eos, qui praeter naturam his partibus intumuerunt. Quomodo et per orationem *σίτων ἀπολελαμμένων*, id eſt cibis intercluſis, cujus deinceps meminit, nonnulli quidem *ἀνορέκτοις*, id eſt cibum averſantes, dictos eſſe ajunt, ac ſi dixiſſet, a ciborum exhibitione *ἀποκεκλεισμένους*, id eſt excluſos. Alii eos qui ſunt *ἐπεσχημένοι τὴν γαστέρα*, id eſt ventrem habent retentum, nempe et in libro de victus ratione in morbis acutis vocem hanc de dejectionibus dictam eſſe ajunt. Praefatus igitur haec omnia qui librum hunc ſcripſit, adjectoque in fine ſudatiunculam, quod et ipſum totius corporis ſudorem exiguum veluti *νοτίδα*, id eſt *humiditatem* ſignificare poteſt, vel eum qui thoracem et ca-

τοῖς αἰνιγματωδεστέραν ἔτι καὶ τούτων αὐτῶν ῥῆσιν εἰπὼν, ἆρα τούτοισι τὸ θολερὸν πνεῦμα καὶ τὸ γονοειδὲς ἐπελθὸν λύγγα σημαίνει; πάλιν γὰρ ἐνταῦθα τὸ θολερὸν πνεῦμα, καθάπερ ἤδη καὶ πρόσθεν, εὕρομεν ἀμφισβητουμένην ἔχον τὴν νόησιν. ἀλλ' ἐν ἐκείνῃ μὲν τῇ ῥήσει τὸ κατὰ τὴν ἐκπνοὴν θολερὸν πνεῦμα εἰρῆσθαι ὑπ' αὐτοῦ, ὡς λέλεκται, πιθανὸν ἐφαίνετο. νῦν δὲ καὶ τὸ κατὰ τὰς ἐρυγὰς, ἔνιοι κελεύουσιν ἡμᾶς ἡγεῖσθαι λελέχθαι, καθάπερ ἄλλοι τὸ κατὰ τὰς φύσας. εἴρηται δὲ καὶ πρόσθεν ὅτι θολερὸν οἱ μὲν τὸ δυσῶδες, οἱ δὲ ἀτμῶδες ἤκουσαν, ὥσπερ καὶ τὸ θαλερόν. ἔνιοι διὰ τοῦ α γράψαντες, τὸ οἷον θάλλον καὶ ἀκμάζον καὶ μέγα λέγουσιν εἰρῆσθαι. προείρηται δέ μοι καὶ ὅτι πολλάκις ἐν τοῖς ὁμολογουμένοις γνησίοις συγγράμμασιν ὁ Ἱπποκράτης εἰρηκὼς, ἄλλοτε ἄλλας δυσπνοίας διαφορὰς; ἐν τῷ δευτέρῳ καὶ ἕκτῳ πάσας ἐφεξῆς, οὐδαμόθι θολερὸν ὠνόμασε πνεῦμα, καθάπερ οὐδὲ λύγγα θολερὰν οὐδὲ φῦ-

put folum occupat, his fuperintulit aenigmaticam adhuc magis quam ea ipfa dictionem, inquiens: an his turbidus fpiritus et geniturae quippiam fimile fuverveniens fingultum indicet? nempe et hic θολερὸν πνεῦμα, i. e. turbidum fpiritum, veluti jam antea ambiguum habere fenfum reperimus. At in ea quidem dictione turbidum fpiritum ab eo de exfpiratione dictum effe, ut enarratum eft, verifimile videbatur, nunc autem et ipfum de ructibus dictum effe quidam nos exiftimare jubent, quomodo alii de flatibus. Diximusque antea verbum θολερὸν a quibusdam δυσῶδες, id eft *graveolens* et ab aliis ἀτμῶδες, id eft *vaporofum* intelligi, quomodo et θαλερὸν quidam per α fcribentes, id eft veluti θάλλον, id eft *germinans* et ἀκμάζον, id eft *florens* et μέγα, id eft *magnum*, dictum effe ajunt. Praedixi quoque et Hippocratem faepius in libris, qui omnium doctorum confenfu ipfius legitimi cenfentur, alias alibi difficultatis fpirandi differentias quum enarrarit, in fecundo et fexto epidemiorum omnes deinceps, nusquam tamen turbidum nominaffe fpiritum, ficuti neque turbi-

σαν, οὐδὲ ἄλλο τι τῶν τοιούτων. ἔτι δὲ μᾶλλον αἰνιγματωδῶς εἴρηται τὸ γονοειδὲς ἐπελθὸν, εἴτε οὖρον εἴτε διαχώρημα. καὶ μετὰ ταῦτα διὰ τί προσέθηκε τὸ λύγγα σημαίνει καὶ τὸ θολερὸν πνεῦμα καὶ τὸ γονοειδὲς ἐπελθὸν, ἄπορον εὑρεῖν. ἐν γὰρ ταῖς τῶν συμπτωμάτων αἰτίαις ἡ λύγξ ἐδείχθη γινομένη, τῆς γαστρὸς ὁρμώσης ἐκκρῖναι τὰ τοῖς χιτῶσιν αὐτοῖς, οἷον ἐμπεπλασμένα δυσλύτως ὑγρὰ δύναμιν ἔχοντα δακνώδη, οὐκ ἀρκεσθεὶς δὲ τῷ πλήθει τῶν συμπτωμάτων, ἑξῆς προσέθηκε, κοιλίη ἔπαφρα χολώδεα προσδιέρχεται, ὃ πάλιν καὶ αὐτὸ διττῶς γράφουσιν, ἔνιοι μὲν ἐπὶ τῆς πρώτης συλλαβῆς τὸ σίγμα προστιθέντες, ἔνιοι δὲ ἀφαιροῦντες. ἀλλ᾽ εἰ μὲν προστεθείη, τὸν ἐφεξῆς χρόνον δηλώσει τῷ προειρημένῳ, εἰ δ᾽ ἀφαιρεθείη, τὸν ἔμπροσθεν, οὐ μὴν ἴσον γε οὐδ᾽ ὅμοιον προδιεξέρχεσθαι τὸ ἕτερον θατέρου λέγειν ἢ ἐπιδιεξέρχεσθαι. τὸ μὲν γὰρ προδιερχόμενον σημεῖον ἔσται τοῦ μέλλοντος ἐκκρίνεσθαι, τὸ δ᾽ ἐκκρινόμενον ὑπὸ τοῦ προελθόντος ἀγγελθήσεται. [762] τοσαί-

dum fingultum neque turbidum flatum neque aliud quippiam tale. Magis etiam aenigmatice et hoc geniturae quippiam fimile fuperveniens dictum eft, five urina fuerit five dejectio. Poft haec et quam ob caufam adjecerit fingultum fignificare et turbidum fpiritum et geniturae quippiam fimile fuperveniens, difficile eft reperire, nempe in fymptomatum caufis fingultum fieri demonftravimus, quum venter ad excernenda ea humida, quae tunicis ipfis pertinacius adhaerent, mordentefque habent vires, excitatur. Non contentus autem auctor fymptomatum multitudine deinceps adjecit: ventrique tum fpumofa tum biliofa *προσδιέρχεται*, id eft procurrant? Quod et ipfum rurfus bifariam fcribunt, alii quidem in prima fyllaba σ adjicientes alii auferentes; quod fi adjiciendum fit, tempus praedicto fuccedens fignificabit, fi vero auferendum, quod praecedit. Non eft tamen par neque fimile alterum alteri fuccedere aut praecedere, nempe quod praecedit, fignum erit futurae excretionis, quod vero excernitur, a

της οὖν ἀσαφείας ἐν ἅπασι τούτοις ὑπαρχούσης, οὐδ᾽ ἐκ τῶν ἐπιφερομένων αὐτοῖς ἔνεστί τι πρὸς τὴν τῶν παρόντων ἐξήγησιν λαβεῖν, ὥσπερ οὐδ᾽ εἰς ἐκεῖνα· φησὶ γὰρ τὸ λαμπῶδες ἐν τούτοισιν οὐρηθὲν ὠφελεῖ. διττὴ δὲ καὶ κατὰ τοῦτον τὸν λόγον ἐστὶν ἡ ἀσάφεια, μία μὲν ἡ τοῦ λαμπῶδές τί σημαίνει, γραφομένου πρὸς τινῶν μὲν διὰ τῶν δυοῖν ππ, πρὸς τινῶν δὲ διὰ τοῦ μ καὶ π, μία δ᾽ ἄλλη ἐν τοίτοισιν, ἐν τίσι γὰρ λέγει; πότερον ἀναθήσει τοῖς προειρημένοις ἢ τοῖς ἐσχάτοις καὶ ποίοις ἐσχάτοις; δύναται γὰρ ἔσχατα λέγεσθαι καὶ πάνθ᾽ ὅσα μετὰ τὴν ἀρχὴν εἶπεν; ἆρα τούτοισι τὸ θολερὸν πνεῦμα καὶ τὸ γονοειδὲς ἐλθὸν λύγγα σημαίνει ἢ μόνα ταῦτα ἔσχατα εἰρήκει, κοιλίη ἔπαφρα χολώδεα προσδιέρχεται; καὶ μέντοι καὶ τούτοις ἅπασιν, ἐπὶ τῷ τέλει προσθεὶς, κοιλίαι τουτέοισιν ἐπιταράσσονται καὶ καταπαύσας ἐνταῦθα τὸν λόγον, οὐδ᾽ ἑνὸς ἕνεκα φαίνεται τῶν ἐν ἀρχῇ μνημονεύσας. τὰ γάρ τοι μεμωρωμένα καὶ τὰ κάτοχα μεγάλην βλάβην ἐνδεικνύμενα τοῦ τὸ τῆς ψυχῆς

praecurrente nunciabitur. Quum igitur tanta in his omnibus exiftat obfcuritas, neque ex iis, quae poft ipfa inferuntur, licet quippiam ad praefentium explanationem accipere, ficut neque ad illa. Inquit enim: *emictum in his fplendidum juvat.* Duplex autem et in hoc fermone eft obfcuritas, una quidem eft, quidnam λαμπῶδες, id eft *fplendidum*, fignificet, fcriptum quidem ab aliquibus per duplex ππ, ab aliis vero per μ et π, altera vero in hac oratione in his nempe in quibus dicit? an praedictis omnibus accommodabit an ultimis? et quibusnam ultimis? poffunt fiquidem etiam ultima dici omnia, quaecunque poft principium dixit, an his turbidus fpiritus et geniturae quippiam fimile procurrens, fingultum fignificet? an fola haec ultima dixit, ventrique tum fpumofa tum biliofa procurrant? Praeterea his omnibus in fine adjiciens, *venter his perturbatur*, atque hic fermonem abfolvens, nullius gratia videtur eorum, quae in principio funt, meminiffe. Nempe fatuitatem inferentia et inducentia catochen, magnam partis principem animae facultatem haben-

ἡγεμονικὸν ἔχοντος μορίου, μάτην εἰρῆσθαι φαίνεται καὶ χωρὶς μὲν τῶν καυστικῶν ἀποκτεῖναι δυνάμενα, σὺν ἐκείνοις δὲ μᾶλλον, ἀλλ' ὅμως οὐδ' ἓν εἴρηται περὶ θανάτου, καθάπερ ἐπ' ἄλλων ἔμπροσθεν οὐκ ὀλίγων, ἀλλὰ μετὰ τὸ προσθεῖναι ποικίλον τὸ ὑποχόνδριον καὶ κοιλίην ἐπηρμένην, σίτων ἀπολελαμμένων. συνάψας δ' αὐτοῖς καὶ τὴν ἐφίδρωσιν, ἆρα τούτοισι, φησὶ, τὸ θολερὸν πνεῦμα καὶ τὸ γονοειδὲς ἐλθὸν λύγγα σημαίνει τίσι τούτοισιν, οἷς ἅπαντα τὰ προειρημένα συμπτώματά εἰσι. καὶ μὴν εἰ μετ' ἐκείνων ἁπάντων τὸ θολερὸν πνεῦμα γενόμενον ἅμα ταῖς γονοειδέσιν ἐκκρίσεσι λύγγα σημαίνει, κἂν ἓν ὁτιοῦν λείπει τῶν εἰρημένων, ἡ λὺγξ οὐκ ἔσται, καὶ τάχα πού τις ἅπαξ ἐν ἔτεσι πολλοῖς ἄῤῥωστον ὄψεται τοιοῦτον. ὃ δὲ πάντων τῶν εἰρημένων ἐστὶν ἀτοπώτατον ἤδη σοι φράσω. πολλοὺς μὲν ἀῤῥώστους τεθεαμένος, μυρία δὲ προειρηκὼς τῶν ἐσομένων, οὔτε διὰ τῆς πείρας ἔγνων ἐκ τῶν τοιούτων σημείων λύγγα προεσομένην οὔτ' ἐκ τῆς τῶν πραγμάτων φύσεως, ἐνδεικτικῶς ἢ αὐτοὺς εὗρον ἢ τινος γράψαντος ἀνέγνων. ἀλλ' ἔστιν

tis, noxam indicantia, frustra dici videntur et sine deurentibus quidem intersicere valentia, cum illis vero magis. At certe nihil de morte dictum est, sicut in aliis antea non paucis; sed adjectis variante hypochondrio, ventre tumido et cibis interclusis, conjuncta insuper cum his sudatiuncula, an his, inquit, turbidus spiritus et geniturae quippiam simile superveniens singultum indicet? quibusnam his? quibus praedicta omnia symptomata insunt. Atqui cum his omnibus turbidus spiritus factus una cum exeretionibus geniturae similibus singultum indicat? quodcunque ergo vel unum ex dictis deficit, singultus non erit? Et forsan quis semel in annis pluribus talem cernet aegrum. Quod autem dictorum omnium est absurdissimum, jam tibi referam. Quum multos aegros sim contemplatus et mille futura praefatus, neque tamen experimento signis ex talibus singultum adfuturum novi, neque ex rerum natura indicative vel ipse inveni vel in scriptore aliquo legi. Sed praesens dictio ei, quod in ludo

ἡ προκειμένη ῥῆσις ἐοικυῖα τῷ κατὰ τὴν παροιμίαν ἐν παιδιᾷ λεγομένῳ, ὤδινεν ὄρος καὶ ἔτεκε μῦν. πολλὰ γὰρ εἰπὼν παθήματα, τινὰ μὲν ἐσχάτως ὀλέθρια, τινὰ δ' ἧττον ἐκείνων, ἔνια δὲ μέτρια λυγγὸς πρότερον ἔγραψε πρόῤῥησιν. ἐφεξῆς δὲ τὸ λαμπῶδες, φησὶν, ἐν τούτοισιν οὐρηθὲν ὠφελέει. τίσι φησὶ τούτοις; τοῖς καυστικοῖς, τοῖς μεμωρωμένοις ἢ τοῖς κατόχοις ἢ οἷς ὑποχόνδρια ποικίλα καὶ ἡ γαστὴρ ἐπηρμένη ἢ τοῖς ἀνορέκτοις ἢ τοῖς ἐπεσχημένοις τὴν κοιλίαν ἢ οἷς ἐφίδρωσις ἢ οἷς τὸ πνεῦμα θολερὸν ἢ οἷς ἂν (199) ἔκκρισις γονοειδὴς ἢ τοῖς λύζουσιν ἢ οἷς ἡ γαστὴρ ἔπαφρα καὶ χολώδεα προδιῆλθεν, ἐπειδὴ καὶ τοῦτο αὐτὸ διττῶς γέγραπται, μετά γε τοῦ σ καὶ χωρὶς τοῦ σ, ἕκαστον τῶν εἰρημένων προσήκει. ἤτοι γὰρ οἷς ἕκαστον τῶν εἰρημένων ἢ οἷς ἅπαντα εἰρῆσθαι προσήκει δέξασθαι. τὸ γὰρ τούτοισιν ἀκόλουθόν ἐστι τοῖς καθ' ἕκαστα, ὥστε συνεπινοεῖται πάντως, εἰ μὴ τύχῃ λεχθέν. καὶ γὰρ ἓν ἕκαστον αὐτῶν ὠφελέει τὸ λαμπῶδες οὐρούμενον, κἂν δύο

proverbialiter dicitur, ſimilis eſt, parturiebat montem et murem edidit. Multa ſiquidem ubi recenſuit pathemata, alia quidem ſumme pernicioſa, alia his minus, alia vero mediocria, ſingultus praedictionem prius ſcripſit, deinceps ſplendidum, inquit, in his emictum juvat. Sed quibusnam his inquit? deurentibus ſcilicet, fatuitatem inferentibus vel inducentibus catochen vel quibus variantia hypochondria et venter intumuit· vel cibos averſantibus vel quibus alvus retenta eſt vel quibus ſudatiuncula vel quibus turbidus ſpiritus vel quibus excretio genituram repraeſentans vel ſingultientibus vel quibus venter ſpumoſus et bilioſus *προδιῆλθεν*, id eſt *procurrit*, quoniam et hoc ipſum bifariam ſcriptum eſt, cum σ et ſine σ. Nam ſive quibus unumquodque dictorum, ſive quibus omnia dicta eſſe aſſeritur, admittere eſt conſentaneum; nempe vox his ſingulis apte cohaeret; quapropter omnino ſimul intelliguntur, etſi dictum non fuerit. Nempe et unumquodque horum juvat ſplendidum emictum, atque etiam

κἂν τρία κἂν πλείω συνέλθοι, τὴν ὠφέλειαν αὐτοῖς παρέχει. θαυμαστὸν δ' ἂν εἴη τοσαῦτα παθήματα διαφερούσαις ἑπόμενα διαθέσεσιν ἄλλων καὶ ἄλλων μορίων μετὰ τοῦ λαμπώδους ὠφελεῖσθαι, πάντως μὲν ἀφρώδους ὄντος, εἴ γε λάμπειν ἴσμεν τὸ τοῖς οὔροις ἐποχούμενον λευκόν. [763] οἱ δ' ἀφρῶδες πάντες φασὶν ὀνομάζεσθαι, γενομένου δὴ τοῦ ἀφροῦ, πνευματικῆς οὐσίας ἀναμιγνυμένης ἢ τοῖς ὠμοῖς καὶ φλεγματώδεσι χυμοῖς ἢ τηκεδόνι πιμελῆς, μετὰ καὶ τοῦ διορισμοῦ δεῖσθαι τὴν ἀπόφασιν οἷου καὶ κατὰ τὴν πρὸ ταύτης ῥῆσιν, ἐπὶ τῶν κρισίμως ἐκκρινομένων εἶπον. ἅπαντα γάρ ἐστιν ἀγαθῶν τε καὶ κακῶν κρίσεων κοινὰ διοριζόμενα, μάλιστα μὲν καὶ πρώτοις τοῖς τῆς πέψεως σημείοις, ἃ διὰ παντὸς ἀγαθόν τι σημαίνει. σὺν αὐτοῖς δ', ὡς ἔφην, τῇ εὐφορίᾳ καὶ τὸ τὸν λυποῦντα χυμὸν ἐκκενοῦσθαι καὶ τῷ τῆς ἡμέρας, ἐν ᾗ ταῦτα γίνεται, πιστῷ, παραλελειμμένον ζητεῖν ἡμᾶς, εἰ μὴ λαππῶδες ἐπιγεγραμμένον διὰ τῶν δυοῖν ππ σημαίνει τὸ λαμπῶδες, ὃ διὰ τοῦ μ καὶ π γράφουσί τινες. ὥσπερ γάρ ἐστι γεγραμμένον διὰ

ſi duo et tria et plura concurrerint, auxilium his praebet. Mirum autem fuerit tot pathemata diverſas aliarum atque aliarum partium ſequentia affectiones cum ſplendido juvari, prorſus quidem ſpumoſo exiſtente, ſi utique album, quod in urinis detinetur, ſplendere novimus. Omnes autem ſpumoſum inquiunt appellari, facta utique ſpuma, cum flatuoſa ſubſtantia vel crudis, pituitoſisque humoribus vel pinguedinis liquationi remixta fuerit; ut et praeterea eandem haec enunciatio diſtinctionem requirat, quam et in ea, quae hanc praecedit, dictione in iis, quae critice excernuntur, dixi. Omnia ſiquidem tum bonarum tum malarum judicationum communia diſtinguuntur, praeſertim quidem et primo coctionis ſignis, quae perpetuo bonum quippiam indicant, ſed cum ipſis, ut dixi, facili ſcilicet tolerantia, contriſtantis humoris vacuatione et diei, quo haec fiunt, fiducia et ſecuritate, praetermiſſa a nobis inveſtigatione, ſi non λαππῶδες ſcriptum per duplex ππ ſignificat λαμπῶδες, quod per μ et π quidam ſcribunt; ut

τῶν αὐτῶν ἀπὸ τῆς λαμπῆς, οὕτω λαππῶδες ἀπὸ τοῦ λάππειν ὠνόμασται. ταῦτ' οὖν ἅπαντα συμπεφόρηται καθάπερ αἰνίγματα, κἂν διεξέλθοι τις αὐτὰ πάντα. τοῦ κατὰ τὸ τέλος, ὥσπερ ἐπῳδοῦ γεγραμμένου, καὶ κοιλίαι δὲ τούτοισιν ἐπιταράσσονται, τὸν λογισμὸν οὐκ ἔστιν εἰπεῖν, οὔτε γὰρ ὁ λόγος οὔθ' ἡ πεῖρα τῶν ὡς ἐπὶ τὸ πολὺ τοῖς εἰρημένοις ἑπομένων ἔδειξε κοιλίαν ἐπιταρασσομένην.

enim per eos ſcriptum ἀπὸ τῆς λαμπῆς, ita λαππῶδες ἀπὸ τοῦ λάππειν appelletur. Haec igitur omnia congeſta ſunt, veluti aenigmata, etiam ſi quis omnia percurrerit. Scriptae etiam in fine veluti inſinuationis et venter his perturbatur, ratio afferenda non eſt, neque enim ratio neque experientia eorum, quae ut plurimum dicta conſequuntur, ventrem perturbari oſtendunt.

ΓΑΛΗΝΟΥ ΕΙΣ ΤΟ ΙΠΠΟΚΡΑΤΟΥΣ ΠΡΟΡΡΗΤΙΚΩΝ ΒΙΒΛΙΟΝ ΠΡΩΤΟΝ ΥΠΟΜΝΗΜΑ ΤΡΙΤΟΝ.

Ed. Chart. VIII. [763.] Ed. Baf. V. (199.)

ϟε'.

Οἷς κῶμα γίνεται ἐπάφρων περιελθόντων, πυρετὸς παροξύνεται ὀξύς.

Τὴν πρώτην ἁπασῶν ῥῆσιν ἐξηγησαμένῳ τοῦ προκειμένου βιβλίου γέγραπταί μοι βιβλίδιον ἐπιγεγραμμένον περὶ τοῦ παρ' Ἱπποκράτην κώματος, ἐν ᾧ ἐπιδέδεικται τὸ σημαινόμενον ὑπὸ τῆς φωνῆς ταύτης, εἶναι τὴν εἰς ὕπνον κα-

GALENI IN HIPPOCRATIS PRAEDICTIONUM LIBRUM I. COMMENTARIUS III.

XCV.

Quibus coma fpumofis prodeuntibus oritur, febris exacerbatur acuta.

Primam omnium praefentis libri dictionem dum exponerem, libellum, cui titulus eft de comate fecundum Hippocratem, fcripfi; in quo fignificatum vocis hujus, delationem in fomnum, effe oftendi vigilare quidem aper-

ταφορὰν, ἐγρηγορέναι μὲν ἀναπεπταμένοις τοῖς ὀφθαλμοῖς οὐ δυναμένων τῶν κωματωδῶν, οὐκ ἐξ ἅπαντος δὲ κοιμωμένων, ἐπειδὰν μύσωσιν αὐτοὺς, ἀλλ' ἔστιν ὅτε καὶ ἀγρυπνούντων. ἔδειξα δὲ σημαίνεσθαι τοῦτο δι' ὧν εἶπεν ὁ Ἱπποκράτης ἐν ὁμολογουμένοις γνησίοις βιβλίοις, τῷ τε πρώτῳ καὶ τῷ τρίτῳ τῶν γνησίων ἐπιδη- [764] μιῶν, ἐκ τῶν συμφραζομένων ἢ φαινομένων ἢ ὅπως ἄν τις ὀνομάζειν ἐθέλοι, τῷ τοῦ κώματος ὀνόματι. μόνως γὰρ οὕτως εὑρίσκεται τὸ σημαινόμενον ὑφ' ἑκάστης φωνῆς, οὐ μὴν ἐν τούτῳ γε τῷ βιβλίῳ δυνατὸν ἐγένετό μοι μέχρι δεῦρο διὰ τῶν συμφραζόντων εὑρεῖν τὸ σημαινόμενον ἐκ τοῦ κώματος, ἁπασῶν δὲ τῶν ῥήσεων αἰνιγματωδῶς ἑρμηνευομένων. ἀλλ' οὐδ' ἐν τοῖς ἐφεξῆς οἷόν τε διὰ τῶν συντεταγμένων ὀνομάτων αὐτῷ τὸ δηλούμενον εὑρεῖν, ὅθεν ὡς ἐν ἀσαφέσι πάσαις ταῖς ῥήσεσιν ἀσφαλέστερον ὑπέλαβον εἶναι τῆς φωνῆς ἀκούειν ταύτης, ὡς Ἱπποκράτης ἐχρήσατο. γίγνεσθαι δὲ καταφορὰν ἂν, ὡς ἐν ἄλλοις τέ τισιν ὑπομνήμασι κἀν τοῖς περὶ τῶν πεπονθότων τόπων ὑπέδειξα. τὸ μὲν ὑπὸ

tis oculis nequeuntibus comatofis, at non prorfus dormientibus, ubi eos clauferint, imo interdum etiam vigilantibus. Docui autem id fignificari per ea, quae Hippocrates in confeffis germanis libris tum primo tum tertio legitimorum epidemiorum recenfuit ex iis, quae fimul cum comatis nomine explicantur vel apparent vel quovis modo quis nominare voluerit; folum enim hoc pacto fignificatum ab unaquaque voce reperitur. Nec tamen hoc in libro fieri potuit hucusque ut quod a comate fignificatur per coënunciantia invenirem, dictionibus nempe omnibus aenigmatice pronunciatis; imo neque in fequentibus fieri poteft ut quod fignificatur per coordinata ipfi nomina inveniatur. Quo fit ut in obfcuris dictionibus fecurius exiftimaverim vocem eam ita intelligendam ut ufus eft Hippocrates. Fieri autem cataphoram, ut in quibusdam docui commentariis, atque iis quos de affectis locis confeci, interdum quidem gravato ab utilis fucci

πλήθους χρηστοῦ βαρυνομένου τοῦ ἐγκεφάλου, καθάπερ ἐπὶ τῶν μεθυσθέντων, ἔστι δ' ὅτε διὰ φλεγματικὸν χυμὸν ἢ καὶ χωρὶς τοῦ χυμοῦ δύσλυτον ψῦξιν. ὅταν δ' ἀγρυπνίᾳ ζευχθῇ τὸ κῶμα, δακνώδους μίξει χυμοῦ τὴν τοιαύτην διάθεσιν ἐδείκνυον γίνεσθαι. κατὰ μὲν οὖν τὰ τῶν ἐπιδημιῶν βιβλία, εἴτ' ἐκ τῶν συντεταγμένων εἴτ' ἐκ τῶν συμφραζομένων ἐθέλοι τις ὀνομάζειν, ἐδηλοῦτο τοῦ κώματος ἡ διαφορὰ μετὰ τοῦ καὶ αὐτὸν τὸν Ἱπποκράτην διορίζεσθαι, ποτὲ μὲν βαθὺ κῶμα λέγοντα, ποτὲ δὲ ὑπνῶδες, ποτὲ δὲ ἄγρυπνον ἤ τι τοιοῦτον. κατὰ δὲ τοῦτο τὸ βιβλίον, ὃ νῦν ἡμῖν πρόκειται, μηδ' ἐκ τῶν τοιούτων διορισμῶν, μηδ' ἐκ τῶν συμφραζομένων, ἡμῶν δυναμένων νοεῖν τὴν διαφορὰν τοῦ κώματος, οὐδὲ τὴν ἐξ αὐτῶν πρόγνωσιν οἷόν τε καταστήσασθαι βεβαίως. ἔνθα μὲν οὖν ἤτοι παραφροσύνην ἢ φρενῖτιν ἢ μώρωσιν ἢ κατοχὴν ἐξ ἧς ἔγραψε συνδρομῆς προλέγει, χρήσιμόν ἐστι τὴν διαφορὰν τοῦ κώματος ἐπίστασθαι· ἐν δὲ τῇ νῦν προκειμένῃ παντάπασιν ἄχρηστός ἐστιν ἡ τοιαύτη γνῶσις. ὥσπερ γὰρ ἐπ' ἄλλων συνδρομῶν

copia cerebro, ut in ebriofis; interdum vero et propter pituitofum humorem; vel et propter aegre feparabilem abfque humore frigiditatem. Quum autem vigiliae coma junctum fuerit, fucci mordentis permixtione fieri affectionem hanc oftendi. In libris igitur epidemiorum five ex coordinatis five ex iis quae fimul enunciantur, quis nominare voluerit, demonftratae funt comatis differentiae, atque una demonftratum eft Hippocratem diftincte interdum quidem profundum coma, interdum vero fomniculofum et interdum vigilans vel quippiam tale dixiffe. In praefenti vero libro neque ex hujusmodi diftinctionibus neque ex coënunciantibus differentiam comatis intelligere, neque ex his firmiter conftituere praenotionem valemus. Ubi igitur vel defipientiam vel phrenitin vel fatuitatem vel catochen in ea, quam fcripfit, concurfione praedicit, differentiam comatis fcire commodum exiftit, in praefenti vero concurfione prorfus inutilis exiftit talis notitia. Ut enim libri hujus auctor in caeteris concurfionibus non

οὐκ ὀλίγα συμπιώματα προστίθησιν ὁ γράψας τὸ βιβλίον, οὐδὲν εἰς ἣν ἀποφαίνεται πρόῤῥησιν συντελοῦντα, κατὰ τὸν αὐτὸν τρόπον καὶ νῦν ἄχρηστός ἐστι πρὸς τὴν ἐνεστῶσαν κρίσιν τοῦ κώματος ἡ μνήμη. προπαροξυνόμενον γὰρ τὸν πυρετὸν ἐπὶ τοῖς ἀφρώδεσι διαχωρήμασιν ἐγὼ μὲν διηνεκῶς εἶδον, ἕκαστος δὲ τῶν ἄλλων ἀναμιμνησκέσθω τῆς ἰδίας αὐτοψίας, οὐ μὴν ἐπί γε τοῖς κώμασιν οἱ πυρετοὶ παροξύνονται πάντως. ἀλλ' ἴσως ἐθεάσατό τινα κωματώδη ἅμα τε γενόμενον, ἀφρώδη τε διαχωρήσαντα, κἄπειτα παροξύνοντα, καὶ διὰ τοῦτ' ᾠήθη συντελέσαι τι τῷ κώματι τῷ γινομένῳ τοῦ πυρετοῦ παροξυσμῷ. καθάπαξ οὖν ἐγὼ μὲν ἀφρῶδες ὠνόμασα τὸ διαχώρημα, καθάπερ Ἱπποκράτης ἐν τῷ προγνωστικῷ λέγων, ὑδαρὲς δὲ κάρτα ἢ λευκὸν ἢ χλωρὸν ἰσχυρῶς καὶ ἀφρῶδες διαχωρέειν, πονηρὰ ταῦτα πάντα καὶ κατὰ τῶν ἐπιδημιῶν οὐκ ὀλιγάκις. ἐξηγητής δέ τις τοῦ προκειμένου συγγράμματος ἔπαφρα καλεῖν ἔφη τὰ τὸν ἀφρὸν ἄνωθεν ἐποχούμενον ἔχοντα, ὥσπερ ῥυτῶν τινων ὄντων ἢ διαχωρημάτων ἢ οὔρων ἢ χυμῶν, ἐφ' ὧν ἐν ἄλλῃ

pauca ſymptomata in eam, quam pronunciat praedictionem nihil conferentia adjecit, pari modo et nunc inutilis eſt ad praeſentem judicationem mentio comatis. Nempe febrem ex ſpumoſis dejectionibus proritari ego quidem continue vidi, ſinguli vero alii eorum, quae ipſimet viderunt, reminiſcantur, non tamen in comatibus febres omnino exacerbantur. Sed fortaſſe quendam vidit comatoſum ſimul et ſpumoſa dejicientem, deinde febrem exacerbatam atque ob id coma invadenti ſebris exacerbationi conducere putavit. Vocavi autem plane ſpumoſam dejectionem, quomodo fecit Hippocrates in prognoſtico inquiens: *dejectio autem ſi valde aquoſa fuerit vel alba vel pallida vel admodum rubens vel ſpumoſa, mala haec ſunt omnia;* atque in epidemiis ſaepiuscule. Quidam interpres libri hujus dicebat Hippocratem vocare ἔπαφρα quae ſpumam ſurſum vectam habent, tanquam fluxibus quibusdam exiſtentibus vel dejectionibus vel urinis vel ſuccis; in qui-

τάξει θέσθαι ὁ ἀφρὸς φαίνεται. διὰ τί δὲ τοῖς πυρικαέσι πυρετοῖς μόνοις ἀφρῶδες διαχωρεῖται, λέλεκταί μοι πολλάκις, ὥσπερ γε καὶ ὅτι τὰ συνήθη τῶν ὀνομάτων ἐξαλλάττειν ὁ τοῦ προκειμένου βιβλίου συγγραφεὺς ἔργον πεποίηται, κἂν μὴ δύνηται τοῦτο πρᾶξαι, τὰ σημαινόμενα γοῦν ὑπαλλάττειν μετὰ τοῦ καὶ τὴν σύνταξιν αὐτῶν ἐπιτηδεύειν ἐν σολοικώδεσι ποιεῖσθαι σχήμασιν. εἰ δὲ οὐ βούλει σύνταξιν ὀνομάζειν, ἔξεστί σοι σύνθεσιν αὐτὴν καλεῖν.

ϟϛʹ.

[765] *Αἱ ἐκ κεφαλαλγίης ἀφωνίαι ἅμα ἱδρῶσι πυρετώδεες χαλῶνται ἐφ' ἑαυτοὺς, ἐπανιέντα, χρονιώτερον. ἐπιῤῥιγῶσαι τούτοισιν οὐ πονηρόν.*

---

(200) *Διαφωνία* τις οὐ σμικρὰ γέγονε πρὸς ἀλλήλους καὶ κατ' αὐτὴν τὴν ῥῆσιν, ἄλλων ἄλλως ἐξηγησαμένων αὐτήν. ἐγὼ δὲ ὅσα μὲν δυνατόν ἐστί μοι τῶν εἰρημένων ἐν αὐτῇ προσάγειν τοῖς ἀληθέσι, πειράσομαι τοῦτο πρᾶξαι.

bus fpuma poni alio ordine apparet. Quare autem in folis febribus ad inftar ignis urentibus fpumofum dejiciatur, dixi faepius; ficuti et quod ufitata nomina permutare ftudiofe contendat, qui librum hunc fcripfit, quamquam id facere nequiverit. Significata itaque permutando, fimul et horum fyntaxin, id eft conftructionem, fuo arbitrio ftatuendo figuras committit folecifmos. Quod fi non fyntaxin appellare lubet, potes eam compofitionem vocare.

XCVI.

Si ex capitis dolore vocis interceptiones fiant atque cum fudoribus febrientes laxentur in fe ipfos et mala repetant, diutius perdurant; et fuperrigere his malum non eft.

Difcordia quaedam non parva inter dictionis hujus expofitores orta eft, aliis aliter eam exponentibus. Ego vero quae ex dictis in ea veritati adaptare potero, facere id conabor. Quod autem reliquum eft non mea, fed ob-

τὸ δ' ὑπόλοιπον οὐκ ἐμὸν, ἀλλὰ τῆς τοῦ γράψαντος ἀσαφείας ἔγκλημα. τὸ γὰρ τοιούτων ἀνδρῶν μετὰ πολλῆς σπουδῆς σαφηνίσαι τὰ λεγόμενα καὶ συναγορεῦσαι προελομένων, ἅπαντας ἀπιθάνους φανῆναι, αὐτοῦ τοῦ συγγραφέως ἐστὶν ἔγκλημα. δοκεῖ δέ μοι τὸ μὲν ἐκ κεφαλαλγίης ἀφωνίαι διὰ τοῦτο εἰρῆσθαι, διότι σημεῖον εἶναι βούλεται τὴν κεφαλαλγίαν τοῦ πεπονθέναι τὴν ἀρχὴν τῶν νεύρων, οὐ τοπικὴν εἶναι διάθεσιν τῆς ἀφωνίας, οἷαι γίνεσθαι πολλάκις εἰώθασιν ἢ διὰ τὴν τάσιν σφοδρὰν ἢ ἔκλυσίν τε καὶ χάλασιν τῶν τὴν φωνὴν ἐργαζομένων μυῶν τε καὶ νεύρων. τὸ δ' ἅμα ἱδρῶσι πλῆθος ὑγρότητος λεπτῆς ἢ τῆς καθεκτικῆς δυνάμεως ἔκλυσιν ἐνδείκνυται. τὸ δὲ χαλῶνται ἐφ' ἑαυτοὺς εἰ μὲν ὡς οἱ πλεῖστοι τῶν ἐξηγητῶν ἤκουσαν, ὡς ἐπὶ τῶν ἀκουσίως διαχωρουμένων, οὕτω καὶ ἡμεῖς ἀκούσομεν, ἤτοι τῆς διανοίας ἐνδείξεται βλάβην ἢ τῶν κλειόντων τὴν ἕδραν μυῶν τε καὶ νεύρων. εἰ δ', ὡς ἔνιοι νομίζουσι, δηλοῦται τὸ χαλᾶν ἐπὶ τῆς διαθέσεως, ὅπερ ἐστὶ μετριωτέραν αὐ-

fcuritatis fcriptoris culpa exiftit; nempe quod viri ejusmodi, qui adhibita multa diligentia quae dicuntur et declarare et defendere volunt, omnes male creduli videantur, fcriptoris eft culpa. Videntur autem mihi ex dolore capitis vocis interceptiones ob id dici, quod capitis dolorem velit fignum effe affecti nervorum principii, non autem localem ipfius interceptionis vocis affectionem, quales fieri faepius confueverunt vel propter tenfionem vehementem vel propter exfolutionem et laxamentum vocem efformantium tum mufculorum tum nervorum. Oratio autem haec cum fudoribus tenuis humiditatis copiam vel retentricis facultatis exfolutionem indicat. Haec autem *χαλῶνται ἐφ' ἑαυτοὺς*, id eft *laxentur in fe ipfos*, fi quidem, ut quam plurimi expofitorum intellexerunt, de iis fcilicet, quae praeter voluntatem excernuntur, ita et nos intellexerimus, vel mentis oftendet laefionem vel claudentium fedem tum mufculorum tum nervorum. Si vero verbum *χαλᾶν*, ut nonnulli exiftimant, de affectione ex-

τὴν ἐργάζεσθαι, διὰ μὲν τοὺς ἱδρῶτας, φασὶν ἐκεῖνοι, συμβήσεται χρονιώτερον ἐργάζεσθαι τὸ νόσημα, διὰ τοῦτο παραλείπουσιν οὗτοι τὴν τοῦ ἐπανιέντος ἐξήγησιν, ἐπειδὴ ταὐτὸν ἀναγκασθήσονται λέγειν, ὅπερ ἐπὶ τοῦ χαλῶντος προειρήκασι. διὰ τοῦτ' οὖν ὑπαλλάξαντες τὸ ε γράμμα καὶ γράψαντες τὸ ον κατὰ τὴν πρὸ τέλους συλλαβὴν ἐπανιόντα φασὶν εἰρῆσθαι, δηλοῦντες δι' αὐτοῦ τὰ ἐπανερχόμενα νοσήματα. καλοῦσι δὲ ἐπανερχόμενα νοσήματα τὰ μετριάσαντα μὲν ἐπ' ὀλίγον, αὖθις δὲ παροξυνθέντα. εἰ μέντοι τὰ χαλῶντα ἐφ' ἑαυτοὺς ἐπὶ τῶν διαχωρουμένων ἀπροαιρέτως εἴρηται, ὁ σύμπας λόγος ἔσται τοιοῦτος. ἂν ἐπὶ κεφαλαλγίᾳ ἀφωνία γένηται, τοῦ κάμνοντος πυρέττοντος σὺν ἱδρῶτι, καὶ χωρὶς προαιρέσεως ἀποκρίνωνται τὰ περιττώματα, κἂν ἐπάνεσίς τις γένηται τῶν συμπτωμάτων ὁμοίως, εἰς χρόνον πλείονα ἐκπίπτει τὰ τοιαῦτα νοσήματα. πρόδηλον δὲ ὅτι χαλεπῶν συμπτωμάτων εἰρημένων οὐκ ἐχρῆν εἰπεῖν μόνον ὅτι χρονιώτερον γίνεται, ἀλλὰ καὶ πρὸ αὐτοῦ πότερον ἐλπίζειν χρὴ σωθήσεσθαι τοὺς οὕτω νοσοῦντας ἢ

ponatur, quod eſt moderatiorem ipſam efficere, ob ſudores quidem, inquiunt illi, morbum diuturniorem fieri continget. Ob eam cauſam praetermittunt hi verbi ἐπανιέντα, id eſt *mala repetant*, expoſitionem, quoniam idem dicere cogerentur, quod in verbo χαλᾷν antea dixerunt. Ob id igitur permutantes ε literam, ſcribentesque ον in ea quae ſinem praecedit ſyllaba ἐπανιόντα dici ajunt, indicantes per id verbum recurrentes morbos; vocant autem ita morbos, qui paulum quidem moderatiores fiunt, ſed rurſus exacerbantur. Porro ſi oratio χαλῶνται ἐφ' ἑαυτοὺς de involuntariis dejectionibus dicatur, totus ſermo talis erit: *ſi ex capitis dolore vocis interceptio fiat, febriente aegro cum ſudore et abſque arbitrio ſuperflua excernunt*; et ſi repetitio quaedam ſymptomatum pari modo fiat, in longius excidunt ejusmodi morbi tempus. Quod autem in dictis gravibus ſymptomatis non dicendum erat ſolum, quod morbi protraherentur, ſed ante hoc, an ſperandum eſſet ſervandos, qui ita aegrotant, an morituros, conſtat

τεθνήξεσθαι, παραλιπὼν ὁ γράψας αὐτὰ περὶ τοῦ χρονίσαι μόνον ἐδήλωσεν. ἀλλὰ τούτῳ πάλιν ἐναντιοῦται τὸ κατὰ τὴν τελευτὴν εἰρημένον ἐπιῤῥιγῶσαι τούτοισιν οὐ πονηρὸν, ὅπερ ἔνιοί φασιν ἡμαρτῆσθαι. χρὴ γὰρ ἄνευ τῆς ἀποφάσεως πονηρὸν, οὐ μετ᾽ αὐτῆς, οὐ πονηρὸν γεγράφθαι. συγχωρηθείσης δὲ τῆς ἐν ἅπασι τῶν ἀντιγράφων εὑρισκομένης γραφῆς, ἥτις ἐστὶ μετὰ τῆς ἀποφάσεως, [766] εἰκότως φασὶν εἰρῆσθαι τὸ ῥῖγος οὐ πονηρὸν εἶναι διὰ τὴν φύσιν ἐκλελυμένην ἐπεγείρειν. ὅτι δὲ ἐκλέλυται, τήν τε ἀφωνίαν καὶ τὴν ἀκούσιον ἀπόκρισιν τῶν περιττῶν καὶ τοὺς ἱδρῶτας δηλοῦν.

ϛζ΄.

Χεῖρες τρομώδεες, κεφαλαλγέες, τραχήλου ὀδυνώδεες, ὑπόκωφοι, οὐρέοντες μέλανα δεδασυμένα, οἷσι ταῦτα μέλανα προσδέχεσθαι ἥξειν, ὀλέθριον.

---

omnibus; praetermittens autem haec ſcriptor de diuturnitate tantum explicavit. Sed rurſus rei huic adverſatur, quod in fine dictionis narratur, ſuperrigere his malum non eſt, in quo quidam erratum eſſe dicunt; nam *malum* ſine negatione, non cum ea, *non malum,* ſcribendum fuit. Conceſſa vero ea, quae in exemplaribus omnibus cum negatione reperiatur ſcriptura, jure inquiunt rigorem dici non malum eſſe propterea, quod exſolutam excitet naturam; quod autem exſoluta ſit tum vocis interceptionem tum involuntariam ſuperfluorum excretionem tum ſudores id oſtendere.

XCVII.

Manus tremulae, caput dolentes, cervicem dolentes, ſurdaſtri, nigra denſata mejentes, quibus haec ſunt, his nigra ventura eſſe exſpectare oportet, pernicioſum.

Ἡ μὲν κεφαλαλγία τούτοις τὴν κεφαλὴν ἐνδείκνυται πάσχειν, ὥσπερ γε καὶ ἡ τῆς ἀκουστικῆς αἰσθήσεως βλάβη τὸν ἐγκέφαλον αὐτὸν, ὥστε καὶ τὴν ὀδύνην τοῦ τραχήλου καὶ τὰς τρομώδεις χεῖρας, τὴν τῶν νεύρων ἀρχὴν πεπονθυῖαν βεβλάφθαι. τὰ δ' οὖρα μέλανα πολλάκις εἴρηται τῆς ἑτέρας ἀρχῆς εἶναι πάθος, καὶ γίνεται τοῦτο διὰ σφοδροτάτην θερμότητα. τὰ δ' οὖρα δεδασυμένα τῶν εἰς ἀσάφειάν εἰσιν ἐπιτετηδευμένων, ὥσπερ καὶ ἄλλα πολλὰ κατὰ τοῦτο τὸ βιβλίον, ἵνα κἀνταῦθα φλυαρεῖν ἔχωσιν οἷς φίλον τοῦτο. κατὰ γοῦν τὸ προγνωστικὸν ἁπάσας τῶν οὔρων τὰς διαφορὰς, αἳ γίνονται τοῖς ὀξέως νοσοῦσι διερχόμενος, οὐκ ἐμνημόνευσε δασέων οὔρων, ὥσπερ οὐδ' ἐν τοῖς τῶν ἐπιδημιῶν ἢ κατὰ τοὺς ἀφορισμούς. ἀλλ' οἵ γε τὰ τοιαῦτα μὲν ἀποφαίνεσθαι τολμηροὶ, περὶ ὧν οὐ τὴν γνῶσιν ἀκριβῆ λαβεῖν ἐστιν οὔτ' εἰ λάβοιμεν ἔχειν τι πλέον ὧν ἐπιστάμεθα. τὰ δ' ὄντως χρήσιμα μὴ γινώσκοντες ἀνώμαλον ἔχειν φασὶ τὴν ἐπιφάνειαν τὰ δασέα τῶν οὔρων ἐξοχαῖς βραχείαις τε καὶ λευκαῖς οἷόν περ θριξὶ τετραχυσμένα.

Capitis dolor caput his affici, veluti et ſenſus auditorii laeſio, cerebrum ipſum oſtendit; quo fit ut et colli dolor et manus tremulae nervorum principium laeſum eſſe portendant. Quod vero nigrae urinae principii alterius affectionem indicent, ſaepe eſt dictum, fitque hoc propter vehementiſſimam caliditatem. Urinae vero denſatae ex eorum ſunt numero, quae ad obſcuritatem tendunt, veluti et alia libri hujus multa, adeo ut impraeſentiarum quoque nugari poſſint quibus id placet. Nempe Hippocrates in prognoſtico differentias urinarum omnes, quae in acutis morbis fiunt, enarrans, nullam de denſis mentionem fecit, ſicuti neque in epidemiis neque in aphoriſmis. At qui talia quidem pronunciare audent, de quibus notitiam exquiſitam habere non poſſumus, neque ſi habuerimus plus aliquid iis quae ſcimus habemus, vere autem commoda non agnoſcunt, inaequalem habere ſuperficiem ajunt urinas denſas, eminentiis ſcilicet tum parvis tum albis veluti capillis exaſperatas. Suntque inter hos

καὶ τινὲς μὲν αὐτῶν ἀφρώδη φασὶν εἶναι τὰ τοιαῦτα τῶν οὔρων, ἀφρὸν λεπτὸν ἐπιπολῆς ἀνωμάλως διεσπαρμένον ἔχοντα, τινὲς δὲ παχέα μὲν αὐτὰ κατὰ τὴν ἐπιφάνειαν ἔχοντα σκληρότητα πάνυ λεπτὴν, ὡς ψάμμον. ἀλλά γε ταῦτα πάντα διελθοῦσιν ἡμῖν οὐδὲν πλέον. αὐτὸς γὰρ ἐπὶ τῷ τέλει τῆς ῥήσεως ἔγραψε μέλανα προσδέχεσθαι ἥξειν καὶ τούτῳ γε πάλιν αὐτῷ προσέθηκεν ὀλέθριον. εἴρηκε δὲ ἔμπροσθεν αὐτὸν οὐρεῖν μέλανα. τὸ γοῦν ἐλπὶς μέλανα ἥξειν ἀπολείπεται περὶ τῶν διαχωρουμένων ἢ ἐμουμένων ἀκοῦσαι. περιττὸν δὲ ἀναμένειν ἐκεῖνα προῤῥήσεως ἕνεκεν, ὀλεθριώτερα αὐτὸν ἑωρακότα σημεῖα οὖρα μέλανα, πρὸς τῷ μήτε διὰ παντὸς μήθ' ὡς τὸ πολὺ μελάνων οὔρων γενομένων, ἔκκρισιν διὰ γαστρὸς ἢ ἔμετον ἕπεσθαι διὰ παντὸς μέλανα. διό μοι δοκεῖ καὶ ὁ Διοσκορίδης ὑπομέλανα γράψαι τὰ τοιαῦτα οὖρα, προσθεὶς τὴν ὑπό πρόθεσιν, ἵνα προῤῥητικόν τι κἂν ὀλίγον ὁ λόγος ἔχῃ. περιττὴ δὲ παντοίως ἔσται τῶν ἄλλων συμπτωμάτων ἡ προσθήκη. τὰ γὰρ ὑπομέλανα

nonnulli, qui fpumofas tales urinas effe dicant, fpumam fcilicet tenuem in fuperficie inaequaliter difperfam habentes, alii vero craffas quidem eas, duritiem in fuperficie, fabuli inftar, valde tenuem obtinentes. Sed fane percurrentibus omnia haec nobis nihil commodi accedit. Nempe auctor ipfe ad dictionis finem ventura exfpectare nigra fcripfit et huic rurfum ipfi adjecit perniciofum. Dixit vero antea nigra mejere aegrum; quare fpes venturorum nigrorum de his relinquitur, quae vel dejiciuntur vel vomuntur, intelligenda, fuperfluum autem exiftit illa exfpectare in gratia praedictionis eum, qui perniciofiora vidit figna, urinas fcilicet nigras. Adde quod neque perpetuo neque ut plurimum nigrarum urinarum excretionem confequuntur per ventrem vel vomitum nigra. Eamque ob caufam mihi videtur Diofcorides fubnigras tales fcripfiffe urinas, fub praepofitionem adjiciens, ut prorrheticum quippiam, tametfi exiguum fermo haberet. Supervacanea autem prorfus erit caeterorum fymptomatum

οὖρα, ῥοπὴν ἔχοντα πρὸς τὸ μέλανα γενέσθαι, τῆς ἰδέας δεῖται τοῦ πυρετοῦ, διοριζομένης ἀσφαλεστέραν πρόῤῥησιν, ἑτέρου δὲ οὐδενός. ἐὰν γὰρ ἱκανῶς ᾖ δριμὺς καὶ πυρώδης ὁ πυρετὸς, ἡ μετάπτωσις εἰς τὸ μέλανα τῶν ὑπομελάνων οὔρων ἔσται ῥᾳδίως. ἐὰν δὲ μὴ τοιοῦτος οὐ πάνυ τι πυρώδης, τούτῳ τρομώδεις αἱ χεῖρες, ὥσπερ καὶ ἡ κεφαλαλγία καὶ τὸ ὑπόκωφον καὶ τὸ τοῦ τραχήλου ὀδυνῶδες. ταῦτα γὰρ ἅπαντα φρενιτικὰ σημεῖα.

ϟη'.

[767] *Αἱ μετ' ἐκλύσεως κατόχως ἀφωνίαι ὀλέθριαι.*

Πάλιν κἀνταῦθα λόγον ἔγραψε κατὰ μέρος, ὥσπερ καὶ πρόσθεν ἡνίκα ἔλεγεν, αἱ παραφροσύναι κάκισται. κοινῶς πᾶσι τοῖς τοιούτοις εἰσὶν, ὃ καὶ τοῖς ἰδιώταις δῆλον ὑπάρχει τὸ τὰ μεγάλα πάθη τοῖς προκεκμηκόσι τὴν δύναμιν ὀλέθρια γίνεσθαι. ἀλλ' ὅπερ ἐκεῖ προεξαδυνατησάντων,

adjectio. Nam fubnigrae urinae, ut nigrae fiant inclinationem habentes, febris fpeciem expoftulant, quae certiorem definiat praedictionem, aliud vero nihil. Si enim abunde tum acris tum ignea febris fuerit, fubnigrae urinae in nigras prompte tranfibunt, fi vero non talis neque magnopere ignea fuerit, huic tremulae manus erunt, veluti et dolor capitis, fubfurditas et cervicis dolor. Haec etenim omnia phrenitica funt figna.

XCVIII.

Quae cum exfolutione et catoche fiunt vocis interceptiones perniciofae.

Rurfus in hoc loco particularem fcripfit fermonem, veluti et antea, quum dixit, defipientiae peffimae. Communiter autem talibus omnibus ineft, quod et idiotis ipfis patet, ut magnae affectiones virtute praefatigatis perniciofae fiant; fed quod ibi praedebilitatorum dixit, id

τοῦτο ἐνταῦθα μετὰ ἐκλύσεως εἶπε. δύναται δέ τις καὶ μετὰ ἐκλύσεως ἢ ἀσθενείας ἢ ἀῤῥωστίας εἰπὼν ἐκπέμψαι φαντασίαν τοῖς πολλοῖς καὶ ἀμαθέσιν ἄλλο τι λέγειν· δύναται καὶ τῶν κατὰ μέρος παθῶν μνημονεύειν, ἵνα ἐν τῷδε δόξῃ λέγειν ἄλλοτε ἄλλα. καὶ γὰρ αἱ περιπνευμονίαι καὶ αἱ πλευρίτιδες ἐν ἀσθενείᾳ δυνάμεως γιγνόμεναι καὶ πᾶν ὁτιοῦν πάθος ἰσχυρὸν ὀλέθριόν ἐστιν. ὅπου γὰρ οὐδὲ οἱ τὴν (201) δύναμιν ἰσχυροὶ διασώζονται πάντες ἐξ αὐτῶν, εὔδηλον ὡς τῶν ἀσθενῶν οὐδένα σωθῆναι δυνατόν ἐστι. νῦν μὲν οὖν ἐμνημόνευσε δύο συμπτωμάτων, ἑπομένων τῇ βλάβῃ τοῦ ἐγκεφάλου, καὶ θάτερον δ' αὐτῶν μόνον εἰπών τις ἀληθεύει. καὶ γὰρ αἱ μετ' ἐκλύσεως κατοχαὶ μοχθηραὶ καὶ αἱ μετ' ἐκλύσεως ἀφωνίαι παραπλησίως αὐταῖς.

ϟθ'.

Πλευροῦ ἄλγημα ἐπὶ πτύσεσι χολώδεσιν, ἀλόγως ἀφανισθὲν, ἐξίστανται.

impraefentiarum cum exfolutione dicit. Poteft autem quispiam et cum exfolutione vel infirmitate vel imbecillitate inquiens, multitudini indoctisque, quafi aliud quippiam dicat, praebere opinionem, poteft quoque et de particularibus affectionibus ita agere ut interim alias alia dicere videatur. Nam et peripneumoniae et pleuritides, quae cum facultatis fiunt imbecillitate, omnis item hujusmodi fortis affectio perniciofa eft, fi enim neque ex ipfis qui viribus valent omnes fervantur, quod nemo ex iis, qui imbecillam habent facultatem, fervari poffit, liquido conftat omnibus. Hoc igitur in loco duo fymptomata, quae cerebri laefionem concomitantur, memoravit, quorum qui vel alterutrum tantum dicit, vera loquitur, nam catochae cum exfolutione pravae funt, vocis interceptiones item cum exfolutione fimiliter his habent.

XCIX.

Lateris dolor ex fputis biliofis, fi abfque ratione evanuerit, in furorem aguntur.

Καὶ τούτου τοῦ λόγου τὸ καθόλου πολλάκις εἴρηται, πάντων τῶν ἀλόγων ἀφανισθέντων κακόν τι σημαινόντων, καὶ ἐνταῦθα δὲ πρόσκειται τῶν κατὰ μέρος τι κακὸν γιγνόμενον ἐπὶ χολώδεσι πτύσμασιν, ἐν πλευριτικοῖς πάθεσιν ἐξαίφνης ἀφανισθεῖσιν, οὐ μὴν διὰ παντὸς ἢ πλειστάκις, ἀλλ' ὅταν ἡ μετάστασις τοῦ χολώδους ἐπὶ τὴν κεφαλὴν γένηται, τηνικαῦτα μόνον οἱ κάμνοντες ἐξίστανται. τῷ μέντοι συνήθει τῆς ἑρμηνείας ἤδη χρησάμενος ὁ γράψας τὸ βιβλίον ἀλλόκοτον ἐποίησε τὴν λέξιν, οὐκ ἐχόντων ἡμῶν τίνι τὸ ἐξίστανται συντάξομεν. ὅσον μὲν γὰρ ἐπὶ τῇ λέξει, τῷ τῆς πλευρᾶς ἀλγήματι, φάντος γε αὐτοῦ, πλευροῦ ἄλγημα ἀλόγως ἀφανισθὲν, ἐξίστανται. πάνυ δ' ἀκύρως ἂν εἴη λεγόμενον τὸ τοῦ πλευροῦ ἄλγημα ἀλόγως ἀφανισθὲν ἐξίστανται. κἂν γὰρ ἀντὶ τοῦ ἐξίστανται ἐξίσταται γράφωμεν χωρὶς τοῦ ν τῆς πρὸ τέλους συλλαβῆς διὰ μόνου τοῦ τ καὶ α, καὶ οὕτως ἄτοπος ἡ ἑρμηνεία γίνεται καὶ πολὺ

Sermonis quoque hujus univerfale faepius eft dictum, quod omnia fine ratione evanefcentia malum quippiam portendant. In hoc loco autem adjectum etiam eft aliquod ex particularibus malum, quod ex biliofis fputis in pleuriticis affectionibus repente evanefcentibus fit, neque tamen perpetuo, neque faepius, fed quum biliofi humoris ad caput ipfum tranfitus fuerit, tunc folum aegri ἐξίστανται, id eft *in furorem aguntur.* Atqui confueta jam enunciatione ufus, qui librum fcripfit alienam fecit dictionem, quum non habeamus, cuinam orationem in furorem aguntur ordinemus componamusque. Nempe quantum quidem ex dictione eft, lateris dolori ordinamus, dicente utique ipfo, lateris dolor abfque ratione fi evanuerit, in furorem aguntur, valde vero improprie dictum fuerit, lateris dolor abfque ratione fi evanuerit, in furorem aguntur; nam etfi pro ἐξίστανται, id eft *in furorem aguntur*, fcribamus ἐξίσταται, id eft *in furorem agitur*, fine ν fyllaba quae finem praecedit per fola στ et α fcripta, non minus et fic abfurda fuerit interpretatio atque priore

χείρων αὐτῆς. τὸ μὲν γὰρ ἀπὸ τῶν παθῶν ἐπὶ τὸν κάμνοντα σολοικώδης ἡ μετάβασις γίνεται, τὸ δ' ἄνευ τοῦ ν λεγόμενον ἐξίσταται, τὴν ἀρχὴν οὐδ' οὕτως, τί πρότερον σημαίνει δυνατὸν εὑρεῖν. κατὰ φύσιν γὰρ ἦν εἰρηκέναι πλευροῦ ἀλγήματος ἐπὶ πτύσμασι χολώδεσιν ἀλόγως ἀφανισθέντος οἱ κάμνοντες ἐξίστανται, σημαίνοντος δηλονότι τοῦ ἐξίστανται παρακοπὴν σφοδρὰν καὶ μανιώδη.

ρ'.

[768] Ἐπὶ τραχήλου ἀλγήματι κωματώδει, ἱδρώδει, κοιλίη φυσηθεῖσα, εἰ δέ τι πρὸς ἀνάγκην ὑγρὰ χαλῶσα, ὑποπεριπλυθεῖσα, ἐκ τουτέων ἄχολα ἐξίστανται. τὰ τοιαῦτα διασωζόμενα μακροτέρως διανοσέει. ἆρά γε εἰσιν ἄχολοι περιπλύσιες εὐηθέστεραι καὶ τὸ φυσῶδες ὄγκῳ προσωφελέοι.

Καὶ κατὰ τήνδε τὴν ῥῆσιν ἀνομοιογενῶν ἐστι συμπτωμάτων ἄθροισμα. τραχήλου μὲν γὰρ ἄλγημα μετὰ κώματος

deterior longe, nempe in illa ab affectionibus ad aegrum per foloecifmum tranfitur. Hoc autem ἐξίσταται, tametfi abfque ν enuncietur, ne fic tamen prorfus quid prius illud fignificet invenire queas, nam fecundum naturam dixiffe licebat, lateris dolore ex biliofis fputis abfque ratione occultato aegri ἐξίστανται, verbo illo videlicet fignificante dementiam vehementem et maniae participem.

C.

Ex cervicis dolore comatofo et fudante alvus inflata, fi ad neceffitatem liquida demiferit infufo fubluta, ex his bile carentia in ecftafin aguntur. Talia autem fi ferventur, diutius aegrotat; an et his non biliofae proluvies benigniores fint et flatuofo tumori profuerint?

Acervantur quoque in hac dictione diffimilis generis fymptomata. Cervicis etenim dolor cum comate morbo-

ἐν τῇ κεφαλῇ νοσώδη διάθεσιν εἶναι σημαίνει. ὁ δ' ὡς σύμπτωμα καὶ μὴ κριτικὸς ἱδρὼς ἤτοι πλῆθος ἢ ἀῤῥωστίαν ἐνδείκνυται τῆς ἑλκτικῆς τε καὶ καθεκτικῆς ὀνομαζομένης δυνάμεως. ἐμφυσηθεῖσα δ' ἡ γαστὴρ αὐτὸ δὴ τοῦτο πεπονθέναι τὸ μόριον δηλοῖ τὴν γαστέρα. τὸ δὲ πρὸς ἀνάγκην ὑγρὰ χαλᾶν, ὑποπεριπλυθεῖσαν δὲ τοῦτο ποιεῖν, τὸ ἧπαρ ἐνδείκνυται πεπονθέναι. ἐξίστασθαι δὲ, ὅπερ ἐστὶ παρακόπτειν σφοδρῶς, τούτους φησὶ καίτοι μηδενὸς σημείου γενομένου τῆς ἐκστάσεως. τὸ γὰρ κωματῶδες εἴρηται μόνον ἐγκεφάλου πάθος, ἐναντίον ὑπάρχον ἐκστάσει. πλὴν εἰ τὸ τραχήλου τις ἄλγημά φησι τῆς ἐκστάσεως εἶναι σημεῖον, ὃ μηδὲ τὴν ἁπλῆν παραφροσύνην σημαίνειν δύναται μόνην, ἄνευ γε τοῦ καὶ ἄλλα προσελθεῖν αὐτῷ σημεῖα, οἷον ἀγρυπνίαν, κεφαλαλγίαν, ὄμμα θρασὺ, θρασεῖαν ἀπόκρισιν, ὕπνους ταραχώδεις ἤ τι κατὰ τὰς αἰσθήσεις ἢ προαιρετικὰς κινήσεις βεβλαμμένον. εἰκότως οὖν ἀντὶ τοῦ ἐξίστανται ἔνιοι ἐφίστανται ἐπὶ τῶν διαχωρημάτων εἰρῆσθαι φάσκοντες αὐτὰ καὶ συνῆφθαι μᾶλλον ἐκείνοις, ὡς εἶναι τὸ

ſam in cerebro aſſectionem eſſe oſtendit. Sudor vero tanquam ſymptoma et non judicatorius aut redundantiam aut retentricis facultatis imbecillitatem indicat. Alvus autem inflata eam ipſam partem aſſectam eſſe indicat, ventrem ſcilicet. Ad neceſſitatem autem liquida demittere ſublutumque id facere jecur oſtendit aſſectum. *Ἐξίστασθαι* autem, quod eſt *παρακόπτειν σφοδρῶς*, id eſt *valde deſipere*, eos ait, etſi nullum fortis deſipientiae, quam *ἔκστασιν* vocant, ſignum effectum fuerit, dictum eſt enim comatoſum tantum, quae eſt aſſectio cerebri, contraria ecſtaſi, niſi quis cervicis dolorem ſignum ecſtaſis eſſe dicat; quod neque ſimplicem deſipientiam abſque ſignorum aliorum conjunctione ſignificare poteſt, ut ſunt vigiliae, capitis dolores, ferox oculus, reſponſio audax, ſomni turbulenti aut aliqua in ſenſibus vel motionibus arbitrariis laeſio. Jure igitur quidam pro *ἐξίστανται* legunt *ἐφίστανται*, id eſt cohibentur, de alvi excrementis dici aſſirmantes atque melius copulari illis, ut ita continuetur dictio:

συνεχὲς τῆς λέξεως τοιόνδε, κοιλίη φυσηθεῖσα. εἰ δέ τι πρὸς ἀνάγκην ὑγρὰ χαλῶσα ὑποπεριπλυθεῖσα, ἐκ τουτέων ἄχολα ἐφίσταται. τούτοις οὖν ἐφεξῆς εἰπὼν, τὰ τοιαῦτα διασωζόμενα μακροτέρως διανοσέει. τελευταῖον ἔγραψεν ἆρά γε ἄχολοι περιπλύσιες εὐηθέστεραι καὶ τὸ φυσῶδες ὄγκῳ προσωφελέει; ὡς εἰ καὶ οὕτως εἶπε· καὶ φυσῶδες ὄγκωμα προσωφελοῦσι. τοῦτο δ' αὐτὸ πάλιν ἴσον δύναται τῷ τοὺς φυσώδεις ὄγκους ὠφελεῖν. εἰ δὲ ἀλλόκοτός σοι ἡ σύνταξις εἶναι δοκεῖ, χρὴ συγγινώσκειν τοῖς οὕτως ἐξηγουμένοις· πάμπολλα γὰρ ἐν τῷ βιβλίῳ τούτῳ τοιαῦτα φαίνεται ἀσυνήθεσι τῶν ὀνομάτων ἑρμηνευόμενα. εἰκότως δὲ φαίνεται ζητῶν, εἰ ἄχολοι περιπλύσεις τοὺς τοιούτους ὄγκους ὠφελέουσι, τεκμαιρόμενος τοὺς φυσώδεις οὐχ ὑπὸ χολῆς, ἀλλ' ὑπὸ ψυχρῶν ὑγρῶν ὑδατωδῶν κατὰ τὴν σύστασιν ἅμα πνεύματι φυσώδει γίγνεσθαι. κατ' αὐτὴν μὲν οὖν τὴν ἐξήγησιν ὁμολογεῖν ἀλλήλοις φαίνεται ταῦτα καὶ καλῶς ὑπό τινων γέγραπται τὸ συνίσταται ἢ ἐφίσταται κατὰ τῶν διαχωρημάτων, καὶ μᾶλλόν γε αὐτὸ τὸ ἐφίσταται· διότι γάρ ἐστιν

venter inflatus fi ad neceffitatem liquida demiferit fublutus, ex his bile carentia excrementa cohibentur. Poft haec vero inquiens: *talia autem fi ferventur, diutius aeger aegrotabit;* tandem fcripfit: *an his bile carentes proluvies, mitiores meliorisque moris exiftunt et quod flatuofum eft tumoris adjuverint;* quafi ita dixerit: *et flatuofum tumorem adjuverint?* Quod rurfus idem in fignificatu poteft, quod et flatuofis tumoribus opem ferre. Quod fi aliena tibi videatur conftructio, ignofcendum eft iis, qui ita enarrant; permulta fiquidem talia libro in hoc videntur pronunciari nominibus inufitatis. Jure autem optimo investigare videtur an bile carentes proluvies tales juvent tumores flatuofos, non a bile, fed a frigidis humoribus fubftantia aquofis et flatuofo fpiritu fieri conjiciens. Secundum hanc igitur expofitionem confentire haec inter fe videntur; et non perperam a quibusdam fcriptum eft *συνίσταται* vel *ἐφίσταται*, id eft confiftunt vel cohibentur, de dejectionibus et magis ipfum *ἐφίσταται*, id eft cohi-

ἄχολα, διὰ τοῦτο ἐφίσταται καὶ πρὸς ἀνάγκην μόγις χαλᾶται, τουτέστι μετὰ τοῦ πραγματεύσασθαί τι τὸν ἰατρόν. ἐκ περιττοῦ δὲ πάλιν φαίνεται τὸ κατὰ τὴν ἀρχὴν ἐπὶ τραχήλου ἀλγήματι κωματώδει συνῆφθαι, κατὰ μηδὲν συνημμένον τοῖς περὶ τὴν κοιλίαν συμπτώμασιν. ἔοικεν οὖν, ὥσπερ ἄλλας πολλὰς συνδρομὰς ἐφαίνετο τεθεαμένος ἐφ' ἑνὸς ἢ δυοῖν ἐπὶ τὸ γράφειν ἀφῖχθαι, καὶ νῦν οὕτω πεποιηκέναι, χωρὶς τοῦ προσγράψαι τὸν ἄῤῥωστον ὀνομαστὶ, καθάπερ ἐπ' ἄλλων ἐποίησε. [769] καὶ εἴπερ τοῦθ' οὕτως ἔχει δυνατόν ἐστιν ἐν ἀρχῇ μὲν τῆς νόσου πλῆθός τι χυμῶν, ψυχρῶν μὲν τῇ κράσει, λεπτῶν δὲ τῇ συστάσει, τὰ περὶ κεφαλὴν καὶ τράχηλον ἐνοχλῆσαι μόρια, μεταῤῥυὲν δὲ ἐπὶ τὰ κατὰ τὴν γαστέρα τόν τε φυσώδη κατ' αὐτὴν ἐργάσασθαι ὄγκον καὶ τὰ διαχωρήματα λεπτὰ καὶ ὑδατώδη ποιῆσαι καὶ διὰ τοῦτο μένοντα κατὰ τὴν γαστέρα καὶ μὴ διεξερχόμενα, καθάπερ τὰ χολώδη καὶ δάκνοντα. διαφέρει δὲ οὐ σμικρὸν ἢ τὰ συμβάντα τινὶ διηγουμένου τοῦ τὸ βιβλίον

bentur; nam quia ἄχολα, id eſt *bile carent*, ob id cohibentur atque ad neceſſitatem vix deponuntur, hoc eſt cum medici auxilio. Superflue autem inter initia conjunctum eſſe videtur: *ex cervicis dolore comatoſo et ſudante*; nullo pacto ventris ſymptomatis cohaerens quadransque. Quo igitur modo concurſiones alias multas in uno vel duobus contemplatus, ad eas ſcribendas perveniſſe eſt viſus, ita et nunc feciſſe eſt veriſimile, non praeſcripto aegrotantis nomine, ut in aliis fecit. Et ſi res ita habet, fieri poteſt ut in principio quidem morbi copia quaedam humorum et temperamento frigidorum et ſubſtantia tenuium, particulas circa caput cervicemque infeſtaverit; defluensque in ventrem et flatuoſam in eo molem pepererit et dejectiones tum tenues tum aquoſas fecerit, atque ob id manentes in ventre et non penetrantes, quo penetrant modo, quae tum bilioſae tum mordentes exiſtunt. Caeterum non parum intereſt, an auctore libri quae cuipiam evenerunt narrante, cauſas nos red-

γράψαντος αἰτίας αὐτῶν ἡμᾶς ἀποδιδόναι πιθανὰς, ὡς ἐν τῷ τῶν ἐπιδημιῶν ἐποιήσαμεν, ἢ ὡς καθολικοὺς τοὺς λόγους ἐξετάζειν. ἀπὸ μὲν γὰρ τῆς κεφαλῆς εἰς τὴν γαστέρα μεταῤῥυῆναί τις δύναται χυμὸς, ὥσπερ γε καὶ εἰς τὸν φάρυγγα καὶ λάρυγγα καὶ πνεύμονα καὶ εἰς θώρακα καὶ διάφραγμα καὶ σπλῆνα καὶ ἧπαρ καὶ ὁτιοῦν ἄλλο, καθάπερ γε κἀξ ἐκείνων γε ἑκάστου πάλιν ἐπὶ τὴν κεφαλὴν ἀνηνέχθαι. τὸ δ' ἤτοι διὰ παντὸς ἢ πλειστάκις εἰς ἓν τῶν εἰρημένων τὴν μετάστασιν γίνεσθαι ψεῦδος, ὅπερ αἱ πλεῖσται τῶν κατὰ τοῦτο τὸ βιβλίον ἐνδείκνυνται ῥήσεις, ἐφ' αἷς ἁπλῶς ἀποφαίνεται, χωρὶς τοῦ προσθεῖναι τὸν ἐπαπορητικὸν σύνδεσμον ἢ τὸν ἄῤῥωστον αὐτὸν ὀνομαστί. ἀλλά γε κατὰ τὴν προκειμένην ῥῆσιν εἰπὼν, ἆρά γέ εἰσιν αἱ ἄχολοι περιπλύσιες εὐηθέστεραι; δῆλος ἐγένετο μὴ θαῤῥεῖν ὡς καθολικῷ τῷ λόγῳ. τὸ δὲ εὐηθέστεραι ῥῆμα σημαίνει μὲν καὶ τὸ κακοηθέστεραι. καὶ πολλάκις κατὰ τοῦτο τὸ σημαινόμενον τούτῳ φαίνονται κεχρημένοι πολλοὶ τῶν παλαιῶν. σημαίνει δὲ καὶ τὸ εὔτροποι. κέχρηνται γὰρ καὶ τούτῳ

dere eorum probabiles tentemus, quemadmodum in opere epidemiorum fecimus, an veluti univerfales fermones indagare. A capite enim ad ventrem defluere poteft humor, veluti et in fauces gutturque et pulmonem et thoracem et feptum transverfum et lienem et hepar et quidvis aliud; veluti et ex uno quoque horum rurfus ad caput advehi; fed vel perpetuo vel magna ex parte in unum dictorum permeatio fiat, falfum exiftit; id quod plurimae libri hujus dictiones oftendunt, in quibus fimpliciter enunciatur abfque adjectione conjunctionis dubitativae vel nominis aegrotantis. Verum in hac dictione inquiens, an et his bile carentes proluvies *εὐηθέστεραι*, id eft *melioris moris*, exiftant? fefe haud quaquam fermoni univerfali confidere declaravit. *Εὐηθέστεραι* autem fignificat quidem et *κακοηθέστεραι*, id eft maligniores et faepius in hoc fignificato plerique veterum ufi videntur; verum et *εὔτροποι* fignificat, id eft mitiores, et ut vertantur promptiores; ufi

τινὲς τῶν παλαιῶν, (202) καθὸ καὶ νῦν ἔοικεν εἰρῆσθαι. συνεμφαίνει γὰρ τὸ κατὰ τὴν τελευτὴν τῆς ῥήσεως εἰρημένον προσωφελέειν.

ρα'.

Κοιλίης περίτασις πρὸς ἀνάγκην ὑγρὰ χαλῶσα, ταχὺ ὀγκουμένη, ἔχει τι σπασμῶδες, οἷον καὶ τῷ Ἀσπασίου υἱῷ, τὸ ἐπιῤῥιγοῦν τούτοις ὀλέθριον. ἐκ τουτέων σπασμώδης γενηθεὶς καὶ ἐμφυσηθεὶς, μακρότερον διανοσήσας, στόματι σῆψις χλωρὴ ἐπεγένετο.

Εἴρηταί μοι καὶ πρόσθεν ὡς ἡ διδασκαλία τῆς ἰατρικῆς θεωρίας ὑφ' Ἱπποκράτους διὰ τῶν καθόλου γέγονεν ἐν ἅπασι τοῖς γνησίοις βιβλίοις, προχειριζομένου ποτὲ καὶ τῶν κατὰ μέρος ἔνια παραδείγματος ἕνεκα πρὸς σαφήνειαν τῶν μανθανόντων. ἐπεὶ δ' οὐκ ἀπόχρη τὰ καθόλου θεωρήματα μαθεῖν εἰς τὸ διαγινώσκειν ἑτοίμως ἐπὶ τῶν ἔργων αὐτὰ χωρὶς τοῦ γυμνάζεσθαι, διὰ τοῦτο γυμνασίας ἕνεκα

ſiquidem ſunt et hoc ſignificato quidam ex antiquis, juxta quod et nunc dictum eſſe videtur, nempe id commonſtrat, quod in fine ſententiae dictum eſt, adjuverint.

CI.

Alvi circumtentio ad neceſſitatem liquida demittens, cito intumeſcens, convulſivum quiddam habet; ut et Aſpaſii filio. Superrigere his pernicioſum; ex his convulſus et inflatus quis quum diutius aegrotaverit, in ore putredo viridis oboritur.

Dictum a me etiam ſuperius eſt quod medicae ſpeculationis doctrina ab Hippocrate in legitimis omnibus libris per univerſalia facta ſit, expromente etiam aliquando particularia quaedam gratia exempli ad eorum qui diſcunt perſpicuitatem. Sed quoniam non ſatis eſt praecepta univerſalia condiſcere, ut ea prompte in operibus dignoſcantur abſque exercitatione, ob id gratia exerci-

ἔγραψε τοὺς ἐν τοῖς τῶν ἐπιδημιῶν ἀῤῥώστους, ἐφ᾽ ὧν οὐδὲν παρέλιπε τῶν συμβάντων αὐτοῖς. ἡ δ᾽ ὑπὸ τοῦ τὸ προῤῥητικὸν γράψαντος ἀνδρὸς γινομένη διδασκαλία δέδεικται μὲν ἤδη πολλάκις οὐκ ἔχουσα τὸ καθόλου, πλὴν εἴ που σπανίως. ἀπολειπομένη δὲ καὶ τῆς κατὰ μέρος ἀκριβοῦς διηγήσεως, ὁποῖα γέγραπται κατὰ τοὺς ἐν τοῖς ἐπιδημιῶν ἀῤῥώστους, ἔνθα πρῶτον μὲν ἐὰν ἐπίσημόν ἐστί τι τῶν προκαταρξάντων αἰτίων, δεδήλωκε λέγων οἷον εἴ τις ἐκ κόπων ἢ γυμνασίων ἀκαίρων ἢ μέθης ἤρξατο νοσεῖν, εἶθ᾽ ὅτι τὴν μὲν πρώτην τῶν ἡμερῶν ἐγένετο ταυτὶ περὶ αὐτὸν, ἐν δὲ τῇ δευτέρᾳ ταυτὶ, [770] καὶ οὕτως κατὰ τὴν τρίτην καὶ τὴν τετάρτην καὶ τὰ ἐφεξῆς ἅπαντα διηγεῖται τὰ γενόμενα τοῖς παρ᾽ αὐτοῦ μεμαθηκόσι τὴν καθόλου θεωρίαν, ἐφαρμόττειν προτρέπων τοῖς πεφηνόσι κατὰ τοὺς ἀῤῥώστους, μετὰ τοῦ καὶ αὐτὸν ποδηγεῖν ἐνίοτε πρὸς τὴν γυμνασίαν, ὡς ἐπιδέδεικταί μοι κατὰ τὰς ἐξηγήσεις αὐτῶν. ὁ δὲ τοὺς ἐν τούτῳ τῷ βιβλίῳ γράφων ἀῤῥώστους ἀπὸ τῆς τοιαύτης διηγήσεως ἐπί τισι τῶν ὀφθέντων ἅπαξ ἤδη βούλεται κα-

tationis aegros in epidemiis fcripfit, in quibus nihil eorum, quae his contigerunt, eft omiffum. Quod vero quae a prorrhetici auctore emanavit doctrina, non habeat univerfale, nifi utique raro, jam faepius eft oftenfum. Deficit quoque et ea ab exquifita illa particulari enarratione, quae in epidemiorum aegris defcripta eft; ubi primum quidem, fi infignis aliqua fit ex caufis procatarcticis indicat, recenfens, fi quis verbi gratia vel ex laboribus vel exercitationibus intempeftivis vel ebrietate aegrotare coeperit; deinde quod primo quidem die haec circa aegrum contigerunt et fecundo alio et ita tertio et quarto et aliis deinceps diebus, omnia quae fuerunt explicat, iis qui ab ipfo didicerint, praeceptionem univerfalem confentaneam iis effe, quae in aegris apparuerunt, oftendens; ducitque fimul interdum is ad exercitationem, ut in horum explicationibus oftendimus. Qui vero aegros in hoc fcribit libro, ab hujusmodi enarratione ex quibusdam femel vifis jam univerfalia praecepta conftituere intendit,

θόλου θεωρήματα συνίστασθαι, σφαλλόμενος ἐν πολλοῖς οὐ σμικρὰ, καθάπερ ἐν τῷ ἑτέρῳ γενόμενον, ἑτέρῳ προσνέμειν, ὥσπερ καὶ νῦν. τῷ γοῦν Ἀσπασίου υἱῷ τὰ περὶ τὴν γαστέρα συμπτώματα γράψας μόνον, σπασμώδη τί φησιν ἔχειν αὐτά. τρία δ' ἐστὶν ἃ ἔγραψε συμπτώματα, πρῶτον μὲν κοιλίης περίτασις, ἐφεξῆς δ' αὐτῆς τὸ πρὸς ἀνάγκην ὑγρὰ χαλᾷν, ὅπερ ἔν τισι διαχωρεῖν εἴωθε λέγειν, καὶ τρίτον ἐπ' αὐτοῖς τὸ ταχέως ὀγκοῦσθαι. συνεκφαίνει δὲ τούτῳ καὶ τὸ μειοῦσθαι τὴν αὐτὴν ἴσως ἐπὶ τοῖς ὑγροῖς διαχωρήμασι. καὶ γὰρ ἐφεξῆς αὐτῶν εἴρηται τὸ ταχὺ ὀγκουμένη. τούτοις δὲ τοῖς συμπτώμασι μόνοις ἐζεῦχθαι σπασμῶδές τι ἐάν τις ἐπὶ νοσοῦντος οὕτως ἀνθρώπου προείποι, σφαλήσεται μὲν πάνυ πολλάκις, ἐπιτύχῃ δ' ἂν ποτε κἂν ἅπαξ ἐν τῷ σπανίῳ. καὶ αὐτὸς δὲ ὁ ταῦτα γράψας, ὅμοια τοῖς νῦν εἰρημένοις συμπτώμασι κατὰ τὴν γαστέρα προειρηκὼς ἐν τῇ πρὸ ταύτης ῥήσει, περὶ σπασμοῦ λόγον πεποίηται οὐδένα, καίτοι τραχήλου πόνον εἰρηκὼς γεγονέναι μετὰ κώματος. ἔχει δ' ἡ ῥῆσις ὧδε· ἐπὶ τραχήλου ἀλγήματι κω-

non parum in multis errans, ut in hoc, quod alteri factum ſit, alteri attribuere, quomodo et nunc. Nempe ubi Aſpaſii filii ventris ſymptomata ſolum ſcripſit, ea convulſivum quippiam habere ait. Tria autem ſunt ab eo ſcripta ſymptomata, unum quidem eſt ventris diſtentio; alterum ad neceſſitatem liquida demittere, quod pro *διαχωρεῖν*, id eſt dejicere, dicere conſuevit; tertium ab ipſis eſt, cito intumeſcere. Significat autem cum hoc et quod venter minuatur forſan ex liquidis dejectionibus; nempe mox poſt ipſas dictum eſt, cito intumeſcens. Solis autem his ſymptomatis junctum, convulſivum quiddam, ſi quis in ita aegrotante homine praedixerit, falletur ſaepiſſime; verum aliquando vel etiam in paucis ſemel voti fiet compos. Is quoque qui haec ſcripſit, ubi dictis nunc ventris ſymptomatis ſimilia, in antecedente dictione commemoravit, de convulſione nullum fecit ſermonem, etſi cervicis dolorem factum cum comate dixerit. Ita autem habet oratio: *ex cervicis dolore comatoſo et ſudante venter*

ματῶδει ἱδρῶδει κοιλίη φυσηθεῖσα· εἰ δέ τι πρὸς ἀνάγκην ὑγρὰ χαλῶσα, ὑποπεριπλυθεῖσα. δῆλον οὖν ὅτι τὰ μὲν κατὰ τὴν κοιλίαν συμπτώματα παραπλήσια τοῖς νῦν εἰρημένοις εἰσὶν, ἔξωθεν δ' αὐτῶν ἄλγημα τραχήλου πρόσκειται, νευρώδους μορίου καὶ πλησίον ἐγκεφάλου κειμένου καὶ τὸν νωτιαῖον περιέχοντος, μετὰ τοῦ καὶ τὸν ἐγκέφαλον ἤδη πεπονθέναι. τὸ γὰρ κωματῶδες ἐκείνου σύμπτωμα πιθανώτερον ἦν ἐπὶ τοῦ κάμνοντος οὕτως γεγράφθαι τὸ ἔχειν τι σπασμῶδες, οὐκ ἐπὶ τοῦ νῦν. ἐφ' οὗ δυνατόν ἐστιν ἕτερόν τι σύμπτωμα γεγονέναι τοῦ σπασμοῦ δηλωτικὸν, ὃ παρέλιπεν ἐν τῇ διηγήσει, εἰ μὴ ἄρα τὸ ἐπιῤῥιγοῦν αὐτὸ εἰρημένον ἐν αὐτῇ νομίζει τις σπασμοῦ σημεῖον. εἴρηται γὰρ καὶ τοῦτο τῶν ἐξηγητῶν ἐνίοις. οὐδὲ τὰς ὁσημέραι τριταίας τε καὶ τεταρταίας περιόδους ὁρῶσι, μετὰ σφοδροτάτου ῥίγους ἐνίοις γινομένας, οὐδὲν ἐχούσας σπασμῶδες. ἀλλ' οὕτως εἰσὶ σοφώτατοι τὰ τῆς ἰατρικῆς οἱ τὰ τοιαῦτα γράφοντες, ὡς ἡγεῖσθαι νεύρων εἶναί τι πάθος ῥῖγος, ὡς σπασμὸν καὶ τρόμον. οὔτε δὲ διὰ τί σπασμώδης ὁ τοῦ

inflatus, fi ad neceffitatem humida demiferit, fublutus. Quod igitur fymptomata ventris haec fimilia iis fint, quae nunc funt dicta, liquido conftat omnibus; fed praeter haec cervicis adjectus eft dolor, nervofae partis et prope cerebrum fitae et dorfalem medullam continentis, cum hoc quod cerebrum jam erat affectum; nempe comatofum cerebri eft fymptoma; verifimilius autem erat in ita laborante fcriptum fuiffe, habere aliquid convulfivum, non autem in praefenti; in quo fieri poteft ut fymptoma aliquod aliud convulfionis indicatorium factum fit, quod in enarratione omifit; nifi ipfum fuperrigere in ea dictum quis convulfionis fignum effe exiftimaverit; quod fane et ipfum a quibusdam expofitoribus eft dictum, qui quotidie tertianos quartanofque circuitus quibusdam cum vehementiffimo rigore fieri, nihil convulfivum habentes, non vident. Verum qui talia fcribunt, adeo in re medica fapientiffimi funt, ut rigorem nervorum affectionem effe, ut convulfionem tremoremque exiftiment. Neque fane

Ἀσπασίου υἱὸς ἐγένετο δύναιτ' ἄν τις εἰπεῖν, ἁπάντων μὴ γεγραμμένων τῶν συμβάντων αὐτῷ, οὔτε διὰ τί χλωρὰ σηπεδὼν ἐν τοῖς κατὰ τὸ στόμα τόποις ἐγένετο. κακοχυμίας μὲν γὰρ ἔκγονα τὰ τοιαῦτα παθήματα. πόθεν δ' ἤθροισέ ποτ' αὐτὴν ἄδηλον, οὐκ εἰδότων ἡμῶν ὅπως διῃτήθη. οὐ μὴν οὐδὲ τὰ κατὰ τὴν κοιλίαν αὐτοῦ γενόμενα σηπεδονώδους καὶ κακοχυμίας σημεῖον, πρὸς τῷ μηδὲ τίνα λέγει τὴν χλωρὰν σηπεδόνα γινώσκεσθαι σαφῶς, ἐπειδὴ χλωρὰ καὶ τὰ τὴν ἰώδη χροιὰν ἔχοντα καλοῦσι καὶ τὰ τὴν ὠχράν.

ρβ'.

[771] *Τὰ κατ' ὀσφὺν κατὰ λεπτὸν χρόνια ἀλγήματα, πρὸς ὑποχόνδριον γριφόμενα, ἀποσιτικὰ, ἅμα πυρετῷ, τούτοισιν εἰς κεφαλὴν ἄλγημα σύντονον ἐλθὸν κτείνει ὀξέως τρόπῳ σπασμώδει.*

Εἴθ' ὑπὸ λεπτὸν ἢ κατὰ λεπτὸν, ἑκατέρως γὰρ γράφουσιν, ἀσάφειαν ἔχει πολλὴν, διό τινες ἔγραψαν ὑπὸ πλευ-

cur Afpafii filius convulfivus factus fit poterit quis dicere, non fcriptis omnibus, quae ipfi contigerunt; neque cur viridis putredo in oris locis facta fit; fucci etenim vitiofi foboles funt ejusmodi pathemata, quam unde aliquando acervaverit eft incertum, quum quanam victus ratione fit ufus ignoremus; neque vero quae in ipfius ventre facta funt, putridae cacochymiae fignum praeferunt; adde quod neque quamnam dicat putredinem viridem, manifefte cognofcitur, quoniam χλωρὰ et quae aeruginеum et quae pallidum habent colorem vocitant.

CII.

Lumborum tenues et diuturni dolores qui ad hypochondrium irretientes ciborum faftidium invehunt una cum febre, his ad caput dolor vehemens appulfus, acute convulfivo modo perimit.

Sive ὑπὸ λεπτὸν five κατὰ λεπτὸν, id eft tenues, fcribatur, utroque enim modo fcribunt, multam habet obfcu-

ρόν. οἱ δ᾽ οὖν ὑπὸ λεπτὸν ἢ κατὰ λεπτὸν γράψαντες ἐσχίσθησαν ταῖς γνώμαις, ἔνιοι μὲν ἔντερον λεπτὸν εἰρῆσθαι λέγοντες, ἔνιοι δὲ τὸ πλατὺ καὶ ἱερὸν ὀνομαζόμενον ὀστοῦν. εἰσὶ δ᾽ οἳ καὶ τρίτον τι τούτων ἐποίησαν, ὡς λέγειν ἄμφω ἅμα, καὶ συνάπτουσι τὸν λόγον τοῖς ἐπιφερομένοις. φασὶ γὰρ ἀπὸ τῆς ἐπὶ πύλαις ἥπατος φλεβὸς ἀποφύσεις τε καὶ κατασχίσεις παμπόλλας κατὰ τὸ μεσάραιον γίγνεσθαι. τούτων οὖν πασχουσῶν ὀδύνας ἕπεσθαι κατὰ τὴν ὀσφὺν οὐ συνεχεῖς, ἀλλὰ κατὰ λεπτάς τινας διαστάσεις, ἅστινας ἀνάγεσθαί τε καὶ συνάγεσθαι καὶ οἷον συσπᾶσθαι πρὸς τὸ δεξιὸν ὑποχόνδριον ἐπὶ τὰς πύλας τοῦ ἥπατος. ἔνθα τὴν οἷον ῥίζαν εἶναι τοῦ πάθους ὑποτίθενται, φλεγμαινούσης τῆς φλεβὸς ταύτης ἅμα ταῖς ἀποφύσεσιν ἁπάσαις. διὰ τί δ᾽ οὕτως ἀκούειν χρὴ τοῦ γριφόμενα, παραλείπουσι μὲν οὗτοι, λέγουσι δ᾽ ἄλλοι τινὲς παρὰ τὸν γρῖφον ὠνομάσθαι. καλεῖται δ᾽ οὕτως τι τῶν ἁλιευτικῶν δικτύων, οὐχ ὡς οὗ-

ritatem. Eam ob caufam quidam *ὑπὸ πλευρὸν*, id eft fub coftam, fcripferunt. Qui ergo vel *ὑπὸ λεπτὸν* vel *κατὰ λεπτὸν* fcripferunt, fententiis funt divifi; nempe alii tenue inteftinum dici afferunt, alii latum os et facrum appellatum. Sunt qui horum tertium quippiam fecerunt, ita ut fimul utrumque dicant rationemque fimul iis, quae inferuntur, adjungant; nempe a vena, quae ad portas jecoris eft, propagines, fciffurasque plurimas in mefaraeo fieri ajunt atque illis affectis lumborum dolores non continuos, fed tenuibus quibusdam intervallis infeftantes fuccedere; quas ad dextrum hypochondrium in jecoris portas tum reduci tum contrahi et veluti convelli ajunt; ubi velut radicem effe affectionis fupponunt, quum haec vena una cum propaginibus phlegmone laboret. Quare autem ita intelligendum fit verbum *γριφόμενα*, id eft griphorum modo euntes, praetermittunt quidem hi, fed quidam alii *παρὰ τὸν γρῖφον* nomen accepiffe ajunt; vocatur autem ita rete quoddam pifcato ium, non ut hi exiftimant, per

τοι νομίζουσι διὰ τοῦ φ γραφόμενον. ἕτερον γὰρ τὸ τῆς φωνῆς σημαινόμενον ταύτης, ἀλλὰ διὰ τοῦ π, διὸ καί τινες ἐν τῇ προκειμένῃ ῥήσει γριπόμενα γράφουσι, τινὲς δὲ τοὺς ἐνειλουμένους ὑμένας γριφομένους φασὶ λέγεσθαι συνήθως, ὅταν τις διαγράφῃ τε καὶ διαγινώσκῃ τῷ δακτύλῳ. ἐκ μεταφορᾶς οὖν τὰ τοῖς δακνομένοις τε καὶ διαγραφομένοις ἀλγήματα γιγνόμενα κεκλῆσθαι γριφόμενα. τινὲς δὲ καὶ κατὰ τὴν ἀρχὴν τῆς ῥήσεως εἰρῆσθαί φασι τὰ κατὰ τὴν ὀσφὺν καὶ κατὰ λεπτὸν χρόνια ἀλγήματα, ὡσεὶ καὶ κατὰ τόνδε τὸν τρόπον εἰρήκει τὰ κατὰ σμικρὸν ἀλγήματα γινόμενα, τουτ- (203) έστι τὰ ἀσθενῆ. συγχωρήσαντες οὖν καὶ τοῖς οὕτως ἐξηγουμένοις καὶ τοῖς τὰς πύλας τοῦ ἥπατος πάσχειν ὑποσχομένοις ὀρθῶς εἰρῆσθαι πάντα. καὶ γὰρ τὸ ἀποσιτεῖν κατὰ τῶν ἀνορέκτων εἰρημένον ἕν τι τῶν τεκμηρίων εἶναί φασι τοῦ πεπονθέναι τὸ ἧπαρ, ἀκούσωμεν παρ᾽ αὐτοῦ, τίς ἐκ τῶν οὕτως εἰρημένων ἡμῖν ὠφέλεια γενήσεται. φησὶ γὰρ ὁ γράψας τὴν ῥῆσιν, τούτοισιν εἰς κεφαλὴν ἄλγημα σύντονον ἐλθὸν κτείνει ὀξέως τρόπῳ σπασμώδει. ἆρ᾽ οὖν συμβουλεύουσιν ἡμῖν προειπεῖν ἑπόμενα

φ fcriptum, nempe aliud vocis hujus fignificatum exiftit, fed per π. Quare quidam in praefenti fententia fcribunt *γριπόμενα*; alii involutas membranas *γριφομένους* dici ex confuetudine inquiunt, quum quis digito defcripferit, difcreveritque; atque ob id per metaphoram dolores, qui morfis defcriptisque fiunt, *γριφομένους* vocatos; alii et a principio dictionis dictum effe ajunt, lumborum tenues diuturnofque dolores, quafi hoc pacto dixiffet, dolores exigui minutique, quod eft imbecilli. Condonantes igitur tum iis qui ita exponunt tum iis qui portas jecoris pati afferunt, recte dicta effe omnia, nam ciborum averfionem argumentum quoddam affecti jecoris effe inquiunt, ab eo, quodnam ex fic dictis futurum fit nobis emolumentum, audiamus. Inquit enim orationis fcriptor, dolor his valens contentusque ad caput perveniens acute convulfivo modo perimit. Numquid igitur confulent nobis, ut prae-

πάντα ταῦτα; τὸ μὲν γὰρ ὅτι δύναται μετάστασις οὐ μόνον ἐπὶ κεφαλὴν, ἀλλὰ καὶ πᾶν ὁτιοῦν ἄλλο μόριον γενέσθαι τῶν λυπούντων, εἴτ᾽ οὖν τὸ μεσεντέριον εἴτε καὶ τὸ ἧπαρ πάσχειν βούλονται, συγχωρήσειεν ἄν τις· τὸ δ᾽ ὅπως μεταστήσεται πρὶν γενέσθαι τινὰ τῶν ἰδίων τῷ μορίῳ συμπτωμάτων, τοῦτ᾽ οὐχ οἷόν τε προγνῶναι. γενομένην μέντοι γνωρίσαι τὴν μετάστασιν καὶ μάλισθ᾽ ὅταν παύσηται τὰ πρότερον λυποῦντα. καὶ μέντοι καὶ τοιαῦται μεταστάσεις ἐπὶ ἀῤῥώστων ἐν τοῖς τῶν ἐπιδημιῶν γεγραμμέναι εἰσὶ, καθάπερ καὶ νῦν ἐγέγραπτο. τῶν δέ τινων εἰρημένων κατὰ τὴν κοιλίαν συμπτωμάτων, εἶτα ἀφανισθέντων ἐξαίφνης, ἤλγησεν ὁ κάμνων σφόδρα κατὰ κεφαλῆς, ἔφαμεν ἂν εἰς ταύτην γεγονέναι τὴν μετάστασιν. [772] οὐ μὴν ὅ τί περ ἂν ἐργάζηται βεβαίως ἦν εἰπεῖν, πρὶν ἄλλο τι φανῆναι σημεῖον ἢ καταφορᾶς ἢ παραφροσύνης ἢ σπασμοῦ. δυνατὸν μὲν γὰρ καὶ τοῦτο γίγνεσθαι, δυνατὸν δὲ καὶ τὴν φύσιν ἰσχυροτέραν τοῦ νοσήματος εὑρεθεῖσαν, αἱμοῤῥαγίας ἐργάσασθαι διὰ ῥινῶν ἢ παρωτίδας ἐγεῖραι. μεμάθηκας γὰρ

dicamus omnino haec fequi? Nempe quod infeftantium commutatio non folum in caput, verum quoque et in quamlibet aliam partem, five mefenterium, five et hepar pati velint, fieri queat, condonet quis; at certe quonam pacto commutatio fiet praenoffe poffibile non eft, priusquam peculiaria parti fymptomata adfint, quamquam facta cognofci queat; et praefertim quum, quae prius infeftabant, fedata fuerint. Quin etiam commutationes ejusmodi in aegrotis, in epidemiorum libris fcriptae funt. Et fane, fi nunc quoque ita fcriptum fuiffet, ejuscemodi quibusdam fymptomatis in ventriculo obortis, ac poftea repente occultatis, doluit vehementer in capite aeger, diceremus in ipfum transmutationem factam fuiffe; neque tamen quid faceret certo licebat dicere, priusquam aliquod aliud fignum compareret vel cataphorae vel delirii vel convulfionis, nempe et id fieri poteft; poteft quoque et natura morbo robuftior proritata, fanguinis per nares eruptionem moliri vel parotidas fufcitare. Didicifti fiquidem horum

τούτων ἁπάντων ἀρχομένων γίνεσθαι σημεῖον. πρὶν δ' ἄρξασθαι τὸ τῆς κεφαλῆς ἄλγημα μόνον ὑπάρχον, ὑποψίαν μὲν πάντων παρέχειν, βεβαίαν δὲ πρόγνωσιν οὐδενὸς ἐξ αὐτῶν.

ργ΄.

Τὰ ἐπιῤῥιγοῦντα καὶ ἐς νύκτα μᾶλλόν τι παροξυνόμενα, ἄγρυπνα, φλεβυδονώδεα ὄντα ἐν τοῖς ὕπνοις, ἔστιν ὅτε οὖρα ὑφ' ἑαυτοὺς χαλῶντα, ἐς σπασμοὺς ἀποτελευτᾷ κωματώδεας.

Ἔργον ὁ ταῦτα γράψας πεποίηται καθ' ἑκάστην ῥῆσιν ἢ ὄνομά τι τῶν ἀήθων ἢ σύνθεσιν ἐξευρίσκειν, ὥσπερ καὶ νῦν ἄμφω πεποίηκεν. ἀλλὰ τὸ μὲν τῆς ἀήθους συνθέσεως ἐν ἑκάστῃ ῥήσει γινόμενον, ἀπὸ τῶν παθῶν μεταβαίνοντος αὐτοῦ πρὸς τοὺς πάσχοντας ἢ ἀπ' ἐκείνων ἐπὶ τὰ πάθη, παραλειπτέον ἡμῖν ἐστιν, ὅταν ὅσον ἐπὶ τούτων μηδεμίαν ἀσάφειαν ὁ λόγος ἴσχῃ. τὸ δὲ φλεβοδονώδεα καινὸν καὶ

omnium incipientium eſſe ſignum; ſed priusquam incipiant, capitis dolorem ſolum exiſtentem ſuſpicionem quidem omnium praebere, certam vero nullius ex ipſis praenotionem.

CIII.

Supervenientes rigores et nocte magis quodammodo exacerbantes cum vigiliis et venarum agitationibus in ſomnis atque urinas in ſe ipſos laxantes, in comatoſas aliquando finiuntur convulſiones.

Libri hujus auctor ut in ſingulis dictionibus vel nomen aliquod inuſitatum vel compoſitionem inveniret magnopere laboravit; quomodo et nunc utrumque fecit. At quae in ſingulis dictionibus inuſitata fit compoſitio, tranſeunte eo vel ab affectionibus ad affectos vel ab affectis ad affectiones, praetereunda nobis eſt, propterea quod quantum in ipſis eſt nullam ſermo ſit habiturus obſcuritatem. In praeſenti vero dictione φλεβοδονώδεα novum

ξένον ὄνομα κατὰ τὴν προκειμένην ῥῆσιν ἐποίησεν, ἐμφαίνων ὅσον ἐπὶ τῇ φωνῇ φλέβας δονουμένας. εἴτε δὲ ὥς τινες ἔγραψαν αὐτὸ διὰ τοῦ φλεβοτονώδεα τὰς τεινομένας φλέβας, εἴτε τὰς κυρίως ὀνομαζομένας φλέβας, εἴτε καὶ τὰς ἀρτηρίας, ὅτι ταύτας ἐνίοτε φλέβας ὀνομάζουσιν οἱ παλαιοὶ, δονουμένας ἢ τεινομένας ἀκούειν χρὴ, θαυμαστὸν ὅπως νῦν πρῶτος αὐτῶν ἐμνημόνευσε. τὰς μὲν γὰρ ἀρτηρίας εἴπερ βούλεται σημαίνειν, ἤτοι τεινομένας ἢ δονουμένας, ὅπερ ἐπὶ τῆς κλονώδους κινήσεως ἀκούειν χρὴ, κατὰ πολλὰ τῶν ἀῤῥώστων ἐχρῆν αὐτὸν εἰρηκέναι τι περὶ αὐτῶν. εἰ γὰρ ἦν οὗτος ἐπιμελὴς ὁ ἀνὴρ περὶ τὴν τῶν ἀρτηριῶν κίνησιν, ὥστε καὶ κλονουμένας αὐτὰς καὶ τεινομένας παραφυλάττειν, οὐ δήπου τὰς ἄλλας διαφορὰς τῶν σφυγμῶν ἠγνόει. πῶς οὖν οὐδὲν ὑπὲρ αὐτῶν ἔγραψεν; εἰ δὲ τῶν κυρίως ὀνομαζομένων φλεβῶν μνημονεύει τεινομένων, πῶς οὐχὶ καὶ τούτου τοῦ συμπτώματος ἤδη πρότερον ἐμνημόνευσεν ἐν κεφαλαλγίαις σφοδραῖς γινομένου; φαίνονται γὰρ ἐν αὐταῖς καὶ μάλισθ' ὅταν μετὰ πολλῆς θερμασίας γίνωνται, σφύ-

peregrinumque nomen fecit, venas agitari, quantum ex voce eſt, oſtendens; vel etiam, ut quidam nomen ſcripſerunt, per φλεβοτονώδεα, venas extendi. Sive igitur proprie appellatas venas ſive arterias ipſas, quod has interdum venas antiqui appellent, agitari vel extendi audire oporteat, mirari licet quomodo nunc primum eas memoraverit. Nam ſi arterias indicare voluerit vel tendi vel agitari, quod de vibratitia motione eſt intelligendum, de ipſis aliquid in multis aegrotantibus dixiſſe oportebat. Nam ſi auctor circa arteriarum motiones uſque adeo diligens erat, ut et vibrari eas et tendi obſervaret, nequaquam alias pulſuum differentias ignoravit. Quomodo igitur de ipſis nihil ſcripſit? Si vero proprie appellatas venas tendi memoravit, quomodo et non hujus ſymptomatis jam antea mentionem fecit, quod ſcilicet in vehementibus capitis doloribus fieri conſuevit? Videntur ſiquidem in his et praeſertim ubi cum multa caliditate fiunt, pulſan-

ζουσαι καὶ οἱονεὶ κλονούμεναι αἱ κατὰ τοὺς κροτάφους φλέβες. πολλάκις δὲ καὶ τὰς ἐν τραχήλῳ σφαγίτιδας, τὰς ἐπιπολῆς δηλονότι δονουμένας ἐθεασάμεθα σφυγμῷ τινι παραπλήσιον κίνησιν, καὶ δοκεῖ καὶ ἐν τοῖς κροτάφοις ἐκ τῶν ὑποκειμένων ἀρτηριῶν ἡ κίνησις προσγίνεσθαι, καθ' ὃν καιρὸν ἐκεῖναι μέγιστον σφύζουσι. ταύτας οὖν ἀπορίας ἔνιοι φεύγειν βουληθέντες ἀντὶ τοῦ φλεβοδονώδεα φλεδονώδεά φασι, ποιήσαντες ἀπὸ τῶν φλεδόνων τοὔνομα. φλεδόνας δὲ ὅτι φλυαρίας καὶ λήρους ὠνόμασαν ἔνιοι τῶν παλαιῶν οἶσθα. τὰ οὖν ἄγρυπνα ὄντα πάθη φησὶ καὶ παραληροῦνται κατὰ τοὺς ὕπνους ἀπροαιρέτως οὖρον χαλῶντες, ὅπερ ἐστὶν ἀποκρίνοντες. ἀπὸ γὰρ τῶν παθῶν ἐπὶ τοὺς πάσχοντας μετέβη καὶ πάλιν ἐπανελθὼν ἐπὶ τὸ πάθος φησὶν, ἔστιν ὅτε εἰς σπασμοὺς τελευτᾷ κωματώδεας. εἰπὼν ἔστιν ὅτε πραγμάτων ἡμᾶς ἀπήλλαξε· [773] πεπονθυίας γὰρ τῆς ἀρχῆς τῶν νεύρων, ὡς ἥ τε ἀγρυπνία καὶ ἡ παραλήρησις ἥ τε τῶν οὔρων ἀπροαίρετος κίνησις δηλοῖ, θαυμαστὸν οὐδέν ἐστι καὶ φρενῖτιν ἐπ' αὐτῆς γενέσθαι καὶ

tes et quafi vibrari temporum venae. Saepius autem et colli jugularias, quae videlicet in fuperficie collocantur, motione pulfui cuidam non diffimili agitari vidimus. Videtur quoque et in temporibus ex fubjacentibus arteriis motio accidere quo tempore illae maxime pulfant. Ambiguitates ergo hujusmodi quidam effugere volentes pro *φλεβοδονώδεα φλεδονώδεα* inquiunt, nomen *ἀπὸ τῶν φλεδόνων* facientes; quod autem *φλεδόνας* et *φλυαρίας* et *λήρους*, id eft nugas et deliramenta, quidam veteres nominaverint non te praeterit. Affectiones igitur, inquit, cum vigiliis exiftentes et in fomnis delirantes, urinam inconfulto laxantes, quod eft *ἀποκρίνοντες*, id eft excernentes. Nempe ab affectionibus ad aegrotantes tranfiit; et rurfum ad affectionem revertens inquit, in comatofas aliquando finiuntur convulfiones. Inquiens autem aliquando nos a moleftiis liberavit; principio fiquidem nervorum affecto, ut vigiliae, nugae et urinarum involuntaria excretio oftendunt, nil mirum inde phrenitin fieri et coma et convul-

κῶμα καὶ σπασμὸν καὶ ἀφωνίαν καὶ πᾶν ὁτιοῦν ἄλλο πάθημα τοιοῦτον. περιττὰ τοίνυν ἐστὶ καὶ πρὸς τὴν πρόῤῥησιν ταύτην τό τε ἐπιῤῥιγοῦν καὶ τὸ εἰς νύκτα παροξύνεσθαι. ἀλλ' ὅπερ ἤδη πολλάκις ἐδείχθη καὶ τὰ μηδὲν προσήκοντα ταῖς ὑφ' ἑαυτοῦ λεγομέναις προῤῥήσεσι, γράφει μὴ δυνάμενος ἀπὸ τῶν ἰδίων χωρίσαι τὰ κοινά.

ρδ'.

Οἱ ἐξ ἀρχῆς ἐφιδροῦντες οὔροισι πέποσι, καυστικοὶ, ἀκρίτως περιψύχοντες, διὰ ταχέων περικαέες, νωθροὶ, κωματώδεες, σπασμώδεες, ὀλέθριοι.

Πάλιν ἐνταῦθα τὸ ἐξ ἀρχῆς ἐφιδροῦντες σὺν οὔροις πέποσι περιττόν. ἱκανὰ γὰρ ἀποκτεῖναι τὸν ἄνθρωπον τὰ καυστικὰ μετὰ τοῦ περιψύχειν ἀκρίτως, ἔπειτα διὰ ταχέων γίνεσθαι διακαῆ, καθάπερ γε καὶ τὰ τῆς ἑτέρας ἀρχῆς τοῦ ἐγκεφάλου ἱκανὰ πάλιν αὐτὰ καθ' αὐτὰ διαφθεῖραι τὸν νοσοῦντα, περὶ ὧν οὕτως ἔγραψε· νωθροὶ κωματώδεες,

fionem et vocis privationem et quodvis aliud tale pathema. Superfluum itaque fuerit, ad hanc praedictionem tum fuperrigere tum nocte magis exacerbari; fed quod jam faepius eft demonftratum, fcribit etiam quae praedictionibus ab ipfo dictis minime conveniunt, communia a propriis feparare nefcius.

CIV.

A principio leviter exfudantes urinis concoctis, aeftuantes, qui citra crifin perfrigefcunt et celeriter peruruntur, torpidi, foporati, convulfi, perniciofi.

Rurfus hoc in loco qui principio leviter fudant urinis coctis fupervacaneum eft. Nempe et deuri et absque judicatione refrigerari, perimere hominem fufficiunt; deinde et celeriter peruri; veluti et quae funt alterius principii, nimirum cerebri, per fe ipfa aegrum corrumpere queunt; de quibus ita fcripfit, torpidi item comatofique et con-

σπασμώδεες. ἐπὶ τούτοις οὖν ἑκατέροις τοὺς ἐξ ἀρχῆς ἐφιδροῦντας ἅμα πέποσιν οὔροις ἔγραψεν, ὃ τοιοῦτόν ἐστιν οἷον εἰ καί τι λέγει κινδυνεύειν ἀποθανεῖν τόνδε τινὰ τὸν ἄνθρωπον, ἐπεὶ τήν τε μήνιγγα τέτρηται καὶ τὰ κατὰ τὸν θώρακα συντέτρηται καὶ κατὰ τὸν μηρὸν ἑλκύδριον ἔχει σμικρόν. ἢ εἴ τις λέγει κινδυνεύειν ἀποθανεῖν τόνδε τινὰ διὰ τὸν ὕδερον καὶ τὴν παρωνυχίαν. τί οὖν ἔτι ζητῶμεν ἅττα ποτ' οὖρα λέγει πέπονα; περὶ ὧν ἔμπροσθεν ἔφην ἐπιτιμῆσαι τὸν Ἐφέσιον Ῥοῦφον Ζεύξιδι τῷ ἐμπειρικῷ. ψεῦδος μὲν γὰρ εἶναι τοῦτο, μηδέποτε κακόν τι τῶν τοιούτων οὔρων γεννώντων, ἀληθὲς δὲ τὸ τὰ ἐπίπονα οὖρα κακόν τι σημαίνειν. δηλοῦσθαι γὰρ τὰ μετὰ πόνου κενούμενα. δεύτερον μέντοι τοῦτο τὸ γεγραμμένον τὸ τῶν πεπόνων οὔρων οὐκέτι πιθανόν ἐστιν ὁμοίως κατ' ἀμφοτέρας τὰς ῥήσεις ἡμαρτῆσθαι τὴν λέξιν, ὡς ὁ Ῥοῦφος ἠξίου μεμφόμενος τὸν Ζεῦξιν. ἀλλ' ἴσως αὐτὸς ὁ γράψας τὰ παχέα καὶ λευκὰ πέπονα κέκληκώς ἐστιν, ἐπειδὴ τοιαύτην ὑπόστασιν (204) ἑώρα καὶ ἐν τοῖς ἀληθῶς πέποσιν οὔροις. τὰ δ'

vulfivi perniciofe habent. Ab his ergo utrisque principio leviter fudantes cum urinis coctis fcripfit, quod perinde eft atque quispiam dicat in periculo mortis videri hominem, quoniam et cerebri membrana perforata fit et thorax confoffus atque in coxa ulcufculum aeger habuerit; aut fi quis periclitari hominem dicat propter hydropem et unguium abfceffum. Quidnam proinde adhuc defideremus, quasnam dicat urinas coctas? de quibus antea dixi a Rufo Ephefio Zeuxidem empiricum increpatum fuiffe; nempe falfum effe id, neque malum effe aliquod, ubi tales urinae factae fuerint; verum autem effe quod laboriofae urinae malum aliquod fignificent; nempe eas indicari, quae cum labore excernuntur. Secundo vero loco fcriptum hoc de urinis coctis in utraque fententia aeque fermonem vitiaffe non amplius credibile eft, ut Rufus cenfuit Zeuxin redarguens. Sed forfan auctor coctas urinas craffas et albas vocavit, quoniam fedimentum hujus-

δ' ἀνατεταραγμένα παραπλησίως τοῖς τῶν ὑποζυγίων, οὐ πέπονα.

ρε'.

Τῇσιν ἐπιφόροισι κεφαλαλγικὰ, καρώδεα μετὰ βάρεος γινόμενα, φλαῦρα, ἴσως δὲ ταύτῃσι καὶ σπασμῶδές τι παθεῖν ὀφείλει.

Πάλιν κἀνταῦθα τὴν σύνταξιν τῶν ὀνομάτων εἰδότες σολοικώδη μετέγραψαν ἔνιοι τὴν ταύτῃσι, τοιάνδε ποιήσαντες τὴν λέξιν, ἴσως δὲ ταῦτα καὶ σπασμῶδές τι παθεῖν ὀφείλει. ἀλλ' ὡς ἔφην καὶ πρόσθεν, ὅταν ἡ αὐτὴ σώζηται [774] διάνοια, γράφειν ἐπιτρέψαντες ὡς ἂν ἕκαστος ἐθέλοι, περὶ τῆς ἀληθείας τῶν εἰρημένων σκοπῶμεν. ἀλλ' οὐδὲ περὶ ταύτης ἤδη σκοπεῖν ἐπιτρέπει παρεγκείμενον τῇ ῥήσει τοὔνομα τὸ ἐπιφόροισιν ἐξηγήσεως δεόμενον. οὐ γὰρ μόνον ἀήθη σύνθεσιν ὀνομάτων ὁ συγγραφεὺς εὑρίσκειν πειρᾶται

modi et in vere coctis urinis vidit; quae vero returbatae jumentorum modo, non coctas.

CV.

Uterum gerentibus capitis dolores cum ſopore et gravitate oborientes mali ſunt; fortaſſis autem et his convulſivum quid pati contingit.

Quidam rurſus praeſentem nominum conſtructionem ſoloeciſmum habere videntes verbum his permutaverunt, talem efficientes dictionem: forſitan vero et haec convulſionum aliquid pati juvat; verum ut antea retuli, dum intelligentia ipſa maneat, ſcribere unicuique ſuo arbitratu concedentes, de eorum quae referuntur veritate diſſeramus. At de ea certe jam diſſerere non ſinit dictioni adjacens nomen *ἐπιφόροισι*, id eſt *uterum gerentibus*, quod explicatione eget. Non ſolum etenim nominum inuſitatam compoſitionem dictionibus in ſingulis excogitare con-

καθ' ἑκάστην ῥῆσιν, ἀλλὰ καὶ τῶν ὀνομάτων αὐτῶν, ἓν μέντοι τῶν πάντων, ἔστι δ' ὅτε καὶ δύο που καὶ τρία παρεντίθησιν, ἤτοι ξένα παντάπασιν ἢ μὴ κατ' αὐτὸ τὸ σημαινόμενον, ὅπερ παρὰ τοῖς Ἕλλησιν εἴθιστο. τὰς δ' οὖν ἐπιφόρους ἔνιοι μὲν ἤκουσαν τὰς ἐγκυμονούσας, ὅσαι πλησίον εἰσὶ τῆς ἀποκυήσεως, ἔνιοι δὲ τὰς ῥαδίως συλλαμβανούσας καὶ συνεχῶς κυούσας. ταῦτ' οὖν φησι κεφαλαλγικὰ καρώδη βάρεος μέτα γινόμενα φλαῦρα. τὸ κοινὸν δὲ ἁπάντων τῶν οὕτως ἐχόντων τὸ ἐπιφόρους, ὄνομα προσέῤῥιψέ πως τῷ μετὰ βάρεος ἐνταῦθα, ἵνα ζητῶμεν, ἄρά γε μετὰ τοῦ τὸ σύμπαν σῶμα φαίνεσθαι βαρὺ τῇ καμνούσῃ, τούτῳ προσέθηκεν ἢ κεφαλαλγικὰ μετὰ τοῦ βαρύνεσθαι τὴν κεφαλὴν ἢ καρώδη μετὰ βάρους. ἀλλὰ καὶ ταῦτα πάντα διεξελθών τις οὐδὲν ἕξει πλέον εἰς πρόῤῥησιν, οὐδὲ κατ' αὐτὸν τὸν γράψαντα. φησὶ γοῦν ἴσως γε ταύτῃσι καὶ σπασμῶδές τι παθεῖν ὀφείλει. ὅταν δ' ἀκούσῃς ἀνθρώπου λέγοντος ἴσως περὶ τῶν κατὰ μέρος, ὡς καθόλου τὴν ἀπόφασιν πεποιημένου προπετῶς, γίνωσκε σαφῶς σπάνιον εἶναι τὸ

tendit auctor, verum quoque et ex nominibus ipſis unum duntaxat atque interdum et duo et tria inſerit vel plane peregrina vel non in eo ſignificatu, qui apud Graecos uſui fuit; quidam igitur ἐπιφόρους, gravidas eas, quae non longe a conceptione abſunt intellexerunt; alii prompte concipientes atque aſſidue uterum gerentes. Inquit igitur: *ſi capitis dolores ſoporeſque cum gravitate fiant, vitioſi exiſtunt.* Sed commune omnium ita habentium nomen ἐπιφόρους adjecit; quomodo et orationem, cum gravitate, ut perveſtigemus, utrumne praeter id, quod laboranti totum corpus grave videatur, id adjecerit vel capitis dolores cum capitis gravitate vel ſoporem cum gravitate. Sed ubi quis univerſa haec transcurrerit, ad praedictionem nihilo plus aſſequetur, neque ſecundum hunc ſcriptorem, inquit ergo: *forſitan vero et his convulſivum quid pati contingit.* Quum autem virum audieris dicentem, ſorſitan atque ex particularibus tanquam univerſalem inconſulto feciſſe orationem, raro rem uſu evenire

πρᾶγμα. λέλεκταί δέ σοι πολλάκις ἐκπεπτωκέναι τὰ σπάνια τῆς προῤῥητικῆς θεωρίας. ἐὰν γὰρ ὡς ἐνδεχόμενα γενέσθαι λέγει τις, ἀκήκοας ἤδη πολλάκις ἐγκέφαλον παθόντα ἐνδέχεσθαι σύμπτωμα πᾶν ὁτιοῦν ἀκολουθῆσαι τῶν κατὰ τὰς αἰσθήσεις ἢ προαιρετικὰς κινήσεις. ἐὰν δ' ὡς πολλάκις γιγνόμενον, οὐ μόνον οὐ γίνεται πολλάκις, ἀλλ' οὐδὲ ἀμφιδόξως ὃ νῦν εἶπε.

ρστ'.

Τὰ ἐν φάρυγγι ἰσχνῷ ἀλγήματα πνιγώδεα ἔχει τι σπασμῶδες, ἄλλως τε καὶ ἀπὸ κεφαλῆς ὁρμῶντα, οἷον καὶ τῇ Θρασύνοντος ἀνεψιῇ.

Καὶ κατὰ τοῦτ' ἄν τις οὐκ εἶναι γνήσιον Ἱπποκράτους ὑπολάβοι τὸ σύγγραμμα, καθ' ὃ ἔγραψε φάρυγγι ἰσχνῷ. ταύτην γὰρ ἔχει τὴν γραφὴν τά τε παλαιὰ τῶν ἀντιγράφων πάντα καὶ τὰ τῶν ἐξηγησαμένων ὑπομνήματα, πλὴν εἰ καὶ τοῦ γραφέως ἐστὶν ἁμάρτημα, καθάπερ καὶ ἄλλα

liquido cognofcas; quae vero raro contingunt, a prorrhetica fpeculatione defcivifse faepius tibi diximus. Nam fi tanquam contingentia fieri quis dixerit, faepius jam audivifti affectum cerebrum pofse quodvis fymptoma vel in fenfibus vel voluntariis motionibus comitari; fi vero tanquam faepius fieri, non folum non fit faepius, fed neque ambigue, quod nunc dixit.

CVI.

Dolores in faucibus gracilibus fuffocantes convulfivum quid habent, tum alias tum a capite oborti; ut et Thrafynontis confobrinae obtigit.

Ex hac quoque dictione librum hunc non efse legitimum Hippocratis quis dixerit, ubi inquit φάρυγγι ἰσχνῷ, id eft *faucibus gracilibus.* Nempe fcripturam hanc habent tum antiqua exemplaria omnia tum interpretum commentarii; nifi fcribentis vitio id vertatur, quomodo et alia

πολλὰ κατὰ πολλὰ τῶν ἀντιγράφων εὑρίσκεται. οἵ γε μὴν περὶ τὸν Ἀρτεμίδωρον καὶ Διοσκουρίδην ἄντικρυς ἔγραψαν τὰ ἐν φάρυγγι ἰσχνῇ. καὶ γὰρ τοῖς ἀνωτέρω πᾶσιν ὁμολογουμένη ἡ γραφὴ τῆς φάρυγγος, ὡς θηλυκῶς λεγομένης. εὑρίσκεται καὶ κατὰ τήνδε τὴν λέξιν φάρυγξ ἐπώδυνος ἰσχνὴ, μετὰ δυσφορίης πνιγώδης. ὅτι δ' ἀῤῥώστους θεώμενος ἔγραφεν αὐτῶν τὰς συνδρομὰς, οὐκ ἐξ ὧν ἐθεάσατο τεχνώσας ἑαυτὸν, οὐδ' εἰς τὸ καθόλου τὰ κατὰ μέρος ἀνάγων, εὔδηλός ἐστι κἀκ τούτου. φάρυγγος γὰρ οὐχ ἅπαξ ἐμνημόνευσε, καθάπερ ἐν τῷ προγνωστικῷ ἐποίησεν ὁ Ἱπποκράτης, ἅπαντα τὰ κατ' αὐτὴν διελθὼν ἐφεξῆς οὐ πολλάκις, ἄλλοτε ἐν ἄλλῳ μέρει τοῦ συγγράμματος. ὃ δ' οὖν λέγει κατὰ τὴν προκειμένην ῥῆσιν ὁ συγγραφεὺς, εἰ τῶν πολλάκις εἰρημένων ἰδίᾳ μέμνησαι καὶ κατὰ ταύτην νοήσεις, ὅπως ἐκ τοῦ κατὰ μέρος [775] εὑρεθέντος ἐπὶ τὴν καθολικὴν ἀπόφασιν ἐτόλμησε μεταβῆναι, μεμνημένος ὀνομαστὶ τῆς Θρασύνοντος ἀνεψιῆς, ἐφ' ἧς τὴν γεγραμμένην συνδρομὴν ἐθεάσατο.

---

multa in exemplaribus multis vitiata reperiuntur. Artemidorus tamen et Diofcorides manifefte *φάρυγγι ἰσχνῇ* fcripferunt, nempe quod *φάρυγξ* femineo fcribatur genere, fuperioribus omnibus eft confeffum. Reperitur quoque et in hac dictione *φάρυγξ ἐπώδυνος ἰσχὴ, μετὰ δυσφορίης πνιγώδης*, id eft *fauces graciles dolentes cum jactatione, ftrangulantes.* Quod autem aegros cernens, concurfiones horum fcripferit, neque ex iis quae viderit fe ipfum inftruxerit, neque ad univerfale particularia reduxerit vel ex hoc palam fecit. Fauces enim non femel memoravit, veluti in prognoftico Hippocrates fecit, omnia quae de eis funt, continuata ferie et non faepius percurrens, alias in alia libri parte. Quod ergo in praefenti dictione ait auctor, fi faepius feorfum dictorum memor fueris, etiam in hac cognofces, quonam pacto ex invento particulari in enunciationem ire univerfalem aufus fit, nominatim Thrafynontis fratris filiam perftringens, in qua fcriptam concurfionem confpexit.

ρζ'.

Τὰ τρομώδεα, σπασμώδεα γενόμενα, ἐφ' ἱδρῶσι φιλυπόστροφα, τούτοις ἡ κρίσις ἐπιῤῥιγώσασιν. οὗτοι ἐπιῤῥιγέουσι περὶ κοιλίην καύματι προκληθέντες.

Ταύτην τὴν ῥῆσιν ἔνιοι διαιροῦσιν εἰς δύο λόγους, ἕνα μὲν τόνδε· τὰ τρομώδεα σπασμώδεα γενόμενα· καὶ μέντοι καὶ ὁμολογοῦσιν αὐτοὶ κολοβὸν εἶναι τὸν λόγον τοῦτον καὶ κελεύουσι προσυπακούειν αὐτῷ τι, περὶ οὗ μικρὸν ὕστερον ἐρῶ. δεύτερον δὲ ἀφ' ἑτέρας ἀρχῆς ποιοῦσι, τὰ ἐφ' ἱδρῶσι φιλυπόστροφα. τούτοις ἡ κρίσις ἐπιῤῥιγώσασιν. οἱ δέ γε συνάπτοντες ἀμφοτέρους τοὺς λόγους χωρὶς τοῦ ἄρθρου τοῦ τά γράφουσι, τὰ τρομώδεα σπασμώδεα γενόμενα, ἐφ' ἱδρῶσι φιλυπόστροφα. τοῦτο μὲν ὅτι ψεῦδός ἐστι διὰ τῶν ἐξηγητῶν κατέγνωσται, τὸ δ' ἕτερον ὅτι κολοβόν. ἀλλὰ τὸ μὲν ἐλλιπὲς τῆς λέξεως καὶ διὰ τὴν τοῦ γραφέως ἁμαρτίαν δύναται γεγονέναι. τὸ δὲ ψεῦδος οὐδεμίαν ἔχει παρα-

CVII.

Tremores convulfivi contingentes in fudoribus reverti folent, his judicatio evenit, ubi fuperriguerint; fuperrigent hi ardore circa ventrem provocati.

Dictionem hanc quidam in duas difpertiunt orationes, unam quidem, quae ita habeat: *τὰ τρομώδεα σπασμώδεα γενόμενα*, id eft *tremula convulforia facta;* fatentur vero hi orationem hanc mancam effe, fubaudiendumque aliquid, de quo paulo poft dicam, volunt. Alteram orationem principio altero efficiunt, *τὰ ἐφ' ἱδρῶσι*, id eft *cum fudoribus*, redire confueta judicatio his evenit, fi fuperriguerint. Qui vero orationem utramque connectunt, fine articulo *τὰ* fcribunt, tremula convulforia facta, cum fudoribus redire confueverunt; id quod quia falfum fit, ab expofitoribus eft damnatum; alterum vero quod mancum. At quod dictioni deeft, fcribentis delicto id accidiffe poteft; falfitas autem ipfa nullam admittit excufationem.

μυθίαν. τὰ γὰρ τρομώδεα σπασμώδεα γενόμενα τοῖς ἐφ' ἱδρῶσι φιλυπόστροφα γενέσθαι ψεῦδός ἐστιν, οὐ φιλυποστρόφων αὐτῶν, ἀλλ' ὀλεθρίων ὄντων ἐάν τε ἐφιδρῶσιν αὐτοῖς εἴτε καὶ μή. θεασώμεθα οὖν αὐτὰ ἃ λέγουσιν οὗτοι, τὰ τρομώδεα σπασμώδεα γενόμενα, θάνατον ἐπιφέρει. δύναται δὲ καὶ οὕτως τὰ τρομώδεα ἢ σπασμώδεα καθ' ἑαυτὰ κελεύοντες ἀναγινώσκειν. δύνασθαι μὲν γάρ φασι καὶ οὕτω νοεῖσθαι, τὰ τρομώδεα σπασμώδεα γενόμενα θάνατον ἐπιφέρει. δύνασθαι δὲ καὶ οὕτω· τὰ τρομώδεα ἢ σπασμώδεα γενόμενα μοχθηρά· ἵνα τὸ μὲν πρότερον τὴν πάνυ τελείαν μετάπτωσιν ἐκ τῶν τρομωδῶν εἰς τὰ σπασμώδη διδάσκῃ, τὸ δὲ δεύτερον, ὅταν τοῖς τρομώδεσι πάθεσιν ἐπιγένηται τὸ σπασμῶδες, ἕπεσθαι θάνατον, ἑκάτερον μὲν γὰρ ὀλέθριον. ἀλλὰ τὸ μὲν πρότερον, ὡς μεταπιπτόντων τῶν τρομωδῶν εἰς τὰ σπασμώδη, πρὶν ἀποθνήσκειν τὸν ἄνθρωπον, τὸ δὲ δεύτερον, ὡς πάντως μὲν μετὰ τούτου γιγνομένων. ὁπότε δὲ γένηται, βέβαιον θάνατον ἐπιφερόντων. ᾧ δὲ ταῦτα φίλα, πάρεστιν αὐτοῖς χρῆσθαι. ἐγὼ δὲ μεταβή-

Nempe quod tremula convulforia facta cum fudoribus redire confueverint, falfum eft, quum redire non confueverint, fed letalia exiftant, five cum fudore fiant five non. Confiderabimus igitur ea quae hi dicunt, tremula convulforia facta mortem inferunt, aut tremula vel convulforia per fe legi praecipientes. Nempe et hoc intelligi pacto poffe inquiunt, tremula convulforia facta mortem inferunt; poffe autem et in hunc modum; tremula vel convulforia fi fuerint, prava exiftunt; ut prius quidem plane perfectam abfolutamque ex tremulis in convulforia degenerationem doceat; pofterius vero, tremulis pathematibus ubi fupervenerit convulforium, fequi mortem. Utrumque fiquidem eft letale; fed prius quidem tanquam tremulis ad convulforia ante hominis mortem transmigrantibus; pofterius vero tanquam plane cum hoc factis, atque ubi firma fuerint, mortem inferentibus. Cui vero haec placent, ipfis licet uti. Ego autem ad eos pergam, qui principio al-

σομαι πρὸς τοὺς ἀφ᾽ ἑτέρας ἀρχῆς ἀναγινώσκοντας ἅμα τῷ ἄρθρῳ τὴν ῥῆσιν, τὰ ἐφ᾽ ἱδρῶσι φιλυπόστροφα, εἶτα διασιωπησάντων ἡμῶν καὶ μετὰ ταῦτα ἀναγνόντων, τούτοις ἡ κρίσις ἐπιῤῥιγώσασιν, ἵνα ὁ λόγος γένηται τοιοῦτος· τὰ ἐφ᾽ ἱδρῶσι πεπαῦσθαι δόξαντα πάθη καὶ πάλιν ὑποστρέψαντα καὶ πάλιν ἀναπυρώσαντα καὶ πάλιν ἱδρῶσι δόξαντα λυθῆναι τὴν ἀληθῆ καὶ βεβαίαν ἴσχει λύσιν καὶ κρίσιν, ὅταν ἐπιῤῥιγώσωσι. τὸ δ᾽ ἑξῆς εἰρημένον οὗτοι ἐπιῤῥιγέουσι περὶ τὴν κοιλίαν καύματι προκληθέντες, ἕξει διάνοιαν τοιάνδε. καῦμα κατὰ τὴν κοιλίαν προηγεῖται, μέλλοντος ἐπιγίνεσθαι τοῖς προειρημένοις τοῦ ῥίγους.

ρη΄.

[776] (205) Ὀσφύος πόνος καὶ κεφαλαλγικὸς καὶ καρδιαλγικὸς μετὰ ἀναχρέμψεως βιαίας ἔχει τι σπασμῶδες. τὸ ὑπάφωνον ἅμα κρίσει ῥῖγος.

tero ſententiam cum articulo τὰ legunt: τὰ ἐφ᾽ ἱδρῶσι φιλυπόστροφα, id eſt *cum ſudoribus redire conſueta*; deinde ſubticentibus nobis et poſtea legentibus judicatio his evenit, ſi ſuperriguerint, ut ſermo hujusmodi ſit; cum ſudore quieſcere viſa pathemata, rurſumque revertentia et rurſum igneſcentia, ac iterum ſudoribus ſolvi viſa, veram certamque habent ſolutionem judiciumque, ubi ſuperriguerint. Quod autem deinde dicitur, ſuperrigent hi praecluſo in ventre ardore, ejusmodi habebit ſententiam; ventris aeſtus antecedit, ſi praememoratis ſuperventurus ſit rigor.

CVIII.

Lumborum dolor et capitis dolor et cordis dolor, cum excreatu violento, convulſivum quiddam habet; ſubmutumque cum judicatione rigorem.

Ἔνιοι μὲν ὡς ἅπαξ γεγραμμένου τοῦ καὶ συνδέσμου τὴν ῥῆσιν ἐξηγοῦνται, βουλόμενοι τὸ ἔχειν τι σπασμῶδες οὐκ ἐπὶ τοῖς προειρημένοις τέσσαρσι γινόμενον, ἀλλὰ πᾶσιν ἀληθῶς προλέγεσθαι. τέτταρα δὲ λέγω, τόν τε τῆς ὀσφύος πόνον καὶ τὴν κεφαλαλγίαν καὶ τὴν καρδιαλγίαν καὶ τὴν βιαίαν ἀνάχρεμψιν, διόπερ οὕτω γράφουσιν, ὀσφύος πόνος κεφαλαλγικῷ καὶ καρδιαλγικῷ. τινὲς δὲ γράφουσι τὸν καὶ σύνδεσμον δὶς, ὡς κἀγὼ τὴν ἀρχὴν εὐθέως ἔγραψα, διότι τὰ πλεῖστα τῶν ἀντιγράφων οὕτως ἔχει. δηλώσει δὲ πάλιν ἡ διαγραφὴ τοιόνδε τι τὸ τῆς ὀσφύος ἄλγημα· ἐάν τε καὶ κεφαλαλγικός τις, ἐάν τε καὶ καρδιαλγικός τις ἢ μετὰ ἀναχρέμψεως βιαίας ἔχει τι σπασμῶδες καίτοι καὶ οὕτω γραφόμενον ἐνδέχεται δηλοῦν αὐτὸ, συναμφότερον γεγονέναι τῷ κάμνοντι καὶ τὸν τῆς ὀσφύος πόνον καὶ τὴν κεφαλαλγίαν. ἐγὼ δ' οὐδ' ἐκ τῆς πείρας, ἀλλ' οὐδ' ἐκ τῆς τῶν πραγμάτων φύσεως ἀκόλουθον τοῖς εἰρημένοις σπασμὸν ἀποφήνασθαι δύναμαι. καὶ μέντοι καὶ αὐτὸς ὁ γράψας ταῦτα προσέθηκεν, ἔχει τι σπασμῶδες, ὅπερ οὐ ταὐτόν ἐστι

Quidam fententiam conjunctione *et* femel fcripta exponunt, convulfivum quippiam habere non ex praedictis quatuor fieri, fed ad veritatem de omnibus praedici volentes; quatuor dico, lumborum dolorem, cephalalgiam et cardialgiam et violentum excreatum, ita fit ut hoc fcribant modo: *lumborum dolor, capite et ftomacho dolenti.* Alii conjunctionem *et* bis fcribunt; quo ego modo protinus ab initio fcripfi, propterea quod exemplaria complura ita habeant. Defcriptio autem tale quippiam indicabit: *lumborum dolor, fi et capite doluerit quis et ftomacho vel cum fcreatu violento, convulfivum quippiam habet;* quamquam et fententia ita fcripta utrumque fimul aegrotanti factum fignificare poffit et lumborum dolorem et cephalalgiam. Ego autem neque experientia neque rei natura convulfionem praedictis confequentem effe pronunciare poffum. Quin etiam auctor adjecit, convulfivum quippiam habet, quod non idem eft ac fi dicas fympto-

τῷ φάναι σπασμώδη τὰ τοιαῦτα συμπτώματα ὑπάρχειν. εἴρηται δέ μοι καὶ πρόσθεν ὡς οὐχ ὁμοίως ἀκούειν προσήκει, λέγοντος εὐλαβοῦς ἀνθρώπου τὰς τοιαύτας φωνὰς καὶ τοῦ ῥᾳδίως ἀποφαινομένου περὶ τῶν κατὰ μέρος ὡς καθολικῶν. ὅταν γὰρ ὁ προπετὴς ἀμφιβάλλων εἴπῃ, ἔχει τι σπασμῶδες, ἐνδείκνυται σμικρὸν ἢ σπανίως γινόμενον εἶναι τὸ λεγόμενον. περὶ δὲ τῆς δυνάμεως ἑκάστου τῶν εἰρημένων συμπτωμάτων ἐν ταῖσδε ταῖς ῥήσεσιν ἁπάσαις, ὅσας κατὰ τὸ τρίτον ὑπόμνημα τοῦτο μεταχειρίζομαι, λέλεκταί μοι διὰ βραχέων μὲν ἐν τῷ πρώτῳ καὶ δευτέρῳ τῶνδε τῶν ὑπομνημάτων, κατὰ διέξοδον δὲ ἔν τε τοῖς εἰς τὸ προγνωστικὸν ὑπομνήμασι καὶ μᾶλλον ἔτι κατά γε τὰ περὶ κρίσεων καὶ τὰς τῶν συμπτωμάτων αἰτίας. οὐκ ὀλίγα δὲ καὶ ἐν τοῖς τῶν ἐπιδημιῶν εἴρηται περὶ αὐτῶν· ἀρκέσει τοιγαροῦν ἐνταῦθα μόνην τὴν λέξιν ἐξηγεῖσθαι μετὰ τοῦ προσεπιφθέγγεσθαι πότερον ἀληθὲς ἢ ψευδές ἐστι τὸ λεγόμενον καὶ πότερον ὡς τὸ πολὺ ἢ ἀμφίδοξον ἢ σπάνιον. ἐφεξῆς δὲ τῷ ἔχει τι σπασμῶδες, γέγραπται τὸ ὑπάφωνον ὄνομα, τινῶν

mata hujusmodi convulfiva effe. Docui porro antea quod non fimiliter audire conveniat cautum hominem tales expromentem voces et eum, qui facile de particularibus tanquam univerfalibus pronunciat. Nam quum temerarius ille haefitans dicat, convulfivum quippiam habet, vel exiguum effe vel raro contingere quod dicitur oftendit. De fingulorum autem, quae in omnibus tertii hujus commentarii dictionibus referuntur, fymptomatum virtute paucis quidem docui in horum commentariorum primo et fecundo, longe autem lateque in prognoftici commentariis, uberius item ac fufius in libris de crifibus et fymptomatum caufis; non pauca quoque de his in libris epidemiorum funt enarrata. Satis ergo hoc loco fuerit folam fententiam explicare atque infuper verumne an falfum fit quod enunciatur aut frequens aut ambiguum aut rarum fententiam adjungere. Poft orationem, convulfivum quippiam habet, fcriptum eft *ὑπάφωνον* nomen, id eft *fubmu-*

μὲν συναπτόντων αὐτὸ τοῖς προειρημένοις, ὡς γίνεσθαι τοιαύτην τὴν λέξιν, ἔχει τι σπασμῶδες ὑπάφωνον. τινῶν δὲ ἀρχὴν ἡγουμένων τῆς ἐπιφερομένης ῥήσεως καὶ τούτων αὐτῶν πάλιν ὑπαλλαττόντων τὴν γραφήν. ἔνιοι μὲν γὰρ ἄνευ τοῦ ἄρθρου γράφουσιν, ἔνιοι δὲ προστιθέασιν ἄρθρον οὐδέτερον, τοιάνδε ποιοῦντες τὴν λέξιν. τὸ ὑπάφωνον ἅμα κρίσει ῥῖγος ἀπὸ κοιλίης ὑποπέλια, ταραχώδεα καὶ οὖρα λεπτά. τινὲς δὲ καὶ καθ' ἑαυτὸ μόνον ἀναγινώσκουσι τὸ ἅμα κρίσει ῥῖγος, οὔτε τοῖς προειρημένοις συντάττοντες οὔτε τοῖς ἑπομένοις. ἔνιοι δὲ ὅλην ὑπαλλάξαντες τὴν λέξιν οὕτως ἔγραψαν· ὑπόφοβον ἅμα κρίσει ῥῖγος. ἐφεξῆς οὖν σοι τὴν ἐξήγησιν ἑκατέρων ἀκριβῶς κατὰ μόνας γράψω, ἅμα κρίσει ῥῖγος. τοῦθ', ὡς ἔφην, ἔνιοι καθ' αὐτὸ γεγράφθαι βούλονται σημαῖνον κρίσει πολλὰς γίνεσθαι σὺν ῥίγει. ὑπό- [777] φοβον ἅμα κρίσει ῥῖγος, εἶπον ἤδη καὶ πρόσθεν ὑπαλλάξαντας ἐνίους τὴν ὑπάφωνον γραφὴν, ὑπόφοβον γράψαι, τὴν ἐξήγησιν αὐτῆς διττὴν ποιοῦντας, τινὲς μὲν

tum, quod quidam cum praedictis connectunt, ita ut fiat talis dictio, convulſivum quippiam habet ſubmutum. Alii principium ſententiae quae infertur eſſe exiſtimant, commutantque iterum hi ipſi ſententiam; nempe alii ſine articulo ſcribunt, alii neutrum articulum adjungunt, talem fabricantes dictionem, *τὸ ὑπάφωνον*, id eſt ſubmutus cum judicatione rigor, ventris dejectiones ſublividae, turbationis plenae et urinae tenues. Quidam legunt per ſe, cum judicatione rigor, neque cum praedictis neque cum ſequentibus ordinantes. Alii totam ſententiam commutant, atque ita ſcribunt: *ὑπόφοβον ἅμα κρίσει ῥῖγος*, id eſt *ſubterrefaciens cum judicatione rigor.* Conſequenter autem tibi utrorumque expoſitionem per ſe exacte ſcribam. Quidam igitur *ἅμα κρίσει ῥῖγος*, id eſt cum judicatione rigor, per ſe ſcriptam eſſe volunt, multasque fieri cum rigore judicationes ſignificare. Orationem vero *ὑπόφοβον ἅμα κρίσει ῥῖγος*, dixi jam antea quosdam permutare et pro *ὑπάφωνον ὑπόφοβον* ſcribere; geminamque faciunt expo-

ἀντὶ τοῦ φοβερὸν ἅμα κρίσει ῥῖγος εἰρῆσθαι νομίζοντες, ἔνιοι δὲ τὸ μετρίως φοβερὸν, ἵν᾽ ὅμοιον ᾖ τὸ ὑπάφωνον ἅμα κρίσει ῥῖγος τῷ ὑπόφοβον. εἴη δ᾽ ἂν καὶ τρίτη τις ἐξήγησις τῆς γραφῆς ταύτης τοιάδε. τὸ συντίθεσθαι καθ᾽ ὁντιναοῦν τρόπον ῥῖγος οὐκ ἀγαθόν ἐστιν, οἷον ἐὰν ἤτοι δι᾽ αἱμοῤῥαγίας τις ἢ ἐμέτου ἢ γαστρὸς κενώσεως ἢ ἱδρώτων ἢ αἱμοῤῥοΐδος κρινόμενος ἢ γυνὴ διὰ καταμηνίων ἐν ῥίγει γένηται, τὸ μὲν προηγήσασθαι ῥῖγος ἐκκρίσεώς τινος ἀγαθῆς πολλάκις φαίνεται γινόμενον. τὸ δὲ ἐκκρινόντων ἤδη ῥῖγος ἄρξασθαι φαῦλον. τοῦτο δ᾽ ὅτι μὲν ἀληθές ἐστιν οἱ πολλοὺς ἀῤῥώστους τεθεαμένοι ἐπιμελῶς γινώσκουσιν. εἰ δ᾽ ὁ γράψας τὸ προῤῥητικὸν οὕτως ἐνόησε, μαντείας δεῖται. τὴν ἀρχὴν γὰρ οὐδ᾽ εἰ γέγραπται πρὸς ἐκείνου τὸ ὑπόφοβον ἴσμεν. ἐν γοῦν τοῖς πλείστοις τῶν παλαιῶν ἀντιγράφων οὐχ οὕτως γέγραπται.

---

fitionem, alii quidem pro φαβερὸν ἅμα κρίσει ῥῖγος dici putantes, alii pro μετρίως φοβερὸν, quafi mediocriter terrificum dixeris, ut τὸ ὑπάφωνον fimile fit τῷ ὑπόφοβον. Fuerit autem et tertia quaedam fcripturae hujus expofitio talis. Componere quovis modo rigorem bonum non eft; veluti, fi dum vel per fanguinis eruptionem quis vel vomitum vel ventris vacuationem vel fudores vel haemorrhoidem judicatur vel mulier per menftruam purgationem rigeat. Saepius certe fieri videtur ut bonam aliquam vacuationem antecedat rigor, quum vero jam excernunt, rigorem incipere malum. Quod autem id verum fit, qui multos aegros diligenter contemplati funt, norunt; fi vero prorrhetici auctor ita cenfuerit eft divinandum; principio fiquidem neque an ab illo fcriptum τὸ ὑπόφοβον fit novimus, in antiquis enim exemplaribus plurimis non ita fcriptum eft.

ρθ'.

Ἀπὸ κοιλίης ὑποπέλια, ταραχώδεα καὶ οὖρα λεπτὰ καὶ ὑδατώδεα, ὕποπτα.

Περὶ τούτων ἑκατέρων κατὰ μόνον ἐδίδαξεν Ἱπποκράτης ἐν τῷ προγνωστικῷ, τά τε κατὰ κοιλίαν ὑπαρχόμενα πελιὰ μοχθηρὰ λέγων εἶναι καὶ τα οὖρα τὰ λεπτὰ καὶ ὑδατώδεα. νυνὶ δ' οὕτως, ὥσπερ αὐτῷ σύνηθες, ἑτερογενῆ σημεῖα συμπλέκων, οὐδὲν πλέον διδάσκει. ἐξῆν γοῦν αὐτῷ καὶ τούτοις ἐπισυνάψαι περὶ πτυσμάτων πονηρῶν ἢ δυσπνοίας, ἤ τινος ἄλλου τῶν φαύλων σημείων. ἔνιοι μέντοι τῶν ἐξηγητῶν ταύτην τὴν ῥῆσιν ἐπισυνάπτουσι, τῷ ὑπάφωνον ἅμα κρίσει ῥῖγος καὶ μίαν ὅλην ποιήσαντες ἐπὶ πᾶσι τοῖς εἰρημένοις φασὶν ἀπόφασιν γεγονέναι τῷ συγγραφεῖ, τὸ κατὰ τὸ τέλος εἰρημένον ὕποπτα. καὶ τούτοις μὲν γὰρ τοῖς ἀπὸ κοιλίης ὑποπελίοις καὶ οὔροις λεπτοῖς ὑδατώδεσιν οὐκ ἀλόγως ἐπιφέρεται τὰ ὕποπτα. τούτοις δ' ἄν τις προσ-

CIX.

A ventre fublivida, turbulenta; et lotia tenuia aquofaque fufpecta.

De his utrifque feorfum in prognoftico differuit Hippocrates tum liventes ventris dejectiones pravas effe inquiens tum urinas tenues aquofasque; nunc fuo more diverfi generis notas complectens nihilo plus docet. Potuit fane et his auctor prava fputa conjungere vel fpirandi difficultatem vel aliud quodvis malum fignum. Quidam vero expofitores dictionem hanc, huic fubmutus cum judicatione rigor, conjungunt, unamque totam efficientes, fuper dictis omnibus illatum effe ab auctore dicunt, id quod in calce dicitur, *ὕποπτα*, id eft fufpicionem habent; nempe et his fubliventibus fcilicet ventris dejectionibus, urinisque tenuibus et aquofis, non abfque ratione infertur, fufpicionem habent. Si vero quispiam his addiderit et *τὸ ὑπάφωνον*, id eft fubmutum, non fufpectam fo-

θῇ καὶ τὸ ὑπάφωνον, οὐχ ὕποπτόν φησι τὴν συνδρομὴν, ἀλλὰ καὶ κακὴν εἶναι σαφῶς.

ρι'.

Φάρυγξ τρηχυνθεῖσα ἐπ' ὀλίγον καὶ κοιλίη διαβορβορίζουσα κεναῖς ἐξαναστάσεσι καὶ μετώπου ἀλγήματα, ψηλαφώδεες, κοπιώδεες, ἐν στρώμασι καὶ ἱματίοις ὀδυνώδεες, τὰ ἐκ τούτων αὐξανόμενα δύσκολα, ὕπνος πολὺς ἐν τούτοισι σπασμώδης καὶ τὰ εἰς μέτωπον ἀλγήματα βαρέα καὶ οὔρησις δυσκολαίνουσα.

Καὶ τὴν διαβορβορίζουσαν κοιλίαν κεναῖς ἐξαναστάσεσιν ἔνιοί φασι φρενιτικῶν εἶναι σύμπτωμα. διττὸν γὰρ ἁμαρτάνειν τρόπον αὐτοὺς, ἢ τῶν αἰσθητῶν οὐκ αἰσθανομένους, καίτοι σὺν ὀδύνῃ γιγνομένων πολλάκις, ἢ τῶν μὴ αἰσθητῶν [778] αἰσθάνεσθαι δοκοῦντας. κατὰ δὴ τὸν δεύτερον τρόπον φασὶν ἐξανίστασθαι μὲν ὡς δακνομένους, μὴ ἐνεργεῖν δὲ, ἐπεὶ μηδὲ τὸ δάκνον ἦν τι, δάκνεσθαι γὰρ οἴονται

lum ait esse concursionem, verum quoque et evidenter malam.

CX.

Fauces leviter exasperatae et alvus inanibus surrectionibus obmurmurans et frontis dolores; palpantes, fatigati, in stragulis ac vestimentis dolentes, quae ex his augentur, molesta sunt, somnus multus in his convulsivus et dolores in frontem graves et mictio difficilis.

Ventrem murmurantem cum inanibus surrectionibus quidam phreniticum esse symptoma contendunt, nempe duobus modis errare eos, vel quod quae sub sensum cadunt non sentiant, quamquam cum dolore persaepe fiant; vel quod quae sub sensum non cadunt, sentire videntur; altero autem modo resurgere quidem eos tanquam morsos ajunt, sed nihil operari, quoniam neque quod morderet

μὴ δακνόμενοι. τὸ δὲ ἐν στώμασι καὶ ἱματίοις ὀδυνώδεες κατὰ τὸ σύνηθες αὐτῷ εἶδος τῆς ἑρμηνείας ἀλλοκότως εἴρηται, διάνοιαν ἔχον τοιάνδε. μὴ φέροντες τὴν ψαῦσιν τῶν ὑποβεβλημένων τε καὶ ὑπεστορεσμένων αὐτοῖς, ἀλλ' ὀδυνώμενοι, πότερον μὲν διὰ τὸ βαρύνεσθαι ὑπὸ τῶν ἐπικειμένων, σκληρὰ γὰρ εἶναι (206) δοκεῖ, ἢ δακνώδη τὰ ὑποβεβλημένα καὶ ὅσα περίκειται, δυσχεραίνουσι τοῖς ἱματίοις ἢ δι' ἄλλο τι, τοῦτο αὐτοῖς συμβαίνει παντάπασιν ἄδηλον. μετὰ δὲ τοῦτο καὶ τῶν ἄλλων κατὰ λόγον ἐφεξῆς εἰπὼν, ὕπνος πολλὰ ἐν τούτοισι σπασμώδης ἀφορμὴν παρέχει ζητήσεως τοῖς σοφισταῖς, εἰ δύναταί ποτε βλάπτειν ὕπνος. ἢ γὰρ ὠφελεῖν αὐτόν φασιν ἢ εἰ μηδὲν ὠφελεῖ, οὐ μὴν βλάπτει ποτέ. λέλεκται δέ μοι περὶ τούτου πρόσθεν ἐν τοῖς εἰς τοὺς ἀφορισμοὺς ὑπομνήμασιν. οὐ μὴν οὐδ' εἰ βλάπτει ὁ πολὺς ὕπνος, δοκεῖ σπασμῶν εἶναι ποιητικὸς, ἀλλὰ μόνον ὅτι κινδυνῶδές ἐστι τὸ νόσημα δηλοῖ. τὸ δὲ οὔρησις δυσκολαίνουσα θαυμαστῶς εἰς ἀσάφειαν ἐπινενόη-

erat; morderi ſiquidem ſeſe putant, ſed non mordentur. Oratio autem, in ſtragulis veſtimentisque dolentes, ex aſſueto ſibi enunciandi modo abſurde dicta eſt, quae talem habet ſenſum; tactum eorum quae ipſis ſubſternuntur, non ferentes, ſed dolentes. An ne quidem et ob id quod ab incumbentibus graventur, dura ſiquidem eſſe arbitrantur vel mordentia, quae ſubſtrata ſunt atque inviſam habent, quae circumfunditur, veſtem ſtragulam, an ſi ob aliud quippiam ipſis contingit, prorſus eſt incertum. Deinde et alia deinceps recenſens, quum inquit, ſomnus multus in his convulſivus ſophiſtis praebet perveſtigandi occaſionem, an poſſit aliquando ſomnus laedere; nam aut juvare ipſum inquiunt, aut ſi non juvet, nequaquam tamen unquam laedere. De ea re autem in aphoriſmorum commentariis antea diſſerui. Neque vero ſi ſomnus multus laedit, convulſionem efficere videtur, at ſolum periculoſum eſſe morbum oſtendit. Mictio autem *δυσκολαίνουσα*, id eſt *difficilis*, miro modo ab auctore in obſcuri-

ται τῷ συγγραφεῖ, ἵν᾽ ὁ μέν τις εἴπῃ τῶν ἐξηγητῶν τὴν μετ᾽ ὀδύνης εἰρῆσθαι δυσκολαίνουσαν, ὁ δέ τις τὴν ἐπεχομένην, ἄλλος δέ τις τὴν μόγις γινομένην καὶ τὴν συνεχῶς καὶ τὴν κατὰ στραγγουρίαν, τὴν δάκνουσαν δ᾽ ἰσχυρῶς ἄλλος. ὅταν δὲ δὴ πάντα διεξέλθωμεν, οὐδὲν ἀξιόλογον εἰς πρόγνωσιν εἰσόμεθα δι᾽ ἣν πολλάκις εἶπον αἰτίαν, ἐπιπλέκοντος αὐτοῦ πάμπολλα τῶν ἀνομοιογενῶν συμπτωμάτων. ἀπόδειξις δὲ τούτου μεγίστη καὶ τὸ τῶν ἐξηγησαμένων βιβλίον, ἐνίοις μὲν ἄχρι τοῦ ὕπνος πολὺς ἐπὶ τοῖς σπασμώδεσιν ἐξήκειν οἴεσθαι τὴν ῥῆσιν, ἀπ᾽ ἄλλης ἀρχῆς κελεύοντας ἀναγινώσκειν τὰ μετὰ ταῦτα, τινὰς δὲ συνάπτειν καὶ τῶν συναπτόντων ἄλλους ἐπ᾽ ἄλλῳ μέρει τῶν ἐφεξῆς εἰρημένων, ἀξιοῦν περιγράφεσθαι τὴν ῥῆσιν. ἐὰν οὖν ἅπαντα διέρχηταί τις, οἷα καθ᾽ ἑκάστην ὑπόνοιαν ἰδίως εἰρήκασιν οἱ ἐξηγηταὶ, μακρὸν μέντοι ἐργάσεται τὸν λόγον, ὀνήσει δ᾽ οὐδὲν τοὺς ἐντυγχάνοντας.

---

tatem eſt excogitata; ita ut inter expoſitores alius dicat δυσκολαίνουσαν, eam quae fit cum dolore eſſe dictam, alius eam quae retinetur, alius eam quae aegre fit et eam quae continue et eam quae in ſtranguria fieri ſolet; eam vero quae praepotenter mordet, alius. Ubi vero omnia percurrerimus, nihil quod effatu dignum ſit, ad praedictionem conſequemur propter eam, quam ſaepe retuli cauſam, quod ſcilicet permulta diverſi generis permiſcet ſymptomata. Argumentum rei hujus maximum eſt vel hoc, quod interpretum nonnulli eo quidem ierint, ut dictionem pertingere ad hanc uſque orationem, ſomnus multus in his convulſivus, exiſtimarent, principio alio quae conſequuntur, legi praecipientes; alii vero conjungant; atque ex conjungentibus alii alia in parte conſequenter dictorum circumſcribi dictionem velint. Si igitur omnia ad finem uſque quis perſequatur, quae in ſingulis ſuſpicionibus ſeparatim expoſitores dixerunt, longum ſane efficiet ſermonem, nihilque eos, qui in hunc incident librum, juvabit.

ρια'.

Οὔρου ἐπίστασις καὶ οἷσι ῥίγεα ἐπὶ τούτοισι σπασμώδεσι, οἷον καὶ αὐτὴ φρίξασα ἐφίδρωσεν.

Ἐὰν μεταθῶμεν τὸν καί σύνδεσμον, ὁ λόγος ἔσται σαφέστερος τοιοῦτος γενόμενος, οὔρου ἐπίστασις οἷσι ῥίγεα καὶ ἐπὶ τούτοισι σπασμώδεα. τὸ μὲν οὖν οἷσι ῥίγεα κἀν τοῖς τῶν ἐπιδημιῶν εἴρηται κατὰ τήνδε τὴν λέξιν, πρὸ ῥίγους αἱ σχέσεις τῶν οὔρων. ὅτι δέ κἀπὶ τοῖς σπασμώδεσι πάθεσιν ἴσχεται τὰ οὖρα, προσέθηκεν οὗτος ἐν τῇ προκειμένῃ ῥήσει. τὰ δ' εἰρημένα ματαίως ἐνίοις τῶν ἐξηγησαμένων τήνδε τὴν ῥῆσιν ἄμεινον σιωπᾷν. ἐγὼ δὲ ζήτησιν εἴπω ὠφελεῖν εἰς πρόγνωσιν ἱκανήν καὶ οὕτως φρίξασα ἐφίδρωσε. καὶ ὁ Κόϊντος μὲν μόνην εἰδὼς τὴν γραφὴν ταύτην, ἣν εὗρεν ἐν παλαιοῖς ἀντιγράφοις, ὥς φησιν, ὁμολογεῖ μὴ νοεῖν. ἐν δὲ τοῖς πλείστοις τῶν ἀντιγράφων γέγραπται καὶ αὐτὴ φρίξασα ἐφίδρωσεν, ἵνα γυναικὸς

CXI.

Urinae ſuppreſſio quibus rigores et in his convulſoriis affectionibus; ut et ipſa ubi inhorruit, leviter ſudavit.

Si conjunctionem *et* permutaverimus, ſermo erit dilucidior, talis redditus: *urinae retentio, quibus rigores et ex his convulſiones.* Haec particula quibus rigores dicta eſt et in libris epidemiorum in hac dictione: *ante rigorem urinarum retentiones.* Quod autem et ex convulſivis affectionibus urinae retineantur, praepoſuit auctor in praeſenti dictione. Quae autem temere a quibusdam ſententiae hujus explanatoribus dicta ſunt ſubticere eſt melius. Ego autem explanationem ad eam, quae idonea ſit, praenotionem, dico. Sequitur et ita *ubi inhorruit, ſudavit.* Quintus quidem, ſolam hanc quum ſciret ſcriptionem, quam in antiquis, ut ait, exemplaribus repetit, fatetur ſe non intelligere. Verum in compluribus exemplaribus ſcriptum eſt et ipſa, ubi inhorruit, ſudavit, ut mulieris

ὄνομα τὴν αὐτὴν φωνὴν ἀκούσωμεν, ἧς φριξάσης ἐφιδρῶσαι συνέβη.

ριβ'.

[779] *Αἱ ἄκρητοι τελευτῶσαι καθάρσιες, πῆ μὲν ἐν πᾶσι παροξυντικαί. τούτοισι δὲ καὶ πάνυ. ἐκ τοιούτων καὶ παρ' οὖς ἀνίστανται.*

Ἀντὶ τοῦ καθάρσιες ἄμεινον ἦν εἰρῆσθαι κενώσιες. ὅταν γὰρ ἐκκρινόμενα τύχοι τὰ διεφθαρμένα, κάθαρσις γίνεται τοῦ σώματος, ὅταν ἐκκρίνηται τὰ τῷ λόγῳ τῆς νόσου γινόμενα. τίνι δὲ ὅ τι περὶ τούτων λέγεται, δῆλόν ἐστιν ἐκ τοῦ φάναι, τελευτῶσαι ὡς αἱ ἐκκαθαίρουσαι τὸ σῶμα κενώσεις, τὴν ἀρχὴν μὲν ἴσχουσιν ἀπὸ τῶν ἀκράτων ἐνίοτε, τελευτῶσι δὲ εἰς εὔτροπα διαχωρήματα. τὸ δὲ ἐν τούτοισι δὲ καὶ πάνυ τὰς τοιαύτας κενώσεις εἶναι παροξυντικὰς, ἐπὶ τὰ προειρημένα τὴν ἀναφορὰν ἔχει. προείρηται δὲ οὔρου ἐπίστασις οἷσι ῥίγεα καὶ ἐπὶ τοῖς σπασμώδεσι σφοδρῶς.

nomen ea voce intelligamus, quam, ubi inhorruit, parum ſudaſſe contigit.

CXII.

Sincerae deſinentes purgationes, alibi quidem in omnibus exacerbant; his vero etiam valde; ex talibus quoque circa aurem abſceſſus exſurgunt.

Ut pro purgationibus vacuationes diceretur praeſtabat. Nempe quum excerni contigerit quae corrupta ſunt, purgatio eſt corporis; quum *vero* excernantur quae vi morbi fiunt, *evacuatio*. Cuivis autem, quod de his dicatur, patet ex verbo deſinentes, quod expurgantes corpus vacuationes principium quidem a ſinceris interdum habent, ſed deſinunt in benignas mitesque dejectiones. His vero et valde tales exacerbantes eſſe vacuationes, ad ea, quae prius dicta ſunt relationem habet. Antea autem dictum eſt: *urinae retentio, quibus rigores et convulſiones.*

ἡ πρόγνωσις δὲ ἐπὶ τούτου, τὴν παρ' οὖς ἀνίστασθαι δυνάμενον μέν ποτε γενέσθαι καὶ διὰ τοῦτο γράφων, ἐπειδή τινι παθόντι τὰ κατὰ τὴν εἰρημένην συνδρομὴν συνέβη ἔχειν παρωτίδα. οὐ μὴν διὰ παντὸς, ἀλλ' ὡς τὸ πολὺ τὴν προειρημένην συνδρομὴν τὰ παρ' οὖς ἀκολουθεῖν εὔλογον. ἐμάθομεν γὰρ τὰ τῶν τοιούτων ἀποστάσεων σημεῖα.

ριγ'.

Αἱ ταραχώδεες θρασύταται ἐπεγέρσιες, σπασμώδεες, ἄλλως τε καὶ μεθ' ἱδρῶτος.

Ἔμπροσθεν ἤδη τοιαύτας συνδρομὰς ἐξηγησάμεθα, οὐδὲν οὔτ' ἐξ ἀνάγκης ἐχούσας οὔθ' ὡς τὸ πολὺ, καὶ διὰ τοῦτο καὶ τὴν προκειμένην ταύτην οἱ μὲν συνάπτουσι τοῖς ἐπιφερομένοις, οἱ δὲ διασπῶσι.

Praenotio autem in ea re eſt, quod parotis ſuſcitari poſſit; atque ob id ſcribitur, quod aegro cuidam ex iis, quae in dicta ſyndrome relata ſunt, parotida habere contigerit; non tamen perpetuo, ſed magna ex parte parotidas praedictam ſequi ſyndromen eſt rationi conſentaneum; didicimus ſiquidem talium abſceſſuum notas.

CXIII.

Turbulentae, ferociſſimae e ſomno excitationes, convulſivae tum alias tum cum ſudore.

Jam antea concurſiones hujusmodi explanavimus, nihil ſane neque quod neceſſe ſit neque magna ex parte habentes; atque ob id praeſentem ſententiam quidam iis, quae inſeruntur, nectunt, caeteri autem diſtrahunt.

ριδ'.

Καὶ αἱ τραχήλου καὶ αἱ μεταφρένου καταψύξιες δοκέουσαι καὶ ὅλου δὲ τοῦ σώματος· ἐν τούτοισι καὶ ἀφρώδεες οὐρήσιες ἅμα ἀψυχίῃ καὶ ὀμμάτων ἀμαυρώσιες σπασμὸν ἐγγὺς σημαίνει.

Ἐν πολλοῖς μὲν τῶν ἀντιγράφων ἡ ῥῆσις γέγραπται οὕτως, καταψύξιες δοκέουσαι, κατ' ἔνια δὲ ἄμεινον ὡδὶ, δοκέουσαι δι' ὅλου τοῦ σώματος, ὡς ἀδύνατον ὅλον ἅμα κατεψῦχθαι τὸ σῶμα καὶ διὰ τοῦτ' αὐτὸ καλῶς προσκείμενόν ἐστι τὸ δοκέουσαι. τὸ δ' ἐφεξῆς εἰρημένον οὐ μικρὰν διαφωνίαν ἔσχηκεν ἐν τῇ γραφῇ, τινῶν μὲν ἀφρώδεες διαχωρήσιες γραφόντων, τινῶν δὲ πυώδεες. εὐλογώτερον δὲ ὡς πρὸς τὴν ὅλην διάνοιάν ἐστι τὸ ἀφρώδεες· [780] αἱ μὲν γὰρ πυώδεις διαχωρήσεις, ἐάν γε κυρίως ἀκούσωμεν καὶ μὴ καθάπερ εἴωθεν ὁ τοῦ βιβλίου συγγραφεὺς ἀκύροις μεταφοραῖς ὀνομάτων χρῆσθαι, πῦον ἐπιμεμίχθαι τοῖς οὔροις δηλοῦσι. πύου δὲ γένεσις οὐ μόνον οὐ δύναται ση-

CXIV.

Tum cervicis tum dorfi perfrictiones apparentes, fed et per totum corpus; in his et fpumofae mictiones cum animae deliquio atque oculorum hebetudo convulfionem prope effe indicant.

In multis quidem exemplaribus dictio ita fcripta eft, *perfrictiones apparentes*, in aliis vero melius hoc pacto: *apparentes per totum corpus*, tanquam fieri non poffit ut totum fimul refrigeratum fit corpus atque ob id bene adjectum fit, *apparentes.* Quod deinceps dicitur, non parvam habet in fcriptura controverfiam; quidam enim fcribunt *ἀφρώδεες*, id eft *fpumofae* mictiones, alii autem *πυώδεες*, id eft *purulentae.* Sed ad totum rei fenfum verbum fpumofae eft magis rationi confonum; nam purulentae mictiones, fi proprie utique intellexerimus et non ut libri hujus auctor impropriis nominum metaphoris uti confuevit, pus urinis permixtum effe indicant; puris au-

μαίνειν σπασμὸν, ἀλλὰ κἂν ὑποπτευομένῳ τινὶ σπασθῆναι σημεῖον ἀγαθόν ἐστι, πέττεσθαί γε δηλοῦσα τὴν νόσον. αἱ δὲ ἀφρώδεις εἴτε διὰ σύντηξιν εἴτε διὰ ταραχήν τινα καὶ πνεῦμα γίνοιντο φυσώδεις, ἑκατέρως ὕποπτοι πρὸς σπασμόν. οὐ μὴν αἱ πυώδεις ὁμοίως ταύταις. εἰ δ' ἀκύρως πυώδεις εἴρηκε τὰς τῶν ὠμῶν καὶ παχέων οὔρων ἐκκρίσεις, οὐδ' οὕτως ὕποπτοι, οὐδὲ συντελεῖ πρὸς τὴν τοῦ σπασμοῦ γένεσιν. ἡ δ' ἀψυχία καὶ ἡ τοῦ ὄμματος ἀμαύρωσις ἀῤῥωστούσης τῆς ψυχικῆς δυνάμεώς εἰσι σημεῖα. τὸν οὖν σπασμὸν οὐκ αὐτὰ τὰ συμπτώματα προσγενόμενα τοῖς εἰρημένοις, ἀλλ' ἐκεῖνα μόνα δύναται δηλῶσαι. λέγω δ' ἐκεῖνα, τραχήλου καὶ μεταφρένου κατάψυξιν, ἅμα τῷ παντὶ σώματι καὶ πρὸς τούτοις οὖρον ἀφρῶδες ἢ ὠμὸν καὶ ἄπεπτον. ἡ δὲ τοῦ ὄμματος ἀμαύρωσις κατὰ συμβεβηκὸς ἐπιμαρτυρήσει τῇ προσδοκίᾳ τοῦ σπασμοῦ, διότι τὴν ἀρχὴν τῶν νεύρων πεπονθέναι σημαίνει. γνωστέον δὲ καὶ ταύτην τὴν συνδρομὴν τῶν δυναμένων ἐνεργεῖν σπασμὸν, οὐ μὴν διη-

tem generatio tantum abeſt ut convulſionem ſignificare poſſit, ut etiam in aliquo, qui convulſionis incurrit ſuſpicionem, ſignum bonum ſit, morbum concoqui oſtendens; ſpumoſae vero ſive ob colliquationem ſive ob perturbationem quandam ſlatuoſumque ſpiritum exoriantur, ſuſpectae utroque modo ad convulſionem exiſtunt; non tamen purulentae his ſimiliter. Si vero improprie purulentas dixit urinarum tum crudarum tum craſſarum excretiones, neque ita ſuſpectae ſunt, neque ad convulſionis generationem proficiunt. Animi autem deliquium et oculi hebetudo imbecillae animalis facultatis ſigna exiſtunt. Convulſionem igitur non ea ſymptomata dictis adjecta, ſed ſola illa poſſunt indicare; illa dico cervicis dorſique perfrictiones una cum toto corpore; urinam item ſpumoſam aut crudam aut incoctam. Oculi autem hebetudo per accidens convulſionis exſpectationi fidem faciet, quod principium nervorum affectum ſignificet. Noſſe autem oportet et concurſionem hanc eorum quae poſſunt

νεκῶς ἢ ὡς τὸ πολύ. μᾶλλον δὲ ἀμφιδόξως, ἐὰν ἀφρώδη γράψωμεν, οὔτε πυωδῶν γραφέντων, ἔμπαλιν, ὡς εἴρηται τῆς προσδοκίας ἔσται, διὰ μέσου δ' ἀμφοῖν ὑπνωδῶν γραφέντων. ἐπὶ μᾶλλον δὲ τούτων εἰ ὠμὰ καὶ ἄπεπτα φαίνοιτο. τοῖς δ' ἀναπαυσαμένοις ἐξ αὐτῶν ἐγγὺς εἶναι τὸν σπασμὸν καὶ τὸν θάνατον ἥ τ' ἀμαύρωσις τῶν ὀφθαλμῶν καὶ ἡ ἀψυχία σημαίνει. λέγει δὲ δηλονότι τὴν λειποψυχίαν. Διοσκορίδης δὲ ἀντὶ τῆς ἀψυχίας ἅμα ἀποψυχῇ γράφει.

ριέ.

(207) *Πήχεως ἀλγήματα μετὰ τραχήλου σπασμώδεα. ἀπὸ προσώπου δὲ ταῦτα καὶ κατὰ φάρυγγα, ἦχοι συχνοὶ σιελίζοντες, ἐν τούτοισιν ἐν ὕπνοις ἱδρῶτες ἀγαθοί. ἆρά γε καὶ τοῦ ἱδρῶτος κουφίζεσθαι τοὺς πλείστους οὐ πονηρόν;*

---

inferre convulfionem; non tamen perpetuo vel ut plurimum, fed ambigue magis, fi ἀφρώδη, id eft fpumofae fcripferimus; neque fi fcribatur πυώδη, id eft *purulentae*, expers, ut dictum eft, exfpectationis erit; medium utriusque obtinente, fi ὑπνώδεις *fomniculofae*, fcriptum fit; fed illis adhuc magis, fi crudae et incoctae videantur. Quibus autem haec ceffaverint, his prope effe tum convulfionem tum mortem indicant oculorum hebetudo et apfychia. Intelligit autem procul dubio animi defectionem. Diofcorides pro ἀψυχίῃ fcribit ἀποψυχῇ.

CXV.

Cubiti et cervicis dolores convulfivi; a facie autem hi atque in faucibus fonitus crebri cum falivatione; his in fomnis fudores boni; an et fudore quam plurimos levari non malum?

Τὸ ἀπὸ προσώπου δὲ ταῦτα πάντες ἤκουσαν ἐν ἴσῳ τῷ ἀπὸ κεφαλῆς. καὶ γὰρ πρόσθεν εἴρηκε κατ' ἄλλην ῥῆσιν, ἄλλως τε καὶ κεφαλῆς ὁρμῶντα. διὰ τί δὲ σπασμώδεα λέγει ταῦτα τὰ συμπτώματα, τοῖς μεμνημένοις τῶν ἔμπροσθεν εἰρημένων, οὐκ ἄδηλον. ἔνιοι μέντοι τὸ πρῶτον μέρος τῆς ῥήσεως αὐτὸ καθ' αὑτὸ γράφουσί τε καὶ ἀναγινώσκουσιν, ἵν' ὁ λόγος ᾖ τοιοῦτος, πήχεως ἀλγήματα μετὰ τραχήλου σπασμώδεα, ἀπὸ προσώπου δὲ ταῦτα· μηκέτι δεομένων ἡμῶν εἰς τὴν πρόγνωσιν τοῦ σπασμοῦ τῶν ἐφεξῆς εἰρημένων. οὗτοι δὲ τὸν καὶ σύνδεσμον ἀφελόντες ἀρχὴν τῶν ἐφεξῆς γεγραμμένων ταύτην ἐποιήσαντο, κατὰ φάρυγγα ἦχοι συχνοί. τινὲς δὲ ἀντὶ τοῦ ἦχοι γράφουσι κατὰ φάρυγγα ὄχλοι συχνοὶ, ὥσπερ ὁ Διοσκορίδης. ὁ δὲ Καπίτων οὕτως ἔγραψεν· ἴσῳ καὶ κατὰ φάρυγγα ὠχροὶ ἰσχνοί. προχείρως γὰρ, ὡς εἴρηται πολλάκις, οἱ νεώτεροι ἐπὶ τὸ μεταγράφειν ἧκον, ὡς βούλονται τὰς παλαιὰς γραφὰς ἐν τοῖς ἀσαφέσι βιβλίοις. ἀλλὰ ταῦτα μὲν [781] ὅπως ἂν

Orationem a facie autem hi intellexerunt omnes, ut aequam habeat conditionem cum hac a capite, nempe et fupra in alia dictione dixit tum alias tum a capite orti. Quare autem convulfiva haec dicat fymptomata, non eft incertum iis, qui ante dictorum meminerunt. Quidam vero primam dictionis partem per fe tum fcribunt tum legunt, ut fermo talis fit: *cubiti cervicisque dolores convulfivi; a facie autem hi;* non amplius indigentibus nobis ad convulfionis praenotionem confequente oratione. Hi autem conjunctionem atque tollentes, principium confequenter fcriptorum hoc fecerunt, in faucibus fonitus frequentes. Quidam pro ἦχοι, id eft *fonitus*, fcribunt ὄχλοι, id eft *tumultus*, ita in faucibus tumultus multi, ut Diofcorides. Capito autem ita fcripfit: *atque in faucibus ὠχροὶ*, id eft *pallores frequentes;* prompte fiquidem, ut perfaepe eft dictum, recentiores in obfcuris libris veteres fcripturas pro arbitratu mutabunt. At haec quidem quoquo modo

ἔχῃ τὰ συμπτώματα μοχθηρὰ καὶ δοκεῖ τι συντελεῖν εἰς τὴν τῆς προκειμένης ῥήσεως ἀλήθειαν. ἄξιον δὲ ζητήσεως διὰ τί προσέθηκεν, οἱ ἐν ὕπνοις ἱδρῶτες ἐν τούτοισιν ἀγαθοί. οὐδὲν γὰρ ἐξαίρετον τοῖς οὕτω νοσοῦσιν ἀπὸ τῶν ἐν τοῖς ὕπνοις ἱδρώτων ὠφελούντων μόνοις. κοινὸν γάρ ἐστι τὸ τῶν ὠφελίμων ἱδρώτων ἐπί τε τοῖς εἰρημένοις παθήμασι καὶ τοῖς ἄλλοις ἅπασιν ἑτέρων διορισμῶν δεομένων, οἷον εἰ ἐπὶ πέψει τοῦ νοσήματος, εἰ δι' ὅλου τοῦ σώματος, εἰ ἐν ἡμέραις κρισίμοις, εἰ παύσουσι τούς τε πυρετοὺς καὶ τὰ συμπτώματα. τὸ δὲ ἐν ὕπνοις τοὺς ἱδρῶτας ἐγρηγορόσι γίνεσθαι περιττόν. ἔνιοι μέντοι βουλόμενοι τῷ λόγῳ βοηθεῖν φασὶν ἐπὶ τῶν σπωμένων ἱδρῶτας γίνεσθαι, διὰ τὴν συντονίαν τοῦ παθήματος. ἐὰν οὖν ἐκλελυμένου καὶ κεχαλασμένου τοῦ σώματος, ὅπερ ἐν τοῖς ὕπνοις συμβαίνει, γένηται τοῦτο, κατὰ φύσιν οἰητέον ἱδροῦν αὐτούς. τὸ δ' ἐφεξῆς εἰρημένον ἔτι μείζονα τὴν ἀπορίαν ἔχει, γράψαντος αὐτοῦ, ἆρά γε καὶ τῷ ἱδρῶτι κουφίζεσθαι τοῖσι πλείστοισιν οὐ πονηρόν; οὐδεμίαν γὰρ ἀμφιβολίαν ἔχει

habeant, ſymptomata mala ſunt; videnturque ad praeſentis dictionis veritatem quippiam conferre. Sed juſta eſt quaeſtio, quam ob cauſam adjecit, ſudores per ſomnos in his boni, nihil enim eſt peculiare hoc pacto laborantibus, ut a ſudoribus per ſomnos duntaxat juventur. Nempe commune eſt commodis ſudoribus tum in dictis affectionibus tum in cunctis aliis diſtinctiones habere alias, ut ſi ex morbi coctione fuerint, ſi per univerſum corpus, ſi diebus judicatoriis, ſi febres et ſymptomata ſedaverint. Sudores autem qui in ſomnis fiunt, vigilantibus fieri ſupervacaneum. Quidam vero ſermoni opem ferre cupientes, ſudores in iis qui convelluntur, ob morbi robur fieri ajunt. Si igitur corpore tum exſoluto tum relaxato, quod in ſomnis fit, id oriatur, ſudare hos ſecundum naturam eſt exiſtimandum. Quod deinceps dicitur, majorem adhuc habet dubitationem, ſcribente ipſo: *an et ſudore quam plurimos levari non malum?* nullam ſiquidem ambiguitatem

τοῦτο, προφανῶς ὑπάρχον ἀγαθόν. εἰ δὲ μὴ, ἀλλὰ πάντως γε οὐ πονηρόν.

ρισʹ.

Οἱ εἰς τὰ κάτω μέρη πόνοι τούτοισιν εὔφοροι.

Ποῖα κάτω λέγει μὴ προσθέντος αὐτοῦ συνέβη διττὴν ποιήσασθαι τοὺς ἐξηγητὰς τὴν γραφὴν, ἐνίους μὲν εὔφοροι γράψαντας, ἐνίους δὲ δύσφοροι. ἐὰν μὲν γὰρ εἰς τὰ περὶ θώρακα καὶ στόμα γαστρὸς ἀφικνῶνται πόνοι, δυσφορίαν ἐνθήσουσι μείζονα τῷ τραχήλῳ τε καὶ πήχεσιν. ἐὰν δ' εἰς τὰ σκέλη, μεγάλως ὀνήσουσιν ὅλην τὴν νοσώδη διάθεσιν.

ριζʹ.

Οἱ ἐν πυρετοῖσιν ἐφιδροῦντες, κεφαλαλγέες, κοιλίης ἀπολελαμμένης, σπασμώδεες.

habet, quum manifeste sit bonum; sin minus, at prorsus certe non malum.

CXVI.

Dolores si ad inferas dilabuntur partes, his toleratu faciles.

Quod quasnam inferas dicat non adjecit, propterea geminam expositores fecerunt scripturam; alii siquidem εὔφοροι, id est *faciles toleratu*, scripserunt; alii autem δύσφοροι, id est *difficiles toleratu.* Nam si ad partes quae circa thoracem et os ventriculi sunt, pervenerint dolores, majorem inducent tolerandi difficultatem quam quum in cervice cubitoque essent; si ad crura, morbosam totam affectionem insigniter juvabunt.

CXVII.

In febribus exsudantes, caput dolentes, intercepta alvo, convulsivi fiunt.

Ἀπὸ βραχυτάτης προσδοκίας ἐνίοτε γράφει σπασμώδεις ἔσεσθαι. θεασάμενος γὰρ ἴσως ἅπαξ τινὰ τῶν οὕτως ἐχόντων σπασθέντα, πολλάκις δὲ οὐκ ἰδὼν ὅλον ὀλίγου δεῖν τὸ βιβλίον, εἰς παραφροσύνης καὶ σπασμοῦ πρόῤῥησιν ἀνάλωσεν. ἐὰν οὖν πιστεύσας αὐτῷ τις τοὺς ἐν πυρετῷ κεφαλαλγοῦντας μετ᾽ ἐφιδρώσεως καὶ κοιλίας ἐπεσχημένης ἀποφήνασθαι τολμήσῃ, σπασθήσεται πάνυ πολλάκις ἀποτυχὼν, ἅπαξ που τεύξεται.

ρισ΄.

Τὰ ὑποψάθυρα ὑγρὰ διαχωρήματα περιψύχοντα οὐκ ἀπύρως φλαῦρα, τὰ ἐπὶ τούτοισι ῥίγεα κύστιν καὶ κοιλίην ἐπιλαμβάνοντα ὀδυνώδεα. ἆρα τὸ κωματῶδες τούτοισιν ἔχειν τι σπασμῶδες; οὐκ ἂν θαυμάσαιμι.

[782] *Ψαθυρὰ διὰ μὲν τοῦ δ οἱ Ἀττικοὶ γράφουσι, διὰ δὲ τοῦ θ ἅπαντες οἱ ἄλλοι, τὰ κρέα τὰ τοῖς σκληροῖς καὶ ἰνώδεσι καὶ δυσδιαλύτοις καὶ δυσμασήτοις*

Ex breviffima interdum exfpectatione convellendos fcribit; nempe forfan femel quendam ita habentem convulfum vidit non faepius. Liber autem fere totus ad delirii convulfionisque praedictionem expenditur. Si quis igitur auctori crediderit et in febre capite dolentes cum fudatiunculis et alvi retentione convulfione correptum iri enunciare aufus fuerit, faepius admodum aberrans, femel petitum affequetur.

CXVIII.

Arenulentae liquidae dejectiones perfrigerationesque pravae; rigores ex his tum veficam tum ventrem prehendentes, dolorem inferunt. An et in his comatofum aliquid convulfionis habet? non fuerim admiratus.

Ψαθυρὰ per *δ* Attici fcribunt, per *θ* vero caeteri omnes, vocantque *ψαθυρὰς* carnes, quae duris fibrofisque et aegre diffolubilibus atque mandi contumacibus contra-

ἐναντίως διακείμενα. μάλιστα δὲ γίνεται τοιαῦτα τὰ καλούμενα πρὸς τῶν πολλῶν σαχνὰ, μίαν ἡμέραν ἢ δύο τιθέμενα μετὰ τὸ σφαγῆναι τὸ ζῶον. ἕωλα δὲ εἰώθασι καλεῖν αὐτὰ οἱ Ἕλληνες, ἑωλίζειν τε τὸ οὕτως προσήπειν. ὅθεν καὶ σιτίον νέον ἄκρως εἴρηται τὸ ἐπὶ βραχὺ προσεωλισμένον. εὔδηλον γὰρ ἐκ τοῦ μετ' αὐτὸ ῥηθέντος ὧδε· γέρουσι δὲ ἐς τέλος μεταβεβηκός. ἐγὼ μὲν οὖν ἐδήλωσα τίνα λέγουσιν οἱ ἄνθρωποι ψαθυρὰ, ἐπ' ἐδεσμάτων, οὐ διαχωρημάτων ποιούμενοι τὸν λόγον. ὁ δὲ τοῦ βιβλίου συγγραφεὺς αὐτὸς ἦν δίκαιον εἰπεῖν ἡμῖν τίνα λέγει διαχωρήματα ὑποψάθυρα. δῆλον γὰρ ὅτι τὰ μετρίως ψαθυρὰ, πάντως γὰρ ἦν ἐκείνου χρεία ἡμῖν δηλῶσαι, τίνα λέγει τὰ ὑποψάθυρα. τῶν προφητῶν δ' αὐτῶν διενεχθέντων ἀλλήλοις ἔτι μείζων ἡμῖν ἀπορία γίνεται τοῖς μὴ προφήταις. ὁ μὲν γάρ τις τὰ ὑγρὰ φήσει ἁπλῶς εἰρῆσθαι νῦν, ὁ δὲ τὰ ὑδατωδῶς ὑγρὰ πάχος καὶ σύστασιν οὐδεμίαν ἔχοντα. τινὲς δὲ

rio habent modo; tales autem maxime ſunt quae a multis *σαχναὶ* appellantur, diem unum vel duos a jugulato animali repoſitae; *ἑώλας* autem eas Graeci vocare conſueverunt, quaſi biduanas vel triduanas dixeris; et *ἑωλίζειν* ita ante putreſacere; hinc edulium ſumme recens *ἐπὶ βραχὺ προσεωλισμένον*, id eſt parum ad putrefactum mortificatumque dicitur. Conſtat autem ex eo, quod poſtea ita dictum eſt; ſenibus exquiſite mutatum. Ego igitur oſtendi, quaenam dicant homines *ψαθυρὰ*, in eduliis et non in excrementis orationem habentes. Sed libri hujus auctorem aequum erat nobis dicere quaenam excrementa *ὑποψάθυρα*, id eſt ſubarenoſa vocet; nempe quod mediocriter *ψαθυρὰ*, id eſt arenida, conſtat. Prorſus ſiquidem ad eum ſpectabat nobis oſtendere, quaenam dicat *ὑποψάθυρα*. Quum autem prophetae ipſi a ſeſe diſſideant invicem, major adhuc nobis qui prophetae non ſumus, exiſtit dubitatio. Nempe eſt qui liquida nunc ſimpliciter dici ait; alius cum aquoſitate liquida, craſſitiemque et ſubſtantiam nullam habentia; alii ea tanquam pinguitudine vacua;

τὰ οἷον ἀλιπῆ, τινὲς δὲ τὰ οἷον ἄγλισχρα, τινὲς δὲ, οὐκ οἶδ᾽ ὅ τι δόξαν αὐτοῖς, τὰ μὴ μιγνύμενά φασιν ἑτέροις ὑγροῖς, ὥσπερ τοὔλαιον, ἄλλοι δὲ τὰ ἐν ὑγρῷ διαχωρήματι χολώδη καὶ ἄπεπτα συστρέμματα, τινὲς δὲ τὰ εὐδιάλυτα. καθάπερ εἰ καὶ ψάμμον ὕδατι δεύσειας, εἶτα σφίγξειας τοῖς δακτύλοις καταθεὶς, διαλυθεῖσαν εἴποις, καὶ δοκοῦσιν οὗτοι πιθανώτεροι τῶν ἄλλων εἶναι. τὰ δ᾽ αὐτὰ λέγουσιν αὐτοῖς δυνάμει καὶ οἱ τὰ μὴ γλίσχρα φάντες, ἅπερ εἴποι τις ἐν μιᾷ συνθέτῳ φωνῇ οἷον ἄγλισχρα. εἰ γὰρ ἀπὸ τῶν ψαθυρῶν ἐδεσμάτων ἐπὶ διαχωρήματα μεταφέρειν χρὴ τὴν ὁμοιότητα, πιθανώτερον ἂν εἴη λέγειν ψαθυρὰ, τὰ εὐδιάλυτα καὶ μηδεμίαν ἕνωσιν ἔχοντα δύσλυτον. ἀλλὰ τά γε τοιαῦτα διαχωρήματα γένοιτ᾽ ἂν καὶ ἀπ᾽ ἐδεσμάτων, ψαθυρὰν καὶ εὐδιάλυτον ἐχόντων τὴν οὐσίαν. εἶδον οὖν ἐγὼ ἐν ἀγρῷ παιδία κηπουροῦ, σίτου μὴ εὐποροῦντα, ἀπίων δ᾽ εὐποροῦντα, ἐκ τῆς ἐκείνων ἐδωδῆς τοιαῦτα διαχωροῦντα· οἷα τὴν κέγχρον καὶ τὸν ἔλυμον ἐσθίοντες ἢ τοὺς κριθίνους ἄρτους, ὅμοια τούτοις ἀποπατοῦσιν. εἰ δ᾽ ἄρτους τις ἐκ

alii veluti non glutinofa; alii, nefcio quod ipfis vifum fit, ajunt ea quae humidis aliis, olei inftar non mifcentur; alii in liquida dejectione biliofos et incoctos globos; alii autem quae facile diffolvuntur, ut fi arenam aqua confperferis, deinde digitis componens conftrinxeris et mox ubi folveris, diffolutam dixeris, videnturque hi caeteris probabiliores effe. Eadem vero poteftate dicunt, qui non glutinofa effe ajunt, quae quis compofita et una voce dixerit ἄγλισχρα, id eft *non glutinofa;* fi enim ab arenulentis eduliis ad dejectiones transferre fimilitudinem liceat, probabilius fuerit dicere ψαθυρὰ alvi excrementa effe quae de facili diffolvuntur nullamque habent aegre diffolubilem unionem. Talia vero excrementa fiunt et a cibis qui arenulentam et folutu facilem habent fubftantiam. Vidi ego, quum in agro effem, hortulani pueros frumenti quidem indigos, pyris vero abundantes, talia dejicere. Qui milium panicumque edunt vel hordeaceos panes, fimilia his excernunt. Si vero triticeos panes quis

πυρῶν ἐσθίων, τοιαῦτα διαχωρήσειεν, ὑπονοήσειν χρὴ λεπτὴν καὶ διαλυτικὴν ὑγρότητα μεμίχθαι τοῖς ἀποπατήμασιν αὐτοῦ, κωλύουσαν ἀλλήλοις ἑνοῦσθαι. Διοσκορίδης δὲ ὥσπερ ἄλλα πολλὰ προχείρως ἐν τοῖς ἀσαφέσι βιβλίοις ὑπήλλαξεν, οὕτω καὶ τὰ ὑποψάθυρα μεταγράψας ἐποίησεν ὑποψέφαρα καί φησιν αὐτὸς οὕτως ὀνομάσθαι τὰ ὑπομελανίζοντα. τὸ γὰρ σκότος ψέφας εἰρῆσθαι καὶ παρὰ Πινδάρῳ. μετὰ δὲ τὴν τῶν ψαθυρῶν μαντείαν ἢ (208) εἰκασίαν ἢ προπέτειαν, ὅ τι γὰρ ἄν τις ἐν τοῖς τοιούτοις ὡς βεβαίως ἐγνωκὼς ἀποφαίνηται προπετές ἐστιν, ἐπὶ τὰς ἑξῆς ἴωμεν λέξεις, ἐν αἷς ἐστι πρώτη περιψύχοντα οὐκ ἀπύρως. ὅπερ αὖ καὶ αὐτὸ βεβαίως γνῶναί τι βούλεται, προπετοῦς ἐστιν ἀνθρώπου. στοχαζόμενοι δὲ, ὥσπερ ἐπὶ πολλῶν ἄλλων ἐποιήσαμεν ἐν τῷδε τῷ βιβλίῳ καὶ περὶ τούτου φήσομεν εἰρῆσθαι περιψύχοντα μὴ ἀπύρως, τὰ κατὰ μὲν τὴν ἐκτὸς ἐπιφάνειαν περιψύχοντα, διὰ βάθους δὲ τοῦ σώματος αἴσθησιν ἔχοντα πυρώδους θερμασίας. ταῦτ᾽ οὖν φησιν εἶναι φαῦλα. τίς δ᾽ οὐκ οἶδεν ὅτι περιψυχόμενος μέν τις

edens talia dejecerit, quod tenuis et diſſolvens humiditas excrementis permixta ſit, quae mutuam prohibeat unitionem, eſt ſuſpicandum. Dioſcorides, ut multa alia in obſcuris libris prompte commutavit, ita et verbum ὑποψάθυρα permutavit, fecitque ὑποψέφαρα, appellarique is ita ait ſubnigrantia; nempe et tenebras ψέφας dictas eſſe apud Pindarum. Poſt vero ψαθυρῶν vaticinium vel conjectationem vel temeritatem, nempe quod quis in talibus, tanquam certe noverit, enunciet, temerarium exiſtet, ad conſequentes pergamus dictiones; ex quibus prima eſt, perfrictionesque non ſine ardore, quod rurſus ipſum certo noſſe, quid ſibi velit, temerarii eſt hominis. Conjicientes vero et in hac re, ut in aliis libri hujus multis fecimus, perſrictiones non ſine ardore dici aſſeremus, quum quis ſuperficie quidem perſrixerit, in imo autem corpore ſentiat igneam caliditatem. Has igitur pravas eſſe ait; quis enim cute quidem perfrigeſcentem, intus vero ardorem

τὸ δέρμα [783] πυρώσεως δ' αἰσθανόμενος ἐν τῷ βάθει φαύλως ἔχει καὶ χωρὶς τοῦ ζητῆσαι ἡμᾶς εἰ διεχώρησεν ὑποψάθυρα· τοῖς γὰρ ἐν τῷ προγνωστικῷ γεγραμμένοις ἀρκούμενοι πρὸς διάγνωσιν ἀγαθῶν τε καὶ κακῶν διαχωρημάτων οὐ σφαλησόμεθα. τούτοις δ' ἐφεξῆς γέγραπται κατὰ τὴν προκειμένην ῥῆσιν ὧδε. τὰ ἐπὶ τούτοις ῥίγεα κύστιν καὶ κοιλίην ἐπιλαμβάνοντα ὀδυνώδεα. ζητεῖν οὖν πάλιν ἐνταῦθα ἡμᾶς ὁ συγγραφεὺς βούλεται τί σημαίνει τὸ ἐπιλαμβάνοντα. διὰ μὲν γὰρ τῶν ἔμπροσθεν ἀπολήψεις τὰς ἐπισχέσεις ὠνόμασε, νυνὶ δὲ τὰ ἐπιλαμβάνοντα γράψας ἐνίοις μὲν ἐπὶ τούτου φέρειν δοκεῖ τοὔνομα τὸ ἐπιλαμβάνοντα ταῖς ἀπολήψεσιν, ἐνίοις δὲ τὸ οἷον ἐπὶ πλέον ἐκτεινόμενα δηλοῦν. τὸ δέ γε ὀδυνώδεα προσκείμενον ἱκανὸν ἐνδείξασθαι κάμνωσίν τινα δηλοῦσθαι διὰ τῆς ἐπιλαμβάνοντα φωνῆς. ἐπὶ οὖν μὲν τῶν ἄλλων συγγραμμάτων τὰ πλεῖστα τῶν ἀπορουμένων ἐκ τῶν ἐπιφερομένων γινώσκεται. κατὰ δὲ τὸ βιβλίον τοῦτο μεῖζον ἀεὶ τοῦ πρόσθεν

ſentientem prave habere non novit, etiam non quaerentibus nobis an ſubarenida dejecerit Nempe ſcriptis in prognoſtico contenti ad dignotionem tum bonarum tum malarum dejectionum non fallemur. Deinceps autem in praeſenti dictione ſcriptum eſt ita: *rigores ex his tum veſicam tum ventrem prehendentes doloroſi.* Quaerere igitur rurſus nos hoc loco vult ſcriptor quidnam ſignificet verbum *ἐπιλαμβάνοντα*, id eſt *prehendentes.* Nempe antea ipſas *ἐπισχέσεις*, id eſt *retentiones*, vocavit *ἀπολήψεις*, id eſt *interceptiones;* nunc autem qui *ἐπιλαμβάνοντα* ſcripſit, aliis quidem in re ejusmodi nomen ferre videtur de interceptionibus, retentionibusque quas *ἀπολήψεις* vocant; aliis vero quod veluti admodum extendantur, indicare. Quod vero dicitur *ὀδυνώδεα*, id eſt doloroſi, ſufficit oſtendere aegrotationem quandam ſignificari per vocem *ἐπιλαμβάνοντα.* In caeteris quidem operibus plurima eorum, quae dubitationem afferunt, ex illatis dignoſcuntur; in hoc vero libro major perpetuo priore infertur quaeſtio. Quomodo

ἐπιφέρεται ζήτημα, καθάπερ καὶ νῦν εἰπόντος αὐτοῦ, ἆρα τὸ κωματῶδες; ἤτοι γὰρ τοιοῦτόν ἐστιν ὅ φησιν ἐν τούτοις τοῖς εἰρημένοις ἢ ἅπασί τε καὶ τοῖς ὑστέροις. καὶ γὰρ καὶ τοῦτο δῆλον, τὸ κωματῶδες πάθημα συνυπάρχον τι ἔχειν καὶ σπασμῶδες, ὡς ἐν ᾧ μὲν αὐτὸ καὶ συνυπῆρξεν, ὅτι τοῖς εἰρημένοις ἕπεται τὸ κωματῶδες. ἀλλ' οὐδέτερον τούτων οὔτ' ἀναγκαῖόν ἐστιν οὔθ' ὡς ἐπὶ πολύ. καὶ μέντοι καὶ αὐτὸς ὁμολογεῖ. προσέθηκε γὰρ τὸν ἀπορητικὸν ἆρα σύνδεσμον, οὔτ' ἐπιπεφώνηκεν αὐτῷ τὸ οὐκ ἂν θαυμάσαιμι. γέγραπται γὰρ οὕτως ἐν τοῖς πλείστοις καὶ ἀξιοπίστοις ἀντιγράφοις, ὥσπερ οὖν καὶ κατ' ἄλλα τινὰ, μηδ' ὅλως γεγραμμένον εὑρίσκεται.

ριθ'.

Τὰ ἐν ὀξέσι ἐμετωδέως ἑλκόμενα φλαῦρα καὶ αἱ λευκαὶ διαχωρήσιες δύσκολοι. ἄγλισχρα ἐκ τούτων διεξελθόντα ἐξίστανται καύματι πολλῷ, οἱ ἐκ τούτων κωματώδεες

et nunc, quum inquit, an et in his comatofum, nempe vel tale eft, quod ait in his memoratis vel tum omnibus tum poftremis; nam et id patet, comatofum pathema habere quippiam fimul exiftens et convulfivi, veluti in quo quidem ipfum etiam fimul extitit, quod praedicta comatofum fequatur. Sed neutrum horum neque eft neceffarium neque ut plurimum evenit, et quidem auctor ipfe confentit; adjecit enim conjunctionem dubitandi *an;* deinde ipfi acclamavit, quum dixit, non admiratus fuerim, nempe ita in compluribus et fide dignis exemplaribus eft fcriptum, veluti et in aliis quibusdam nullo pacto fcriptum reperitur

---

CXIX.

Quae in acutis morbis vomitorie trahuntur, vitiofa; atque albae dejectiones, difficiles, lentore carentia ex his prodeuntia multo cum aeftu in mentis eunt aberrationem; an ex his comatofi torpidique poftea fiunt; morbus ex

νωθροὶ ἀπογίνονται· τὰ ἐκ τοιούτων μακροτέρως ἐπινοσέει ἆρα περὶ κρίσιν οὗτοι ξηρώδεες δύσπνοοι;

Τὰ ἐν ὀξέσι, φησὶν, ἐμετωδῶς ἑλκόμενα φλαῦρα. τοιοῦτον δέ τι καὶ πρόσθεν ἐγέγραπτο καὶ ἡμεῖς ἐπὶ τῶν ὁμοίων λέγειν ἀναγκαζόμεθα. προσθήσω δὲ νῦν κἀκεῖνο πρότερον οὐκ εἰρημένον, ἡνίκα ἔφασκον ἀποτρίψασθαι τὰ λυποῦντα τῆς γαστρὸς ὁρμώσης γίγνεσθαι τὴν ναυτίαν. τινὲς δὲ καὶ διὰ φλεγμονὴν αὐτῆς εἰρήκασι ναυτιώδη γίγνεσθαι διάθεσιν, ὅπερ ἐμπεριέχεται τῷ πρόσθεν εἰρημένῳ λόγῳ τῷ καθόλου. φλεγμονὴ γὰρ εἰ κατὰ τὸν ἑαυτῆς λόγον ἐποίει ναυτίαν, οὐκ ἂν εὑρίσκετό ποτε φλεγμαίνουσα χωρὶς ναυτίας. συμπίπτει δὲ αὐτῇ τὸ σύμπτωμα τοῦτο φλεγμαινούσῃ ποτὲ κατὰ διττὸν τρόπον, ἕνα μὲν ὅταν ἀποῤῥέοντές τινες ἰχῶρες ἐκ τῶν φλεγμαινόντων μορίων εἰς τὴν ἐντὸς εὐρυχωρίαν ἀθροιζόμενοί τε κατ' αὐτὸ τὸ χωρίον ἀνιῶσιν αὐτῆς τὸ στόμα, καθ' ἕτερον δ', ὅταν ἐπίμικτος ἡ διάθεσις

talibus diutius manet; an et circa judicationem arefcentes difficulter fpirent?

Quae in acutis, inquit, morbis vomitione trahuntur, vitiofa funt; tale autem quippiam et antea eft fcriptum; nosque in fimilibus fimilia dicere cogimur. Adjiciam vero nunc et illud, quod ante dictum non fuit, quum naufeam fieri dicebam, quando ad expurganda quae contriftant venter cietur. Quidam et ob phlegmonem ipfius naufeabundam fieri affectionem dixerunt; quod in fupra dicto univerfali fermone continetur Nam fi phlegmone fua propria ratione naufeam pariat, nunquam venter phlegmone obfideri citra naufeam reperietur. Incidit autem huic fymptoma ejusmodi, quum phlegmone obfidetur, quandoque duobus modis; altero quidem, quum tenues quidam ichores ex inflammatis partibus ad interiorem ipfius capacitatem decumbentes, collectique in eo loco os ipfius contriftaverint; altero autem, quum permixtio affectionum

γίνηται, δυοῖν ἀλλήλαις ἐπιπλεκομένων διαθέσεων, ἐν ἑκατέρᾳ κατὰ μόνας γίνεται. τῆς οὖν τὸ ναυτιῶδες σύμπτωμα ποιούσης διαθέσεως ἐπιπλακείσης τῇ φλεγμονῇ διὰ τὴν ἑτέραν αὐτῶν οἱ κάμνοντες γίνονται ναυτιωδεις, οὐ διὰ τὴν φλεγμονήν. [784] συμβαίνει δ' ἐνίοτε μὲν ἐπὶ μετρίαις ναυτίαις ἔμετον αὐτίκα συμπίπτειν, ἐνίοτε δὲ συνταράττεσθαι μὲν ἐπὶ πλεῖστόν τε καὶ πυκνὸν, ἐμεῖν δ' ἤτοι μηδὲν ἢ παντάπασιν ὀλίγον, ὅπερ ἐστὶν εἰκάσαι τὸ ἐμετωδῶς ἑλκόμενα δηλοῦν, ὅπερ εἴρηται κατὰ τὴν προκειμένην ῥῆσιν ἐν ἀρχῇ. μοχθηρὸν δ' ἐστὶν οὐχ ὡς σημεῖον μόνον, ἀλλὰ καὶ ὡς αἴτιον τὸ τοιοῦτον σύμπτωμα. καθ' ὅσον μὲν γὰρ ἐνδείκνυται κακοχυμίαν δυσέκκριτον ἐν τῷ στόματι τῆς κοιλίης περιέχεσθαι, κατὰ τοῦτο σημεῖόν ἐστι μοχθηρόν. ὅτι δὲ συνεχέσι σπαραγμοῖς ἀνιᾷ τὴν γαστέρα, κατὰ τοῦτο πάλιν ὡς αἴτιον αὐτῆς γενήσεται, τῆς μὲν οὐκ οὔσης φλεγμονῆς ὡς γενέσθαι νῦν, τῆς δ' ἔμπροσθεν οὔσης ὡς αὐξηθῆναι. ἀλλὰ καὶ αἱ λευκαὶ διαχωρήσεις, φησὶ, δύσκολοι. τοῦτο δ'

fuerit. Duabus fiquidem inter fe complicatis affectionibus per fe in utraque fieri folet. Permixta igitur ea, quae naufeam parit, affectione cum phlegmone, propter alteram earum naufeantes aegri fiunt, non propter phlegmonem. Contingit autem nonnunquam, ut ex moderatis naufeis vomitus ftatim incidat; nonnunquam fane et conturbatio quidem plurima et frequens fiat, vomatur vero vel nihil vel prorfus paucum; quod conjicere licet his verbis vomitorie trahuntur, ipfum velle fignificare, quae in praefentis dictionis capite funt pofita. Pravum autem eft non ut fignum tantum, verum etiam ut caufa fymptoma hujusmodi. Nempe quatenus fucci malitiam excerni contumacem, contineri in ventris ore oftendit, eatenus fignum pravum eft; quod vero continuis lacerationibus vellicationibusque ventrem cruciet, ob id rurfum tanquam caufa ipfius erit, phlegmones quidem nondum exiftentis tanquam modo futurae; ejus vero quae jam adeft, tanquam incrementum fufcepturae. Praeterea, inquit, albi-

ἔνιοι μὲν ἀπὸ τοῦ προειρημένου χωρίζουσιν, ἔνιοι δ' ἐκείνῳ συνάπτουσιν. εἰρήκαμεν δὲ ὑπὲρ ἐπὶ τῶν προειρημένων διὰ τῶν ἔμπροσθεν αὐτὸ καὶ περὶ τούτων. λευκαὶ γὰρ αἱ διαχωρήσεις γίνονται, μὴ καταῤῥεούσης ἐξ ἥπατος εἰς τὴν γαστέρα χολῆς· ἀλλὰ τοῦτό γε καὶ καθ' ἑαυτὸ δύναται καὶ μετὰ τοῦ προειρημένου συστῆναι. διὰ μέντοι τὸ μιγνύειν αὐτὸν ἀλλήλοις πολλὰ τῶν ἑτερογενῶν, ἔξεστι τοῖς ἀναγινώσκουσι συνάπτειν αὐτὰ καὶ χωρίζειν ἀπ' ἀλλήλων. ἀλλὰ τό γ' ἐφεξῆς τοῖς λευκοῖς διαχωρήμασι γεγραμμένον, ἄγλισχρα ἐκ τούτων διεξελθόντα ἐξίστανται καύματι πολλῷ, τῶν ἅπαξ ἴσως ἢ δὶς ἑωραμένων ἐστὶν αὐτῷ, μηδεμίαν ἀναγκαίαν ἔχοντα τῆς ἀκολουθίας αἰτίαν, ἀλλ' ὡς εἴρηται πολλάκις ἤδη, γίνεσθαι δυνάμενα, ποτὲ μὲν τῷ μεθίστασθαι τοὺς λυποῦντας χυμοὺς, ποτὲ δὲ τῷ μερίζεσθαι, ποτὲ δὲ τῷ πλείονας ἐπιλαμβάνειν τόπους, αὐξανομένης τῆς διαθέσεως. ἔτι δὲ μᾶλλον οὐδὲ κωματώδεις αὐτοὺς γενέσθαι τῶν ἀναγκαίων ἐστὶν, ἀλλὰ τῶν ἐνδεχομένων. τοῦτο δὲ καὶ αὐτὸς ὡμολόγησεν εἰπὼν, ἆρά γε ἐκ τοιούτων κωματώδεες; ἐφάνη

cantes dejectiones difficiles, quod quidam ab ante dicto feparant, caeteri copulant. Caeterum quod de praedictis antea diximus, idem et de his nunc dicimus; albae etenim dejectiones fiunt non defluente ex hepate in ventrem bile; quod fane et per fe et cum ante dicto conftare poteft; quia vero auctor diffimilia multa inter fe commifceat, legentes ob id ea et copulare et feparare ab invicem poffunt. Sed quod mox poft albicantes dejectiones fcriptum eft, lentore carentia ex his percurrentia multo cum aeftu, in mentis eunt aberrationem, inter ea, quae femel forfan vel bis vifa funt auctori eft, nullam, quae neceffaria fit, habentia confequentiae caufam, fed, ut faepius jam dictum eft, quae fieri poffint, interdum quidem quod infefti transmittantur humores, interdum vero quod dividantur, atque aliquando quod increfcente affectione plures occupent locos. Adde quod neque comatofos eos fieri inter neceffaria fit, fed inter contingentia; quod et ipfe confeffus eft, quum inquit, an ex ta-

γοῦν αὐτὸ διὰ τῶν ἔμπροσθεν ἀεὶ προσγράφων, ἐφ᾽ ὧν οὐδ᾽ αὐτὸς ἀποφήνασθαί τι τολμᾷ. καὶ μέντοι καὶ τἄλλα τὰ ἐφεξῆς ἄχρι τέλους τῆς ῥήσεως ὁμοίως ἔχει τὴν ἀτοπίαν, ὡς ἴσως ἐχρῆν ἡμᾶς ἤδη πεπαῦσθαι τῆς ἐξηγήσεως τῶν ὑπολοίπων ἐν τῷ βιβλίῳ ῥήσεων. τοῖς μὲν γὰρ ἀκριβῶς ἐκμεμαθηκόσι τίνα τε ἐν τοῖς Ἱπποκράτους γέγραπται βιβλίοις, ὅσα τε κατὰ τὰς ἐξηγήσεις αὐτῶν ὑπ᾽ ἐμοῦ λέλεκται, γινώσκειν ὑπάρχει τίνα μέντοι τῶν σημείων ἔγραψεν, ἵνα ἔχῃ τὴν προγνωστικὴν ὡσαύτως ἔχουσαν ἀεὶ, τίνα δ᾽ ὡς τὸ πολὺ, τίνα δ᾽ ἀμφίβολον ἢ σπάνιον, ἔτι τε τὰς ἐν τούτοις αὐτοῖς, ἐν τῷ μᾶλλόν τε καὶ ἧττον διαφορὰς, ὥστ᾽ οὐδὲν ἐμοῦ πρὸς τὰ παρόντα δέονται. τοῖς δὲ πρὶν ἐκεῖνα μαθεῖν ἐπὶ ταῦτα ἐλθοῦσι μακροῦ πάνυ λόγου καθ᾽ ἕκαστον αὐτῶν ἐστι χρεία, ὥστε μὴ τριῶν, ἀλλὰ τριάκοντα δεηθῆναι βιβλίων. ἐγὼ μὲν οὖν τὰς ἐν τοῖς πιστοῖς τῶν ἀντιγράφων ὁμολογουμένας γραφὰς ἐν τῇ προκειμένῃ ῥήσει διῆλθον. εἰσὶ δὲ καὶ ἄλλαι πολλαὶ γραφαὶ, ἄλλαι ἄλλως

libus comatofi? vifus eft fiquidem et id fupra perpetuo adfcribere, ubi enunciare quippiam non audet. Caetera quae deinceps ad finem ufque dictionis dicuntur, fimilem habent abfurditatem, ut forfan jam ab earum, quae huic libro fuperfunt, dictionum explanatione temperandum fit. Nempe qui exacte didicerunt tum quae in libris Hippocratis fcripta funt tum quae in ipforum explicationibus funt a me dicta, hi cognofcere poffunt, quaenam fane ex fignis fcripfit, quae vim praefagiendi aequaliter perpetuo habentem obtineant, quaenam magna ex parte et quae ambigue vel raro; atque amplius quae in ipfis pro majoris minorifve ratione funt differentiae; ut nihil ope mea ad praefentia indigeant. Caeteris vero, qui priusquam illa didicerint fefe ad haec conferunt, prolixiffimae in horum fingulis orationis eft neceffitas, ut non tribus, fed triginta opus fit libris. Ego vero comprobatas fide dignorum exemplarium fcripturas in praefenti percurri dictione. Sunt vero et aliae multae fcripturae, aliae aliter pro

ὡς ἂν ἐθελήσωσιν, ἀλλ᾽ εἰς ἄπειρον, ὡς ἔφην, μῆκος ἐκπεσεῖν ἀναγκασθήσομαι πασῶν μνημονεύων.

ρκ'.

(209) *Τὰ ἐξ ὀσφύος εἰς τράχηλον καὶ κεφαλὴν ἀναδιδόντα καὶ παραλύσαντα, παραπληκτικὸν τρόπον σπασμώδεα παρακρουστικὰ, ἆρά γε καὶ λύεται τὰ τοιαῦτα σπασμῷ; ἐκ τῶν τοιούτων ποικίλως διανοσέουσι καὶ διὰ τῶν αὐτῶν ἰόντες.*

[785] Καὶ κατὰ ταύτην τὴν ῥῆσιν ἄδηλόν ἐστιν ὅπως ἀναγινώσκειν ἡμᾶς ὁ γράψας ἠβουλήθη, πότερον ἐφεξῆς ἅπαντα συνάπτοντας τὰ συμπτώματα, κἄπειτα ἐπ᾽ αὐτοῖς λέγοντας, ἆρά γε καὶ τὰ τοιαῦτα λύεται σπασμῷ ἢ μέχρι τοῦ παραλύσαντα παραπληκτικὸν τρόπον ἐφεξῆς ἀναγνῶναι, εἶτα διασιωπήσαντας, πάλιν ἐφεξῆς εἰπεῖν, σπασμώδεα παρακρουστικά. τινὲς μὲν γὰρ οὕτως, τινὲς δ᾽ ἐκείνως ἀνέγνωσαν. ἐφεξῆς γάρ φησιν, ἆρά γε καὶ τὰ τοιαῦτα

cujusque arbitratu; ſed ad infinitam, ut dixi, prolixitatem incidere cogar, ſi omnes memoravero.

CXX.

Quae ex lumbis ad collum caputque redundant, reſolvuntque paraplectico modo, convulſiva et mentis vacillationem parientia; an et talia convulſione ſolvantur? Ex his varie aegrotant et per ea profecti.

In hac quoque ſententia eſt incertum, quonam pacto legere nos voluerit, qui librum hunc ſcripſit; an ex ordine univerſa connectentes ſymptomata deinde ab his dicentes, an et talia convulſione ſolvantur? an ad hanc uſque orationem, reſolvuntque paraplectico modo, ſerie continuata legere mox ſilentes, rurſum poſtea dicere, convulſiva et vacillationem mentis parientia, nempe quidam hoc modo, alii illo legerunt; deinceps etenim inquit, an

λύεται σπασμῷ; τὸ μὲν οὖν τὰ σπασμώδη λύεσθαι σπασμῷ τῶν ἀτόπων ἐστὶ, τὰ δὲ προειρημένα λύεσθαι σπασμῷ πιθανώτερον ἄν τις ἀκούσειεν. ἔστι δὲ τὰ προειρημένα ταυτὶ τὰ ἐξ ὀσφύος εἰς τράχηλον καὶ κεφαλὴν ἀναδιδόντα, παραλύσαντα παραπληκτικὸν τρόπον, ὕστερον γενέσθαι σπασμώδη καὶ γενόμενα τοιαῦτα λῦσαι τὴν παραπληγίαν. ταῦτα γὰρ ἔχειν τινὰ νοῦν φαίνεται, διὰ τὸ τὴν παραπληγίαν τοιοῦτον πάθος ὑπάρχειν ἑνὸς μορίου τοῦ σώματος, ὁποῖόν ἐστιν ἡ παραπληξία τοῦ παντός. τούτῳ γ' ἐναντιώτατον εἶναι κατά γε τὴν κίνησιν αὐτὴν πάθημα τὸν σπασμόν. ἀκίνητα γὰρ ἐργαζομένης τὰ πεπονθότα μόρια τῆς παραπληγίας, ὁ σπασμὸς εἰς κίνησιν ἄγων σφοδροτέραν τοῦ κατὰ φύσιν, ὡς διασείεσθαι αὐτὰ βιαίως, εἰ ἔμφραξις ἢ σφήνωσις ὑγρῶν ἢ παχέων ἢ γλίσχρων ἐν τοῖς νεύροις εἴη, κατὰ τοῦτο δόξειεν ὠφελεῖν τὴν παραπληγίαν. τὸ δ' ἐπὶ τῇ τελευτῇ τῆς ῥήσεως εἰρημένον· ἐκ τῶν τοιούτων ποικίλως διανοσέουσι καὶ διὰ τῶν αὐτῶν ἰόντες, θεάσασθαί μοι δοκεῖ γεγονὸς ἐπί τινος. εἶδον οὖν ἅπαξ κἀγὼ παραπλησίως

et talia convulſione ſolvantur? Convulſiva certe convulſione ſolvi inter abſurda eſt; praedicta vero ſolvi convulſione probabilius quis intellexerit; ſunt autem quae praedicta ſunt haec; quae ex lumbis ad collum caputque redundant, reſolvuntque paraplectico modo, poſtea facta fuiſſe convulſiva et talia reddita paraplegiam ſolviſſe. Haec ſiquidem ſenſum quendam habere videntur, propterea quod paraplegia affectio unius partis corporis talis ſit, qualis eſt paraplexia totius, huicque adverſiſſimum ſit ſecundum motionem pathema convulſio. Nempe quum partes affectas motu privet paraplegia, convulſio ad motionem agi naturali vehementiorem, ita ut violenter hae concutiantur; quod ſi obſtructio vel humidorum aut craſſorum aut glutinoſorum impactio in nervis fuerit, ob id paraplegiam juvare videbitur. Quod vero in calce orationis dictum eſt, ex talibus varie aegrotant per ea profecti, in quopiam id factum conſpexiſſe mihi videtur. Nempe et ſemel ego

τινὰ διατεθέντα καὶ μετάπτωσιν ἔχοντα ποικίλως ἄλληλα διαδεχομένων τῶν συμπτωμάτων, ἐγένετο δὲ κἀκείνῳ ταῦτα, προηγησαμένων ἀλγημάτων ὀσφύος καὶ τραχήλου καὶ κεφαλῆς, ἐφ᾽ οἷς ἡ χεὶρ ὅλη δυσαίσθητός τε καὶ δυσκίνητος ἦν, ὥσπερ γε καὶ κατὰ ταύτην τὴν ῥῆσιν εἴρηται παραπληκτικὸν τρόπον, οὐκ οὔσης ἀκριβοῦς παραπληγίας, εἶτα σπασμὸς ἐπιγενόμενος αἰσθητικωτέραν τε καὶ πρὸς τὰς κινήσεις ἑτοιμοτέραν αὐτὴν εἰργάσατο. παυσαμένου δὲ τοῦ σπασμοῦ κατὰ βραχὺ πάλιν ἐγένετο χείρων, εἶτα καὶ τὰ κατ᾽ ὀσφὺν καὶ τράχηλον καὶ κεφαλὴν αὖθις ἀλγήσας, ἀθρόαν ἔσχεν αὔξησιν τῆς κατὰ τὴν χεῖρα παραπληγίας, εἶτ᾽ αὖθις σπασμὸν εἶχε πάλιν οὐ σμικρόν.

ρκα'.

Οἱ ἐν ὑστερικαῖς ἀπύρως σπασμοὶ εὐχερεῖς, οἷον καὶ Δορκάδι.

quendam, qui ita affectus erat, permutationemque varie fefe mutuo excipientium fymptomatum habebat, vidi. Fiebant autem et illi haec, praegreffis lumborum collique et capitis doloribus, poft quos manus tota aegre tum fentiebat tum movebatur, ficuti et in dictione dictum eft, paraplectico modo, quum non effet exacta paraplegia; mox fuperveniens convulfio fenfiliorem eam atque ad motiones expeditiorem fecit; placata autem convulfione fenfim rurfum deterior reddebatur; deinde rurfus tum lumborum tum colli tum capitis dolore correptus univerfam fubitamque habebat paraplegiae in manu adauctionem; atque rurfus poftea non parum convellebatur.

CXXI.

Convulfiones in hyftericis fine febre faciles funt; ut etiam Dorcadi contigit.

Κἀνταῦθα τὸ γινωσκόμενον ἡμῖν ἐφαρμόζομεν τῇ ῥήσει μηδὲν ἀπ' αὐτῆς διδασκόμενοι. τὸ γὰρ εὐχερὲς ὄνομα τῶν ἀμφιβόλων ἐστὶν ὅσον ἐφ' ἑαυτῷ. δύναται γοῦν τις ἀκούειν ἐξ αὐτοῦ καὶ τὸ εὔλογον τῆς γενέσεως τῶν ἐπὶ ὑστερικοῖς παθήμασι γινομένων σπασμῶν. δύναται δὲ καὶ τὸ ἀκίνδυνον αὐτῶν εἰρῆσθαι, ὥστε αὐτὴ μὲν ἡ ῥῆσις οὐδὲν διδάσκει, καθάπερ οὐδ' ἄλλος τις λόγος ἀμφίβολος. οἱ φθάνοντες δ' ἐπίστασθαι τὴν ἐν τοῖς λεγομένοις πράγμασιν ἀλήθειαν, ἐφαρμόττουσιν ἑνὶ μέρει τῆς ἀμφιβολίας, ἐνίοτε δὲ καὶ δυσὶν, ὥσπερ καὶ νῦν ἀναγινώσκουσιν οὗτοι. ταῖς γὰρ ὀνομαζομέναις ὑστερικαῖς γυναιξὶν, αἳ ταῖς ὑστερικαῖς πνίξεσιν ἁλίσκονται καὶ γίνονται [786] συνεχεῖς ὅλου τοῦ σώματος συνολκαὶ σπασμώδεις καὶ οὐχ ὁμοίως ἔχουσι τοῖς ἄλλοις σπασμοῖς κίνδυνον. ἐπεὶ δὲ καὶ ταῖς μεγάλαις τῆς μήτρας φλεγμοναῖς ἐνίοτε σπασμοὶ συνεδρεύουσι, τούτων ἀφώρισε τοὺς νῦν εἰρημένους, προσθεὶς τῇ ῥήσει τὸ ἀπύρως, ὅπερ ἐστὶ χωρὶς πυρετοῦ. πρόδηλον γὰρ ὅτι ταῖς φλεγμοναῖς τῆς μήτρας μεγάλαις ἕπονται πυρετοὶ, ἀλλ' οὐδὲ

Et in hoc loco quod a nobis cognofcitur fententiae adaptabimus, nihil ab ea difcentes. Nomen fiquidem εὐχερὲς, quod facile dixi, ambiguum, quantum in fe eft, exiftit; poteft enim quis intelligere ex eo rationabilem earum, quae in hyftericis affectionibus fiunt, convulfionum generationem; poteft quoque et dici fecuritas ipfarum et a periculo receffus. Nihil itaque dictio nos docet, ficuti neque alius, qui ambiguus fit fermo. Qui autem in rebus quae dicuntur veritatem fcire praevertunt, uni ambiguitatis parti conveniunt, interdum autem et duabus; quo pacto et nunc hi legunt. Nempe mulieribus hyftericis appellatis, quae ftrangulationibus uteri capiuntur, fiunt et continue totius corporis contractiones convulfivae nec fimile caeteris convulfionibus periculum habent. Sed quoniam et in magnis uteri inflammationibus convulfiones interdum affident, ab iis nunc dictas feparavit, adjiciens dictioni ἀπύρως, quod eft fine febre. Nempe quod magnas uteri inflammationes febres confequantur, neminem

γίνονται πολλάκις, ἐπὶ φλεγμονῇ μήτρας οἱ σπασμοὶ γενόμενοι κινδυνώδεις εἰσί.

ρκβ'.

Κύστις ἀποληφθεῖσα ἄλλως τε καὶ μετὰ κεφαλαλγίης ἔχει τι σπασμῶδες. τὰ ναρκωδῶς ἐν τούτοισιν ἐκλυόμενα δύσκολα, οὐ μὴν ὀλέθρια. ἆρά γε καὶ παρακρουστικὸν τὸ τοιοῦτον;

Ἀπόληψιν οὔρων ὥσπερ καὶ διαχωρημάτων εἴωθεν ἀντὶ τῆς ἐπισχέσεως ὀνομάζειν. ἔχειν οὖν φησί τι σπασμῶδες αὐτὴν ἐν ἴσῳ τῷ δύνασθαι σπασμόν ποτε ἐργάσασθαι καὶ μάλισθ' ὅταν ἄλγημα προσγένηται κεφαλῇ, δηλοῖ γὰρ ἐν συμπαθείᾳ τῆς κύστεως τὴν τῶν νεύρων ἀρχὴν γεγονέναι. τὸ δ' ἐπιφερόμενον τούτῳ κατὰ τὴν ῥῆσιν, ἐν ᾧ τὰ ναρκωδῶς ἐν τούτοισιν ἐκλυόμενα γέγραπται, διττῶς ἐξηγήσαντο. τινὲς μὲν ἐπ' αὐτῶν τῶν οὔρων εἰρῆσθαι φάσκοντες, ὡς εἰ ἐκ τῆς ἐπισχέσεως ναρκωδῶς ἐκκριθῇ βού-

latet; et non faepius fiunt ex uteri inflammatione convulfiones; fi fiunt, periculofae funt.

CXXII.

Vefica intercepta tum alias tum cum capitis dolore convulfivum quid habet, quae in his cum ftupore exfolvuntur, difficilia exiftunt, non tamen perniciofa; num et id mentem emovet, quod ejusmodi eft?

Interceptionem tum urinarum tum dejectionum pro retentione appellare confuevit. Convulfivum autem quippiam habere ait; quod idem cum hoc eft, poffe aliquando convulfionem provocare et praefertim quum dolor capiti advenerit; fuiffe fiquidem nervorum principium in focietate affectus veficae oftendit. Quod vero poftea fcriptum eft, quae ex his cum ftupore exfolvuntur, bifariam eft expofitum. Nempe quidam de urinis dictum inquiunt, tanquam ex retentione cum ftupore excretae fint; volunt

λονται γὰρ ἀντὶ τοῦ ἐκκρινόμενα ἐκλυόμενα λελέχθαι, τινὲς δὲ ἐπὶ μορίων τοῦ σώματος ἤκουσαν φάναι ἐκλύεσθαι, τινὲς δ' ἐφ' ὅλου τοῦ σώματος, ἵνα φήσωμεν αὐτὸ κατὰ μὲν τὴν αἴσθησιν ναρκῶδες, κατὰ δὲ τὴν προαιρετικὴν κίνησιν ἔκλυτον γεγονέναι. ταῦτ' οὖν βούλονται δύσκολα μὲν ἐν ἴσῳ τῷ ἀκίνδυνα λελέχθαι, οὐ μὴν ὀλέθριά γε. εἰ δὲ κατὰ τὴν τελευτὴν τῆς ῥήσεως ἀπορώτερον ἀποφαίνεται, παρακρουστικὸν εἶναι τὸ τοιοῦτον ἢ μὴ, πολλάκις μεμαθήκαμεν αὐτοῦ τὴν γνώμην ἐν οἷς ἀπορεῖ.

ρκγ'.

Ἆρά γε καὶ περὶ κρόταφον ὀστέων διακοπαὶ σπασμὸν ἐπικαλέονται; ἢ τὸ μεθύοντα πληγῆναι ἢ τὸ ῥυῆναι πολὺ ἐν ἀρχῇσι; εἰ τοῦτο ποιεῖ σπασμώδεα;

Τὸ μὲν ἐπὶ τῷ τέλει τῆς ῥήσεως εἰρημένον σπασμώδεα κατά τινα τῶν ἀντιγράφων οὐ πρόσκειται, διαφέρει δ'

ſiquidem quae exſolvuntur, dictum eſſe pro quae excernuntur; alii verbum exſolvuntur de corporis partibus dictum eſſe intellexerunt; alii de univerſo corpore, quaſi ſenſione quidem torpens ipſum, voluntaria vero motione exſolutum fuiſſe dixerimus. Volunt igitur haec quidem difficilia pro periculoſa, non tamen pernicioſa. An vero in ſententiae fine dubitanter enunciet, in dementiam pellere, quod tale eſt nec ne ſaepius mentem ipſius didicimus, in quibus addubitat.

CXXIII.

An et oſſium, quae in temporibus ſita ſunt, diſciſſiones, convulſionem arceſſant? vel temulentum ſauciari vel ſanguinem valenter erumpere, in principiis, ſi id faciunt, convulſiva?

Quod in fine orationis dictum eſt convulſiva, in exemplaribus quibusdam adjectum non eſt; neque ſi non

οὐδὲν ὡς πρὸς τὴν διάνοιαν, εἰ καὶ μὴ προσκέοιτο, συνυπακούεται τῷ κατ' ἀρχὴν εἰρημένῳ, σπασμὸν ἐπικαλέονται. προφανῶς οὖν ἐδήλωσεν ἐνταῦθα τὸ φανὲν αὐτὸ καθ' ἕκαστον ἄῤῥωστον, ὅταν ἄξιον εἶναι αὐτῷ δόξῃ γραφῆς ἑρμηνεύειν, εἶτα ἐνίοτε μὲν ἀποφαινόμενος ὡς καθολικὸν, ἐνίοτε δὲ διαπορῶν, ὥσπερ καὶ νῦν ἐπί τινος διακοπέντος ὀστοῦ τῆς κεφαλῆς κατὰ κρόταφον, ὃς ἐμέθυσε μὲν ἡνίκα ἐπλήγη, παραχρῆμα δὲ αἱμοῤῥαγήσας ἰσχυρῶς ὕστερον ἐσπάσθη. τριῶν οὖν αὐτῷ προσγενομένων, ἑνὸς μὲν τῆς κατὰ τὸν κρόταφον διακοπῆς, δευτέρου δὲ τοῦ μεθύοντος γενέσθαι τοῦτο καὶ τρίτου τῆς αἱμοῤῥαγίας ζητεῖ, διὰ τί τούτων ὁ σπασμὸς ἐγένετο. [787] καὶ τοίνυν ἀποκρινοῦμαι ἂν (210) ῥᾳδίως αὐτῷ. περὶ μὲν τῆς κατὰ τὸν κρόταφον διακοπῆς Ἱπποκράτης λέγει ὅτι καὶ πληγαὶ καίριοι καὶ καροῦσαι αἱ κροταφῖται γίνονται, καὶ μέντοι καὶ ὅτι ἐν σπασμοῖς καὶ τετάνοις οἱ κροταφῖται μύες πρῶτοι πάσχουσι. περὶ δὲ τῆς μέθης τὸν ἀφορισμὸν ἐκεῖνον εἰρῆσθαι, ἢν μεθύων τις

adjectum ſit, quantum ad intelligentiam rei ſpectat, quippiam refert, quia ſub eo intelligatur, quod principio dictum eſt, convulſionem arceſſant? Dilucide igitur hoc in loco id ipſum, quod in unoquoque aegrotante apparuit, demonſtravit; quum juſtum eſſe ſibi ſcripturam interpretari viſum fuerit, interdum quidem tanquam univerſale enuncians, interdum vero addubitans; ſicuti et nunc in aliquo, cui os capitis poſitum in temporibus diſciſſum fuit, qui temulentus ſauciatus eſt, confeſtimque erupit vehementer ſanguis et tandem eſt convulſus. Quum ergo tria ipſi evenerint; unum quidem oſſis temporalis diſciſſio, alterum quod temulento id factum ſit, tertium vero' ſanguinis eruptio; inquirit a quonam horum ſit orta convulſio. Cui reſpondebo facile, nam de oſſis temporalis diſciſſione ait Hippocrates: *quod plagae temporibus inflictae graves ſunt et ſoporem inducentes;* quod item in convulſionibus diſtentionibusque temporum muſculi primi patiuntur. De ebrietate vero aphoriſmum illum dixit: *ſi ebrius quispiam*

ἐξαίφνης ἄφωνος γένηται, σπασθεὶς ἀποθνήσκει περὶ δὲ τῆς αἱμοῤῥαγίας, ὅτι σπασμὸς γίνεται ὑπὸ πληρώσεως ἢ κενώσεως, ἀλλ' οὐχὶ τοῦ παντὸς σώματος, ἀλλὰ τῶν νεύρων αὐτῶν, ὅθεν ἐφ' αἱμοῤῥαγίᾳ οὐ σπῶνται, πλὴν εἰ καταψυχθείη ἤτοι διὰ τὴν τῶν παραμενόντων ἀμέλειαν ἢ τὸ καταπαύειν ἐθέλειν τὴν αἱμοῤῥαγίαν διὰ τῶν ψυκτηρίων βοηθημάτων.

ρκδ'.

Ἐν ἱδρῶτι πτύελα παραῤῥέυντα πυρετώδει ἐόντι ἀήθεα. ἆρά γε τουτέοισιν ἐπὶ τινας ἡμέρας κοιλίαι καθυγραίνονται; οἶμαι. ἆρά γε τούτοισιν εἰς ἄρθρον ἀπόστημα ἔσεσθαι;

Τινὲς τὸ πέρας τῆς προτέρας ῥήσεως ἀρχὴν ταύτης ποιοῦνται διττῶς, ἔνιοι μὲν μετὰ τοῦ ἄρθρου, τὰ σπασμώδεα ἐν ἱδρῶτι πτύελα παραῤῥέοντα, διαφέρει δ' οὐδὲν ὡς πρὸς τὴν διάνοιαν, ἐάν τε προσθῇ ἐάν τε ἀφέληται τὸ

repente obmutuerit, convulſus moritur. De ſanguinis autem eruptione: *quod convulſio a repletione fiat vel vacuatione, non autem totius corporis, ſed nervorum ipſorum; quo fit ut ex ſanguinis eruptione haud quaquam convellantur, niſi refrigeretur vel propter praeſentium incuriam vel quod ſedare velint fluxionem ſanguinis per refrigerantia remedia.*

CXXIV.

In ſudore ſputa defluentia febrienti aegro levia inſuela; an ad dies aliquot ventres humectentur? arbitror; an his abſceſſus ad articulum futurus?

Quidam ſententiae antecedentis finem principium hujus efficiunt biſariam; alii quidem cum articulo, *τὰ σπασμώδεα*, id eſt *convulſiva* in ſudore ſputa praeterfluentia; verum quod ad intelligentiam ipſam attinet, nihil intereſt

ἄρθρον. τὸ μέντοι προτάξαι τῶν ἐφεξῆς λεγομένων τὰ σπασμώδεα μεγάλην ἐξαλλαγὴν ποιεῖ τῆς διανοίας. καὶ ταύτης γε ἔτι μᾶλλον κατὰ τὴν ἑτέραν γραφὴν, ἥν τινες τῶν νεωτέρων ἔγραψαν, ἀντὶ τοῦ ἐν ἱδρῶτι ποιήσαντες ὄνομα σύνθετον ἀνιδρωτὶ, τουτέστι τὸ μὴ ἐν ἱδρῶτι ἢ ἄνευ τοῦ ἱδρώττειν. εἰ μὲν οὖν πολλάκις ἐν πολλαῖς ῥήσεσι τὰ μηδὲ εἰς τὴν πρόῤῥησιν συντελοῦντα τοῖς συντελοῦσιν ἀντέγραφεν, ἄντικρυς ἂν ἐμεμψάμην τοὺς προγράψαντας ἢ προτάξαντας τῇ ῥήσει τὰ σπασμώδεα. προστιθέντος δ' αὐτοῦ καὶ τοῦ μηδὲν συντελοῦντος, συγγινώσκω τοῖς γράψασι τὰ σπασμώδεα, καίτοι μηδὲν ἀξιόλογον εἰς τὰ παρόντα συντελεῖ. τὰ γὰρ ἐν πυρετοῖς ἅμα τοῖς ἀκρίτοις ἱδρῶσι παραῤῥ οντα πτύελα διὰ πλῆθος ἄμετρον ἢ διὰ ἀῤῥωστίαν τῆς δυνάμεως γίνεται, καὶ διὰ τοῦτό ἐστιν ἀήθη, καθάπερ εἰ καὶ εὔτροπά τις εἶπεν. ἀλογωτέρα δέ τις γένοιτ' ἂν ἡ διάνοια, γραφόντων ἡμῶν ἀνιδρωτί. καίτοι οἱ μεταθέντες τὴν παλαιὰν γραφὴν, ὥς τι σοφώτερον εὑρηκότες οὕτως ἔγρα-

ſive adjectus ſive ademptus fuerit articulus; qui vero deinceps dictis convulſiva praeordinant, magnam faciunt ſenſus permutationem; atque adhuc magis ſcriptura alia, quam recentiores quidam moliti ſunt, pro *ἐν ἱδρῶτι*, id eſt *in ſudore*, nomen compoſitum *ἀνιδρωτὶ*, id eſt non in ſudore et abſque ſudore, facientes. Si igitur non ſaepius in ſententiis multis ea, quae nihil conferant ad praedictionem, pro conferentibus adſcripſiſſet, confeſtim culpaſſem eos, qui dictioni convulſiva praeſcribunt praeordinantque Quum vero et ipſe adjecerit quod nihil conferret, ignoſco iis qui conſcripſerunt convulſiva; quamquam ad praeſentia nihil quod eſſatu dignum ſit, conſerat; ſiquidem in febribus cum ſudoribus non criticis defluentia ſputa, ob copiam immoderatam vel facultatis imbecillitatem oriuntur; atque ob id ſunt *ἀήθη*, id eſt levia, quaſi *εὔτροπα*, id eſt non contumacia et verſu facilia, dixerit. Abſurdior autem fuerit intelligentia, ſi *ἀνιδρωτὶ*, id eſt non cum ſudore ſcripſerimus; quamquam qui ſcri-

ψαν, ἀντὶ τοῦ ἐν ἱδρῶτι ποιήσαντες αὐτό. τὸ δὲ ἆρά γε τούτοισιν ἐπί τινας ἡμέρας κοιλίαι καθυγραίνονται; τεθεαμένος ἐπ' ἀῤῥώστου δηλονότι γενόμενον οὕτως ἔγραψε, ζητῶν εἰ πολλοῖς δύναται τοῦτο συμβαίνειν, ἀποκρίνασθαι δ' αὐτῷ βεβαίως, ὅσον ἐπὶ τοῖς εἰρημένοις οὐδὲν ἔχομεν. ὅπως γὰρ ἔχει τὰ ἄλλα τῷ τοιούτῳ ἀῤῥώστῳ, χρὴ προσδιορίσασθαι, περὶ ὧν οὐδὲν εἴρηκε. κατὰ δὲ τὸν αὐτὸν τρόπον καὶ περὶ τῶν ἀποστησαμένων εἰς ἄρθρα· μεμάθηκας γὰρ ἐκ τίνων σημείων χρὴ τὰ τοιαῦτα διορίζεσθαι, περὶ ὧν οὐδὲν εἴρηται νῦν.

ρκέ.

Τὰ ἐπ' ὀλίγον θρασέως παρακρούοντα μελαγχολικά. ἢν δὲ ἀπὸ γυναικείων ἢ θηριώδεα, ἐπὶ πλείω [788] *δὲ ταῦτα συμπίπτει, ἆρά γε καὶ σπασμώδεες αὗται; ἆρά γε καὶ αἱ μετὰ κάρου ἀφωνίαι, σπασμώδεες αὗται; οἷον τῇ τοῦ σκυτέως θυγατρὶ ἤρξατο γυναικείων παρεόντων.*

---

pturam antiquam permutaverunt, tanquam ſapientius quippiam inveniſſent, ita ſcripſerunt, pro ἐν ἱδρῶτι, ἀνιδρωτὶ facientes; orationem autem hanc, an ad dies aliquot ventres humectentur? in aegro factum id videlicet conſpicatus ita ſcripſit, an multis evenire id poſſit, inquirens. Nihil autem certi, quantum ex dictis eſt, quod ipſi reſpondeamus habemus; nempe quo pacto tali in aegroto caetera habeant, limitare oportet, de quibus dixit nihil. Modus idem eſt de futuris in articulos abſceſſibus; conſtat enim quibusnam ex ſignis talia definire oporteat, de quibus in praeſentia nihil dictum eſt

---

CXXV.

Quae modice ferociter mentem concutiunt, melancholica ſunt; ſi vero a mulieribus retentis fuerint, ferina; multoties autem haec accidunt; an et hae convulſivae? an cum caro quoque vocis interceptiones convulſivae? quomodo coriarii filiae obvenit, coepit autem malum praeſentibus menſtruis

---

Τίνα μὲν ὀνομάζει μελαγχολικὴν παραφροσύνην ἔμπροσθεν εἶπον αὐτῆς ταύτης ἧς νῦν εἶπε ῥήσεως, τὴν ἀρχὴν αὐτοῦ γράψαντος. ὁ δὲ ἐνεστὼς λόγος ἐστὶν, ὡς αὐτὸς ὡμολόγησεν, ἑωρακότος αὐτοῦ τὴν τοῦ σκυτέως θυγατέρα ἐξ ἐπιμηνίων ἐπισχέσεως παρακρούσασαν θηριωδῶς. ἐνεδείξατο δὲ διὰ τῆς φωνῆς ταύτης ἐπίτασιν τοῦ μελαγχολικοῦ. ἑτοίμων γὰρ ὄντων εἰς τὸ κακουργεῖν τοὺς πέλας τῶν μελαγχολικῶς παρακρουόντων, ὅταν μεγάλας ποιῶνται τὰς κακουργίας, θηριώδεις αὐτὰς ὀνομάζει. ἀλλὰ τὸ ἐξ ἐπισχέσεως τῆς ἐμμήνου καθάρσεως τοιαύτην γίνεσθαι παραφροσύνην οὔτε παντελῶς ἀληθὲς οὔθ᾽ ὡς τὸ πολύ. μελαγχολικοῦ γὰρ ὄντος τοῦ αἵματος τὸ ἐπὶ τὸν ἐγκέφαλον ἰέναι τοιαύτην ἐργάζεται παρακοπὴν, πικροχόλου δὲ οὐκέτι τοιαύτην, ἀλλὰ τὴν συνήθως γινομένην. εἰ δὲ φλεγματῶδες ᾖ τὸ πλῆθος, καταφορὰν καὶ λήθαργον μᾶλλον ἐργάσεται, μικτὸν δὲ εἴπερ ἐκ τούτων εἴη, μικτὴν καὶ τὴν διάθεσιν ἐκ καταφορᾶς καὶ ἀγρυπνίας ἢ παρακοπῆς ἀποτελέσει. ὥσπερ δὲ οὐδὲν τούτων ἐστὶ καθολικὸν αὐτοῖς, οὔ-

Quamnam appellet melancholicam defipientiam dixi antea; nam is dictionis ejusdem, quam nunc retulit, fcripfit principium. Praefens vero fermo, ut auctor fatetur, eft quod coriarii filiam ex menftruorum retentione ferine deliraffe confpexerit; demonftravit autem per vocem hanc melancholica intenfionem; prompti fiquidem funt ad inferenda propinquis mala, qui ex melancholia delirant; ubi autem ingentia mala faciunt, ferinas defipientias appellat. Sed quod ex purgationis menftruorum retentione talis oriatur defipientia, neque prorfus verum neque magna ex parte. Nam fi melancholicus fuerit fanguis atque in cerebrum iverit, defipientiam hujusmodi parit; fi vero biliofus, non talem, fed confuetam familiaremque, fi copia pituitofa fuerit, cataphoram lethargumque magis efficiet; fi vero mixtum ex his, mixtam etiam affectionem ex cataphora et vigilia vel defipientia conficiet. Ut autem ho-

τοις οὐδὲ τῶν ἐφεξῆς εἰρημένων οὐδὲν, ὅσα τῇ τοῦ σκυτέως ἔγραψε συμβῆναι θυγατρί.

ρκστʹ.

Οἷσιν ἐν σπασμώδεσιν ὀφθαλμοὶ ἐκλάμπουσιν ἀτενέως, οὔτε παρ᾽ ἑωυτοῖσίν εἰσιν, διανοσέουσί τε μακροτέρως.

Τὸ παρ ἑωυτοῖσιν ἔνιοι γράφουσι παρὰ σφίσιν αὐτοῖς εἰσιν, εὔδηλον δ᾽ ὅτι περὶ τῶν σωφρονούντων ἀμφότερα λέγεται, τό τε παρὰ σφίσιν αὐτοῖς εἶναι καὶ παρ᾽ ἑαυτοῖσιν εἶναι. τὸ δὲ οὐκ εἶναι παρ᾽ ἑαυτοῖσιν, τουτέστι μὴ κατανοεῖν, ἀλλὰ περιφέρεσθαι τῇ γνώμῃ τὴν διάγνωσιν. ἀγνοοῦσι δὲ ὥσπερ ἐξ ἄλλων τινῶν, οὕτω καὶ τῶν ἀτενῶς ἐκλαμπόντων ὀφθαλμῶν ἴσχειν. ἤρκει δ᾽ εἰς τοῦτο τὸ ὑπ᾽ αὐτοῦ λελεγμένον, ὄμματος θράσος παρακρουστικὸν, ὡς καὶ τοῖς ἰδιώταις ἐστὶ δῆλον, ὅσοι γε μὴ παντάπασιν ἠλίθιοι. πρόδηλον γὰρ ὅτι τοῦτο προσυπακούειν ἀεὶ χρή. καλοῦμεν γὰρ εἰς τὰ τοιαῦτα πάντα μάρτυρας ἰδιώτας, ἀδιανοήτους

rum nihil univerſale ipſis ineſt; ſic neque conſequentium aliud quae coriarii filiae eveniſſe ſcripſit.

CXXVI.

Quibus convulſis oculi fixe relucent, non apud ſe hi ſunt diutiusque aegrotant.

Quidam pro *παρ᾽ ἑωυτοῖσι* ſcribunt *παρὰ σφίσιν αὐτοῖς;* ſed quod utraque oratio et *παρὰ σφίσιν αὐτοῖς εἶναι* et *παρ᾽ ἑαυτοῖσιν εἶναι*, de his dicatur qui ſapiunt, cuivis patet. *Οὐκ εἶναι παρ᾽ ἑαυτοῖσιν* autem eſt non intelligere, ſed mente circumagi, diſtrahique judicium. Sed quod nota habeatur ex oculis fixe relucentibus, ut ex aliis quibusdam ignorant, ſatis vero fuerit in eam rem, quod ab eo dictum eſt: *oculi ferocitas deſipientiam indicat*; quomodo et idiotis ipſis dilucet, qui non prorſus ſtupidi exiſtunt; nempe quod id ſemper ſubaudire oporteat, conſtat omnibus. Vocamus ſiquidem in ejusmodi omnia teſtes

ὄντας τε καὶ ὀνομαζομένους, ἀλλὰ μάλιστα μὲν εἰ οἷόν τε τοὺς φύσει συνετοὺς, εἰ δὲ μὴ, ἀλλά γε μὴ τοὺς νωθροὺς τὴν διάνοιαν. ἐν μέντοι τῷ νῦν λόγῳ πρόσκειται τὸ ὑπερεκλάμπειν τοὺς ὀφθαλμοὺς, ὅπερ ἦν αὐτὸ καθ' αὑτὸ τῶν θυμουμένων γνώρισμα, ὃ τάχα συνελθὸν τῷ ἀτενεῖ ὄμματι, τουτέστι τῷ θρασεῖ, σφοδροτέραν ἐνδείξεται γενήσεσθαι τὴν παραφροσύνην. ἐκ περιττοῦ δὲ ὡς πρὸς τὴν τοῦ παραφρονῆσαι αὐτοὺς τοιούτους πρόῤῥησιν ἐμνημόνευσε τῶν σπασμωδῶν. καὶ γὰρ καὶ χωρὶς αὐτῶν δύναται γενέσθαι παραφροσύνη καὶ παρόντων αὐτῶν μὴ γενέσθαι. τὸ δὲ διανοσήσειν αὐτοὺς μακροτέρως, ἔτι καὶ μᾶλλον εἰκῇ λέλεκται, οἷς γὰρ σπασμώδεσιν ἐκλάμπουσιν ἀτενὲς οἱ ὀφθαλμοὶ, τούτοις εὔλογον ὀξέως νοσῆσαι μᾶλλον, οὐ χρονίως.

ρκζ'.

[789] *Τὰ ἀνάπαλιν αἱμοῤῥαγέοντα κακὸν οἷον ἐπὶ σπληνὶ μεγάλῳ ἐκ δεξιοῦ ῥέειν καὶ τὰ καθ' ὑποχόνδριον ὡσαύτως. ἐφ' ἱδρῶτι δὲ κάκιον.*

idiotas, qui rudes tum exiſtunt tum vocantur; ſed maxime quidem, ſi fieri poſſit, natura prudentes; ſi non, at non mente deſides ignavoſque. In praeſenti vero ſermone ſupra modum relucere oculi ponuntur, quod per ſe ipſum ſignum iraſcentium erat; ſed forſan id oculo *ἀτενεῖ*, id eſt *fixo* contentoque quod eſt *θρασεῖ*, id eſt *feroci* concurrens, vehementiorem indicabit fore deſipientiam. Supervacue autem ad praedicendum, quod deliraturi tales ſint, convulſorum meminit; nam et ſine his procreari poteſt deſipientia et praeſentibus his non procreari. Aegrotaturos autem diutius, adhuc etiam temere magis dictum eſt; nempe in quibus convulſis ſixe ferociterque relucent oculi, hos acute aegrotaturos non diuturnius, rationi eſt conſentaneum.

CXXVII.

Sanguinis eruptiones ex contrario malae; ut in liene magno, ſi dextra ex nare fluat; atque res in hypochondriis ita ſe habet; verum cum ſudore id deterius exiſtit.

(211) Εἴ τι καὶ ἄλλο πολλάκις αὐτὸς ἀποβαῖνον εἶδον, οὕτω καὶ τοῦτο. φαίνεται δὲ καὶ Ἱπποκράτης ἐκ πολλῆς πείρας ἠθροικέναι τὰ καθόλου ἐκ τῆς ἐπὶ μέρους αὐτῷ γεγονυίας. καὶ γὰρ κατὰ τὰ τῶν ἐπιδημιῶν βιβλία πολλοὺς ἔγραψεν ἀῤῥώστους αἱμοῤῥαγήσαντας ἐπ᾽ ἀγαθῷ, τοὺς δ᾽ αὖ πάλιν ἐπὶ κακῷ. τὴν δ᾽ αἰτίαν τούτων ἀποφηνάμενοι ἑτέρωθι σκεπτόμεθα. νυνὶ δ᾽ ἀρκέσει τοῦτο γινώσκειν, ὡς οἱ φάσκοντες, ὥσπερ ἐξ ἥπατος ἡ κοίλη φλὲψ ἀναφέρεται διὰ τοῦ θώρακος, οὕτω καὶ ἐκ σπληνὸς ἑτέραν ἀρχομένην διανέμεσθαι τοῖς ἀριστεροῖς μέρεσιν, οὐκ ἀληθεύουσι. μία γάρ ἐστι μόνη φλὲψ ἐκ τῶν κάτω τοῦ διαφράγματος ἀνερχομένη. ζητεῖται δ᾽ οὐκ ἀλόγως ὑπὸ τῶν ἐξηγητῶν διὰ τί προσέθηκε τὸ ἐπὶ σπληνὶ τῷ μεγάλῳ καί φασιν οἱ τὰ πιθανώτατα δόξαντες λέγειν ἐπὶ σμικροῦ σπληνὸς οὐ πάνυ σαφῆ γίνεσθαι τὴν ἐφ᾽ ἑκάτερα ῥοπὴν ὠφελείας ἢ βλάβης. ἐμοὶ δὲ δοκεῖ προσθεῖναι τῷ λόγῳ τὸ μεγάλῳ, ὡς εἰ καὶ ἐξηρμένῳ ἢ ὀγκωμένῳ ἢ φλεγμαίνοντι

Si quippiam aliud faepius contingere ipfe vidi, ita et hoc. Videtur autem Hippocrates ex multa experientia, quam ex particularibus fibi fecit, univerfalia collegiffe. Nempe et in epidemiorum libris aegrotos fcripfit multos, alios quidem, quibus fanguis falubriter erupit; alios vero quibus infalubriter. Caufam horum alibi enunciantes confideravimus. Nunc id noffe fatis fuerit, quod qui afferunt quomodo ex hepate cava vena furfum per thoracem fertur, ita et ex liene aliam ortam partibus diftribui finiftris non vera dicant; quum una fola vena fit, quae ex partibus fepto transverfo inferioribus adfcendit. Quaeritur autem non fine ratione ab expofitoribus, quam ob caufam verbo lien adjecerit magnus; ajuntque qui maxime probabilia dicere vifi funt, in parvo liene non admodum manifeftam effe in utraque vel praefidii vel offenfae inclinationem. Ego vero fermoni adjectum effe exiftimaverim verbum magnus, quafi vel tumefactus vel in molem affurgens vel phlegmone obfeffus adfcripferit Nam fi

προσέγραψεν. εἰ γὰρ ἁπλῶς ἐπὶ σπληνὶ ἐγεγράφει, ζήτησις πάλιν ἂν ἦν ἑτέρα τί πάσχοντος λέγει τοῦ σπληνός. εἰ οὖν τοῦτο μὴ ζητῶμεν, ἀλλ' εἰδῶμεν ἐπὶ παντὸς ὄγκου τοῦ παρὰ φύσιν ἐν σπληνὶ τὴν ἀνάπαλιν αἱμοῤῥαγίαν βλαβερὰν οὖσαν, ἕνεκεν τοῦ διορισμοῦ προσέγραψε τὸ μεγάλῳ. παράδειγμα δέ ἐστι τοῦτο αὐτὸ δηλονότι τὸ ἐπὶ σπληνὸς ἁπάντων τῶν ἀνάπαλιν αἱμοῤῥαγούντων καὶ διὰ τοῦτο πρόσκειται τῷ λόγῳ, τὸ οἷον ὡς εἰ καὶ οὕτως εἰρήκει, οἷον ἐφ' ἥπατι μεγάλῳ ἐξ ἀριστεροῦ μυκτῆρος αἱμοῤῥαγία γινομένη, ἀλλ' οὕτως ἐπὶ σπληνὶ, ὡς παραδείγματι, ἐφ' ἧπαρ μεταβῆναι προφανὲς εἶναι δοκήσας, οὐκέτ' ἐμνημόνευσε τοῦ ἥπατος. ὅτι δ' ἂν ἀπὸ σπλάγχνου πάλιν ἐπὶ σπλάγχνον ἡ μετάβασις ἐγίνετο, προσέθηκε τὸ ὑποχόνδριον εἰπὼν καὶ τὰ καθ' ὑποχόνδριον ὡσαύτως, ἵνα μὴ μόνον ἐπὶ τοῖς σπλάγχνοις τὰς κατ' ἴξιν αἱμοῤῥαγίας ἀγαθὰς εἶναι νομίζωμεν. ἢ κακὰς τὰς ἀνάπαλιν, ἀλλὰ καὶ τοῖς ὑποχονδρίοις. οὔσης δὲ κακῆς τῆς ἀνάπαλιν αἱμοῤῥαγίας ἔτι μοχθηρότερον γίνεται τὸ σημεῖον

lien fimpliciter fcripfiffet, rurfus alia oriretur quaeftio, quonam vitio lienem affici dicat. Si igitur hoc non inquiramus, fed nobis conftet in omni tumore praeter naturam lienem fatigante, in latus diverfum fanguinis eruptionem nocuam effe, diftinctionis gratia verbum magnus adfcripfit. Exemplum autem hoc ipfum videlicet de liene omnium commune eft, quibus ad latus diverfum fanguis erumpit; atque ob id fermoni additur adverbium, ut perinde atque fi ita dixiffet; ut fi quum jecur magnum fuerit, ex finiftra nare erumpit fanguis; caeterum ita a liene tanquam exemplo ad jecur tranfire in promptu effe arbitratus, jecoris non meminit. Quod autem a vifcere ad vifcus migratio fieri poffit, adjecit hypochondrium, inquiens; atque res in hypochondriis ita habet, ne tantum ex vifceribus directas fanguinis eruptiones bonas effe existimemus vel malas, quae in latus diverfum fiant, fed etiam ex hypochondriis ipfis. Quum autem vitiofa fit, quae in latus diverfum fiat fanguinis eruptio, deterius

ἐὰν μετ' ἐφιδρώσεως συμβαίνει. ἐφίδρωσιν δὲ πολλάκις μὲν ἤδη κατὰ τὸ βιβλίον ἔγραψεν, οὐδαμόθι δὲ σαφῶς οὕτως ὡς γνῶναι πότερον τὴν περὶ θώρακα καὶ κεφαλὴν γινομένην ἱδρώτων ἐπιφάνειαν οὕτως ὠνόμασεν ἢ καὶ τὴν δι' ὅλου τοῦ σώματος, ὅταν ὀλίγοι τε καὶ μηδὲν ὠφελοῦντες γίνωνται. μοχθηρὸν μὲν οὖν ἑκάτερον αὐτῶν ἐστι, μοχθηρότερον δὲ ἐν τοῖς ἄνω μέρεσι γίνεται. σημαινούσης γὰρ ἁπάσης ἐφιδρώσεως ἤτοι πλῆθος ἐν τοῖς ἐφιδροῦσι μορίοις ἢ τῆς καθεκτικῆς δυνάμεως ἀῤῥωστίαν, ὁπότερον ἂν ᾖ τούτων, ἐν τοῖς περὶ θώρακα καὶ κεφαλὴν τόποις μοχθηρότερόν ἐστι σημεῖον ἢ κατ' ἄλλο τι μέρος γεγονότα.

ρκέ.

[790] *Ἐκ ῥινῶν μικροῖς ἱδρῶσι περιψυχόμενα, κακοήθεα, μοχθηρά.*

Κἀνταῦθα πάλιν ἑρμηνείᾳ κέχρηται μὴ προσθεὶς τὸ ἐκ ῥινῶν ἀεὶ αἱμοῤῥαγοῦντι, προσυπακοῦσαι δ' ἡμᾶς ἐξ

adhuc fuerit ſignum, ſi cum ſudatiuncula contingat, ſudatiunculam autem jam ſaepius quidem in hoc ſcripſit libro, ſed nuſquam ita lucide ut cognoſcamus numquid ſudores circa thoracem caputque apparentes ita appellet, an eos qui toto emanant corpore, ubi tum pauci tum nihil conferentes ſint. Pravum autem utrumque horum eſt, deterius autem quod in ſuperis ſit partibus. Nempe quum omnis ſudatiuncula demonſtret vel copiam in ſudantibus partibus vel facultatis retentricis imbecillitatem; utrumcunque eorum in locis tum thoracis tum capitis fuerit, deterius eſt ſignum quam ſi in alia quapiam parte fuerit.

CXXVIII.

Ex naribus effluente ſanguine tenuibus cum ſudoribus perfrigeſcentia maligna pravaque.

Rurſus hoc loco interpretatione eſt uſus non adjecto orationi ex naribus perpetuo erumpenti ſanguine, quod

ἀνάγκης αὐτῷ χρὴ, διὰ τὸ μηδὲν ἔχειν ἄλλο νοῆσαι. γενήσεται γοῦν ὁ λόγος ὁλόκληρος ἑρμηνευθεὶς τοιόσδε· γινομένης ἐκ ῥινῶν αἱμοῤῥαγίας, ὅταν ἱδρῶτες ἢ ὦσιν ἢ ἐπιγένωνται, περίψυξιν μὲν φέρουσι, μηνύουσαν κακὸν εἶναι τὸ νόσημα. περιψύξεως δὲ τῆς μὲν ἐν τοῖς ἄκροις γινομένης, τῆς δὲ καθ' ὅλον τὸ σῶμα, χαλεπωτέρα δηλονότι περίψυξίς ἐστιν ἡ καθ' ὅλον τὸ σῶμα.

ρκθ'.

Μεθ' αἱμοῤῥαγίαν μελάνων δίοδος κακὸν, πονηρὰ δὲ καὶ τὰ ἐξέρυθρα. εἰ δὲ ἆρά γε τεταρταίοισι ταῦτα αἱμοῤῥαγέει, κωματώδεες, ἐκ τοιούτων σπασμῶν τελευτῶσιν; ἆρα μελάνων προδιελθόντων καὶ κοιλίης ἐπαρθείσης.

Συνέχει πάλιν κἀνταῦθα καθάπερ ἐν ἄλλοις πολλοῖς λόγον σαφῆ καὶ χρήσιμον ὑφ' Ἱπποκράτους εἰρημένον. ἔστι δ' αὐτοῦ τὸ μὲν πρῶτον καθόλου τοιόνδε. τὰ κρίσιμα μὴ

nos de neceffitate fubaudire oportet, propterea quod nihil aliud intelligere valeamus. Fiet autem fermo integer, fi ita interpretari liceat; fi ex naribus fanguis erumpat, quum fudores vel fuerint vel fupervenerint, perfrictionem quidem ferunt, quae indicat malum effe morbum. At quum perfrictio tum in extremis fiat tum per totum corpus gravior certe difficiliorque quae per totum corpus eft.

CXXIX.

A fanguinis eruptione nigrorum per alvum tranfitus malum; prava autem et praerubra, num vero et quarto die haec fanguinis eruptio fiat? comatofi ex his convulfione moriuntur; an nigris praegreffis et tumefacto ventre?

Rurfum et hoc loco, ut in aliis multis, fermonem manifeftum utilemque ab Hippocrate dictum confudit. Eft autem ipfius primum quidem univerfale hujusmodi:

κρίνοντα τὰ μὲν θανατώδεα, τὰ δὲ δύσκριτα. πολλῶν δὲ ὄντων κρισίμων, καθ' ἕκαστον αὐτῶν πάλιν ἴδιος γίνεται λόγος, ἐπὶ μέρους μὲν ὡς πρὸς τὸν εἰρημένον, ἐν τῷ καθόλου δὲ ὡς πρὸς τοὺς ὑποτεταγμένους, οἷός περ καὶ ὁ τοιόσδε· αἱμοῤῥαγία μὴ κρίνουσα θανατώδης ἢ δύσκριτος. οὕτω δὲ καὶ ἱδρὼς ἢ πλῆθος οὔρων ἢ διαχωρημάτων ἢ ἐμέτων ἢ τὰ καθ' αἱμοῤῥοΐδας καὶ μήτρας ἐκκενούμενα καὶ παρωτίδες ἅμα τοῖς ἄλλοις ἀποσκήμμασιν. ἅπαντα γὰρ ταῦτα μὴ κρίνοντα ποτὲ μὲν θανατώδη, ποτὲ δὲ δύσκριτα γίνονται, τουτέστιν ἄκριτα ποιεῖ τὰ νοσήματα. κοινότατος δὲ ἐπ' αὐτοῖς ἐστι λόγος καὶ καθολικώτατος καὶ γενικώτατος. ὀνομαζέτω γὰρ ἕκαστος ὡς ἂν ἐθέλῃ τὰ κρίσιμα μὴ κρίνοντα, τὰ μὲν θανατώδη, τὰ δὲ δύσκριτα. χρήσιμα δ' ἐνταῦθα διορίσασθαι πότε θανατώδη καὶ πότε δύσκριτα. δέδεικται δὲ καὶ τοῦθ' ὑφ' Ἱπποκράτους αὐτοῦ. τὰ μὲν γὰρ ἐπὶ τοῖς κρισίμοις οὐδὲν ὠφελούμενα δύσκριτα, τὰ δὲ

judicatoriorum non judicantium alia quidem letalia, alia vero judicatu difficilia. Quum autem judicatoria multa ſint, in horum ſingulis ſuus eſt ſermo, particularis quidem ad eum, qui dictus eſt, relatus, univerſalis vero ad ſubjectos ſubordinatosque qualis eſt talis; ſanguinis eruptio non judicans vel letalis vel judicatu difficilis. Ita ſudor vel copia tum urinarum tum dejectionum tum vomituum vel quae per haemorrhoidas vel uterum excernuntur et parotides et caeteri abſceſſus. Omnia ſiquidem haec ſi non judicant, interdum quidem letalia, interdum vero et judicationis difficilis, hoc eſt morbos judicationis expertes faciunt. Communiſſima autem ex his efficitur oratio univerſaliſſima generaliſſimaque, vocet enim unusquisque pro ſuo arbitratu, judicatoriorum non judicantium alia quidem letalia, alia judicatu difficilia. Praeſtat autem hoc loco quando ſint letalia et quando judicatu difficilia definiviſſe; id quod ab Hippocrate ipſo eſt demonſtratum. Quae namque ex judicatoriis nihil juvant ſunt judicatu difficilia, quae vero etiam in contrarium repunt

καὶ πρὸς τοὐναντίον ῥέποντα θανατώδεα. μαρτυρεῖται δὲ τὰ πρὸς τοὐναντίον ῥέποντα ἐκ τῶν ἄλλων σημείων, ὥσπερ καὶ νῦν ἔγραψε τὰ κακοήθη διαχωρήματα. γένοιτο δ' ἄλλως τινὶ τοιοῦτον ἕτερον πάθος κακόηθες, οἷον ἔμετος ἢ οὖρα μοχθηρὰ, καθάπερ γε καὶ περίψυξις δυσεκθέρμαντος ἢ ὅλου τοῦ σώματος ἢ τῶν ἀκρωτηρίων μόνων. οὕτω δὲ καὶ δίψος διὰ βάθους καὶ καῦμα καὶ ἀχλὺς καὶ δυσφορία καὶ ἀγρυπνία καὶ τῶν ἄλλων τι τῶν μοχθηρῶν. ἔμαθες δὲ ταῦτα αὐτὰ πάντα κατὰ τὰ περὶ κρίσεων ὑπομνήματα καὶ τὰ τοῦ προγνωστικοῦ, τινὰ δὲ κἀν τοῖς τῶν ἐπιδημιῶν. ἔγραψε γοῦν κἀνταῦθα τὸν καθόλου λόγον ἑνὸς εἴδους τῶν κατὰ μέρος μνημονεύσας. [791] ὁ γὰρ ἄρτι μανθάνων τὴν τέχνην οἴεται ταῦτα μόνα κακοήθη εἶναι, περὶ ὧν ἤκουσεν. εἰ δὲ καὶ φύσει δριμύς ἐστιν, ὑπονοῆσαι ἐνδέχεταί τινα καὶ ἄλλα τοιαῦτα εἶναι καὶ περιμένειν χρόνον ἄλλον ἐν ᾧ κἀκεῖνα μαθήσεται, κἂν οὕτω τύχῃ μαθων, ἀλλὰ τὰ κατὰ μέρος αὖθις περιμενεῖ, μὴ γινώσκων ὁπόσον ἔτι λείπει τῆς διδασκαλίας αὐτῷ. ὁ δὲ τὸ καθόλου μαθὼν ἅπαντα γι-

ſunt letalia. Jam quae ad contrarium inclinant aliis ex ſignis certitudinem capiunt; quomodo et malignas ſcripſit hoc in loco dejectiones; acciderit quoque aliter cuipiam altera talis affectio maligna, ut vomitus vel pravae urinae; veluti et perſrictio, quae cum difficultate excaleſieri poſſit aut totius corporis aut extremarum tantum partium. Sic etiam profunda ſitis aeſtusque et caligo et jactatio et vigilia atque pravorum aliorum quippiam. Didiciſti vero haec eadem omnia ex commentariis de judicationibus, atque ex prognoſtico, quaedam item ex epidemiis. Scripſit certo et hoc loco ſermonem univerſalem, particularium ſpeciem unam commemorans. Nempe qui modo artem diſcit, putat ſola haec maligna eſſe, de quibus audivit; ſi vero acri eſt ingenio, poteſt et alia quaedam talia eſſe ſuſpicari tempusque exſpectare aliud, in quo et ipſa perdiſcat. Quod ſi *non* ita didicerit, ſed ea quae particularia exiſtunt, rurſus exſpectabit inſcius quantum doctrinae adhuc ipſi deſit; qui vero univerſale didicerit, parti-

νώσκει τὰ κατὰ μέρος. ἀλλ' ὁ τὸ προῤῥητικὸν τοῦτο γεγραφὼς ἐν τῷ μετὰ μέρος φέρεται καὶ διὰ τοῦτο ποτὲ μὲν ἐξ ἀνομοιογενῶν συμπτωμάτων ἀθροίζει συνδρομὴν, ποτὲ δ' ἐξ ἑνὸς ἢ δυοῖν ἀῤῥώστοιν ἀπόφασιν ποιεῖται καθόλου, ποτὲ δ' ἀπορεῖ καὶ ἀμφιβάλλει, καθάπερ καὶ νῦν εἰπὼν, ἆρά γε τεταρταίοισι ταῦτα αἱμοῤῥαγέει; ὡς γὰρ ἑωρακώς τινα τεταρταῖον αἱμοῤῥαγήσαντα, παραλιπὼν δὲ τοὔνομα γράψαι, τὸν λόγον ἐποιήσατο, καί- (212) τοι τὰ περὶ τῶν ἡμερῶν καθόλου διδασκαλίαν ἔσχεν ἐν τῷ προγνωστικῷ. πάλιν δὲ τὰ κατὰ μέρος ἀποφαινόμενος οὗτος ὁ τὸ προῤῥητικὸν γράψας, οὐχ ὡς κατὰ μέρος, ἀλλ' ὡς καθόλου τὸν λόγον ἐποιήσατο γράψας ὧδε, κωματώδεες, ἐκ τούτων σπασμῷ τελευτῶσιν, οὐκ ἀναγκαίως γιγνόμενον εἰπὼν, ἀλλ' ἔσθ' ὅτε συμβαῖνον, ὥσπερ καὶ ἄλλο τι τῶν ἀχρήστων ἐχόντων γένεσιν. ἀλλὰ τοῦτο μὲν ἁπλῶς ἀπεφήνατο, περὶ δὲ τῶν μελάνων προδιελθόντων καὶ κοιλίης ἐπαρθείσης· ἀποκρινόμεθα τοιγαροῦν αὐτῷ κἀνταῦθα δύνασθαι μὲν καὶ ταῦτα γενέσθαι, ἀλλ' οὔτε διὰ παντὸς οὔθ' ὡς τὸ πολύ.

---

cularia omnia cognofcit. At qui prorrheticum hoc fcripfit, in particulari verfatur; atque ob id interdum quidem ex diverfi generis fymptomatis concurfionem acervat; interdum vero ex uno aegro aut duobus univerfaliter pronunciat; atque aliquando addubitat ambigitque quomodo et nunc inquiens, an et quarto die talis eruptio fit? Nempe quod quempiam viderit, cui quarto die fanguis erupit, omiffo nomine fermonem fecit, quamquam dies ipfi univerfalem in prognoftico habeant doctrinam. Rurfus autem particularia enuncians prorrhetici auctor, non tanquam particularem, fed tanquam univerfalem fecit fermonem, fcribens ita, comatofi ex his convulfione finiuntur, non neceffario fieri inquiens, fed interdum contingere, veluti et aliud quippiam inutile, quod habet generationem, fed id quidem fimpliciter enunciavit. De nigris autem prodeuntibus et ventre tumefacto refpondemus ipfi et hic poffe quidem et ea fieri, fed neque perpetuo neque ut plurimum.

ρλ'.

Τὰ αἱμοῤῥαγέοντα, ἐφιδροῦντα, τρώματα, κακοήθεα· οὗτοι διαλεγόμενοι λαθραίως τελευτῶσιν.

Ἔνιοι μὲν ἔγραψαν τρώματα διὰ τοῦ τ καὶ ρ καὶ ω τὴν πρώτην συλλαβὴν, ἔνιοι δὲ τρομώδεα διὰ τοῦ τ καὶ ρ καὶ ο. συνηθέσταται μὲν αἱ γραφαὶ αὗται τοῖς τε ἐξηγηταῖς ἐγένοντο καὶ τοῖς γραφεῦσι, σπάνιαι δὲ ταῖς συνδρομαῖς, ὥσπερ καὶ ἡ διὰ τοῦ τ καὶ ρ καὶ α καὶ υ τὴν πρώτην συλλαβὴν ἔχουσα γεγραμμένην. ἀρκτέον οὖν ἐστι καὶ ἡμῖν ἀπὸ τῆς συνήθους, ἣν διὰ τοῦ τ καὶ ρ καὶ ω γεγραμμένην εὑρίσκομεν, ταὐτὸν σημαίνουσαν τῇ διὰ τοῦ τ καὶ ρ καὶ α καὶ υ γεγραμμένῃ. τρώματα γὰρ τὰς ἀπὸ τῶν ἔξωθεν αἰτίων βλάβας ὀνομάζει καὶ Ἱπποκράτης. εἰκὸς οὖν ἐστι καὶ νῦν τοῦτον τὸν λόγον οὐ μόνον ἐπὶ τραυμάτων ἢ ἐξανθημάτων ἢ ἀποστημάτων καὶ διαστάσεων γεγονέναι, ἀλλὰ καὶ ἐπὶ τῶν αἱμοῤῥαγιῶν. συμφωνότεραι γάρ εἰσιν αἵδε ἐπὶ τοῖς τραύμασι, ταῦτα γὰρ αἱμοῤῥαγοῦσι μόνον.

CXXX.

Sanguinem profundentia cum ſudatiunculis vulnera, maligna; loquentes ita affecti occulte pereunt.

Quidam *τρώματα vulnera* per *τ* et *ρ* et *ω* primam ſyllabam ſcripſerunt, alii autem *τρομώδεα* per *τ*, *ρ* et *ο;* et uſitatiſſimae quidem ſcripturae hae ſunt tum expoſitoribus tum ſcriptoribus, ſed concurſionibus rarae exiſtunt; veluti et quae primam ſcriptam habet per *τ*, *ρ*, *α* et *υ*. Exordiendum igitur eſt et nobis a conſueta uſitataque, quam per *τ*, *ρ* et *ω* ſcriptam reperimus et quae idem ſignificat cum ea, quae per *τ*, *ρ*, *α* et *υ* ſcribitur. Nempe *τρώματα* laeſiones eas appellat etiam Hippocrates, quae ab externis inferuntur cauſis. Feciſſe igitur in praeſentia ſermonem non ſolum in vulneribus vel exanthematis vel abſceſſibus vel diviſionibus, verum quoque et in ſanguinis eruptionibus par eſt; quin in vulneribus conſonant magis, quum ſola haec ſanguinem profundant. Quidam ſcripto-

τινὲς δέ φασιν ὅτι περὶ τῶν ἐκ ῥινὸς αἱμοῤῥαγιῶν ἔτι καὶ νῦν ὁ λόγος ἐστὶν αὐτῷ γιγνόμενος, οὐκ ἐν πυρετοῖς μόνον, ἀλλὰ καὶ τοῖς ἄρτι λελεγμένοις πάθεσι θανατοῦν. ἐάν τ' οὖν περί τε πάντων αὐτῶν ὁ λόγος ἐάν τε καὶ περὶ τραυμάτων μόνον, αἱ μετ' ἐφιδρώσεως αἱμοῤῥαγίαι κακοήθεις εἰσὶν, ὡσαύτως δὲ κᾂν τρομώδεα γεγραμμένον ᾖ. τὸ δὲ διαλεγομένους αὐτοὺς ἐν ἄλλῳ τραυματώδεα λαθραίως τελευτᾷν τοιοῦτόν τι δηλοῦν φασι, μηδὲν ἔχειν δοκοῦντες οἱ τοιοῦτοι κακὸν, ἀλλ' ὡς ἐν ἀκινδύνῳ καθεστῶτες καὶ διαλεγόμενοι τοῖς παροῦσιν, ἐξαίφνης τελευτῶσιν. εἰ δὲ τοῦτο αὐτοῖς βούλεται σημαίνειν τὸ λαθραίως, [792] ἄκρως φαίνονται οἱ σπουδάζοντες ἐξαλλάττειν τὴν κατὰ φύσιν ἑρμηνείαν, ἀλλοκότοις μεταφοραῖς. ἡγοῦνται γὰρ ἀρετὴν εἶναι λόγου τὸ διὰ παντὸς ἀφίστασθαι συνήθους, ὡς οὐδὲν διαφέρον, εἰ καὶ πρὸς τὸ χεῖρόν τις ἀφίσταται.

---

rem hunc etiamnum de fanguinis e naribus eruptionibus nunc agere dicunt, non in febribus folum, verum quoque et in nuper dictis affectionibus interficere. Sive igitur de omnibus his fermo fit, five et vulneribus duntaxat, fanguinis cum fudatiuncula eruptiones malignae funt; nec diffimili modo, fi et τρομώδεα, id eft *tremores*, fcriptum fuerit. Illud autem, loquentes autem eos occulte perire, tale quippiam indicare ajunt, quod tales nihil mali habere videantur, fed tanquam extra periculum conftituti et praefentibus loquentes repente pereant. Quod fi adverbium λαθραίως, id eft *occulte*, hoc velit ipfi fignificare, naturalem interpretationem alienis metaphoris permutare fummopere ftudere videntur; putant namque virtutem effe orationis femper a communi loquendi confuetudine recedere, perinde ac fi nihil referret, fi quis vel ad deterius recedat.

ρλα'.

Ἡ μεθ' αἱμοῤῥαγίαν βραχεῖαν καὶ μελάνων διαχώρησιν ἐν ὀξέσι κώφωσις κακόν· αἵματος διαχώρησις ἐν τουτοισιν ὀλέθριον· κώφωσιν δὲ λύει.

Περιέχεταί τι κατὰ τὴν συνδρομὴν ταύτην ἀληθὲς καθολικὸν, ἐπὶ γάρτοι τοῖς μέλασι διαχωρήμασιν ἐν τοῖς ὀξέσι νοσήμασιν, ἂν αἷμα διαχωρήσωσιν, ὀλέθριον ὄντως ἐστί. καὶ γὰρ καὶ ἡμεῖς εἴδομεν τοῦτο καὶ ἄλλοι γεγηρακότες ἐν τοῖς τῆς τέχνης ἔργοις. καί μοι φαίνεται γίνεσθαι τὸ σύμπτωμα κατὰ τὸν αὐτὸν λόγον, καθ' ὃν ἐν ταῖς ὑπερκαθάρσεσιν ὕστατον ἐκκρίνεται τὸ αἱματῶδες. ἀλλὰ τῶν κατὰ μέρος ἐστὶν, ἐν οἷς ὁ συγγραφεὺς ὠνόμασεν.

ρλβ'.

Ὀσφυϊ ἐπωδύνῳ καρδιαλγικὰ προσεόντα σημεῖα αἱμοῤῥαγώδεα, οἶμαι καὶ προγεγενημένον σημεῖον.

CXXXI.

Post modicam sanguinis eruptionem et nigrorum dejectionem in acutis surditas malum; sanguinis dejectio in his perniciosa. Surditatem vero solvit.

Continetur in hac syndrome verum quippiam et universale. Nempe in acutis morbis, nigris ex dejectionibus, si sanguinem dejecerint, perniciosum vere exiſtit; id quod et nos scimus et caeteri, qui in artis operibus consenuerunt. Atqui symptoma esse videtur secundum eam rationem, qua in superpurgationibus ultimum excernitur quod sanguineum est; sed particularium est, in quibus scriptor nominavit.

CXXXII.

Lumbis dolentibus cardialgiae accedentes, signa eruptionis sanguinis puto notamque progressam.

Οὐ καλῶς τὴν ῥῆσιν ταύτην ἐξηγήσαντο πολλοὶ τῶν γεγραφότων εἰς τὸ βιβλίον ὑπομνήματα, μετὰ τοῦ καὶ διενεχθῆναι πρὸς ἀλλήλους. ἐμοὶ δ᾽ ἄν τις αὐτὴν δοκεῖ χρησίμως τοῖς μανθάνουσιν ἐξηγήσασθαι, κατὰ τόνδε τὸν τρόπον οὐκ ἐμνημόνευσεν ἐν τῷ λόγῳ πυρετῶν ἢ ὀξέος νοσήματος, ὥσπερ εἴωθεν. εἰκὸς οὖν ἐστιν ἐπὶ τῶν ἀπυρέτων αὐτοῦ γίνεσθαι τὸν λόγον, ἐπ᾽ οὐδεμιᾷ προφάσει φανερᾷ, πλείοσιν ἡμέραις ἐφεξῆς ὀδυνωμένων ὀσφὺν καὶ καρδιαλγούντων. ἐπὶ τούτων οὖν προσδοκᾶν χρὴ δι᾽ αἱμοῤῥοΐδων κενώσεως. δύναιο δ᾽ ἂν οὐ μόνον ὅτι γενήσεται τοῦτο προλέγειν, ἀλλὰ καὶ δι᾽ ἐπίσχεσιν αἱμοῤῥοΐδων αὐτὰ γενέσθαι τεκμαίρεσθαι καὶ μᾶλλον εἰ βλέποις τὴν κρᾶσιν τοῦ ταῦτα πάσχοντος μελαγχολικὴν, ὥστε σοι τὴν ἐκ τῶν εἰρημένων πρόῤῥησιν οὐ μόνον μέλλοντος, ἀλλὰ καὶ προγεγονότος εἶναι, καὶ τρίτον γε τοῦ ἐνεστῶτος. ὅταν γὰρ ἀπὸ τῶν ἄλλων διορισθῇ τὸ τῆς ὀσφύος ἄλγημα καὶ ἡ καρδιαλγία, προγεγονότος μὲν ἔσται πρόγνωσις ἐκ τοῦ γνῶναι καὶ πρόσθεν αὐτῷ γεγονέναι δι᾽ αἱμοῤῥοΐδος κένωσιν, μέλλοντος

Non recte explanaverunt ſententiam hanc plerique qui in hunc librum commentarios ſcripſerunt ſimulque et pugnantia dixerunt. Videtur autem mihi quidam eam in diſcentium utilitatem expoſuiſſe; ſed hoc modo non meminit febrium vel acuti morbi, ut conſuevit. Ut ergo ſermo ejus in non febrientibus ſit veriſimile eſt, ex nulla manifeſta cauſa conſequentes dies lumbis dolentibus atque ore ventris; in his igitur vacuationem per haemorrhoidas exſpectare oportet. Poſſes autem non ſolum id fore praedicere, ſed et propter haemorrhoidum retentionem ea fuiſſe conjicere; magisque ſi ejus, qui haec patitur, temperiem videas melancholicam, ut tibi ex dictis praedictio non ſolum futuri, verum et praeteriti et tertio praeſentis ſit. Nempe quum ab aliis diſtinctus fuerit lumborum dolor et cardialgia, praeteriti quidem erit praenotio, quod et antea fuiſſe illi per haemorrhoidas vacuationem noveris; futuri quod et nunc erit; praeſentis autem affectio-

δε, ὅτι καὶ νῦν ἔσται, ἐνεστώσης δὲ τῆς διαθέσεως αὐτῆς, σαφῆ τὰ συμπτώματα. πλήθους γὰρ ἠθροισμένου κατὰ τὰς φλέβας λεπτὸς μέν τις ὀῤῥὸς αὐτῷ συῤῥέων εἰς τὴν γαστέρα τὰς καρδιαλγίας ἐργάζεται, προσαναβαίνων ἐπὶ τὸ κατ' αὐτὴν στόμα, πάντων σχεδὸν αἰσθητικώτατον ὑπάρχον τῶν μορίων. τὸ δὲ πλεῖστον τοῦ πλήθους εἰς τὸ κάτω χωρίον ῥέπον, ἐφ' ὃ καὶ πρῶτον εἰώθασί γε φέρεσθαι, τὰ τῆς ὀσφύος ἀλγήματα γενήσεται.

ρλγ'.

[793] *Τὰ τεταγμένοισι χρόνοισιν αἱμοῤῥαγέοντα διψώδεα, δύσκολα, ἐκλυόμενα, μὴ αἱμοῤῥαγήσαντα, ἐπιληπτικὰ τελευτᾷ.*

Κἀνταῦθα πάλιν ἤρκει καθόλου φάναι πρῶτον μὲν οἷς ἂν συνήθης κένωσις αἵματος ἐπίσχηται, τούτοις ἔσεσθαι νοσήματα πληθωρικὰ, ῥυέντος αὐτοῦ πρὸς ἐκεῖνα τὰ μόρια τοῦ σώματος, ὅσα πλησίον ἐστὶ τῶν ἐπεσχημένων ἐκρύσεων ἢ τῶν ἄλλων ἀσθενέστερα, κατὰ μέρος δὲ περὶ

nis perfpicua funt fymptomata, nempe copia in venis acervata tenue quoddam ferum in ventrem confluens cardialgias parit, in os ipfius adfcendens, quod omnium fere partium maxime fentiendi facultate praeftat. Plurima autem abundantiae portio ad inferum repens locum, in quem et primum deferri confueverat, lumborum dolores efficiet.

CXXXIII.

Qui ftatis temporibus fanguinem fundunt, fiticulofi hi, difficiles et exfoluti, fi non fuderint, epileptici moriuntur.

Hoc rurfum loco fatis erat univerfaliter dicere primum quidem quibus vacuatio fanguinis confueta retenta fuit, his morbos fore plethoricos, manante ipfo ad eas corporis partes, quae retentis excretionibus propinquae funt vel ad eas, quae imbecilliores exiftunt, particulatim

τῶν ἐξ αἱμοῤῥοΐδος, ὡς ἂν μελαγχολικὰ περιττώματα, τρεφόντων ἤτοι μελαγχολίαν ἢ φθίσιν ἢ ὕδερον ἢ κιρσοὺς ἢ καρκίνον ἢ ἐλέφαντα. τούτων δὲ ἔξωθεν ἑκάστῳ κατ' ἐκεῖνο τὸ μόριον ἔσεσθαι τὸ πάθος, ὃ τῶν ἄλλων ἐστὶν ἐπιφανῶς ἀσθενέστερον. οὐκ ὀρθῶς δὲ προσέθηκεν ἐν τῇ προκειμένῃ ῥήσει δυοῖν συμπτωμάτων, τῆς δίψης καὶ τοῦ ἐκλύεσθαι τὴν ἐπίσχεσιν. τὸ μὲν γὰρ τῆς δίψης οὐδ' ὅλως ἴδιον ἐπισχέσεως αἵματός ἐστι, τὸ δὲ ἐκλύεσθαι ταῖς ἀμέτροις ἐκρύσεσι τοῦ αἵματος, οὐ ταῖς ἐπισχέσεσιν ἕπεται. καὶ καλῶς εἴρηται κατὰ τὸ δεύτερον τῶν ἐπιδημιῶν αἵματος πολλοῦ ῥυέντος ἐνοχλεῖσθαι, ἔνθα καὶ τὸ σημαινόμενον ἐξηγησάμην ἐκ τῆς ἐκλύεται φωνῆς.

ρλδ'.

(213) *Τὰ εὔθετα ταραχώδεα, ἄγρυπνα, ἀποστάξαντα, ἑκταῖα κουφισθέντα, νύκτα πονήσαντα, εἰς τὴν αὔριον ἐφιδρώσαντα, κατενεχθέντα, παρακρούσαντα, αἱμοῤῥαγή-*

vero de iis, qui ex haemorrhoide, utpote excrementis exeuntibus melancholicis, alunt vel melancholiam vel phthisin vel hyderum vel varices vel cancrum vel elephantem; praeter hos autem unicuique ea parte fore affectionem, quae caeteris manifeste imbecillior existit. Non recte autem duorum symptomatum concursionem adjecit, sitis et exsolutionis in sanguinis retentione; nam sitis nullo pacto retentionis sanguinis proprium existit; exsolutio autem immoderatas excretiones, non retentiones consequitur, et recte dictum est in secundo epidemiorum: *sanguine multo fluente lassessere*; ubi et quod ex voce exsolutionis significatur exposui.

CXXXIV.

Qui compositi perturbantur, pervigilant, e naribus sanguinem stillant, sexto die levantur, nocte laborant, postridie leviter sudant, in somnum feruntur delirantque,

σει λαύρως. ἆρά γε τὸ ὑδατῶδες οὖρον τοιοῦτόν τι σημαίνει;

Ἐδήλωσε πάλιν ἐνταῦθα σαφῶς αὐτὸ ἐν ταῖς κατὰ μέρος συνδρομαῖς φαινόμενον. αἱμοῤῥαγίας γάρ εἰσιν ἴδια σημεῖα τὰ γεγραμμένα σαφῶς ἐφεξῆς ἐν τοῖς περὶ κρίσεων ὑπομνήμασι, νῦν δὲ ἐπ' ἀνθρώπου λαύρως αἱμοῤῥαγήσαντος πάντα τὰ προηγούμενα τῆς αἱμοῤῥαγίας ἔγραψεν.

ρλε'.

Οἷσιν αἱμοῤῥαγίαι πλείους προεληλυθότος χρόνου κοιλίαι πονηρεύονται, ἢν μὴ τὰ οὖρα πεπανθῇ.

Ἐν μὲν τοῖς ἀφορισμοῖς ὁ Ἱπποκράτης εἶπεν· οἷσιν ἐν πυρετοῖσιν αἱμοῤῥαγέει πλῆθος ὁκόθεν οὖν ἐν τῇσιν ἀναλήψεσιν, ἐν τούτοισιν αἱ κοιλίαι καθυγραίνονται. οὗτος δὲ ἁπλῶς ἔφη, πονηρεύονται τάχα περιλαβεῖν τῷ πονηρεύονται ῥήματι, βουληθεὶς καὶ τὸ ἐξυγραίνονται καὶ τὰ ἄλλα

abunde sanguinem profundent; an et aquosa urina tale quiddam indicat?

Dilucide rursus hoc loco ostendit quod in particularibus apparet concursionibus. Nempe prolluvii sanguinis peculiaria sunt signa clare in commentariis de crisibus deinceps scripta; nunc autem in homine, qui abunde sanguinem prosudit, omnia quae sanguinis profusionem praecedunt scripsit.

CXXXV.

Quibus sanguinis eruptiones plures fuerint, procedente tempore alvi male afficiuntnr, nisi urinae concoctae fuerint.

Dixit in aphorismis Hippocrates: *quibus in febribus sanguinis quacunque ex parte copia eruperit, quum reficiuntur, alvi his humectantur*; hic autem simpliciter inquit: πονηρεύονται, id est *male afficiuntur*; forsan in verbo *male afficiuntur*, complecti volens et *humectantur*

ὅσα κατὰ κοιλίαν πλημμελεῖται, τινῶν μὲν δακνομένων, τινῶν δὲ ἐμφυσωμένων ἢ ὀξυρεγμίαις ἁλισκομένων ἢ ὅλως ἀπεπτούντων. ἅπαντα δ' ἕπεται τῇ τῆς ἐμφύτου θερμασίας ἐνδείᾳ, δι' ἣν καὶ τὸ οὖρον ὑδατῶδες φαίνεται.

ρλστ'.

[794] *Ἐν κρισίμοις περιψύξεσι τῶν αἱμοῤῥαγιῶν αἱ νεανικαὶ κάκισται.*

Σαφὴς ὁ λόγος ἐστὶ καὶ ζήτημα οὐδὲν ἔχων, νεανικαὶ καὶ κάκισται γεγραμμένον. ἂν δ', ὡς ἔνια τῶν ἀντιγράφων, ἀντὶ τοῦ κάκισται τὸ κράτισται γεγραμμένον ἔχῃ, μέγιστον γίνεται ζήτημα· καί τινες αὐτῷ συναγορεύοντές φασι τὸ δηλούμενον εἶναι τοιοῦτον· ὅσαι αἱμοῤῥαγίαι νεανικαὶ περιψύχονται ἐν κρισίμοις ἡμέραις ἄρισταί εἰσιν, ὡς ἂν ἐπισχοῦσαι τὰς αἱμοῤῥαγίας. οὗτοι δὲ οὐ τὴν γεγραμμένην ἐξηγοῦνται ῥῆσιν, ἀλλ' ἑτέραν, ἧς ἔδει τὴν λέξιν εἶναι τοιαύτην, αἱ ἐν κρισίμοις περιψύξιες τῶν νεανικῶν αἱμοῤῥαγιῶν

et quaecunque in ventre perperam fiunt, aliis quidem morfis, aliis inflatis vel ructu acido correptis vel prorfus non concoquentibus. Omnia autem caloris nativi inopiam confequuntur, ob quam et urina aquofa videtur.

CXXXVI.

In judicatoriis perfrictionibus fanguinis eruptiones vehementes peffimae.

Confpicuus eft fermo nullamque quaeftionem habet, fi vehementes et peffimae fcriptum fuerit. Si vero, ut nonnulla exemplaria habent, pro *κάκισται*, id eft *peffimae*, fcriptum fuerit *κράτισται*, id eft *optimae*, maxima oritur quaeftio; quod defendentes nonnulli tale quippiam fignificari ajunt: *quaecunque fanguinis eruptiones vehementes refrigerantur in judicatoriis diebus optimae funt;* tanquam refrigeratio fanguinis eruptiones retineat. Hi autem non fcriptam enarrant fententiam, fed alteram, qua ita dici oportebat: *quae in judicatoriis fiunt eruptionum fanguinis*

κράτισται, πρὸς τῷ καὶ μάτην προσκεῖσθαι τὸ κρισίμοις. ἐν ᾗ γὰρ ἡμέρᾳ νεανικαῖς αἱμοῤῥαγίαις περιψύξιες ἐπιγένωνται, τὰς αἱμοῤῥαγίας ἱστῶσιν.

ρλζ'.

Οἱ καρηβαρικοὶ, κατὰ βρέγμα ὀδυνώδεες, ἄγρυπνοι, αἱμοῤῥαγικοὶ, ἄλλως τε καὶ ἤν τι ἐν τραχήλῳ ἐντείνει.

Αἱμοῤῥαγοῦσι μὲν καὶ κατὰ τὰς τοιαύτας συνδρομὰς, οὐ μὴν πολλοί γε.

ρλη'.

Τὰ ἀγρυπνήσαντα ἐξαίφνης ἀλυσμῷ αἱμοῤῥαγεῖ, ἄλλως τε καὶ ἢν μή τι προεῤῥύη, ἆρά γε φρίξαντα;

Καὶ ταύτῃ τῇ συνδρομῇ τὸν αὐτὸν προσθήσω λόγον, ὡς ἔνιοι καὶ τούτων αἱμοῤῥαγοῦσι κατὰ τὰ κεφαλαλγικά.

vehementium refrigerationes optimae funt. Adde quod fruftra additum fit, *judicatoriis*, nempe quocunque die fanguinis eruptionibus vehementibus perfrictiones advenerint, fanguinis eruptiones fiftunt.

CXXXVII.

Capite gravati, ad finciput dolentes, infomnes, fanguinem profundunt tum alias tum fi quid in cervice contendat.

Sanguinem profundunt quidem et in hujusmodi concurfionibus, fed non multoties.

CXXXVIII.

Vigiliis vexati derepente cum jactatione fanguinem profundunt, tum alias tum fi quid non ante fluxerit; num et ubi inhorruerint?

Concurfioni quoque huic fermonem adjiciam eundem, quod quidam horum fanguinem profundunt in capitis doloribus.

ρλθ'.

Τραχήλου ὀδυνώδεα, ὄμματα ἐξέρυθρα, αἱμοῤῥαγικά.

Ὄντως ταῦτα συνελθόντα πολλάκις αἱμοῤῥαγίας ἤνεγκε, τὰ δ' ἄλλα τὰ πρόσθεν ὀλιγάκις. ἐν αὐτοῖς δὲ μεγίστην δύναμιν ἔχει τὰ ἐξέρυθρα ὄμματα.

ρμ'.

Οἷσι κοιλίης ἐπίστασις αἱμοῤῥαγέει καὶ ἐπιῤῥιγέει, ἆρα κοιλίη λειεντεριώδης καὶ ἐπίσκληρος ἢ ἀσκαρίδες ἢ ἀμφότερον;

[795] Τὸ αἱμοῤῥαγέειν ἐμφαίνεται πολλάκις οὐχ ἅπαξ αἷμα ῥυῆναι ἐκ τῆς ῥινὸς ἀξιοῦν ἀκούειν. ἑωρακέναι δέ μοι δοκεῖ τινα, ὡς ἐπισχεθείσης τῆς γαστρὸς αἱμοῤῥαγέειν, εἶτ' ἐπιῤῥιγοῦν καὶ μετὰ ταῦτα ἐγένετο λειεντεριώδης. τὸ δὲ καὶ ἐπίσκληρον ἅμα τῇ λειεντερίᾳ γενέσθαι τὴν γαστέρα

CXXXIX.

Cervicis dolores, valde rubri oculi, ſanguinis eruptionem ſignificant.

Vere haec, quod ſaepius ad ſanguinis eruptiones concurrant, intulit; caetera vero quae ante dicta ſunt, raro concurrunt. In re ejusmodi magna praeſtant virtute impenſe rubri oculi.

CXL.

Quibus alvus eſt ſuppreſſa, ſanguinem hi profundunt ſuperrigentque; an alvus lienterica ac obdura fiat vel aſcarides adſint vel utrumque?

Verbum *αἱμοῤῥαγέειν*, id eſt *ſanguinem profundere*, videtur ſaepius non ſemel auctor intelligere ſanguinem e naribus fluere; arbitrorque eum adnotaſſe aliquem, qui ſuppreſſa alvo ſanguinem profuderit, deinde ſuperriguerit et poſtea lienteria correptus ſit. Sed quod alvus cum lienteria induruerit, controverſiam habet manifeſtam.

μάχην ἐμφαίνει. ὅτι δέ τινὲς μὲν ἐπ' αὐτοῦ τοῦ σώματος τῆς γαστρὸς αὐτὸ ἐπήκουσαν τὸ ἐπίσκληρον, οὐκ ἐπὶ τῶν διαχωρημάτων, ἔνιοι δ' οὐδὲν τοῦτο κωλύειν φασὶ, τινὰς μὲν τῶν οὕτως αἱμοῤῥαγούντων ἔτι μᾶλλον ἢ πρόσθεν ἐπισκληρυνθῆναι τὴν γαστέρα, τινὰς δὲ λειεντεριώδεις γενέσθαι, καθάπερ γε καὶ σχεῖν ἀσκαρίδας. ἔνιοι δὲ δύνασθαί φασι λειεντερίαν ἐπίσκληρον γενέσθαι τῶν διερχομένων, οὐ μόνον ἀτρέπτων ἢ ἀμεταβλήτων κατὰ ποιότητα μεινάντων, ἀλλὰ καὶ σκληρῶν οἷα κατεπόθη μενόντων ἄνευ τοῦ διαβραχῆναι. Διοσκουρίδης δὲ τὴν προκειμένην ῥῆσιν ταύτην διχῆ ἑλὼν, ἰδίᾳ μὲν ἔγραψε τὸ οἷσι κοιλίης ἐπίτασις αἱμοῤῥαγέει καὶ ἐπιῤῥιγώσασι, ἆρά γε καὶ πρὸς τὸ αἱμοῤῥαγέει τοιοῦτον. μετὰ ταῦτα δὲ ἀφ' ἑτέρας ἀρχῆς κοιλίη λειεντεριώδης η ἐπίσκληρος, ἀσκαρίδες ἢ ἀμφότερον. γράφει δὲ οὐκ ἐπίσκληρος, ἀλλ' ἐπίσκληρον διὰ τοῦ ν καὶ κατ' αὐτοῦ τὸ λ ἄνωθεν ἐπιθεὶς, ἑκατέρωθεν ἐπιστίζει βούλεται σημαίνειν τὴν ἐπίσκληρον ταύτην φωνὴν, τὸ κατεσκληρυκὸς σῶμα.

Nempe quidam duritiem in ipſo ventris corpore intellexerunt, non in excrementis. Alii nihil id prohibere inquiunt, aliis quidem ita ſanguinem profundentium adhuc magis quam antea, ſuperinduratum eſſe ventrem; aliis vero contractam inteſtinorum laevitatem, veluti et habere aſcaridas. Alii fieri poſſe inquiunt lienteriam duram, ſi quae permeaverint, non ſolum qualitate vel quae converti non poſſint vel immutabilia ſecundum qualitates manſerint, verum quoque et dura, qualia devorata ſunt, citra ullam madefactionem. Dioſcorides praeſentem praedictionem in duo ſecans ſeorſum quidem ſcripſit: *quibus venter tenditur, ſanguinem hi profundunt et ſuperrigent; an ad ſanguinis profuſionem tale conſequatur?* deinde principio altero, inquit, venter inteſtinorum laevitate correptus vel durus vel aſcarides vel utrumque. Scribit autem non *ἐπίσκληρος*, ſed *ἐπίσκληρον* per *ν* et juxta illud ſuperne imponens λ, utrinque punctis includit; vult autem per vocem hanc *ἐπίσκληρον* corpus induratum ſignificari.

ρμα'.

Οἷσιν ἐξ ὀσφύος ἀναδρομὴ ἐς κεφαλὴν καὶ χεῖρας, ναρκώδεες, καρδιαλγικοὶ, ἰχωρώδεες, αἱμοῤῥαγέουσι λάβρως καὶ κοιλίη δὲ καταῤῥήγνυται, τούτοισι ταραχώδεσιν.

Ἐπὶ πολὺ πρόσεχε πάλιν ἐνταῦθα τὰς συνδρομὰς αὐτῷ γράφοντι, καθὼς ἐθεάσατό τινας αἱμοῤῥαγήσαντας καὶ εἰ μέμνησαι τῶν ὑπ' ἐμοῦ διδαχθέντων, αὐτὸς κρίνειν δύνασαι τίνα περιττῶς γέγραπται γενόμενα τοῖς αἱμοῤῥαγήσασι τὰ σημεῖα. τὰ μὲν οὖν ἄλλα τῆς ῥήσεως ὡσαύτως οἱ πλεῖστοι γράφουσι. τὸ δὲ ἰχωρώδεες ἔνιοι χολώδεες ἔγραψαν, πρόδηλον δέ ἐστιν εἰ μέμνησαι τῶν ἔμπροσθεν, ὅπως ἑκάτερα δύναται συναγορεύεσθαι.

ρμβ'.

Οἷς ἐφ' αἱμοῤῥαγίῃ λαύρως πυκνῇ μελάνων, συχνῶν διαχώρησις, ἐπίστασις, διαιμοῤῥαγοῖσιν οὗτοι κοιλίης ὀδυνώ-

CXLI.

Quibus ad caput manusque ex lumbis fit recursus stupefacti hi, ventriculi ore dolentes et saniosi, sanguinem abunde profundunt, venterque turbatis his copiose fluit.

Diligenter rursum hoc consideres loco auctorem, qui concursiones ita scribit, ut in quibusdam sanguinem profundentibus vidit; et si quae a me sunt demonstrata, memoria tenueris judicare ipse quaenam superflue scripta sint sanguinem profundentibus facta indicia poteris. Caetera quidem sententiae similiter quam plurimi scribunt; quidam vero non ἰχωρώδεες, id est *saniosi*, sed χολώδεες, id est *biliosi*, scripserunt. Si vero eorum, quae supra dicta sunt, memor fueris, quonam modo utrumque defendi possit non ignoras.

CXLII.

Quibus ex copiosa sanguinis eruptione et frequenti nigrorum multorum est dejectio et alvi contentio ac suppres-

δεες, ἅμα δέ τινι ῥύσει εὔφοροι. ἆρα οὗτοι ψυχροῖς ἐφιδρῶσι πολλοῖς; τὸ ἀνατεταραγμένον ἐν τούτοισιν οὖρον οὐ πονηρὸν, οὐδὲ τὸ ὑφιστάμενον γονοειδές. ἐπίσυχνον δὲ οὗτοι ὑδατώδεα οὐρέουσι.

---

(214) Καὶ ταῦτα πάντα δῆλός ἐστι τεθεαμένος, τὸ καθόλου συλλαβεῖν ἐπ' αὐτοῖς, διὰ τὸ μὴ γινώσκειν ἑκάστου τῶν εἰρημένων τὴν δύναμιν, ἣν ἔμαθες, εἰ μέμνησαι τῶν ἔν γε τούτοις τοῖς ὑπομνήμασιν εἰρημένων καὶ τῶν εἰς τὸ προγνωστικὸν, [796] ἔτι τε ἐν τοῖς περὶ κρίσεων, ἀλλὰ καὶ τὴν ἐν αὐτοῖς ἄσκησίν τε καὶ γυμνασίαν ἐκ τῶν ἐπιδημιῶν ἔμαθες. οὐ χρὴ δ' ἅπαξ ἢ δὶς ἀναγνόντα τῶν τοιούτων οὐδὲν ἐᾷν σε τοῦ λοιποῦ θαῤῥήσαντα τῇ μνήμῃ. μόλις γὰρ ἄν τις ἑτοίμην τε καὶ πρόχειρον αὐτὴν σχοίη, συνεχῶς μεταχειριζόμενος ἕκαστα τῶν ὑπομνημάτων.

ſio, ſanguinem hi profundunt alvo dolentes; cum quadam vero fluxione facile ferunt. An hi ſudatiunculas frigidas habeant multas? Returbata his urina mala non eſt, neque quod reſidet geniturae ſimile; frequentius vero hi mejunt aquoſa.

Conſpicatus quoque haec omnia, univerſale inde comprehendiſſe oſtendit, quod ſingulorum quae dicta ſunt, vires non cognoverit; quae tibi conſtant, ſi es memor eorum, quae dicta ſunt tum in his commentariis tum in iis, quos in prognoſticum fecimus, tum in libris de criſibus; meditationem quoque eorum exercitationemque in epidemiis perdidiciſti. Lectis autem aut ſemel aut bis talibus, ut memoriae tuae confiſus a reliquo temperes non oportet; vix enim eam tum facilem tum promptam habebit, qui etiam aſſidue in omnibus verſetur commentariis.

ρμγ'.

Οἷς ἂν ἀπὸ ῥινῶν ἐπικώφωσις καὶ νωθρείη μικρὰ ἡ ἀπόσταξις, ἔχει τι δύσκολον αἵματος, ἔμετος τούτοις συμφέρει καὶ κοιλίης ταραχή.

Οὐκ οἶδα ὅπως ἐκ μικροῦ κακοῦ τῆς ἐκ τῶν ῥινῶν ἀποστάξεως φρονεῖ. τὸ γὰρ ἔχει τι δύσκολον ἐπὶ τῶν μικρῶν εἰώθασι λέγειν οἱ ἄνθρωποι. τὸ δὲ ἔστιν οὐ σμικρὸν κακὸν, εἰ καὶ χωρὶς κωφώσεως καὶ νωθρότητος γένοιτο· σὺν τούτοις δηλωτικοῖς οὖσι τοῦ πεπονθέναι τὸν ἐγκέφαλον, ὀλέθριον ἔσται σημεῖον ἡ ἀπὸ ῥινῶν στάξις. εἰ δ' ἔμετος ἢ κοιλίας ταραχὴ συμφέροι τούτοις, δυνατὸν οὐκ ἔστιν ἁπλῶς ἀποφήνασθαι χωρὶς διορισμοῦ. διορισμὸς δέ ἐστιν ἐνίοισιν ἐν ἀρχῇ τοῦ νοσήματος εἰ τὴν δύναμιν ἰσχυρὰν ἢ αἵματος ἔχον πλῆθος ἢ φλέγματος ἢ χολῆς ὁποτερασοῦν. εἰ γὰρ ἰσχυρῶς κενοῖ πλῆθος αἵματος ἔχοντες, εὔδηλον ὅτι φλεβοτομίας οὐκ ἐμέτων ἢ γαστρὸς ταραχώδους δέονται.

CXLIII.

Quibus e naribus in furditate et torpore pauca fanguinis eft deftillatio moleftium quid habet, vomitus his confert alvique perturbatio.

Nefcio quomodo parvum malum effe intelligat fanguinem e naribus ftillicidii inftar fluentem; nempe orationem *ἔχει τι δύσκολον*, id eft *difficile quippiam habet*, in parvis dicere homines confueverunt. Sed non parvum id malum exiftit et fi abfque furditate ignaviaque fuerit; cum his quae cerebrum affectum effe indicant, letale fignum erit fanguinis e naribus ftillicidii inftar fluor. An vero vomitus vel ventris perturbatio his conferat, non poteft fimpliciter abfque diftinctione pronunciari. Diftinctio autem eft quibusdam morbi in principio, fi vires valentes vel fanguinis redundantiam habeant vel pituitae vel alterutrius bilis. Nam fi valenter excernant fanguinisque redundantiam habeant, quod fectione venae, non vomitu vel ven-

καὶ τοῦτ' αὐτὸ κατὰ τοὺς ἐμέτους καὶ τὴν τῆς γαστρὸς ταραχὴν, δῆλόν ἐστιν, ὅπερ εἴρηται πρότερον, τὸν ἰατρὸν ἀξιοῦντα αὐτὸν κινεῖν ἔμετον καὶ τὴν γαστέρα ταράττειν, μὴ περὶ τῶν ὑπὸ τῆς φύσεως γινομένων ἀποφαινόμενον.

ρμδ'.

Οἷσιν ἐκ ῥίγεος πυρετοὶ κοπώδεες, γυναικεῖα κατατρέχει, τράχηλος δ' ἐν τούτοις ὀδυνώδης αἱμοῤῥαγικόν.

Καὶ χωρὶς τοῦ ῥιγῶσαι μετὰ τοῦ πυρετοῦ ταῖς ὑγιαινούσαις γυναιξὶν ἡ ἔμμηνος κάθαρσις, εἴτε μετά τινος αἰσθήσεως κοπώδους. ὅταν οὖν καὶ ῥίγη γένηται, μείζονα τὴν κίνησιν ἐργαζόμενα ὅλου τοῦ σώματος καὶ τοῦ κατ' αὐτοῦ πλεονάζοντος αἵματος ἐπεγείρει τὴν φύσιν εἰς ἀπόκρισιν τοῦ περιττοῦ, μᾶλλόν γ' ἐλπὶς γενέσθαι τὴν κένωσιν τῶν γυναικείων, ὅπερ ἐστὶ τῶν καταμηνίων, ἐὰν καὶ ἡ προθεσμία τῆς κατὰ περίοδον καθάρσεως ἐμπέφυκεν. ἐὰν μέντοι

tris perturbatione indigeant, neminem latet. Quod vero in vomitibus ventrifque perturbationibus antea eft dictum, patefcit, quum medicum vomitum ciere et ventrem perturbare velit; non de iis quae a natura fiunt, enunciet.

CXLIV.

Quibus ex rigore febres cum laffitudine fuerint, muliebria his menftrua decurrunt; cervix autem in his dolens fanguinis eruptionem portendit.

Mulieribus quoque recte valentibus, etiam citra rigorem cum febre menftrua fit purgatio, cum fenfione quadam laffitudinis. Quum igitur et rigores fuerint, majorem totius corporis motionem patientes; et fanguine in eo redundante naturam ad fuperflui vacuationem excitent; magis utique muliebrium, id eft *menftruarum purgationum*, vacuationem fore fpes eft, fi et purgationis, quae per circuitum repetit, tempus adfuerit. Si vero cervix ex prae-

τράχηλος ὀδυνώδης ἐπὶ τοῖς προειρημένοις γένηται τῆς ἄνω ῥοπῆς αὐτὸ τίθεται γνώρισμα.

ρμε'.

Καὶ διὰ ῥινῶν αἱμοῤῥαγῆσαι, ἐλπίζειν τὰ σείοντα κεφαλὴν καὶ τὰ ἠχώδεα, αἱμοῤῥαγέειν ἢ γυναικεῖα καταβιβάζειν, ἄλλως τε καὶ ἢν κατὰ ῥάχιν καῦμα παρακολουθήσῃ. ἴσως δὲ καὶ δυσεντερικόν.

[797] Προσέγραψεν ἐνταῦθα πάλιν ἓν ἀμφίβολον ὄνομα, πᾶσαν ῥῆσιν ἔχειν ἔργον πεποιημένος τι ζήτημα. τίνα γάρ ἐστι τὰ σείοντα τὴν κεφαλὴν ἀσαφὲς πάνυ. τινὲς μὲν ἅπαντα τὰ κατὰ τὴν κεφαλὴν συμπτώματά φασιν οὕτως εἰρῆσθαι, γενικήν τινα φωνὴν ταύτην εὑρόντος αὐτοῦ, καθάπερ ἔμπροσθεν ἐπὶ τῆς κοιλίας τὸ πονηρεύεσθαι. τινὲς δὲ κατὰ τοὺς παλμοὺς ἢ σφυγμοὺς τῶν ἐν κροτάφῳ φλεβῶν κίνησίν τινα τῆς ὅλης κεφαλῆς ἤτοι τρομώδεις ἤ πως

dictis doluerit, vergentis ad fuperas partes humoris fignum conftituitur.

CXLV.

Et per nares fanguinem profundere fperandum eft ea, quae caput concutiunt et quae aurium fonitum faciunt, fanguinem profundunt vel muliebria deducunt tum alias tum fi ad fpinam aeftus infequetur; fortaffis vero et dyfenteriam concitabunt.

Rurfus hoc loco nomen unum adfcripfit anceps ambiguumque totam fententiae feriem quaeftionis cujusdam opus habere efficiens; nempe quaenam fint caput *σείοντα*, concutientia, obfcurum admodum videtur. Quidam enim capitis fymptomata omnia ita dicta effe inquiunt, inventa generali quadam hac voce ab eo, ut antea quum de ventre ageret, vocem hanc *πονηρεύεσθαι*, id eft male affici, invenerat. Alii in palpitationibus pulfationibusque temporalium venarum vel tremulis vel quodammodo vibran-

κλονώδεις. ταῦτ οὖν τὰ σείοντα κεφαλὴν κινοῦντά ποτε καὶ τὰς ἐκ των ῥινῶν αἱμοῤῥαγίας, ὥσπερ γε καὶ καταμήνια. μᾶλλον δ' ἐλπίζει τοῦτ' ἔσεσθαι, καύματος αἴσθησιν ἐχούσης ἐν τοῖς κατὰ ῥάχιν χωρίοις τῆς γυναικὸς, ἐγχωρεῖν τε διηγεῖσθαι τὴν ἐπὶ τὴν κεφαλὴν ῥοπὴν τῶν λυπούντων, εἰ μὴ διὰ τῆς μήτρας κενωθείη καὶ δυσεντερίαν εἰργάσασθαι.

ρμστ'.

Καὶ οἱ κατὰ κοιλίην παλμοὶ ὑποχονδρίου ἐντάσει ὑπομάκρῳ ὀγκώδεις, αἱμοῤῥαγικοὶ, φρικώδεες οὗτοι.

Ἄδηλόν ἐστιν ἐπὶ τίνος συμπτώματος εἴρηται τὸ τῶν παλμῶν ὄνομα. πρὸς γὰρ τὸ μηδὲ διακεκρίσθαι σαφῶς τὰς προσηγορίας τῶν παλαιῶν, ὡς δηλοῖ καὶ τὸ περὶ παλμοῦ βιβλίον, ἐν ᾧ περὶ τῶν κατὰ τὰς ἀρτηρίας σφυγμῶν διαλέγεται, οὕτως καὶ ὁ γράψας τοῦτο τὸ βιβλίον εὐχερής ἐστιν εἰς θέσιν ὀνομάτων ἐκ καταχρήσεως ἢ μεταφορᾶς.

tibus, motionem quandam totius corporis. Haec igitur caput concutientia movent interdum et fanguinis e naribus eruptiones veluti et menftrua. Sperat autem id fore magis, fi mulier fenfionem aeftus citra fpinam habuerit. Potes etiam judicare humores noxios, qui ad inferiora impetum faciunt, nifi per uterum vacuati fuerint, dyfenteriam effe facturos.

CXLVI.

Ventris quoque palpitationes cum hypochondrii tenfione fublonga et tumente, fanguinis eruptionem fignificant; inhorrefcunt autem hi.

Incertum eft de quonam fymptomate dictum fit palpitationum nomen. Nempe praeter id, quod neque appellationes antiquorum aperte difcretae funt, ut et oftendit liber de palpitatione, in quo de arteriarum pulfibus differitur, fic et libri hujus auctor ad nomina conftituenda vel ex abufu vel ex metaphora promptus exiftit. Non

ἴσμεν δ' ὅτι κατὰ τὸ προγνωστικὸν εἰπὼν Ἱπποκράτης· εἰ δὲ καὶ σφυγμὸς ἐνείη ἐν τῷ ὑποχονδρίῳ, ἐπήνεγκε θόρυβον σημαίνει ἢ παραφροσύνην. ἤκουσαν δὲ κἀκεῖ τινὲς μὲν ἀντὶ τοῦ σφυγμοῦ παλμὸν εἰρῆσθαι, τινὲς δὲ κυρίως ἐπὶ τῆς σφοδρᾶς κινήσεως τῆς κατὰ ῥάχιν ἀρτηρίας. ἐπεὶ δὲ καὶ οἱ παλμὸν ἔγραψαν, οὐ μὴν αἱμοῤῥαγικὸν εἶναι σημεῖον, ἀπεφήνατο κατὰ τὸ προγνωστικὸν ὁ Ἱπποκράτης τὸν σφυγμὸν τοῦτον ὑπάρχειν. ἀλλ' ἐφεξῆς περὶ τῶν καθ' ὑποχόνδριον φλεγμονῶν γράψας προσέθηκε τῷ λόγῳ, γίνεται δὲ τούτοισι καὶ αἵματος ῥῆξις διὰ ῥινῶν καὶ κάρτα ὠφελέει. καὶ ἵνα γε μᾶλλον ἐλπίσῃ ἔσεσθαι τὴν ἐκ τῶν ῥινῶν αἱμοῤῥαγίαν, ἐπανερέσθαι φησὶν, εἰ κεφαλὴν ἀλγέουσιν ἢ ἀμβλυώττουσιν. εἰ γὰρ εἴη τούτων τι ἐνταῦθα ἂν ῥέποι. καλῶς δ' εἰπόντος Ἱπποκράτους, ἐπὶ τῶν καθ' ὑποχόνδριον φλεγμονῶν, γίνεται δὲ τούτοισι καὶ αἵματος ῥῆξις διὰ ῥινῶν, οὕτω κἀνταῦθα τὸν λόγον ἐκ τοῦ καθόλου μετήγαγεν ἐπὶ τὸ κατα μέρος εἰπὼν, ὑποχονδρίου ἐντάσει ὑπομάκρῳ.

ignoramus autem, quod quum Hippocrates in prognoftico diceret: *fi vero pulfus in hypochondrio infit;* fubintulit: *perturbationem aut dementiam indicat.* Caeterum et hi quidam intellexerunt pro pulfu palpitationem dictam effe; nonnulli vero proprie de vehementi fpinam perreptantis arteriae motione. Quamquam autem et hi palpitationem fcripferunt, non tamen fanguinis profundendi fignum indicatorium pulfum hunc effe enunciavit in prognoftico Hippocrates; fed poftea de hypochondrii inflammationibus fcribens fermoni adjecit: *fit autem his et fanguinis per nares eruptio et valde juvat.* Atque ut magis fore quis ex naribus fanguinis eruptionem fperet, interrogandos effe ait, an capite doleant aut oculi caligent; nam fi horum quippiam fuerit, in eam partem fanguis repet. Ut autem bene Hippocrates in hypochondrii inflammationibus dixit; fit autem his et fanguinis per nares eruptio; fic hoc loco fermonem ex univerfali in particularem tranftulit, inquiens: cum hypochondrii tenfione fublonga. Fit autem

ἡ δὲ ὑπόμακρος ἔντασις αὕτη τῶν μυῶν ἂν εἴη τῶν μέσων, οἵτινες ἀπὸ τοῦ θώρακος ἐπὶ τὰ τῆς ἥβης ὀστᾶ καταφέρονται. γίνεται δὲ καὶ σπληνὸς ὑπόμακρος φλεγμονὴ, ἀλλ' οὐκ ἄν τις φαίη μετὰ παλμοῦ γινομένου ταύτας τὰς φλεγμονὰς αἱμοῤῥαγικὰς εἶναι, τὴν δ' ἥπατος φλεγμονὴν τῶν ἄλλων μυῶν τῶν καθ' ὑποχόνδριον, ἓξ γάρ εἰσιν ὑπόλοιποι τῶν εἰρημένων δύο μυῶν, εἶναι καὶ αὐτὰς τὰς αἱμοῤῥαγίας. ὅπερ οὖν ἐν πολλαῖς ῥήσεσιν ἐμεμψάμεθα τοῦ βιβλίου τοῦτο γράψαντος, οὐκ ἂν ὀκνήσαιμι καὶ τὰ νῦν μέμψασθαι, περὶ ὧν κατὰ μέρος ἀπόφασιν πολλὴν ποιησαμένου, σύντομον δὲ [798] καὶ ἀληθῆ διδασκαλίαν διὰ τῶν καθόλου παραλιπόντος. καὶ γὰρ καὶ κατὰ τὸ τέλος τῆς ῥήσεως οὗτοι προσέθηκαν φρικώδεες, ὡς καθόλου καὶ τοῦτο συμβαῖνον αὐτοῖς, καίτοι γ' οὐκ ἂν καθόλου. γίνεται μὲν γὰρ ἐπὶ ταῖς τοιαύταις συνδρομαῖς ἐνίοτε καὶ τουτὶ τὸ σύμπτωμα, διὰ παντὸς δ' ἢ πλειστάκις οὐ γίνεται. χρὴ δὲ ταῦτα γράφειν ἐν τῇ προῤῥητικῇ διδασκαλίᾳ, ὅσα διὰ παντὸς ἢ πλειστάκις γίνεται. οἷον ἦν ἐπὶ τοῦ προκειμένου, καθάπερ

fublonga tenfio ea mediorum mufculorum, qui a thorace ad pubis offa pertinent; fit autem et lienis fublonga phlegmone. Sed nemo phlegmonas hujusmodi, quae cum palpitatione fiant, haemorrhagicas effe dixerit; phlegmonas vero hepatis caeterorumque hypochondrii mufculorum, fex enim reliqui a duobus praedictis exiftunt, bene quis haemorrhagicas affirmaverit. Quod ergo in dictionibus multis libri auctorem redarguerim, redarguere quoque et nunc non pertimefcam, qui fcilicet particularium enunciationem multam fecerit, brevem autem et veram doctrinam univerfalium reliquerit. Praeterea in fine praedictionis adjecit, inhorrefcunt autem hi tanquam univerfaliter his contingens, quamquam univerfale non fit; fit enim ex talibus concurfionibus interdum et hoc fymptoma; perpetuo autem vel magna ex parte non fit. Scribenda vero funt in prorrhetica doctrina quaecunque vel perpetuo vel magna ex parte fiunt; ut fi in propofito veluti exemplo

ἐπὶ παραδείγματος ὁ λόγος γένηται (215) σαφὴς, εἴ τις φαίη τῶν κατ' ἐπιγάστριον μυῶν, ἓξ τὸν ἀριθμὸν ὄντων, τοὺς μέσους, τοὺς ὀρθίους αἱμοῤῥαγικωτέρους τῶν ἄλλων εἶναι, πλέον τι διδάξει τοῦ αἱμοῤῥαγίας ἐπιγίνεσθαι λέγοντος. εἰ δὲ ἁπλῶς μόνους τούτους εἴπῃ φλεγμαίνοντας, εἴπερ καὶ ἄλλο τι τῶν αἱμοῤῥαγικῶν αὐτοῖς ἐπιγένηται σημείων, ἐπιφέρει αἱμοῤῥαγίαν.

ρμζ'.

Ἐκ ῥινῶν λαῦρα, βίαια, πολλὰ ῥυέντα, ἔτοιμον εἰς σπασμοὺς προσάγεται, φλεβοτομία λύει.

Εἰ ἁπλῶς εἰρήκει σπασμὸν προσάγεσθαι ταῖς τοιαύταις αἱμοῤῥαγίαις, ἐμεμψάμεθα ἂν αὐτὸν, ὥσπερ ἐν ἄλλοις πολλοῖς οὕτω κἀνταῦθα τὸ κατὰ μέρος ἀποφηνάμενον ὡς καθόλου. ἐπεὶ δὲ προσέθηκεν, ἔστιν οἷον ἐπαινοῦμεν ἀληθεύεται. καὶ γὰρ ἡμεῖς ὡς εἴδομεν πολλάκις ἐπὶ τοιαύταις

ſermo manifeſtus ſiat. Si quis dixerit inter muſculos abdominis octo numero exiſtentes, medios rectos haemorrhagiae indicantiores caeteris eſſe plus edocebit, quam qui haemorrhagias ſupervenire dicunt; ſi vero ſimpliciter ſolos hos dixerit inflammari, ſi et aliud quoddam haemorrhagicorum ſignorum his ſupervenerit, haemorrhagiam infert.

CXLVII.

Quae e naribus copioſa, violenta, multa fluxerint, ad convulſiones interdum deducunt venae ſectio ſolvit.

Si in hujusmodi ſanguinis eruptionibus convulſionem adſciſci ſimpliciter dixiſſet, hominem reprehendiſſemus, quod ut in caeteris multis, ita et nunc particulare tanquam univerſale pronunciaſſet; quia vero *interdum* appoſuit, laudamus et vera loquitur. Nempe et nos ſaepius vidi-

αἱμοῤῥαγίαις σπασθέντας τινὰς, οὐ μόνον διὰ τὴν ὑπερκένωσιν, ἀλλὰ καὶ διὰ τὴν ψύξιν, ἣν ψύχουσιν οἱ ἰατροὶ τὴν κεφαλὴν, ἐπισχεῖν βουλόμενοι τὴν αἱμοῤῥαγίαν. τὸ δὲ ἐπὶ τῇ τελευτῇ τῆς ῥήσεως εἰρημένον, φλεβοτομία λύει, τοιόνδε τι φαίνεται δηλοῦν. τὰς τοιαύτας διαθέσεις, ἐφ᾽ αἷς σφόδρως αἱμοῤῥαγοῦσι, φλεβοτομία λύει πρὸ τῆς αἱμοῤῥαγίας παραληφθεῖσα. δῆλον ὅτι βαρυνομένη τῷ πλήθει τοῦ αἵματος ἡ φύσις ὥρμησε μὲν ἐπὶ τὴν ἀπόκρισιν αὐτοῦ, κρατῆσαι δὲ τοῦ συμμέτρου μὴ δυνηθεῖσα τὴν καλουμένην ὑπὸ τῶν νεωτέρων ἰατρῶν ὑπέρκρισιν εἰργάσατο. δύναται δὲ καὶ αὐτῆς τῆς σφοδρᾶς αἱμοῤῥαγίας βοήθημα τὴν φλεβοτομίαν εἰρηκέναι. καὶ γὰρ καὶ ἡμεῖς πολλάκις ἐπειράθημεν τοῦ βοηθήματος, ἐναργῶς ἱστάντος τὴν ἄμετρον φορὰν τοῦ αἵματος. εὔδηλον δ᾽ ὅτι τὴν κατ᾽ εὐθὺ χεῖρα τέμνειν χρὴ τοῦ μυκτῆρος, ἐξ οὗ ῥεῖ τὸ αἷμα λάβρως καὶ ταύτης αὐτῆς τῆς χειρὸς τὴν ὠμιαίαν φλέβα διαιρεῖν, εἰ δ᾽ ἐξ ἀμφοτέρων, οὐδὲν κωλύει διαιρεῖν ἀμφοτέρας. οὐ γὰρ

mus in haemorrhagiis hujusmodi convulſos aliquos non ſolum ob exſuperantem vacuationem, ſed etiam propter refrigerationem, ſi medici caput refrigeraverint, ſanguinis profuſionem retinere volentes. Quod autem in ſententiae fine dictum eſt, *venae ſectio ſolvit*, tale quippiam indicare videtur. Tales affectiones in quibus vehementer ſanguinem profundunt, venae ſectio ſolvit, ante ſanguinis profuſionem adhibita; conſtat autem, quod gravata ſanguinis multitudine natura excitata quidem ſit ad ipſius evacuationem, ſed modum obtinere non valens, vocatam a recentioribus medicis excretionem immodicam fecerit. Poteſt autem et vehementis ipſius haemorrhagiae auxilium ſectionem venae dixiſſe; nempe et nos ſaepius auxilium experti ſumus, perſpicue immoderatam ſanguinis lationem ſiſtentes. Quod autem manum recto tramite nari, unde ſanguis abunde fluit, reſpondentem ſecare, manusque ejusdem humeralem venam ferire oporteat, liquido conſtat omnibus; ſi vero ex nare utraque fluxerit

ὑπὲρ τοῦ κενῶσαι δι' αὐτῶν, ἀλλ' ἀντισπάσεως ἕνεκα τὴν τομὴν ποιούμεθα.

ρμη'.

Αἱ πυκναὶ καὶ κατὰ μικρὰ ἀναστάσιες ὑπόξανθοι γλίσχραι, ἔχουσαι μικρὰ κοπρώδεα μεθ' ὑποχονδρίου ἀλγήματος καὶ πλευροῦ ἰκτεριώδεες. ἆρα δὲ ἐπιστάντων αὐτῶν οὗτοι ἐκλύονται ἅμα τε καὶ αἱμοῤῥαγέει; τούτοις τάσις ὀσφύος, ἀλγήματα ἐν τούτοισιν αἱμοῤῥαγικά.

Συνεφόρησε πάλιν ἐνταῦθα συμπτωμάτων πλῆθος οὐχ ὁμογενῶν, ὑπὲρ ὧν ἑώρα οὐδ' αὐτὸς διατείνεται· ἑκά- [799] *στου τὴν δύναμιν ἔμαθες ἐν οἷς ὀλίγον ἔμπροσθεν εἶπον Ἱπποκρατείοις μὲν συγγράμμασιν, ἡμετέροις δὲ ὑπομνήμασιν.*

ſanguis, ſecare ambas nihil prohibebit; non enim per eas vacuationis, ſed revulſionis gratia ſectionem facimus.

CXLVIII.

Frequentes et paucae ſurrectiones, ſubſlavae, lentae, ſtercoracea pauca habentes, cum hypochondrii et lateris dolore morbum regium praenunciant. Num autem his ſuppreſſis hi exſolvuntur, ſimulque ſanguinem profundunt? lumborum tenſio his et dolores ſanguinis eruptionem ſignificant.

Congeſſit rurſus hoc loco ſymptomatum diverſi generis multitudinem, quam vidit nec ipſe affirmat; ſingulorum autem vires didiciſti in iis, quos paulo ante dixi, Hippocratis libris et noſtris commentariis.

ρμθ'.

Ὑποχονδρίου ἔντασις μετὰ καρηβαρίης καὶ κωφώσεως καὶ τὰ πρὸς αὐγὰς ὀχλέοντα αἱμοῤῥαγικά.

Βούλεται δηλοῦν ἅπερ Ἱπποκράτης σκοτώδεα περὶ τὰς ὄψεις εἴρηκεν, ὄντως ἐν τῇ εἰρημένῃ συνδρομῇ τῶν συμπτωμάτων αἱμοῤῥαγικῇ, καθὼς διὰ τῶν ἡμετέρων ὑπομνημάτων ἔμαθες. ἀναγινώσκειν γὰρ ἄρτι πάλιν ὧν πολλάκις ἐμνημονεύσαμεν, εἰς μῆκος λόγου ἐκτείνειν ἐστὶ τὰ ὑπομνήματα.

ρν'.

Ἐνδεκαταίοισι στάξιες δύσκολοι, ἄλλως τε καὶ ἢν ἐπίσταξις.

Τὸ μὲν ἐπίσταξις περιττόν· εἰ γὰρ καὶ τοῖς δ' καὶ ε', ὁμοίως ἄτοπον. ἁπασῶν δ' οὐσῶν τῶν ἀπὸ ῥινὸς στάξεων χαλεπῶν, ὅταν παχεῖαι καὶ μέλαιναι ἀποστάξεις, ταύτας

CXLIX.

Hypochondrii tenſio cum capitis gravitate et ſurditate; et quae ſplendores perturbant, ſanguinis denunciant profuſionem.

Vult ſane quae circa adſpectum Hippocrates tenebroſa dixit, in dicta ſymptomatum concurſione haemorrhagica oſtendere, ſicuti per commentarios noſtros didiciſti. Nempe rurſus admonere quae nuper ſaepius memoravimus, commentarios in ſermonis prolixitatem eſt extendere.

CL.

Undecimo die ſanguinis ſtillicidia difficilia; tum alias tum ſi ſuperſtillaverint.

Verbum quidem ſuperſtillaverint, ſupervacuum exiſtit, nam ſi et quarto et quinto, ſimiliter abſurdum. Quum autem omnes e naribus ſtillationes difficiles ſint, quoties craſſae et nigrae deſtillationes fuerint maxime pernicioſas

ὀλεθριωτάτας εὑρήσεις. εἰ δὲ κατά τινας τῶν ἐπιδημιῶν ἢ κρισίμων ἡμερῶν συμβαίνει τὸ τοιοῦτον, βεβαιότερον ἔξεστι προδηλῶσαι. ἐπίδηλος δὲ καὶ ἡ ια' τῆς ιδ', ὥστε τοῦ λελεγμένου καθόλου θεωρήματος ὑπ' ἐμοῦ, νῦν ὁ γράψας τὸ βιβλίον ἕν τι τῶν κατὰ μέρος εἶπεν, ἑνδεκάτης μνημονεύσας ἐν αὐτοῖς ἡμέρας. ἐν δὲ τῷ καθόλου περὶ τῶν ἐπιδήλων τε καὶ κρισίμων εἰρηκέναι τοῦτο.

ρνα'.

Τὰ ἐν φρίκησιν ἅμα ἱδρώσαντα κρισίμως, εἰς δὲ τὴν αὔριον φρίξαντα παραλόγως, ἀγρυπνέοντα, αἱμοῤῥαγήσειν οἴομαι.

Καλῶς εἶπεν, οἴομαι, διατείνεσθαι περὶ τῆς προῤῥήσεως τῶν μήτε διηνεκῶς μήθ' ὡς τὸ πολὺ γινομένων ἀφελών.

---

has reperies. Si vero tale quippiam diebus quibusdam vel indicatoriis vel judicatoriis contingat, certius praeoftendiffe licet; undecimus autem decimi quarti eft index. Ubi ergo theoremata univerfalia diximus, nunc libri hujus auctor particulare aliquod unum dixit, undecimi diei in ipfis mentionem faciens. In univerfali autem de indicibus et judicatoriis id dixiffe par erat.

CLI.

Qui in horroribus fimul judicatorie fudarunt, poftridie vero ubi inhorruerint, praeter rationem vigilant, hos fanguinem effufuros effe arbitror.

Recte dixit, *puto*, praedictionis eorum quae neque affidue neque magna ex parte fiunt, affirmationem adimens.

ρνβ'.

Οἷσιν ἐξ ἀρχῆς αἱμοῤῥαγίαι λαῦραι, ῥῖγος ἵστησι ῥύσιν.

Ῥῖγος ἔστιν ὅτε μέτριον ἐθεασάμεθα προηγησάμενον αἱμοῤῥαγίας ἐν πλήθει σώματος. ταραχὴν γὰρ ἐν αὐτῷ ποιῆσαν, ἐπεγείρει τὴν φύσιν ἀποκρῖναι τὸ λυποῦν. ὡς τὸ πολὺ μὲν οὖν ἱδρῶτες ἔμετοί τε χολωδῶν καὶ δια- [800] χωρήσεις ἐπὶ τῷ ῥίγει γίνονται. συμβαίνει δ', ὡς ἔφην, ἐνίοτε καὶ δι' αἱμοῤῥαγίαν κενωθῆναι τὸ πλῆθος.

ρνγ'.

Ἐὰν δὲ ἐπιγένηται λαύρα αἱμοῤῥαγίη, ἀντισπᾶται. ἐξ αἱμοῤῥαγίας ῥίγεα μακρά.

Ὅταν μὴ παύσῃ τὴν νόσον αἱ αἱμοῤῥαγία, διαδέξεται δ' αὐτὴν ῥῖγος, ἑκάτερον γίνεται μακρὸν ἐκ τοῦ δυσεκθέρμαντον εἶναι καὶ τοῦ περιμένειν ἐπὶ πλείοσιν ἡμέραις, γι-

CLII.

Quibus ab initio largae ſanguinis eruptiones, rigor fluxionem ſiſtit.

Eſt quando rigorem moderatum videmus praegreſſum ſanguinis profuſionem in corporis plenitudine; turbationem etenim in ipſo faciens, naturam ad excernendum quod infeſtat irritat. Magna igitur ex parte ſudores vomitusque bilioſorum et dejectiones ex rigore fiunt; contingit vero et interdum, ut dixi, per ſanguinis profuſionem copiam vacuari.

CLIII.

Sin copioſa ſupervenerit ſanguinis profuſio, in contrarium revellitur. Ex haemorrhagia rigores longi.

Ubi morbum non ſudaverit ſanguinis eruptio exceperitque eam rigor, utrumque longum redditur ex eo, quod corpus difficulter calefiat; quod pluribus ſuperveniat diebus,

νόμενον ἐκ περιόδου μὲν, ὡς τὸ πολὺ, συμβαίνει δέ ποτε καὶ πεπλανημένως.

ρνδ'.

Οἶσι κεφαλαλγίαι καὶ τραχήλου πόνοι καὶ ὅλου δέ τις ἀκράτεια τοῦ σώματος τρομώδης αἱμοῤῥαγικὰ λύουσιν. ἀτὰρ καὶ χρόνῳ οὕτω λύονται.

Πολλὰς ἐν τούτῳ τῷ λόγῳ παντὶ συνδρομὰς ἐφεξῆς ἀλλήλων ἔγραψε καὶ μὴ δυνάμενος ἐν ὀλίγῳ περιγράψαι τὴν καθόλου μέθοδον ἐπὶ τῶν αἱμοῤῥαγησάντων. ἐπισκέπτεσθαι δὲ χρὴ δύο ταῦτα πρῶτα, πυρετὸν θερινὸν ἱκανῶς, ὥσπερ οἱ καῦσοι καὶ τὰ περὶ τῆς κεφαλῆς καὶ τοῦ τραχήλου συμπτώματα καὶ μάλιστα αὐτῶν τὰ πληθωρικά. συναριθμῶν δὲ δηλονότι τῇ κεφαλῇ καὶ τὸ κατὰ τὸ πρόσωπον, εἶθ' ἑξῆς αἵματος πλῆθός ἐστιν ἐν ὅλῳ τῷ σώματι σημεῖα. καὶ τούτων οὐδὲν ἧττον ἐφ' ὥρᾳ θέρους ἢ ἐαρινῇ χώρᾳ τε τῶν

ex circuitu quidem plurimum; contingit autem interdum et errabunde.

CLIV.

Quibus capitis dolores et cervicis labores atque totius corporis cum tremore imbecillitas quaedam ſanguinis eruptiones ſolvunt; ſed et tempore ita ſolvuntur.

Multas in hoc toto ſermone concurſiones ex ordine ſcripſit, methodum univerſalem in iis, qui ſanguinem profundunt, paucis deſcribere non valens. Conſiderare autem oportet duo haec prima, febrem valde aeſtivam cujusmodi cauſi ſunt; ſymptomata item tum capitis tum cervicis et praeſertim plethorica; connumeranda quoque haud dubie ſunt et cum ſymptomatis capitis, quae circa faciem fiunt; deinde et quae toto in corpore abundantiae ſanguinis ſigna exiſtunt; hiſque nihilo minus ex anni tempore aeſtivo vel regione verna vel commoderatis vel calidiori-

εὐκράτων ἢ τῶν θερμοτέρων, καθ' ὑποχόνδρια φλεγμονή τις. ἐφεξῆς δὲ τούτων τὰ περὶ τὴν κεφαλὴν καὶ τὸ πρόσωπον αἱμοῤῥαγικὰ σημεῖα καὶ εἴ τι κατὰ θώρακα καὶ ὑποχόνδρια τῆς ἄνω ῥοπῆς γνώρισμα. ταῦτα γὰρ ἅπαντα διὰ τῶν περὶ κρίσεων ὑπομνημάτων ἐξηγησάμην καὶ μέντοι καὶ τῶν (216) εἰς τὸ προγνωστικὸν καὶ τὸ πρῶτον ἐπιδημιῶν, ἐν οἷς καὶ διώρισται τά τε μελλούσης ὅσον οὔπω γενήσεσθαι τῆς αἱμοῤῥαγίας σημεῖα καὶ τὰ μὴ τοιαῦτα.

ρνέ.

Οὖρα τοῖσι παρ' ὦτα ταχὺ καὶ ἐπ' ὀλίγον πεπαινόμενα φλαῦρα. καὶ τὸ καταψύχεσθαι ὧδε πονηρόν.

Καὶ τὸ κατὰ ταύτην τὴν ῥῆσιν εἰρημένον ἐπὶ μέρους ἐστὶν ὑποπεπτωκὸς καθολικῷ λόγῳ, τὰ οὖρα κατὰ πᾶν νόσημα, ταχὺ καὶ ἐπ' ὀλίγον πεπανθέντα, μετὰ ταῦτα δὲ παυσάμενα φλαῦρόν τι σημαίνει. πρόδηλον δ' ὅτι καὶ τὸ καταψύχεσθαι πονηρὸν οὐκ ἐν τούτοις μόνον, ἀλλὰ καὶ

bus, si in hypochondriis phlegmone quaedam fuerit; postea quae circa caput faciemque sunt haemorrhagica signa et si aliquod in thorace hypochondriisque conversionis ad superas partes signum fuerit. Haec siquidem omnia in commentariis de crisibus exposui, praeterea in prognostici primique epidemiorum; in quibus distincta sunt et quae jamjam venturae sanguinis profusionis sunt signa et quae talia non sunt.

CLV.

Urinae, quibus abscessus post aures fiunt, si celeriter et exigue concoquantur vitiosae; et ita refrigescere malum.

Quod in hac quoque oratione recensetur particulare, est sermoni universali subjectum; nempe urina in morbo omni celeriter et exigue concocta, deinde vero cessans, vitiosum quippiam indicat. Liquet autem quod et refrigerari malum sit, non in his solum, verum et omnibus. Ne-

πᾶσιν. οὐδὲ γὰρ ἐπὶ τῶν κοινῶν πρόσεστιν ἐξαίρετόν τι, καθάπερ ἐπὶ τῶν καύσων. οὗτοι γὰρ ὅτι διακαεῖς ὄντες οὐκ ἐκθερμαίνουσι τὰ ἄκρα, κακοήθεις εἰσὶ, τῶν ἐπιεικῶν ὅλον τὸ σῶμα διακαιόντων ὁμαλῶς.

ρνστ'.

[801] Τὰ ὑποκαρώδεα ἰκτερώδεα, οὐ πάνυ αἰσθανόμενα, οἷσι λύγγες κοιλίη καταῤῥήγνυται, ἴσως καὶ ἐπίστασις, οὗτοι ἐκλύονται· ἆρα τούτοισι καὶ τὰ παρὰ τὰ ὦτα;

Εἰ ὑφ' ἡμῶν μεμάθηκας τά τε τῶν παρωτίδων ἴδια σημεῖα καὶ τὰ τῶν ὀλεθρίως ἐχόντων γνωρίσματα, γνωριεῖς ῥᾳδίως τὰ νῦν εἰρημένα τῶν ἰδίων οὐκ ὄντα.

ρνζ'.

Τὰ ἐπεσχημένα μετὰ ῥίγεος οὖρα πονηρὰ, ἄλλως τε καὶ προκαρωθέντα παρ' οὖς. ἆρα ἐπὶ τούτοισιν ἐλπίς;

que enim in communibus adeſt quippiam peculiare, veluti in ardentibus febribus; nempe quod urentes hae ſummas partes non caleſaciant malignae exiſtunt, benignis manſuetiſque totum corpus aequaliter urentibus.

CLVI.

Aliquantulum ſoporati, icterici, non admodum ſentientes, quibus ſingultus alvus his erumpit, fortaſſis et ſuppreſſio, hi exſolvuntur; an et his parotides ſiant?

Si ex nobis propria parotidum ſigna didiciſti, pernicioſe item habentium ſigna facile, quae nunc dicuntur, propria non eſſe tibi conſtabit.

CLVII.

Suppreſſae cum rigore urinae malae tum alias tum ſi antea ſoporatos parotides prehenderint; an ſpes ex his?

Ἐν μὲν ταῖς πρὸ τούτου ῥήσεσι γράφειν ἐβούλετο αἱμοῤῥαγιῶν μελλουσῶν συνδρομὰς, οὐ δυνάμενος, ὡς ἔφην, ἐν ὀλίγῳ περιλαβεῖν αὐτῶν τὰ ἴδια. πάλιν ἤδη δεύτερον ἔγραψε ῥῆσιν ταύτην, εἰς πρόῤῥησιν ἐσομένων παρωτίδων. ἔχει δ' οὐδὲν οὐδ' αὐτὴ τῶν ἰδίων, μετὰ τοῦ καί τινα τῶν ὀλεθρίων μεμίχθαι συμπτωμάτων, ἐφ' οἷς σπανίως γίνονται παρωτίδες. ὅτι δ' οὐδ' αὐτὸς ἐτόλμησεν ἀποφήνασθαι περὶ τῆς τῶν παρωτίδων γενέσεως, ἀλλὰ τὸ περίδηλον, διὰ τοῦ προσθεῖναι τὸν ἄρα σύνδεσμον.

ρνη'.

Ἐκστροφώδους ὑπόστασις ἰλυώδης, ὑποπέλιος, κακή. ἆρά γε ἐκ τῶν ὑποχονδρίων ὀδυνᾶται, δοκέω δὲ δεξιόν; ἐκλύεται ἄρα τὰ παρ' ὦτα τοιούτοισιν, ὀδυνώδεα ἐπ' ὀλίγῳ; κοιλίη καταῤῥαγεῖσα τούτοισιν ἐν ἅπασιν ὀλέθριον.

In his quidem quae antecedunt hanc ſententiis, futurarum ſanguinis eruptionum concurſiones ſcribere voluit, ſed complecti, quae propria eſſent paucis, ut dixi, nequivit. Rurſus quoque et alteram hanc dictionem ad praedictionem futurarum parotidum ſcripſit; ſed quod peculiare ſit, nihil habet et ipſa praeter id, quod permixta ſint quaedam perniciosa ſymptomata, ex quibus raro parotides fiant. Quod autem neque ipſe de parotidum generatione enunciare auſus ſit, id ſane ex adjectione conjunctionis an, plane conſtat.

CLVIII.

Ex torminoſo ſedimentum liminoſum ſublividumque malum; an ex hypochondriis dextrum dolere videatur, exſolvanturque? atque his parotides parum dolorificae? Alvus copioſe fluens his in omnibus perniciosum.

Ἐν ἅπασι τοῖς ἄλλοις ἀντιγράφοις εὗρον ἐκστροφωδέων ἐν ἀρχῇ τῆς ῥήσεως γεγραμμένον, ὅτι μὴ τοῖς Διοσκορίδου καὶ Καπίτωνος. οὗτοι γὰρ ἔγραψαν ἐκστροφωδέων, ὧν ὁ λόγος ἐπ' οὔρων λέλεκται καὶ διὰ τούτων τὰς ὑποστάσεις Ἱπποκράτει τε καὶ τοῖς ὑπ' αὐτῶν σκοπεῖσθαι, μὴ τῶν διαχωρημάτων. αὐτὸς μὲν οὖν ὁ Διοσκορίδης τὰ στροφώδεα οὖρα λέγεσθαί φησι τὰ ἔχοντά τινα ἐν αὐτοῖς ἐμφερόμενα πεπηγότα παρὰ τὸ διαστρέφεσθαι, ὅ ἐστι πήγνυσθαι γεγονότος τοῦ ὀνόματος. ἴσμεν γὰρ ὅτι καὶ ὁ ποιητὴς εἶπε τόδε, τὸ καὶ περιστρέφεται κυκλωδῶς, δηλοῦν τὸ περιπήγνυται. οἱ δ' ἄλλοι σχεδὸν ἅπαντες ἐξηγηταὶ τὰς ἐν τοῖς διαχωρήμασιν ἰλυώδεις καὶ ὑποπελίους ὑποστάσεις εἰρῆσθαί φασι νῦν, ὅταν ὑγραίνηται γαστὴρ καὶ τὰ στροφώδη συμφωνεῖν ἡγοῦνται. τοὐπίπαν γὰρ αἱ τοιαῦται διαχωρήσεις μετὰ στρόφων γίνονται. ἐφίστασθαι δή φησι τοῖς οὕτω διαχωρουμένοις ὑγροῖς οὖσιν, ὑποστάσεις ἰλυώδεις ὑποπελίους, ὅταν μοχθηρὰ διάθεσις ᾖ, καθ' ἣν ἐκκρίνεται τὰ τοιαῦτα, [802] καὶ τοὐπίπαν γε τοῖς τὰ τοιαῦτα διαχωροῦσι τὸ

In caeteris omnibus exemplaribus fcriptum in principio dictionis reperi torminofo, praeterquam in exemplaribus Diofcoridis et Capitonis. Nempe hi fcripferunt *ἐκστροφωδέων* dictaque apud eos eft de urinis oratio; atque ob id fedimenta harum tum ab Hippocrate tum ab ipfis confiderari et non dejectionum, inquiunt. Diofcorides igitur *στροφώδεα οὖρα* recenferi ait, quae *πεπηγότα*, id eft concreta, quaedam per ipfas invecta habent, facto nomine a verbo *διαστρέφεσθαι*, quod eft *πήγνυσθαι*, id eft concrefcere. Neque enim ignoramus poëtam ita dixiffe, *καὶ περιστρέφεται κυκλωδῶς*, quod eft *περιπήγνυται*, id eft circulariter concrefcit. Caeteri fere omnes expofitores limofas fublividasque in dejectionibus fubfidentias dici nunc ajunt, quoties humectetur alvus putantque torminofas convenire; nempe ejusmodi dejectiones cum torminibus prorfus fiunt. Subfidere autem inquiunt ita dejectis liquidis fubfidentias tum limofas tum fublividas, ubi prava affectio fuerit, in qua talia excernuntur; prorfusque iis, qui ta-

ἧπαρ πεπονθέναι φησὶ καὶ διὰ τοῦτο καὶ αὐτὸν τὸν γραφέα προστεθεικέναι τῇ ῥήσει· ἆρα ἐκ τῶν ὑποχονδρίων ὀδυνᾶται, δοκέω δεξιόν; ἀεὶ μὲν γὰρ ἠπατικὰ τοιαῦτα διαχωρήματα, οὐ μὴν μετὰ φλεγμονῆς ἀεὶ τοῦ σπλάγχνου, διότι τῷ λόγῳ προσέθηκε τὸν ἆρα σύνδεσμον, ὡς οὐ δυνάμενον διατείνεσθαι, ὅταν τὸ δεξιὸν ὑποχόνδριον ἀεὶ ὀδυνᾶται τοῖς οὕτω πάσχουσιν. ἀλλὰ καὶ τὸ τούτοις ἐφεξῆς εἰρημένον τὸ ἐκλύεσθαι, πρόδηλον ἠπατικόν ἐστι σύμπτωμα, καθότι δέδεικται διὰ τοῦ δευτέρου τῶν ἐπιδημιῶν. μετὰ ταῦτα προσέγραψε περὶ τῶν παρ' ὤτων. φαίνεται δὲ ταύταις ἁπάσαις ταῖς ῥήσεσιν ἐπὶ συνδρομαῖς τισι προγνώσεις αὐτῶν γράφειν καὶ τοῦτ' εἶναι μάλιστα καὶ κατὰ τὸ προκείμενον αὐτῷ καὶ κατὰ τὴν ἐνεστῶσαν ῥῆσιν, ἀλλ' οὐκ ἐτόλμησεν ἀποφήνασθαι περὶ αὐτῶν, καίτοι γε εἰωθὼς ἐπὶ τῶν κατὰ μέρος ὡς πολλάκις καθόλου ἀποφάσεις γράφειν. ἀλλὰ νῦν γέ φησι καὶ τὰ παρ' ὦτα τούτοισιν ὀδυνώδεα ἐπ' ὀλίγον, ἐμφαίνων πάλιν ὡς ἑωρακὼς ἤ τινα τοιοῦτον ἄῤῥωστον ἐφ' οὗ ὑπὸ τῆς φύσεως ὁρμή τις ἐγένετο πρὸς γένεσιν πα-

lia dejiciunt, affectum esse hepar ajunt, atque ob id auctorem adjecisse dictioni, an ex hypochondriis dextrum dolere videatur? Nempe quamquam dejectiones ejusmodi perpetuo hepaticae existant, non tamen semper sunt cum visceris inflammatione; quo fit ut orationi adjecerit conjunctionem an, quod ita affectis dextrum hypochondrium perpetuo dolore asserere non potuerit. Praeterea quod deinceps dictum est, exsolvantur, hepaticum procul dubio symptoma est, ut in secundo epidemiorum est demonstratum. Post haec de parotidibus scripsit. Videtur autem in his omnibus dictionibus ex concursionibus quibusdam praenotiones harum scribere, atque id esse maxime in eo, quod ipsi proponitur et in praesenti praedictione; sed de his enunciare ausus non est, quamquam in particularibus persaepe universales enunciationes scribere consueverit. Praeterea inquit: *atque his parotides parum dolorificae?* rursus quendam talem aegrum vidisse sese ostendens, in quo a natura impetus quidam factus sit ad pa-

ρωτίδων, οὐ μὴν ἐξίσχυσέ γε ἀποθέσθαι ταύτῃ τὰ λυποῦντα καὶ συνέβη τὸν νοσοῦντα κοιλίης καταῤῥαγείσης ὀλέθριον ἔχειν, ὡς ἂν μὴ κρίσεως λόγῳ τῆς φύσεως ἐκκρινούσης κάτω τοὺς λυποῦντας χυμοὺς, ἀλλὰ δι' ἀῤῥωστίαν τῆς ἐν ἥπατι δυνάμεως.

ρνθ'.

Ἔν τισιν ἀσώδεσιν ἀγρυπνίῃσι τὰ παρ' οὖς μάλιστα.

Προσέθηκεν ἐνταῦθα διὰ τὸ πολλάκις ἑωρακέναι ταῦτα καὶ οὐχ ἅπαξ, ὥστε κατὰ τὴν πρὸ ταύτης ῥῆσιν, ἀληθές ἐστιν ἀσώδεις εἶναι οἷς ἀνίστανται παρωτίδες, ἀλλ' οὐχ ἱκανὸν τοῦτο. καὶ γὰρ ὅτι παραφροσύνην ἀναγγέλλει τὰ τοιαῦτα συμπτώματα διὰ τῶν ἔμπροσθεν ἐδήλωσεν. ἐὰν οὖν ἅπερ ὁ Ἱπποκράτης ἡμᾶς ἐδίδαξε προδιασκεψάμενος ἐλπίσῃς ἔσεσθαι παρωτίδας, εἶτ' ἀσώδη καὶ ἄγρυπνον ἴδῃς τὸν κάμνοντα, γενήσεσθαι τὰς παρωτίδας. δι' ὧν δὲ σημείων ἐλπίσεις ἔσεσθαι τὰς παρωτίδας, ἔστι ταῦτα. πρῶτον

rotidum generationem, a qua tamen illuc deponi non potuerunt, quae contriftarent; contigitque aegrum copiofe fluente alvo perniciofe habere, non judicationis fcilicet ratione, natura contriftantes humores deorfum excernente, fed propter facultatis, quae in hepate eft, imbecillitatem.

CLIX.

In anxiis quibusdam pervigiliis parotides maxime.

Adjecit in praefentia haec, quod faepius viderit et non femel. Quocirca per eam, quae fubfequenti fuccedet fententiam, verum eft anxios effe, quibus excitentur parotides, fed id fufficiens non eft; nempe quod dementiam denuncient talia fymptomata fupra declaravit. Si igitur, quae Hippocrates nos docuit ante contemplatus parotidas fore fperaveris, deinde aegrum fi anxium aut vigilem videris, parotidas excitandas exfpecta. Signa autem per quae parotidas fore fperabis funt haec. Primum fanc abs-

μέντοι τὸ κοινὸν ἁπασῶν ἀποστάσεων, ὅτι χρονίζοντι περιέστηκε τῷ κάμνοντι, εἶθ' ἑξῆς εἰ ἀργὴ καὶ κατάῤῥοπος ἡ νόσος ἢ θερμὴ καὶ ἀνάῤῥοπος ἢ τὰ περὶ τράχηλον καὶ κεφαλὴν βάρη καὶ τὰς ὀδύνας καὶ τὸ ἔρευθος τοῦ προσώπου. διὰ τοῦτο γάρ τοι προελπίσαντι παρωτίδας ἔσεσθαι βεβαιοτέρα πρόγνωσις ἔσται τῶν κατὰ τήνδε τὴν ῥῆσιν εἰρημένων ἐπιφανέντων. ἐκείνου μὲν πρὸ πάντων μέμνησο τοῦ λόγου. μετὰ ταῦτα τοίνυν πάντα τὰ σημεῖα καθ' ἕκαστον ἂν εἶπον πρὸς Ἱπποκράτους αὐτὰ γεγραμμένα δυοῖν ἤδη βιβλίοιν. ἐπιτάσσειν δ' αὐτοῖς ὅσα διὰ σφυγμῶν εἰς ἑκάστου πρόγνωσιν συντελεῖ, παραλέλειπται μὲν πρὸς Ἱπποκράτους, ἔχεις δὲ καὶ ταῦτα γεγραμμένα πρὸς ἡμῶν ἐν τῇ περὶ σφυγμῶν πραγματείᾳ.

ρξ'.

(217) Ἐπὶ εἰλεοῖσι δυσώδεσι πυρετῷ ὀξεῖ, ὑποχονδρίῳ μετεώρῳ χρονιωτέρῳ, τὰ παρ' οὖς ἐπαρθέντα κτείνει.

---

ceſſuum omnium commune eſt, quod diutius trahenti evenit aegro, deinde ſi morbus deſes fuerit et deorſum vergat vel calidus et ſurſum repat vel cervicis capitiſque gravitates fuerint et dolores et faciei rubor. Nam per hoc, ſi parotidas fore ante ſperaveris, certior praenotio erit, quum quae in dictione relata ſunt apparuerint. Sermonem quidem illum ante omnia teneri velim. Poſt haec vero ſigna omnia ſigillatim dixi ab Hippocrate duobus jam libris ſcripta ipſa; quibus apponenda ſunt quaecunque per pulſus in ſingulorum praenotionem conferunt; quae et ſi praetermiſſa quidem ab Hippocrate exiſtant, habes tamen ſcripta ea a nobis in pulſuum libris.

CLX.

Ex volvulis graveolentibus, cum febre acuta hypochondrioque ſublimi diutius permanente, parotides exſurgentes enecant.

---

[803] Ἐν ταύτῃ τῇ ῥήσει γέγονε μέν τις ἀσάφεια καὶ δι᾽ αὐτὸν τὸν γράψαντα· γέγονε δὲ διά τινας ἐξηγητὰς ἡγουμένους ἄδηλον εἶναι πότερον καθ᾽ ἕκαστον τῶν εἰρημένων συμπτωμάτων ὁ ἀνὴρ ἐλπίζειν ἡμᾶς ἀξιοῖ γενέσθαι παρωτίδας ἢ πάντα συνελθόντα. ἐν ἀρχῇ μὲν τούτου συγγράμματος, ἔτ᾽ ἀγνοουμένης τῆς γνώμης αὐτοῦ, προσηκόντως ἄδηλα τὰ τοιαῦτα ἄν τις εἶναι νομίσῃ, ἐν ὅλῳ δὲ τῷ βιβλίῳ, πεῖραν ἱκανὴν ἐσχηκότων ἡμῶν τῆς προαιρέσεως αὐτοῦ καὶ γινωσκόντων ὅτι κατὰ συνδρομὴν ὧν εἶδε τὰς προγνώσεις γράφει, δῆλός ἐστι καὶ νῦν ἐπὶ πᾶσιν οἷς ἔγραψεν ἅμα γενομένοις ἀξιῶν ἡμᾶς ἐλπίζειν τὰς παρωτίδας ἔσεσθαι. ἀλλ᾽ ὅτι θανατώδεις εἰσὶν, εἰ γένοιντο, πρόδηλον ὡς καὶ νῦν ἑωρακὼς τῶν οὕτω νοσούντων, ὡς παρωτίδων γενομένων ἠκολούθησε θάνατος, ὃς διὰ τὰς παρωτίδας οὐκ ἐγενήθη ἴσιασθαι, ὅτι δ᾽ ἰδεῖν ἐστι τοιαῦτα, δῆλον ἐξ ὧν ἔγραψεν ὅτι περ ὀξὺς πυρετὸς ἦν οὐκ ἀκίνδυνος, ὅτι δ᾽, ὡς ὀλέθριον πάθος. ἐπεὶ δ᾽ οὐδὲν ὡς πλέον ἔγραψεν, ἀλλὰ δυσώδη τοῦτον εἶναι βούλεται, πολὺ δὴ μᾶλλον. ὅπως γὰρ

In hac oratione facta quidem eſt obſcuritas quaedam et ob ſcriptorem, facta quoque et ob interpretes quosdam, incertum eſſe exiſtimantes utrumne ex unoquoque dictorum ſymptomatum vir nos ſperare velit, ut parotides fiant, an omnia una concurrere. In principio quidem libri hujus, quum mens auctoris adhuc ignoraretur, congruenter incerta talia eſſe quis exiſtimare potuerit; ubi vero in toto libro propoſiti ipſius experientiam habuimus idoneam cognoſcamusque praenotiones ex eorum quae ipſe vidit concurſione ſcribere, conſtat et nunc ex omnibus, quae ſcripſit, ſimul factis nos ſperare ut parotides fiant velle. Quod vero letales ſint ſi fiant eſt manifeſtum, quod et nunc viderit in ita laborantibus factas parotidas ſequutam mortem, quae ob parotidas facta non eſt; quodque talia videantur conſtat ex iis quae ſcripſit; nempe quod febris acuta erat non ſine periculo, quodque veluti pernicioſa affectio. Quoniam vero amplius nihil ſcripſit, ſed gravcolentem hunc eſſe vult, multo ſane magis; quo-

ἂν ἀκούσῃς δυσώδη τὸν εἰλεὸν, ὀλεθριώτερός ἐστι τοῦ μὴ δυσώδους. ἀκοῦσαι δ' ἐγχωρεῖ δυσώδεα, πρῶτον μὲν καθ' ὃν ἐμεῖται κόπρος, ὀλεθριώτατον σημεῖον· εἶτ' εἰ δυσώδης ἐστὶν ἡ ἐκπνοὴ, καὶ τρίτον εἰ δυσώδης ἡ ἐρυγὴ, καὶ τέταρτον εἰ δυσώδης ἡ φῦσα, καὶ πέμπτον εἰ δυσῶδες τὸ σῶμα· καὶ γὰρ ὁ τοιοῦτος εἰλεὸς ὤφθη ποθ' ἡμῖν.

ρξα'.

Ἐκ κωφώσιος ἐπιεικῶς τὰ παρ' ὦτα, ἄλλως τε καὶ ἤν ἀσῶδές τι ἐπιγένηται καὶ τοῖσι κωματώδεσιν. ἐπὶ τούτοισι μᾶλλον.

Ἐπεὶ τὸ ἐπιεικῶς ἐν τῷ μεταξὺ τῶν πολλὴν ἐλπίδα καὶ τῶν ὀλίγην ἐχόντων ἐπὶ πάντων συμπτωμάτων λεγόμενόν ἐστιν· οὕτω καὶ ἄνθρωπον ἐπιεικῆ καλοῦμεν τὸν μέτριον, ᾧ μηδὲν ἄγαν πράττεται κατὰ τὸν βίον. ὁ τοίνυν ὅλος λόγος τοιόσδε τίς ἐστιν. ἐὰν κώφωσις γένηται παρ' οὖς, ἀσᾶσθαι μετρίως ἔλπιζε. προσθήσει δὲ τί ἐλπίζει

nam ſiquidem pacto graveolentem intelliges volvulum perniciofiorem eſſe non graveolente? Fieri autem poteſt ut graveolens intelligatur primum quidem in quo ſtercus evomatur, ſignum maxime letale; deinde ſi graveolens fuerit reſpiratio, tertio ſi ructus graveolens; quarto ſi flatus talis, et quinto ſi graveolens corpus; nempe talis volvulus aliquando a nobis viſus eſt.

CLXI.

Ex ſurditate moderate parotides fiunt tum alias tum ſi qua jactatio ſupervenerit et comatoſis magis.

Quoniam adverbium ἐπιεικῶς, id eſt *manſuete*, in medio dictum eſt eorum quae multam et eorum quae paucam habent ſpem in omnibus ſymptomatis; ſic et hominem vocamus ἐπιεικῆ moderatum et a quo nihil per vitam fit nimis. Totus itaque ſermo talis quidem eſt. Si ſurditas accidat, parotidas fore mediocriter ſpera. Adje-

τοῦ κάμνοντος ἀσώδους γενομένου καὶ μᾶλλον ὅταν καὶ κωματώδης ὁ αὐτὸς ἄῤῥωστος ᾖ. ἀλλὰ καὶ ταῦτα, καθάπερ καὶ τὰ πρὸ τούτων, οὐ μᾶλλόν ἐστι παραφροσύνης καὶ φρενίτιδος ἢ παρωτίδων σημεῖα, μὴ προδιωρισμένως εἰπὼν, ἐπὶ μὲν χολώδεσι χυμοῖς ἐν ἀρχῇ νοσήματος, αὐτῆς παραφροσύνης μᾶλλον εἶναι σημεῖον, προϊόντος δὲ τοῦ νοσήματος ἐπὶ χυμοῖς ἀπέπτοις καὶ παχυτέροις καὶ μᾶλλον ὅταν φαίνηται περιεστηκυῖα ἡ τῶν παρωτίδων γένεσις. αὐτὸ γάρτοι καθόλου κεφάλαιόν ἐστιν ἐπὶ τῶν παρωτίδων εἰ μὴ χρονίζοιτο πάθος καὶ περιεστηκὸς ᾖ, ὡς κάμνων τὴν ῥοπὴν τῶν ἐνοχλούντων χυμῶν εἰς τὸν περὶ τὴν κεφαλὴν ἔχει τόπον, ὥστε πάλιν ἐνταῦθα δύναταί τις πλανώμενος ἐφ᾽ ἑκάστῳ τῶν τὴν ῥοπὴν ἄνω σημαινόντων γράφειν, ὡς ἐν προῤῥήσει παρωτίδας ἑπομένας. ἔστι δὲ καὶ τὰ νῦν εἰρημένα τῆς ἐπὶ τὴν κεφαλὴν ῥοπῆς σημεῖα. λέγω δὴ τήν τε κώφωσιν καὶ τὸ κωματῶδες, οὐ τούτων μᾶλλον ἢ τῶν κατὰ τὴν γαστέρα καὶ θώρακα πασχόντων ὑπάρχειν σύμπτωμα, μεθ᾽ ὁπότερον ἂν γένηται, συνεπαύξει τὴν ἐκείνων πρόγνωσιν.

---

ctione autem orationis, faſtidioſum quippiam, ſperat faſtidioſo facto aegro fore; idque magis, ſi comatoſus ipſe fuerit. Verum tum haec tum antedicta non minus deſipientiae et phrenitidis ſigna ſunt quam parotidum, quum non praeſinite dicat, in bilioſis quidem humoribus ab initio morbi deſipientiae ipſius potius eſſe ſignum, procedente vero morbo in crudis craſſioribusque et magis ubi jam occupaſſe parotidum generatio apparuerit; hoc ſiquidem univerſale caput eſt in parotidibus, ſi non amplius lateat quod invaſit, ita ut aeger impetum infeſtantium humorum caput petere ſentiat. Poteſt itaque quis hic denuo hallucinatus in unoquoque eorum, quae ad ſupernas partes motum indicant ſcribere, tanquam ex praedictione parotidas ſequuturas; ſunt vero et modo dicta impetus ad caput ſigna. Dico ſane ſurditatem et comatoſum non magis horum quam eorum, qui ventre et thorace laborant, eſſe ſymptoma; cum utriscunque autem fuerit, horum ſimul praecognitionem augebit.

ρξβ'.

[804] *Τὰ παρ' ὦτα φλαῦρα τοῖσι παραπληγικοῖς.*

Τὰς παραπληγίας ἔμαθες εἶναι τοῖς ὑπὸ πάθους ἐνίοις τῶν ἐν τῷ ζώῳ μορίων, ὁποῖον τοῦ παντὸς σώματός ἐστι πάθος ἀποπληξία. δοκεῖ δή μοι τεθεαμένον ἴσως καὶ δύο καὶ τρεῖς παραπληγικοὺς μηδὲν ὠφεληθέντας ὑπὸ παρωτίδων ἀποφήνασθαι φλαῦρον εἶναι σημεῖον αὐτάς. ἐγὼ δ' οὐκ ἂν ἁπλῶς ἀποφηναίμην μοχθηρὸν εἶναι σημεῖον ἐπιγενομένας τοῖς παραπληγικοῖς παρωτίδας, ἀλλ' ἀρκεῖ τοῦτο μόνον εἰπεῖν, ὡς ἔλαττόν ἐστιν ἡ ἀπόστασις ἥδε τοῦ νοσήματος. ἐμάθομεν δὲ παρ' Ἱπποκράτους εἰπόντος ἀγαθὰς ἀποστάσεις εἶναι ἀξίως τῆς περιβολῆς τοῦ νοσήματος εἰς τὰ κάτω τοῦ σώματος γινομένης, ὧν οὐδέτερον αἱ παρωτίδες ἔχουσι. καὶ γὰρ σμικρότερον τοῦ πάθους εἰσὶ καὶ οὐ κάτω. τοῦτ' οὖν εἰ ἀρκεῖ μόνον ὀλέθριον ἀποφήνασθαι.

CLXII.

Paraplegicis parotides vitiofae.

Paraplegias quibusdam corporis partibus accidere ab affectu didicifti, qualis eft totius corporis affectus apoplexia. Videtur autem mihi vifis forfan vel duobus vel tribus paraplegicis, nihil a parotidibus adjutis, fignum vitiofum eas effe pronunciaffe. Ego autem non fimpliciter dixerim malum fignum effe fupervenientes paraplegicis parotidas, fed quod is abfceffus morbo minor fit, referre fuerit fatis. Conftat fiquidem ex Hippocrate *abfceffus bonos effe, quum morbi circuitus ad inferas corporis partes infigniter devolvitur;* quorum neutrum parotides habent; nempe et affectu minore funt et ad inferas partes non fit devolutio; quare fi id duntaxat, perniciofum pronunciare fatis erit.

ρξγ'.

Τὰ σπασμώδη τρόπον παροξυνόμενα κατόχως, τὰ παρ' οὖς ἀνίστησιν.

Ἔργῳ πάρεστί σοι μαθεῖν ὅπως ἐπὶ συνδρομῇ τήρησις οὐδὲν εὑρίσκει. χωρὶς γὰρ τοῦ τὴν φύσιν ἐπισκέψασθαι τοῦ πράγματος, ἐφ' οὗ τὴν πρόγνωσιν εἰπεῖν θεραπείαν ποιησόμεθα, τὴν δύναμιν οὐκ ἔστι τῶν σημείων ἑκάστου κρῖναι. χωρὶς δὲ τοῦ γνῶναι τῶν πραγμάτων ἑκάστου τὴν δύναμιν, ἀδυνατόν ἐστιν ἐπ' αὐτοῖς συστήσασθαι καὶ τοῦθ' ὑμᾶς ἐδίδαξα κατὰ πάσας τὰς τέχνας γινόμενον, οὐ μόνον κατὰ τὴν ἰατρικήν. καὶ διὰ τοῦτο καὶ Ἱπποκράτης ὅσον ὑπερεβάλλετο τῶν πρὸ αὐτοῦ, τῶν ἁπλῶν φαρμάκων ἑκάστου τὴν δύναμιν ἐξευρὼν, ὡς ἐν ἅπασιν αὐτοῦ δέδεικται τοῖς συγγράμμασι. τοῦτο μὲν οὖν ἀεὶ μεμνῆσθαι χρή. πρὸς δὲ τὸν ἐνεστῶτα λόγον ἐπὶ μέρους ὄντα τοσοῦτον πάλιν ἐκ τοῦ καθόλου προσήκει λαβεῖν, ὅσον εἰς τὸν νῦν εἰρημένον ἐστίν. αἱ μὲν γὰρ κατοχαὶ πάθη εἰσὶν, ὡς ἔμαθες, ἐγκε-

CLXIII.

Quae convulfivo modo cum catoche exacerbantur parotidas movent.

Quod ex concurfione nihil obfervatio reperiat, rerum fide didiciffe in promptu eft; nifi enim naturam rei, in qua praenotionem dicendo curationem faciemus, fuerimus contemplati, de fingulorum fignorum vi judicare nequaquam licebit. Et nifi rerum fingularum vires noveris, conflari ex iis quippiam nequit; id quod vos edocui in omni arte fieri, nedum in medicinali. Atque hinc quantum Hippocrates fuperiores fuos in virium cujuslibet fimplicis medicamenti inventione evicerit, in omnibus fuis eft demonftratum libris; id quod memoria tenere oportet. Ad praefentem autem fermonem, qui particularis eft, tantum rurfus ex univerfali accepiffe convenit quantum ad id quod nunc dicitur congruit. Catochae etenim cerebri

φάλου, καθάπερ γε καὶ οἱ δι᾽ ὅλου τοῦ σώματος σπασμοὶ, περὶ ὧν νῦν αὐτὸν εἰπεῖν εἰκός ἐστιν. οὐ γὰρ δὴ περὶ χειρὸς ἢ σκέλους ἤ τινος ἄλλου μορίου τὴν ἀπόφασιν ποιήσασθαι ἁπλῶς, ἐπί τε τὰ σπασμώδη τρόπον παροξυνόμενα, καίτοι ἦν. τὸν δὲ σπασμὸν ἐπὶ πληρώσεως κακὸν γίνεσθαί φησιν Ἱπποκράτης. ἴσμεν δ᾽ ὅτι τὰ σπασμώδη πάθη καλεῖται, ἐφ᾽ ὧν ἐξ ἀρχῆς ἢ οὐ μετὰ πολύ γε ἀρξάμενα γίνεσθαι, σπασμοὶ διαμένουσιν ὑπὸ πληρώσεως ἔχοντες τὴν γένεσιν, ὥσπερ αὖ πάλιν ὑπὸ κενώσεως οἱ μεθ᾽ ἱδρῶτας πολλοὺς ἢ ἐμέτους ἢ διαχωρήσεις ἢ αἱμοῤῥαγίας ἢ λιμὸν ἢ ἀγρυπνίας ἢ κινήσεις πολλὰς καὶ σφοδράς. οἱ μὲν γάρ τοι σπασμοὶ κενώσεσιν ἕπονται μᾶλλον, οἱ δ᾽ εὐθὺς ἐξ ἀρχῆς πληρώσεσι. καὶ τοίνυν καὶ τὰς παρωτίδας εὔλογόν ἐστιν ἐπὶ τοῖς σπασμώδεσί τε καὶ κωματώδεσι χρονίζουσι γίνεσθαι, μέλλοντος τοῦ κάμνοντος.

---

affectus ſunt, ut didiciſti, veluti et per totum corpus convulſiones; de quibus nunc ipſum dixiſſe par eſt, non enim ſimpliciter de manu vel crure vel alia quapiam parte pronunciavit, inquiens: quae convulſivo modo exacerbantur, quamquam licebat. Convulſionem autem ex repletione malam eſſe inquit Hippocrates. Conſtat autem convulſivos affectus appellari, in quibus principio aut non multo poſtquam fieri coeperint, convulſiones perſeverant, ex repletione ortum habentes. Veluti vice verſa, quae ex vacuatione, poſt ſudores multos vel vomitus vel dejectiones vel ſanguinis eruptiones vel inediam vel vigilias vel motiones tum multas tum vehementes fiunt. Nempe ex convulſionibus aliae vacuationes conſequuntur magis, aliae ſtatim a principio repletiones. Propterea ut parotides ex convulſivis comatoſisque, ubi protrahunt, fiant eſt rationi conſentaneum cunctante aegro.

ρξδ'.

[805] *Τὸ σπασμῶδες, τρομῶδες, ἀσῶδες, κατόχως μικρὰ παρ' οὖς ἐπιπαροξυνόμενα.*

Οὐκ ἐν πᾶσι τοῖς ἀντιγράφοις ἥδε ἡ ῥῆσις γέγραπται, τὴν αὐτὴν ἔχει λέξιν. ἀλλὰ κατὰ τινὰ μὲν ἐν αὐτῇ τῇ νῦν εἰρημένῃ γέγραπται λέξει, κατὰ τινὰ δὲ ἐν τῇδε· τὰ σπασμοτρομώδεα τρόπον παροξυνόμενα κατόχους τὰ παρ' οὖς. ἐπαινῶ τοὺς μὴ γράψαντας ἐν τοῖς ἰδίοις ἀντιγράφοις τὴν ῥῆσιν. αὔταρκες γὰρ ἡμῖν ἐπιπλέκοντος αὐτοῦ συμπτώματα πολλὰ πολλοῖς ἀνομοιογενέσιν ἄχρι δεῦρο παραμεῖναι καὶ μὴ κάμνουσιν ἀποστῆναι. τὸ δὲ κατὰ τὴν λέ- (218) ξιν τὴν ἐπιπλοκὴν ποιεῖσθαι τῶν συμπτωμάτων ἀγνώστων τοῖς Ἕλλησιν ἐσχάτως ἀλλόκοτον κατ' αὐτὸ, μηδὲ πάνυ τι φαινόμενα κατὰ σπασμὸν τρομώδη συμπτώματα. ἐν γὰρ τοῖς σπασμοῖς ἀδύνατόν ἐστι φωραθῆναι τοὺς τρόμους κάμνουσιν, εἰ μή τοι ἄρα τοιαύτην τεθέαται συμπτωμάτων

CLXIV.

Convulſio, tremor, jactatio cum catocho parvo circa aures abſceſſus proritant.

Non in exemplaribus omnibus, quibus ſcripta eſt haec oratio, eadem habet verba. At in quibusdam praedicto verborum ſcripta eſt tenore, in aliis autem tali: *quae convulſivo tremuloque modo accedunt, cum catoche abſceſſus poſt aures ſuſcitant.* Laudo eos, qui in ſuis exemplaribus ſententiam non ſcripſerunt; abunde ſiquidem nobis erat, permiſcente eo ſymptomata multa multis diſſimilis generis hucusque perveniſſe et non ab aegris receſſiſſe. Nempe ſymptomatum Graecis ignotorum permixtionem facere ſumme abſurdum per ſe exiſtit. Non autem ferme apparent in convulſione tremoris ſymptomata; fieri ſiquidem non poteſt, ut aegris ipſis in convulſionibus tremores deprehendantur, niſi utique talem ſit auctor contemplatus ſymptomatum viciſſitudinem, ut quum

ἀμοιβὴν, ὡς ἡνίκα μὲν οἱ σπασμοὶ διαλίποιεν, τρομώδη γίνεσθαι τὸν ἄνθρωπον, ἡνίκα δ' ἐπιπέσοι σπασμὸς, ἀδιάγνωστον εἶναι τὸν τρόμον ἡγοῦνται. ἐπιπλοκὴ τῶν συμπτωμάτων ὁμογενὴς μέν ἐστι, περιττὴ δέ. τὸ γὰρ ἐπὶ κατόχῳ γίνεσθαι τὰς παρωτίδας ἱκανὸν ἡμῖν εἰρῆσθαι συνεπαίξοντος τὴν ἐλπίδα τῆς κενώσεως αὐτοῦ τοῦ ἀσώδους. εἰ δὲ βούλει, καὶ τὰ τῶν οὔρων πάθη συνεπαυξέτω τὴν προσδοκίαν. ἀλλὰ τό γε σπασμοτρομῶδες ὄνομα μοχθηρόν.

ρξε'.

Ἀρά γέ εἰσι τὰ πρῶτα κεφαλαλγικοί; ἆρά γε καὶ ἐφιδρῶσι τὰ ἄνω καὶ ἐπιῤῥιγοῦσιν; εἶτα καὶ κοιλίη καταῤῥήγνυται καί τι κωματῶδες; ἆρά γε καὶ ὑδατώδεα οὖρα ἐναιωρεύμενα λευκοῖς καὶ ποικίλως ἔκλευκα δυσώδεά πως, εἶτα παρ' οὖς; ἆρά γέ εἰσι τὰ αὐτὰ οὖρα στάξιες πυκναί; ἆρά γε καὶ γλῶσσα τούτοις λείη;

convulfiones quidem relinquerent, tremulus fieret homo. Ubi vero convulfio inciderit, non poffe dignofci tremorem arbitrantur. Symptomatum implicatio ejusdem generis quaedam exiftit, verum fupervacua. Nempe ex catoche parotidas fieri abunde a nobis dictum, augente fimul et generationis exfpectationem faftidiofo ipfo. Imo vero urinarum affectiones exfpectationem fimul adaugebunt. Nomen praeterea σπασμοτρομῶδες, id eft *convulfivum tremulumque*, pravum exiftit.

CLXV.

An primum capite doleant? an et fuperiori parte leviter fudent et fuperrigeant? deinde et venter dejiciat et comatofum quippiam fuerit? an et aquofae urinae fufpenfa alba habentes? et varie albae graveolentes quodammodo deinde poft aures abfceffus? an et quibus eaedem urinae, ftillationes e naribus frequentes? an et lingua his laevis?

Ἂν, ὡς ἔφην, ἄρξηται τῆς προγνώσεως, ἀφ᾽ ὧν Ἱπποκράτης ἔγραψεν ἐν τῷ προγνωστικῷ καὶ ταῖς ἐπιδημίαις, ὑπὲρ πασῶν ἀποστάσεων καθόλου γενήσεται, κὰκ τῶν εἰρημένων αὐτῷ τις εἰς ἀσφαλεστέραν ἀπόφασιν ὠφέλεια. ἐὰν γὰρ ἐλπίσῃς ἀπόστασιν ἔσεσθαι, σκέπτου τὴν ῥοπὴν τῶν χυμῶν εἰς ὅ τι μόριον ποιοῦνται, καὶ οὕτως ἑκάστου τῶν περὶ τὴν κεφαλὴν συμπτωμάτων τὴν δύναμιν ἐκλογισάμενος ἧττόν τε καὶ μᾶλλον ἐλπίσεις ἔσεσθαι τὰς παρωτίδας. ἕνεκα τοίνυν παραδείγματος οὐ χεῖρον ἐπ᾽ αὐτῶν, ὧν νῦν προεχειρήσατο ποιῆσαι τὸν λόγον. κεφαλαλγία αὖ τῶν σημαινόντων ἐστὶν ἐπὶ τὴν κεφαλὴν γίνεσθαι τὴν ῥοπὴν τῶν χυμῶν. τοῦ δὲ ἐφιδροῦντος μικρὰν δύναμιν εἰς τὴν τοιαύτην πρόγνωσιν ἔχει, μείζονα δ᾽ αὐτοῦ τὸ ἐπιῤῥιγοῦν. [806] τὸ δὲ καταῤῥήγνυσθαι τὴν κοιλίαν οὐκ οἶδα ὅπως ἄν τις φαίη δηλωτικὸν εἶναι τῆς τῶν παρωτίδων γενέσεως, ἀλλὰ τοὐναντίον ἐπὶ τὰ κάτω τὴν ῥοπὴν ἐργάζεσθαι τοῖς λυποῦσι χυμοῖς. τὸ κωματῶδες ἀξιόλογόν ἐστι σημεῖον εἰς παρωτίδων γένεσιν. ἀλλὰ καὶ τὰ ὑδατώδη τῶν οὔρων, οἷς ἐναιω-

Si, ut dixi, praenotionem ab his exordiretur, quae fcripfit Hippocrates tum in prognoftico tum in epidemiis, de abfceffibus omnibus univerfale quoddam fieret et ex iis, quae ab ipfo dicta funt, ad fecurius pronunciandum adjumentum. Nam fi abfceffum fore fperaveris, humorum confidera inclinationem, ad quam videlicet fiat partem; atque ita, ubi fingulorum capitis fymptomatum vires adnotaveris, parotidas fore tum magis tum minus fperabis. Exempli igitur gratia de iis, quae nunc ante oculos pofuit, fermonem facere non malum fuerit. Capitis dolor ex eorum eft numero, quae humorum ad caput inclinationem fignificant. Sed quod leviter fudent, pufillam ad ejusmodi praenotionem facultatem habet; fed majorem habet quod fuperriguerit. Dejectionem vero alvi quonam quis pacto generationis parotidum fignum demonftrativum effe dixerit haud fcio, quum potius modo contrario vexantium humorum ad infernas partes inclinationem operetur. Comatofum ad parotidum generationem fignum

ρεῖται λευκὰ συντελεῖ κατὰ συμβεβηκὸς εἰς τὴν πρόγνωσιν, ἐπειδὴ τὰ μὲν ὑδατώδη χωρὶς ἐναιωρημάτων λευκῶν, ἄπεπτον εἶναι τὸ νόσημα δηλοῖ. τὰ δὲ καὶ τὴν σύστασιν κατὰ φύσιν ἔχοντα καὶ πρὸς τοῦτο ἐναιωρήματα ἴσχοντα λευκὰ, πεπέφθαι δηλοῖ τὴν νόσον χωρὶς ὑποστάσεως. χρὴ τοίνυν αὐτὰ μὴ ἄπεπτα παντάπασιν εἶναι, μήτε πεπέφθαι τελέως, ἵνα ἡ φύσις ἀπόστασιν ἐργάσηται. τὰ δὲ ποικίλως ἔκλευκα καὶ δυσώδεα σπανίως μὲν ἀπόστασιν ἔχει γιγνομένην· εἰ δέ ποτε καὶ σχοίη, κακὴν ἕξει. καλῶς οὖν προσέθηκεν ἀπορῶν ἆρά γε οἷσι τὰ τοιαῦτα οὖρα στάξιες πυκναί; κακοήθειαι γὰρ ἐν τοῖς χυμοῖς οὖσιν ἀπέπτοις, κἂν ἐπὶ τὴν κεφαλὴν ἀνενεχθῶσιν, οὗτοι στάξεις μᾶλλον ἐκ ῥινῶν ποιοῦσι κακοήθεις, οὐ παρωτίδας. τὸ δὲ, ἆρά γε καὶ ἡ γλῶττα τούτοισι λείη; ἀπορητικόν ἐστιν. ἐπὶ γὰρ τοῖς προειρημένοις εὐλογώτερόν ἐστι καὶ πυρετοὺς κακοήθεις γίγνεσθαι καὶ γλῶτταν τραχύνεσθαι.

---

effatu dignum exiftit. Aquofae praeterea urinae, in quibus alba fublime petunt, ad praenotionem per accidens conferunt; quoniam aquofae quidem abfque albis fufpenfis incoctum effe morbum fignificant; quae vero fubftantiam fecundum naturam habent, atque praeter id fufpenfum album continent, coctum morbum effe indicant abfque abfceffu. Oportet igitur eas neque prorfus incoctas neque abfolute concoctas effe, ubi natura abfceffum factura fit. Quae vero varie albae et graveolentes fuerint, raro quidem abfceffum qui fiat habent; quod fi aliquando habuerint, malum habebunt. Bene igitur adjecit addubitans, an et quibus ejusmodi urinae, ftillationes e naribus frequentes? malignitates fiquidem in fuccis incoctis et fi ad caput ferantur, ftillationes magis e naribus malignas faciunt, non parotidas. Oratio praeterea, an et lingua his laevis? dubitativa eft; nempe in praedictis et febres malignas fieri et linguam exafperari rationi magis confentaneum.

ρξστ'.

Οἷσι πνευματουμένοισιν ἐοῦσιν ἴκτεροι καὶ πυρετοὶ ὀξέες μεθ' ὑποχονδρίων σκληρῶν κατεψύχθαι, εἰ τὰ παρ' ὦτα μεγάλα ἵστανται;

Πνευματουμένους τοὺς μέγα καὶ πυκνὸν ἀναπνέοντας εἰρηκέναι δοκεῖ, ἐπειδὴ κἀν τῷ περὶ διαίτης ὀξέων οὕτως αὐτοὺς ὠνόμασεν ὁ Ἱπποκράτης. εἰκότως οὖν ἐλπίζει τά παρ' οὖς ἀναστήσεσθαι· καὶ γὰρ λόγον ἔχει καὶ γινόμενον αὐτὸ πολλάκις εἴδομεν. εἰ δὲ τοὺς ἐμπνευματουμένους τοὺς κατὰ τὴν κοιλίαν, ὥς τινες ἤκουσαν, οἵπερ καὶ πνευματώδεις γράφουσι καὶ πνεύματα, οὐδὲν ἂν εἴη τοῦτο πρὸς τὴν τῶν παρωτίδων γένεσιν, ὥσπερ καὶ οἱ ἴκτεροι. περὶ δὲ πυρετῶν ὀξέων καὶ μάλιστα τῶν καύσων εἴρηται πρόσθεν, ὡς αἱμοῤῥαγίας κινοῦσιν χέοντές τε τὸ αἷμα καὶ πρὸς τὴν κεφαλὴν ἀναφέροντες. καὶ μέντοι καὶ τὰ ὑποχόνδρια τὰ σκληρὰ τίνα μὲν λέγει σαφῶς οὐκ ἔστι γνῶναι διὰ τὸ μὴ

CLXVI.

Quibus magnum ac crebrum ſpiritum ducentibus icteri et febres acutae cum duris hypochondriis refrigeratae fuerint, num his abſceſſus magni ſecundum aures ſuſcitantur?

Πνευματουμένους eos, quibus magna eſt et frequens reſpiratio, dixiſſe videtur, quoniam et in libro de victus ratione in morbis acutis hoc pacto eos nominavit Hippocrates. Jure optimo ſuſcitandos poſt aures abſceſſus ſperat, nempe et ratione non caret, atque hoc ſaepius fieri videmus. Si vero *πνευματουμένους* eos dixerit, qui ventre inflantur, ut nonnulli intellexerunt, qui et *πνευματώδεις* ſcribunt et *πνεύματα*, nihil hoc ad parotidum generationem contulerit, ſicuti neque morbus regius. De febribus autem acutis et praeſertim ardentibus dictum eſt antea, ſanguinis eruptiones movere, ſanguinem tum fundentes tum ad caput ſurſum ferentes. Quaenam praeterea dura hypochondria dicat, non clare cognoſcere poſſumus,

προσκεῖσθαι ἐπώδυνα. τούτου γὰρ προσκειμένου φλεγμονὴν αὐτῶν ἤδη, μὴ προσκειμένου δὲ τὸν ὑπόψυχρον ὄγκον δηλώσει σκιῤῥώδη μᾶλλον ἢ φλεγμαίνοντα. λύεται δὲ τὰ τοιαῦτα μᾶλλον ἀποστάσεσιν οὐχ αἱμοῤῥαγίαις. ἐπὶ γὰρ τῶν φλεγμαινόντων τὰς αἱμοῤῥαγίας ὁρῶμεν μάλιστα γιγνομένας. ἀλλὰ διὰ τὴν ἀλλόκοτον ἑρμηνείαν τοῦ συγγραφέως οὐκ ἔστιν ἀκριβῶς γνῶναι πότερον λέλειπται τὸ τῆς ὀδύνης, ἀσαφέστερον ἡρμηνευκότος αὐτοῦ ἅμα τε γράψαντος ἢ ὄντως σκιῤῥώδη βούλεται τὴν ὑποχονδρίων σκληρότητα. τὸ δὲ κατεψύχθαι, εἴρηται γὰρ καὶ τοῦτο, δύναται σημαίνειν οὐ τὸ λελύσθαι τὸν πυρετὸν, ἀλλὰ τὰ κάτω μόρια τοῦ σώματος ἧττον εἶναι θερμὰ, παραβαλλόμενα τοῖς ἄλλοις, ἵνα τὴν ἀναστροφὴν τῆς θερμασίας ἐκ τούτου τεκμαιρώμεθα. τὸ δὲ μεγάλα τὰ παρ᾽ οὓς ἐπὶ τῶν αὐτῶν γίνεσθαι, δοκεῖ μοι τεθεαμένος ἐπί τινος, οὕτως ἀποφήνασθαι περὶ τῶν κατὰ μέρος ὡς καθόλου τὴν ἀπόφασιν ποιησάμενος. ἤρκει γὰρ καὶ χωρὶς τοῦ μεγάλα ἀπόφασιν γεγράφθαι.

---

propterea quod dolentia non adjecerit; nempe hoc adjecto jam phlegmonem horum indicabit; non adjecto vero, frigidiusculum tumorem ſcirrhoſum magis quam phlegmonoſum. Solvuntur vero talia abſceſſibus magis, non ſanguinis eruptionibus; nempe in iis quae inflammantur ſanguinis eruptiones maxime fieri conſpicimus. Propter alienam vero auctoris enunciationem cognoſcere exquiſite non poſſumus, an praetermiſſum ſit nomen doloris, obſcurius tum pronunciante tum ſcribente ipſo; an hypochondriorum duritiem vere ſcirrhoſam intellexerit. Verbum vero *refrigeratae fuerint*, nempe et id dictum eſt; poteſt ſignificare non ſolutam eſſe febrem, ſed partes corporis inferiores, cum aliis collatas minus calidas eſſe; ut caliditatis reverſionem ex ea re conjiciamus. Quum vero magnos abſceſſus in eisdem fieri dixit, pone aures videtur mihi in aliquo vidiſſe; et ita de particularibus pronunciaſſe, tanquam univerſaliter pronuncians; ſatis ſiquidem fuerit pronunciationem ſine nomine *magni* ſcriptam fuiſſe.

ρξζʹ.

[807] *Τὰ κωματώδη, ἀσώδη, ὑποχόνδρια ὀδυνώδεα, ἐμετώδεα μικρὰ, ἐν τούτοισι τὰ παρ᾽ οὖς ἐπανίστανται, πρόσθεν δὲ καὶ τὰ περὶ πρόσωπον.*

Ὅτι μέλλει γίνεσθαί τις ἀπόστασις, ἐλπίσεις ἐξ ὧν Ἱπποκράτης ἔγραψεν. ἐφεξῆς δὲ ἤτοι τὸ μέρος τοῦ σώματος εἰς ὃ γενήσεται χρήσιμον ἕξεις τὴν εἰρημένην συνδρομήν. τὸ μὲν γὰρ κωματῶδες, εἴπερ καὶ ἄλλο σύμπτωμα, προηγεῖται παρωτίδων. τὰ δὲ ὀδυνώδη ὑποχόνδρια φλεγμονὴν ἔχει, ἐάν τις ἐπινοήσειε. τούτων δ᾽ οὕτως ἐχόντων συντελέσει πρὸς τὴν γένεσιν τά τε ἀσώδη καὶ τὰ ἐμετώδη συμπτώματα. τὸ δ᾽ ἐπὶ τῆς τελευτῆς εἰρημένον, τὸ ἔμπροσθεν τὰ περὶ πρόσωπον, ἱκανῶς χρήσιμον, εἰ ὡς προσήκει, τὶς ἀκούσειε τῆς λέξεως. προσήκει δ᾽ οὕτως ἀκούειν, ὡς ἀληθῆ γίνεσθαι τὸν λόγον. ἀληθὴς δ᾽ ἔσται, νοησάντων ἡμῶν νοεῖσθαι κατὰ τήνδε τὴν διάνοιαν αὐτὸν, πρὸ τῆς τῶν παρωτίδων γενέσεως τὰ περὶ πρόσωπον σημεῖα προσήκει

CLXVII.

Quibus comatoſa, cum jactatione, hypochondria dolentia, vomitoria pauca, in his parotides exſurgunt; antea autem et faciei ſigna.

Quod futurus quidam abſceſſus ex iis quae Hippocrates ſcripſit, ſperabis, deinde in qua corporis ſiet parte, utilem habebis dictam concurſionem; nam comatoſum, ſi et aliud ſymptoma, parotidas praecedit. Dolentia vero hypochondria phlegmonem habent, ſi quis animadverterit. Quum autem haec ita habeant, ad generationem conſerent et faſtidioſa et vomitoria ſymptomata. Quod vero in calce orationis dictum eſt, *antea autem et faciei ſigna*, valde utile exiſtit, ſi quis convenienter orationem intellexerit; convenit autem hoc pacto intelligere, ut verus fiat ſermo; verus autem erit, ubi intelligi hoc ſenſu intellexerimus. Ante parotidum generationem faciei ſigna con-

σκοπεῖσθαι. ταῦτα δ' ἐστὶν ἔρευθος, ὄγκος παρὰ φύσιν, ὑγρότης ὀφθαλμῶν ἀχλυῶδες ὁρᾶν, ὅσα τ' ἄλλα τοιαῦτα. εἰ δὲ καὶ μὴ πάντα τις ἀκούειν ἐθέλοι περὶ τὸ πρόσωπον, (219) ἀλλὰ τόν γε παρὰ φύσιν ὄγκον ἀκούειν πάντως. εἰρηκὼς γὰρ ἐν τούτοισι παρ' οὖς ἐπανίσταται, ἔπειτα ἐφεξῆς εἰπὼν, πρόσθεν δὲ τὰ περὶ πρόσωπον, ἐμφαίνειν ἂν δόξειεν ἀπὸ κοινοῦ δεῖν ἀκούειν τὸ ἐπανίσταται.

ρξη'.

Κοιλίης μέλανα κοπρώδεα διεἰσης κῶμα ἐπιφανὲν τὸ παρ' οὖς ἀνίστησιν.

Οὐκ ὀρθῶς ἔγραψαν ἔνιοι κοιλίης μέλανα, κοπρώδεα χολώδεα διεἰσης, οὔτ' ἐν τοῖς παλαιοῖς ἀντιγράφοις εὗρον, οὔτε τις τῶν ἐξηγησαμένων τὸ βιβλίον ἐπίσταται τὴν γραφὴν ταύτην, ἀλλ' ἃ καὶ χολώδεα κατὰ τῆς ὠχρᾶς χολῆς ἔθος τοῖς παλαιοῖς ἰατροῖς λέγειν, οὐκ ἂν εἴρηται κατὰ τὴν

ſiderare oportet, ſunt autem haec, rubor, tumor praeter naturam, oculorum humiditas, caliginoſa viſio et quaecunque talia. Si quis vero non omnia, quae circa faciem apparent, intelligere voluerit, ſaltem tumorem praeter naturam prorſus intelligere oportet. Poſtquam enim dixiſſet: *in his parotides exſurgunt*, deinde ſerie continuata dicens, *antea autem et faciei ſigna*, videbitur enunciare a communi intelligendum verbum, exſurgunt.

CLXVIII.

Alvo nigra et ſtercoroſa dejiciente, coma ſuperveniens parotidas excitat.

Haud recte ſcripſere quidam, ventre nigra ſtercoroſaque bilioſa dejiciente, neque in antiquis reperi exemplaribus, neque quisquam eorum, qui librum enarraverunt, hanc novit ſcripturam. Quin et bilioſa, quae de pallida bile ab antiquis medicis dici conſueverunt, non ſane dicta

αὐτὴν ῥῆσιν, εἰς ἣν τὰ μέλανα διαχωρεῖ. τοῦ τοιούτου ἕνεκα τὰ χολώδεα ταῦτα περιεξήρουν τὰ γεγραμμένα, μέλανα μὲν ὑπὸ Καπίτωνος ἐν αὐτῷ τῷ ἐδάφει, κατὰ δὲ τὸ μέτωπον ὑπὸ τοῦ Διοσκορίδου. δοκεῖ δέ μοι καὶ τήνδε τὴν συνδρομὴν ὁ γράψας τὸ βιβλίον ἐπ' ἀῤῥώστου τεθεαμένος, ὅλην θελῆσαι διηγήσασθαι, μὴ διορίσας τὰ κατά τινα συντυχίαν προηγησάμενα τοῦ σημαίνοντος τὰς παρωτίδας, ἱκανὸν γὰρ αὐτῷ σημεῖον τὸ κῶμα.

ρξθ'.

Βηχία μετὰ πτυελισμοῦ ὄντα τὸ παρ' οὖς ἀπαλλάσσει.

[808] *Δύναται καὶ θώρακος γράφειν.* ἐγχωρεῖ γὰρ ἔσω ῥοπῆς γενομένης διὰ τοῦ φυσικοῦ πόρου ἐκρεῖν τὸ λεπιότερον τῶν τὰς παρωτίδας ἐργασαμένων χυμῶν, εἰς τὴν τοῦ σιόματος εὐρυχωρίαν καὶ οὕτως τὸν πτυελισμὸν γίνεσθαι. καθισταμένων δ' οὕτως εὔλογον μὲν ἑτέρας φαίνεσθαι τὰς παρωτίδας. τὸ γὰρ ἀπαλλάσσειν κυρίως κενοῦν

eſſent eodem ſenſu, quo nigra. Hac de cauſa bilioſa expunxi ſcripta; nigra quidem a Capitone in ipſo contextu, in margine vero a Dioſcoride. Videtur autem mihi libri hujus auctor concurſionem hanc in aegro contemplatus, totam voluiſſe explicare, non diſtinguens ea, quae caſu quodam parotidas praeceſſerunt ab eo, quod vere parotidas ſignificat. Sufficiens namque ipſi ſignum eſt coma.

CLXIX.

Tuſſiculae cum ſpiratione exiſtentes abſceſſum poſt aures evacuant.

Poteſt et thoracem ſcribere; fieri ſiquidem poteſt, ut facta intro inclinatione, per canalem naturalem effluat, quod tenuius eſt ex conficientibus parotidas ſuccis, ad oris capacitatem et ita ſputationem fieri; conſiſtentibus autem ita rationabile quidem alias apparere parotidas. Nempe verbum *ἀπαλλάσσει* proprie vacuare ſignificat, ipſum au-

σημαίνει, τῷ κενοῦσθαι δ' ἕπεται τό τε προστέλλεσθαι καὶ τὸ μαλακώτερον γίνεσθαι.

ρο'.

Ἐν κεφαλαλγίῃ κῶμα καὶ κώφωσις παρ' οὖς τι ἐξερεύγεται.

Ὄντως ἀεὶ ταῦτα σημεῖα παρωτίδων, ἐπεὶ προηλπίσαμεν οὕτω γενήσεσθαί τινα ἀπόστασιν. οἱ γὰρ εἰς τὴν κεφαλὴν ἀναδραμόντες χυμοὶ, θερμοὶ μὲν ὄντες καὶ λεπτοὶ, παραφροσύνας καὶ αἱμοῤῥαγίας φέρουσι, παχεῖς δὲ καὶ ψυχροὶ κώματα καὶ παρωτίδας. ἡ κεφαλαλγία δὲ κοινὸν ἀμφοῖν, ὥσπερ καὶ ἡ κώφωσις, ἀλλὰ μᾶλλον μὲν τῶν θερμῶν ἡ κεφαλαλγία, τῶν δὲ ψυχρῶν ἡ κώφωσις. ἀρκεῖ δὲ ὁ συγγραφεὺς τῷ τοῦ κώματος ὀνόματι, μηδαμόθι γράψας ἐν ὅλῳ τῷ βιβλίῳ τὴν τοῦ ληθάργου προσηγορίαν.

tem vacuari confequuntur et contrahi in fe ipfum et mollius fieri.

CLXX.

In capitis dolore coma et furditas abfceffum aliquem poft aures eructant.

Vere femper haec figna funt parotidum, quoniam ita fore abfceffum quendam ante fperavimus. Succi enim ad caput recurrentes, calidi quidem et tenues, defipientias et fanguinis eruptiones procreant; craffi autem et frigidi comata et parotidas. Capitis dolor utrisque communis exiftit, veluti et furditas; fed calidis magis capitis dolor, frigidis vero furditas. Comatis vero nomen fcriptori fatis fuit, qui fcilicet lethargi appellationem toto fubticuit libro.

ροα'.

Ὑποχονδρίου σύντασις μετὰ κώματος ἀσώδους καὶ κεφαλαλγικῆς τὰ παρ' οὖς ἐπαίρει.

Πάλιν κἀνταῦθα τὸ μὲν κῶμα μετὰ τῆς κεφαλαλγίας ἀξιόλογόν ἐστι σημεῖον, ἐνδείξασθαι γένεσιν παρωτίδων. συνενδείκνυται δὲ καὶ ἡ τοῦ ὑποχονδρίου σύντασις. ἡ μὲν οὖν φλεγμονὴ δηλοῦται διὰ τῆς προσηγορίας ταύτης, οὐ μεγάλη γὰρ αὐτῆς ἡ ἔνδειξις. εἰ δ' ἄνευ φλεγμονῆς ἡ σύντασις γένοιτο κατὰ τὴν ἄνω ῥοπὴν τῶν χυμῶν, ἀξιόλογόν ἐστι σημεῖον εἰς παρωτίδων γένεσιν καὶ τὴν αἱμοῤῥαγίαν σημαίνει. τὸ δὲ ἀσῶδες αὐτὸ μὲν καθ' ἑαυτὸ παρωτίδας οὐδ' ὅλως δηλοῖ, τῇ δ' εἰρημένῃ συνδρομῇ μαρτυρεῖ συνεπιφαινόμενον.

ροβ'.

Τὰ ἐπώδυνα παρ' οὖς ἀκρίτως καταμωλυνθέντα φλαῦρα.

CLXXI.

Hypochondrii contentio cum comate et jactatione et capitis dolore parotidas attollunt.

Rurſus et hoc loco coma una cum capitis dolore ſignum indicandae parotidum generationis effatu dignum exiſtit, coindicat autem et hypochondrii contentio. Per hanc itaque appellationem phlegmone indicatur, neque enim magna eſt ipſius indicatio. Si vero absque phlegmone contentio fiat, in humorum ad ſuperas partes inclinatione ſignum ad parotidum generationem notabile exiſtit, ſanguinisque oſtendit eruptionem. Anxium vero per ſe quidem parotidas nullo pacto indicat, ſed ſimul apparens, dictae concurſioni ſidem addit.

CLXXII.

Dolorem concitantes aurium abſceſſus citra criſin ſenſim diſſipati damno ſunt.

Ἤδη πολλάκις ὁ λόγος οὗτος εἴρηται καὶ κατὰ μέρος καὶ καθόλου καὶ βέλτιόν γε δηλοῦται προσκειμένου τοῦ ἐξαίφνης καὶ τοῦ ἀφανισθέντος. τὸ γὰρ καταμωλυνθέντα τὴν κατὰ βραχὺ λύσιν ἐνδείκνυται. τὸ δ' ἐξαίφνης ἀφανισθῆναι τὰς ὀδυνηρὰς διαθέσεις ἄνευ τοῦ κατ' ἄλλο τι μέρος τῶν προφανῶν ἀπόστασιν γενέσθαι, πρὸς τὰ σπλάγχνα δηλοῖ τὴν μετάστασιν τῶν λυπούντων γεγονέναι.

Jam faepius fermo hic tum particulariter tum univerfaliter dictus eft; meliusque oftenditur, fi adjiciatur repente occultati; nam καταμωλυνθέντα folutionem, quae fenfim fit, fignificat. Repente vero occultari dolorificas affectiones abfque hoc, quod in alia quadam, quae manifefta fit, parte abfceffus fiat, transmigrationem infeftantium fuccorum ad vifcera ipfa factam oftendit.

ADDENDA.

Pag. 1 lin. 2 *συγγράμματος*. *Corrector* in marg. *καὶ πάνυ*. lin. 5. *γέγραφε*. *Corr.* in marg. *Γλαυκίας δὲ καὶ* —

— 2 lin. 15 *γεγραμμένα*. *Corr.* in marg. *ὡς τὰ μὴ καλῶς κείμενα, κατορθῶσαι*.

— 3 lin. 2 pro *μοι* cod. male habet *μή*. lin. ult. *ἀλλὰ καὶ τῇ*] In codice mst. *τῇ τῆς θεωρίας οἰκειότητι*, verbis *τῆς θεωρίας* dispunctis, pro quibus *Corr.* in marg. *τῶν πραγμάτων θεωρίᾳ καὶ* —

— 4 lin. 8 *τούτων δὲ οὖτ. ἐχ.* Haec verba linea subducta notata et in marg. ita correcta: *ἀλλὰ ταῦτα μὲν οὖν ἰατέον καὶ τούτου τοῦ προκειμένου*. lin. 12 *οὕτως*. Vid. I. praesag. v. 12.

— 5 lin. 11 *σημαίνουσα*.

— 6 lin. 3 vid. I. praesag. 22. lin. 4 *τῇ* additum est a *Corr.* lin. 10 *τὸ γὰρ χλωρόν*. Progn. 7.

— 7 lin. 3 *διὸ τότε*. Posterior vox addita a *Corr.* lin. 5 *εἶναι* vid. I. Prognost. 10. lin. 12 *δοκεῖ*. aphor. et progn. 14.

— 8 lin. 2 *εἴωθεν εἶναι Corr.* lin. 5 pro *αὐτοὺς* legit cod. male *αὐτοί*. lin. 13 *σαφῶς* additum a *Corr.* lin. 15 de sanit. tuend. 4.

— 10 lin. 11 *ἄνευ τοῦ πάθους τινός*. Addita sunt a *Corr.*

— 11 lin. 14 *ἐπὶ δὲ τῶν πλεῖστον* — de venae sectione contra Erasistr.

— 12 lin. 17 *αὐτὸ Corr.* pro *ἀντί*.

— 13 lin. 4 aphor. I. 2. lin. 5 *εἴ τινες Corr.* pro *ἤ τινες*. lin. 17 *ὡς ἐν ἰκτέροις*. Hoc a secunda manu; nam prima *ἐν ἑκατέροις*.

— 14 lin. 4 *στόματος* a *Corr.* pro *σώματος* positum est. lin. 13 *ἐδίδαξεν*. aphor. IV. 2.

— 16 lin. 16 de loc. affect. III. 7.

— 19 lin. 15 *δηλοῦν* etc. De tumor. progn. 2.

— 20 lin. 10 *καὶ ἐν τοῖς οὔροις*. vid. comm. 3. in epid. III. 70.

— 21 lin. 5 *πού φησι*. De ratione vict. II. 44. *Corr.* in marg. *οὐ μὴν γε περὶ τῆς τοῦ ὅλου σώματος κράσεως ἐκ τούτου χρὴ τεκμαίρεσθαι*. lin. 13 *Corr.* post *ἐρυθρὰ* addi vult *τις*. lin. 14 pro *γεγραμμένα* maluit *Corr.* legi *γεγενημένη*.

— 22 lin. 2 *πολὺ* in *παχὺ* mutari *corr.* cupit. Paulo post pro *λευκὸν ἢ ὠχρὸν* prima manus scripserat *λευκὸν ᾖ ὠχρὸν*: sed alius fecerat *λ. ἢ ὠχρ.*

— 23 lin. 1—3 hae 3 lineae cancellatae expunguntur in cod. S. g. sed cancellatae leguntur in MS. R. Post *ἀναμίγνυνται* addidit *corr.* *ἀλλὰ καιρὸς δέ*.

Pag. 26 lin. 13 feqq. ὡς τοῦ μὲν ἦρος — ἀποπληξίαι. Haec verba, quae a latina verfione aberant, haud dubie a recentiore manu adjecta funt. Quamobrem [ ] includenda et verfionem latinam literis obliquis exfcribendam curavi.

— 30 lin. 8 διαμονὴν *Corr.* in διανομὴν mutandum cenfet.

— 33 lin. 1 feqq. hic locus nonnifi in Cod. S. g. legitur, fed nova manu expuncta funt.

— 41 lin. 14 καί (τοι καλὸν εἰδέναι — καὶ ὅτι) verba inclufa leguntur in margine; fequentia vero in textu, fed expuncta in M. Sg.

— 42 lin. 15 λεγίτης. Haud dubie λεκίθοις fcribendum, quod et in verfione expreffum eft. *Corr.* pro λεγίτης conjiciebat λεχίτης, quae vox fi ullo fcriptoris loco probari poffet, aeque falfa foret, ac λεγίτης.

— 43 lin. 4 verba inclufa leguntur quidem in M. S. g., fed expuncta.

— 45 lin. 9 τροφὴν αὐτῷ. Galen. de ufu part. XIV. 10.

— 46 lin. 7 τὸν σπερματικόν. M. R. τῶν σπερματικῶν. Sed manus nova typis expreffam lectionem reftituit.

— 47 lin. 13 feqq. inclufa verba in M. Sg. leguntur, fed recentior manus illa uncinis inclufit.

— 48 lin. 16 τοῦ διὸς φέρει. Forte παντοίας φέρει. *Corr.*

— 49 lin. 15 pro διά τινα ἔμφραξιν, quod a *Corr.* eft, antea legebatur: διά τινα φράσιν.

— 51 lin. 6 verba ὕστερον — δυσεντερίαν in M. Sg. cancellata leguntur.

— 52 lin. 11 ἐπιληψίαν ἐργάζεται. *Corr.* in marg. κατὰ τὰς κοιλίας τοῦ ἐγκεφάλου ἐργ.

— 54 lin 15 δακνότητος. Hanc vocem Galeni non effe, monet *Corr.*

— 60 lin. 6 τὸ δὲ ἀνθῶν. *Corr.* ὅπερ ἀνθεῖ ἐν τῷ σώματι. Paulo poft ἢ ὡς τὸ χρῶμα τῶν χυμῶν etc. *Corr.* in marg. τῷ τῶν χρώματι ἐοικὸς εἴη ἢ ὡς τὸ χρῶμα.

— 61 lin. 1 fqq. ἢ καὶ τρίτον etc. Haec verba usque ad χυμὸν expuncta in Ms. R., at in Sg. cancellata confpiciuntur.

— — lin. 9 loco verborum inclusorum, quae cancellata leguntur, *corr.* in marg. ἀλλ' ἴδωμεν τὴν etc.

Printed in the United States
By Bookmasters